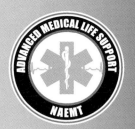

AMLS
ADVANCED | MEDICAL | LIFE | SUPPORT

日本語版

観察に基づいたアプローチ

Advanced Medical Life Support Committee
of The National Association
of Emergency Medical Technicians

監訳

坂本 哲也
帝京大学

谷川 攻一
福島県立医科大学

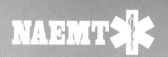

ORIGINAL ENGLISH LANGUAGE EDITION PUBLISHED BY
Jones & Bartlett Learning, LLC
5 Wall Street
Burlington, MA 01803

AMLS Advanced Medical Life Support
by NAEMT
Copyright ©2011 JONES & BARTLETT LEARNING, LLC. ALL RIGHTS RESERVED

Japanese translation rights arranged with
Jones and Bartlett Learning, LLC
through Japan UNI Agency, Inc., Tokyo

執筆者

編集幹事

Linda M. Abrahamson, BA, RN, EMTP, NCEE
Committee Chair, AMLS
EMS Education Coordinator
Advocate Christ Medical Center EMS Academy
Oak Lawn, Illinois

Vince N. Mosesso, Jr, MD
Medical Director, AMLS
Associate Chief, Division of EMS
Associate Professor of Emergency Medicine
University of Pittsburgh School of Medicine
Medical Director, Prehospital Care Department
Director, Prehospital Care Rotation, Emergency Medicine Residency Program
University of Pittsburgh Medical Center
Pittsburgh, Pennsylvania

編集委員

Rosemary Adam, RN, EMT-P
AMLS Committee
Nurse Instructor
The University of Iowa Hospitals
Iowa City, Iowa

Ann Bellows, RN, REMT-P, EdD
AMLS Committee
AB Training Alternatives
Eastern New Mexico University
Dona Ana Community College
Las Cruces, New Mexico

David J. Hirsch, MD, MPH
Attending Physician
Concord Emergency Medical Associates
EMS Medical Director, Department of Emergency Medicine
Concord Hospital
Concord, New Hampshire

Jeff J. Messerole, EMT-P
AMLS Committee
Clinical Instructor
Spencer Hospital
Spencer, Iowa

執筆者

Thomas L. Apelar, EMT-P
Department of Emergency Medicine
Madigan Army Medical Center
Fort Lewis, Washington

Thaddeus Bishop, EMT-P, NCEE
Division Chief/Clinical Officer
North Country EMS
Yacolt, Washington

Anthony J. Brunello, RN, BS, TNS, PHRN
Clinical Leader Cardiology Service Line & Stroke Coordinator
Provena St. Mary's Hospital
Kankakee, Illinois

Jose G. Cabanas, MD
Deputy Medical Director
Wake County EMS
Raleigh, North Carolina

Greg Clarkes, EMT-P MICP, NREMT-P
President & Education Coordinator
Canadian College of Emergency Medical Services
Edmonton, Alberta, Canada

Donna (Lowe) Cox, NREMT-P
EMS Training Officer
Designated Officer for Infection Control & Prevention
St. Louis Fire Department
St. Louis, Missouri

Jorge L. Falcon-Chevere, MD, FAAEM, FACEP
Associate Program Director
Assistant Professor
University of Puerto Rico School of Medicine
Department of Emergency Medicine
Hospital UPR Dr. Federico Trilla
Carolina, Puerto Rico

Doug Gadomski, MA, EMT-P
University of New Mexico Health Sciences Center
Albuquerque, New Mexico

Peter Laitinen, RN, BSN, NREMTP
Northeastern University
Burlington, Massachusetts

Mark D. Levine, MD, FACEP, NAEMSP
  Medical Director, St. Louis Fire Department
  Emergency Physician
  Barnes-Jewish Hospital
  Assistant Professor of Emergency Medicine
  Washington University
  St. Louis, Missouri

Michael Lynch, MD
  Emergency Physician and Medical Toxicologist
  University of Pittsburgh
  Assistant Medical Director
  Pittsburgh Poison Control Centers
  Pittsburgh, Pennsylvania
  Assistant Medical Director
  West Virginia Poison Control Centers
  Charleston, West Virginia

Bill McGrath, MPS, NREMT-P
  EMS Department Chair
  City College
  Fort Lauderdale, Florida

Jeff J. Meserole, EMT-P
  Clinical Instructor
  Spencer Hospital
  Spencer, Iowa

Brad Pierson, Firefighter, EMT-P
  AMLS Committee
  Peoria Fire Department
  Peoria, Illinois

Frank Riboni, AAS, NREMT-P, CIC
  Director, EMS Institute
  St. John's University
  Fresh Meadows, New York

Sarah Seiler, MSN, RN, EMT-P, CCRN, CEN
  Regional Emergency Response and Recovery Coordinator
  Metrolina Trauma Advisory Committee
  Carolinas Medical Center
  Charlotte, North Carolina

Joseph Shulman, NR/CCEMT-P, CIC
  Paramedic Program Coordinator
  St. John's University
  Fresh Meadows, New York

G. Everett Stephens, MD, FAAEM
  Assistant Clinical Professor
  Department of Emergency Medicine
  University of Louisville
  Louisville, Kentucky

Michael Struss, NREMT-P, I/C
  Emergency Medical & Rescue Institute
  North Attleboro, Massachusetts

Timothy P. Toth, NREMT-P
  EMS Instructor/Coordinator
  Northeastern University, Institute for Emergency Medical Services
  Boston, Massachusetts

Chris Weber, PhD
  President
  Dr. Hazmat, Inc.
  Longmont, Colorado
  Adjunct Instructor
  Michigan State Police Emergency Management and Homeland Security Training Center
  Lansing, Michigan

Kay Vonderschmidt, MPA, NREMT-P
  Director of EMS Education and Research, Department of Emergency Medicine
  University of Cincinnati
  Cincinnati, Ohio

Katherine H. West, BSN, MSEd, CIC
  Infection Control Consultant
  Infection Control/Emerging Concepts, Inc.
  Consultant
  U.S. Public Health Service, Federal Occupational Health
  Manassas, Virginia

査読者

Michael R. Aguilar, EMS-I, NREMT-P
  University of Iowa Hospitals and Clinics Emergency Medical Services Learning Resources Center
  Iowa City, Iowa

Jeffrey D. Asher, MEd, NREMT-P
  Chief Paramedic Instructor
  Chippewa Valley Technical College
  Eau Claire, Wisconsin

Roberta "Bert" Baldus, MPAS, PA-C, RN, Paramedic Specialist, DHEd (c)
  Physician Assistant Academic Coordinator
  Des Moines University
  Des Moines, Iowa

William A. Black, NY State CIC, NREMT-P,

CCT-P
Critical Care Transport Paramedic
Transcare, Westchester Medical Center STAT transport team
Valhalla, New York

John S. Cole, MD, FACEP, EMT-P
Medical Director
STAT MedEvac
Pittsburgh, Pennsylvania

Kevin T. Collopy, BA, CCEMT-P, NREMT-P, WEMT
Flight Paramedic
Spirit Ministry Medical Transportation
Ministry Health Care
Marshfield, Wisconsin
Lead Instructor
Wilderness Medical Associates
Marshfield, Wisconsin

Jon S. Cooper, Paramedic, NCEE
Lieutenant
Baltimore City Fire Department
Baltimore, Maryland

Steven Dralle, MBA, LP
San Antonio, Texas

Bengt Eriksson, MD
Physician Consultant
Anesthetist, Anesthesia Department
Mora Hospital
Mora, Sweden

Fidel O. Garcia, EMT-P
President
Professional EMS Education, LLC
Grand Junction, Colorado

Andrew L. Guzzo, BS, NREMT-P, CCEMT-P
Instructor
Emergency Medicine Program, University of Pittsburgh School of Health and Rehabilitation Sciences
Pittsburgh, Pennsylvania

Darrin L. Hayes, NREMT-P, EMS-I
University of Iowa Hospitals and Clinics Emergency Medical Services Learning Resources Center
Iowa City, Iowa

Cathryn A. Holstein, CCEMTP
Clinical Manager
Rural/Metro Ambulance of Greater Seattle, Inc.
Seattle, Washington

Katherine Hurst, MD, MSc
Resident Physician Family Medicine
Cedar Rapids Medical Education Foundation
Cedar Rapids, Iowa

Christine C. McEachin, BSN, MBA, Paramedic/IC
Trauma Program Manager
Henry Ford Macomb Hospitals
Macomb County, Michigan

Deborah McCoy-Freeman, BS, RN, NREMT-P
EMS Education Specialist, Prehospital Care Program
University of Pittsburgh Medical Center
Pittsburgh, Pennsylvania

Jeff J. Messerole, Paramedic
Clinical Instructor
Spencer Hospital
Spencer, Iowa

Michael G. Miller, MS, BS, EMS, RN, NREMT-P
Paramedic Program Director
Creighton University
Omaha, Nebraska

Deborah L. Petty, BS, CICP, EMT-P
Paramedic Training Officer
St. Charles County Ambulance District
St. Peters, Missouri

Lynn Pierzchalski-Goldstein, RPN, BSP, PharmD
Clinical Coordinator
Penrose St. Francis Health System
Colorado Springs, Colorado

Neil Austin Plummer, NREMT-P, CCEMT-P
Flight Paramedic
Spirit Medical Transport
Marshfield, Wisconsin

Lori Reeves, BA, PS/CCP
Department Chair
Rural Health Education Partnership
Director
South Central Iowa Area Health Education Center
Indian Hills Community College
Ottumwa, Iowa

Larry Richmond, AS, NREMT-P, CCEMT-P
EMS Coordinator
Rapid City Indian Health Service Hospital

Rapid City, South Dakota

David Tauber, NREMT-P, CCEMT-P, FP-C, NCEE, I/C
Director Advanced Life Support Institute
Education Coordinator New Haven Sponsor Hospital Program
Conway, New Hampshire
New Haven, Connecticut

国際協力

Norway
Medical Director
Sindre Mellesmo
Sweden
Medical Director
Bengt Eriksson

AMLS 委員会

Linda M. Abrahamson, BA, RN, EMTP, NCEE
Committee Chair, AMLS
EMS Education Coordinator
Advocate Christ Medical Center EMS Academy
Oak Lawn, Illinois

Rosemary Adam, RN, EMT-P
AMLS Committee
Nurse Instructor
The University of Iowa Hospitals
Iowa City, Iowa

Ann Bellows, RN, REMT-P, Ed D
AMLS Committee
AB Training Alternatives
Eastern New Mexico University
Dona Ana Community College
Las Cruces, New Mexico

David J. Hirsch, MD
Associate Medical Director, AMLS
EMS Fellow, Boston Emergency Medical Services
Department of Emergency Medicine, Boston Medical Center
Boston, Massachusetts

Jeff J. Messerole, EMT-P
AMLS Committee
Clinical Instructor
Spencer Hospital
Spencer, Iowa

Vince N. Mosesso, Jr, MD
Medical Director, AMLS
Associate Chief, Division of EMS
Associate Professor of Emergency Medicine
University of Pittsburgh School of Medicine
Medical Director, Prehospital Care Department
Director, Prehospital Care Rotation, Emergency Medicine Residency Program
University of Pittsburgh Medical Center
Pittsburgh, Pennsylvania

Brad Pierson, Firefighter, EMT-P
AMLS Committee
Peoria Fire Department
Peoria, Illinois

NAEMT 役員会

Patrick F. Moore
President

Connie A. Meyer
President Elect

Donald Walsh
Secretary

Richard Ellis, NREMT-P
Treasurer

Jerry Johnston
Immediate Past President

理事

Director Region I
Jennifer Frenette

Director Region I
James M. Slattery

Director Region II
Dennis Rowe

Director Region II
Don Lundy

Director Region III
Aimee Binning

Director Region III
Sue Jacobus

Director Region IV
Charlene Donahue

Director Region IV Director
KC Jones

Director at Large
Chuck Kearns

謝　辞

　Advanced Medical Life Executive Committee は，AMLS の初版の完成に数え切れないほどの時間を捧げてくれた多くの方たちと感謝の気持ちを分かち合いたい。おそらく，Albert Schweitzer が述べた以下の言葉がもっとも的を射ている。それは，「己の光が消えてしまったときでも，他人からのきらめきによってふたたび燃える。われわれは自身のなかに炎を灯してくれた人たちへの感謝の気持ちをもって考える故がある」というものである。AMLS 委員会が米国 EMT 協会（National Association of Emergency Medical Technicians；NAEMT）と協力して作業し，本書およびインストラクター用資料を開発することができたことは大変光栄なことである。こうした協働が，本版が AMLS 哲学に忠実でありつづけることを担保し，本書やプログラムにとって，よりダイナミックかつ有益なコンポーネントの開発を可能にした。

　貢献者はみな，卓越したものへのたゆまぬ熱意をもっている。多くの執筆者，査読者，編集者，画像撮影者の膨大な業務と不屈の精神によって，本書やプログラムのすべてのコンポーネントはもたらされた。米国病院前救護体制医師協会（National Association of EMS Physicians；NAEMSP）は，委員である Dr. Vincent Mosesso ならびに Dr. David Hirsch の参加をサポートしてきた。当該委員会は，AMLS プログラムが NAEMT 教育プログラムの方針や実施されているプログラム，また教育プログラムに沿うようプロセス全体を通して意識的な努力をしてきた。その結果，参加者，インストラクター，コースコーディネーター，関係する指導者は AMLS プログラムを円滑に教育したり，普及させることができた。

　われわれは，発行者の深い専門性および支援を歓迎した。Linda Honeycutt-Dickison の指導および Joy Knobbe の広報活動に対し多大なる感謝の意を表す。Carol O'Connell 率いる制作チームは，コンテンツを整え，イラストを正確かつ適切にし，予定どおり発行されるよう効果的に力を尽くした。

　われわれの問いにもっとも適切に答え，締め切りを守るようプレッシャーを与え，そして本版を予定どおり出版するうえで専門性を共有してくれた Laura Bayless に深く感謝すると同時に，彼女とともに作業できたことは誠に光栄であった。

　本書のみならず AMLS プログラムの発展への支援に対して日頃より AMLS へ献身してくださり，また委員会へ支援してくださる NAEMT の教育コーディネーターである Corine Curd に深謝申し上げる。

Linda M. Abrahamson, BA, RN, EMTP, NCEE
AMLS 代表

序　文

　どのような内科救急ケアにおいても，初期教育プログラムで学び，その後の経験で時間をかけて洗練されたスキルほど疾病患者をケアするうえで価値をもつものはない。これらの患者は，すべての職種の医療従事者に対してもっとも困難ともいえる課題を提起し，病院前の現場および院内のいずれの環境下で対応されるもっとも多くの事例を占める。

　疾病患者をケアしつつ，患者と効果的にコミュニケーションを図り病歴を聴取する能力はもっとも重要である。なぜ患者は医療支援が必要となったのかを判断するために，疾病患者から多岐にわたる情報を収集しそれらを整合性のある文脈にまとめ上げるには，確実に適切な質問を行い，フォローするための辛抱強さ，一貫性，そして洞察力を必要とする。

　また，疾病患者をケアすることで己の身体観察のスキルが試されることになる。これらの患者の身体所見はしばしば繊細であり，われわれが活動する混沌として騒がしい環境下で判断するには困難を伴う。

　疾病患者によって，われわれの診断能力は試されることになる。というのは，医療従事者を適切な行動に導くべく可能性のある診断を適切に実施できるよう，得られた所見を評価し，主要なプレゼンテーション，病歴，身体観察を比較することになるからである。

　重篤な患者にポジティブな結果をもたらすべく最大の機会を提供するために，最善の治療のための意思決定とクリティカルシンキングのスキルが求められる。緊急処置が求められる状況において，ケアと必要な対処を行いながら得られたデータおよび所見をすべて統合するためには，医療従事者の最大の能力が必要とされる。

　AMLSの新版の初版では，プログラムの教育的な効果を高めるためにデザインされた症例に基づくユニークなアプローチのなかに，これらの重大な要素すべてが独創的に統合されている。執筆者ならびに編集者は，最新のエビデンスに基づく情報を本テキストに組み込み，疾病患者のケアに関係する最善の情報を読者に提供している。また，テキストおよびコース全体をとおしてAMLSの哲学である「評価に基づくアプローチ」についても引きつづき後押ししている。その内容は国際的に通用するものであり，コースに用いることのできる熟達者向けレベルのシナリオも盛り込まれている。シミュレーションやオンライン教材の使用を推奨するコンテンツは新たに盛り込まれた要素である。

　「救急医療はチーム医療である」という概念は，病院内で引きつづき行われる患者のケアに関する題材を本テキストに包括することにより，強調されている。本書を読みAMLSコースに参加することは，病院前・病院内で活動するさまざまな医療従事者にとって，それぞれの，そしてすべての患者が可能性のある最大の利益と最良の結果を得ることを確かなものとする助けとなる。医療チームとしてファーストレスポンダーから始まり，病院内の根本治療を担当する医療従事者によるケアまで，結集した努力が命を救い，地域社会に貢献することにより，本当の意味での違いをもたらすのである。

Peter Pons, MD

はじめに

　AMLSのテキストおよびプログラムは1999年から世界中で用いられているが，出版社の合併が，新版の初版という新たなスタートのきっかけとなった。このAMLSのテキストおよびプログラムは，NAEMTおよびContinuing Education Certifying Board for Emergency Medical Services（CECBEMS）の後援のもと，継続的な医学的教育を提供している。テキストおよびプログラムの内容は，AMLSの哲学に忠実でありつづけ，患者を評価し，治療計画を策定する際に「既成概念にとらわれない」思考を培わせる。事例ベースの講義およびプレゼンテーションは，受講者との双方向的な議論をもたらす。各章の実践的なステーションは，テキストや講義で提示される概念をリアルタイムに応用する機会をもたらす。評価および治療法に関する一般的なアルゴリズムではない議論に焦点を当てることでAMLSプログラムを独自のものとしている。AMLS評価手順は，患者の主要なプレゼンテーションを早期に発見することを強調している。この情報が，解剖学，生理学，病態生理学の根幹，そして病歴聴取，身体観察，診断所見の効率的かつ徹底した評価と統合されると，考慮されるべき，あるいは確定的な鑑別診断を行う際に，非常に効果を発揮する。臨床推論および決断における医療従事者の高い専門性は，正確な診断を下し初期治療を開始するのに基本的なスキルである。AMLSのすべての側面は，罹患率および死亡率を減少させ，内科疾患患者のポジティブな転帰を促進することを目的として，評価に基づくアプローチに焦点を当てている。

　AMLSは，心肺蘇生・緊急心血管ケアに関する米国心臓協会ガイドライン，および米国外科学会外傷委員会（American College of Surgeons Committee on Trauma；ACS/COT）の最新のガイドラインを盛り込んでいる。AMLSの内容およびプログラムは上級コースに位置づけられており，それゆえにプログラムの受講者は，解剖学，生理学，病態生理学，そしてさまざまな内科的な訴えと関連する病因においてしっかりとした基礎をもっていると想定している。テキストの内容およびプログラムは難易度が高いと思われるものもあるかもしれないが，EMT（救急隊員）は彼らの処置範囲にかかわらずコースに参加できるようになっている。彼らは医療チームの貴重なメンバーなのだから。

　本テキストは，AMLSプログラムにとって必要な要素のみならず，さまざまな内科救急の参考となるように作られている。テキストおよびコースは，パラメディックの学生のための内科救急の基礎資料として有益なリソースとなり得る。

　第1章「疾病患者のAMLS評価」では，疾病患者に対するAMLS評価手順を紹介し，徹底的かつ包括的な評価の要素についてレビューしている。徹底的な評価を得るための重要なスキルを高めるために，主要なプレゼンテーション，パターン認識，臨床的推論，臨床意思決定，および治療上のコミュニケーションスキルについて述べられている。

　中枢神経系の重要性については第2章「意識状態の変化と神経学的異常」で網羅されている。第3章「呼吸の異常」では，一般的な呼吸器症状の訴えや気道管理・補助と戦略について述べられている。以降の章では，ショック，胸部不快感や心疾患，内分泌／代謝／環境障害，消化管／泌尿生殖器の障害，感染症，および中毒／有害物質／大量破壊兵器などに関する病因学，観察評価，基本的および高度な診断所見，および効果的な治療法について述べられている。

　本テキストの特色は，学習ツールとして機能させるために，記憶法，表，グラフなどを全体に組み込んでいることである。読者が章の主要なコンテンツを見直すことができるよう，実践応用したシナリオと問いを各章に記載している。共通する訴えを比較・対照する表を本テキスト全体に記載しており，説明や見直しのためのクイックリファレンスとして役に立つ。

新しい特色

- テキストの体裁，シナリオ，および講義の改変は，受講者ならびに講師に，さまざまな領域全般において，より能率化された指針を提供することを目的としている。
- 内容に対するエビデンスに基づくアプローチは，参考文献・推薦図書によって後押しされる。
- 内分泌／代謝／環境障害，中毒／有害物質／大量破壊兵器，そして感染症についての章を加えた。
- 診断評価に対する検査値およびX線写真を加えた。
- AMLS評価手順のアルゴリズムおよび12誘導心電

- 図の貼付部位情報を記載した，ラミネート加工が施され折り畳み可能なポケットガイドを加えた。
- Appendix に，「12 誘導心電図　レビュー」「臨床検査の基準値」「迅速導入気管挿管」「薬剤一覧」を追加した。
- 能率化され，事例に基づく講義形式とした。
- デブリーフィングおよび診断要素に関する説明を加え，シナリオの体裁を採用した。
- コースのオプションとして5つ目に複雑化したシナリオを加えた。
- さまざまなシミュレーション環境下で用いられやすいように，SIM Man や MetiMan のシミュレーションシナリオフォーマットを設定した。
- CD-ROM やオンライン上で講師が教材を入手できるようにした。
- インストラクターコースのオプションのなかに，講師候補のモニター評価を取り入れた。
- コース前資料をオンライン上にアップし，事前に実施できるようにした。BLS/ALS のプレテスト，simple and Complex Patient Assessment Scenario Demonstrations がある。

　AMLS 委員会および NAEMT は，本テキストや AMLS プログラムを熟読し，習得した情報によって，患者に起こったさまざまな疾病救急に関する知識が高められ，病院前救護体制に貢献するうえでの準備となることを願っている。

Linda M. Abrahamson, BA, RN, EMTP, NCEE
AMLS 委員長

AMLS─過去，現在，そして未来

病院内・病院外のすべてのレベルの医療従事者は，さまざまで繊細な医学的訴えをもつ患者に直面する。これらのあいまいなプレゼンテーションは評価過程で，診断と最善のケアを正確にするにあたり多くの困難をもたらす。救急医療における追加教育の必要性は，病院前医療従事者に対する認定試験や免許試験の際に指摘されてきた。AMLS は，医療従事者の臨床的バックグラウンド，知識の基盤，症例に基づくプレゼンテーションを通したスキル，そして医学的訴えを引き起こすさまざまな病因を包括する実践的な適用を積み上げることによって，医学的緊急事態の評価と管理に対する知識ベースを高められるようデザインされている。AMLS は，現場の安全，生命危機を及ぼす状況における早期の同定と管理がポジティブな成果を患者にもたらす重要な初期対応であると認識している。

AMLS 哲学は，患者の成果を改善させるためにプロの医療従事者チームのメンバーとして働く医療従事者の最新の知識および実践の範囲を基礎とした教育を支援する。多くの内科疾患の進展における病態生理学の理解，主要なプレゼンテーションの同定，臨床的推論のスキルを組み合わせることは，効果的かつ正確な評価を医療従事者が行うことを後押しする。AMLS 評価手順は硬直した過程ではなく，むしろダイナミックで継続的なプロセスである。患者の訴えもしくは観察所見が必要となれば，その手順を変更することは必ずしも批判されるべき行動ではない。常に優先すべきは**患者**であり，プロセスや手順ではない。すべての項目が評価されるのであれば評価項目の順番は変更可能である。

医療の科学そして実践は変化の連続であると理解している。しかし，本版の執筆者は，初期教育と今日の医療の標準的な臨床診療とを結びつけるため，エビデンスに基づく医学とともに，米国運輸省道路交通安全局の国家教育基準に焦点を当てている。

次の10年間で，国内外において成長した未来がみられることを楽しみにしている。AMLS は，コースの参加者および主催者に対して相互作用的な教育経験を推進するために将来的にはより技術的に進化した資源を提供できるよう全力を注いでいる。

NAEMT

NAEMT は AMLS プログラムの管理体制を提供している。テキストや補助教材からのすべての収益，課徴金，印税，謝礼は NAEMT に直接わたる。編集者，寄稿者は誰一人これらの収益からの利益を受け取っていない。受領したお金はすべて NAEMT の財産とされ，今後の教育的プロジェクトおよび会員向けの出版物に使用される。

国際的な AMLS

NAEMT により創立され再教育プログラムの国内外における成功のおかげで，世界各国にまたがる同志である Prehospital Trauma Life Support (PHTLS) は，彼らの教育プログラムの標準として AMLS を円滑に統合することができた。米国軍は，外傷への対応や AMLS において米国に仕える兵士を海外で育成してきた。

現在までに，以下の国の AMLS 医療従事者が AMLS プログラムに参加，もしくは指導している：アルゼンチン，オーストリア，コロンビア，カナダ，ドイツ，香港，イタリア，メキシコ，スウェーデン，スイス，サウジアラビア，ノルウェー，トリニダード・トバゴ。

AMLS および NAEMT は，AMLS プログラムへの支援のみならず NAEMT の任務への支援に対しても感謝している。われわれは世界中の医療従事者のために教育基準を確立する一助となることを誇りに思う。

コメント・意見

本初版について，また今後の AMLS の内容についてのコメントや意見を寄せてください。相互的で効果的な学習過程に関する最新の情報を提供できるよう努力しています。

コメントは以下へお送りください。

The National Association of EMTs
c/o Corine Curd, Education Coordinator
PO Box 1400
Clinton, MS 39056

また，e メール（info＠naemt.org）から AMLS 執行委員会に問い合わせが可能です。

AMLS 日本語版の翻訳にあたって

　1992年に救急救命士制度が始まるまでは，わが国の消防機関による救急業務は救急搬送を主体とし，傷病者が医師の管理下に置かれるまでの間に緊急やむを得ないものとして応急手当を行うだけであった．米国の救急医療サービスに倣ってできた救急救命士は業として救急救命処置を行う医療補助職種と位置づけられ，医師の指示のもとで救急現場や救急車内において定められた範囲の侵襲的な医行為を行えるようになった．

　2000年以降，わが国でも救急活動の標準化が進み，心停止については米国心臓協会（AHA）のBasic Life Support for Healthcare Providers（BLS）/ Advanced Cardiovascular Life Support（ACLS），日本救急医学会のImmediate Cardiac Life Support（ICLS）などのコースが開催されるようになり，多くの救急救命士が受講して知識と技能を磨いている．また，外傷についても米国のコースを規範としてわが国の実情に合わせたJapan Prehospital Trauma Evaluation and Care（JPTEC™）コースが普及している．しかし心停止以外の急病についての標準化は，まだ途上であり，脳卒中に対するPrehospital Stroke Life Support（PSLS）や意識障害に特化したPrehospital Coma Evaluation and Care（PCEC）のコースのみが普及している．

　一方，2009年に消防法の一部が改正され，救急隊員は傷病者の傷病の種類や重症度・緊急度をこれまで以上に適切に判定し，搬送先医療機関を選定することが求められるようになった．急病に対する重症度・緊急度の評価は外傷の場合より複雑であり，わが国では標準化が遅れていたが，今回，米国のNational Association of Emergency Medical Technicians（NAEMT）のAdvanced Medical Life Support（AMLS）を翻訳する機会を得た．

　本書はAMLSコースのテキストであり，生命危機を回避しつつ，主要な徴候や症状とプライマリサーベイから鑑別診断を列挙し，病歴，セカンダリサーベイ，心電図や酸素飽和度などの詳細評価を統合した臨床的推論により適切な臨床判断を下すAMLS評価手順を身につけることを目的としている．その基本的な流れの理解はJPTEC™などに習熟した者であれば困難ではなかろう．このなかには適切な医療コミュニケーションに関するヒントも含まれている．救急活動は現場で正確な診断に至ることが目的ではないが，AMLSに従えば評価に基づいた患者管理が可能になる．また，本書は病院外での救急対応を念頭においたものであるが，その思考プロセスは医師による病院内の初期診療にも大いに参考になる．本書を，救急救命士はもとより，医師，看護師など救急医療を担うチームの一人でも多くの関係者に読んでいただき，たくさんの傷病者の救命につながることを祈る．

2016年10月

帝京大学医学部救急医学講座
主任教授
坂本　哲也

本書の構成と表記について

- 各章冒頭に「シナリオ」の問題文があり，各章終末に「シナリオ解説」がある。

- 各章最後に「確認問題」があり，解答はまとめて Appendix F に掲載している。

- 本文中の薬剤の表記について：
  1. 日本で薬事承認されている場合：一般名（日本語）とした。
  2. 日本で未承認の場合：一般名（英語）とした。
  3. 原文では一般名と米国における商品名が併記されているが，一部を除き一般名のみとした。

- 本文中の資器材の表記について：
  1. 日本で販売されている場合：販売名（日本語）とした。
  2. 日本で販売されていない場合：販売名（英語）とした。

翻訳者一覧

監　訳
坂本　哲也　帝京大学医学部救急医学講座
谷川　攻一　福島県立医科大学ふくしま国際医療科学センター

翻訳責任者
浅利　　靖　北里大学医学部救命救急医学
太田　　凡　京都府立医科大学大学院医学研究科救急・災害医療システム学
坂本　哲也　帝京大学医学部救急医学講座
嶋津　岳士　大阪大学大学院医学系研究科生体統御医学講座救急医学
鈴木　　昌　慶應義塾大学医学部救急医学
谷川　攻一　福島県立医科大学ふくしま国際医療科学センター
長尾　　建　日本大学病院循環器病センター循環器内科
藤谷　茂樹　聖マリアンナ医科大学救急医学集中治療部
三宅　康史　帝京大学医学部救急医学講座
森村　尚登　横浜市立大学大学院医学研究科救急医学
横田　裕行　日本医科大学大学院医学研究科救急医学分野

翻訳者
伊関　　憲　福島県立医科大学地域救急医療支援講座
今井　　寛　三重大学医学部附属病院救命救急センター
苛原　隆之　日本医科大学大学院医学研究科救急医学分野
奥田　菜緒　徳島大学病院救急集中治療部
小澤　昌子　福島県立医科大学地域救急医療支援講座
加藤　陽一　熊本赤十字病院救命救急センター
嘉村　洋志　東京ベイ・浦安市川医療センター救急・集中治療科
河野　慶一　横須賀市立うわまち病院救急総合診療部・救命救急センター
今　　明秀　八戸市立市民病院救命救急センター
酒井　拓磨　横浜市立大学医学部救急医学教室
佐川　俊世　帝京大学医学部救急医学講座
志賀　　隆　東京ベイ・浦安市川医療センター救急・集中治療科
高橋　　仁　東京ベイ・浦安市川医療センター救急・集中治療科
田中　祐司　防衛医科大学校病院総合臨床部
田邉　優子　広島大学大学院医歯薬保健学研究院応用生命科学部門救急集中治療医学
鶴田　良介　山口大学大学院医学系研究科救急・総合診療医学講座
中島　義之　東京ベイ・浦安市川医療センター救急・集中治療科
成川　憲司　帝京大学医療技術学部
西村　哲郎　大阪市立大学大学院医学研究科救急医学

西村　浩貴	自衛隊横須賀病院内科
西山　　慶	国立病院機構京都医療センター救命救急センター
西山　　隆	神戸大学大学院医学研究科災害・救急医学
野田英一郎	地方独立行政法人福岡市立病院機構福岡市民病院救急科
畑中　哲生	救急振興財団救急救命九州研修所
祐森　章幸	横浜市立大学医学部救急医学教室
舩越　　拓	東京ベイ・浦安市川医療センター救急・集中治療科
本多　英喜	横須賀市立うわまち病院救急総合診療部・救命救急センター
本間　正人	鳥取大学医学部救急・災害医学
本間　洋輔	東京ベイ・浦安市川医療センター救急・集中治療科
真弓　俊彦	産業医科大学救急医学
溝端　康光	大阪市立大学大学院医学研究科救急医学
溝邉　倫子	東京ベイ・浦安市川医療センター救急・集中治療科
森下　由香	手稲渓仁会病院救命救急センター
森田　浩史	福井大学医学部附属病院救急部
安田　康晴	広島国際大学保健医療学部医療技術学科救急救命学専攻
山村　　仁	弘前大学大学院医学研究科救急災害医学講座
山本　啓雅	大阪市立大学大学院医学研究科救急医学

（50音順）

目　次

第1章　疾病患者のAMLS評価　1

AMLS評価手順 ─── 3
医療コミュニケーション ─── 5
　積極的傾聴　5／コミュニケーションの障害　5
臨床的推論 ─── 8
　臨床的推論の役割　8／臨床的推論の範囲　8
臨床判断 ─── 9
初期観察 ─── 9
　安全の確認　9
患者への接近 ─── 13
　視覚による観察　13／嗅覚による観察　14／接触による観察　14
主要なプレゼンテーション ─── 16
プライマリサーベイ ─── 16
　意識レベル　16／気道　17／呼吸　18／循環/灌流　20
セカンダリサーベイ ─── 21
　バイタルサイン　21／病歴聴取　22／身体観察　28
評価診断ツール ─── 37
　診断のための検査　37
高齢患者 ─── 41
　薬剤　43／コミュニケーション　43／呼吸　43／循環系　43／身体観察　43／人生の最終段階にある患者　44
肥満患者 ─── 44
　肥満患者の移動　44／特別な医療デバイスと必需品　45
産科の患者 ─── 45
航空機搬送 ─── 45
　航空生理学　47／安全　48

ウィルダネス（野外における）医療 ─── 48
総まとめ ─── 49

第2章　意識状態の変化と神経学的異常　53

脳と脊髄 ─── 54
　保護的な解剖学的構造　54／血液供給　55／機能部位　56
初期観察 ─── 59
プライマリサーベイ ─── 59
　気道　59／呼吸　59／循環　60／主要なプレゼンテーション　60／生命危機を及ぼす病態　62／詳細観察　63
病歴聴取 ─── 64
セカンダリサーベイと身体観察 ─── 64
診断 ─── 64
治療戦略 ─── 65
脳卒中 ─── 65
　病態生理　66／プレゼンテーション　67／鑑別診断　68／主要な所見　68／管理戦略　68／緊急対処　68／搬送の判断　68
脳静脈血栓症 ─── 70
　病態生理　70／プレゼンテーション　70／鑑別診断　71／主要な所見　71／管理戦略　71／緊急対処　71／搬送の判断　71
頸動脈解離 ─── 71
　病態生理　71／プレゼンテーション　71／鑑別診断　71／主要な所見　71／管理戦略　72／緊急対処　72／搬送の判断　72
脳内出血 ─── 72
　病態生理　72／プレゼンテーション　72／鑑別

診断　72／主要な所見　72／管理戦略　72／緊急対処　73／搬送の判断　73

くも膜下出血 — 73
病態生理　73／プレゼンテーション　73／鑑別診断　73／主要な所見　74／管理戦略　74／緊急対処　74／搬送の判断　74

硬膜下血腫 — 74
病態生理　74／プレゼンテーション　74／鑑別診断　74／主要な所見　74／管理戦略　74／緊急対処　75／搬送の判断　75／特別な留意点　75

硬膜外血腫 — 75
病態生理　75／プレゼンテーション　75／鑑別診断　75／主要な所見　75／管理戦略　75／緊急対処　76／搬送の判断　76／特別な留意点　76

馬尾症候群 — 76
病態生理　76／プレゼンテーション　76／鑑別診断　76／主要な所見　76／管理戦略　76／緊急対処　76／搬送の判断　76／特別な留意点　76

腫瘍 — 76
病態生理　77／プレゼンテーション　77／鑑別診断　77／主要な所見　77／管理戦略　77／緊急対処　77／搬送の判断　77

髄膜炎 — 77
病態生理　77／プレゼンテーション　78／鑑別診断　78／主要な症状　78／管理戦略　78／緊急対処　79／搬送の判断　79／特別な留意点　79

脳炎 — 79
病態生理　79／プレゼンテーション　79／鑑別診断　79／主要な所見　80／管理戦略　80／緊急対処　80／搬送の判断　80／特別な留意点　80

膿瘍 — 80
病態生理　80／プレゼンテーション　80／鑑別診断　80／主要な所見　81／管理戦略　81／緊急対処　81／搬送の判断　81／特別な留意点　81

痙攣発作 — 81
病態生理　81／プレゼンテーション　81／鑑別診断　81／主要な所見　82／管理戦略　82／緊急対処　82／搬送の判断　82／特別な留意点　82

高血圧性脳症および悪性高血圧症 — 82
病態生理　82／プレゼンテーション　82／鑑別診断　83／主要な所見　83／管理戦略　83／緊急対処　83／搬送の判断　83

側頭動脈炎 — 83
病態生理　83／プレゼンテーション　83／鑑別診断　83／主要な所見　83／管理戦略　83／搬送の判断　84

ベル麻痺 — 84
病態生理　84／プレゼンテーション　84／鑑別診断　84／主要な所見　84／管理戦略　84／搬送の判断　84

片頭痛 — 84
病態生理　85／プレゼンテーション　85／鑑別診断　85／主要な所見　85／管理戦略　85／緊急対処　85／搬送の判断　85／特記事項　85

特発性頭蓋内圧亢進症 — 85
病態生理　85／プレゼンテーション　85／鑑別診断　86／主要な所見　86／管理戦略　86／緊急対処　86／搬送の判断　86

正常圧水頭症 — 86
病態生理　86／プレゼンテーション　86／鑑別診断　86／主要な所見　86／管理戦略　86／緊急対処　86／搬送の判断　86

神経筋変性疾患 — 87
病態生理　87／プレゼンテーション　87／鑑別診断　87／主要な所見　87／管理戦略　87／緊

急対処 87／搬送の判断 87／特別な留意点 87

ウェルニッケ脳症とコルサコフ症候群 ―― 88
病態生理 88／プレゼンテーション 88／鑑別診断 88／主要な所見 88／管理戦略 88／緊急対処 88／搬送の判断 88

ギラン・バレー症候群 ―――――――― 89
病態生理 89／プレゼンテーション 89／鑑別診断 89／主要な所見 89／管理戦略 89／緊急対処 89／搬送の判断 89

急性精神病 ―――――――――――― 89
病態生理 89／プレゼンテーション 90／鑑別診断 90／主要な所見 90／管理戦略 90／緊急対処 90／搬送の判断 90／特別な留意点 90

急性うつ病／自殺企図 ――――――― 90
病態生理 91／プレゼンテーション 91／鑑別診断 91／主要な所見 91／管理戦略 91／緊急対処 91／搬送の判断 91／特別な留意点 91

総まとめ ――――――――――――― 91

第3章　呼吸の異常　　95

呼吸器系の解剖 ――――――――――― 96
上気道 96／下気道 98／呼吸を補助する筋骨格系 99／胸腔内での心臓と血管構造の関係 99

呼吸器系の生理 ――――――――――― 100
免疫反応の活性化 100／呼吸と換気の神経系による制御 100／酸塩基平衡の維持 101／換気量 102／加齢 102／肥満に対する留意点 103

評価 ―――――――――――――――― 103
出動指示と状況認識 103／初期評価 104／二次観察 105／病歴 108／評価のための診断方法 109

初期・基本的な管理技術 ――――――― 115

気道 115／酸素療法 116／陽圧換気 116／侵襲的陽圧換気 118

上気道疾患 ―――――――――――― 120
機械的閉塞：異物 121／咽頭感染症 122／喉頭蓋炎 123／下顔部と頸部の感染 124／ルートヴィヒ・アンギーナ（口腔底蜂窩織炎）125／細菌性気管炎 125／咽後膿瘍および脊椎前膿瘍 126／血管性浮腫 127

エアトラッピング（空気取り込み）―― 128
喘息 128／慢性閉塞性肺疾患（COPD） 130

感染および免疫反応 ――――――――― 131
肺炎 132／急性肺損傷／急性呼吸促迫症候群 133

胸膜の疾患 ―――――――――――― 134
原発性自然気胸 135／二次性自然気胸 135／胸膜炎 137／胸水 137

非呼吸器系の原因による呼吸器症状 ― 145
心疾患 145／肺血栓塞栓症 145／肺高血圧症 145

中枢神経系障害 ―――――――――― 146
急性 146／亜急性 147／慢性 147／全身的な神経障害 147

内分泌障害 ―――――――――――― 148
代謝性脳症 148／医薬品の副作用 148／パニック発作／過換気症候群 149／悪性新生物 149／圧外傷 150／有毒物質の吸入 151

印象および鑑別診断：系統的評価 ―― 152

特別な検査や検査機器 ――――――― 152
動脈血ガス分析と静脈血ガス分析 152

総まとめ ――――――――――――― 156

第4章　ショック　　161

ショックの解剖と生理 ――――――― 162
心臓 163／血管系 165／神経系 166

ショックの病態生理 ―――――――― 166

代謝性アシドーシス　166／代償機構　167
ショックの種類 ― 169
　　循環血液量減少性ショック　170／血液分布異常性ショック　170／心原性ショック　177／閉塞性ショック　178
プライマリサーベイ ― 178
　　初期観察　179／意識レベル　179／気道，呼吸，循環　179／身体露出/環境　180
セカンダリサーベイ ― 180
　　評価手段　180
ショックの合併症 ― 183
　　急性腎不全　183／急性呼吸促迫症候群または急性肺損傷　183／凝固異常　183／肝機能障害　184／多臓器機能障害　184
AMLS 管理サマリー ― 184
　　輸液蘇生　185／体温調節　185／低灌流時の血管収縮薬　185／血液製剤の投与　185
出血性疾患 ― 187
　　血小板減少症　187／血友病　187
特別な留意点 ― 188
　　高齢患者　188／妊婦　188
総まとめ ― 189

第5章　胸部不快感　193

解剖と生理 ― 194
　　心臓　194／大血管　195／肺と胸膜　195／食道　195
胸痛の感覚 ― 196
評価 ― 197
　　初期のプロセスと重要な診断　197／初期観察　198
初期の生命危機を及ぼす病態の診断と対処 ― 198
　　呼吸促迫を伴う胸部不快感　198／バイタルサインの変化を伴う胸部不快感　202／胸痛患者の重要な所見　217

生命危機を及ぼさない（緊急）胸痛の原因 ― 218
　　不安定狭心症　218／冠攣縮あるいはプリンツメタル型狭心症　218／コカインによる胸痛　218／感染に伴う胸痛　219／気胸　220／胸部不快感を引き起こす腹腔内の原因　220
非緊急の胸痛の原因 ― 220
　　胸痛を引き起こす神経学的原因　221
胸痛を引き起こす他の肺疾患 ― 221
　　肺炎　221／胸膜炎　222
胸部不快感を引き起こす他の心疾患 ― 222
　　大動脈弁狭窄症　222／僧帽弁逸脱症　223／心筋症　224
胸痛を引き起こす筋骨格系の原因 ― 224
特別な留意点 ― 224
　　患者移送　224／高齢患者　225／肥満患者　225／妊娠患者　225
総まとめ ― 225

第6章　内分泌・代謝，環境障害　229

解剖と生理 ― 230
　　副甲状腺機能低下症　231／甲状腺機能亢進症　232／甲状腺機能低下症　235／慢性副腎不全　238／急性副腎不全　239／副腎機能亢進症（クッシング症候群）　240
解剖と生理 ― 241
　　糖代謝とその制御　241／糖尿病　241／低血糖　242／糖尿病ケトアシドーシス　244／高浸透圧性高血糖性非ケトン性症候群　245／酸塩基平衡　247／呼吸性アシドーシス　247／呼吸性アルカローシス　248／代謝性アシドーシス　249／代謝性アルカローシス　251／混合性障害　252／低ナトリウム血症　252／低カリウム血症　253／高カリウム血症　254／低カルシウム血症　254／低マグネシウム血症　255

体温調節とそれに関連した障害 ——————— 256
　凍傷　257／全身性低体温症　258／熱痙攣　260／熱疲労　261／熱射病　261／熱失神と運動関連失神　262／運動関連の低ナトリウム血症　263／悪性症候群　263

総まとめ ——————————————————— 264

第 7 章　腹部症状：消化管，泌尿生殖器の障害　269

解剖と生理 ————————————————— 270
　上部消化管　270／下部消化管　271／消化器系の機能　272

疼痛 ————————————————————— 272
　内臓痛　274／体性（壁側の）痛　274／関連痛　274

評価 ————————————————————— 274
　初期観察　274

腹部症状の原因 —————————————— 286
　上部消化管または食道からの出血　286／ボエルハーベ症候群　289／急性膵炎　289／虫垂炎　289／腸間膜虚血　290／腸管閉塞　290／腹部コンパートメント症候群　291／ウイルス性胃腸炎　291／黄疸を伴った腹痛　291／下痢や便秘に伴う腹部症状　293／腹部症状を来す神経疾患　294／腹部症状を来す心肺疾患　294／腹部症状を来す泌尿生殖器疾患　297／腹部症状を来す内分泌疾患　301／腹部症状を来す感染症　301

特別な留意点 ——————————————— 302
　患者搬送　302／高齢患者　302／肥満患者　302／妊婦　302

総まとめ ——————————————————— 302

第 8 章　感染症　307

公衆衛生と安全規則 ——————————— 309
　地方機関　310／連邦政府関係機関　310

流行とパンデミック ———————————— 310

感染経路 —————————————————— 311
　保菌者/宿主　311／排出門戸　311／感染伝播　311／侵入門戸　311／宿主感受性　312

身体の自然免疫能 ———————————— 312

感染性病原体 ——————————————— 313
　細菌　313／ウイルス　314／真菌　314／寄生虫症　314

感染症の成り立ち ————————————— 315
　潜在期間　315／潜伏期間　317／感染期間　317／疾患期間　317

感染制御 —————————————————— 318
　普遍的予防策/標準予防策　318／鋭的損傷の予防　318／医療従事者の責務　319

感染症に対する身体の生理的反応 ——— 320
　呼吸器　320／心血管系　321／泌尿生殖器　321／皮膚器官　321

特別な状況 ————————————————— 321
　高齢者　321／肥満状態の患者　322／医療技術に依存している患者　322／ホスピスケアを受けている患者　322

血液を介して感染するウイルス ————— 322
　ヒト免疫不全ウイルス（HIV）と後天性免疫不全症候群（AIDS）　322／B 型肝炎ウイルス　324／C 型肝炎ウイルス　325／D 型肝炎ウイルス　326

非血液感染性の肝炎ウイルス —————— 326
　A 型肝炎ウイルス　326／E 型肝炎ウイルス　327

空気感染，飛沫感染する小児の疾患 —— 327
　麻疹　327／風疹　328／流行性耳下腺炎　328／百日咳　329／水痘帯状疱疹ウイルス　329／RS ウイルス　330

飛沫感染する疾患 ————————————— 331
　重症急性呼吸器症候群（SARS）　331／ウイルス

性髄膜炎 331／インフルエンザ桿菌 B 型による髄膜炎 332／肺炎連鎖球菌（肺炎球菌）による髄膜炎 333／髄膜炎菌（髄膜炎菌性髄膜炎） 334／新型 H1N1 インフルエンザ 335

空気感染する病原体による疾患 ── 335
肺結核 335

ヘルペスウイルス感染症 ── 337
伝染性単核球症 337／1 型単純ヘルペス 338／サイトメガロウイルス 338

性行為感染症 ── 339
淋病 339／梅毒 340／陰部ヘルペス 340／パピローマウイルス 341／疥癬 341／シラミ症（シラミ） 342

神経感染症 ── 343
クロストリジウム・テタニ感染症（破傷風） 343

人畜共通感染症 ── 344
狂犬病 344／ハンタウイルス 344

生物が媒介する疾患 ── 345
ライム病 345／ウエストナイルウイルス 346／ロッキー山紅斑熱 347

消化管疾患 ── 348
急性胃腸炎 348／大腸菌感染症 348／赤痢 349

新興・再興感染症：多剤耐性菌 ── 349
メチシリン耐性黄色ブドウ球菌（MRSA） 349／バンコマイシン耐性腸球菌 350／クロストリジウム・ディフィシル菌（偽膜性腸炎） 350

予防策およびリスク低減の対策 ── 351

総まとめ ── 351

第 9 章　中毒，有害物質，大量破壊兵器　355

概要 ── 357

AMLS アプローチ ── 358
病歴聴取 358／初期観察 358／第一印象 358

鑑別診断と対処 ── 359
昏睡 359／低血糖 359／チアミン（ビタミンB_1）欠乏 360／不穏 360／痙攣発作 360／体温変化 361／心拍数の異常 361／心調律異常 363／血圧異常 364／呼吸数の異常 367／酸素飽和度異常 367

トキシドローム ── 368
消化管除染 368

自然毒 ── 368
クロゴケグモ 369／ドクイトグモ 370／サソリ刺傷 371／クサリヘビ科マムシ亜科のヘビ 372／コブラ科のヘビ 373／クラゲ刺傷 374／海洋生物の刺傷による中毒 375／海洋生物の咬傷による中毒 376

植物毒性 ── 376
キノコ 377／強心配糖体植物やジギタリス毒性 377

中毒を起こす薬剤 ── 378
アセトアミノフェン 378／サリチル酸 388／β遮断薬 388／カルシウム拮抗薬 390／三環系抗うつ薬 392／リチウム 392／アンフェタミン類 393／バルビツレート類 395／ベンゾジアゼピン系，鎮静催眠薬，精神安定薬 397／アヘン様物質，アヘン 399

乱用される薬物 ── 400
メタンフェタミン製造所 400／コカイン 400／エタノール 401／幻覚剤 402／フェンシクリジン 403

家庭や職場にある有毒物質 ── 404
エチレングリコール 404／イソプロピルアルコール 405／メタノール 406／一酸化炭素 407／腐食性物質 409／亜硝酸塩，サルファ剤などのメトヘモグロビン血症の原因物質 412／コリンエステラーゼ阻害物質（有機リン，カーバメート類） 413／石油製品 416

有害物質 ── 417

関係当局への連絡　417／事故の認識　417／同定とラベル付け　417／現場への派遣　419／事故対応拠点　419／除染　421／個人防護具（PPE）　422／曝露の重症度と症状　423

有害物質曝露のタイプ —— 423
経口薬と吸入　423／経口摂取　424／注射　424

生物由来物質 —— 424
炭疽病　425／ボツリヌス中毒症　425／ペスト　426／リシン　426／ウイルス性出血熱　426

放射性物質由来兵器 —— 427
電離放射線のタイプ　427／放射性被ばく　427

焼夷兵器 —— 430
焼夷装置　430

化学物質 —— 431
窒息性化学剤　431／神経剤　432／窒息剤　433

総まとめ —— 433

APPENDIX

A　AMLS 評価手順 —— 438
B　12 誘導心電図　レビュー —— 439
C　臨床検査の基準値 —— 472
D　迅速導入気管挿管 —— 477
E　薬剤一覧 —— 507
F　確認問題の解答 —— 534

● 用語集 —— 539
● 索引 —— 547

第1章 疾病患者のAMLS評価

本章では，解剖，生理，病態生理および疫学の知識を応用して，包括的かつ効果的なAMLS評価手順を習得する。その際，臨床的推論の技法を用いて鑑別診断を列挙し，さまざまな内因性疾患に応じた治療戦略を立案することが必要となる。

学習目標 本章のおわりに以下のことができるようになる

1. 現場においてどのようにして観察を行うか，そしてそれが救急隊員や患者の安全にとってどのような意味をもつかを述べることができる
2. 出動先の施設の種類と現場での状況評価が，救急隊員や患者の安全にとってどのような意味をもつかを述べることができる
3. さまざまな内因性疾患の患者において，第一印象を構成する要素，およびプライマリサーベイの内容を列挙することができる
4. 患者の主要なプレゼンテーションをもとに，AMLS評価手順に従って鑑別診断を列挙ないし除外することができる
5. 病歴（OPQRSTとSAMPLERの記憶法を用いる），痛みの評価，身体観察，カギとなる検査結果など，セカンダリサーベイの構成要素を列挙することができる
6. さまざまな内因性疾患の患者にとって適切な検査について，基本的なものから高度なものまでを含め，列挙することができる
7. 患者の主要なプレゼンテーションに含まれる症状と臓器系とを関連づけ，緊急・非緊急の疾病のなかから疑わしい診断をピックアップできる
8. 無意識の先入観によって評価が損なわれないようにするために，さまざまな文化を理解することが果たす役割について述べることができる
9. 臨床判断やパターン認識，臨床的推論など，患者評価に必要な概念の共通点や差異を理解する

重要用語

AMLS評価手順：評価に基づいて鑑別診断を列挙し，さまざまな内因性救急疾患に効果的に対処することで，患者の障害発生率や死亡率を減少させるための拠りどころとなる枠組み

評価ベースの患者管理：患者の主要なプレゼンテーション，病歴，検査結果，身体所見，さらに医療従事者としてのクリティカルシンキングを駆使して，患者の診断・治療を行うこと

血圧：動脈壁に作用する血液の圧力のこと。血圧は次の式に従う：血圧＝血流量×血管抵抗

主要なプレゼンテーション：患者の主要な徴候または症状。主訴と同義のことも多いが，意識障害や窒息など，他覚的所見のこともある

臨床判断：観察所見や検査データと，経験やエビデンスに基づいて推奨される治療法とを統合して，もっとも効果的とみなし得る治療方法を決定する能力のこと

臨床的推論：AMLS評価手順を構成する概念の1つで，臨床経験と的確な判断力によって正確な診断を下し，適切な治療を開始するための道筋である。これにはしっかりとした臨床的知識が必要である

鑑別診断：患者の主要なプレゼンテーションを引き起こしている要因や可能性のある原因のこと

パターン認識：病態生理に関する医療従事者の知識と患者の徴候や症状を関連づけ，患者のプレゼンテーションが特定のパターンに当てはまるかどうかを認識すること

薬物動態：薬物の吸収，分布，代謝，排泄のこと

プライマリサーベイ：最初に気道・呼吸・循環の状態を評価して，生命危機を及ぼす病態があればそれに対処し，それ以降の評価や治療，搬送に関する優先順位を決定すること

脈圧：収縮期血圧から拡張期血圧の差。通常は30～40 mmHgである

セカンダリサーベイ：患者の病歴，身体所見，バイタルサイン，検査結果を深層的・系統的に検討して，緊急または非緊急の病態をさらに探り，その結果に応じて鑑別診断や治療方針を修正すること

徴候：感じる・見る・聞く・触る・嗅ぐなどを通じて医療従事者が観察した客観的な所見のこと

症状：SAMPLERの「S」にあたる。悪心やチカチカした光がみえるなど，患者が感じたり経験した事柄

治療的コミュニケーション：「4つのE」，すなわち「同盟」「共感」「説明」「参加」などの効果的なコミュニケーション技法を駆使することによって，患者とその状態についての情報を集めるための意思疎通の過程のこと

暫定診断：患者の病態の推定原因のこと。必要な検査を追加して最終診断を得るまでの過程で，その時々で得られている情報を吟味して決定される

シナリオ

2時の出動指令：「第2救急隊は呼吸困難の患者に対応せよ」。署を出発しながら，同僚につぶやく。「肺水腫かな。だとすると今月はこれで3度目だ」。現場は平屋建ての住宅で，患者はリビングにおかれた医療用のベッドの上にいる。ざっとみたところ，体重は300 kg近くありそうだ。呼吸は明らかに労作性で，発汗と鼻翼呼吸がある。評価を開始する一方で，同僚は消防隊および肥満患者用搬送車の応援を要請する。患者は発語もままならないが，娘によると喘息の既往があり，「心臓が悪い」といわれているらしい。胃のバイパス術を受けて3日前に退院したばかりだという。非再呼吸式酸素マスクを装着させ，呼吸音の聴取にとりかかる。同僚に応援隊の到着予定時刻を尋ねているときに，患者の口唇が黒ずんでいることに気づく。

1. 患者の肥満は，患者評価やケアにどのような影響を及ぼすだろうか
2. プライマリサーベイの結果から考えて，どのような鑑別診断を念頭におくべきだろうか
3. 患者の主訴や既往歴から考えて，さらにどのような評価が必要だろうか

本章ではAMLS評価手順を実践する際に，解剖，生理，病態生理および疫学の知識がどのように役立つかを学習する。AMLS評価手順を効果的に実践するには救急隊員の基礎的な知識と経験だけでなく，医療コミュニケーション技法や臨床的推論，臨床判断の技術が重要となる。

このシナリオでは呼吸困難を訴える肥満患者の例をみたが，その際，複数の病態を考慮しただろうか，それとも呼吸器系の問題だけに集中しただろうか。このシナリオの患者が示す徴候や管理方法を，呼吸困難を訴え，肺水腫と診断された最近経験した患者と関連付けてみただろうか。患者の訴えやプレゼンテーション，必要な管理について，どのような点が似ていて，どのような点が異なっていたかを考え，その結果をこのシナリオの患者に応用しただろうか。

69歳，元喫煙者で高コレステロール血症と高血圧の既往がある男性。自分の経営する店舗でプランジャーガスケットの在庫管理をしていたところ，突然の激しい背部痛と裂かれるような胸痛を訴えたとのことで店員が911番通報してきた。現場到着時，患者の血圧は高く，弁の閉鎖不全を示唆する心雑音が聴取されたため，循環器系を専門とする病院の救急部門に搬送した。心エコーでは左側の心嚢液貯留があり，大動脈の直径が34 mmで，大動脈解離と診断された。

- この患者が訴える痛みの性状から，どのような病態が想定されるだろうか
- この簡単な病歴と身体所見からみて，この患者は生命危機を及ぼす状態に陥っている可能性があるだろうか

この患者で詳しい評価を行えば，心血管系以外にも呼吸器系や消化器系，神経系に何らかの異常が生じているかどうかが明らかになるだろう。

もう1つのケースをみてみよう。果たして1）患者の症状の原因として，まずは呼吸器系または心血管系の異常を除外できるだろうか。また，2）病歴を調べて，何らかの薬剤（一般用医薬品）が関与している可能性を探ろうとするだろうか。患者の訴えの原因を探る手掛かりとして，現場ではどのような情報が得られるかを考えてみよう。

31歳の女性彫像家。アトリエで銅製のアオサギの風見鶏に取り組んでいる最中に，突然の左胸痛と呼吸困難を生じた。その直後，注文品を受け取りにたまたま訪れた客が救急通報した。病歴を聴取したところ，患者に喫煙習慣や肥満はなく，高血圧の既往もない。パニック発作の既往があるが，最後の発作は4年以上前のことである。神経学的には意識清明で，人物・場所・時間の見当識も保たれている。痛みや不快感はないというが，発汗は著明で，脈は速く，血圧も高い。循環器系の病院に搬送したところ，左側の気胸を認めた。

- 皮膚の性状やバイタルサインは何を示唆するだろうか
- 自然（単純性）気胸に合致する情報として，ほかにどのようなものがあるだろうか
- セカンダリサーベイでは，どのような所見を予期できるだろうか
- 生命危機を及ぼす内因性疾患を想定すべきだろうか。それとも，緊急度・重篤度は高いが，必ずしも生命危機を及ぼさないと判断するだろうか

以上のシナリオのどれにおいても，患者の重篤度や暫定診断を決定し，それに対する管理戦略を立てるためには，患者の主要なプレゼンテーションを組織的かつ系統的に評価し，検査や病歴聴取，身体観察から得られる情報を役立てることが必須である。AMLSの評価では，臨床的推論の技法を用いたり，病歴と身体観察の詳細を把握したり，現場状況から手掛かりを察知したり，あるいは効果的な医療コミュニケーション技法を駆使したりするという救急隊員の能力の必要性が強調されているが，これらの能力が組み合わさることによって，患者の症状から考えられるすべての病態を先入観にとらわれることなく検討することが可能になる。これを徹底することによって，暫定診断に基づく対処が，より効果的なものとなる。

医療従事者ならだれでも知っているように，病院内であれ，病院前であれ，患者の病態にはクリアカットな場合もあれば，非常に複雑な場合もあって，そのケアは一筋縄ではいかない。患者によっては，前述の大動脈解離のシナリオのようにわかりやすいプレゼンテーションを呈していることもあれば，徴候や症状としては不可解で捉えどころがなく，しかしなんとなく嫌な予感があり，それが否定されるまでは重篤度・緊急度が高いとみなして対応せざるを得ない場合もある。さらに，大動脈解離でも非典型的な患者では痛みを伴わないために診断に難渋することもあり，同じ疾患であっても患者によってその徴候や症状は異なる。

AMLS評価手順

徴候や症状が非特異的，あるいは紛らわしい患者への対応はもっとも困難なものである。本章では，このような紛らわしいプレゼンテーションを整理するうえで役立つように考案された方法を紹介する。**AMLS評価手順**は，内因性疾患のさまざまな病態を早期に見極め，効果的に管理することによって患者の障害や死亡を減らすための拠りどころとなる枠組みである。院内または院外で，いかにして正確な診断を下し，いかに早期かつ効果的に対応するかは，評価手順を確実に行えるか否かにかかっている。

AMLS評価手順を上手にこなすには，患者の包括的な病歴を効果的に聴取し，身体観察や検査から得た情報を正しく解釈することが重要である。患者の病歴や身体観察，危険因子，主訴および主要なプレゼンテーションが組み合わされば，可能性の高い診断が自ずと浮かび上がってくる。たとえば，患者が主訴として腰痛を訴える場合には，その手掛かりを追うために以下のような質問を追加する必要がある。

- 最近，どこかにけがをしましたか
- 脚に力が入りにくかったり，しびれを感じたりすることはありませんか
- 熱が出ましたか
- 痛い場所があちこち移るとか，どこか離れた場所が痛むなどはありませんか
- 何かをすると痛みが軽くなったり，強くなったりしますか

患者の主要なプレゼンテーションに関連して発生していると考えられる徴候・症状の有無も重要である。質問に対する患者の返答を総合して得られる情報は，パターン認識によるさまざまな鑑別診断の順位づけにおいて役に立つ。言い換えれば，過去に繰り返し経験したプレゼンテーションのなかには，今の患者のプレゼンテーションに似たものが含まれているものである。疾病の病態生理に関する救急隊員の知識と，実際の患者ケアを通じて得た経験とが合わされば，パターン認識がより効果的なものになる。

患者に話しかけながら病歴聴取や身体観察を行い，生命危機を及ぼすまたはそうでないものも含め，救急隊員の業務範囲のプロトコルやガイドラインに沿った形で

対応できるような問題がないかを探るようにする。そうするなかで、患者の全般的な印象が形成されることにもなる。もちろん、得られた情報はすべて記録に残し、搬送先医療機関に申し送る。

AMLS評価手順に従えば、「**評価に基づいた患者管理**」が可能になる。これは、ある決まり切った手順に従うという意味ではない。AMLS評価手順の各々の要素（図1-1）は、どれも患者への対応を決めるうえで重要な意味をもつが、それらは個々の患者の特有のプレゼンテーションに照らし合わせて取捨選択される。たとえば、患者が外傷を負っていることが明らかな場合、迅速な身体観察が過去の病歴聴取よりも優先されるべきである。病歴聴取は不要になるわけではないが、評価手順のなかで優先順位が下がるのである。逆に内因性疾患が疑われる患者では、先に現病歴や既往歴を聴取するのが適切であり、身体観察は医療機関への搬送途上で行えばよい。身体観察と現病歴・既往歴の聴取は互いに隔絶した行為ではなく、互いに行き来しつつ評価すべきものである。

言い方を換えれば、セカンダリサーベイの過程における評価手順は流動的なものであり、その手順が完全に固定されているわけではない。評価手順は体系的に行うべきものではあるが、決して決まりきったルーチンになってはならない。患者からの新たな情報や、処置に対する反応が得られるたびに臨機応変に評価手順を工夫することによって、診断を確かなものにしたり、除外したりすることができる。

詳細な病歴聴取や身体観察のタイミングについて、AMLS評価手順では柔軟な対応が求められているが、大原則として、まず主要なプレゼンテーションが何であるかを見極め、次に**プライマリサーベイ**を通じて生命危機を及ぼす異常所見の有無を判断し、異常がある場合には遅滞なく対応する。

体系的な評価の手順を工夫するためには、臨床的推論やパターン認識、臨床判断といった技術が必要になる。救急隊員がこれらの技術を統合して、重圧のなかで正確な判断を下すにあたっては「6つのR」が有用であろう（**記憶法①**参照）。逆説的ではあるが、AMLS評価手順は体系的であるからこそ、個々の救急隊員の臨床的推論やクリティカルシンキングの技術だけでなく、エビデンスに基づいた指針や数々の「昔からの智恵」に応用することが容易になっているのである。

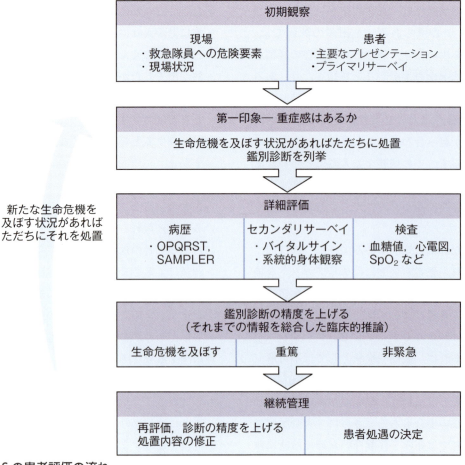

■図1-1　AMLSの患者評価の流れ

> ### 記憶法①
>
> #### 6つのR
>
> 1. **Read the patient**：患者を読む—患者の状態を評価し，バイタルサインを確認し，生命危機を及ぼすことがあれば処置し，主訴を確認し，全体的な印象を記録にとどめる
> 2. **Read the scene**：現場状況を読む—周囲の状況を観察して，危険因子をみつけ出し，受傷機転を推測する
> 3. **React**：反応する—生命危機を及ぼすような要素（ABC）に異常があれば，それを発見するごとに管理し，患者の主要なプレゼンテーションに応じて処置する
> 4. **Reevaluate**：再評価する—バイタルサインの確認を繰り返し，当初の管理を再考する
> 5. **Revise management plan**：対応計画を見直す—再評価に加えて，病歴や身体観察所見などの追加情報，検査結果および対処への反応を検討して，患者の新たな臨床像に応じて対応計画を見直す
> 6. **Review performance**：活動を振り返る—活動内容を振り返ることによって臨床判断について再考したり，今後高めるべき技術や理解を深めるべき分野が明確になる

効果的な医療コミュニケーションの技術，鋭い臨床的推論，および臨床判断はAMLS評価の根幹をなすものであり，このことを理解しておくことは重要である。以下にこれらの要素を順番に記していくこととする。

医療コミュニケーション

包括的な病歴を聴取して，全身くまなく身体観察を行うためには**医療コミュニケーション**の技法を上手に使う必要がある。患者の状態やそれまでの経緯に関して重要な情報を聞き出す作業は，通常，患者本人やその家族・友人に話しかけることから始まる。患者の事故の状況や倒れたときのことがわかるバイスタンダーがいれば，患者の状態の緊急性についての情報が聞き出せるかもしれない。それによって外傷の詳細や特定の疾患の診断への手掛かりが得られることもある。

良好な言語コミュニケーションが成立すれば，正確な病歴の聴取や，対処によって患者に発生し得るメリットとリスクの説明，身体観察あるいは治療・搬送を行うにあたってのインフォームドコンセントを得る作業が容易になる。医療コミュニケーションにおいてカギとなる要素は「4つのE」（ボックス1-1）にまとめられている。

1. Engagement：同盟
2. Empathy：共感
3. Education：説明
4. Enlistment：参加

■ 積極的傾聴

患者およびその家族と接触するときは，状況が許せば救急隊員が必ず自己紹介をすること。積極的傾聴を行う際には，患者から提供された情報を救急隊員が要約する，またはそのまま口に出して繰り返す（再陳述）などの技法を用いることで，患者との間のラポール（信頼関係）形成が促進され，患者が訴えている内容を救急隊員が理解していることを示し，誤解があった場合には内容を訂正する機会が得られることになる。「意見表明のための6カ条（LADDER）」（記憶法②）は積極的傾聴の技法を患者への対応に応用する際に役立つだろう。

> ### 記憶法②
>
> #### 意見表明のための6カ条（LADDER）
>
> 自信をもって問題に対応できるようになるためには以下の6段階の過程が有効であり，各項目の英語の頭文字から「LADDER」で覚えられるようになっている。
>
> **L** Look：自分の権利を自覚し，何をしたいか，現在の状況下でどのように感じているのかなど，自分の気持ちを振り返る
>
> **A** Arrange：問題の状況について話し合いをもつ環境を整える
>
> **D** Define：何が問題なのかを明確にする
>
> **D** Describe：自分の感情を，ほかの人たちもよく理解できるよう，言葉で表してみる
>
> **E** Express：自分が何を望んでいるのかを，正確かつ簡潔に表現する
>
> **R** Reinforce：この主張を受け入れることによって，お互いにとってどのようなメリットが生まれるかを説明することで，相手の気持ちを引きつける

■ コミュニケーションの障害

患者に対して評価や管理を行う際の障害となる要素としては，社会的なもののほかに，言語や行動に関するものと，心理的なものがある。患者に話しかけるときにど

ボックス 1-1　コミュニケーションのキーポイント：4つのE

　コミュニケーションは科学でもあり芸術でもある。われわれのほとんどは天賦の才に恵まれているわけではないので，コミュニケーション能力は学習や訓練を通じて身につける以外に道はないが，その努力と時間を惜しまなければ，患者の罹患率や死亡率が減少するし，自身の職業上の充実感にもつながる。さらに自信と能力向上との相乗効果によって，今まで以上の自負が生まれるという効果がある。

　バイエルヘルスケアコミュニケーション機関（Bayer Institute for Health Care Communication）によれば，救急医療サービス（emergency medical services；EMS）に必要とされるコミュニケーション技術には，「同盟」「共感」「説明」「参加」の4つの主要な要素がある。

- 同盟（Engagement）：救急隊員と患者との結びつきのこと。患者を落ち着かせ，正確な病歴を漏れなく聞き出すには，患者との間に快適なラポール（信頼関係）を築く必要がある。ものの言い方や態度によって，患者を気遣う誠実な気持ちが伝わることもあれば，患者の誤解を招くこともある。自己紹介を怠る，責め立てるように矢継ぎ早の質問を浴びせる，患者の話の腰を折る，などの行為があると築くべき同盟関係を台無しにし，患者がそっぽを向いてしまうかもしれない。どのような状況でもいえることだが，EMSの救急活動においても第一印象を与えるチャンスは一度きりである

- 共感（Empathy）：患者の不安や苦痛，恐怖，パニック，喪失感などの感情を誠実に受け入れること。これは，目の前の患者に振りかかっている事態を思いやる気持ちをもつことから始まり，その姿勢は，患者に関してみたり，聞いたり，理解したことを受け入れ，どのような状況であっても患者を1人の人間として認めるという救急隊員の態度に表れる。会話可能な患者には，目をみながら，自由回答形式で穏やかに質問する。とりわけ自殺企図や薬の過量摂取，家庭内暴力など，感情が高ぶりやすい状況ではとくに重要である

- 説明（Education）：何が起こっているのか，それに対してどう対処しようとしているのかを患者に説明することで，患者と救急隊員の絆を深めることができる。患者がどの程度理解しているのかを確かめ，さらに追加の質問をすることで，必要な情報を集めることが可能となる。その後の活動中には適宜，今何が起こっているのかを説明する。

　例として，胸痛を訴える患者を考えてみよう。患者が一番気にしているのは，何が原因でこのような事態になっているのかということであろう。現場ではそれに対して確実な答えを出せるわけではないが，今後の方針を以下のように説明することはできる

　「○○さん，今の状態からは心臓発作が疑われます。はっきりとはわかりませんが，当面はその前提で対応させていただきたいと思います。血管に詰まっている血の塊を溶かすために，アスピリンを服用してもらおうと思います。それと，心電図をとるために胸に電極を貼りつけたり，追加の薬を投与するために腕に点滴をするなどの処置をさせてください。」

　簡潔でわかりやすい言葉を用いて，検査や処置の内容を説明する。そのことによって，この先どうなるのかを患者が理解できれば，不安も和らぐ

- 参加（Enlistment）：治療方針の決定に際して，患者自身の参加を促すこと。治療に対する患者の同意を得る際には，それに伴って予想される副作用や有害作用についてすべて説明する。たとえば，患者にニトログリセリン錠を服用してもらう前には，頭痛が起こることがよくあることを説明する。そのうえで，好ましくない副作用やリスクを伴う投薬や治療を行う根拠を示す。すなわち，そのリスクをメリットが上回ると判断しているからだということを伝えるべきである

のような障害があるのかを把握することで，時間を最大限有効に活用することができる。まず，救急隊員自身の医学的知識が障害となることを銘記する。たとえば「頻脈」や「敗血症」などの専門用語は，「脈が速い」「血液にばい菌が入っている」などと表現すべきであろう。その他，医療コミュニケーションを円滑にするためのヒントを**ボックス 1-2**に示す。

　患者がリラックスできているかどうかを把握するために，言葉以外の態度をみるとよい。さまざまな併発症を患っているために，評価がややこしくなったり，適切な手順で進めるべき管理戦略が遅れがちになったりすることもある。複雑な評価過程を要する患者の対応では忍耐強い態度が不可欠である。

文化的な違い

　所管する地域における文化的・言語的な多様性について知っていれば，より円滑なコミュニケーションが可能になる。所属機関や地域内の施設が提供する通訳サービスがあれば，言葉の問題を克服しやすい。家族やバイスタンダーが2カ国語を話せるのであれば，その助けを借りることもできる。所属機関によっては手話通訳者や多国語通訳者がいることもあろう。

ボックス 1-2　効果的な医療コミュニケーションのためのヒント

　患者は，自分自身のまわりくどい説明が，うまく伝わっていないと感じてイライラする。救急隊員は，患者の話が寄り道ばかりで簡単な質問にきちんと答えてくれないと感じてイライラする。似たもの夫婦のようなものである。

　患者との間でこのようなやり取りの経験があるのなら，コミュニケーション技法のちょっとした工夫で，その状況を大きく改善することができる。この技法を日常的に使いこなすにはある程度の訓練が必要であるが，何とかしなければならないのも夫婦の関係と同様である。以下のことを試してみるとよい。

- 患者の目の高さに姿勢を合わせ，相手の目をみながら話しかける。これはとくに，口唇の動きを頼りにしている聴覚障害者に対して重要である
- 難聴をもつ患者であっても，とくに相手が望まない限りは大声で話さない
- 患者が話しているときには相手の話に耳を傾ける姿勢をとる。慌ただしそうな，時間にせかされているようなそぶりをみせない
- 時にはうなずいたり，相手の言葉をそのまま口に出して繰り返したりするなどして，患者の話す内容が理解できていることを示す
- 話を聞いているときに，カルテの記入をしたり，ボールペンのノックをカチカチいわせたり，ポケットの硬貨をジャラジャラ鳴らすような，患者の気が散るような動作を避ける
- 言葉以外の態度によっても，患者を助けたいという気持ちを示すようにする
- 救急隊が今何をしているのか，それはどんな理由か，搬送先の医療機関はどこか，到着後のことなどについて説明する
- 「なぜか」というタイプの質問は避ける。患者やその家族を問い詰めるようなニュアンスをもちやすいからである
- 患者の痛みや戸惑い，怒りなどの感情を受け入れることによって共感を示す。できれば，救急隊員自身や周囲の関係者に脅威や不安を感じさせない範囲で，患者に感情を吐露させてもよい
- 患者が前向きの気持ちをもてるように励ます
- 患者のプライバシーを気遣う。公共の場などプライバシー保護が重要な場面，あるいは現場や救急部門などプライバシーへの配慮が必要な場面では，可能な範囲で話し声を小さくする
- 患者の自尊心を尊重し，身体観察の際も衣服を脱がすのは最小限にとどめる。救急隊員の対応に対する患者からの信頼向上につながり，医学的な情報を引き出しやすくなる
- 患者が暴力をふるう徴候を感じた場合は，穏やかな態度で諭すように説明する。暴力的な患者に1人で対応してはならない

　救急隊員と価値観が異なる患者と接する際に，問題を生じることもある。たとえば薬物依存，貧困者，アルコール依存などと決めつけてしまい，患者に偏見をもって対応することになれば，ラポールの形成は困難になる。非効率的な，あるいは誤解を招くようなコミュニケーション下では，詳細な病歴を聴取するのが困難となり，診断や処置に食い違いを生じることになりかねない（図1-2）。

聴覚障害

　聴覚障害がある患者は，手話や身振り・手振り，筆談，読唇術など，さまざまな代替手段を使ってコミュニケーションをとるが，病気やけがを負っている場合には，それらを使うことが難しくなることもある。聴覚や発語の能力が多少は残されていることもあるため，その障害の程度を把握して，その程度に応じたコミュニケーションの手段を用いる必要がある。

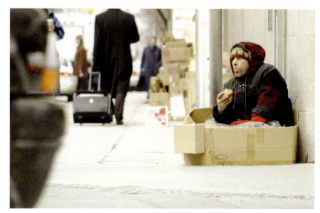

■図1-2　ホームレスの人々の周囲は，その人たちにとっては家庭であるということを忘れてはならない
(Aehlert BJ：Paramedic practice today：above and beyond, St Louis, 2009, Mosby. より)

　患者によっては家族や友人に補助してもらえることもあり，多くの病院には聴覚障害者向けの通訳が常駐している。それに加えて，いくつかの簡単な手話を学んでお

くことも助けになり得る。患者の状態によっては筆談を通じて質問することもできるだろうが，問診に時間がかかるのが難点である。

安全管理

救急隊員と患者の安全を脅かす現場状況として，家庭内のもめごと，暴動や暴力組織の関与，患者の情緒不安定，危険物質，悪天候，救出または接触が困難な状況，その他の支援物資を要する状況などがある。現場の安全に関する出動指令の内容には十分な注意を払うべきである。これによって現場の状況が想定できるだけでなく，現場に向かう途上で，どのような患者に接するのかの心構えをすることもできる。

危険物質や大量破壊兵器による二次災害の可能性には常に注意すべきである。

現場の安全管理に関する所属機関の活動指針に従う。また，現場の安全が確保されたあとでも，危険な脅威に対する注意を怠ってはならない。

臨床的推論

AMLS評価手順の2番目の構成概念である**臨床的推論**に話を進めよう。いうまでもなく，手技のレベルが高いからといって必ずしも良質なケアができるわけではない。正確な診断を下し，適切な初期対応をするためには臨床的推論，すなわち臨床的な経験と確実な知識に裏付けられた判断が不可欠である。臨床的推論を行うためには，以下が必要である。

- 患者の病歴など診断に結びつくような情報を収集・整理する
- 関係のない情報をふるいにかけて除く
- 情報を分析して，過去に経験した類似の患者の評価や処置に照らし合わせる

その際に必須の基礎となるのが人体の解剖，生理，病態生理に関する幅広い知識である。加えて，疫学的な知識も早期の診断において不可欠の要素であり，特定の診断に直接結びつきにくい徴候や症状を示す患者ではなおさらである。

■ 臨床的推論の役割

臨床的推論は患者の病歴と検査結果とをつなぎ，これによって病態の背景に潜む原因を探ることができる。

個々の観察から帰納的な推論を組み立てることによって，ある特定のパターンが認識され，原因となり得るいくつかの**鑑別診断**を想起する助けとなる。その後，観察の結果として得られた所見や病歴，検査結果などを統合する過程で，鑑別診断の一部は否定される。こうして鑑別診断がしだいに絞られていって，最後に残るのが**暫定診断**，すなわち病態の推定原因である。暫定診断は，通常，搬送先の医療機関で行われる詳細な検査で裏づけされて確定診断となる。

■ 臨床的推論の範囲

頭の中で鑑別診断を列挙するというのは静的な作業ではない。診断を推定する材料としては，バイタルサインや呼吸音，神経学的所見，動脈血酸素飽和度，対処に対する反応や臨床検査，放射線画像などがある。初期に得られる所見としては，たとえば感染症のように全身性の所見の場合もあれば，心嚢液貯留のように局所性の所見の場合もある。これらのデータから効果的に情報を得て，診断としてもっとも可能性の高いのは何かを決めるには臨床的推論の技法が重要である。

もちろん，臨床的推論で常に科学的な正解が得られるわけではない。当初の印象やプライマリサーベイから常に正確な診断を特定することは，どんな状況でも可能なわけではない。医学的知識や経験の程度，許可されている業務範囲，パターン認識における誤った関連づけ，患者の訴えの信頼性，検査結果の正確性，複数の病態（合併症）の存在などの問題があるからである。

しかしながら臨床的推論は，評価や処置のあらゆる段階において必須となる技法である。初期評価においては，意識レベル，気道の開通状態，呼吸様式，循環動態，症状，病歴，その他の情報に基づいて鑑別診断を列挙する。二次評価においては，診断につながる新しい情報や病歴に関する追加情報，身体観察などを分析して鑑別診断の精度を上げる。さらに，すでに行った処置に対する患者の反応から，現時点でただちに問題となっている病態を明らかにできれば，診断により近づくことができる。

患者に最良のケアを提供するには，それぞれに認められた業務範囲のなかで核心的な知識を十分に把握しておく必要がある（図1-3）。教科書的な，あるいはエビデンスに基づいた知識は，経験や常識と相まってさらに強力になり，そのことが臨床的推論の技術の信頼性を高め，正確な暫定診断に到達するための礎となるのである。

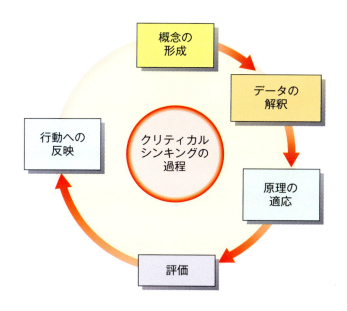

■図 1-3　クリティカルシンキングの過程（Sanders MJ：Mosby's paramedic textbook—revised reprint, ed 3, St Louis, 2007, Mosby. より）

臨床判断

　臨床判断と臨床的推論には共通するものが多い。いずれも解剖・生理・病態生理に関する深い知識，患者を評価する能力，多様な診断ツールを広範な内因性疾患に適応できる対応能力などが必要である。**臨床判断**とは，すなわち検査データや観察所見と，経験やエビデンスに基づく推奨とを統合して患者の転帰改善を図る能力である。臨床的推論と同様に，臨床判断とは，鑑別診断の列挙に始まり，その後のケアのすべての段階を含む過程のことをいう。

　パターン認識は，臨床判断を効果的に行うためにカギとなる技術である。過去に似たようなプレゼンテーションを示していた症例があれば，それに照らし合わせてみる必要がある。その診断に対して，どのような対応が有効であったか，または有効でなかったかを分析することは，臨床判断のための重要な第一歩となる。必然的に，臨床判断の能力は経験を積むに従ってたくましいものになっていく。研ぎ澄まされた医療コミュニケーション技術を駆使し，信頼に足る臨床的推論の技術を少しずつ積み重ねることによって，堅実な臨床判断と，それに基づいた患者の疾病や外傷の重症度判定と適時・適切な処置を行うことが可能となる。

初期観察

■ 安全の確認

　病院前では，患者への接触よりも「現場到着」が先行する。この間に，通信指令から得た情報，自分が慎重に現場を観察して得た情報とを統合する。患者を収容して搬送先医療機関に申し送るまでの間は常に，現場安全の妨げあるいは脅威となるようなものが隠れていないかどうかに注意を払う必要がある（図 1-4）。たとえば，意識障害のある患者をストレッチャーに載せたときに，サイドレールが降ろされたままというのは危険な状況である。

　患者を取り巻く現場状況に常に潜在的な危険があるという認識を，救急隊全員がもつことが必要である。患者の家族の立ち居振る舞いに目を配り，良好なコミュニケーションを保つことから，周囲の不安定な要因を把握することも可能になる。

個人防護具の選択

　手袋，ゴーグル，ガウン，フェイスマスク（HEPA や N-95）などの個人防護具（personal protective equipment；PPE）の適切な選択にあたっては，病院前では通信指令からの情報や自身での現場状況の観察結果をもとにする（図 1-5）。病院内では現場に出動した EMS 隊員やトリアージナースからの情報に基づいて，どのような PPE が必要かを患者ごとに判断する。いずれにおいても，個々の PPE の効果や性能の限界を知っておかなければならない。大量破壊兵器が使用されたり，危険物質が飛散したりした場合には，より高機能の PPE が必要となることもある。

標準予防策

　米国疾病管理予防センター（Centers for Disease Control and Prevention；CDC）は，感染症〔B 型・C 型肝炎，HIV，髄膜炎，肺炎，流行性耳下腺炎，結核，水痘，百日咳，ブドウ球菌（メチシリン耐性黄色ブドウ球菌，*methicillin resistant Staphylococcus aureus*；MRSA）を含む〕の伝播を防ぐための標準予防策を推奨している。標準予防策はすべての診療場面に適応されるもので，患者が感染症をもっていることがわかっている場合でも，疑いがあるに過ぎない場合でも必要となる。その内容には以下が含まれる。

・手洗いを行うなど，適切な方法で手指の衛生に努める

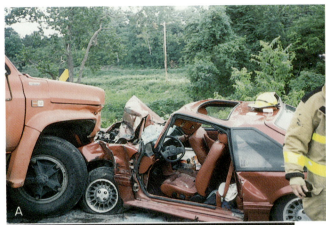
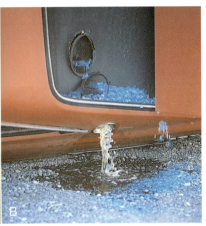
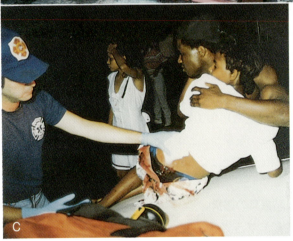

■図1-4　A：交通事故の現場ではガラスや金属の破片が活動の障害になりやすい。B：事故車両からのガソリン漏れは火災や爆発の原因となる。C：暴力事件，とりわけ通り魔的発砲事件などの場合はとくに危険である。警察官によって安全が確保されていることを確認してから現場に接近する（Stoy WA, Platt TE, Lejeune DE：Mosby's EMT-Basic textbook—revised reprint, ed 2, St Louis, 2007, Mosby. より）

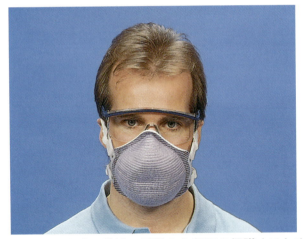

■図1-5　血液や体液の飛散から顔面を保護するために，HEPAマスクやN-95マスクが必要となることがある（Stoy WA：Mosby's EMT-Basic textbook—revised reprint, ed 2, St Louis, 2007, Mosby. より）

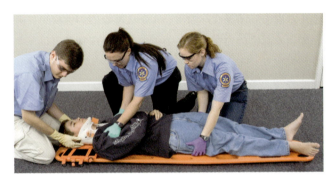

■図1-6　手袋を装着して患者に対応する（Aehlert BJ：Paramedic practice today：above and beyond, St Louis, 2009, Mosby. より）

- 患者の体液が付着している可能性のある器具や設備は適切な方法で清浄化するか，あるいは使い捨ての器具を用いる

（患者に接触する前と後，手袋を外した後，器具の消毒を行う前など）
- 手袋，ガウン，マスク，ゴーグル，フェイスシールドなどのPPEを，予期される体液曝露の程度に応じて用いる
- 注射針の使用，廃棄の際に安全な方法を遵守する

　標準予防策は救急隊員を守るだけでなく，患者間の交差感染および救急隊員の手や器具を経由した感染を防ぐことで患者を守るという意味もある（図1-6）。感染性物質に曝露される形態としては，血液との接触のほか，気道分泌物や空気中に浮遊する飛沫，唾液などの吸入・嚥下などがある。米労働省労働安全衛生局（Occupational

ボックス 1-3　PPE の防御機能

米国環境保護庁（EPA）は PPE の防御機能を 4 段階に分類している。このうち，レベル C, B, A は使用前の訓練が必要である。腐食性薬品など，皮膚に損傷を与える可能性のある物質がある環境ではレベル C 以上の防御機能が必要である。ガスや蒸気に対しても同様である。

現場での作業中に，危険物質との接触がより濃厚になる可能性が生じた際には，それに応じて PPE のレベルを上げる必要がある。またとくに理由がなくても，少しでも不安に感じた場合は，より高いレベルの PPE を要求してよい。

A：皮膚・粘膜，眼，呼吸器系のすべてを最高レベルで保護する。

B：呼吸器系に対してはレベル A と同様であるが，皮膚や眼に対する保護機能はやや劣る。現場の汚染レベルが判明するまでは，最低でもこのレベルの PPE が必要である。

C：浮遊粒子状物質による汚染で，その種類と濃度がわかっており，空気清浄機による呼吸器保護の適応であって，かつ皮膚や眼への曝露の可能性が低い場合に使用される。

D：明らかな汚染がないと考えられる場合に使用する。手袋，ゴーグル，化学物質耐性のある安全靴などである。感染に対する標準予防策に準じる。

ボックス 1-4　体液隔離のための PPE

- 眼の保護
  唾液や血液に接触する可能性がある場合には常に使用する。粘膜，とくに眼粘膜からの感染曝露は多い。嘔吐や吐血・喀血のある患者の吸引を行うときに使用する
- 手袋
  活動時には常に使用する。体液に触れる可能性があるときには必須である
- ガウン
  身体や着衣の汚染を防ぐ
- マスク
  嘔吐や吐血・喀血のある患者を吸引するとき，またはインフルエンザや結核など空気感染する感染症が疑われるときに必要である[訳注1]

Safety and Health Administration；OSHA）の規定により，感染予防訓練の規格，必須ワクチン，感染への曝露予防計画，PPE の詳細が決められている。米国環境保護庁（Environmental Protection Agency：EPA）による PPE の防御機能の分類をボックス 1-3 に，また体液隔離のための各種 PPE をボックス 1-4 に示す。

暴力に備える

病院前においては，自宅，オフィスあるいは車中など，患者のテリトリーに踏み込むことになる。とくに外傷や暴力沙汰などの緊迫した出来事の発生直後では，関係者の怒りや不安も環境要因となる。暴力的な人物にとっては，救急隊員や警察官，消防隊員などが脅威と感じられることがある。怒りが爆発したり，暴力に進展する場合には，その行動に何らかの警告（レッドフラッグ）サインが読み取れることがある。感情がしだいに高まってきていることを示すサインとして，行ったり来たりする，身振り・手振りで話す，敵対的な発言が高じてあからさまな脅しになる，などがある。

患者に接触する前には，周囲の状況や，表情に表れる感情に注意する。患者の数を確認し，さらなる救急隊や警察官，あるいは可燃物・危険物の処理隊の応援が必要か否かを判断する。凶器，アルコール，麻薬用の道具などの存在は，危険な状況に対して警察官の応援が必要であることを示唆する。互いに言い争う人声が聞こえるのも，警察官への応援要請を考慮してよい状況であろう。テレビの音声など，必ずしも脅威とならないような音であっても消すほうがよい。

犯罪に関連した現場では，患者の安全に加えて現場保存も重要である。EMS 隊員間で協調して現場安全を維持する。警察官がよく用いる手段として，隊員の 1 人が患者に対応し，もう 1 人はトラブルの発生に備えるやり方がある。通信機器は各自が持ち歩く。薬物過量摂取，

訳注1）：空気感染対策には N95 マスクなど，特殊なマスクが必要である

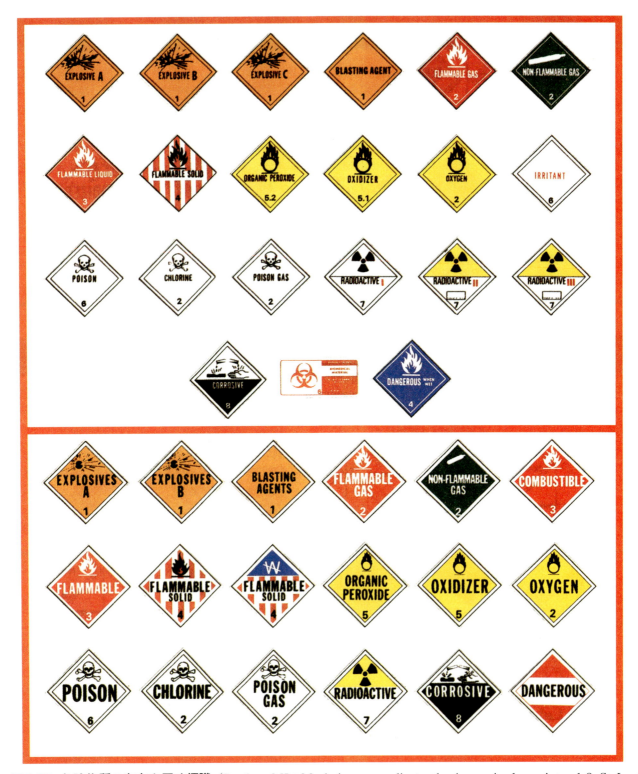

■図 1-7　**危険物質の存在を示す標識**（Sanders MJ：Mosby's paramedic textbook—revised reprint, ed 3, St Louis, 2007, MosbyJems. より）

暴力事件，危険物質の飛散が想定される現場では，警察官によって安全が確保されたことが確認されるまで，現場近くで少し距離をおいて待機する．自分の直感に従うことも大切であり，何かがおかしいと感じた場合は，現場を離れて応援を要請してよい．

その他の危険に備える

垂れ下がった電線や火災，切迫する建造物崩壊，危険物質などが現場にないかをチェックする（図 1-7）．動物などは進入前に捕獲しておく．万が一，動物に咬まれた場合には，地域の担当部署に連絡して，その動物を捕獲して感染症の検査を行う．有毒物質があるか，その存在を否定できない場合には危険物処理班を要請する．そ

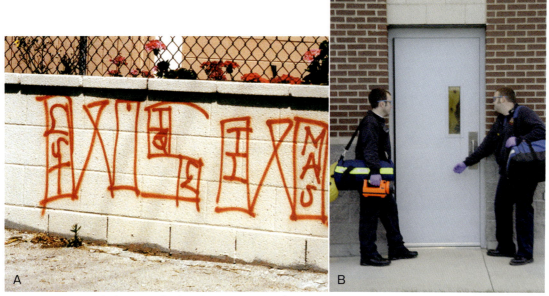

■図 1-8　現場接近の際に注意すべき危険要素。A：ロサンゼルスの壁の落書き。B：ドアをノックするときは横に立つ。ドアや窓の正面に立ってはならない（A：Sanders MJ：Mosby's paramedic textbook, revised ed 3, St Louis, 2007, MosbyJems., B：Aehlert BJ：Paramedic practice today：above and beyond, St Louis, 2010, MosbyJems. より）

の際に可能であれば，十分に安全な距離を保ったうえで，安全データシートや容器のラベルをみて物質名を読み取る。米国国立医学図書館（National Library of Medicine）が提供する救急隊のための無線情報システム（Wireless Information System for Emergency Responders；WISER）を使えば，危険物質ごとの退避方法，曝露時のトキシドロームや治療法についての情報を得ることができる。

現場の安全に関する評価は患者接触の前に行うべきである。病院前では暴力組織の関与，患者接触の際の安全確保，危険な動物，家庭内のもめごとなどに注意が必要である。ギャンググラフィティ（暴力組織の縄張りを示す落書き）や群衆，人質，凶器の存在などにも注意が必要である。犯罪に関連した場合には，現場へ進入したり，患者に対応する際に現場保存が不可欠である（図 1-8）。

患者への接近

現場到着から患者の処置，搬送に至るすべての段階で観察が行われるが，そのためにはそれなりの技術が必要である。

■ 視覚による観察

患者を注意深く観察することの意義は大きい。病院の病室で対応する場合と同じように，病院前において一般住宅や介護施設などでも，患者に接近しているときから

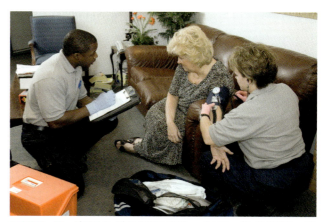

■図 1-9　病歴などを聴取する一方で，他の観察・処置を同時進行で行うのは合理的かつ効果的なやり方である（Aehlert BJ：Paramedic practice today：above and beyond, St Louis, 2010, Mosby. より）

さまざまな手掛かりをつかむことが可能である（図 1-9）。

接近中からわかる手掛かりとしては，体位（姿勢）や痛そうな表情，異常な呼吸音などがある。除皮質肢位や除脳肢位，地面に両腕を突っ張って上体を支える姿勢，あるいは成人が胎児のような姿勢をとっている場合には生命危機を及ぼす事態が懸念される。うめき声，痛みに泣き叫ぶ，あえぎ呼吸，聴診器なしでも聞こえるような不規則な異常呼吸音も懸念材料である。患者が自分の胸や腹部をガードしていたり，胸に拳を当てながら胸痛を訴えている場合〔これをレバイン徴候（Levine's sign）という）〕にも緊急事態が疑われる。

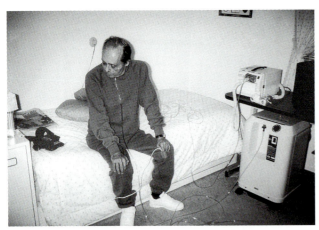

■図1-10　在宅酸素療法（Frownfelter DL, Dean E：Cardiovascular and pulmonary physical therapy：evidence and practice, ed 4, St Louis, 2006, Mosby. より）

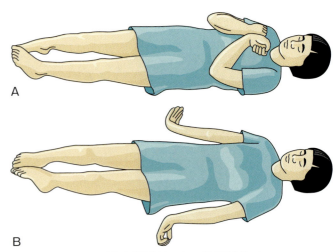

■図1-11　A：除皮質肢位。B：除脳肢位（Ignatavicius DD, Workman ML：Medical-surgical nursing：patient-centered collaborative care, ed 6, St Louis, 2010, Saunders. より）

　現場の室内などを見渡して，患者が慢性疾患を患っていることを示す手掛かり，たとえば歩行器，杖，車椅子，酸素濃縮器，吸入器，医療用ベッドなどに注意する（図1-10）。義肢などの人工装具や移動を補助する器具がある場合，呼吸器系や循環器系，筋骨格系，神経系の慢性的な疾患を患っている可能性がある。

　患者の姿勢・体位は重症感を早期に察知する手掛かりとなる。除皮質肢位は大脳皮質の機能障害を示唆する。この場合，患者の胸においた上肢は肘関節が屈曲し，拳を握り，下肢は伸展して，つま先も伸びている（図1-11, A）。

　除皮質肢位から除脳肢位に進行することがある。これは脳に重大な障害が生じている深刻な徴候で，全身の硬直が特徴である。患者の上下肢は伸展し，つま先は伸び，頭頸部は弓なりになる（図1-11, B）。

　在宅医療で用いられる酸素は高圧酸素ボンベ，液体酸素ボンベ，または酸素濃縮器から供給される。酸素投与の形態としては鼻カニューレや酸素マスク，気管切開，人工呼吸器，持続陽圧呼吸療法（continuous positive airway pressure；CPAP），BiPAP®（biphasic positive airway pressure）などがある（図1-12, BおよびC）。

　人工呼吸器などの器具が必要となる患者では，慢性疾患や循環不全の存在が治療に影響を与えることがある。患者によっては搬送用人工呼吸器（automatic transport ventilator；ATV）が必要となることがあるため，現場到着時に機材の確認が必要である。ATVは従量式の人工呼吸器で，呼吸数を設定することによって患者の陽圧呼吸を維持したまま搬送することができる。地域のなかで，在宅で人工呼吸器を装着し，搬送に際してATVが必要となる可能性のある患者の存在を把握しておくべきである（図1-13）。

■ 嗅覚による観察

　現場の臭いも危険な状況に対する警鐘の1つであり，患者に接触する前に感知することができる。何らかのガスの煙が出ていて，とりわけ多数の患者が同じような苦痛を訴えている状況ではただちに現場退避を開始する必要があるかもしれない。腐った食物，カビ，昆虫やネズミなどの臭いは，環境によって患者本人や家族の健康を害している可能性を示唆し，貧困や養育放棄，家庭内暴力を疑わせる。そのような状況があれば，各所属機関のプロトコールや法律に従って，関係当局への届け出が必要となる。

　患者自身が発する異常な臭いにも注意する。糖尿病ケトアシドーシスの患者にみられる果物のようなアセトン臭など，急性または慢性疾患によっては特定の臭いが生じることがある。出血，嘔吐，尿・便失禁がある患者は中枢神経系に障害を来しているかもしれない。呼気がカビ臭い患者では慢性の肝不全が疑われる。全身が不潔で激しい体臭を発しているというのは，患者が介助なしでは日常の活動すらままならないことを示している。

■ 接触による観察

　接触で得られる感覚も患者の病態を探る手掛かりとなる。患者の皮膚を触った感じは，ひんやり，冷たい，温かい，熱い，汗ばんでいるなどさまざまである。非常に

患者への接近

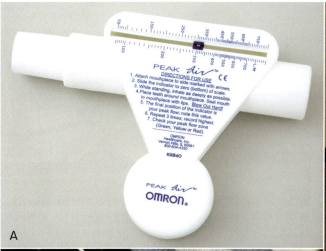
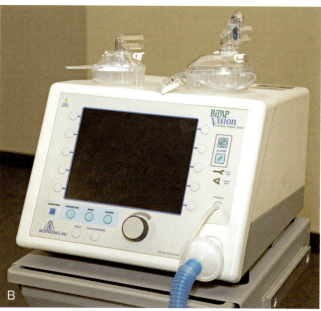
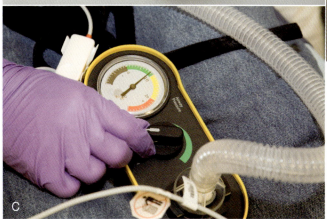

■図 1-12　A：ピークフローメータ。B：BiPAP®装置。C：持続陽圧呼吸療法（CPAP）装置（Aehlert BJ：Paramedic practice today：above and beyond, St Louis, 2009, Mosby. より）

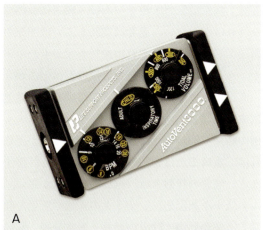
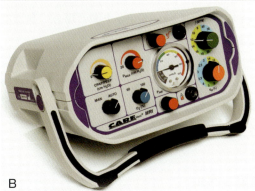

■図 1-13　搬送用人工呼吸器（ATV）の一例（Aehlert BJ：Paramedic practice today：above and beyond, St Louis, 2009, Mosby. より）

表 1-1　測定部位による体温の違い

部位	温度（℃）
深部体温	36.4〜37.9℃
食道温	36.4〜37.9℃
直腸温	36.6〜37.9℃
口腔温	35.5〜37.7℃
鼓膜温	35.7〜37.5℃

（Aehlert BJ：Paramedic practice today：above and beyond, St Louis, 2009, Mosby. より）

　熱く感じる場合は深部体温が上昇しているかもしれない（表 1-1）。高温・多湿の日には体温上昇を来しやすい。内因性疾患のなかでは脳卒中、発熱、熱中症などで皮膚が熱くなる。

　非常に寒い環境では低体温を来すことがある。ただし、高齢者では温かい環境でも低体温を来すことがあるので注意が必要である。肉体的活動量の低下や不十分な被服、薬剤の影響、持病などのために循環が不十分となり低体温に対する代償機能が障害されるからである。皮膚が冷たく、じっとりと感じる患者では、ショック、すなわち

代償機能としての血管収縮を来している可能性を考える。

皮膚がじっとりとしている場合に多いのは熱疲労や激しい労作，薬物中毒である。循環器系の失調で循環不全を来している場合にも皮膚がじっとりとする。脱水では皮膚の乾燥がみられる。加齢に伴って口渇反応や味覚が障害されることが多いので，高齢者では皮膚の乾燥や脱水に注意が必要である。

患者に接触することで，脈を触知し，頻脈や徐脈，脈が弱い・微弱・異様に強いなど重要な情報も得られる。脈拍の不整があれば心血管系の機能低下が疑われる。

現場では，視覚や嗅覚，皮膚感覚を使うことで解剖・生理・病態生理・疫学の知識に基づく病態の理解が深まり，患者の主要なプレゼンテーションを見極めるのが容易になるであろう。

主要なプレゼンテーション

視覚や嗅覚，皮膚感覚などの感覚を使って得た情報に加えて，患者が救急隊を要請した理由を明らかにする必要がある。患者の主な訴え（たとえば，痛み，不快感，異常などを感じる部位)，つまり主要なプレゼンテーションを尋ね，それに応じて病歴や身体観察から得られた情報に優先度をつける。主要なプレゼンテーションとは症状（胸痛や呼吸困難）のこともあれば，失神などの他覚的な観察事項のこともある。場合によっては気道や呼吸，循環に生じた問題など，生命危機を及ぼす問題があって緊急の対処が必要かもしれない（図1-14）。通信指令からの情報と，初期観察の結果や患者の主要なプレゼンテーションを組み合わせ，プライマリサーベイの段階を経て当初の印象を把握する。さらに次の段階では，主要なプレゼンテーションの背景にはどのような病態が隠れているのかを探ることになる。

プライマリサーベイ

プライマリサーベイは生命危機を及ぼすプレゼンテーションを見出し，迅速な対応方針を決定するための重要な手法である。プライマリサーベイを行い，患者の状態についての当初の印象を定型化するためには次のような的確な問いが必要となる。

- 患者は今にも死にそうなのか
- 患者が陥ると思われる最悪の転帰は何か
- 患者の状態は急を要する状態（外傷や疾病で迅速な医

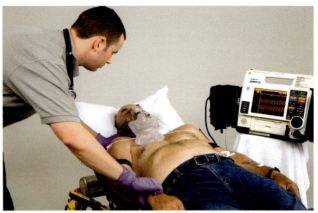

■図1-14　生命危機を及ぼす病態が疑われる患者への対応（Aehlert BJ：Paramedic practice today：above and beyond, St Louis, 2009, Mosby. より）

療対応を必要とする）かそうではない（迅速な医療対応を必要としない）か

患者の状態がどれほど深刻なのかを決定するために，意識レベルを評価し，気道，呼吸，循環における問題を特定する必要がある。生命危機を及ぼすことが認められたら，その後の評価を実施する前に，迅速に処置を開始しなければならない。残された病歴聴取や身体観察は医療機関への搬送途中で実施してもよい。

その後，病院前緊急医療チームは，搬送について判断をしなければならない。患者は空路あるいは陸路のいずれで搬送すべきか。それぞれの搬送手段がもたらす影響は何か。もっとも近くて最適な医療機関はどこか。あるいは，直近の医療機関をバイパスしてより高い機能を有する医療機関に搬送すべきか。

評価の結果，即時に生命危機を及ぼすことが認められなければ，重篤または緊急の状態でないかを評価する必要がある。緊急の状態とは，全体的な印象が悪い，意識レベルの低下や無反応，ショックの症状や所見，強い痛みの訴え，多発外傷，呼吸の異常，異常分娩，胸痛を訴えて収縮期血圧が100 mmHg未満の場合，制御不能な出血である。

評価過程においてこの段階では，暫定診断は不可能かもしれない。しかしながら，患者の症状と所見につながるさまざまな原因を考えておき，以降の評価結果を関連づけて鑑別診断を進める。

■ 意識レベル

意識状態や意識レベルは脳の機能評価に関連している。患者に近づいて観察する際に，意識レベルを示す所

見に注意を払う。たとえば，患者が意識清明であれば，注意をそらさずにいられる時間を確認する。年齢相応の時間であるか。注意が短時間で散漫になったり，白昼夢の状態になるといった患者では，低血糖や脱水，心血管系の異常，脳卒中あるいは頭部外傷が考えられる。

観察に加え，Glasgow Coma Scale（GCS）やAVPU（alert, verbal, pain, unresponsive：清明，言葉，痛み，無反応）記憶法といった神経学的スコアリングが用いられる。これらの方法では患者の刺激に対する反応を評価する。

意識レベルは，網様体賦活系および大脳半球の機能と関連している。網様体賦活系は覚醒と意識における脳幹の主要な役割を担っている。大脳半球は，認知と理解の機能を担っている。環境に対する反応は大脳半球を経由して起こされる。網様体賦活系は，大脳半球を覚醒させ，感情や身体活動といった刺激に対する反応を起こさせる。昏睡は，網様体賦活系や両側大脳半球の機能障害によって生じる。

覚醒は，高度な神経学的機能であり，人，場所，時間への反応を表現できる状態である。この状態は，より一般的には alert and oriented × 3（見当識× 3），あるいは AO × 3 と表される。AO × 3 でない患者は，傾眠，不穏，あるいは見当識障害と表現される。もちろん，患者が起きていても見当識障害を有する場合もあり（清明ではない），これは，網様体賦活系の機能は正常であるが大脳半球の機能障害があることを示している。

AVPU は，患者の意識レベルの評価に刺激（言葉による命令と痛み）を用いる。先に述べたように，記憶法の各文字は，清明（覚醒），言葉（言葉による質問に反応），痛み（言葉による命令には反応しないが痛み刺激を与えると反応），そして無反応（清明でなく覚醒もしていない，そして言葉による命令や痛み刺激に反応しない）を示している。表1-2 にはより詳細に AVPU について述べた。

GCS は，神経学的機能を評価するうえで有効な手法であり（表1-3），とくに病院前の医療従事者にとっては，患者の基準となる意識レベルを確認するために重要である。GCS 評価で神経学的機能低下を示す明らかな変化があれば，病院での診断検査と入院が必要であると判断される。

GCS では患者の開眼と，最良の言葉による応答，運動による応答を評価する。これらの各スコアと合計点を記録する（たとえば，E = 3，V = 4，M = 4，GCS スコアは11）。多くの場合，スコア8以下は積極的な気道管理が必要であることを示している。15 はもっとも高いスコアではあるが，これは患者が完全な精神機能を有

表1-2　意識状態と AVPU

AVPU レベル	評価と所見	
Alert：清明	自発的に反応；意識状態をさらに評価	
	alert and oriented × 4	人，場所，時間，出来事
	alert and oriented × 3	人，場所，時間
	alert and oriented × 2	人，場所
	alert and oriented × 1	人
Verbal：言葉	言葉による刺激に反応	
Pain：痛み	痛み刺激に反応	
Unresponsive：無反応	刺激に反応しない	

（Aehlert BJ：Paramedic practice today：above and beyond, St Louis, 2009, Mosby. より）

することを意味するわけではない。GCS 評価は，基準となる神経機能状態を判断するのに役立つ。根本治療は，GCS 所見のみでなく，得られた他の診断や病歴の情報と関連づけて決定されなければならない。

意識レベルの評価は，患者の神経学的機能と循環状態が安定しているかどうかの判断に有用で，生命危機を及ぼす状態を早期に発見し対応するのに役立つ。意識状態に問題のある患者は全般的な神経学的診察を受ける必要がある。神経学的評価については第2章で詳細に述べる。

■ 気道

意識レベルを評価したあとに，患者の気道，呼吸，そして循環状態が迅速に評価されなければならない。気道の開通は，常に確保され維持されていなければならない。気道の開通とは，良好な空気の流れがあり，液体，分泌物，歯あるいは他の異物（たとえば，食物，ブロックや硬貨）など空気の流れを閉塞するものがない状態をいう。患者が気道の開通を維持できない状況は生命危機を及ぼすものであり，緊急の対処と迅速かつ適切な医療機関への搬送を必要とする。

必要な対処は，何が気道を閉塞させているのか，あるいはなぜ気道が開通できないのかによって選択される。まず患者の状態や体位を観察する。患者は地面やベッドの上に，不自然な体位で横になっていないか。患者は直立していたり，前傾姿勢の坐位でいようとしていないか。患者が直立しようとしている場合，顎を少し上げて前に

表1-3 Glasgow Coma Scale

Glasgow Coma Scale	成人/小児	スコア	幼児
開眼（E）	自発的に開眼	4	自発的に開眼
	呼びかけで開眼	3	呼びかけで開眼
	痛みで開眼	2	痛みで開眼
	開眼しない	1	開眼しない
最良の会話（V）	見当識あり	5	片言を話す
	失見当識	4	なだめられない啼泣
	不適切な単語	3	痛みに対してのみ泣く
	不適切な音	2	痛みでうめき声を出す
	発語なし	1	発語なし
最良の運動（M）	命令に従う	6	自発的
	痛みを払いのける	5	触ると逃げる
	痛みから逃避	4	痛みから逃げる
	異常屈曲（除皮質肢位）	3	異常屈曲（除皮質肢位）
	異常伸展（除脳肢位）	2	異常伸展（除脳肢位）
	反応なし	1	反応なし
Total = E + V + M		3〜15	

（Aehlert BJ：Paramedic practice today：above and beyond, St Louis, 2009, Mosby. より）

傾いていないだろうか。前傾姿勢の坐位でいようとしている場合，両手で支えながら前にやや傾いて座り，頸を少し伸ばして顎を突き出して口を開けていないだろうか。これらの体位はいずれも気道をもっとも広げるための体位である。頭は上下に動いていないか。そのような動きは，呼吸努力が強くなっており，呼吸疲労，呼吸促迫，さらには呼吸不全が差し迫っていることを示している。

気道に異常がある場合は，吸引や異物の除去が必要となる。気道を開通させ，口の中と上気道の空気の流れを観察する。外傷患者で，頭部，頸部あるいは脊椎損傷の可能性があるのであれば，修正下顎挙上を行うのがよい。また外傷が疑われる場合には，用手的に患者の頭部を正中で直線状の体位に固定することにより頸椎が動くのを回避する。顔面外傷などの上気道障害の所見がないか，吐物や血液がないかを確認する。必要に応じて吸引を行って気道開通させ，開通を維持するためのさらなる手段を考える。

初期段階では一次救命処置（basic life support；BLS）の手技が適応でき，そして必要があれば，確実な方法として高度救命処置（advanced life support；ALS）の手技を行うこともできる。徹底した評価によって気道管理の緊急性が判断され，どのデバイスがもっとも効果の得られる可能性があるかについても判断できる。BLSとALSで用いられる手技についてボックス1-5に示す。

■ 呼吸

呼吸数，リズム，そして呼吸努力を評価する。努力呼吸が認められた場合には呼吸音を聴取する。不十分な呼吸数や不規則な呼吸様式の場合は，酸素投与デバイスを用いる必要がある。プライマリサーベイでは，救急隊員は呼吸が速すぎないか，遅すぎないかを評価し，胸郭運動の左右対称性や呼吸補助筋の使用について確認する。鼻翼呼吸や興奮，呼吸を止めていくつかの単語を話すことができないといった徴候は，ガス交換の障害を示唆する（表1-4）。

生命危機を及ぼすほどの呼吸障害をもたらす状態や損傷には，両側気胸，緊張性気胸，フレイルチェスト，心タンポナーデ，肺塞栓，1回換気量や分時換気量を低下

ボックス 1-5　BLS および ALS における気道管理手技

気道確保のために以下の手技が用いられる。
- 吸引
- 頭部後屈あご先挙上
- 下顎挙上
- 口咽頭エアウエイの挿入
- 鼻咽頭エアウエイの挿入
- 声門上エアウエイの挿入：コンビチューブ®，ラリンゲルマスク®，King LT など
- 気管挿管（経口，経鼻）
- 輪状甲状間膜（靱帯）穿刺，切開

表 1-4　異常な呼吸様式

様式	説明	原因	備考*
頻呼吸	呼吸数の増加	発熱 呼吸促迫 中毒 低灌流 中枢神経の病変 代謝性アシドーシス 不安	生体の適応反応の1つであるが，呼吸性アシドーシスを引き起こすことで致死的な影響を及ぼすことがある。速すぎる呼吸により，肺胞での酸素・二酸化炭素のガス交換を完了できなくなるためである。その結果，酸素と補助換気が必要となる
徐呼吸	呼吸数の減少	アルコールを含めた催眠性/鎮静薬 代謝障害 低灌流 疲労 脳損傷	徐呼吸に加え，無呼吸の状態も伴う。酸素投与と補助換気を必要とする
チェーン・ストークス呼吸	短時間の無呼吸を伴い，回数および深さの増加と減少の時期が交互に認められる呼吸様式	頭蓋内圧亢進 うっ血性心不全 腎不全 中毒 アシドーシス	繰り返しパターン。脊髄損傷を示唆することもある
ビオー呼吸	チェーン・ストークスに似るが，一定ではなく不規則な呼吸パターンを繰り返す	髄膜炎 頭蓋内圧亢進 神経系緊急	呼吸器系の心房細動になぞらえる（不規則な不規則性）
クスマウル呼吸	無呼吸の時期を伴わない深く速い呼吸	代謝性アシドーシス 腎不全 糖尿病ケトアシドーシス	深い努力様の呼吸で重症なアシドーシスを示唆する
持続性吸息	長いあえぎ様の吸気とそれに続く完全に呼出しきれない非常に短い呼気。その結果，胸部の過吸気を認める	脳の病変	重症な低酸素血症を引き起こす
中枢神経性過換気	非常に深い速い呼吸（40～60/分）	頭蓋内圧亢進もしくは脳幹の直接損傷を伴う頭部外傷 脳卒中	中枢神経のアシドーシスの刺激で速く深い呼吸が生じ，全身のアルカローシスを引き起こす

*注意：患者の気道状態，呼吸数，規則性，呼吸音を記録する

ボックス 1-6　異常な呼吸音

- ゴロゴロ音。ゴロゴロ音を聴取したら，必ず吸引する！
- ストライダー。吸気時に聴かれる大きな高調な音。感染や異物によって上気道が部分的に狭窄していることを示す。
- ウィージング（喘鳴）。喘鳴は高周波の粘液音で，気管支の腫脹と狭窄を示唆する。空気が狭くなった気管支を通過するため，ヒュー音が呼気時に聴取される。喘息やアナフィラキシーなどの疾病により狭くなった気道が存在する場合にも聴取される。
- クラックルまたはラ音。湿性ラ音は吸気時に聴取される湿った呼吸音である。咳をしてもこの音を消すことができない。湿性ラ音は指の間を通る髪の毛のような音である。湿性音は部分的に液体で満たされた肺胞で生じる。
- ロンカイ。ロンカイは気道粘膜や閉塞部の周囲を通るうるさいガタガタ音である。呼気と吸気の両方で聴取でき，太い気道の液体が原因である。慢性閉塞性肺疾患や気管支炎のような感染症の徴候である。

させたり呼吸仕事量や呼吸努力を増加させるその他の病態が含まれる。

呼吸促迫は，体組織にとって利用できる酸素が少なすぎる状態，すなわち低酸素の結果として生じる。低酸素は先に述べた病態のいずれか，あるいは喘息，慢性閉塞性肺疾患（chronic obstructive pulmonary disease；COPD），気道閉塞，肺胞での正常なガス交換を制限する病態（肺炎や肺水腫，異常な粘膜分泌など）によって引き起こされる。

患者の主要なプレゼンテーションが呼吸促迫である場合，その他に可能性のある原因として過換気があり，それは呼吸性アルカローシスを引き起こす。過換気は代謝性アシドーシスの代償機転，不安，恐怖，あるいは中枢神経障害で認められる。暫定診断には，脳卒中や糖尿病ケトアシドーシスといった原因の可能性が含まれるかもしれない。

低換気による血液中の二酸化炭素濃度の上昇は，高二酸化炭素血症と呼ばれる。高二酸化炭素血症は，身体が二酸化炭素を排出できない場合に生じ，二酸化炭素を血流に蓄積させて呼吸不全へと至らせる。高二酸化炭素血症は，意識状態の低下したすべての患者，とくに傾眠状態や過度に疲労している患者で考慮すべきである。プライマリサーベイにおいて，意識レベル低下，呼吸困難や循環の異常を認める場合には，腋窩中線で呼吸音の聴診を行う。笛音などの呼吸音の所見は重要であり，異常な呼吸音についてボックス 1-6 にまとめた。

補助筋の使用や陥没が胸骨切痕や季肋下，肋間で認められることがある。呼吸仕事量が増加しているときには，患者が呼吸促迫に陥っていないか，心停止が差し迫っていないかを注意して観察する。異常な呼吸音と，補助筋を使った呼吸や陥没がともに認められる場合には，呼吸音のみ異常の場合よりいっそう厳しい徴候である。

呼吸の異常の重症度について判断を助けるために的確な質問を行う。

- 呼吸困難は突然起こったのか，それとも数日かけて悪化したのか
- 呼吸の問題は慢性的なものか，再発したものか
- 咳や胸痛，発熱などの併存する症状はあるか
- 自分自身で状態を改善しようとしたことがあるか。あるならどのようにしたか

患者の呼吸リズムは，平静で規則的，そして痛みを伴わないものでなければならない。痛みを伴ったり，あるいは不規則な呼吸は疾病や外傷による緊急事態が疑われ，異常な呼吸様式の原因を探るための評価がさらに実施されなければならない。不規則な呼吸様式について表 1-4 にまとめた。異常な呼吸様式はプライマリサーベイにおいて同定し，対応しなければならない。

■ 循環 / 灌流

脈拍数，規則性，そして脈の強さを確認する。橈骨動脈，頸動脈あるいは大腿動脈を触知することは基本である。心尖拍動は最大拍動点として知られているランドマークの第 5 肋間近傍の心尖部で聴取できるが，これは脈の強さを評価するものではない。成人の正常な脈拍数は 1 分間に 60 〜 100 回である。

脈の強さは消失，弱い，（脈圧が）小さい，反跳または強いと表現される。弱い脈は灌流不良を示唆する。反跳脈は，大動脈弁閉鎖不全や収縮期血圧の上昇など脈圧の上昇を示す。心収縮力を低下させる因子には低酸素血症，高カリウム血症，高二酸化炭素血症などがある。不規則な，あるいは弱い，小さい脈をプライマリサーベイ

の早期に確認した場合，灌流不良があることが示唆され，適切で迅速な心電図検査の実施と評価が行われる。

脈は，その規則性についても評価されなければならない。正常な脈は規則的であるが，異常な脈は不規則であるか，あるいはまったく規則性がない。不規則な心拍は心臓や肺に原因がある可能性があるか，または薬剤などの中毒物質によっても引き起こされる。

脈圧は，収縮期血圧から拡張期血圧を引いた差として求められる。正常な脈圧は 30 〜 40 mmHg である。脈圧が低い場合（収縮期血圧の 25％未満），その原因は 1 回拍出量の低下や末梢血管抵抗の増加が考えられる。脈圧の狭小化はショックや心タンポナーデを示唆する。脈圧の変化を確認することは，頭蓋内圧亢進を見出すためにも用いられる。脈圧の増加，徐脈，そして不規則な呼吸様式とともに高血圧が観察された場合は，重要な所見で，クッシングの三徴（Cushing's triad）とみなす。

救急指令から得た情報や第一印象，主要なプレゼンテーション，気道の開通と呼吸状態，そして循環／灌流状態は，可能性がある病態の診断と適切な初期の処置と対処の開始を可能にする。診断と管理は継続して繰り返し評価され，追加の病歴，身体観察所見，検査結果が得られるに従い再検討されなければならない。処置に対する患者の反応は実施中の処置を変更するか否かを決定するうえで優先して検討される。評価と管理は，診療がつづけられるなかで，系統的，動的，継続的に実施されるものである。

セカンダリサーベイ

患者の意識レベル，気道，呼吸，循環を評価したならば，**セカンダリサーベイ**を開始する。患者のバイタルサインの確認と現病歴の聴取は，しばしば身体観察前に行われる。患者の重症度や医療従事者の状況，適切な搬送先医療機関までの所要時間により，この身体観察は現場で行われることも，搬送途上で行われることもある。

患者の状態によって，全般的な観察あるいは迅速な頭から足先までの観察，焦点を絞った詳細観察が必要になる。この観察にどの程度時間をかけるかは，医療従事者としての経験や患者の状態，利用できる機器（打腱器，耳鏡，眼底鏡など）による。

■ バイタルサイン

バイタルサインの測定は，セカンダリサーベイの最初に行うもので，旧来より脈拍数，呼吸数，体温，血圧が含まれる。測定は頻回かつ連続的に行わなければならない。主要なプレゼンテーションがただちに生命危機を及ぼすようなものでなくても，患者の状態は悪化するかもしれない。基準となるバイタルサインの値を把握し，経過中のモニタリングで気にかかるデータを注意して観察することで，状態の悪化を早期に発見することができる。患者の状態が安定していて緊急性を要しない場合でも，バイタルサインの測定は医学的な方針決定を行うために不可欠である。バイタルサインの測定により，特異的な診断や効果的な治療計画の作成が可能となる。

脈拍

内因性疾患が疑われる患者では，中枢と末梢の脈を評価する。脈の評価では，脈拍数と規則性，性状を確認する（「診察手技」を参照）。異常所見があれば早期の心電図モニタリングが必要となる。

呼吸

呼吸仕事量は，対称性，深さ，呼吸数，性状を評価する（図 1-15）。呼吸に関する詳細は，前項を参照のこと。

体温

患者の損傷部位や年齢，意識レベルに応じて，口腔，直腸，鼓膜，腋窩で体温を測定する。意識レベルが低下した患者では，不穏のため口腔での測定が不可能なこともある。また，顔面や他の部位の損傷のために，口腔での体温測定ができないこともある。体温測定に代えて，単純に皮膚を触れることで評価することもできる（表 1-1 参照）。

皮膚の発汗や湿潤の状態を調べ，さらに皮膚や爪床の色をみる。正常な皮膚は触れても乾燥しており，冷たさや熱さは感じないはずである。もし，患者の皮膚が乾燥しピンク色で温かい状態でない場合は，末梢循環を変化させている原因を探る。皮膚の色と温度の評価についての詳細は，本章の後半の検査手技の項で説明する。

高体温は，敗血症（感染）や抗菌薬，催眠薬，バルビタール薬，抗ヒスタミン薬などの服用で起こることがある。他の発熱の原因として，心臓発作，脳卒中，熱疲労，熱中症や熱傷などがある。低体温の原因としては，脱衣，ショック，アルコールや他の薬物摂取，甲状腺機能低下症，そして重症熱傷による体温調節機能の障害などがある。暑さ，寒さや湿度などの環境要因は患者の皮膚温に直接影響するため，バイタルサインや皮膚の診察を行うときに考慮する。

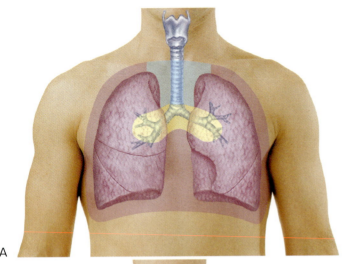

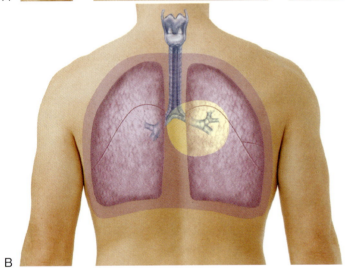

KEY:

    ■ 主気管支上の気管支肺胞

    ■ 小気管支，細気管支，および肺胞

    ■ 主気管支

■ 図1-15　予測される聴診音。A：前面像。B：背面像（Sanders MJ：Mosby's paramedic textbook—revised reprint, ed 3, St Louis, 2007, Mosby. より）

血圧

血圧の評価により，患者の末梢循環状態を推測し，奇脈や脈圧を確認できる。血圧は，動脈壁の中を流れる血液が，壁を押し出す圧を表す。血圧は下記の式で計算される。

$$血圧 = 血流量 \times 血管抵抗$$

血流量や血管抵抗が変化すると，血圧は上昇もしくは低下する。血管内腔が狭小化した場合には，血管抵抗が増して血圧は上昇する。また，血管内腔が拡張したときには，血管抵抗が減少して血圧は低下する。

心血管系疾患や生命に危険を及ぼすような肺疾患（肺塞栓，緊張性気胸など）がある患者では，奇脈が認められる。奇脈では，収縮期血圧が呼気時に10 mmHg以上低くなることが不規則に起こる。この現象は，呼吸による胸腔内圧の変動が原因で起こる。心不全の結果として肺への血液のバックフローが変化するような場合である。

患者と最初に接触したときに，基準となる血圧を測定する。血圧測定は，病院前の患者処置中に，最低2回は実施する。理想的には，患者を救急車内または他の搬送車両に搬入した際に2回目の血圧測定を行い，受け入れ医療機関への搬送中に3回目の測定を行う。最初の血圧測定は手動（聴診法）で行うが，血圧の再評価（2回目以降）は，自動血圧計を用いて測定してもよい（図1-16）。

バイタルサインは，患者の状態や必要な対応についてより深く考える際に重要な情報を提供する。意識の変化を認めた患者では，瞳孔や簡単な神経学的評価をバイタルサイン測定中に行う。運動や知覚機能の評価，遠位側での脈拍測定，毛細血管再充満時間なども評価するとよい。さらに血糖測定も行う。

搬送のためのパッキングを行う前に，生命危機を及ぼす，緊急あるいは非緊急な状態の有無を確認し除外することは，現場でのケア開始を検討するための核となる。現在行っているケアを修正したり，新たな治療に切り替えるかは，セカンダリサーベイを継続するなかで得た情報に基づいて判断される。

■ 病歴聴取

内因性疾患の患者では，身体観察の前に病歴の聴取を行う。病歴聴取と身体観察のどちらを優先するかは，患者の主要なプレゼンテーションにより変わる。ここで重要なことは，抜けのない評価である。多くの診断的評価は，患者からの問診で得られる追加的な情報をもとに実施する。効果的，系統的かつ総合的な問診により，鑑別疾患を否定して暫定診断を確立し，治療方針を決定することができる。

現病歴

現病歴の聴取の際の項目の記憶法として，OPQRST

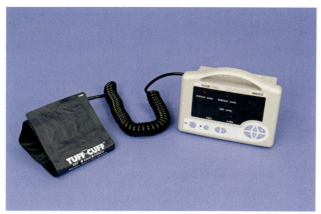

■ 図 1-16　自動血圧計（Sanders MJ：Mosby's paramedic textbook—revised reprint, ed 3, St Louis, 2007, Mosby.より）

記憶法③

現病歴の聴取：OPQRST

患者の外傷や疾患の原因を評価するには，何がきっかけで，いつ，どこが，どのように悪くなったかを知ることが必要となる。OPQRST は，患者からもっとも適切な答えを聞き出すために，どのような質問をすればよいかの記憶法である。

- **O** Onset：発症—いつ痛みが始まったか，あるいは調子が悪くなったか
- **P** Palliation/provocation：改善と悪化—痛みをよくしたり，悪くする要因はあるか
- **Q** Quality：性状—どのような痛みか（激しい，鋭い，鈍い，うずく，刺すような）
- **R** Radiation/referred/region：放散／広がり／部位—痛みの部位は動いているか，限局しているか
- **S** Severity：重症度—痛みのスケールを 0〜10 としたとき，痛みや不快感の得点はいくつか
- **T** Time/duration：時間経過／期間—どの程度の期間，痛みや調子の悪さがつづいているか

がある。この詳細は，記憶法③と以下の項で説明する。この記憶法は，基本的な評価項目に焦点を当てることにより，患者の訴えを明確にする助けとなる。

発症と原因　最初に，痛みや不快感の始まった時間と部位を確認し，症状が始まったときに何をしていたのか，以前に同じような症状があったかを聞き出す（図1-17）。下記の質問事項に沿って話を聞くことは，情報を引き出すうえで役に立つ（患者に直接話ができない場合には，必要に応じて他の方法で情報収集を行う）。

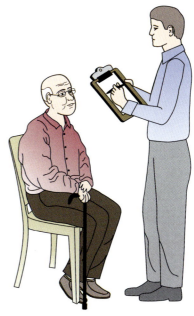

O—発症
P—悪化
Q—性状
R—放散
S—重症度
T—時間経過

■ 図 1-17　OPQRST（Shade BR, Collins TE, Wertz EM, et al：Mosby's EMT-Intermediate textbook for the 1999 National Standard Curriculum, ed 3, St Louis, 2007, Mosby.より）

- その症状が始まったときに何をしていたのかを判断する。運動時に起こる痛みや不快感の原因は，安静時に起こる痛みや不快感の原因とは異なるかもしれない。
- 症状の始まりは突然だったのか，緩徐に起こったかを確認する。
- 問題の重症度や，複数部位の関与が考えられる問題を示唆する関連した愁訴がないか同定する。随伴症状で重要なものは以下である。
  ・呼吸困難
  ・息切れ
  ・深呼吸時の痛み
  ・胸痛あるいは胸部圧迫感
  ・動悸
  ・悪心・嘔吐
  ・失神，元気がない
  ・麻痺あるいはしびれ
  ・消化不良（心窩部痛，腹痛あるいは腹部膨満）
  ・混迷，方向感覚の喪失
  ・何となく病気のような感じ，あるいは元気がない
- バイスタンダーから得たあらゆる情報を検討する。
- 以前に同じような症状を経験していないか判断する。医者にかかっているのか，もしそうであれば，最後の

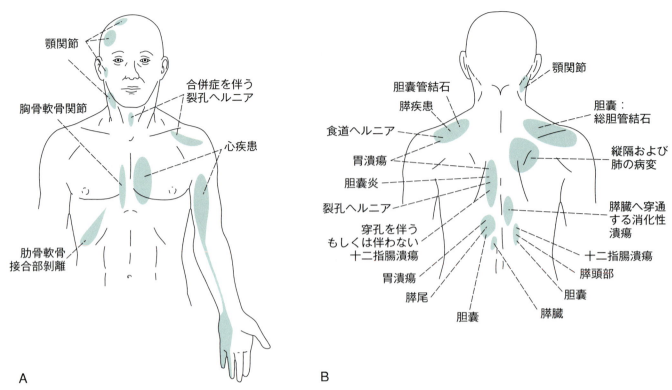

■図 1-18　内臓および体細胞構造による関連痛の様式。A：前面の分布。B：後面の分布（Aehlert BJ：Paramedic practice today：above and beyond, St Louis, 2010, MosbyJems. より）

診察はいつかを確認する。また，処方された薬の内容と，その他に受けた治療内容についても聴取する。

改善と悪化　患者の症状をよくしたり，悪くする因子がないか確認する。たとえば，主訴がめまいである患者について，横たわっていると症状が良くなり（改善），ベッドから突然起きようとしたときに悪くなる（悪化）などのように，何かによって症状が改善，悪化するような場合である。

性状　患者の痛みや不快感の性状を把握することは，診断の重要な手掛かりとなる。痛みや不快感がどのようなものかを表現してもらう。よく使われる言葉としては，「鋭い」「鈍い」「引き裂くような」「裂けるような」「押し潰されるような」「押されるような」「刺すような」などがある。その表現から，痛みや不快感の原因が内臓痛か体性痛か（身体表在によるものか）を推し量ることができ，鑑別診断に際して有用となる。臓器そのものの収縮や弛緩によって起こる内臓痛は，部位が漠然としており，同定することが困難なことが多い。一方，体性痛は部位を同定しやすく，鋭く，刺すような痛みであることが多い。不快感が継続的なものか間欠的に起こるだけか，不規則に生じるか特定の呼吸様式や動きに伴うのかなどの評価は，問題のある身体機能や重症度，病因の特定に役立つ。症状の改善や悪化に伴う痛みや不快感を患者が

ボックス 1-7	関連痛
部位	臓器
左肩痛	横隔膜炎症（卵巣のような他の腹部組織の破裂による血液または空気），脾臓破裂，心筋梗塞
右肩痛	肝臓の炎症，胆嚢痛，横隔膜炎症
肩甲骨痛	肝臓，胆嚢
上腹部	胃，肺，心臓
へその緒	小腸，盲腸
背中	大動脈，胃，膵臓
脇腹から鼠径部	腎臓，尿管
会陰部	膀胱
恥骨上部	膀胱，結腸

どのように表現するかにより，問題のある身体機能が示唆される。患者が用いた表現について記録するときは，引用符を用いてそのままの言葉を記載する。

痛みの放散や広がり，部位　部位，広がりそして放散など，痛みや不快感の場所に関する情報もすべて確認する。痛む場所を示せるか，痛みが広がったり，他のどこかの部位に移動していないかを尋ねる（図 1-18，ボックス 1-7）。腹部が膨満し，肩に広がる痛みを伴うケール徴候（Kehr's sign）の有無も確認する。

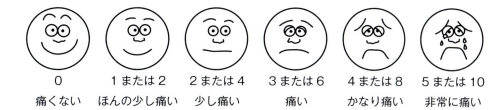

■ 図 1-19　ウォン・ベーカーフェイススケール。このスケールを用いるには，各顔を指差し，痛みの強さを言葉を用いて表現する。患者に自分の痛みをもっとも表現し得る顔を選ぶよう伝える。適切な数値を記録する（Hockenberry MJ, Wilson D：Wong's essentials of pediatric nursing, ed 8, St Louis, 2009, Mosby. より）

重症度　患者に痛みや不快感のレベルを 1 〜 10 の数値のスケールで評価してもらう。このスケールでは，1 は痛みや不快感がもっとも少なく，10 はもっとも高いと評価する。EMS や病院の医療従事者がよく用いる方法である。痛みの程度を把握することで，その原因を特定するのに役立つのみでなく，患者の状態がよくなっているのか，悪くなっているのかを評価するための基準にもなる。

言葉による意思の疎通ができない場合は，ウォン・ベーカーフェイススケール（Wong-Baker FACES pain scale）による痛みの評価法も有用な代替手段である（図 1-19）。

時間経過 / 期間　痛みや不快感をどの程度長く，またはいつから感じているかを聴取する。患者がこれに対して返答できない，あるいは不確かなときは，家族やバイスタンダーから，患者がどの程度の時間まで正常であったか，あるいは普段どおりであったかを正確に聴取する。脳梗塞患者への血栓溶解療法や，心筋梗塞（myocardial infarction；MI）疑いの患者へのカテーテル治療など，時間の制約がある治療の適応決定において，できるだけ狭い幅で発症時間を特定することが重要となる。

痛みの評価　患者の多くは，急性あるいは慢性の痛みや不快感を経験したことがある。痛みと不快感は，感染や炎症，神経機能障害によるものかもしれないし，筋肉や骨格の損傷や酷使によっても急性あるいは慢性的な痛みが起こり得る。身体のすべての臓器，器官は痛みや不快感を引き起こす可能性があり，急性および慢性疼痛の根本原因は侵害受容性神経線維の刺激である。線維が刺激されると，神経線維を経由して痛みが脊髄，脳へと伝わる。

痛みは非常に漠然とした徴候や症状として現れることがあり，とくに高齢で既往が明確でない患者において顕著である。一般用医薬品や家庭薬，あるいは複数の薬物を服用している患者では，一般用医薬品あるいは処方薬を問わず，薬剤の作用によって痛みの程度や質が覆い隠されているかもしれない。また，痛みの経過をあとから聞く場合，患者の教養の程度や宗教，信念にも左右され得る。そのため，痛みの評価や管理は非常に難しいものとなる。

痛みや不快感に関する訴えは，どれも重要なものとしてとらえなければならない。痛みの場所や程度，性状を正確に把握するためには忍耐が必要である。患者が痛みを正確に表現してくれるならば，生命危機を及ぼす緊急を要する病態による痛みと，そうでない痛みを鑑別するのに役立ち，適切な治療を可能にする。

鎮痛を目的として，多くの家庭薬が使用されている。非麻薬性の鎮痛薬であるアセトアミノフェン，非ステロイド性抗炎症薬（nonsteroidal antiinflammatory drugs；NSAIDs），たとえばイブプロフェンとナプロキセン（日本では処方薬）など，はよく用いられる典型的な一般用医薬品である。また，モルヒネ，hydrocodone，オキシコドンなど麻薬系の鎮痛薬は急性，慢性の痛みに用いられるものである（日本では主として癌性疼痛に適応）。

患者がどのような鎮痛薬を服用していたか，そしてそれらの服用の仕方が適切であったかどうかについて，できるだけ多くの情報を得る。それらの追加情報を踏まえて，診断と処置を再検討する。

既往歴

患者からの既往歴の聴取は，SAMPLER 記憶法に従って行う。記憶法④にまとめ，詳細を以下に詳述する。

記憶法④

既往歴聴取に対するSAMPLERアプローチ

SAMPLER記憶法は，患者の医学的状況について尋ねるための，有用な手法である。

- **S** Signs/symptoms：徴候，症状
- **A** Allergies：アレルギー
- **M** Medications：内服薬
- **P** Pertinent past medical history：既往歴
- **L** Last oral intake：最終食事摂取（いつ何を）
- **E** Events preceding：直前の出来事
- **R** Risk factors：危険因子

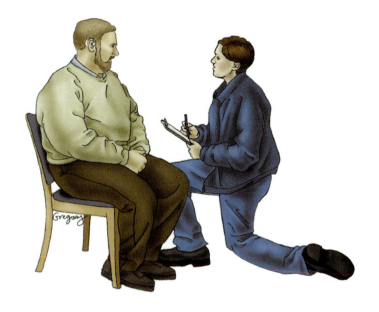

S — 徴候，症状
A — アレルギー
M — 内服薬
P — 既往歴
L — 最終食事摂取，液体か固体か
E — 現在の状況につながる出来事
R — 危険因子

■図 1-20　**SAMPLERの聴取**（Shade BR, Collins TE, Wertz EM, et al：Mosby's EMT-Intermediate textbook for the 1999 National Standard Curriculum, ed 3, St Louis, 2007, Mosby. より）

徴候，症状　SAMPLERのSは症状（symptoms）で，悪心を覚えたり，点滅する光を見たような感覚など，自身の経験に関する患者の主観的な認識である。**徴候**（signs）は，たとえば頻脈のように，救急隊員や他の医療従事者が，見る，聞く，触る，臭いを嗅ぐ，あるいは測定をすることで得られる客観的データである。たとえば下痢などでは，患者によって報告されれば症状であるが，医療従事者によって観察されると徴候となる。あらゆる徴候や症状は，十分に記録されなければならない（図1-20）。

どのように感じているかを患者に尋ねるときに，意識が覚醒しており清明で，認知障害がない患者であれば，質問に対してよく考えて回答できるので自由回答式の質問を用いて行うのがよい。一方，言語や聴力の障害，認知障害をもつ患者では，「はい」か「いいえ」で答えさせる質問のほうが簡単に回答できる。単に頷いたり，頭を横に振るだけでも，患者の病歴を完成させるための有用なコミュニケーションとなり得る。身体に障害がある患者や衰弱した高齢者から情報を得るときは，忍耐強く行う。こうした患者では回答のための十分な時間の確保が困難なことが多い。しかしながら，患者に言葉による回答を急がせることは，ラポールの構築を阻害し，患者に不満や威圧感を感じさせ，情報を共有してもらおうという気持ちを結果的に妨げる。診療におけるコミュニケーション技術に関しては，既出およびボックス1-2も参照のこと。

アレルギー　多くの患者は，処方薬や一般用医薬品（次項を参照），動物，食物に対するアレルギーをもっている。アレルギー反応を起こす原因と，どのような症状が出現するか（蕁麻疹や呼吸困難など）について尋ねる。また，症状がどの程度速く出現するかも確認する。

症状のなかには，より問題となるものがある。たとえば，猫の周りで軽い発疹を認める患者よりも，ある食物を食べると喘鳴を起こす患者のほうが，注意が必要となる。症状を示す反応のうち一部は，真にアレルギーによるものではなく，（物質そのものの）有害反応であることがある。また食物や動物あるいは薬剤に対する過敏性反応がアレルギーと誤解されているかもしれないため，患者が訴えるアレルゲンや刺激物に接触したときにどのように反応するのかを正確に評価することが大切であり，この情報は過敏性反応をアレルギーやアナフィラキシー反応と見分けるのに役立つ。

内服薬　内服薬については，医師によって処方された薬剤と一般用医薬品，定期的に服用している薬剤を漏れなく記録する。医療従事者は，主治医が処方したすべての薬剤について情報を得られることも，得られないこともある。薬物の相互作用や有害反応は，内服薬をすべて把握したあとで考えなければならない。

患者のなかには，一般用医薬品，またはハーブ，代替医療や「ホリスティック（全的）」とされる考えに基づくサプリメントを摂取している人がいる。市販されているドリンク剤やハーブティーの類いは，症状の原因とな

り得るカフェインやビタミン，あるいは他の成分を含んでいるかもしれないので，これらについても忘れずに聴取する。

関連する既往歴　既往歴のなかで，今回の主訴に関係するものがないか見分けてみる。たとえば，胸痛を訴えている患者で，6カ月前にステント治療を受けていれば，その既往歴は今回のEMS要請に関係している。しかし，2年前に大腿骨骨折を受傷した既往があっても関係はないであろう。

加えて，過去の手術歴，とくに最近のものは重要である。たとえば，帝王切開，股関節や膝の置換術，胆嚢摘出術を最近に受けていれば，塞栓が生じているリスクがある。

最終食事摂取　患者が最後に何かを食べたり飲んだりしたのがいつであるかを尋ね，その回答を必ず記録する。もし，直前に飲食していれば，意識を失って嘔吐したり，緊急手術のために麻酔をかけられた際に嘔吐して，胃内容物の肺への誤嚥を生じるかもしれない。

直前の出来事　救急要請に至った理由を把握する患者本人またはバイスタンダー，家族に次のことを尋ねる。何があったのか。なぜ救急要請したのか。症状をよくしたり悪くしたりしている要因はないか。最後の質問は，症状がゆっくりと経過した場合，たとえば，一晩中息が苦しかったけれど，胸痛が出現するまで救急要請をせずに様子をみていたような場合に重要となる。

危険因子　患者の状態に対する危険因子として，環境的，社会的，精神的，家族的なものなどがある。1人で住んでいるのか。住居に転落・転倒の危険があるか。ベッドから動けず，食事や身の回りの世話を他の人に頼っているのか。その他に危険因子となり得る医学的な問題としては，糖尿病，高血圧，性別，人種，年齢，喫煙，肥満などがある。

患者は，処方された薬剤をきちんと服用しているだろうか。薬の種類を区別することができ，適切に服用することができるだろうか。薬剤のリストはあるのか。服薬予定は理解できているのか。多種類の薬を服用している患者に対しては，薬のリストを作成して，本人や家族のみえる場所に置いておくことも有用で，服薬ミスによる中毒のリスクを減らすことができる。

現在の健康状態

患者の個人的な習慣は発症前の健康状態に関連し，聴取した情報の正確性を判断する際に重要となる。同じような訴えで，救急または各診療科の外来を頻回に訪れている場合は，慢性的な状態の評価や治療計画の変更が必要であることを示している。

アルコール，薬物乱用，喫煙歴　違法薬物（処方薬の指定外の使用も含む）の服用，アルコール摂取，タバコなどは，多くの疾病の潜在的な原因となり得る重要な情報である。CAGEアンケートという質問法によって，アルコール依存の行動パターンを推定することができる（ボックス1-8）。また，外傷の受傷機転に隠れた急性あるいは慢性の内因性疾患の存在を指摘することも可能である。たとえば，慢性アルコール患者では，中毒症状により転倒して慢性硬膜下血腫を発症するリスクが高まる。

免疫　最新のスクリーニングテストとワクチン接種記録に関するデータは，感染症のリスクが高い患者を見分けるのに役立つ。また，最近の渡航歴も鑑別診断の際に有用な情報となる。

家族歴　家族歴，たとえば鎌状赤血球症などのような遺伝性疾患の情報は，鑑別診断の際に重要となる。以下の疾患については家族歴を尋ねることで，患者が高リスクである可能性を把握することができ，より迅速な診断と処置を行う助けとなる。

- リウマチ
- 悪性腫瘍
- 頭痛
- 高血圧
- 脳卒中
- 肺疾患
- 結核
- 感染症と自己免疫疾患

ボックス1-8　CAGEアンケート

C：今まで自身もしくは他の人の飲酒について飲酒量を減らさなければならないと思ったことはありますか

A：今までに自身の飲酒に関しての非難を不快に感じたことがありますか

G：今までに自身の飲酒について罪悪感を覚えたことはありますか。今までに飲酒中に述べたことや行ったことについて罪悪感を覚えたことはありますか

E：今までに「迎え酒」，「朝酒」を飲んだことはありますか

Ewing JA：Detecting alcoholism, the CAGE questionnaire, JAMA 252：1905, 1984. より修正

患者の支援者 患者を支援したり，家庭環境の安全性の改善を助けられる家族や友人を探すことは，患者の擁護につながる。身体的，精神的な緊急事態に直面している患者に何が必要であるかを尋ねることは，患者ケアに対する親身で心のこもったアプローチとなる。

患者との間にラポールが構築されていれば，患者は質問に素直に答えてくれ，治療方針の決定に役立つ。心を開いて，前向きに患者と接することで，病気やけがによるストレスを抑え正確な病歴を得ることが可能となり，暫定診断とともに迅速かつ的確な処置を行うことも容易になる。診療におけるコミュニケーションの詳細については既出を参照すること。

追加の病歴情報を得たときに，さらなる隠れた病因と診断を考慮しただろうか。最初の処置に対する患者の反応は，処置の変更を必要とするだろうか。身体観察から得られる情報をみてみよう。

■ 身体観察

身体観察は焦点を絞ったもの，迅速かつ頭から足先に至るもの，漏れのない包括的なもののいずれかとなる。医療従事者は患者の緊急性に基づき，どのような観察がもっとも適切かを判断しなければならない。患者の意識があり，緊急性がもっとも高い場合は，焦点を絞った観察を行うのが適切である。迅速かつ頭から足先に至る観察は，患者の意識がない場合や意識レベルが低下している場合，さらには患者の状態から薬物中毒や乱用が疑われる場合に必要となる。詳しい身体観察は病院内やその他の臨床現場により適しているが，搬送時間に余裕があれば，病院前で行われることもある。

身体観察所見は，鑑別診断を行うために，病歴や診断につながる情報を補完すべきものである。これらの情報が統合されてよく吟味されることで，正しい処置が決定され遂行されていくことになる。

身体観察を行う場合に有用な情報を集めるための一般的な器具として聴診器，耳鏡，眼底鏡があるが，これらの機器の精度は観察技能に依存している。したがって，診断の過程においては視診，聴診，打診，触診が非常に重要である。身体観察はプライマリサーベイやセカンダリサーベイにおいて生命危機を察知する有用な手段となり，意識のない患者においては，主要なプレゼンテーションを発見するおそらく唯一の方法であろう。

多くの内因性疾患の患者では，病歴の聴取が身体観察より先に行われる。しかしこの順序は，症状の重症度，患者の状態の切迫度，その時点における主要なプレゼンテーションに応じて変わり得る。十分な人員が確保できるならば，身体観察を病歴聴取よりも先に，あるいは同時に行うこともできる。

身体観察は，病歴聴取によって得られた鑑別診断を取捨選択するためによく用いられるが，外傷においては逆のことが当てはまるかもしれない。外傷患者では迅速な身体観察が病歴聴取より先に行われる。患者が意識清明であり，十分な人数の医療従事者がいれば，身体観察と病歴聴取は同時に施行される。

観察手技

視診 視診とは患者やその周囲を目で見て評価することである。まず観察の最初の段階で，患者の状態に関する手掛かりを目で見て確認する（既出を参照）。これにより，病歴聴取や身体観察より前に，患者の状態の重症度や周囲の状況を大まかに認識することができる。

適切な視診を行うためには衣服を除去して体を露出させる必要があるが，通常評価のためにすべての衣服を取り除く必要はない。周囲の状況，また患者のプライバシーの保護も考慮しなければならない。

セカンダリサーベイでは焦点を絞った視診が行われる。患者の情動や体勢から，状態の重症度やどの程度の臓器系が異常を来しているかについて評価する。患者の情動の評価にあたって，たとえば無気力がみられれば低酸素か呼吸筋疲労を示唆する。またこのとき，患者の衛生状態や栄養状態，発声できない場合に身振り・手振りで示される情報が把握できるであろう。

外傷については，観察上意味のあるものを視診でみつけ出す必要がある。打撲痕，擦過傷や手術痕（とくに過去の開心術や肺切除の手術痕は呼吸困難やその他の呼吸促迫に関連している可能性がある），さらに皮疹などに注意する。人工肛門の有無や，疾患に関して注意喚起するタグなどを付けていれば確認して記録する。

気管を観察し，正中位にありそうかをみる。患者の胸郭の形状によって，慢性肺疾患であることの手掛かりとなることがある。樽状胸郭であれば，肺気腫や慢性気管支炎などCOPDが背景にあることが示唆される。

仰臥位で頸静脈が平坦である場合は循環血液量減少の可能性がある。頸部の異常な腫瘤や，頸静脈怒張，頸部の腫脹の有無を確認する。頸静脈怒張に呼吸音減弱あるいは消失が合併しているなら，緊張性気胸や心タンポナーデかもしれない。

血管補助器具の留置の有無も確認する。留置があれば，化学療法や頻回の採血など長期の血管へのアクセスがなされていたことを意味し，慢性疾患や栄養サポートの必

要性を示唆する。

気管牽引，および肋間筋や頸部の筋の使用は呼吸促迫の徴候である。呼吸運動が非対称，あえぎ様であったり，深いあるいは浅い場合は異常である。酸素化と換気を改善し，呼吸仕事量を安定させ，適切な全身灌流を改善させるため，ただちに対処が必要である。

体液や排泄物の観察は消化管や泌尿生殖器官を評価するカギとなる。血液の混入した吐物は消化管出血や食道静脈瘤破裂，あるいは長期の抗炎症薬の使用が示唆され得る。出血性消化性潰瘍では吐血も起こり得る。コーヒー残渣様吐物は血液の消化物の存在を意味する。

便中の鮮血は下部消化管出血の可能性があり，潜在的な生命危機と考えられる。出血は痔核や裂肛からも起こり得る。タール様便や暗赤色便（いわゆるメレナ）は上部消化管出血の徴候であり，やはり生命危機や，重篤な状態を意味する。

尿失禁や便失禁は泌尿生殖系，あるいは消化器系の機能不全のみならず，神経系の障害の可能性も示唆する。血尿や尿中に血液が混じる場合は腎不全や放置された高血圧の徴候である。

慢性腎不全，とくに透析導入状態の患者ではシャントや人工血管に気づくであろう。在宅腹膜透析を行っている患者では腹部にカテーテルが認められる。さらに，在宅医療において胃管は液体やガスの除去，洗浄液の注入や投薬，栄養の投与に使用されるため，こうした患者では胃内容の誤嚥の有無や器具の作動状況に注意を払う。

観察を注意深く行うと，円背や褥瘡，あざ，表皮剝離，皮疹，出血斑，血腫，注射痕，皮膚の変色などに気づくこともあるであろう。

皮疹：皮膚炎や乾癬のような持続的な痒疹は緊急的な対処を必要としないが，そのような皮疹の位置や色調については確認が必要である。膿の貯留や滲出液については記録しておく。膿痂疹のような皮膚感染症では，治癒する際にハチミツ色の痂皮を形成し，このような表皮の著明な脱落を認めることがある。赤く流動性で軟らかい結節や腫瘤が膿瘍を示すことがしばしばある。

皮疹や水疱，あるいは滲出液を伴った皮膚病変は医療従事者にとって感染のリスクがあると考え，適切な感染防御対策を遵守する。

母斑や病斑：母斑や病斑はその対称性，境界の不整，色調の多様性について評価する。通常，病院前において重要な問題となることはないが，このような母斑や病斑から，進行が速く，重要臓器にしばしば転移し，死亡率も高い皮膚癌であるメラノーマの存在の疑いを強めるべきである。

皮膚連続性の障害：開放骨折による皮膚連続性の破綻は感染の危険が高く，緊急の対応を要する。褥瘡は循環障害や敗血症の可能性が示唆される。

打撲痕：パンダの眼徴候やバトル徴候（Battle's sign）といわれる，眼窩や乳様突起に認められる打撲痕に伴って，神経学的障害や過去の外傷の既往が認められることがある。これらは頭蓋底骨折の存在を推測させる。

脱水：脱水は前額部や胸骨正中の皮膚をつまみ上げて評価する。

体液：皮膚や身体各部位の開口部から分泌される体液の観察は重要である。たとえば，吐物や髄液，尿，便，血液などである。量，色調，臭い，粘稠度，分泌箇所などに注意する。

聴診 聴診は聴診器や自身の耳を使って，気体や液体の有無，心音，それに呼吸音を評価するものである。

呼吸音：肺は最初に中腋窩線で聴取する。セカンダリサーベイでは両側の上下肺野を前後面で聴取する。患者の主要なプレゼンテーションが呼吸困難や呼吸促迫であれば，中腋窩線で聴診を行う（図1-21）。評価の初期に聴診を行うことで，急性気管支喘息や肺水腫による，生命危機を及ぼす呼吸異常をみつけ出すことができる。

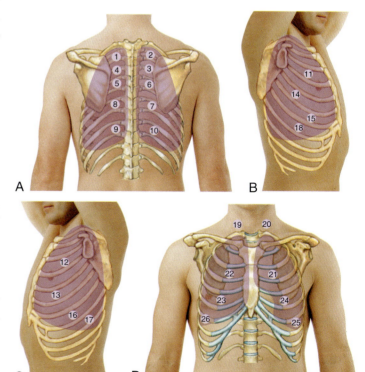

■図1-21　呼吸音を聴く場合は，一方の肺を聴診し，次に対側の同部位を聴診する。1カ所で少なくとも吸気・呼気の完全な1サイクルを聴く。A：背側胸部。B：右外側胸部。C：左外側胸部。D：前胸部（Seidel H, Ball J, Dains J, et al：Mosby's guide to physical examination, ed 6, St Louis, 2006, Mosby. より）

呼吸音はその種類によりそれぞれ異なった場所で聴くことができる。

- 肺胞呼吸音は胸部前後面で聴くことができる。正常ではこの音は低く柔らかい。
- 気管支肺胞性の呼吸音は主気管支上で聴取される。肺胞呼吸音より小さく、中等度の高さである。
- 気管音は胸骨柄近くの気管上で聴取される。これらは通常高い音である。
- サンドペーパー様の音は臓側胸膜と壁側胸膜が擦れ合っていることを示す。この音は摩擦音と呼ばれ、胸膜炎などの肺疾患と関連する。
- 肺雑音はほぼ聴こえない正常な呼吸音に重なって聴こえる音である。これらはクラックル、ロンカイ、喘鳴を含み、それぞれが下気道疾患の存在を示す有用な手掛かりとなる（ボックス1-6）。

患者に深く息をしてもらう。喘息発作があれば、息を吸うより吐くことに難渋する傾向にある。もし深呼吸によって痛みや違和感が生じれば、胸膜炎や肺塞栓がベースにあるかもしれない。体幹を触れて、骨性構造物の不安定性を確認する。胸部を触れて、皮下気腫の有無を確認し、気管を触れて正中位にあるかをみる。気管偏移は気胸が進行したときにみられる所見である。

異常な呼吸音（ボックス1-6）は、心血管系の障害が心血管系と呼吸器系の両方に影響を及ぼした結果の可能性がある。たとえば、湿性ラ音は左心不全による肺水腫の徴候である。

適切な評価器具を使用することで、呼吸器系に関する鑑別診断を確認あるいは除外することができる。こうした補助的な評価の結果は臨床的推論を助け、臨床判断の根拠と正確性を確かなものにするであろう。

特別な環境：本章の前半でも述べたように、病院前の現場での搬送の際に患者が特別な搬送用人工呼吸器を必要とする場合がある。挿管されていたり、呼吸既往歴をかかえており、それがEMS管理と病院前ケアでの対応に影響することがある。

心音：心音では大きさ（強度）、長さ（継続時間）、高低（周波数）、それに心サイクルにおけるタイミングを聴取する。第5肋間の心尖部周囲で聴くと、正常であればS_1（Ⅰ音）とS_2（Ⅱ音）を聴くことができる。これらは心筋の収縮により起こる音であり、患者が前傾姿勢、坐位、あるいは左側臥位で（そして仰臥位でも）よく聴こえる。左前胸部に心臓が近づくほど聴きやすい姿勢となる。Ⅰ音をよく聴くためには、患者に通常の息をさせ、呼気時に息止めをさせるとよい。Ⅱ音をよく聴くためには通常の息の後、吸気時に息止めをさせるとよい。

心雑音のような異常な心音は、心臓を出入りする血流に問題があることを示す。血管雑音は頸動脈を聴診する際にときどき聴こえる異常音であり、血流の障害を示すかん高い音である。大動脈瘤では震えや振動（通常振戦と呼ばれる）を感じ、血流の閉塞を示す。心雑音、血管雑音、振戦は生命危機を及ぼす状態である。

心不全の既往のある患者では、過剰心音を聴くことがある。過剰心音は心室の疾患が存在すると生じ、S_3（Ⅲ音）やS_4（Ⅳ音）として認識される。弁膜症ではこのような過剰心音はギャロップと呼ばれる。

Ⅲ音は左心不全を診断する早期の手掛かりとなる。聴き分けるのは困難であるが、馬が疾駆するときの音に似ていることからギャロップともいわれる。Ⅲ音はⅡ音より0.12〜0.16秒遅れて出現し、血液流入に伴う心室の過剰拡張により起こる。

Ⅳ音は心室流入期の第2相に心房が収縮するときに出現する。この音は弁と心室壁の振動により起こると考えられている。典型的には、心室流入の抵抗が増大したときに聴こえる。

腸雑音：腸雑音の聴診は、病院前での評価にあまり用いられることはないが、腸管の閉塞の診断に役立てることができる。腸雑音は触診の前に30〜60秒かけて聴取する。正常では、4分画すべてでグルグルという音を聴取する。空気溜まりを含んだ腸管の閉塞がある場合、1つあるいはそれ以上の分画で、一定ではないあるいは弱い腸雑音を聴取するか、腸雑音が消失する。腹部膨満に伴う高い音調の腸雑音は腸閉塞の早期のサインである。腸管の閉塞やガスの貯留は腸管の穿孔につながり得る。

触診　触診とは患者の身体のさまざまな場所を手を使ってやさしく圧迫して観察する行為であり、脈をとるときのような触れ方で行う（図1-22）。患者によっては触診を自身の身体に対する侵害と感じることがあるため、必ず事前に患者の許可を得る。触診はやさしく、敬意をもって行わなければならない。本章前半の運動感覚器診察の項で、患者に触れることの観察における価値について記載されているので参照されたい。四肢の内側・外側を軽く触れることは、感覚の状態や両側の筋力を把握する助けとなる。

毛細血管再充満時間：毛細血管再充満時間は循環系の評価にしばしば用いられる。この検査では、爪床が白くなるまで圧迫し、離してから爪床の色調が元に戻るまでの時間を測定する。2秒を超える場合は、末梢循環が不適切に短絡されている（灌流が悪い）ことを示唆する。

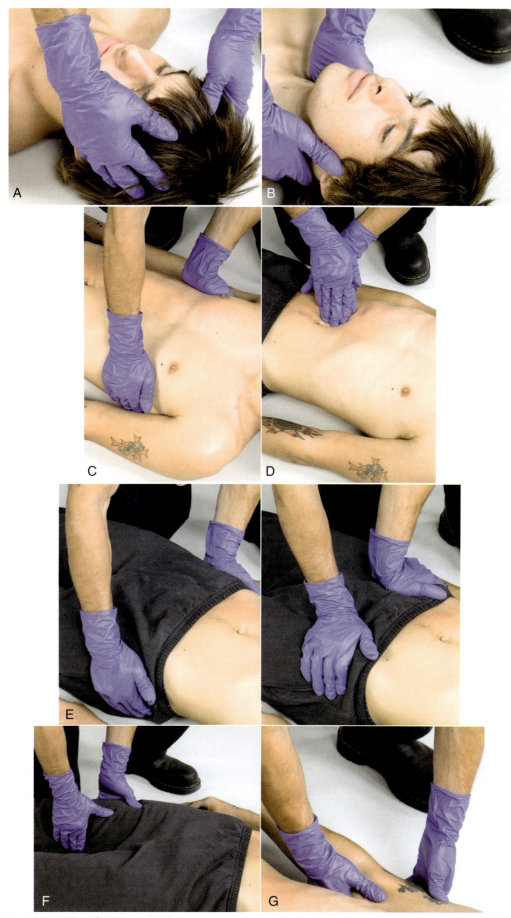

■図1-22　A：頭部の構造が正常かを触診する。B：頸部の軟部組織と，頸椎の1つひとつで圧痛を触診する。C：胸郭の外側を手で押さえることで胸郭が正常かを評価する。D：腹部を触診する。E：腸骨稜を内側や後方に押す。F：大腿を触診する。G：上腕と肘を触診する（Aehlert BJ：Paramedic practice today：above and beyond, St Louis, 2009, Mosby. より）

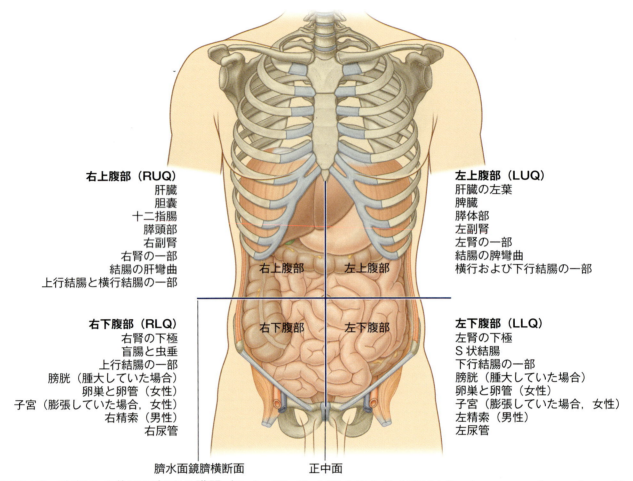

■ 図 1-23　**腹部の 4 分画に収まる臓器**（Drake RL, Vogl W, Mitchell AWM：Gray's anatomy for students, New York, 2005, Churchill Livingstone. より修正）

　成人に対するこの検査はいくつかの理由で信頼できない可能性がある。高齢者，とくに多くの内服薬を服用していたり，免疫系あるいは腎臓の疾患をもつ場合は，灌流が悪い傾向にある。周囲の環境の温度もこの検査を不正確にする可能性がある。低温環境では代償として末梢血管の収縮が起こり，灌流が悪いという間違った結果になることがある。

　腹部の触診では，4 分画すべてを触れる。正常では腹部は軟らかく，圧痛や緊張もなく，腫脹や腫瘤も触れない。筋性防御は疼痛があり，その下の臓器損傷の可能性を示す異常所見である。腹部硬直は腹腔内出血などの生命危機が生じていることを示す徴候である。右上腹部を押さえると圧痛のため吸気動作が止まる，いわゆるマーフィー徴候（Murphy's sign）は，胆石・胆嚢炎の所見である（図 1-23）。

　4 分画のうちもっとも不快を訴える分画があれば，最後に触診するようにする。やさしく圧迫して圧痛を評価する。圧迫を解除したときに痛みが増加する，いわゆる反跳痛は，腹膜炎の危険信号である。

　マックバーニーの圧痛点（McBurney's point）は右下腹部で，臍と上前腸骨棘を結んだ線の遠位 1/3 の点である。この部に限局した圧痛は急性虫垂炎の徴候である。左下腹部を圧迫すると右下腹部に疼痛を感じる，いわゆるロブシング徴候（Rovsing's sign）も虫垂炎のサインである。圧迫で誘発されない腹痛は尿路結石や尿路感染の可能性がある。これらの疾患ではしばしば側腹部や背部の痛みを伴う。

打診　打診は，体腔内に空気あるいは液体が存在するかを評価するために用いられる。叩いた音の高さは組織の密度によって変わるため，これを聴くことで評価する。打診と聴診の手技についてはさらに第 3 章で述べる。

　打診は通常，病院前で行われることはない。しかし腹腔に関しては打診で重要な情報を得ることができる。もし打診音が濁音であれば，肝不全で起こるように腹腔内に多量の液体が貯留している可能性がある。共鳴亢進であれば液体ではなく多量の空気の貯留が示唆され得る（ボックス 1-9）。

運動・知覚機能

運動・知覚機能は，患者の意識障害の有無によらず，すべての患者で評価しなければならない。患者の意識が清明なら，手や足をやさしく触り（ライトタッチ），触覚があることが確認できれば，末梢の循環が十分で，知覚神経が正常に機能していることがわかる。四肢を引っ込める動作があれば，痛みもしくは不快感があることを示している。知覚検査により，脊髄後索の求心性知覚神経線維の機能の評価ができる。

バビンスキー反射検査（Babinski test）は意識障害の有無にかかわらず用いることができる。この検査では，ペンか同様の先端が鈍なものを用いて，足底の外側に沿って刺激する。この刺激では足趾が足底側に曲がる，いわゆる底屈するのが正常の反応である。この場合，検査は陰性とされる。バビンスキー反射陽性の場合は母趾が異常伸展し，他の足趾が開扇する（背屈とよばれる反応である）。この動きは神経学的異常を示唆する（図1-24）。

ライトタッチに対する感覚の評価は重要であるが，痛覚の検査も同様に重要である。患者の痛みの訴えや痛み刺激に対する反応は，脊髄前索が知覚情報を中枢に伝える機能を正常に行っていることを示している。

運動機能は四肢すべてで，左右差と筋力について評価する（図1-25）。四肢筋力の左右差がある場合，脳卒中，髄膜炎や，脳腫瘍，痙攣などによる不全片麻痺や片麻痺を考慮しなければならない。上肢または下肢の両側性の筋力低下では脊髄病変の懸念が生じる。

小脳機能については患者の立位や歩行の様子で評価する。運動失調（不安定歩行）は中毒や慢性神経機能不全による脳神経の障害によるかもしれない。引きずり歩行はハンチントン病（Huntington's disease）やパーキンソン病（Parkinson's disease）による神経障害の可能性がある。振戦，筋固縮，反復運動はアルツハイマー病

ボックス 1-9	打診音と例
打診音	例
鼓音（もっとも大きい）	胃泡
共鳴亢進	空気が溜まった肺（COPD，気胸）
共振	健康な肺
濁音	肝臓
鈍音（もっとも小さい）	筋肉

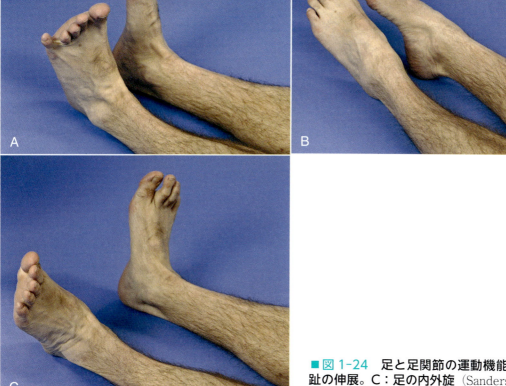

■図1-24　足と足関節の運動機能。A：足趾の屈曲。B：足趾の伸展。C：足の内外旋（Sanders MJ：Mosby's paramedic textbook—revised reprint, ed 3, St Louis, 2007, Mosby. より）

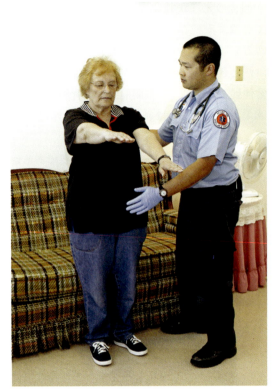

■ 図1-25　回内下垂テスト（Sanders MJ：Mosby's paramedic textbook—revised reprint, ed 3, St Louis, 2007, Mosby. より）

記憶法⑤

脳神経の記憶法

ああ厄介な脳神経！奴らは何世代にもわたって学生たちを混乱させてきた。われわれの多くが使っている記憶法はできの悪いジョークの冒頭のように聞こえる：ある夜，フィンランド人とドイツ人がバーで座っていた……。

もちろん自分で記憶法を考案してもよいし，たくさんの人がそうしてきた。インターネットに投稿された脳神経の記憶法のリストをみてみるとよい。

On Old **O**lympus' **T**owering **T**op, **A** **F**inn **A**nd **G**erman **V**iewed **S**ome **H**ops：有名なオリンパス山の高くそびえる頂上で，フィンランド人とドイツ人がホップを眺めていた

- Ⅰ Olfactory：嗅神経
- Ⅱ Optic：視神経
- Ⅲ Oculomotor：動眼神経
- Ⅳ Trochlea：滑車神経
- Ⅴ Trigeminal：三叉神経
- Ⅵ Abducens：外転神経
- Ⅶ Facial：顔面神経
- Ⅷ Acoustic（vestibulocochlear）：聴神経（前庭蝸牛神経）
- Ⅸ Glosspharyngeal：舌咽神経
- Ⅹ Vagus：迷走神経
- Ⅺ Spinal accessory：副神経
- Ⅻ Hypoglossal：舌下神経

（Alzheimer's disease）やパーキンソン病による神経系の変性を示している可能性がある。

あらゆる精神的あるいは行動的異常を伴った患者は，副作用として筋の痙性運動を起こす抗精神病薬を服用しているかもしれない。このような薬は，四肢の捻れや顔面痙攣などの症状が出るジストニアを誘発することもある。

脳神経評価　医療従事者は職種を問わず，身体観察の一部として脳神経の診察に熟練しているべきである。観察所見からどの脳神経が障害されているかを確認し，神経学的状態に関する情報をタイムリーに得て集約する。脳神経とその機能について表1-5に要約し，脳神経を記憶するための方法について記憶法⑤に示す。

回内下垂テスト（pronator drift）　回内下垂テスト（図1-25参照）は脳卒中が疑われる患者での運動知覚機能を評価するために用いられる。患者に目を閉じてもらい，手のひらを上にして腕を伸ばし，上肢を前方に挙上してもらう。上肢の下垂や回内を確認する。

頭部，眼，耳，鼻，咽喉

頭部，眼，耳，鼻，咽喉の診察は，医療従事者の能力や患者の主要なプレゼンテーション，それに診察所見に依存しており，必ずしもすべての患者に必要ではない。

眼　心への窓であるかどうかは別として，眼からは患者の神経学的状態について確かに有用な漠然とした徴候が得られる。眼の診断では注視および追従する方向について評価しなければならない（図1-26）。そのために，患者が遠方を注視しているときに，ペンライトで側方から眼をライトで照らす。意識清明で覚醒している患者では眼は開いており，同じ方向を向き，共同して動く（共同性注視と呼ばれる）（図1-27）。

耳　運動失調（不安定歩行）や外的刺激への反応性が低下している患者では，耳漏（透明な液か血性か），異物，それに耳孔内の発赤について評価する。

耳鏡は外耳道の評価や，鼓膜の外傷，それに中耳の感染や出血による鼓膜の発赤を診察するのに用いる（図1-28）。耳垢の貯留や，浮腫，閉塞，病変，感染，それに鼓膜の外傷を確認することができ，痛みや運動失調，

表 1-5　脳神経とその機能

神経 No.	名称	機能	評価法
I	嗅神経	嗅覚	患者に目を閉じてもらい，鼻の下にアンモニア溶液やアルコール布を置く．患者は臭いを感じるはずである
II	視神経	視覚	スネレン視力表（Snellen visual acuity chart）やローゼンバウムカード（Rosenbaum card）を用いて視力を評価する．患者に一方の眼を隠してもらいながら，検者が挙げている指の本数をいわせる．対側も評価する
III	動眼神経	瞳孔の大きさ，左右差，形状 眼球運動	瞳孔にライトを当て反応の左右差，反応速度，円形かどうかを観察する．光を当てると迅速に縮瞳し，暗闇では散瞳するはずである
IV	滑車神経	下方視	患者の顎を動かないように押さえる．ペンライトか他の物を，6つの視野がわかるようにHのパターンで動かして目で追ってもらう
V	三叉神経	頬 顎の動き 咀嚼 顔面の知覚	患者に歯を食いしばってもらい顎の力を確認し，問題なく口を閉じられるかを確認する．被験者は顔面両側のソフトタッチを感じることができるはずである
VI	外転神経	眼の外転	脳神経IVに同じ
VII	顔面神経	顔面筋の強さ 味覚 唾液分泌	力を入れていないとき，会話しているときの患者の顔をみて，筋力低下や左右差がないかを評価する．眉を上げる，眉をひそめる，上下の歯をみせる，笑う，頬を膨らますなどの動作をしてもらう
VIII	聴神経	聴覚 平衡感覚	片方の耳を塞いで，聴覚や平衡感覚を調べる
IX	舌咽神経	舌と咽頭の知覚 味覚 嚥下筋	患者に「あー」といってもらい，口蓋垂と軟口蓋反射を観察する．軟口蓋は挙上し，口蓋垂は正中にとどまるはずである
X	迷走神経	喉頭と気管の知覚 味覚 発声筋 心拍数	脳神経IXに同じ
XI	副神経	肩の動き 顔を向ける動作	検者は患者の肩に手を置き，これに抗するように肩を上下してもらう
XII	舌下神経	言語構音 舌の動き	患者に舌を出し，左右対称のいろいろな方向に動かしてもらう

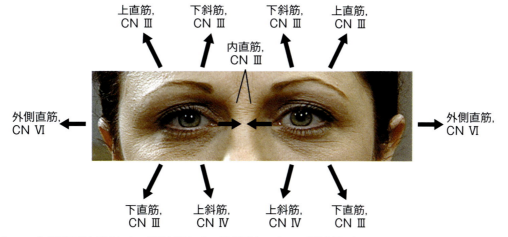

図 1-26　6つの主要視野と関連する脳神経および外眼筋．CN：脳神経（Seidel H, Ball J, Dains J, et al：Mosby's guide to physical examination, ed 6, St Louis, 2006, Mosby. より）

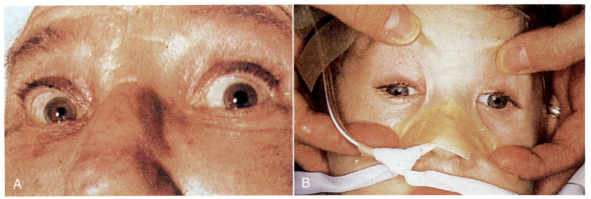

■ 図 1-27　A：共同性注視。B：非共同性注視 （Sanders MJ：Mosby's paramedic textbook—revised reprint, ed 3, St Louis, 2007, Mosby. より）

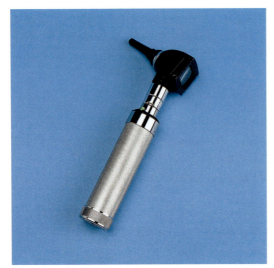

■ 図 1-28　耳鏡〔Kidwell CS, Starkman S, Eckstein M, et al：Identifying stroke in the field：prospective validation of the Los Angeles Prehospital Stroke Screen (LAPSS), Stroke 31：71-76, 2000. より〕

あるいは従命反応の低下を説明する鑑別診断に役立つ。

瞳孔　正常な循環状態では，瞳孔は正円同大でペンライトの刺激に迅速に反応する。針先大の瞳孔はオピオイド中毒や橋の損傷を示唆する。瞳孔散大は中毒や神経学的機能の低下を示す（図 1-29）。

患者の眼をライトで照らすと，正常では迅速に縮瞳する。必ず両眼について検査を行い，瞳孔括約筋が両側同時に働き，縮瞳が両眼に起こるかを観察する。意識のない患者の片側瞳孔散大は脳ヘルニアの徴候かもしれない。患者のなかには明らかに両側の瞳孔径が異なる瞳孔不同の状態である場合がある。形と大きさが同一でない瞳孔は緑内障を示唆することもある。

反射

反射では左右差と反応の強さを評価する。この検査は深部腱反射と表在性腹壁反射を含む表在反射からなる。

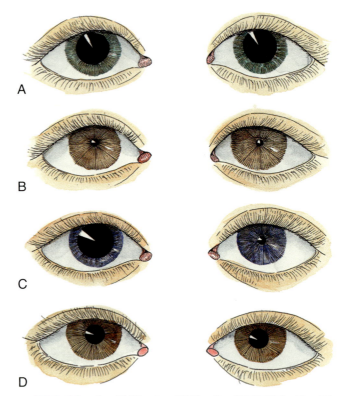

■ 図 1-29　A：散瞳。B：縮瞳。C：瞳孔不同。D：正常瞳孔 （National Association of Emergency Medical Technicians：PHTLS：prehospital trauma life support, ed 6, St Louis, 2007, Mosby. より）

異常な反応は，脊髄の支配領域に一致した神経伝導系の障害を示している可能性がある。すべての反応についてくまなく記載する。

深部腱反射は伸展反射であり，検査される筋肉が弛緩しており，腱がやさしく伸展されることが必要である（表 1-6）。打腱器を用い，肘関節をリラックスさせ，腱を軽く叩くようにハンマーをやさしく振り下ろす。医療従事者の利き手でないほうの手で，患者の検査側の関節や四肢を支える（図 1-30）。脳や脊髄のような上位ニューロンの障害の場合，典型的には反射は亢進し，ギラン・バレー症候群（Guillain-Barré syndrome）のような末梢

表1-6 表在反射と深部腱反射

反射	評価脊髄レベル
表在反射	
上部表在性腹壁反射	T7, T8, T9
下部表在性腹壁反射	T10, T11
精巣筋反射	T12, L1, L2
足底反射	L4, L5, S1, S2
深部腱反射	
二頭筋反射	C5, C6
腕橈骨筋反射	C5, C6
三頭筋反射	C6, C7, C8
膝蓋腱反射	L2, L3, L4
アキレス腱反射	S1, S2
深部腱反射のスコア	
グレード	深部腱反射の反応
0	反応なし
1＋	緩慢あるいは減弱
2＋	機敏あるいは期待どおりの反応
3＋	予想以上に活発，やや亢進
4＋	活発，亢進，間欠的または一過性クローヌスを伴う

(Sanders MJ：Mosby's paramedic textbook, ed 3, St Louis, 2009, Mosby. より)

神経の病変では反射は低下する。

再評価として，患者の痛みや不快感，それに呼吸困難などについて繰り返し尋ね，反応をみることは治療の効果をみるうえで重要である。身体観察も適切に繰り返し，痛みや不快感の減少，出血や浮腫などについて再評価する。毛細血管再充満時間，末梢の拍動，皮膚の色調や湿潤の度合い，体温についても再評価する。中枢神経機能については，GCSスコア，運動，知覚，それに瞳孔の反応を再評価する。

評価診断ツール

患者の病歴聴取，診断ツール，身体観察は，特定の身体機能を対象として用いられ，どの身体機能にも，鑑別診断，または除外診断のための一連の特有の評価方法がある。救急隊員は臨床的推論の手法を用いることで，目の前の患者に関して得られた個別の情報と，過去に経験した同じような状態の患者における反応や根拠に基づいた研究から得られた評価と処置に関する知識を統合することができる。病院内においてはとくに，疫学的なパターン，臨床所見の限界，そしてさまざまな対処のメリットとリスクを評価することになる。対処の判断は，病的状態と死亡率，短期または長期的な効果，そして患者のQOL（生活の質）の見込みを念頭において行う。

■ 診断のための検査

診断ツールは，大まかな病状を特定するのに役立ち，病院内では，CT，MRI，脳血管撮影，超音波，脳波，腰椎穿刺などが診断に用いられる。一方，病院外における診断ツールは，有用な情報を共有することと，迅速な救命への対処である。

脳卒中スケール

脳卒中スケールの使用に関する研究は，患者が脳卒中かどうかの判断を決定するのに役立つことを示している。診断にあたっては他の評価データや身体観察が必要になるが，いくつかのコンセンサスガイドラインは，脳卒中発症の可能性を迅速に把握するためにこうしたスケールの使用を推奨している。早期に脳卒中の可能性が見出された場合は，患者の処置と搬送が優先される。病院前と病院内における多くのプロトコールでは，評価の過程で脳卒中が示唆されたときは脳卒中対応チームへ早期に通知することが明記されている。（ボックス1-10，図1-31）。

パルスオキシメトリ

パルスオキシメトリは，血液中のヘモグロビンが光を吸収する性質を活用しており，プローブを手や足の指（マニキュアなしの状態）または，耳たぶに装着して，酸素飽和度を間接的に測定することができる。酸素飽和度は，血液中にあるヘモグロビンの酸素結合部位が，どの程度の割合で酸素分子によって占められているか（飽和しているか）を示している。測定数値はパーセントで示され，健常者では97〜99％である。正常なヘモグロビン量の患者の場合，最低90％の飽和度であれば許容できるが，可能であれば95％以上であることが望ましい。

低灌流状態の患者（自己免疫疾患，内分泌異常，薬物毒性，出血など）では利用価値はごく小さくなる。またパルスオキシメトリで測定された数値は，一酸化炭素中毒，喫煙者，糖尿病により進行した末梢循環障害をもつ患者では信頼性が低くなることがある。

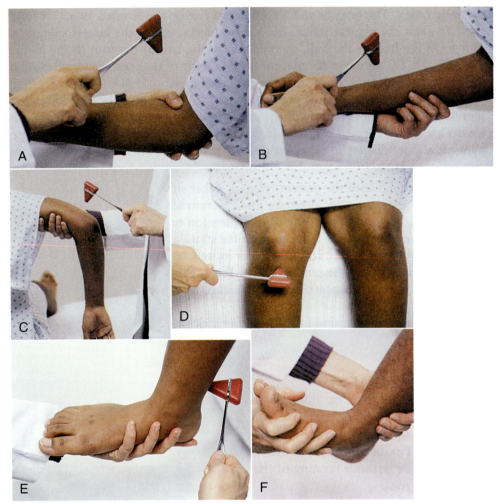

■ 図 1-30　深部腱反射評価に用いる腱の位置。A：上腕二頭筋。B：腕橈骨筋。C：上腕三頭筋。D：膝蓋腱。E：アキレス腱。F：足クローヌスの評価 (Sanders MJ：Mosby's paramedic textbook—revised reprint, ed 3, St Louis, 2007, Mosby. より)

ボックス 1-10　シンシナティ病院前脳卒中スケール（Cincinnati Prehospital Stroke Scale）

顔面下垂 / 顔面脱力：「歯をみせてください」や「笑顔を作ってください」とお願いする。
- 正常：顔面両サイドの動きが同じようにスムース
- 異常：片側の顔面が、まったく動かない

運動麻痺（腕の落下）：両眼を閉じた状態で（坐位の場合）両腕を 90°前に突き出してもらう、（仰臥位の場合）両腕を 45°程度挙げてもらう。手のひらを上にして、10 秒経過する前に腕が落ちた場合、腕の落下と記録する。
- 正常：両腕を保つことができる、もしくは両腕がまったく動かない
- 異常：片腕が動かない、片腕がもう一方の腕に比べて下がっている

言語（言葉）："A rolling stone gathers no moss"、"You can't teach an old dog new tricks"、"The sky is blue in Cincinnati" または、類似したフレーズをいってもらう
- 正常：フレーズをはっきりと正確に繰り返しいうことができる
- 異常：不適切な言語、単語が不明瞭、話すことができない

Kothari RU, Pancioli A, Liu T, et al：Cincinnati prehospital stroke scale：reproducibility and validity, Ann Emerg Med 33：373–378, 1999. より転載

```
Los Angeles Prehospital Stroke Scale
判定基準
1 年齢＞45
2 痙攣の既往なし
3 症状 ＜24 時間
4 車椅子利用または寝たきりではない
5 血糖値 60〜400
顔面の動き，握力，腕の力における対称性を評価する

笑顔／しかめっ面
握力

腕の力


6 観察に基づくと，患者は片側性の衰弱である
```

	はい	不明	いいえ
1	☐	☐	☐
2	☐	☐	☐
3	☐	☐	☐
4	☐	☐	☐
5	☐	☐	☐

通常	右側	左側
	☐ 下垂	☐ 下垂
☐	☐ 弱い	☐ 弱い
	☐ なし	☐ なし
☐	☐ 下降	☐ 下降
	☐ 急低下	☐ 急低下

はい	いいえ
☐	☐

項目1〜6がすべて「はい」または「不明」である場合，LAPSS 基準を適応する。LAPSS 基準を満たした場合，受け入れ病院へ「cosde stroke」と電話で伝える。満たさなかった場合，適切な処置プロトコールに戻る（注：LAPSS 基準が満たされなかった場合でも，患者は脳卒中に陥っているかもしれない）

■図 1-31　ロサンゼルス病院前脳卒中スケール（Los Angeles Prehospital Stroke Scale）（Aehlert BJ：Paramedic practice today：above and beyond, St Louis, 2009, Mosby. より）

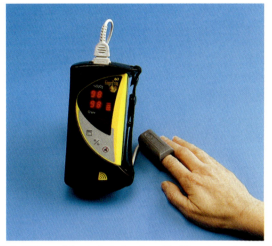

■図 1-32　パルスオキシメータ（Sanders MJ：Mosby's paramedic textbook, revised ed 3, St Louis, 2007, MosbyJems. より）

酸素飽和度が94％以下の場合，鼻カニューレや非再呼吸式のフェイスマスクで補助的な酸素投与が必要となる（図1-32）。このとき使用する酸素の濃度は，評価の所見から決まる。補助的な酸素投与前後の評価には酸素飽和度が有用である。

ピークフローメータ

ピークフローメータは，最大呼気流速，すなわち患者が息を吐き出す速さを測定する。その速さはリットル／分（L/分）で表される。気道過敏症患者では呼気抵抗が増加するため，最大呼気流速が減少する。この測定を行うためには，患者が大きく息を吸い，吐いてもらうという指示に従える必要がある（最大呼気量と吸気量：図1-12，A参照）。

呼気終末 CO_2 モニタリング

カプノグラフィは，呼気中の二酸化炭素レベル，すなわち呼気終末 CO_2 モニタリング（end-tidal carbon dioxide；$ETCO_2$）を測定するのに使われる機器であり，波形と数値が表示される。この評価では，患者の換気状態がよりよく把握でき，$ETCO_2$ の正常値は 32 〜 43 mmHg である。

デジタルカプノグラフィは，呼気中の二酸化炭素の正確な量を経時的に測定して波形を表示でき，吸気と呼気による空気の動きも記録可能である。継続的なモニタリングが可能で，吸気と呼気の異常があると波形パターンが変化する。

カプノメトリは，波形表示のない，定量的な二酸化炭素の測定器具である。比色式カプノメータは pH に応じて色が変化するリトマス紙を用いた器具であり，半定量的な結果が得られる。気道と換気器具の間に取り付けて測定し，呼気に二酸化炭素が含まれていないときは紙の色が変化しない。初期状態では黒紫色であり，正常値に近い二酸化炭素が呼気中に含まれていれば黄色／ゴールドに変化する。患者の胃内容物（吐物）がリトマス紙に触れた場合も，酸性のために黄色／ゴールドに変化する。比色式カプノメータが正確に二酸化炭素を検知していれば，換気のたびに紫色から黄色，そして紫色になるはずである。

低換気状態では CO_2 の滞留が起こり，呼吸性アシドーシスとなる（第3章参照）。この場合，補助換気の酸素

濃度を上げることや，適切な気管チューブの位置を確認し，バッグマスクによる換気をすることが必要となる（表1-7）。

心電図

心電図は，心臓における心房と心室細胞の電気的活動を記録し，特定の波形や組み合わせが意義をもつ。心電図は，継続的に患者の皮膚上で電気の流れを検知，測定する。心電図検査は，急性の心筋虚血の検知，患者の心拍数のモニター，疾患や損傷の心機能への影響の評価，ペースメーカー機能の分析や薬剤に対する反応性の評価の判断に使われている。心電図は，心臓の収縮（機械的）機能についての情報は得ることができない。

3誘導，12誘導，15誘導，18誘導のどの心電図を使用したとしても，前線面，水平軸，左心室などの方向からみることで，虚血と梗塞についてのカギとなる情報が得られる。標準的な12誘導心電図では，心臓を前線面，水平面からみるとともに，左心室の表面を12の異なる方向からみている。視点を多角化することで，脚ブロックや，虚血，損傷や梗塞によるST変化の特定を可能にし，薬剤による心電図変化も解析できる。さらに誘導を追加した15，18誘導では，前壁，後壁の視点からの情報が得られる。

心電図のモニタリングは，呼吸困難や胸部，腹部の不快感／痛み，とくに両方を主訴とする患者に実施されるのが一般的である。ST上昇型心筋梗塞（ST-segment elevation MI；STEMI）は，進行中で緊急度の高い心筋壊死の存在を示す。非ST上昇型心筋梗塞（non-ST-segment elevation MI；NSTEMI）であっても，STの低下やT波の反転があるかもしれない。12誘導心電図において，左脚ブロックや心膜炎などのいくつかの病態においてST上昇と似たパターンを呈することもある。詳細については，Appendix Bを参照のこと。

心臓の酵素

心臓の損傷を検知するうえでもっとも感度・特異度が高い酵素は，心筋トロポニンである。この検査値は，通常，梗塞発症から4〜6時間以内に上昇し，5〜7日間上昇が継続する。これらの酵素は急性心筋梗塞のシグナルであるだけでなく，不安定狭心症，心筋炎，そしてうっ血性心不全（congestive heart failure；CHF）のケースでも上昇する可能性がある。

また，損傷した心筋組織細胞は，心臓特有の酵素であるクレアチンキナーゼ（creatine kinase；CK）を放出する。とくにCK-MBと呼ばれる亜型は，心臓の筋肉細胞から放出される。CK上昇は，心筋梗塞発症から4〜8時間みられ，24〜48時間で正常値に戻る。打撲，横紋筋融解症，腎不全，低甲状腺ホルモン〔トリヨードサイロニン，サイロキシン，甲状腺刺激ホルモン（T_3，T_4，TSH）〕，アルコール中毒からの筋損傷は，心筋梗塞と関連なく検査値が増加する。

他の血液検査でよく実施されるものには，赤血球（red

表1-7 カプノグラフィに関する用語

用語	説明
カプノグラフィ	呼吸ガス中にある二酸化炭素濃度の継続的な測定・分析と記録を行う 波形が表示される 呼吸サイクルに応じて二酸化炭素濃度の変動が画像で表示される 二酸化炭素濃度は，呼気量に対して表示されることもある
カプノグラフ	数値化された呼気中の二酸化炭素濃度を波形として表示させる機器
カプノメトリ	呼気中の二酸化炭素濃度の測定値を継続的に測定する（波形表示はない） 出力は，数値でモニター上に二酸化炭素の数値が表示される
カプノメータ	呼気中の二酸化炭素濃度を測定する機器
呼気 CO_2 検知器	肺からの呼気二酸化炭素の濃度，動脈の CO_2 含有量を与えるカプノメータ。非侵襲性に肺胞換気量を推定できる。呼気終末 CO_2 検知器とも呼ばれる
比色式 $ETCO_2$ 検知器	機器内にリトマス紙があり，pHに反応した色の変化によって二酸化炭素の存在を示す機器 色の変化によって二酸化炭素の存在があれば，気道デバイスが正しい位置にあることが確認できる
定性的 $ETCO_2$ モニタ	光を使用することで $ETCO_2$ を検知する機器

$ETCO_2$：呼気終末 CO_2 モニタリング
（Aehlert BJ：Paramedic practice today：above and beyond, St Louis, 2010, MosbyJems. より）

blood cell；RBC）数，白血球（white blood cell；WBC）数，ヘモグロビン，ヘマトクリット，赤血球堆積率（erythrocyte sedimentation rate；ESR），プロトロンビン時間（prothrombin time；PT），国際標準比（international normalized ratio；INR）と部分的なトロンボプラスチン時間（partial thromboplastin time；PTT）がある。これらは，血栓や塞栓が疑われる患者にとって重要である。

心臓負荷検査

心臓負荷検査は，機能的虚血の有無を明らかにする。心臓への負荷は，トレッドミル歩行や自転車こぎなどの運動で誘発され，患者は多数の誘導を用いた心電図を継続的にモニタリングされる。その間，心電図で虚血の徴候が観察される。また心臓の負荷は，アデノシンのような血管拡張作用を有する薬剤の投与によって起こることもある。

負荷試験は，負荷をかける前後の部分で心臓核医学検査を組み合わせることで，負荷中に悪い血流を示す部位を視覚化できる。血流悪化の理由はたいてい，冠動脈の中にある狭窄が原因である。

心臓カテーテル

心臓カテーテル検査は，不安定狭心症で心血管異常が疑われる患者や，冠動脈疾患や心筋梗塞疑いの病歴がある心不全患者に実施される。緊急心臓カテーテル検査は，急性STEMI患者に対する治療として選択される。

カテーテル検査は，冠動脈だけでなく，右心や左心において狭窄，逆流，冠動脈閉塞や心室駆出率についての情報を得るためにも用いられる。心臓カテーテル検査によって得られた情報は，臨床判断にとって必要不可欠なものとなる。

中心静脈圧測定

体液量に重大な変動がある患者の場合，中心静脈圧（central venous pressure；CVP）のモニタリングが実施される。CVP測定は，体液量の状態と右心機能（表1-8）を評価するために使われている。CVPカテーテルには，シングル，デュアル，トリプルルーメンがあり（図1-33），鎖骨下静脈や内頸静脈は，右心の充満圧を測定するために選択される。CVP測定は，平均動脈血圧（mean arterial pressure；MAP）や他の臨床パラメータを組み合わせることで，臨床的推論を導くとともに血行力学的安定性を確保するための判断材料となる。体液量が減少している患者の場合，CVPは，MAPより先に低下し，不安定性の早期の徴候となる。CVPは，血圧低下や，循環血液量が不確かな患者に対する臨床判断に役立つ。

臨床検査

血清ビリルビン，血清アルブミン，ヘモグロビン，ヘマトクリット，血中尿素窒素（blood urea nitrogen；BUN）とクレアチニン結果などの血液生化学検査は，失血，代謝性アシドーシス，腎もしくは肝疾患，脱水と吸収不良症候群などの評価に用いられる。腎結石，潰瘍や消化管，尿路系，生殖系への障害の有無を特定するために種々の臨床検査と放射線検査が実施される。

X線撮影

脊柱X線は骨組織のサイズと形を決定でき，退行性のプロセス，脱臼，骨折を明らかにすることが可能で，神経学的評価の一助となる（図1-34）。

胸部X線は，心臓，大動脈と肺血管を評価できる。また，チューブやワイヤが胸部の適切な位置にあるかどうかの確認にも用いられ，気管チューブ，植え込み型除細動器やペースメーカーも確認できる。

胸部X線で両側性の肺胞の湿潤影がみられる場合，急性呼吸促迫症候群（acute respiratory distress syndrome；ARDS）の重要な徴候である。また，気道に嵌り込んだ異物もよく描出される。うっ血性心不全でみられるようなうっ血（肺胞性浮腫の有無にかかわらず）と局所の湿潤影は，肺炎や腫瘍を示す可能性がある。

1方向X線などの非侵襲性診断ツールは，胸部の異常を特定するのに有用である。図1-35は，うっ血性心不全の患者の胸部X線である。胸部X線は，うっ血性心不全による肺うっ血と胸水，心肥大，大動脈弁狭窄や逆流などの心臓の状態を検知するのに役立つ。

特別な患者背景

高齢患者

米国老年医学会（The American Geriatrics Society）は，EMS通報の1/3以上が，高齢患者からのものであると推定している。多くの高齢者は健康的，活動的な生活を送っているが，その他は，慢性的な健康上の問題に悩まされている。高齢患者への評価は，さまざまな理由で若年患者よりも難しい。その理由を以下で考えてみよう。

表 1-8 中心静脈へのアクセスに用いるデバイス

カテーテルの種類	利点	メンテナンス上の問題
末梢穿刺中心静脈カテーテル	短期〜中期の治療に使用される コストが低い	肘正中皮静脈が一般的な穿刺部位である（腕の動きが制限される） 感染リスク 簡単に外れる可能性がある
トンネル型カテーテル： Hickman® Broviac®	長期の治療に使用される 薬剤の自己注射が簡単である	毎日ヘパリン交換が必要 常時クランプまたはその準備が必要 留置部位の乾燥を保つ 感染リスク 身体からの突出部分がある 損傷しやすい 引き抜く可能性がある 患者の外見の変化がある
埋込み型ポート： Port-a-Cath® Infuse-a-Port® Medi-port®	長期の治療に使用 感染リスクが少ない 胸部のわずかな膨隆のみで完全に皮膚下に隠れる 安全性が高い（皮膚下にあるので最小限のケアでよい） 家族への負担が少ない 日常的な身体活動（水泳を含む）が制限されない 月ごと，および注入時のヘパリン交換が必要	ポートへのアクセスの際に皮膚穿刺が必要 皮膚穿刺の際に痛みを伴う（エムラ®クリームなどの局所麻酔を使用してもよい） ポートにアクセスするために専用の針（ヒューバー針）が必要である 穿刺の前に皮膚の準備が必要である カテーテルがポートから外れる可能性がある．とくに小児がその部位で遊んだりした場合 コンタクトスポーツは一般に許可されない 薬剤の自己投与は難しい

(DeNaras WC, Proctor BD, Lee CH：Income, poverty, and health insurance coverage in the United States：2005, U.S. Census Bureau Current Population Reports, Washington, DC, 2006, U.S. Government Printing Office. より)

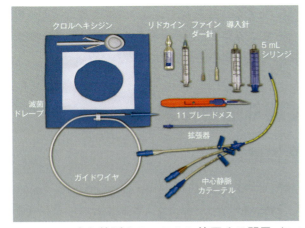

■図 1-33 中心静脈カテーテルに使用する器具（Roberts JR, Hedges JR：Clinical procedures in emergency medicine, ed 5, Philadelphia, 2009, Saunders. より）

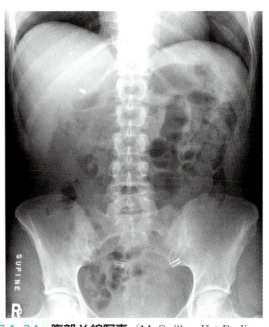

■図 1-34 腹部 X 線写真（McQuillen K：Radiographic image analysis, ed 2, St Louis, 2006, Saunders. より）

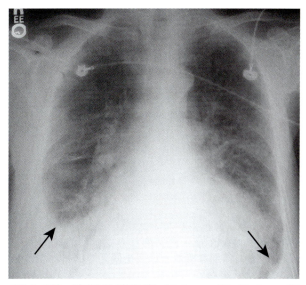

■ 図 1-35　胸部 X 線写真（Roberts JR, Hedges JR：Clinical procedures in emergency medicine, ed 5, Philadelphia, 2009, Saunders. より）

■ 薬剤

多くの高齢者は 3～5 種類の医薬品を処方されて使用しており，多剤併用と呼ばれる状態にある。薬物の吸収，分布，代謝，排出といった**薬物動態**が若年の患者と比較すると異なるため，副作用を起こす頻度が高い傾向にあり，とくに一般用医薬品や，ハーブの調合剤や栄養ドリンクといった栄養補助食品でもそうである。薬剤に対する副作用としては，混迷，鎮静，バランスの喪失，悪心と電解質異常がもっとも一般的である。

■ コミュニケーション

患者に聴覚や言語の障害がある場合，コミュニケーションは難しくなる可能性がある。しかし，多くの高齢者は，自然に聞くことができる。患者が補聴器を付けている場合には，適切な音量でセットされていることを確認する。

患者への病歴聴取の際には，忍耐が必要である。高齢者は，薬の名前や処方の状況について思い出せないことがよくある。さらに，高齢者は質問内容の理解が遅くなるかもしれないし，質問に直接答える前に，自身が重要だと信じている情報を共有しようとする。そのような余分な情報も，鑑別診断を行う際に役に立つこともある。

■ 呼吸

肺が機能するための仕組みは，高齢になって変化が生じる。加齢によって胸椎の脊柱後彎（彎曲）の頻度が高まり，肺の拡張を難しくする。呼吸筋が弱まり，呼吸疲労や呼吸不全がより早く生じる。この衰えは，おそらく長年にわたって環境汚染物質に曝露されたり，度重なる肺への感染を経験していることによるものである。さらに，加齢とともに肺や胸壁の弾力性が失われ，肺活量の減少も起こる。これらの変化のため，適切な分時換気量を維持・代償するために，呼吸数が自然に増加する。

患者が低酸素の徴候や症状を呈している場合には，酸素飽和度を 95％以上に維持するために酸素投与を実施しなければならない。息切れしている患者を搬送する際に，患者はまっすぐに座りたいと訴えるかもしれない。どの姿勢で呼吸がより楽になるのかは患者自身がわかっているものなので，その訴えを受け入れるのが一般的であろう。

■ 循環系

高齢患者の循環系には多くの変化が起こる。太い動脈の弾力性がなくなり，収縮期において細動脈の内圧を上げる。これにより収縮期血圧が上昇し，脈圧（収縮期血圧と拡張期血圧の差）拡大の原因となる。また末梢血管抵抗（peripheral vascular resistance；PVR）の増加により，拡張期血圧と MAP が上昇し，高血圧の原因となる可能性がある。高齢者においてよくみられる心臓の問題には，心筋梗塞，心不全，不整脈，動脈瘤，高血圧がある。

胸痛や胸部不快感を訴える高齢患者の病歴聴取の際には，心血管系の健康状態を確かめるようにする。運動を定期的に行う高齢者であれば，よりよい心臓機能を維持し得る。

高齢者における認知機能の評価は，患者の病歴についての直接的な質問が可能な家族や友人などがいなければ困難になり得る。可能であれば普段の意識状態について把握し，振る舞いや，考え方，機嫌について何らかの変化がないか評価する（図 1-36）。また，患者の衛生状態と食習慣においても最近の変化がなかったか，家族や友人に聴取する。

■ 身体観察

高齢患者の身体観察を実施する際，圧受容器の機能低下に起因する起立性低血圧が問題となり得る。こうした患者を移動する際には血流の減少を避けるために，ゆっくり移動させるよう気を配る。

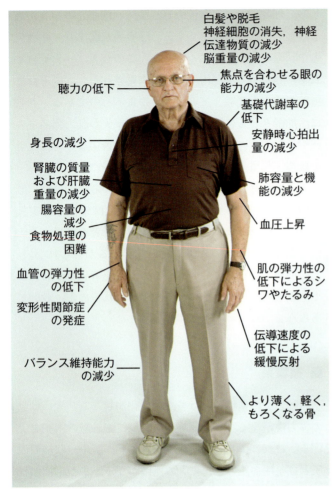

■ 図1-36 年齢による変化（Aehlert BJ：Paramedic practice today：above and beyond, St Louis, 2009, Mosby. より）

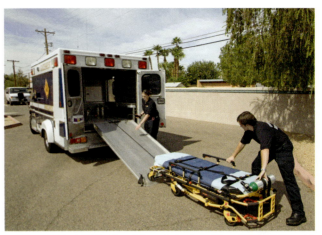

■ 図1-37 EMSサービスのなかには，肥満患者に対応するために特別な機器と車両を備えているところもある（Aehlert BJ：Paramedic practice today：above and beyond, St Louis, 2009, Mosby. より）

■ 人生の最終段階にある患者

ホスピスサービスは，人生の最終段階を迎えた患者とその家族に社会的，感情的，精神的な支えとなるケアを行うことを包含するものである。進行癌や後天性免疫不全症候群（acquired immunodeficiency syndrome；AIDS）などの終末期の患者は，しばしば緩和ケアを受けている。疾患によって医療ニーズはさまざまであるが，疼痛管理がその中心となるのが一般的である。

人生の最終段階にある患者は，事前指示書（advance directives）や蘇生処置拒否（do-not-resuscitate；DNR）の指示書など，医療または法的な文書をもっているかもしれない。いくつかの州では特定のDNR書類を使用しているところがあり，医療従事者は，地域における方針，手順，規則に関してよく知っておかなければならない。多くの州では医療従事者の職種の管理組織によって，病院前医療従事者が法的なDNR書類や事前指示書，リビングウィルを尊重しているかどうかが管理されている。

■ 肥満患者

肥満は，身長に対する過大な体重を意味する。CDCは，次に示す身長と体重を用いた計算式による肥満指数（body mass index；BMI）を用いて肥満を定義している。

$$BMI = 体重(kg) \div [身長(m) \times 身長(m)]$$

たとえば，身長165 cm（1.65 m），体重60 kgの人のBMIは22と算出され，体重，身長からみて正常範囲の中くらいであると判断される。同じ身長で，85 kgの人のBMIは31となり，肥満の定義に当てはまる。小児や10代では，年齢と性別，正確な身長と体重をもとに，より精密に計算される。BMIが39以上であったり，身長から算出される推奨体重より45 kg以上多い体重は病的肥満であり，重大な病気につながるリスクが増加する。

肥満は慢性疾患であり，米国において防ぎ得る死亡原因の第2位である（喫煙が第1位）。肥満患者では糖尿病，高血圧，冠動脈性心疾患，脂質異常症，脳卒中，肝疾患，胆嚢疾患，睡眠時無呼吸，呼吸の異常，骨関節炎，女性の不妊，ある種の癌のリスクが高くなる。病的肥満では，肺高血圧と右心不全となる可能性が高まり，肺性心として知られている。肥満患者ではそうでない場合に比べて，H1N1（豚インフルエンザ）ウイルスに感染後の合併症を発症する可能性が高いという初期のエビデンスが示されており，これはおそらく一般的な感覚である。

■ 肥満患者の移動

肥満患者への対応にあたっては，救急隊員のリスクの

増大や，EMS スタッフや資器材の追加が必要となるので，EMS 組織において対応方針を定めておく必要がある．状況評価はとくに重要であり，最初に患者を自宅や車から救出する必要性や，特別な装置を搭載した肥満患者対応救急車（図 1-37）を用いて，搬入や搬出に際して通常より多い人員が必要となる可能性が出てくるからである．患者の体重を尋ねるか，見積もっておく必要があるが，もし患者が自身の体重を把握していない場合，必要であればリフト装置の援助を要請することになる．

患者の移動の際，救急隊員と患者は特別なリスクにさらされる．救急隊員にとっては，患者の重量を持ち上げることで外傷の原因となるかもしれない．患者にとっては，標準的なバックボードのような搬送機材では体型に適合しないために転げたり落下する可能性がある．プラスチック性で高い耐久性があり，備え付けハンドルのついた搬送用シートは，ストレッチャー上で患者を移動させる方法としてよい代替手段の 1 つになるかもしれない．

■ 特別な医療デバイスと必需品

EMS にかかわる組織は，肥満患者に適合した資器材と必需品，すなわち特大サイズの血圧計カフ，静脈路確保や胸腔穿刺に用いる長い針，大きいサイズの頸椎カラー，特大ストラップとテープの消耗品，大きなガウン，シーツ，ブランケットを持っているべきである．また，多くの組織にとって非常に高い費用負担となるが，肥満患者のケアを対象とした EMS のトレーニングに利用可能な肥満体のマネキンがある．

産科の患者

妊娠に関する緊急事態には，自然流産，異所性妊娠，早産，出血，凝血，子癇前症，感染症，脳卒中，羊水塞栓症，妊娠糖尿病と心疾患がある．患者への評価は，皮膚の色，体温，湿潤の度合いから始める．妊娠女性の生理学的特徴は 3 期に分けたうちの第 1 期から変化がみられる．心拍数は 10〜15/分速くなり，妊娠子宮が横隔膜を圧迫するために呼吸数も増加し，浅く速い呼吸の原因となる．バイタルサインの評価を行って，脱水とショックの徴候をみつけ出す．

妊娠初期，おおむね 5〜10 週の時期に腹痛，腟出血，ショックの徴候がある場合，異所性妊娠の可能性がある．こうした患者には，妊娠高血圧と妊娠糖尿病の評価が必要である．

より妊娠が進行した時期に，引き裂くような腹痛と暗赤色の腟出血がある場合，胎盤の子宮壁からの剝離や分離が起こっている可能性がある．妊娠後期において痛みを伴わない腟出血がみられた場合は，前置胎盤からの出血の可能性がある．これらはともに生命危機を及ぼす状態であり，早期の搬送が必要となる．

分娩後の病理学的問題には，出血，感染，肺塞栓などがある．発熱と重症の腹痛は，子宮内膜炎（子宮の感染）の症状であり，非常に危険度が高い．妊娠に関する病歴を聴取する際は，帝王切開による分娩の経験の有無も合わせて聴取する．

特別な留意点

航空機搬送

病院までの距離や専門性などの事情により，患者が航空機で搬送される場合がある．地域の病院から熱傷センターへの搬送といったような施設間搬送にも航空機が利用されることがある．航空機産業が始まって間もない頃

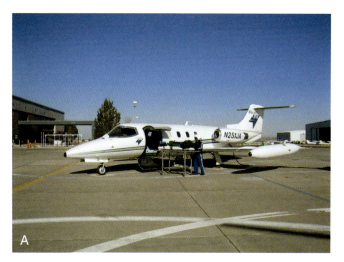

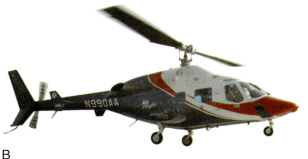

■ 図 1-38　A：医療用固定翼航空機．B：医療用ヘリコプター（A：Lewis SM, Heitkemper MM, Dirksen SR：Medical-surgical nursing：assessment and management of clinical problems, ed 5, St Louis, 2000, Mosby. より．B：Robert Vroman の厚意により）

ボックス 1-11　航空機搬送が必要な医学的状況

- 大動脈瘤からの出血もしくは切迫破裂
- 頭蓋内出血
- 急性虚血性脳卒中（治療は時間依存性）
- 重症低体温もしくは高体温
- ただちに対処を必要とする心不全
- 喘息重積状態
- 痙攣重積状態

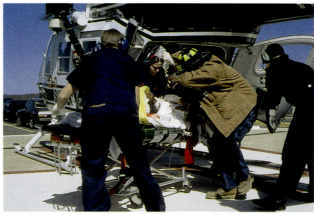

■図 1-39　ヘリコプターは重症患者を素早く病院へ搬送できる（Applegate EJ：The anatomy and physiology learning system, Philadelphia, 1995, Saunders. より）

ボックス 1-12　航空機搬送の利点と欠点

利点
- 素早く搬送できる
- 遠隔地域に行くことができる
- 専門性の高い施設（NICU や熱傷センターなど）への搬送ができる
- 専門的技術をもった人員が関与できる
- 特別な資器材や物資を利用できる

欠点
- 天候や環境の制限を受ける
- 患者の体重が制限される
- 搬送できる人数が制限される
- 高度により制限される
- 航空機の速度が制限される
- コストが高い
- 機内のサイズによっては患者の処置が困難となり得る
- 積載物品や資器材が量的に制限される

Aehlert BJ：Paramedic practice today：above and beyond, St Louis, 2009, Mosby. より

より，軍事または非軍事を問わず，医療において患者が搬送される際にヘリコプターや固定翼航空機（飛行機：図 1-38）が利用されてきた。重篤で不安定な患者，とくに陸路の搬送では根本治療が遅れてしまうような場合にはヘリコプター搬送を考慮する。航空機搬送が必要となり得る状況についてボックス 1-11 に示す。

EMS はそれぞれの地域における陸路および航空機搬送のオプションについて熟知しておくべきである。航空機搬送には利点と欠点がある（ボックス 1-12）。航空機搬送により，遠隔地で救助された患者のすみやかな搬送，また専門施設への移送が可能となる。さらに，通常では数日かかる特別な人員や物資（抗毒素や血液製剤など）を，分または時間単位で届けることができる。しかし飛行はしばしば悪天候により制約を受け，すべての航空機には積載量の制限があるため，一度に載せることのできる患者の人数や総重量は限られてしまう。機内における重量バランスの適切な配分のために，乗員全員の合計体重だけではなく，人数もかかわってくるのである。

こうした条件は航空機の機体により異なり，ある機体は尾部に大きな荷重をかけることができるが，別の機体では安全性に欠けることがある。

加えて，特定の状況にある患者は高高度や振動，急激な気圧の変化に耐えられないことがある。飛行高度は航空機の種類，天候，特定の地域での高度制限（騒音軽減のためにパイロットに課せられる），地上の地形（当然ながら山岳地帯や森林上空を飛行する際は高度を上げる），航空交通量の多い都市部での高度規制などさまざまな要因に影響される。

ヘリコプター搬送（図 1-39）ではいくつかの安全手順を守る必要がある。適切な広さ（最低 30 × 30 m）の着陸場所を確保すること，（患者治療エリアの風下で）比較的水平で地盤が固く，送電線，電柱や立ち木，建物や岩などの障害物がない場所であること，などである。EMS は地域におけるヘリコプター運航の安全要件や通信手段に関して毎年情報を更新しておかなければならない。

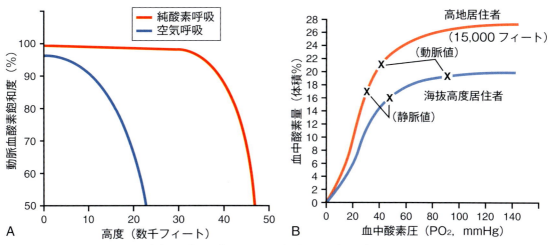

■ 図 1-40　A：空気または100％酸素で呼吸を行っている場合の，高度が動脈血酸素飽和度に及ぼす効果。B：高地居住者（赤い曲線）と海抜高度居住者（青い曲線）の酸素解離曲線，日常の生活環境で採取した動脈血および静脈血のPO_2と酸素含有量を示す（Oxygen-dissociation curves for bloods of high-altitude and sea-level residents. PAHO Scientific Publication No. 140, Life at high altitudes, 1966. In Guyton AC, Hall JE, editors：Textbook of medical physiology, ed 11, Philadelphia, 2006, Saunders. より）

ボックス 1-13　着陸地点と現場活動

着陸地点
- 最低でも30 × 30 mの場所を確保する
- 緊急区域内の障害物を確認し，マーキングをする
- GPS座標や近隣の大きな交差点から場所を確認する
- 地表や傾斜に関する情報を搭乗スタッフに伝える
- 日中であれば，コーンや他の目立つもので着陸地点の角に印を置く。5番目の印を着陸地点の風上に置く。丈夫で重量があり吹き飛ばされない印を用いる
- 夜間であればストロボや安全な炎，車両のライトなどを用いて着陸地点に印を付ける。5番目の灯りの付いた印も同様に風上に置く

現場活動
- 見物人は60 m以上遠ざける
- 個人装備の安全を確認する（帽子はかぶらない，など）
- 搭乗スタッフからの合図があるまでヘリコプターに近づかない
- 必ず前方からヘリコプターに近づく。決して後方から近づいてはならない
- 前屈みでヘリコプターに近づかない。ローターの高さは約3 mあり，下を向くことでつまずいたり転倒しやすくなる
- 頭より上には何も身につけない
- 帽子はかぶらない

GPS：Global Positioning System（全地球測位システム）

Aehlert B：Paramedic practice today：above and beyond, St Louis, 2009, Mosby. より

■ 航空生理学

医療従事者（多くの場合は救急隊）は，搬送する医療機関の専門性，安全性や効率性を考慮し，患者の状態に応じたもっとも適切な搬送手段を選択しなければならない。病院内で働く医療従事者も，同じような基準で空路か陸路かの搬送手段を決定する。

空路が最適な搬送手段であると判断した場合，患者が搬送されるための準備をしなければならない。飛行中の患者の安全に責任を負うのは搬送スタッフであるが，適切な離陸前の準備は病院前および病院スタッフの責務であり，飛行中に患者に影響を与える要素を把握しておくべきである。たとえばめまい，気温や気圧の変化，重力，空間失見当識といった要素である（図1-40，ボックス1-13）。

気圧

COPDや喘息，肺水腫などの肺疾患を有する患者は気圧の低下により低酸素血症となりやすい。飛行中に気圧が下がることで肺胞での酸素分圧が低下し，その結果血中の酸素飽和度が低下する。このような患者では適切な酸素化を保つため，飛行中に酸素投与や気管挿管が必要となる場合がある。

副鼻腔炎の患者では飛行中に副鼻腔の圧迫感や痛みが

出る可能性があり，副鼻腔に溜まった気体が上昇中に膨張することで鼻出血が起こり得る。このような患者では離陸前に点鼻の血管収縮薬を予防的に投与することがある。

ヘリコプターでは 1,000 フィートを超える高さで飛行することはほとんどないため，気圧の変化が臨床的に重要となることは少ない。しかし固定翼機では必ず考慮しなければならない。

湿度

高度が上がると機内に外気が引き込まれるため，航空機内の水分量は低下する。患者の粘膜や鼻腔の乾燥を避けるために，酸素投与時は加湿を行うべきである。

気温

正常体温を保つために，患者を風や冷気から適切に保護すべきである。搬送チームは患者の脱水の程度や，鎮静薬を含めて使用されたすべての薬剤について把握しておく必要がある。脱水や鎮静中の患者では，上昇時や降下時の機内の気温の変化で深部体温を維持できないことがある。

その他の留意点

「不安」は航空機搬送される患者で留意すべき要素である。意識がある患者には，飛行中に予想される振動や騒音，想定飛行時間などを伝えるべきである。傷病を負っている患者では，乱気流やエンジンの振動により生理学的な徴候や症状が出現することがある。患者は乗り物酔いや腹痛を生じ，体温を保つことが難しくなるかもしれない。

痙攣の既往やリスクのある患者では，機体の上昇時や下降時に目に入る閃光からの遮蔽が必要となる。

■ 安全

固定翼機あるいは回転翼機の周囲では，標準的な安全予防策をとる。回転しているヘリコプターやローターの周囲では注意深く移動する。ヘリコプターに近づく際は前方もしくは側方から，パイロットの視界に入るようにする。病院前もしくは病院内の医療従事者を問わず，患者の搬入および搬出時には搭乗スタッフの指示を受ける必要がある。

ウィルダネス（野外における）医療

EMS 隊員は評価を行うのに問題があるような，困窮した状況に直面することがある。このような状況で行うケアは「ウィルダネス医療」と呼ばれる。あいまいな定義であるが，ウィルダネス医療とは，環境要因や長時間の救出作業，医療資源が限られている状況などによって制約を受ける医療行為である。米国における国立公園などのように医療機関から遠く離れた場所だけでなく，都市部や郊外において低体温症や雷撃傷の患者への対応を行う際に，そのような状況に置かれることがある。なじみのある環境であっても，たとえば地震が起こって判然としない状況になった場合には，ウィルダネス医療の技術が必要になるかもしれない。

ウィルダネス EMS は特別な訓練を必要とする EMS 活動の一部である。ロープ救助や低体温症の予防，予測困難で危険な屋外環境（峡谷などの地形上の危険からガラガラヘビに至る，多様な脅威に直面し得る）で作業をする際の安全管理などの訓練が必要である。米国 EMT 協会（National Association of Emergency Medical Technicians；NAEMT）がまとめた，ウィルダネス EMS 活動に影響する要素を**ボックス 1-14** に示す。

ウィルダネス EMT の処置範囲は頸椎のクリアランス，薬剤投与（ステロイドや抗菌薬など），さらには肩関節脱臼の整復や縫合などで拡大されなければならないかもしれない。ウィルダネス医学学会（Academy of Wilderness Medicine）によれば，この領域では多くの教育プログラムが開発されており，救急医学やパラメディックの課程の枠内で，フェローシップやレジデンシーのプログラムを受講することができる。教育プログラムは米国国立公園局（U.S. National Park Service），全米スキーパトロール（National Ski Patrol），山岳救助

ボックス 1-14　ウィルダネス EMS 活動に影響する要素

- 現場へのアクセス
- 天候
- 日照時間
- 地形
- 特別な搬送とそれに要する時間
- アクセスと搬送時間
- 対応できる人員
- コミュニケーション

協会（Mountain Rescue Association），ダイバーズアラートネットワーク（Divers Alert Network）など，多くの組織により提供されている。

総まとめ

　系統的かつ詳細で効率的な患者の評価は，効果的な管理の柱となる。AMLS評価手順は，救急隊員がすでに解剖学，生理学，病態生理学，疫学などについて理解しているという前提のもとに構築され，評価や管理の過程を補完するものである。それを基礎として，臨床的推論や治療的コミュニケーション，臨床判断の技術を用いて，病歴聴取や身体観察所見，診断学的評価の結果から暫定診断を導く。そして正確な評価をすることが，適切な処置につながる。

　患者の主要なプレゼンテーションはしばしばとらえ難いため，効果的で適切な対処を行うためにはEMSの判断の信頼性がカギとなる。評価情報の多くは病歴聴取で得られ，とくに緊急度の高い状況においてそうである。患者からは多くの情報を得られない傾向があるため，自分の感覚や経験から決断を導く必要がある。

　初期観察は救急指令の情報から始まる。現場の評価を行うことで，直接接触する前に患者の状況をうかがい知ることができる。病院の内外を問わずすべての現場で，どのような状況下でも安全の評価を行うべきである。患者の自宅であれば周囲の状況や医療機器，慢性疾患の存在を示す徴候を評価する。現場が安全であると判断したならば，患者の感情や体位，呼吸音と呼吸様式，色，臭いなどの身体的特徴に注意する。生命危機があれば，すみやかに対処しなければならない。そして意識レベル，気道，呼吸，循環の評価からなるプライマリサーベイを行う。プライマリサーベイは数秒のうちに行うが，早急に対処が必要な緊急事態を認識するため，系統的かつ漏れなく行う必要がある。第一印象を把握し，どのような病状か，悪化する可能性がありそうか，そうであれば身体のどの機能が影響を受けているかを判断する。

　セカンダリサーベイでは患者の主要なプレゼンテーションに臨床的推論を適用する。現病歴（OPQRST）や既往歴（SAMPLER）などの病歴を聴取する（記憶法③④参照）。パルスオキシメータ，血糖測定，血液検査，画像検査，3誘導または12誘導の心電図モニタ，$ETCO_2$

モニターなどの情報から，さまざまな疾患の確定や除外を行う。患者が痛みや不快感を訴える場合，その評価はセカンダリサーベイで行う。また，暫定診断に至るまでの鑑別診断の確定や除外にはバイタルサインや身体観察が有用である。

　随伴症状を調べることで，暫定診断の精度を計り知ることができ，また対応すべき基礎疾患をみつけることができる。患者の意識状態が悪い場合，現場滞在時間や搬送時間に余裕があれば，頭からつま先までの詳細な身体観察を行う。緊急度の低い患者では，焦点を絞った身体観察が行われる。

　コミュニケーションや評価，管理上の障害は，肥満患者や高齢者，産科の患者のような特殊な状況で遭遇する。搬送手段の判断は患者の状況だけではなく，天候や航空機の最大収容量，搬送先医療機関の対応能力，適切な医療機関までの距離などの外的要因も考慮すべきである。

　すべての医療従事者において，AMLS評価手順はどのような患者のケアにも適用することができ，とくに緊急度の高い患者で有効である。AMLS評価手順は動的で継続性のある評価プロセスであり，患者の病歴や状態についての新しい情報が得られることで，結論が絶えず変更されていく。通報から医療機関への搬入までに行われる優れた患者ケアは，このプロセスによって促進される。

> **シナリオ解説**
>
> **1** 肥満患者では呼吸音の聴診は困難である。高度な気道確保が必要な場合に，声帯を視認することは難しい。患者の移動は困難であり，患者の尊厳，および患者と救助者の負傷の防止に細心の注意を払う必要がある。現場滞在時間は通常より長くなる。
>
> **2** 心不全（この状況ではとくに右心不全），肺塞栓，あるいは肺炎（最近の腹部手術と長期臥床），喘息発作（既往歴），創部感染からの敗血症，アシドーシス（薬剤や代謝性の要因），不安や疼痛（主要なプレゼンテーションからは可能性は低いが）を想起すべきである。
>
> **3** （体温を含めた）バイタルサインの測定，呼吸音と心音の聴診，頸静脈怒張や末梢浮腫の観察，創部の感染徴候の有無，SpO_2，心電図，血糖値，カプノグラフィ波形の評価を行う。

サマリー

- AMLS評価手順は患者の良好な転帰を目標とした信頼できるフレームワークであり，多様な医学的緊急事

態をすみやかに認知し，対応することができる。
- 患者の病歴，身体観察，危険因子，主訴，主要なプレゼンテーションから鑑別疾患を想起する。
- 治療的コミュニケーションの技術，鋭い臨床的推論の能力，熟練した臨床判断がAMLS評価の基盤となる。
- 患者の評価や管理は社会的，言語学的，行動学的，心理学的障壁により妨げられることがある。
- 効果的な臨床的推論では関連のある病歴や診断学的情報を収集しまとめ上げ，見当違いで無関係な情報を排除し，効率的に暫定診断と管理の優先事項を決定するために同様の経験を振り返ることが必要である。
- 臨床的推論は病歴と検査結果とを結びつける架け橋であり，それを用いることで救急隊員は根底にある病因を推測し，鑑別診断を構築することができる。
- 医療従事者の医学知識や経験，許可されている医療行為の範囲により，患者のプレゼンテーションに対する効率的な評価と管理が妨げられることがある。
- 臨床判断とは，診断的データと評価で得られた所見を，経験とエビデンスに基づく推奨と融合させ，患者の転帰を改善するための能力である。
- プライマリサーベイでは患者の意識レベル，気道，呼吸，循環を評価し，生命危機を及ぼす医学的緊急事態を認知し，対応する。
- 緊急度が高く重篤な患者とは，循環動態が不安定で意識障害を伴い，ショックの徴候と症状があり，激痛を訴え，呼吸困難となっている患者である。
- 救急隊員の感覚が現場の観察や患者の主要なプレゼンテーションから得られる情報を高めるのに貢献することがある。
- 身体観察は患者の主訴あるいは主要なプレゼンテーションから的を絞り，素早く頭からつま先まで，あるいは包括的で漏れのないようにする。
- すべての医療従事者は患者の搬送におけるオプションの利点と欠点を十分に理解しておかなければならない。
- ウィルダネス医療とは環境により医学的管理が制限され，救出に時間を要し，限られた医療資源で行う医療である。

文献

Aehlert B: Paramedic practice today: above and beyond, St. Louis, 2009, Mosby.

Centers for Disease Control and Prevention: Standard precautions. Modified October 12, 2007. www.cdc.gov/ncidod/dhqp/gl_isolation_standard.html. Accessed June 5, 2009.

Donohue D: Medical triage for WMD incidents, JEMS 33(5): 2008. www.jems.com/news_and_articles/articles/jems/3305/medical_triage_for_wmd_incidents.html. Accessed September 20, 2009.

Edgerly D: Assessing your assessment, Modified January 24, 2008. www.jems.com/news_and_articles/columns/Edgerly/Assessing_Your_Assessment.html. Accessed October 1, 2009.

Hamilton G, et al: Emergency medicine: an approach to clinical problem-solving, ed 2, Philadelphia, 2003, Saunders.

Iowa Critical Care Paramedic Standardized Curriculum, 2001.

Marx J, et al, editors: Rosen's emergency medicine: concepts and clinical practice, ed 5, St. Louis, 2002, Mosby.

Mock K: Effective clinician-patient communication, Physicians News Digest, February 2001.

Occupational Safety and Health Administration: General description and discussion of the levels of protection and protective gear. Standard 1910.120, App B. www.osha.gov/pls/oshaweb/owadisp.show_document?p_table=STANDARDS&p_id= 9767. Accessed September 11, 2009.

Occupational Safety and Health Administration: Toxic and hazardous substances: bloodborne pathogens. Standard 1910.1030. www.osha.gov/pls/oshaweb/owadisp.show_document?p_table=STANDARDS&p_id=10051. Accessed June 5, 2009.

Pagana K, Pagana T: Mosby's diagnostic and laboratory test reference, St. Louis, 1997, Mosby.

Paramedic Association of Canada: National Occupational Competency Profile for Paramedic Practitioners, Ottawa, 2001, The Association.

Sanders M: Mosby's paramedic textbook, revised third edition. St. Louis, 2007, Mosby.

University of Maryland Baltimore County Critical Care Paramedic Curriculum.

Urden L: Priorities in critical care nursing, ed 2, St. Louis, 1996, Mosby.

U.S. Department of Transportation National Highway Traffic Safety Administration: EMT-Paramedic National Standard Curriculum, Washington, DC, 1998, The Department.

U.S. Department of Transportation National Highway Traffic Safety Administration: National EMS Education Standards, Draft 3.0, Washington, DC, 2008, The Department.

確認問題

1. 患者の病歴を聴取していると，その患者の臨床所見と反応が過去に対応した数人の患者と似ていること

に気がついた。得られた情報を，過去と現在の経験と統合する手法はどれか。
   a. パターン認識
   b. 傾聴
   c. 臨床判断
   d. 臨床的推論

2. 次のうち救急隊員の安全への脅威がもっとも取り除かれているのはどれか。
   a. 腹を立てている統合失調症患者が，言語により静穏化されている。
   b. 吠えている犬が庭の犬小屋に監禁されている。
   c. 銃撃事件の犯人が逃亡した事件現場に警官と一緒にいる。
   d. 同僚の救急隊員が，腹を立てている家族を別室へ連れていった。

3. 患者周囲の状況を評価するときの評価項目はどれか。
   a. 安全に関連する事項
   b. 室温
   c. 補助デバイス
   d. a～cはすべて正しい

4. 現場に到着すると，無反応な患者の腕に注射器が刺さっていた。瞳孔は両側とも縮瞳しており，呼吸数は4/分であった。ナロキソン投与の準備をしている。この時点で何を最初に行い「オピオイド系の過量服用」としたか。
   a. 鑑別診断
   b. 初期診断
   c. 最終診断
   d. 暫定診断

5. 18歳の男性が強直間代性の痙攣を起こした。同僚は痙攣の既往を知らないという。患者は呼びかけで目覚めた。脈拍数118/分，呼吸数20/分，血圧102/68 mmHg。鑑別のために必要な検査はどれか。
   a. 12誘導心電図
   b. 血糖測定
   c. 呼気終末CO_2測定
   d. 酸素飽和度

6. 23歳の女性が急性発症の左側腹部痛を訴えている。どのような情報を聴取すべきか。
   a. 排尿時痛
   b. 発熱と湿性咳嗽
   c. 食欲亢進
   d. 失神の有無

7. 通訳を介して42歳女性の腹痛患者の問診を行う際に，正確で漏れなく情報が得られているかを確かめる最善の方法はどれか。
   a. 患者に治療計画についての重要な情報を復唱してもらうように通訳に依頼する。
   b. 時間の節約にもなり，患者の病歴を詳しく知っているはずなので，患者の夫に通訳させる。
   c. 患者に回答を記載してもらい，それを通訳にいい直してもらう。それを患者の記録として報告書に残す。
   d. 主要な所見を正確に解釈できる確かな通訳を探すため，病院到着まで待つ。

8. 現場の安全が確保されたあと，優先順位が高い行動はどれか。
   a. 暫定診断を行う。
   b. 鑑別診断をあげる。
   c. 患者の問題の根本的原因をみつけ出す。
   d. 差し迫る生命危機を排除する。

9. 次の身体所見のうち，頭蓋内圧亢進にもっとも特異的なものはどれか。
   a. 血圧 200/60 mmHg。
   b. 瞳孔が左右とも5 mm，対光反射は鈍い。
   c. GCSスコア7。
   d. 呼吸数が8/分で不規則。

10. 介護施設から腎不全の65歳女性を搬送中である。既往に「検査値異常」があり，ぐったりとして弱っている。以下の検査値異常に気がついた。Ca 10.0 mg/dL（0.55 mmol/L），pH 7.28，K 6.1 mEq/L。救急車内に搬入後，患者が心停止となった。アドレナリン投与後にまず考慮すべき薬剤はどれか。
    a. 塩化カルシウム
    b. リンゲル液急速投与
    c. 硫酸マグネシウム
    d. 炭酸水素ナトリウム

第2章 意識状態の変化と神経学的異常

　神経学的異常のある患者を評価し処置することは，あなたが遭遇するもっとも困難な事案となる可能性がある。これはとくに意識状態の変化を来した患者に当てはまる。意識レベルの変化や，患者がしばしばコミュニケーションをうまくとれなくなる状況は，独特の困難を生み出す。本章では，生命危機や適切な対処・処置に重きをおいて基本的な神経学的観察を実施し，系統立った鑑別を行い，そしてもっとも考えられる異常を鑑別し，同定するための病歴と評価を活用する方法について述べる。

学習目標　本章のおわりに以下のことができるようになる

1. 意識状態の変化と異常な神経活動の徴候と症状がわかる
2. 基本的な神経学的観察ができる
3. 神経学的観察所見を評価に活かす
4. 適切な鑑別を考える
5. 病歴を的確に聴取する
6. 現場および搬送中に身体面，感情面のサポートができる
7. 患者の容態悪化を来している，あるいはその可能性のある徴候を認識できる
8. 緊急の生命危機に対応できる
9. 可能性の高い診断に基づき代替となる搬送先の選定を考慮できる

重要な用語

意識状態の変化：通常の患者のそれから逸脱した振る舞い

筋萎縮性側索硬化症（ALS, ルー・ゲーリッグ病）：上位および下位運動ニューロンの変性による随意筋の筋力低下もしくは萎縮を特徴とする疾患

運動失調：脳，とくに協調運動を司る小脳の機能不全による不安定もしくは変調した歩行

脳脊髄液（CSF）：透明もしくはやや黄色の液体で，衝撃から脳を緩衝する役割を果たす

脳血管障害（CVA）：脳卒中の別称

構音障害：脳神経の異常による不明瞭な言語（ただし意図した言葉で）をさすが，運動・感覚失語とは区別する

栓子：循環系をめぐる粒子で，小動脈に詰まり血流を遮断する。凝血塊がもっとも一般的な栓子であるが，脂肪塞栓（長管骨骨折後）や空気塞栓（潜水）が起こることもある

表失性失語：大脳言語中枢の異常により意図した言葉が話せないこと（構音障害と区別する）

歩行障害：脳，脊椎，下肢，足または内耳の損傷もしくは疾病による歩行パターンの変調

不全片麻痺：通常は脳卒中の対側に出現する，身体の一側の麻痺

片麻痺：身体の一側の麻痺もしくは高度の筋力低下

出血性脳卒中：病変部もしくは損傷した血管の破綻に起因する脳卒中

虚血性脳卒中：血栓もしくは塞栓が血管を閉塞し，脳血流が減少したことに起因する脳卒中

コルサコフ症候群：長期のチアミン欠乏による認知機能障害（とくに記憶消失）を伴う，慢性および不可逆性の状態

眼筋麻痺：眼筋の機能異常

自己受容性感覚：身体や身体の一部がどこに位置しているか、すなわち空間の方向づけを決定するために脳に伝えられる情報

脳卒中：脳発作もしくは脳血管障害（CVA）とも呼ばれ、脳の一部分の血流が遮断もしくは障害され脳細胞が死滅することに起因する脳損傷をさす

血栓：動脈内にできる凝血塊やコレステロール粥腫で、血流を遮断する

筋力低下：四肢の一部や全体、顔面の一側などの神経機能が局所的に失われること

ウェルニッケ脳症：チアミンもしくはビタミンB_1の欠乏により起こる障害で、急性錯乱・運動失調・眼筋麻痺の三徴が特徴的である

シナリオ

よく手入れされたバンガローに救急車をつけると、高齢の夫婦がベランダで折りたたみ椅子に座っていた。患者は68歳の女性。夫の説明によると、妻は普段いくらか記憶困難があるが、今日はひどい頭痛を訴え、物が「ぼやけて」みえるといっている。彼女の横に歩行器があることに気づき、夫は妻の薬で一杯の紙袋を手渡してきた。夫は妻が何のために薬を服用しているのかわからないといっている。「さてと…」あなたは考える。「なかなか解き明かすことが難しい問題だ」。

1 この患者に対してどのような評価を行うか

2 この状況から鑑別として何が考えられるか

本章では、意識状態の変化を来した患者の評価、処置および搬送判断について述べる。鑑別のために必要な身体評価、切迫した生命危機に対する処置、患者状態のモニタリングと必要時の対処ができるよう、あなたが現在の基礎を築くことを期待する。意識状態の変化や神経学的異常の原因と、それに伴う徴候や症状について概説する。さらに主要な所見を紹介し、どのような病歴情報が医療機関における診断の確定と根本治療にとってもっとも重要であるかを提示する。通常の患者のそれから逸脱したどのような振る舞いも**意識状態の変化**としてとらえられる。ある人にとって普通の振る舞いでも別の人にとってはそうではないこともあり、意識状態の変化の定義は個人によって異なる。意識状態の変化の徴候は、軽度の錯乱から重度の認知機能障害まで幅広い。

意識状態の変化は病院前でみられる一般的な病的徴候であり、その根本原因を早期に認識し処置することが救命につながる。それらはしばしば、外傷や感染などと共存している。これらの原因を特定することは、患者の治療方針を決定するのに役立つ。

意識状態の変化があるかどうかにかかわらず、どの患者に対しても適切な緊急処置を行い鑑別を行うためには、人体構造の正確な理解や系統的かつ詳細指向型の評価が必要である。意識状態の変化に対し適切な神経学的評価を行う際、バイタルサインのみに頼ってはならない。患者の症状と振る舞いを注意深く観察し、巧みな身体観察に加え血糖値測定やカプノグラフィによる呼気終末CO_2モニタリング（end-tidal carbon dioxide；$ETCO_2$）などの検査を行うことにより、患者の苦痛の原因がより明確になる。

脳と脊髄

脳は体重のわずか2％であるが、われわれが誰であるかを定めている。数十億のニューロンはわれわれの外界と相互作用し、思考と行動を制御し、知性と気質を定め、喜びと痛みを感じ、人格を形成して一生涯の記憶を蓄積する。神経学的研究の進歩のおかげで—機能的かつ構造的な画像診断法の革新を含む—現代のわれわれは脳について人類史上かつてないほどの知見を得ている。

脳は20歳を超えるまで完全には発達しない。また新たな知見として、成人の脳にもいくらかの可塑性があり、神経発生と呼ばれるプロセスで新しいニューロンを生み出せることが示唆されている。

保護的な解剖学的構造

中枢神経系は脳と脊髄から構成され、身体全体の神経組織の98％を占める。脳自体は神経組織（部位と機能により白質または灰白質と呼ばれる）から成り、頭蓋冠もしくは頭蓋のおよそ80％を占める。成人の平均脳重量はおよそ1.5 kgで、頭蓋の中で**脳脊髄液**（Cerebrospinal fluid；CSF）により保護されている。CSFは透明もしくはやや黄色の液体で、脳を緩衝する役割を果たす。CSFは主に水分で構成されるが、タンパク質や塩類、ブドウ糖を含む。頭蓋内のCSFの流れを図2-1に示す。

脳と脊髄は、髄膜（meninges）と呼ばれる3枚の膜層によってさらに保護されている（図2-2）。髄膜のそ

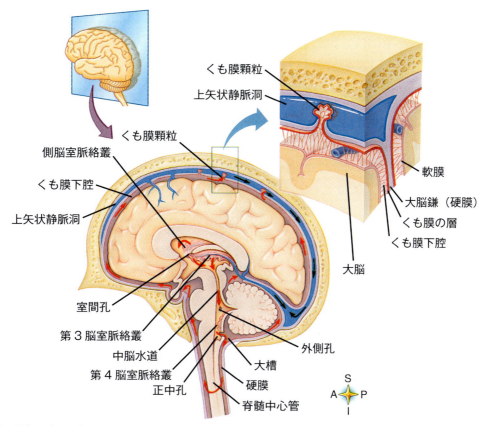

■ 図 2-1　**脳脊髄液の流れ**（Patton K, Thibodeau G：Mosby's handbook of anatomy and physiology, St Louis, 2000, Mosby. より）

れぞれの層は meninx と呼ばれ，ギリシャ語の「膜」に由来し，その語源はアリストテレスの人体教本まで遡ることができる。

　もっとも内側にあり直接脳の表面に接触する繊細な髄膜は軟膜（pia mater）と呼ばれる（「優しい母」または「柔らかい母」という意味）。軟膜は脈管が豊富で，脳脊髄の表面に分布する血管を多く含む。髄膜の中央の層はコラーゲンとエラスチン線維が絡み合っており，その外観が名称の由来となっている。この髄膜の網状脈管ネットワークはクモの巣に似ているため，くも膜（arachnoid）と呼ばれる（「クモのような」という意味）。CSFはくも膜と軟膜の間のスペース（くも膜下腔）を循環し，脳を機械的損傷から保護するとともに免疫学的障壁となる。もっとも外側の髄膜は頭蓋冠に沿っており，頭蓋骨を栄養する血管を含む。この髄膜は硬膜（dura mater）と呼ばれる（「強い母」という意味）。硬膜は2枚の線維層で構成されたもっとも堅固な髄膜である。

■ 血液供給

　数十億個のニューロンから成り立つ脳には，酸素化された血液を灌流させなければならない。血流が不十分に

なると，脳は低酸素になり，人は興奮して不穏になる。血中二酸化炭素濃度の上昇は，無感覚または眠気を来す。

　脳は貪欲に酸素とブドウ糖を使い，身体の全循環血液供給量の20%を消費している。酸素化された血液とブドウ糖が恒常的に供給されない場合，意識状態は悪化する。したがって，神経学的異常が疑われるあらゆる患者の基本的なバイタルサインに血糖値を含むことは重要である。

　脳の毛細血管は，特定の分子（細胞外イオンや多くのタンパク質，毒性物質を含む）が脳に流入するのを防ぐ二重バリアをもつ一方，酸素や水，ブドウ糖は自由に通過させる。この緩衝機構は，血液脳関門（blood-brain barrier）として知られている。血液脳関門は通常時は脳の細胞環境を維持しているが，頭部外傷とその後に生じる脳浮腫は受傷後数時間で血液脳関門を崩壊させ，細胞外イオンやタンパク質，毒性物質が流入して二次脳損傷を引き起こす。

　2つの内頸動脈と2つの椎骨動脈の計4つの主要動脈が脳に血液を供給する。2つの椎骨動脈は合流して脳底動脈となり，頭蓋底部を走行する。脳底動脈は脳幹と小脳に血液を供給し，再び2つに分かれてウィリス動脈輪を形成する（図 2-3）。

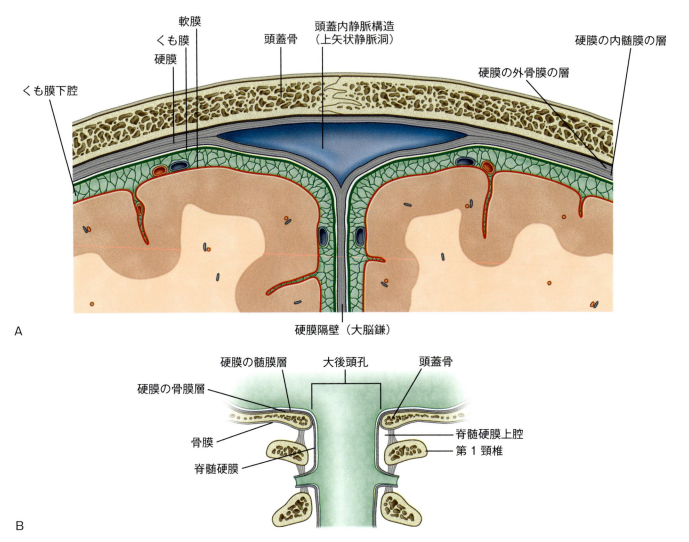

■ 図 2-2　髄膜は硬膜，くも膜，軟膜の 3 層で構成される。A：高位冠状断面。B：脊髄の髄膜との連続性（Drake R, Vogl W, Mitchell A：Gray's anatomy for students, New York, 2005, Churchill Livingstone. より）

　脳血流は，血中二酸化炭素（CO_2）濃度などのさまざまな変化に応じて脳血管が収縮したり拡張したりすることで制御されている。脳血管は低二酸化炭素血症やアルカローシス，高血圧により収縮する。一方，高二酸化炭素血症では脳血管は拡張する。したがって，患者の意識障害の原因を探るうえでCO_2濃度を測定することは重要である。

　このように，意識状態の変化を来したり外傷性脳損傷や脳卒中を疑う患者を観察する際，脳の血管活動について理解することが重要である。酸素，フリーラジカル，神経保護性抗酸化物質の役割については本章の後半で詳説する。

■ 機能部位

　脳は 5 つの部位，大脳（または大脳皮質），小脳，間脳，大脳辺縁系，脳幹に分けられる。

大脳

　大脳皮質は神経皮質または灰白質と呼ばれ，大脳のもっとも外側の層である。この皮質は脳のもっとも高い機能部位であり，脳質量の 2/3 以上を占める。多くの脳回，脳溝，隆起を構成し，その表面積は大脳が占有するスペースより 30 倍も大きい。各々の脳回，脳溝，裂は特定の認知機能と関係する。図 2-4 に大脳と脳の他の主要な構造を示す。

左右の大脳半球　大脳は左右の半球に分けられる。構造的および機能的に，それぞれ体の対側をコントロールしている。半球は脳梁内の神経線維によって常に連結されており，1 秒につき 40 億もの神経パルスを伝達する。

　脳の構造は個人によって異なる。右利きの人の 90％以上と左利きの人の 70％以上の言語解釈中枢は，左半球に位置する。左半球（しばしば「論理的脳」と呼ばれる）は，読解，筆記，数学的計算や連続した分析作業を

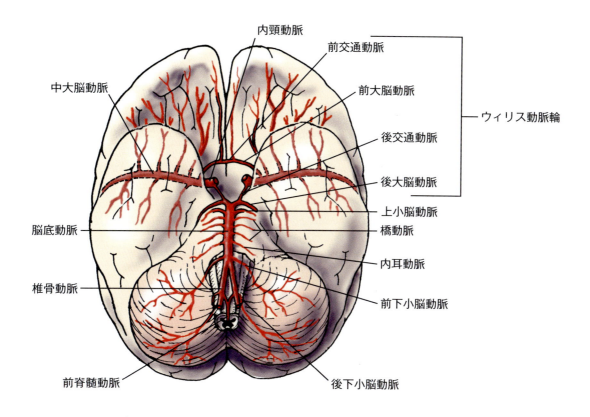

■図 2-3　**脳血液循環と脳底部のウィリス動脈輪**（Seidel H, Ball J, Dains J, et al：Mosby's guide to physical examination, ed 6, St Louis, 2006, Mosby. より）

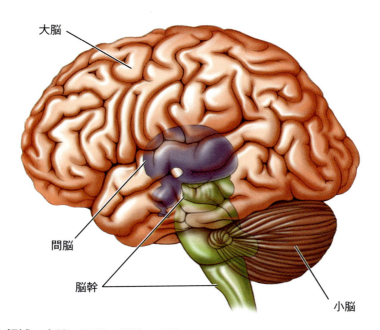

■図 2-4　**脳の主要な 4 領域：大脳，間脳，脳幹，小脳**（Herlihy B：The human body in health and illness, ed 3, Philadelphia, 2007, Saunders. より）

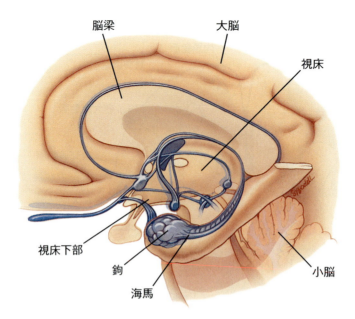

■ 図 2-5　大脳辺縁系（Thibodeau GA, Patton K：Anatomy and physiology, ed 5, St Louis, 2003, Mosby. より修正）

行っている。右半球（「創造的な脳」として知られる）は，感覚情報を認識し，空間認識を処理する。興味深いことに多くの音楽家，ダンサー，アーティストは左利きで，彼らの大脳皮質の右半球は左より活発であるとされる。

葉　大脳はさらに葉に分割され，それぞれその上にある頭蓋骨によって命名されている。たとえば前頭葉は前頭骨の下にある。他の葉は，頭頂葉，側頭葉と後頭葉である。各々の葉とその対応する部位の大脳皮質には特定の機能がある。前頭葉は随意運動機能を制御し，人格を決定して思考と言語を司る。頭頂葉は体性感覚の統合，側頭葉は長期記憶の保存と音声刺激の統合，後頭葉は視覚を司る。

小脳

小脳は脳で2番目に大きく，脳幹の上，大脳の後方に位置する（図2-4参照）。小脳は運動と平衡，姿勢の調節を司る。

間脳

間脳は脳の中央部に位置する（図2-4参照）。間脳は，視床と視床下部を含む。視床は灰白質から成り，脊髄と大脳皮質の間の感覚入力を連結するとともに，覚醒（睡眠／起床の変化）を司る網様体賦活系を含んでいる。視床下部は小さく，さくらんぼの種とさほど変わらないが，身体の恒常性を維持する役割を果たす。下垂体を通して交感神経・副交感神経ともつながっている。視床下部ホルモンは下垂体ホルモンの放出を刺激したり抑制したりし，概日リズム（生来の睡眠周期）や渇水・空腹その他の機能を調節する。

大脳辺縁系

視床を囲んでいる部位は脳のなかでも原始的な構造であり，まとめて大脳辺縁系として知られている（図2-5）。大脳辺縁系は扁桃体と海馬の2つの構造から成り，前頭葉の前頭前皮質に接続している。

大脳辺縁系は基本的な生存本能や，われわれがポジティブかネガティブなみかたかという人格を特徴づける行動反応の多くを調節しているため，「原始脳」と呼ばれている。強い情動，たとえば恐れ，不安，緊張，怒り，激怒，性欲，食欲，束縛欲求，感情記憶の保存などを司っている。辺縁系により周囲の出来事を解釈し，その転帰を予見しやすくなる。

脳幹

脳幹は脊髄を脳に連結し，延髄と橋（図2-4参照）を含む。いくつかの教本では脳幹の一部として中脳を含めている。延髄は呼吸や心拍といった基本的な生理機能を制御している。橋（pons,「bridge」を意味する）は延髄と小脳と連結し，表情を司る。

脳室

脳室はCSFが灌流する空洞状のスペースで，ここで毛細血管のネットワークにより絶えずCSFが産生され

ている。

神経学的異常が疑われる患者に対する AMLS 手順

意識状態の変化を来した患者の評価では，徹底的かつ慎重な初期評価と，病歴聴取および身体観察を繰り返し行うことが必要とされ，患者の容態悪化を見逃してはならない。第1章で述べたとおり，AMLS アプローチは以下のステップから成る。

1. 初期観察と，気道・呼吸・循環の評価を含むプライマリサーベイの実施
2. 生命危機の認識と処置，および初期鑑別の実施
3. 詳細な評価（病歴，身体観察，検査）
4. 精密な鑑別診断
5. 患者管理と評価の進行

意識状態の変化を来した患者は，明解な病歴を述べることや救護者を理解することができない場合がある。周囲に他の家族などがいれば現場で追加の情報を得ることができ，有用である。もし患者からの病歴聴取が可能であれば，意識状態は数分以内に悪化する可能性があるため，プライマリサーベイのあとすみやかに行うべきである。また，ほかにも隊員がいれば病歴聴取と身体観察を同時に行うことも可能である。

患者が興奮しているまたは攻撃的である場合は，救急隊員自身の安全性を考慮しなければならない。現場の安全が確保できない場合には，適切な応援・支援を要請する。患者の周囲の場所にも，意識状態の変化の原因として重要な手掛かりがあることがある。患者周囲に置いてあるもの（例：酸素吸入器，血糖測定器，薬物使用器具，処方薬の瓶）に注意を配ることで，鑑別診断に役立つ。

初期観察

患者だけでなく救急隊員自身の安全のため，患者に近づく前に現場の安全を確保しなければならない。患者が意識状態の変化を来した現場に出動し，銃やナイフを目にした場合，患者は暴力的，錯乱または混乱状態となる可能性があるため，近づく前に法的強制力で現場安全を確保する。

安全が確保された現場に到着したら，周囲の環境を観察する。現場周囲の観察は，救急隊員の安全と状態把握に必要な情報を得るうえで重要である。現場周囲はきれいで整頓されているか，それとも汚染され散らかっているか。患者はネグレクトや虐待の被害にあっていないか。

患者が独居か未成年であれば援助者は誰か。部屋にあるものは何でも観察しておくことが必要である。電話の受話器が床にあれば，患者は緊急通報（911）しようとして落としてしまったのか。この状況は，鑑別診断の可能性として脳卒中を疑わせる。

他の仲間に（必要なら家族の許可を得たうえで）棚と冷蔵庫の中に十分な食べ物があるかを調べさせる。もし食べ物がない，あるいは腐敗しているようであれば，患者は栄養失調または電解質異常である可能性がある。さらにインスリンまたは経口血糖降下薬を検索する。空になった錠剤瓶が散乱していないか。処方薬が期限切れでないか。もしそうであれば，偶然または意図的な薬物過剰服用が患者の意識状態の変化に深く関与している可能性がある。

プライマリサーベイ

プライマリサーベイでは患者の気道・呼吸・循環を評価し，所見に基づいて必要な対処を行う。

■ 気道

意識レベルが低下した患者は気道閉塞の危険性がある。多くの場合，会話が可能であれば気道は開通しているが，意識状態の変化した患者は急速に気道を保てなくなることがある。意識が消失すると口咽頭部の筋肉が弛緩し，舌根や分泌物によって気道閉塞を来す。気道開放はもっとも重要である。吸引や体位変換，口咽頭もしくは鼻咽頭エアウエイの挿入，気管挿管といった高度な気道確保などの対処が必要になることがある。

■ 呼吸

呼吸数や深さ，呼吸パターンを評価することにより，患者の意識の変化の原因が明らかになることがある。アシドーシスや脳卒中，代謝性疾患などは呼吸パターンの変化を来す。低換気は中枢神経障害を示唆し，これは薬物過剰服用や脳卒中，頭蓋内圧亢進による可能性がある。少なくとも酸素飽和度95％と30〜40 mmHgの $ETCO_2$ を維持するように酸素投与と補助換気を行う（$ETCO_2$ が血清 $ETCO_2$ より約5 mmHg低いことに注意する）。酸素化と換気に対する患者の反応をモニターする。可能であれば酸素化する前の患者のベースラインとなる酸素飽和度（室内気の状態）を測定しておくが，呼吸促迫の場合にはベースラインとなる酸素飽和度の測定のために

処置を遅らせてはならない。換気が適切かどうか（分時換気量）は，二酸化炭素分圧（partial pressure of carbon dioxide；$PaCO_2$）の測定によって評価できる。現場や緊急時は，$ETCO_2$の測定によってPaO_2を推測することができる。もし$ETCO_2$が異常高値であれば補助換気が必要である。気管挿管されていれば，カプノグラフィを利用して気管チューブの位置を確認し，換気の有効性を評価する。

■ 循環

循環の評価は，意識状態の変化の原因を特定するうえで有用である。頻脈（頻拍）は感染や体温上昇，発作後（痙攣後）状態，もしくは循環血液量減少の徴候となる。徐脈は脳ヘルニア，低体温，薬物中毒を示唆する。不整脈は心臓の調律異常を示唆し，電解質異常やアシドーシス，低酸素，毒物摂取で生じる可能性がある。

患者の全体印象をとることは，意識消失の鑑別に役立つ。AVPU法はそのために素早く，広く用いられている方法である（第1章表1-2参照）。この記憶法はA（alert：意識清明），V（verbal stimuli：言葉による刺激に反応），P（painful stimuli：痛み刺激に反応），U（unresponsive：無反応）という意味である。

患者の皮膚の温度，色調，湿潤も観察する。その所見は環境要因や感染，ショック状態，臓器機能不全，呼吸障害を示唆する可能性がある。

■ 主要なプレゼンテーション

ここでは，神経学的異常を呈する患者のもっとも主要なプレゼンテーションのいくつかについて概略を述べる。多くの疾患は発症経過が類似しており，1つのプレゼンテーションが他のプレゼンテーションをマスクすることもある。たとえば，せん妄は低血糖を来し，低血糖で痙攣を起こすことがあり，痙攣は脳卒中をマスクしてしまうことがある。さらに，神経症状が切迫しているにもかかわらず，時にそれらがさらに鑑別すべき厄介な病態の前兆であったりする。たとえば失神（突然の意識消失）は肺塞栓の前兆であることがある。

意識状態の変化

意識状態の変化を来した患者は，混乱したり普段の言動が変化したりする。そのような状態においては，原因とその影響を明確にすることがしばしば困難である。低血糖や電解質異常（低ナトリウム血症など）は見当識障害や抑うつ状態の原因となり，中毒や薬物過量服用は異常な不穏言動を引き起こす。このような言動の変化については，患者をよく知っている家族や関係者に確認することが必要である。

重度の抑うつ状態や昏睡では患者からは当然病歴を聴取することができず，すぐに蘇生処置を行わなければならない。このような重篤な意識状態の悪化は，出血性脳卒中や薬物過量服用，もしくは他の瀕死の病態に起因する。

せん妄

せん妄は，認知障害，混乱，幻覚や妄想といった知覚障害を特徴とする急性の認知機能異常である。男性より女性に多くみられ，若年から60歳以上までの疾病に起因する。これらの異常は意識，見当識，感情や言動の反応，知覚，言語表現，判断力や行動力の減退を引き起こす。せん妄の原因には興奮や感染，外傷，痙攣，内分泌異常，臓器不全，脳卒中，ショック，感染，転換性障害，頭蓋内出血，腫瘍がある。

認知症はときどきせん妄と混同されるが，脳機能の慢性的な喪失，とくに短期記憶障害を示す。また，思考や言語，判断，言動にも影響を与える。せん妄と異なり認知症は退行性変化であり，時間とともに起こり通常不可逆性である。

せん妄の患者は短期記憶が薄れ，時間と場所の見当識が障害される。認識のレベルは短期間で変動し，言葉は支離滅裂になり，緊張しまとまりがなくなることがある。患者は通常，識別可能な局所神経症状を現さない。しかし感染，興奮，脱水，心臓の調律異常，甲状腺異常，薬物問題（毒性物質，薬物の摂取不良や欠落など）により，バイタルサインや身体所見に異常を来す。

いかなるレベルのせん妄患者に対しても十分な評価が必要である。外見やバイタルサイン，補水状況，外傷の影響は必ず考慮する。簡略化した意識状態検査により意識状態の変化の重症度や性質，経過を記述できる。急性せん妄状態の患者に遭遇したときは，その患者は混乱し判断力を失っているであろうことに留意する。救急隊員自身と患者の安全が第一優先である。必要に応じて身体的もしくはベンゾジアゼピン系もしくは抗精神病薬を用いた薬物による抑制を必要とすることがある。

酸素を投与する。患者が意識消失し咽頭反射の低下，いびき様呼吸をしている場合は，適切な気道管理を行い気道を開放する。外傷が疑われる場合は，頸椎保護を考慮する。血糖値測定も忘れずに行う。

患者は救急部門において，一般検査および画像検査を

受け評価される。外科や神経内科，精神科の評価も必要となることがある。

興奮性せん妄と呼ばれる症候群も知っておく必要がある。この患者は最初は精神病であるようにみえるが，想像以上の狂暴性を呈することがある。錯乱し，易刺激性で制御不能である。興奮性せん妄の患者を抑制しようとすると，さらに状態を悪化させる恐れがある。身体拘束や電気装置（テイザー装置）を用いて抑制すると，暴力的な興奮は急に治まるかもしれない。場合によっては，興奮性せん妄患者は不規則な呼吸パターンを呈し，短期間（典型的には数分〜1時間以内）に死に至ることがある。これらの患者には，心臓の調律異常が認められることがあるが，心停止時には，心静止が主要な調律である。高体温を呈することもあり，血中アドレナリン値の上昇と代謝性アシドーシスを認める。興奮性せん妄の徴候を示すすべての患者に医学的評価を行い，腹臥位の状態で抑制してはならない。なぜなら換気を抑制しアシドーシスを悪化させるからである。患者をモニターし，酸素飽和度を継続的に測定する。もし興奮状態が急に治まったならば，ただちに呼吸停止の有無を確認する。通常は，呼吸停止に引き続き心停止となるからである。積極的な気道確保と心肺蘇生が救命につながり得る。

失神 / 立ちくらみ

失神は脳血流量の減少に起因した一過性の意識喪失で，多くの原因がある。失神前状態である立ちくらみと失神は，同様の病態として把握される。原因疾患として大動脈弁狭窄，肥大型心筋症，心臓の調律異常，循環血液量減少（脱水，異所性妊娠破裂，大動脈瘤破裂），中枢神経系イベント（たとえば，くも膜下出血），肺塞栓，血管迷走神経反射（しばしば状況か感情的な引き金による）がある。

めまい / 回転性めまい

めまいを訴える患者については，立ちくらみ（失神前状態）と，ぐるぐる回ったり動作感覚の異常を呈する回転性めまいとのどちらに当てはまるかの鑑別が重要である。ここでは後者の訴えについて述べる。

自己受容性感覚（空間における体の方向づけ）やバランスの変調を訴える患者は，たいていそのような病歴を述べることができる。一過性脳虚血発作（transient ischemic attack；TIA）に続発するめまいのような間欠的な変化は，評価できない可能性がある。しかし，脳卒中や体位性めまい，薬物過量服用，椎骨動脈解離，電解質異常などの多くの患者は，しっかり評価すれば有症候性であることが多い。

回転性めまいは診断というよりも症状であり，中枢神経系か前庭器官に起因する。中枢性めまいは，出血性もしくは虚血性発作（脳卒中），脳振盪，腫瘍，感染，片頭痛，多発性硬化症，毒性物質の摂取または吸入，ウェルニッケ・コルサコフ症候群（Wernicke-Korsakoff syndrome），および脳幹第8脳神経核の障害に起因する。末梢性めまいは，前庭器官もしくは第8脳神経の障害に起因する。

椎骨脳底動脈系は，脳幹，小脳と内耳に血液を供給している。そのため椎骨動脈あるいは脳底動脈の閉塞によって脳卒中，TIA，小脳出血を来し，そのすべてが回転性めまいを伴う。聴神経腫瘍は近位内耳道で第8脳神経上に生じる腫瘍であり，回転性めまいを引き起こし，圧迫により他の脳神経を破壊する。

回転性めまいを訴える患者は不安定な感覚があり，起立姿勢を保つのが困難である。酔っているようだとか，あたかもメリーゴーランドに乗っているように部屋が回っていると訴える。悪心や嘔吐を伴うことも多い。突然発症することもあり，耳鳴りや騒音が聞こえるなどと訴える。脳卒中や心房細動，高血圧の病歴を尋ねることは，そのすべてが脳卒中に関連するめまいの原因になり得るため，重要である。患者は意識障害を呈することがあり，眼球が前後に速く動く，いわゆる眼振がみられることもある。眼振には水平性眼振，垂直性眼振，回旋性眼振があり，自然消失しないことが多い。眼振は小脳，脳幹または前庭器官の病変に起因し得る。

体位の変化に伴うめまいは体位変換性めまいであることが多い。再発する一過性の症状は，通常TIAを示唆する。48時間以上めまいがつづき，平衡感覚の喪失や姿勢，起立，歩行の障害がみられる場合は，小脳梗塞であることが多い。そのほかの脳神経障害を呈する場合は，脳幹や小脳の評価が必要である。

回転性めまいは内耳前庭器官の障害によることも多い。これは通常，末梢性めまいと呼ばれている。その症状は中枢性めまいよりも突然で重く，短時間であることが多い。また体動や頭位変換により悪化したり誘発されることがある。患者は搬送中，顔を一方に向けていることが多く，救急隊員の質問に答えるために振り向きたがらないが，これは症状がひどくなるからである。

痙攣

患者が痙攣後に意識状態が十分回復していれば病歴を聴取することができるが，通常，痙攣直後はバイスタンダーから情報を得る必要がある。痙攣は大発作のように

全身性（意識喪失を含む）であり，強直間代性の動きや失禁，咬舌を伴うことが多いが，体の一側のみに現れる焦点発作のこともある。

現場の評価中に抗痙攣薬のお薬手帳や常備薬を記載した腕輪に気づくかもしれない。痙攣が，てんかんだけでなく頭部外傷や脳卒中，髄膜炎，毒物に起因することもあることを考慮することが重要である。

頭痛

頭痛はあいまいでわかりづらい症状である。虚血性脳卒中や頭蓋内出血などのように意識喪失を伴っている場合を除いて，患者は症状を説明することができる。痛みの性状や部位に関する説明にとくに注意を払うことで，側頭動脈炎や片頭痛といった特定の病因を絞り込むのに役立つ。

視力変化など，頭痛に付随する症状にも留意する。たとえば，頭痛と同側の視力変化は側頭動脈炎で起こる。片頭痛の患者は羞明（光過敏性）や音声恐怖（音過敏性）があり，閃輝暗点を認めることがある。また外傷により頭痛を訴える場合は，硬膜下血腫や硬膜外血腫，椎骨動脈解離を起こしている可能性がある。突然の激しい頭痛はくも膜下出血を示唆し，嘔吐を伴ったり伴わなかったりする。高血圧と血管異常などの合併（医学的問題の併存）歴は出血や動脈瘤を示す。静脈内薬物使用歴や埋め込みポート部位の不適切な清拭は，硬膜外膿瘍の可能性を示唆する。最後に，発熱などの異常なバイタルサインは髄膜炎の可能性が高いため注意する。

運動失調／歩行障害

歩行障害は脳，脊髄，下肢，足または内耳の損傷もしくは疾病に起因することが多い。運動失調は脳の機能異常による歩行の不安定もしくは変調であり，協調運動を司る小脳によることが多い。患者または家族は，患者が普通に歩くことができないと伝えてくる。以下に注意すべき徴候を示す。

- 片足を引きずる
- 協調運動が困難である
- 歩行時に特定部位に（痙攣したような）痛みを感じる
- 歩行時に弱さや（平衡を失って倒れそうな）不安定さを感じる

関連する症状として，失禁や意識状態の変調（正常圧水頭症で起こる），悪心や嘔吐，視覚変化（後方循環の脳卒中）などもある。運動失調の原因を表2-1にまとめた。

局所神経障害

局所神経障害とは，四肢や顔面半側の一部または全体の筋力低下や麻痺といった，部分的な神経機能の喪失のことである。患者に表出性失語という発語障害を来す神経障害がなければ，その発症状況を説明できることが多い。脳卒中ではとくに時間経過とともに局所神経障害が顕著に現れる。病歴の聴取により，ギラン・バレー症候群（Guillain-Barré's disease）や慢性神経障害〔神経筋変性疾患（ルー・ゲーリッグ病：Lou Gehrig's disease），多発性硬化症，重症筋無力症〕などが明らかになることがある。失禁は下肢の筋力低下や馬尾症候群に伴うことが多いため，胃腸と膀胱機能についても聴取する。患者の理解度や指示に従う能力の変化についても注意が必要である。このような症状は脳卒中や中毒，電解質異常，肝性脳症を示唆する。

■ 生命危機を及ぼす病態

低血糖症

低血糖症の患者は抑うつ的で緩慢，鈍麻にみえる。局所的な筋力低下や痙攣を生じることもあり，昏睡状態に陥ることもある。これらの徴候がみられたならば，血糖値測定を行う。血糖値が低ければ，50％ブドウ糖液をプロトコールに従って静脈内投与する。もし患者は昏睡であるが血糖値測定が遅れたり困難である場合は，測定を待つことなくブドウ糖を投与したほうがよい。静脈路確保が困難な場合は，グルカゴンを筋肉内投与する。

低換気（CO_2 ナルコーシス）

患者が重症の脳卒中や偶然または故意の薬物過量服用，外傷，他の疾患により昏睡状態や呼吸努力が非代償性となった場合は，補助換気が必要である。換気が不良となると $PaCO_2$ は危険なレベルまで上昇し，混迷や朦朧状態，振戦，痙攣を来す。この状態は CO_2 ナルコーシスと呼ばれ，補助換気をしなければ死に至る。このような状況下では，バッグバルブマスクや高度な気道管理器具，気管挿管により補助換気を行う。まず $PaCO_2$ レベルを正常にするために換気回数を多めにするが，呼吸性アルカローシスにならないよう慎重にモニターする。

低酸素血症

意識状態の変化を来した状態では低換気による低酸素血症を来しやすく，酸素投与と必要に応じた補助換気が

表 2-1　運動失調の原因

歩行障害	概要	鑑別診断
歩隔の拡大	非常に広い歩隔で安定して歩く 患者はためらうように，凍りついたように，よろめきまっすぐに歩けない	急性アルコール中毒 アルコール性小脳萎縮 糖尿病性神経症（末梢神経障害） 脳卒中 抗痙攣薬の服用 正常圧小頭症 頭蓋内圧亢進
突進歩行	前かがみで身体を強ばらせて歩く 足を引きずった歩行 しばしば尿失禁を伴う	進行したパーキンソン病 一酸化炭素中毒 マンガン中毒 （農薬を取り扱う人や溶接工，鉱夫） 抗精神病薬の摂取
痙攣性歩行	引きずった，硬直しているのが特徴である 長期の片側の筋拘縮に起因する	脳卒中 肝不全 外傷や腫瘍による神経損傷 脳膿瘍や脳腫瘍 頭部外傷
はさみ足歩行 （痙性対麻痺歩行）	腰と膝の関節を多少曲げて歩くため，腰をかがめて歩いているようにみえる はさみを使うときのように両膝を打ちつける 歩幅が狭くゆっくりと慎重な歩き方 つま先立ちの歩行	脳卒中 肝不全 脊髄圧迫 胸椎，腰椎の腫瘍 多発性硬化症 脳性小児麻痺
あひる様歩行	垂足が特徴である。膝の伸展制限や肢帯筋の障害により腰を左右に揺すって歩く	ギラン・バレー症候群 腰椎椎間板ヘルニア 腓骨神経損傷

必要となる。ある種の毒性物質（例：一酸化炭素中毒やシアン化物中毒）や毒性物質の摂取に関連した代謝異常（例：メトヘモグロビン血症）にはとくに注意を払わなければならない。

脳虚血を伴う低還流

急性の病態や重症外傷，特定の薬物により，脳虚血を伴う低還流（脳への血流不足）を来す。ショックの原因を早期に発見し，適切な処置を行わなければならない。ショックへの対応については第 4 章に記述する。

頭蓋内圧亢進

頭蓋内圧（intracranial pressure；ICP）の亢進は，とくに急激である場合は脳灌流に重大な影響を及ぼす。これは急性の脳出血や脳室腹腔シャントの機能不全といった容量効果によるものが多い。頭部外傷は脳浮腫（腫脹）を来す。頭蓋内圧が著明に亢進すると，後頭蓋窩や大後頭孔を通しての脳ヘルニアが起こり得る。この状態では瞳孔不同や重大な意識障害，昏睡がみられ，死亡率も高くなる。

過換気による頭蓋内圧亢進の治療には注意が必要である。過換気により血液中の CO_2 量は低下し，血管を収縮させる。血管収縮は脳血流量を減少させるため，脳浮腫によって上昇した ICP を減少させることができる。しかし一方で血管収縮により脳灌流量も減少する。脳灌流への影響を予測することは困難であるため，患者の神経状態を慎重に監視する必要がある。過換気を実施するかどうかについては，地域のプロトコールや受け入れ病院の意向に従う。脳ヘルニアで生命危機を及ぼす状態では，軽度または中等度の過換気を短時間行うとともに，適切な酸素化と全身の還流を維持しなければならない。

■ 詳細観察

プライマリサーベイ中に患者の生命危機に対する処置を行い容態が安定したあとに，患者の状態の全体印象か

ら，考え得る鑑別診断をあげていく。セカンダリサーベイと身体観察の前に，全体印象およびバイタルサイン，血糖測定，血中酸素飽和度といった結果から，患者の緊急度について考える。そして早急に病院へ搬送すべきか，現場でさらに観察を行うかを判断する。意識状態の変化を来した患者は急速に容態が急変することがあるため，病院への搬送中に残りの観察を行うことも考慮する。外傷や，不自然な外見，音，臭いなど鑑別診断のために有用な徴候の観察には引き続き留意する。患者の体位やみた目の観察も，容態を把握するために必要である。これらについての詳細は第1章を参照のこと。

病歴聴取

意識状態の変化を来した患者への処置では，目撃者や傍に居合わせた人から患者の普段の意識状態とその状態がどのように変わったかを聴取する。変化の度合いと，最後に患者が正常であったのはいつか，なども聴取する。そのほか，薬の処方箋や血圧，最近の外傷など，意識状態の変化の原因になりそうなものは何でも聴取する。

OPQRST と SAMPLER（第1章の記憶法③④参照）により，系統立ったアプローチで病歴を聴取する。意識状態が許せば患者から直接病歴を聴取し，どこがおかしいか尋ねる。彼らは鑑別診断を行ううえで重要な手掛かりとなる病歴を与えるかもしれない。10代の女性は発熱と項部硬直があると訴えるかもしれない。年配の男性は誤って薬を飲んだことを認めるかもしれない。逆に患者が会話困難であれば，脳卒中や他の重症な疾患である可能性がある。そのような患者への病歴聴取に必要なコミュニケーション技法については第1章を参照のこと。

セカンダリサーベイと身体観察

セカンダリサーベイは，プライマリサーベイにより患者の容態を安定化したあとに行う。セカンダリサーベイでは臨床的推論による確実な鑑別診断を行う。患者の訴えや関連事項，症状，増悪因子を時系列で記録する。

身体観察では，患者のいかなる外傷や異常所見も確認し，可能であれば神経学的所見も観察する。患者に接触した時点で意識状態や発語の可否，見当識の評価はできるが，その他の脳神経機能や上下肢の運動，知覚，筋力などの神経学的所見も観察する必要がある。さらに詳細な神経学的所見の観察方法については第1章を参照する。失禁や歩行異常が認められれば記録しておく。

患者の意識状態を徹底的に評価する。AVPUによる評価方法は簡便でもっとも広く使用されている（第1章の記憶法参照）。Glasgow Coma Scale も意識レベルや意識状態の評価方法として使用される（第1章の表1-3参照）。この標準的な神経学的観察法は，開眼，運動，発語の3項目の反応で評価され，頭部外傷による脳損傷の評価によく使われる。

診断

救急車やヘリコプターには限られた診断機器しか積載されていないが，それらと注意深い観察を合わせることによって，正確な鑑別診断をしなければならない。先述したように，体温や血糖値，血中酸素飽和度測定などのバイタイルサインの観察を可能な限り行い，記録する。必要であれば3誘導もしくは12誘導の心電図も施行する。いくつかの医療用搬送車両もしくは大規模イベントでは，i-STAT® と呼ばれる小型の血液ガス分析装置による検査も可能となっている。さらに携帯型超音波を有しているところもある。

記憶法⑥〜⑧の内容は病歴，身体観察，検査結果から鑑別診断を行うのに役立つであろう。

記憶法⑥

AEIOU-TIPS：意識レベル低下の原因

- **A** Alcohol：アルコール，anaphylaxis：アナフィラキシー，acute myocardial infarction：急性心筋梗塞
- **E** Epilepsy：痙攣
  Endocrine abnormality：内分泌異常
  Electrolyte imbalance：電解質異常
- **I** Insulin：インスリン（低血糖もしくは高血糖）
- **O** Opiates：鎮静薬
- **U** Uremia：尿毒症
- **T** Trauma：外傷
- **I** Intracranial：頭蓋内病変（腫瘍，出血，高血圧）
  Infection：感染症
- **P** Poisoning：中毒
- **S** Seizure：痙攣

> **記憶法⑦**
>
> ### SMASHED：急激な意識状態変化の評価
>
> **S** Substrates：基質―高血糖，低血糖，チアミン欠乏を含む
>
> Sepsis：敗血症
>
> **M** Meningitis：髄膜炎，その他中枢神経系の感染
>
> Mental illness：精神病
>
> **A** Alcohol：アルコール―中毒もしくは離脱症状
>
> **S** Seizure：痙攣―発作中もしくは発作後状態
>
> Stimulants：興奮剤―抗コリン薬，幻覚剤，コカイン
>
> **H** Hype：亢進症―甲状腺機能亢進症，高体温，高二酸化炭素血症
>
> Hypo：低下症―低血圧，甲状腺機能低下症，低酸素血症
>
> **E** Electrolytes：電解質―高ナトリウム血症，低ナトリウム血症，高カルシウム血症
>
> Encephalopathy：脳症―肝性脳症，尿毒症，高血圧性，その他
>
> **D** Drugs：薬物―すべて

> **記憶法⑧**
>
> ### SNOT：意識の変化の初期評価
>
> 病院前の現場で初期評価を行う際，これを覚えておくとよい。
>
> **S** Sugar：血糖
>
> Stroke：脳卒中
>
> Seizure：痙攣
>
> **N** Narcosis：ナルコーシス（CO_2，鎮静薬）
>
> **O** Oxygen：酸素
>
> **T** Trauma：外傷
>
> Toxins：毒性薬物
>
> Temperature：体温
>
> このリストが意識の変化の原因のすべてであるわけではないことを認識すること。
>
> Vince Mosesso. の厚意により

治療戦略

神経学的異常を疑う患者の管理は，どの症例に対しても同様である。常に気道，呼吸，循環をモニターしなければならない。患者はたいてい怯えており，穏やかに接し安心感をもたせることがプロフェッショナルとして重要である。患者の生理機能はもはや失われているか正常ではない。しかも彼らは時として混乱し，暴力や暴言を与えるかもしれないが，常に冷静に対処しなければならない。

患者の酸素化を管理する（脳卒中患者には最低限血中酸素飽和度を95％に保つべきで，多くの場合，鼻カニューレにより2〜6L/分の酸素を投与するのが適切である）。また，低血糖症も多くの神経学的異常を模倣するため常にチェックし，たとえ輸液が必要でないとしても，患者の容態変化に備えて生食ロックで静脈路を確保しておく。

外傷を疑ったならば，外傷に関する病歴や身体所見の観察を行う。

これまでに述べてきた段取りを終え生命危機を脱したら，患者の治療にもっとも適した病院を選定する。脳卒中センター，外傷センターなど専門性の高い医療機関を選定するが，生命危機を及ぼす状態の場合は当然直近の医療機関を選定する。搬送先の医療スタッフは患者の容態を安定させ，根本治療のために必要であれば転院搬送を行うであろう。直近の医療機関に搬送しないと決断した場合は，地域のメディカルコントロールの搬送基準プロトコールに従って，患者の状態と医療機関の診療能力を考慮して適切な医療機関へ搬送する。必要に応じてオンラインメディカルコントロールにより，指示・助言を仰ぐ。

確定診断

脳卒中

脳卒中は，時に脳発作（brain attack）と呼ばれるが，脳への血流が妨害あるいは途絶され，その結果脳細胞が死に至る脳障害である。米国脳卒中協会（National Stroke Association）によると，脳卒中は事故（accident）ではなく予防可能な出来事であると考えられるため，**脳血管障害**（cerebrovascular accident；**CVA**）の用語は医療界では使われなくなりつつある。

図2-6に示されるように，脳卒中は「虚血性」または「出血性」のどちらかに分類される。**虚血性脳卒中**は，血栓あるいは塞栓が血管を閉塞し，脳への血流が減少することにより生じる。**血栓症**は，動脈内に凝血塊あるい

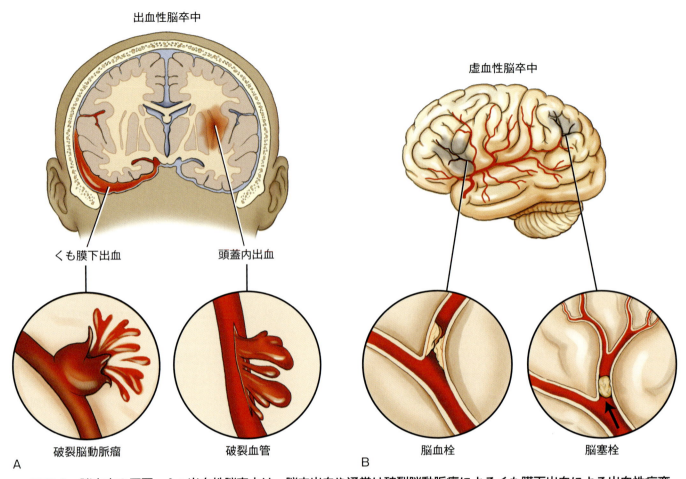

■図 2-6　脳卒中の原因。A：出血性脳卒中は，脳内出血や通常は破裂脳動脈瘤によるくも膜下出血による出血性病変である。B：虚血性脳卒中は，脳血栓症や脳塞栓症による血管の閉塞による病変である（LaFleur Brooks M：Exploring medical language：a student-directed approach, ed 7, St Louis, 2009, Mosby. より）

はコレステロール粥腫が生じ，血流を閉塞するものである。**塞栓症**は，循環系のどこか他のところに凝血塊や粥腫が生じて，浮遊してより小さな動脈に詰まり，血流を障害するものである。まれに，骨折から生じた脂肪滴や，輸液療法，外科治療，外傷，あるいは重症の潜水病により生じる気胞が塞栓症を起こすこともある。**虚血性脳卒中**は病的あるいは傷害された血管が破綻して起こる出血性脳卒中よりはるかに頻度が多い。

■ 病態生理

虚血性脳卒中が発生すると，脳への血流は途絶され，脳虚血が生じる。(図2-6，B 参照)。虚血は，器官あるいは組織への，この場合は脳組織への不十分な血流で，灌流不全をもたらす。そしてニューロン死および脳梗塞(組織死)を引き起こす。塞栓症か血栓症によって直接的に血流が制限される場合もあるし，血圧の低下(ショックなど)や ICP の上昇により間接的に脳血流が減少する場合もある。

凝血塊（すなわち塞栓）が心臓またはその他の血管に発生し，脳の小血管に移動することがある。血栓性脳卒中の好発部位は，大脳動脈の分枝，ウィリス動脈輪および椎骨脳底動脈系である。血行障害が梗塞を引き起こす場合，その脳梗塞の周りを潜在的に可逆的な虚血のエリアが取り囲む。炎症および微細血管反応を特徴とした脳組織の傷害は，ますます大きなエリアに変化を引き起こす。治療目的は，いっそうの破壊を防ぎ，病変の酸素化を確保するために，虚血反応を停止，回復させることである。

中大脳動脈領域の脳梗塞は，典型的には病変と対側の**不全片麻痺**（一側の麻痺）を認める（図 2-7）。患者は，よく病変側をにらむ共同偏視を認める。もし，虚血が優位半球に発生したならば，運動性あるいは感覚性の失語を認める。非優位半球に発生すれば，半側空間無視あるいは半側空間失認を認める。通常は，足よりも手と顔面に麻痺が強い。前大脳動脈領域の脳梗塞は，意識状態の変化，判断力の低下，病変と対側の麻痺（手よりも足に強い），失禁を認める。

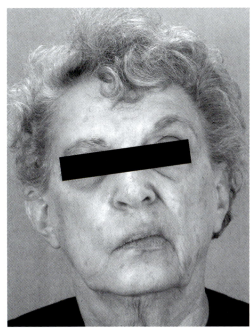

■ 図 2-7　右顔面麻痺の女性，脳卒中後によく認められる（Cummings CW, Flint PW, Harker LA, et al：Otolaryngology：head and neck surgery, ed 4, St Louis, 2005, Mosby. より）

後大脳動脈領域の脳梗塞では，思考プロセスの障害，記憶力の低下，視野障害を認める．最後に，椎骨脳底動脈閉塞では，回転性めまい，失神，失調，眼振，複視，嚥下障害などの脳神経障害を認める．

動脈硬化を有する患者では，動脈内に乱流が生じ，血栓形成や血小板凝集の危険が高い．それに加え，血液疾患，たとえば鎌状赤血球貧血，プロテインC欠損症，多血症（循環赤血球増多を特徴とする遺伝性疾患）は脳梗塞を起こしやすい体質を有している．

変化のように広汎性のものかにかかわらず，神経学的欠落症状を有するいかなる患者も脳梗塞として評価すべきである．

脳梗塞の患者は，通常は，急激に発症する片側性の顔面や手足，あるいは一側全体の脱力を自覚する．急激な意識障害や意識喪失も起こり得る．片眼あるいは両眼の視力の障害，悪心や嘔吐，頭痛，言語障害を認めることもある．この言語障害は，**構音障害**あるいは運動性，感覚性の失語の形態をとる．

症状は単独で起こることもあるが，通常は複数の症状を有する．症状がはっきりしない場合もあるし，明らかな場合もある．就寝中に発生し，起きるまでまったく症状を自覚しない場合もある．時として，自分で動けない場合もあり，意識状態の変化，失語，**片麻痺**のため電話が使用できなかったり，救援を呼べなかったりする場合もある．

ここで重要な点は，最後に正常な状態が確認された時刻（最終正常確認時刻）と症状を有する患者が最初に発見された時刻（症状発見時刻）である．もし，患者が家族とともに座っていて，突然，呂律が回らなくなったり，急に身体に片麻痺が出現した場合（脳梗塞の他の症状が出現した場合）は，最終正常確認時刻と症状発見時刻は同じである．もし就寝したときは正常で，朝，起きたときに脳梗塞の症状を有する患者を発見したときは，最終正常確認時刻は前夜である．同様に，もし家族が外出したときは，正常な状態が確認されていて，家族が数時間後に帰宅したときに，脳梗塞の症状を有する患者を発見した場合は，最終正常確認時刻は家族が外出する前であり，家族が帰宅した時刻ではない（ボックス 2-1）．

■ プレゼンテーション

欠落症状が局所にとどまる脱力や知覚障害か，意識の

ボックス 2-1　症状の発症：脳卒中治療で重要な考え方

脳卒中を効果的に治療するためには，最後に正常な状態が確認された時刻（最終正常確認時刻）と症状を有する患者が最初に発見された時刻（症状発見時刻）を理解し区別することが重要である．たとえば，患者が家族とともに座っていて，突然，呂律が回らなくなり，急に身体に片麻痺が出現した場合（脳梗塞の他の症状が出現した場合）は，最終正常確認時刻と症状発見時刻は同じである．もし，就寝したときは正常で，朝，起きたときに脳梗塞の症状を有する患者を発見したときは，最終正常確認時刻は前夜である．同様に，もし夫が外出したときに，正常な状態が確認されていて，夫が帰宅したときに，脳梗塞の症状を有する患者を発見した場合は，最終正常確認時刻は夫が外出する前であり，夫が帰宅した時刻ではない．

脳卒中の既往歴がある場合，日常の神経機能や意識状態を知っておくことは重要である．病院では，患者はCT検査やMRI検査をおそらく受け，医師は血栓溶解療法を行うべきかどうか決定する

■ 鑑別診断

現場において，脳梗塞と他の疾患を鑑別することは困難であるが，ある種の意識状態の変化を来す原因を迅速に除外する必要がある。たとえば，低血糖発作の症状は脳梗塞とよく似る。したがって，意識状態の変化や麻痺を来たした患者は血糖値を測定する必要がある。外傷性脳損傷や脊髄損傷の患者では，脳梗塞の症状とよく似る。偏頭痛，偏頭痛類似疾患，電解質異常，脳炎や脳脊髄液などの感染症，多発性硬化症やギラン・バレー症候群のような脱髄疾患，精神疾患も時として脳梗塞に似た症状を呈するため，可能な限り早期かつ完全に除外する必要があるが，多くは病院で行うべきものである。

他の鑑別すべき疾患として，アルコールや他の急性中毒を念頭におく必要がある。ベル麻痺，脳膿瘍や他の感染症，せん妄，健忘，頸動脈あるいは椎骨動脈解離，外傷や高血圧性脳出血，出血性脳梗塞，痙攣後症候がある。

TIAは脳梗塞に似るが，症状は24時間以内，多くは1時間以内に消失する。全米脳卒中協会によると，10%の患者は，90日以内に脳梗塞を発症し，その半数は，2日以内に発症している（National Stroke Association, 2009）。TIAは危険信号であり無視すべきではない。しかし，TIAが先行するのは脳梗塞全体の1/8に過ぎない（National Stroke Association, 2009）。したがって，大部分の患者は，事前警告なしで発症する。

■ 主要な所見

- 片麻痺
- 言語障害
- 平衡障害，回転性めまい
- 意識状態の変化

■ 管理戦略

病院前における緊急優先事項は，脳梗塞と疑ったらすぐに脳卒中センターに搬送することである。脳梗塞スケールは，脳卒中の重症度を決め，脳卒中センターに搬送すべき患者を判断するために有効である。

- シンシナティ病院前脳卒中スケール（Cincinnati Prehospital Stroke Scale）は，顔面の下垂と上腕の動揺について左右を比較し，不明瞭な言語も検討する。
- ロサンゼルス病院前脳卒中スケール（Los Angeles Prehospital Stroke Scale）では，笑う・しかめ面，握力，上腕の筋力を両側で評価し，年齢，痙攣／てんかん，症状の持続時間，血糖値，日常生活での歩行状況の病歴情報も考慮する。
- 米国国立衛生研究所脳卒中スケール（National Institutes of Health Stroke Scale；NIHSS）は，脳卒中患者のより詳細な神経学的，運動欠落症状を評価する（表2-2）。病院の医療従事者が，患者の経過を追うためにも有効である。

気道，呼吸，循環を評価し，必要があれば対処する。血糖値を測定する。経皮的酸素飽和度が94％未満に低下した場合，酸素を投与する。最終正常確認時刻（症状発見時刻ではない）の3時間以内に血栓溶解療法を行った患者では神経学的予後の改善と死亡率の低下傾向が認められることが知られている。最近の研究では，一定の患者においては血栓溶解療法の治療窓が4.5時間に広がることが証明されている。器具を用いて，血栓を除いたり溶かしたりする治療や経動脈的血栓溶解療法を行う施設もあり，これらの治療では，経静脈治療に比べ3～4.5時間の時間を超えての治療が可能である。

もっとも恐れるべき血栓溶解療法の合併症は頭蓋内出血である。この，効果のある薬剤を投与すべきか否かの判断は複雑で，経験のある救急医や脳神経科医が本人や家族に対して，リスクと利益について十分に話し合ったあとに決められるべきである。

虚血性脳卒中が疑われた患者は，頭部をわずかに挙上した快適な仰臥位に保たれるべきである。血圧を定期的に測定し，平均血圧を脳循環が保たれる60 mmHg以上に維持すべきである。220/120 mmHgを超えない限り，あるいは血栓溶解療法の実施決定（おそらくこの決定は病院到着時に決められることになるが）をしない限り，降圧治療は行わない。高体温は脳虚血を助長させるため，発熱があれば下げるべきである。抗けいれん薬やアスピリンはメディカルコントロールの指示下に投与されるかもしれない。

■ 緊急対処

気道開通が得られない患者や呼吸障害の徴候がある患者は気道管理が必要となる。プロトコルに従い血糖値を測定し，是正する。

■ 搬送の判断

脳卒中が疑われる患者は，出血性脳卒中や，緊急の脳

表 2-2　National Institutes of Health Stroke Scale (NIHSS)

脳卒中スケールをリストの順に実施する。各検査項目施行直後にその結果を記録する。前の検査に戻ったり評点を変更してはならない。各検査の実施方法についての指示に従う。採点は患者が実際に行ったことを評価するのであって，患者ができるだろうと医師が推測したことを採点してはならない。検査を実施している間に迅速に記録すること。とくに指示されている部分以外では，患者を誘導してはならない（すなわち，何度も命令を繰り返すと患者は格別な努力をする）

説明	スケールの定義
1a. **意識レベル**：気管チューブ，言語的障壁，あるいは口腔・気管の外傷／包帯などによって評価が妨げられたとしても，患者の反応をどれか1つに評価選択すること	0：意識清明；的確に反応する 1：意識清明でないが簡単な刺激で覚醒する 2：意識清明でなくて，注意を向けさせるには繰り返し刺激する必要がある 3：反射的運動や自律的反応だけしかみられないか，あるいは完全に無反応，弛緩状態，無反射状態である
1b. **意識レベル－質問**：今の月および患者自身の年齢を尋ねる。返答は正解でなければならず，近似した答えには点を与えない	0：両方の質問に正解 1：一方の質問に正解 2：両方とも不正解
1c. **意識レベル－従命**：「目の開閉」を命じ，つづいて「手を握る・開く」を非麻痺側に命じる。もし手が使えないときは他の1段階の命令に置き換えてもよい	0：両方とも正しく遂行可 1：一方だけ正しく遂行可 2：両方とも遂行不可
2. **最良の注視**：水平眼球運動のみ評価する。随意的あるいは反射的眼球運動（頭位変換眼球反射：人形の目手技）を評価するがカロリックテスト（caloric test）は行わない	0：正常 1：部分的注視麻痺。注視が一側あるいは両側の眼球で異常である 2：頭位変換眼球反射（人形の目手技）で改善しない固定した偏視あるいは完全注視麻痺
3. **視機能**：視野（上下1/4）を対座法で動かしている指示あるいはvisual threatで検査する	0：視野欠損なし 1：部分的半盲 2：完全半盲 3：両側性半盲（皮質盲を含む全盲）
4. **顔面麻痺**：歯見せるか笑ってみせる，あるいは目を閉じるように命じるかパントマイムで示す	0：正常な対称的な動き 1：軽度の麻痺（鼻唇溝の平坦化，笑顔の不対称） 2：部分的麻痺（顔面下半分の完全あるいはほぼ完全な麻痺） 3：完全麻痺（一側性あるいは両側性の麻痺）
5. **上肢の運動**：四肢を適切な位置に置く：手掌を下にして手を突き出す。90°（坐位のとき）または45°（仰臥位のとき）。上肢は10秒以内に手が落ちたら下垂Driftと評価する 5a. 左上肢 5b. 右上肢	0：下垂なし。10秒間保持できる 1：下垂する。10秒以内に下垂してくる 2：重力に抗しての動きがみられるが，挙上または保持ができない 3：重力に抗しての動きがみられない。手が落ちる 4：まったく動きがみられない UN：切断，関節癒合
6. **下肢の運動**：四肢を適切な位置に置く：下肢は30°（必ず仰臥位）。5秒間維持できないときに下垂と評価する 6a. 左下肢 6b. 右下肢	0：下垂なし。5秒間保持できる 1：下垂する。5秒以内に下垂してくる。しかしベッドを打つように落ちることはない 2：重力に抗して動きがみられる。下肢は落下するが，重力に抗する動きが認められる 3：重力に抗しての動きがみられない。即座にベッド上に落ちる。 4：まったく動きがみられない UN：切断，関節癒合
7. **運動失調**：検査は開眼で行い，指－鼻－指試験と踵－脛試験を両側で行う	0：なし 1：1肢に存在 2：2肢に存在 UN：切断，関節癒合

表 2-2 National Institutes of Health Stroke Scale (NIHSS) —つづき

説明	スケールの定義
8. 感覚：知覚または検査時のpinprickに対するしかめっ面，あるいは意識障害や失語症患者での痛み刺激からの逃避反応により検査する	0：正常。感覚障害なし 1：軽度から中等度の感覚障害。pinprickをあまり鋭くなく感じるか障害側で鈍く感じる。あるいはpinprickに対する表在感覚は障害されているが触られているということはわかる場合 2：重度から完全感覚脱失。触られているということもわからない
9. 最良の言語：絵カードの中で起こっていることを尋ね，呼称カードの中の物の名前を言わせ，文章カードを読ませる。言語理解はここでの反応および前の神経学的検査の際の命令に対する反応から判断する	0：失語なし。正常 1：軽度から中等度の失語。明らかな流暢性・理解力の障害があるが，表出された思考，表出の形に重大な制限を受けていない。しかし，発話や理解の障害のために与えられた材料に関する会話が困難か不可能である。たとえば，患者の反応から検者は答えを同定することができる 2：重度の失語。コミュニケーションはすべて断片的な表出からなっていて，聞き手に多くの決めつけ，聞きなおし，推測がいる。交換される情報の範囲は限定的で，聞き手はコミュニケーションの困難性を感じる。検者は患者の反応から答えを同定することができない 3：無言，全失語。有効な発話や聴覚理解はまったく認められない
10. 構音障害：付随するリストの音読や単語の復唱をさせることから適切な発話の例を得なければならない	0：正常 1：軽度から中等度。少なくともいくつかの単語で構音が異常で，何らかの困難は伴うものの理解し得る 2：重度。構音異常が強いため，検者が理解不能である UN：挿管または身体的障壁
11. 消去現象と注意障害（正式には無視）：これより前の項目の検査を行っている間に無視を評価するための十分な情報を得られている。もし2点同時刺激を行うことを妨げるような重篤な視覚異常がある場合，体性感覚による2点同時刺激で正常なら評価は正常とする	0：異常なし 1：視覚，触覚，聴覚，視空間，あるいは自己身体に対する不注意，あるいは1つの感覚様式で2点同時刺激に対する消去現象 2：重度の半側不注意あるいは2つ以上の感覚様式に対する半側不注意。一方の手を認識しない，または空間の一側にしか注意を向けない

〔National Institute of Neurological Disorders and Stroke at the National Institutes of Health：NIH stroke scale, 2003（website）. www.ninds.nih.gov. Accessed January 27, 2008. より修正〕

外科手術が必要となる状況を考慮し，脳神経外科対応が可能な脳卒中センターへ搬送する。

脳静脈血栓症

脳静脈血栓症は脳にできる血栓症の1つである。この病態は，かつては剖検でのみ診断が可能なまれな病態と考えられていたが，画像診断の発達により，以前に考えられていた以上に頻度の高い病態であることが明らかになってきた。この病態の発生頻度は，男性よりも女性に多く，壮年期初期や中年に好発する。

■ 病態生理

静脈血栓症の患者は，発生領域に応じ脳卒中のような症状を呈する。横静脈洞が血栓閉塞すると，頭痛や臨床所見は特発性頭蓋内圧亢進症に似る。海綿静脈洞閉塞症では脳神経麻痺を認める。静脈洞閉塞患者では，脳出血を認めることがある。

■ プレゼンテーション

静脈の血栓症は比較的まれである。脳血栓の大部分は動脈系に生じる。頭痛や脳神経麻痺が静脈系の閉塞で起こることがある。突然の電撃的に激しい頭痛は，通常はくも膜下出血を示唆するが，静脈洞血栓症でもみられることがある。悪心，嘔吐，痙攣，繰り返す痙攣が好発する。発生部位に応じた局所巣症状を有することがある。他の症状として，不全片麻痺，失語，失調，めまい，耳

鳴り，複視，顔面の脱力が起こり得る。

■ 鑑別診断

静脈血栓症の鑑別診断は，急性脳卒中，頭部外傷，特発性頭蓋内圧亢進症，神経麻痺，痙攣，感染，そしてループスである。

■ 主要な所見

- 頭痛
- 悪心／嘔吐
- 視力障害
- 耳鳴り

■ 管理戦略

病院搬送中に，補助的処置を行う。意識状態の変化や片麻痺を認めれば，禁飲食として誤嚥を防止する。経静脈的に水分投与され，場合によっては酸素投与を行う。プロトコールに従い，痙攣の治療を行う。病院では，CT検査やMRI検査が施行され，感染症が否定される。臨床的検査，腰椎穿刺が行われ，さらなる血栓症を防止するために，抗凝固薬投与が行われる。

■ 緊急対処

脳卒中と同様に，気道確保と適切な換気を確保すべきである。

■ 搬送の判断

患者は神経学的診療対応が可能な施設に搬送すべきである。静脈血栓症の患者は，外科的に留置したマイクロカテーテルを通して血栓溶解療法が頻繁に行われるため，IVR放射線治療と脳神経外科のバックアップが可能な病院への搬送が好ましい。

頸動脈解離

内頸動脈は酸素化された血液を脳へ供給する。頸動脈解離は虚血性脳卒中の主要な原因の1つであり，動脈内膜の裂け目より始まる。循環血液がその裂け目に入り込み，急速に内膜と中膜を裂く。この機械的な機序により動脈内腔は閉塞され，脳への循環が障害され虚血性脳卒中が引き起こされる。

頸動脈解離は，虚血性脳卒中の非典型的な原因である（図2-6, B参照）。この種の脳卒中はあらゆる年齢で起こるが，大部分は50歳未満に起こる。若年者あるいは壮年期に発生する脳卒中の1/4を占め，運動中に発症する頻度が高い。男女差はない。

■ 病態生理

動脈内膜の最初の裂け目は外傷，膠原病，高血圧，動脈硬化など他の病態が原因となる。さらに，病的なあるいは障害された動脈の脆弱化した外膜は膨らみ，動脈瘤を形成し，これが閉塞や狭窄の原因となる。まれに，動脈瘤が破裂する。頸動脈瘤と頸動脈解離は異なった病態と考えられている。

内頸動脈解離は頭蓋内，頭蓋外いずれでも起こる。外傷では頭蓋骨が外力を吸収するため，頭蓋外の解離のほうが頻度が高い。徴候や症状があいまいなため，診断のためには，優れた画像診断がしばしば必要となる。

■ プレゼンテーション

頸動脈解離の患者は，片側性頭痛，頸部痛，顔面痛を訴え，最近の外傷の受傷を伝えるかもしれない。病側のホルネル症候群，眼瞼下垂，縮瞳，顔面の無汗症を認めるかもしれない。ホルネル症候群は，通常，腫瘍や外傷，血管障害による同側の交感神経の圧迫により生じる。

運動後や咳，くしゃみなど本人も自覚しないような行動のあとに発症することがある。非外傷性の自然発生の解離では，疼痛が，通常は頭部，背部，顔面に生じるが，初発症状であることが多い。頭痛は，持続性で，激しく，一側性といわれている。一過性の視力障害を認めることもあり，味覚の低下を訴えることもある。身体所見としては，不全片麻痺，大量の鼻出血，頸部血腫，頸椎の損傷，頸部の雑音，脳神経麻痺がある。

■ 鑑別診断

頸動脈解離の鑑別診断として，頸部外傷，他の脳卒中（出血性あるいは虚血性），くも膜下出血，中毒，TIA，電解質異常，頭痛，頸椎骨折，縊首，椎骨動脈解離，眼底動脈あるいは静脈閉塞がある。

■ 主要な所見

- 頭部，頸部の一側性の疼痛

- 視力障害
- 縮瞳，とくに一側性

■ 管理戦略

外傷が先行している場合は，患者の頸椎を安定化する。補助的処置と気道，呼吸，循環の監視を行う。救急部門では，血圧を調整し，担当医はMRIや血管造影所見に基づいて，抗凝固薬の治療か手術／神経放射線インターベンション治療か判断する。

■ 緊急対処

気道の確保と適切な換気を維持する。

■ 搬送の判断

患者は，神経学的，血管治療が可能で，画像下治療が可能な病院に搬送する。

脳内出血

脳内出血という用語は，出血性脳卒中と同義語として用いられている（図2-6, A参照）。出血性脳卒中では，微小血管が破裂し，脳組織内に直接に出血する。脳内出血は全脳卒中の10～15％を占め，虚血性脳卒中より高い死亡率を有する。発症後1カ月間の死亡率は，40～80％に上る。そして，死亡の半分は，48時間以内に起こっている。完全に社会復帰するのは20％に過ぎない。

ある種の集団は脳内出血の高リスクである。抗凝固薬多量服用者（たとえば，医原性あるいは服用間違い），脳動脈に粥腫を有する患者，コカイン，アンフェタミン覚醒剤服用者である。

■ 病態生理

病期は，小動脈（この動脈は脳表ではなく，脳内を走行する小動脈である）が，高血圧，動脈硬化の病的プロセスにより障害されるところから始まる。脳卒中の既往がある患者は，血管組織が弱く，より脆弱で，出血しやすい。喫煙は，より血管壁を弱くする。事実，収縮期血圧150 mmHg以上の喫煙者は非喫煙者と比較して出血性脳卒中を来す危険性が9倍にも及ぶ。

出血の後発部位は，視床，被殻，小脳，脳幹である。出血の直接影響を受ける領域を越える脳組織は，出血そのものの容積効果が及ぼす圧により障害される。この容積効果は頭蓋内圧を亢進させ，悪心，嘔吐，意識状態の変化，昏睡，呼吸抑制の症状をもたらし，死に至る。

■ プレゼンテーション

脳内出血を有する患者は，意識状態の変化を呈することが普通である。頻度の高い症状として，頭痛，悪心，嘔吐である。痙攣，異常高血圧を有することもある。しかし，病院前において，頭蓋内出血と虚血性脳卒中を区別することは困難である。この判断は，救急部門に到着後にCT検査にて明らかとなるはずである。

■ 鑑別診断

出血性脳卒中の鑑別疾患として，虚血性脳卒中，偏頭痛，腫瘍，代謝性異常がある。嘔吐は消化器疾患が原因であることがあるが，脳内出血による頭蓋内圧亢進を疑う所見でもある。一過性脳虚血発作は，脳内出血と似た症状を呈することがある。

■ 主要な所見

- バイタルサインの変化（高血圧，脈拍と呼吸の変化）
- 意識障害
- 項部硬直または頭痛
- 神経学的な巣症状（麻痺，偏視）
- 歩行障害，巧緻性の障害
- 悪心，嘔吐
- めまい，回転性めまい
- 眼球運動障害

■ 管理戦略

出血性脳卒中でもっとも重要なことは，病院に可能な限り早く搬送することである。脳卒中の徴候や症状を認識して，気道，呼吸，循環の異常をコントロールする。脳卒中スケールや抗凝固薬の服用，出血性素因などの特異的な問診を網羅したプロトコールが必須である。もちろん，情報収集よりも救命処置が優先される。

頭蓋内出血を有する多くの患者が高血圧を有する。もし特段のプロトコールや地域のメディカルコントロールがない限り，高血圧は現場で治療する必要はない。しかし，ICPをさらに亢進させ得る刺激を最小限にする必要がある。電話連絡をできるだけ迅速に行い，脳卒中セン

ターでも，望ましくは脳神経外科のバックアップが得られる施設に搬送する．心肺機能をモニターし，輸液路を確保し，血糖値を測定する．というのは，低血糖は脳卒中の症状と類似し，高血糖は脳卒中患者の予後の悪化に関係するからである．

脳出血の患者は心電図の変化や痙攣を認めることがある．心電図異常や痙攣は各施設のプロトコールに従って対応する．受け入れ病院はすぐにCT検査を行うであろう．さらに可能な検査としては，CT血管撮影，CT灌流画像，MRI（MR血管撮影，静脈撮影を含む）である．抗凝固薬服用患者や他の原因による凝固障害を有している患者は，原因に応じた治療を行う．ビタミンK，新鮮凍結血漿，遺伝子組換え第VIIa因子は出血を防止するために投与されることがある．同様の理由で，血圧を綿密にコントロールする必要がある．緊急の脳神経外科へのコンサルトが必要である．

■ 緊急対処

気道開通が得られない患者，呼吸障害の所見がある患者，無呼吸患者に対しては，対処が必要である．

■ 搬送の判断

出血性脳卒中が疑われた患者は，脳神経外科対応が可能な脳卒中センターに搬送する．

くも膜下出血

くも膜下出血は，出血性脳卒中の一種で，脳表の動脈から軟膜とくも膜の間の空間であるくも膜下腔に出血することにより発生する．出血は脳室内に侵入することもあり，刺激症状の原因となる．出血により容量効果を来すことがある．くも膜下出血は，交通事故のような外傷により生じることがあるが，多くは脳動脈瘤や脳動静脈奇形（arteriovenous malformation；AVM）の破裂により生じる（図2-6，A参照）．

■ 病態生理

脳動脈瘤は，病的あるいは障害され脆弱となった血管壁が嚢状になったものである．AVMは，動脈が毛細血管に接続することなく，直接に静脈に接続する先天的な発達障害で，出血しやすいもつれ合った血管網を形成する．脳腫瘍，血栓症，血管腫などの脳病変も出血し得る．

コントロールされていない高血圧，先天性の脳動脈瘤も発生しやすい素因となり得る．エーラース・ダンロス症候群（Ehlers-Danlos syndrome），マルファン症候群（Marfan syndrome），大動脈弓形成異常（aortic anomalies），多発性嚢胞腎（polycystic kidney disease）などのある種の全身性疾患を有する患者は，くも膜下出血の高リスクである．高齢，高血圧，喫煙，動脈硬化による動脈壁の障害を有している患者も高リスクである．

■ プレゼンテーション

くも膜下出血は電撃的な突然で非常に激しい頭痛を訴えるすべての患者で疑うべきである．意識喪失が発生するかもしれない．約半数で高血圧を認める．中大脳動脈からの出血では，痙攣，麻痺，悪心，嘔吐，項部硬直，背部痛，羞明，視力の変化を認めることもある．

約30～50％の患者では，くも膜下腔への微量の出血に起因する前駆症状としての頭痛を認める．その頭痛の性状は，とくに突然発症，普通の頭痛より強い頭痛といった，より重症のくも膜下出血の症状としばしば同様である．痙攣も出血とほぼ同時の急性期に起こることもある．ボックス2-2にくも膜下出血の5段階のグレードを示す．

■ 鑑別診断

くも膜下出血の鑑別診断は，頭痛，悪心，嘔吐，意識喪失，意識状態の変化を起こす病態，脳卒中，偏頭痛，腫瘍，感染，医薬品の服用，中毒，外傷が含まれる．

ボックス2-2　くも膜下出血のグレード

グレード	説明
グレード1	軽度の頭痛，髄膜刺激症状（項部硬直）は伴っても伴わなくともよい
グレード2	激しい頭痛，神経脱落症状はない，瞳孔所見の異常があってもなくてもよい
グレード3	軽度の神経所見の変化
グレード4	意識レベルの低下または局所神経脱落症状
グレード5	深昏睡，なお，異常肢位（徐脳肢位や徐皮質肢位など）はあってもなくてもよい

■ 主要な所見

- 突然発症した激しい頭痛
- 麻痺（局所）や無視
- 意識状態の変化
- 悪心／嘔吐
- 視力の変化／眼振
- 頭痛を伴う項部硬直

■ 管理戦略

病院では，CT検査が行われるが，出血源を同定するためには，MRIあるいは脳血管造影が行われることになる。最初の画像診断で明らかな出血が同定されなければ，CSFに出血や血液の分解産物（キサントクロミア）がないかの検出のため腰椎穿刺が行われる。キサントクロミアは出血後通常は12時間後に出現する。

病院前においては，気道，呼吸，循環の維持がもっとも重要である。もし可能であれば，搬送中は鎮静を行わない。血圧コントロールは現場では，推奨されないが，ICPが亢進し得る刺激は最小限にすべきである。

■ 緊急対処

患者の，意識レベル，意識状態の変化に備え，静脈路を確保し気道管理の準備を行う。

■ 搬送の判断

適切なトリアージとCT撮影が可能で，脳神経外科の対応が可能な病院選定が重要である。

硬膜下血腫

硬膜下血腫は，硬膜とくも膜の間に血液が貯留した病態である。硬膜下血腫は，急性，亜急性，慢性に分類される。急性は受傷から3日目まで，亜急性は受傷後3日〜2週間まで，慢性は受傷から2〜3週間以降である。急性硬膜下血腫は死亡率20％であり，60歳以上の患者に多く発生する。

■ 病態生理

硬膜下血腫は，通常脳表と静脈洞を渡す架橋静脈の破綻により生じる。これは，直接の外力や急激な減速により生じる。血液が硬膜下腔で凝固し血腫となる。亜急性期では，血腫は液化し消失する。慢性期では，血液が破壊され，漿液だけが硬膜下腔に残存する。

反衝損傷も硬膜下血腫を引き起こす。直撃外力の直接力を吸収した頭蓋骨の直下の脳に外傷を生じることがある。衝撃に引き続いて，脳は閉鎖された頭蓋骨という容器の中で反動し，反対側を損傷する。これにより，衝撃側，衝撃反対側の双方とも出血や神経学的障害を引き起こし，身体所見上，画像所見上離れた別々の損傷を生じる。

■ プレゼンテーション

鈍的頭部外傷による硬膜下血腫では，意識喪失，健忘を生じる。患者は，無症候性であったり，人格の変化を認めたり，ICP亢進の症状（頭痛，視力障害，悪心，嘔吐），不全片麻痺あるいは片麻痺を認める。血友病，抗凝固薬服用などの出血素因を有する患者，アルコール依存症，高齢者では軽微な外傷により硬膜下血腫を来すことがある。

■ 鑑別診断

硬膜下血腫の鑑別診断は，他の頭蓋内出血と同様，髄膜炎などの感染症，虚血性脳卒中である。頭蓋内新生物も同様のプレゼンテーションを呈する。

■ 主要な所見

- 頭痛
- 意識喪失，意識レベルの変化
- 一部あるいは広範な麻痺
- 外傷の病歴と徴候

■ 管理戦略

病院前では，意識レベルの変化に注意して評価する。神経学的な脱落巣症状が硬膜下血腫を疑う徴候であることがある。もし，外傷が明らかであれば，医師に合併損傷の可能性を警告する。意識障害の進行の可能性があるため，昏迷の悪化，気道の確保を観察し，すぐに修正する必要がある。外傷が明らかであるか疑われたならば，適切な頸椎の保護を行う。

■ 緊急対処

血糖値を測定し，先に述べたように，必要であれば補正する。意識障害を有し，あるいは気道の障害があれば必要な処置を行う。

■ 搬送の判断

患者は外傷センターに搬送すべきである。もし，不可能であれば，脳神経外科のバックアップが可能な病院に搬送する。

■ 特別な留意点

高齢者は，加齢に伴って脳の容量が減少している。このため脳と頭蓋の間を走る架橋静脈の損傷のリスクが高く，いかなる頭部外傷や減速損傷によっても，硬膜下血腫を来し得る。

硬膜外血腫

硬膜外血腫は，頭蓋骨の内壁と髄膜の最外層を形成する硬膜の間に血液が貯留した病態である。通常，外傷により生じる。頭蓋骨骨折を合併し，側頭部の中硬膜動脈領域に生じることが多い。明らかな神経学的症状を伴っていれば，緊急減圧開頭術が必要となる。回復の可能性は，術前の神経学的な状態に直接関係する。

■ 病態生理

約80％の硬膜外血腫は，中硬膜動脈あるいはその分枝の上の側頭頭頂部に発生する。通常は頭部への直接外力により生じる。約10％の硬膜外血腫は前頭部，後頭部に発生する。大部分は動脈性の出血であるが1/3は静脈の損傷による。静脈性の出血はほとんど例外なく陥没骨折により発生し，血腫は小さく予後良好である。

動脈性出血によって生じる圧力により，正中偏位や脳ヘルニアが生じる。中脳の圧迫は，対側の不全片麻痺と同側の散瞳（動眼神経麻痺）を生じる。急激に進行して最大の大きさになることがほとんどであるが，約10％の患者では24時間かけて最大の大きさになる。

■ プレゼンテーション

患者は受傷直後から意識障害を呈する場合もあるが，そうでない場合もある。受傷直後の意識消失につづき，一時期意識清明となり（いわゆる意識清明期），その後重症な意識障害となることもある。激しい頭痛を訴えたり，嘔吐，痙攣を認めることもある。ICPの亢進は，クッシングの三徴候，収縮期血圧の上昇，徐脈，不規則な呼吸パターンを認めることがある。

受傷部位と同側の瞳孔散大，瞳孔固定，対光反射の鈍化はICP亢進による脳ヘルニアを示す。脳ヘルニアの古典的な症状は，昏睡，固定した散瞳，除脳硬直肢位である（第1章の「身体観察」，「瞳孔」参照）。

■ 鑑別診断

急性硬膜外血腫の鑑別診断は，他の頭蓋内血腫，びまん性軸索損傷，脳震盪である。

■ 主要な所見

- 外傷
- 意識状態の変化
- 悪心／嘔吐
- めまい／全身性筋力低下
- 変化する意識消失
- 一側性の瞳孔散大

■ 管理戦略

硬膜外血腫が疑われた患者はすべて，静脈路確保，酸素投与，モニター監視を行う。必要があれば，頸椎を保護する。意識障害が進行した場合，気道の確保，循環の安定化を図る。

いくつかの頭部外傷研究は，死亡率の上昇と病院前の気管挿管との関連を報告しており，この話題に関してEMS関係者の間で濃厚な議論となっている。現時点でもっとも強く推奨されていることは，上級救急隊員は，継続的な訓練と質の改善手段により気道確保手技に関して，高レベルの熟練度を維持すべきということである。効果的なバッグマスク換気手技はすべての救急隊員が保持すべき手技であり，この手技は，気道確保困難例において気管挿管に代わる選択肢となるかもしれない。

救急部門においては，患者は外傷プロトコールにより評価され，通常はCT検査が実施される。さらに必要となる診療は，脳神経外科医へのコンサルトとICPのコントロールである。フェニトインやその他の抗痙攣薬は早期の痙攣の発生率を減じるために投与されることもあ

るが，将来のてんかんへの進展を予防できない。

■ 緊急対処

意識状態が悪化することがあるため，いかなる場合でも気道確保できるように準備する。

■ 搬送の判断

硬膜外血腫が疑われた患者は，脳神経外科的な対応が可能な外傷センターに搬送すべきである。

■ 特別な留意点

患者が，自分では問題はないと感じ，普段と変わらないため治療を拒むかもしれない。この状態が症状の進行の前兆である意識清明期であることを説明するなど，特別の配慮が必要である。このような患者は治療拒絶のあとに急速に容態が悪化するかもしれない。

馬尾症候群

馬尾症候群は，腰椎の脊髄末端から出る神経根が圧迫され，下肢の疼痛や筋力低下，麻痺，膀胱直腸障害，性機能障害を来す疾患である。この症候群は緊急疾患で，生涯の機能障害を防止するためには外科的対処が必要となる。

■ 病態生理

解剖学的に，馬尾は馬の尻尾に似る。脊髄の末端で，T12からL2の脊髄から出る神経根により構成されている。馬尾症候群は，神経根を圧迫する外傷，椎間板ヘルニア，腫瘍や他の脊髄疾患，脊髄狭窄症（脊髄腔の狭窄）により生じる。腰椎レベルの神経根は損傷されやすい。というのは，この部分は，神経の伸展や圧迫損傷から防御する発達した覆いである神経上膜を欠くからである。

■ プレゼンテーション

馬尾症候群の患者は，腰背部痛，片側性あるいは両側性の坐骨神経痛，会陰部の感覚障害（saddle sensory disturbances），膀胱直腸障害を有する。神経の圧迫によって生じる下肢の運動感覚障害がさまざまな程度で，認められることがあり，下肢の反射は減弱あるいは消失する。もっとも多い訴えは背部痛である。患者が自発的に尿失禁・便失禁，会陰部の感覚障害や疼痛について訴えない場合もあるため，これについても問診することを怠らない。

■ 鑑別診断

鑑別診断として，外傷や他の原因の背部痛，腫瘍，ギラン・バレー症候群，脊髄圧迫，代謝性疾患，その他の神経疾患である。

■ 主要な所見

- 腰背部痛，下肢への放散痛
- 膀胱直腸障害（失禁や貯留）
- 脊椎に対する処置（腰椎穿刺や手術）
- 外傷

■ 管理戦略

病院前ケアは補助的である。救急部門に到着したら，確定診断のために各種の画像診断（X線, CT, MRIなど）を施行する。脳神経外科的対処が必要となることがある。

■ 緊急対処

病院前の対処は，通常必要なく，また馬尾症候群は致命的ではないが，緊急手術を行わない場合は，神経学的な後遺障害を残す可能性がある。

■ 搬送の判断

馬尾症候群が疑われた患者は，整形外科あるいは脳神経外科で脊髄手術が可能な病院に搬送すべきである。

■ 特別な留意点

馬尾症候群が疑われた患者は，体動により悪化する外傷などの病態を考慮して，全脊椎固定をした搬送が考慮される。

腫瘍

脳腫瘍は，頭蓋内新生物とも呼ばれるが，異常な細

胞増殖により腫瘤を形成し周囲の健常な組織に侵入あるいは圧迫する。腫瘍は原発性か転移性か，良性か悪性かに分類される。原発性とは，腫瘍が脳を起源とするものである。転移性脳腫瘍は，他の部位でできた細胞が移動定着したものである。皮膚黒色腫や肺癌のように血流により脳に運ばれ，脳内で成長する。原発性脳腫瘍は全脳腫瘍の約半分で，急速進行性で，浸潤性で，生命危機を及ぼす傾向がある。原発性の良性腫瘍は徐々に成長し，浸潤性は少ないが，脳幹のような生命の維持に重要な部位に発生すれば生命危機がある。

脳腫瘍は，細胞の種類により，髄膜腫や神経膠腫のように分類されるが，病院前処置は脳腫瘍の種類にかかわらず同じである。

■ 病態生理

脳腫瘍は，容積効果や正常な脳組織への浸潤により神経経路を障害する。第3脳室や第4脳室の近傍にできた脳腫瘍は，髄液の流れを閉塞し水頭症の原因となることがある。腫瘍を栄養とする血管が血液脳関門を破壊し浮腫の原因となったり，破裂し出血を起こす可能性がある。

■ プレゼンテーション

脳腫瘍の徴候や症状は，非特異的である。患者は頭痛を訴えることもあるし，意識状態の変化，悪心，嘔吐，麻痺，歩行障害，わずかな行動変化を認めることもある。部分痙攣，視力障害，言語障害，感覚障害も認め得る。腫瘍がかなり大きくなっても症状を自覚しないこともあるが，多くは急な症状の変化が起こり，治療を求めて受診する。これらの症状が，髄液の閉塞や出血に先行することが多い。

前頭葉の腫瘍は，行動の脱抑制，記憶消失，無関心，嗅覚障害を来し得る。側頭葉の腫瘍は，感情の変化，行動障害を来し得る。下垂体腫瘍は，視覚障害，勃起不全，生理周期の変調を来し得る。後頭葉の腫瘍は，視野障害を来し得る。脳幹や小脳の腫瘍は，脳神経麻痺，協調障害，眼振，どちら側かの知覚障害を来し得る。

■ 鑑別診断

脳腫瘍の鑑別診断として，感染症，脳卒中，頭蓋内出血がある。

■ 主要な所見

- 局所の麻痺
- 視覚障害
- めまい／回転性めまい
- 悪心／嘔吐

■ 管理戦略

患者の症状に応じた補助的なケアを行う。浮腫，水頭症，脳出血，下垂体梗塞，脳実質の梗塞（通常は血管の圧迫による），痙攣は急激に悪化する原因となる。

■ 緊急対処

急激な意識障害の進行に対処できるように備える。

■ 搬送の判断

脳腫瘍が疑われた患者は，腫瘍医学と脳神経外科のバックアップが可能な病院に搬送する。

髄膜炎

髄膜炎は脳と脊髄を包む膜である髄膜の炎症である。進行すると，髄液に感染や炎症の所見が現れる。髄膜炎は，多種の異なる感染症の原因と，非感染性の原因があるが，生命危機を及ぼす急性の髄膜炎は，しばしば細菌感染によるものである。

■ 病態生理

細菌性髄膜炎は，通常は細菌が血流から髄液に侵入して生じる。もし，明らかな感染源がない場合は，髄液への侵入は，鼻咽頭で繁殖した細菌が侵入したことによると推定できる。ある症例では，感染したあるいは外傷や手術で破壊された隣接する構造物（たとえば，副鼻腔，鼻咽頭）から細菌が伝播した可能性がある。

ひとたび髄液に侵入すると，抗体や白血球が十分にないため，細菌が容易に増殖する。菌体成分が髄液内に存在すると，血液脳関門の透過性がより亢進し，毒素の侵入が可能となる。細菌が増殖するにつれ，炎症細胞が反応し，髄液の細胞数，pH，乳酸，タンパク質，糖の組成が変化する。炎症が進行すると髄液の排出の障害により，頭蓋内圧が亢進する。

ある時点になると，脳内と脳周囲の圧力が髄液の流れを逆にする。これが，さらなる意識障害の進行を助長する。これらの損傷が，脳血管攣縮，血栓症，敗血症を引き起こし，患者は広範な脳虚血により死亡する。

乳児や幼児の髄膜炎は，通常 B 群連鎖球菌（group B Streptococcus），大腸菌（Escherichia coli）が原因であり，1 歳を超える小児では肺炎連鎖球菌（Streptococcus pneumoniae），髄膜炎菌（Neisseria meningitidis）が多い。これらの細菌は，成人の髄膜炎としても頻度が高い。かつては小児でもっとも多かったヘモフィルス・インフルエンザ b 菌（Haemophilus influenzae type B）は予防接種により遭遇することはまれとなったが，異なったヘモフィルス（Haemophilus）亜型により小児，成人の感染が認められている。他の成人の原因となる細菌は，リステリア・モノサイトゲネス（Listeria monocytogenes，とくに高齢者），黄色ブドウ球菌（Staphylococcus aureus），他のさまざまな溶連菌類とグラム陰性桿菌類である。脳神経外科手術後の髄膜炎には異なった細菌スペクトラムによる髄膜炎が認められる。それらは各種のブドウ球菌（Staphylococci），連鎖状球菌（streptococci），緑膿菌（Pseudomonas and Aeromonas）などのグラム陰性桿菌である。

■ プレゼンテーション

急性細菌性髄膜炎の患者は，急速に進行し非代償性となり，緊急ケアと抗菌薬の投与が必要となる。髄膜炎の古典的な症状は，頭痛，項部硬直，発熱，悪寒戦慄，光線過敏症である。この感染は，痙攣，意識状態の変化，昏迷，昏睡，死亡の原因となる。この状態は，上気道炎の症状が先行することが通常である。

細菌性髄膜炎の約 1/4 の患者は，急激に進行し症状発現から 24 時間以内に来院する。ウイルス性髄膜炎のほとんどの患者は，1 週間以上かけてゆっくりと症状が進行する。発熱と頭痛を訴える患者は，項部硬直または，頸部前屈時の不快感，ケルニッヒ徴候〔(Kernig's sign) 股関節と膝を曲げ，しだいに膝を伸ばすと疼痛を感じ，抵抗したり体幹を曲げると陽性〕，ブルジンスキー徴候〔(Brudzinski's sign) 頸部を前屈すると，非意図的に脚が曲がる〕について検査される必要がある（図 2-8）。

意識状態の変化はよくみられ，易刺激性から昏迷，昏睡まで幅広い。乳児では，大泉門の膨隆，筋緊張の減少，夜間の易刺激性（1 人でじっとしていると静かであるが，抱くと泣く）を主訴に来院することがある。高齢者や，乳幼児でとくに糖尿病，腎機能障害，嚢胞性線維症を有

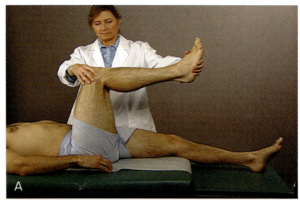
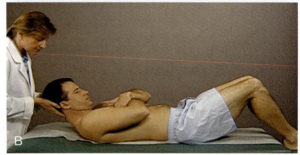

■ 図 2-8　A：ケルニッヒ徴候。B：ブルジンスキー徴候（Seidel H, Ball J, Dains J, et al：Mosby's guide to physical examination, ed 6, St Louis, 2006, Mosby. より）

している場合は，髄膜炎を念頭におく必要がある。免疫不全患者や，大勢のなかで生活している状況（たとえば，軍役，矯正施設，大学寄宿舎など），脾摘後，アルコール依存症，肝硬変，化学療法中患者，経静脈薬物治療患者，髄膜炎の患者に接触した者はすべて髄膜炎に罹患するリスクがある。

■ 鑑別診断

髄膜炎の鑑別診断として，脳膿瘍，腫瘍，脳炎，せん妄，出血，脳卒中である。

■ 主要な症状

- 発熱
- 意識状態の変化，とくに昏迷と意識レベルの低下
- 項部硬直，メニンギスムス，項部硬直・光線過敏症・頭痛の三大徴候

■ 管理戦略

気道，呼吸，循環が安定化を確保する。輸液を開始し，ショックや低血圧に備える。髄膜炎患者は痙攣の高リスクであるため，痙攣の予防を行い，プロトコールに従い，

抗痙攣薬を投与する。もし患者が意識状態の変化を呈していたならば，気道確保を考慮する。もし，意識清明で，初期の髄膜炎であれば，観察を密にして，酸素を投与し，静脈路を確保し，迅速に救急部門に搬送する。

救急部門では，患者は安定化され，脳卒中や出血性病変を否定するために，CTが施行される。通常，検査としては，脳脊髄膜炎評価のための腰椎穿刺が行われ，細菌性髄膜炎が疑われる場合，経静脈的に抗菌薬が投与される。ステロイドも投与される場合がある。

■ 緊急対処

患者は搬送中に重篤となるかもしれないため，気道と呼吸の管理に備え，痙攣が万が一起これば処置する。

■ 搬送の判断

髄膜炎が疑われる患者の治療は一般的にはほとんどの救急部門で治療可能である。もしも，患者が14歳未満であれば，合理的な距離内にあれば小児病院への転送を考慮する。

■ 特別な留意点

もしも患者に髄膜炎が疑われたら，飛沫感染対策のためにマスク，ガウン，手袋で感染防御を図る。感染の可能性があれば，すぐに上司や労務健康管理部署に報告する必要がある。髄膜炎菌（*N. meningitidis*）による髄膜炎患者からの感染が高いと考えられた場合，抗菌薬の予防的投与が必要である。他の菌による髄膜炎では，予防的投与の適応はない。

中枢神経への感染のため，患者は混乱し，興奮し，暴力的であることがある。精神症状を呈する患者には基礎疾患が背景となっている可能性があることを忘れてはならない。

脳炎

脳炎は脳全体，あるいは脳の局所の脱落症状を引き起こす脳実質の炎症である。症状は傾眠や頭痛などで髄膜炎と類似している。脳炎は脳の機能が低下し，髄膜炎ではみられない見当識障害，行動異常，運動や知覚障害などを起こすのが髄膜炎との鑑別のポイントである。しかし，時に両者が一度に合併することも忘れてはならない。

■ 病態生理

脳炎は脳実質を障害するウイルス感染であることがもっとも多い。ウイルスはさまざまな媒体から体内に侵入する。あるときはヒト，蚊やダニ，動物の咬創から侵入する。ウイルスでもっとも多いのが小水疱を来す疾患として一般に知られている単純ヘルペス1型である。免疫不全患者ではサイトメガロウイルス，水痘ウイルスのようなウイルスの接触も原因となる。水痘ウイルスは帯状ヘルペス（*herpes zoster*）として知られ，水痘の初期感染後に知覚神経節に潜み，詳細は不明であるが，ある条件の下で賦活化し，帯状疱疹を引き起こす。動物に咬まれたり，コウモリに咬まれた場合には狂犬病による脳炎も念頭におかなければならない。北米ではセントルイス脳炎，アジアでは日本脳炎など，地理的な要素も関係する。

通常，ウイルスは中枢神経外で増殖し，血中に移行して神経路に入る。一度，ウイルスが脳に侵入し，神経細胞に入ると，神経細胞は機能障害に陥る。灰白質に出血，炎症，血管周囲の浮腫をしばしば引き起こす。

一方，感染後脳炎はウイルス感染後に脳実質を障害する免疫反応によって生じる免疫関連疾患である。この病態は初期のプレゼンテーションで急性ウイルス感染と臨床的に鑑別するのは困難である。

■ プレゼンテーション

脳炎の経過は患者によってさまざまである。プレゼンテーションの進展速度や重症度は予後と相関する。一般的に患者は風邪や感冒症状，すなわち，発熱，頭痛，悪心，嘔吐，筋肉痛，傾眠などの前駆症状を有する。時に，行動異常や性格変化，注意力の低下や意識状態の変化，項部硬直，羞明，傾眠，全身，あるいは局所的な痙攣，混迷や健忘，弛緩性麻痺なども出現する。水痘，麻痺，流行性耳下腺炎，EBウイルスなどによる脳炎の患者では発疹，リンパ節炎，リンパ節腫脹を伴うことがある。乳幼児では皮膚，眼，口腔に発赤や覚醒障害，不穏，痙攣，食思低下，ショック様症状がみられる。HIV感染では二次的なトキソプラズマ感染による脳症になる可能性がある。

■ 鑑別診断

脳炎の鑑別は脳を障害する多くの細菌やウイルスによる疾患である。ループス，ダニ咬症，痙攣，脳出血，電

解質異常，中毒，脳卒中，梅毒，外傷，脳腫瘍などが同様の症状を呈する。

■ 主要な所見

- 発熱
- 混迷や意識レベルの低下などの意識状態の変化
- 項部硬直／メニンギスムス
- 頭痛

■ 管理戦略

脳炎の死亡率は最大75％で，救命されても運動障害や意識障害が遷延することがしばしばである。狂犬病脳炎では死亡率は100％である。

感染症が疑われる患者の場合，救急隊員は患者の血液や体液に触れないような標準予防策を実施し，常にマスクを装着することが必要である。さらに安全のために，患者にもマスクを装着させるべきである。

病院内では各種血液検査，放射線学的画像診断や他の画像診断，血清学的なウイルス検査を含む脳脊髄検査を行う。脳生検の施行も検討する。

■ 緊急対処

脳炎の患者は急激に状態が悪化するリスクがあり，軌道の確保や循環の維持を心がける。痙攣や痙攣重積状態の患者では，プロトコールに則った治療を行うべきである。抗ウイルス薬は治療の初期に救急部門で通常投与する。水痘症やICP亢進の徴候があってもはじめは通常，保存的に対応し，その後に利尿薬，マンニトール，ステロイドなどの積極的治療を行う。

■ 搬送の判断

患者は神経専門医，脳神経外科（脳生検が施行される場合）のバックアップが可能な集中治療室のある医療施設へ搬送されるべきである。感染症の専門家がいる病院では，彼らの支援を受ける。小児例では集中治療が可能な小児専門機関へ搬送されるべきである。

■ 特別な留意点

脳炎を疑った場合，飛沫感染を防ぐためマスク，ガウン，手袋などで標準予防策を行う。

中枢神経系への感染による影響のため，患者は不穏，興奮，暴力的である。精神科的症状がある場合は医学的問題が潜んでいる可能性がある。

膿瘍

脳膿瘍は，病原体が血液脳関門を越えて，中枢神経系の外から脳に侵入して発症する感染症である。最初に，炎症が起こり，膿が貯留し，その周りに血管に富んだ被膜が形成されるのが通常の過程である。

■ 病態生理

ある種のバクテリア〔連鎖球菌属（*Streptococcus*），シュードモナス属（*Pseudomonas*），バクテロイデス属（*Bacteroides*）〕は，典型的には鼻腔・副鼻腔，口腔，中耳あるいは乳様蜂巣から直接流入する静脈によって脳内に侵入する。他の細菌〔ブドウ球菌属（*Staphylococcus*），連鎖球菌属（*Streptococcus*），クレブシエラ属（*Klebsiella*），エシケリヒア属（*Escherichia*），シュードモナス属（*Pseudomonas*）〕は遠位部位からの血液を通して播種される。穿通性外傷や外科的処置は脳内に直接に細菌感染を起こす可能性がある〔*Staphylococcus*，クロシトリジウム属（*Clostridium*），*Pseudomonas*〕。膿瘍のおよそ1/4は感染源が明らかでない。免疫不全患者，経静脈投与で薬剤の投与が行われている患者，人工弁を有する患者，慢性のステロイド使用患者，それに加え溺水患者，および広範囲な歯科処置をしている患者も細菌の播種により脳膿瘍のリスクがある。

■ プレゼンテーション

脳膿瘍を有する患者は頭痛を訴えることが多い。病変部位に一致した局所神経脱落症状を認めることもある。頭痛，発熱，局所神経脱落症状の三症状が揃うことはまれである。痙攣，意識状態の変化，悪心，嘔吐，そして項部硬直は脳膿瘍が疑われる症状である。突然増悪する頭痛は，脳膿瘍の脳への破裂を示唆する。

■ 鑑別診断

さまざまな細菌感染症を考慮すべきである。脳膿瘍の鑑別診断として各種の頭痛，高血圧，頭蓋内出血，真菌感染症，そして腫瘍があげられる。

■ 主要な所見

- 発熱
- 混迷や意識レベルの低下などの意識状態の変化
- 項部硬直／髄膜症
- 頭痛
- 悪心／嘔吐
- 膿瘍の位置に一致した局所神経脱落症状

■ 管理戦略

　脳膿瘍は生命危機を及ぼす疾患である。しかし，早期の発見と対処により死亡率や合併症発生率は改善しつつある。気道，呼吸，循環管理，酸素投与，輸液などの支持療法を提供しなければならない。もし患者が痙攣や進行して非代償性となれば，蘇生手技を準備しなければならない。

　病院では，臨床検査や放射線学的検査が行われ，おそらく腰椎穿刺や脳生検が行われ，抗菌薬が投与される。

■ 緊急対処

　これらの患者は，膿瘍による容量効果より生命の危機にあるが，機能障害や敗血症の影響を受けて急激に進行することがある。さらに，脳内で膿瘍が破裂したり出血したりし，症状が急激に進行することがある。

■ 搬送の判断

　脳膿瘍が疑われた患者は，脳神経外科診療と神経集中治療が可能な施設へ転送すべきである。

■ 特別な留意点

　薬物あるいはAIDSなどの疾患による免疫不全患者はかなりの脳膿瘍のリスクがある。

痙攣発作

　痙攣発作は脳内における異常かつ突然の神経発火であり，意識の喪失や変調，痙攣や振戦，失禁，異常行動，感覚異常（味覚，嗅覚，恐怖感）などの症状を引き起こす。

　神経系の外傷や疾患でよくみられる非特異的な徴候であり，全般発作と部分発作に分けられる。部分発作はさらに単純部分発作と複雑部分発作に分けられる。全般発作では放電が同時に両側大脳半球から始まるのに対し，部分発作では脳内の特定の部位が焦点となる。

■ 病態生理

　痙攣発作は脳内の興奮系と抑制系のインバランスにより，興奮系に傾くことで起こると考えられている。研究者たちは痙攣発作が脳内の抑制系ニューロンであるγアミノ酪酸（γ-aminobutyric acid：GABA）ニューロンの作用減少により起こると考えられている。ベンゾジアゼピン系はGABAニューロンの発火を増加させ，発作を軽減させる。

　病態生理学的には，痙攣発作は細胞膜におけるイオンチャネルの開口により細胞内の電位が変化することと説明される。ニューロンのさまざまなレセプターがこのイオンチャネルの脱分極にかかわっている。

■ プレゼンテーション

　全般性痙攣は強直（頭部，体幹，四肢の屈曲や進展）に始まり，次いで間代（四肢や頸部のリズミカルな反射運動で意識喪失の有無によらない）となり，収まるとともに発作後睡眠（不定期の睡眠もしくは錯乱）となる。その他の全般性痙攣の形態としては強直のみ，間代のみ，びまん性ミオクロニー発作，脱力発作，欠神発作がある。

　部分発作は大脳皮質の焦点領域で始まる。単純部分発作では，制御不能な痙攣や体の一部の異常運動がみられるが，意識は保たれる場合もある。患者は閃光や雑音，視覚障害などの前兆を感じることがあり，発作に先行したりそれ自体が発作であることもある。

　複雑部分発作では前兆が先行することが多い。患者は覚醒しているか，いくらかの意識の変調を来し発作を記憶していないことが多く，行動変化や自動症（舌打ち，手探り，口ごもり，口唇を噛むなど）もみられる。また，さまざまな長さの発作後睡眠を伴う。

■ 鑑別診断

　鑑別診断としては脳卒中，片頭痛，健忘，脳出血，脳腫瘍，代謝異常，睡眠障害，運動障害，精神疾患などがある。

■ 主要な所見

- 意識状態の変化
- 限局的な運動障害
- 震戦と凝視
- 家族，友人，介助者の述べる発作後状態

■ 管理戦略

　患者は痙攣発作が起こりそうだとわかればEMS要請してもよい。発作にはある種の音，臭い，味といった前兆を伴うことが多く，警告サインとなることもある。パッドを敷くか危険物を除くことにより患者を外傷から守らなければならない。発作中は酸素飽和度が低下しやすいため，酸素を投与する。呼吸数や換気努力が不十分であれば，補助換気を行う。

　発作後状態においては，支持療法が最良の処置となる。発作後の患者はたいてい混乱，動揺し，おそらく攻撃的で狂暴である。気分を落ち着かせ，何が起こったかを説明する。可能であれば静脈路を確保し，施設のプロトコルに従いベンゾジアゼピン系で発作を処置できるようにする。意識喪失時や気道不安定時は，気道確保の準備を行う。

■ 緊急対処

　酸素化，換気，危険からの保護は病院前におけるもっとも重要な対処である。低血糖はよくある原因であるため，すべての痙攣発作もしくは意識状態の変化がある患者に対して血糖検査を行うべきである。心室頻拍のような重大な疾患に伴う失神を明らかな痙攣発作と間違えやすいため，心電図も行うべきである。

　発作がせいぜい1～2分であればベンゾジアゼピン系が停止に有効である。もっとも即効性があり効果的な投与法は静脈内であるが，静脈路確保が困難な場合は直腸内，経鼻，筋肉内でも投与できる。ロラゼパムもしくはジアゼパムが発作のコントロールによく使用されている。もしこれらの薬剤で発作が止まらなければ，第二選択の薬剤としてフェニトインやフェノバルビタールがある。最終手段は全身麻酔である。痙攣発作を繰り返し，その間意識の回復がみられない場合は痙攣重積状態と呼ばれ，不可逆的な脳損傷を来すこともある神経学的緊急状態であるため，積極的に処置しなければならない。

■ 搬送の判断

　患者は神経学的バックアップが可能な病院に搬送すべきである。外傷に起因する痙攣発作と考えられる場合は，外科的外傷治療の可能な病院が望ましい。

■ 特別な留意点

　痙攣発作後の患者は混乱し，反応が鈍く，興奮したり狂暴であるため，そのような狂暴もしくは混乱した言動を精神的な問題と判断しないよう注意する。

高血圧性脳症および悪性高血圧症

　高血圧緊急症は，重症の高血圧により脳，腎臓，心臓に障害を来すものをいう。高血圧性脳症は，過度の血圧上昇により神経症状を伴うもの，悪性高血圧は網膜出血と乳頭浮腫をさす。これらの症状は血圧が下がれば通常可逆的である。

　ほとんどの高血圧性脳症の患者は高血圧の病歴をすでに有している。そうではない患者には，血圧上昇の原因を特定するために，薬物の使用を含めてとくに病態に合わせた病歴聴取が必要になる。

■ 病態生理

　健康な患者は，平均動脈圧約50～150 mmHgの範囲で，脳の自己調節により安定した脳血流を維持している。慢性高血圧患者では，効果的な自己調節はより高い範囲にシフトして，高血圧から脳を保護している。血圧が急激に上昇すると，脳の自己調節を上回り，脳内血管の圧が上昇し，血管傷害や血液脳関門の脆弱化をもたらす。これにより毛細血管の血流が漏出し，脳浮腫を来す。眼球では，ICPの亢進は網膜出血を引き起こし，乳頭浮腫と呼ばれる視神経浮腫を来す。

■ プレゼンテーション

　患者は頭痛，混乱，視覚障害，痙攣発作，悪心，嘔吐を呈する。その他の終末器官の障害，たとえば，大動脈解離，うっ血性心不全，狭心症，動悸，乳頭浮腫，血尿などに注意が必要である。

■ 鑑別診断

高血圧性脳症に一致する症状を有する患者は，同時に腎疾患，褐色細胞腫，子癇前症あるいは子癇（妊婦の場合）を有することがある。患者は血圧の急激な上昇を引き起こすような特定の食物や薬剤を摂取したかもしれないし，降圧薬の服用を中断しているかもしれない。脳内出血，外傷，脳卒中も鑑別診断の一部としてあげられる。

■ 主要な所見

- 高血圧
- 頭痛
- 悪心／嘔吐
- 視覚の変化
- 意識状態の変化もしくは神経巣症状

■ 管理戦略

酸素を投与し，静脈路を確保する。収縮期血圧が 220 mmHg 以上もしくは拡張期血圧が 120 mmHg 以上の場合に限り，降圧のための特異的な対処が許容される。降圧に用いられる一般的な薬剤としては，ラベタロール，ヒドララジン（静注），ニトロプルシド，ニカルジピン，ニトログリセリン（点滴），クロニジン（経口）がある。急激な降圧が虚血性脳卒中や心筋梗塞といった深刻な合併症を引き起こすことがあるため，降圧薬開始にあたっては十分注意が必要である。急性期の降圧は 25% 以内とし，3〜6時間かけて拡張期血圧を 100 mmHg とするのが妥当な目標である。

■ 緊急対処

急な血圧上昇により突然の脳内出血を起こし意識を消失すると，患者自身の気道を確保できなくなる場合があるため，気道確保のための適切な処置を行う準備が必要である。

■ 搬送の判断

患者は循環器科へのコンサルトと集中治療室を有する施設に搬送すべきである。

側頭動脈炎

側頭動脈炎は巨細胞性動脈炎とも呼ばれ，側頭動脈の炎症により側頭部に拍動性あるいは灼熱性の痛みを生じ，時に嚥下もしくは咀嚼障害，視力障害などを伴う。他の血管にも同様に炎症を起こし得る。50歳以上の成人に多く，とくに70代の女性に多い。

■ 病態生理

側頭動脈炎の正確な病態生理は不明である。ある研究者はこれを炎症によるものとしているが，証明はされていない。もう1つの仮説は，自己免疫反応が動脈壁でのT細胞増殖を刺激するというものである。

■ プレゼンテーション

患者はたいてい頭痛と側頭動脈領域の頭皮の圧痛を訴える。頭痛は急性発症であるが片側性である。加えて，典型的には下顎跛行，側頭部の腫れ，嚥下障害，嗄声，咳がみられる。発熱もよくみられる。頭痛はたいてい視覚障害（複視，一側の視野障害，視力減少）に先行する。時に聴覚障害やめまいを訴える。その他の症状としては，発汗，体重減少を伴う食思不振，筋肉痛，倦怠感，筋力低下，口の痛み，歯肉出血などがある。

■ 鑑別診断

側頭動脈炎の鑑別診断としては，他の炎症性リウマチ疾患，悪性腫瘍，片頭痛，感染症がある。電解質変化や甲状腺機能低下症もこの疾患と間違えやすい。

■ 主要な所見

- 頭痛（たいてい側頭部）
- 視力障害（たいてい片側）
- 高齢者

■ 管理戦略

支持療法を行い気道，呼吸，循環をモニターする。受け入れ施設では，患者は血液検査，画像診断，側頭動脈生検など一連の検査を受けることになる。側頭動脈炎であると思われる場合は，血管炎の軽減のためにステロイドが処方される。

搬送の判断

患者は眼科的なフォローアップが可能な病院に搬送されるべきである。

ベル麻痺

ベル麻痺は突然発症する原因不明の片側の顔面麻痺である。もっとも一般的な脳神経障害の1つであるが，脳卒中に類似した症状であり患者に恐怖を与える。ベル麻痺は顔面神経麻痺の約半数を占め，残り半分には特定の病因がある。この疾患に伴う重大な顔面の異常のため，患者はこれがずっとつづくのではと不安になる。

病態生理

ベル麻痺の正確な病態生理は不明である。典型的には第7脳神経が側頭骨を通過する部位での神経鞘の炎症と腫脹が起こっている。いくつかのデータは，ベル麻痺が単純ヘルペス，帯状疱疹，その他さまざまなウイルスの感染によることを示唆している。

プレゼンテーション

ベル麻痺の患者の多くは顔面の筋力低下を脳卒中と思い込んでEMSを要請するか救急部門を受診する。なかには乳様突起もしくは外耳道の痛み，患側の涙量の減少，味覚の変化を感じる者もいる。

検査では，患側の顔面全体の筋力低下または麻痺があり，その側の閉眼が不完全であることが多い。慎重に観察すれば，患側の眼球が上転，内転していることがわかる。脳卒中の顔面所見とは，顔面の下半分のみが弱く前額部や上眼瞼の運動機能は保たれている点で異なる。患者によってはこの区別は困難であるため，他の方法で否定されるまでは脳卒中として対応すべきである。

鑑別診断

顔面神経麻痺にはベル麻痺以外にもさまざまな潜在的原因があり，ライム病，急性HIV感染，腫瘍，中耳炎などがある。脳卒中のような中枢神経系（上位運動ニューロン）の原因を除外することが重要である。前額部は両側の脳の支配を受けているため，この部位の筋力が保たれているときはこれを考慮する。

主要な所見

- 顔面一側全体の筋力低下
- 上肢もしくは下肢の筋力低下を認めない
- 閉眼困難

管理戦略

病院前におけるベル麻痺の管理戦略は，第一に患者搬送，バイタルサインの安定化，感情面のサポートである。患側の閉眼に困難があるため，眼帯やガーゼで軽く留めることで眼球を保護する。定期的に少量の生理食塩液を眼球もしくはガーゼに垂らして湿潤を保つことも効果的である。救急部門では，先に述べたような他の病因を除外したあとに，ステロイドおよび抗ウイルス薬が処方される場合がある。そして神経学的な検査と経過観察によるフォローアップを受ける。

搬送の判断

ベル麻痺は生命危機を及ぼすものではなく，通常自然に回復する。したがって，緊急搬送は必ずしも適応でないが，少しでも急性脳卒中の疑いがあれば患者は直近の脳卒中センターに緊急搬送されるべきである。

片頭痛

片頭痛は再発性の重症の頭痛で，認知障害や視力障害，めまい，悪心，嘔吐といった神経症状のために日常生活に支障を来す。頭痛は片側のこともあれば両側のこともある。幼児期に発症し，青年期に頻度が増す。80％の患者が30歳以前に発症し，50歳以降は頻度が減少する。一般的な片頭痛の誘因をボックス2-3に示す。

ボックス2-3　一般的な片頭痛の誘因

- ストレス
- 疾病
- 身体活動
- 睡眠パターンの変化
- 高所や他の気圧変化
- 食事を抜くこと
- 特定の薬物（経口避妊薬など）の使用
- カフェイン，アルコール，特定の食品の摂取
- 明るい光，大きな音，不快な臭気への曝露

■ 病態生理

片頭痛の病態生理は完全には解明されていない。最近の研究では脳内のセロトニンやドパミンといった神経伝達物質が炎症カスケードを刺激して血管拡張を起こし、痛みの原因になるとしている。片頭痛に伴う悪心、嘔吐といった症状もドパミン受容体活性化と関係している。多くのドパミン受容体拮抗薬が臨床的に片頭痛に効果的であることが示されている。

■ プレゼンテーション

片頭痛は通常4～72時間つづき、患者は静かな暗い部屋にいることを好むことが多く、まずは一般用医薬品で対応しようとする。前兆にはめまい、耳鳴、閃光の知覚、羞明、音声恐怖、視野におけるジグザグ線（閃輝暗点）があり、片頭痛の合図となる。なかには筋肉痛、発熱、下顎跛行、神経巣症状、混乱、不快感を呈するものもいる。片側視野欠損のような視覚障害、平衡異常、失神も生じるとされている。

■ 鑑別診断

片頭痛の鑑別診断には、異なる性質の頭痛、感染（髄膜炎や副鼻腔炎）、側頭動脈炎、虚血もしくは出血性脳卒中がある。加えて、脳腫瘍によるICP亢進、特発性頭蓋内圧亢進症、漏出性動脈瘤、麻薬離脱症状も片頭痛に類似した頭痛を起こす。

■ 主要な所見

- 頭痛
- 羞明
- 悪心／嘔吐
- 音もしくは臭気過敏
- 患者の疾患に関する知識

■ 管理戦略

患者の病院への搬送に際しては視覚や聴覚刺激を最小限にしなければならない。患者は不快そうにみえるかもしれないが、通常安定している。麻薬による鎮痛は医師による完全な評価を受けるまでは控えるべきである。制吐薬の使用は片頭痛のサイクルと強度を断ち、併発する悪心にも有効である。

■ 緊急対処

片頭痛の病歴を有する患者は、脳卒中や他の緊急性のある状態を片頭痛の悪化と間違えることがある。急激な神経学的変化があった場合は、これらの他の状態の存在に注意しなければならない。

■ 搬送の判断

鑑別診断に脳卒中や脳内出血があるため、これらに対応可能な施設へ搬送するよう注意しなければならない。支持療法は搬送中必ず必要である。

■ 特記事項

患者が光や音にきわめて過敏である場合には、照明／サイレンなし、もしくは目を閉じるか頭を覆った状態で搬送されることを好むことがある。

特発性頭蓋内圧亢進症

特発性頭蓋内圧亢進症は、症状が脳腫瘍のそれに似ているため「偽性脳腫瘍」として知られていた。その状態はくも膜下腔への脳脊髄液の取り込み不良により特徴づけられる。主に妊娠可能年齢の肥満女性に生じる。乳頭浮腫あるいは視神経腫脹がもっとも心配な症状であり、これは慢性的な頭蓋内圧亢進による。乳頭浮腫は進行性の視神経萎縮から失明につながる。

■ 病態生理

特発性頭蓋内圧亢進症の原因は、その名称が示すようによくわかっていない。硬膜静脈洞への脳脊髄液流出が減少しているとする報告もある。ほかには、血流の増加が脳の脳脊髄液排出能を妨げるとするものもある。

■ プレゼンテーション

頭蓋内圧が亢進すると患者は頭痛の治療を求めるが、頭痛は非特異的でタイプ、部位、頻度もさまざまである。拍動性の耳鳴りや水平方向の複視がみられることもある。まれに上肢への放散痛を訴えることもある。患者はかがんで立ち上がった際に起立性低血圧を起こして失神することもある。乳頭浮腫により片方もしくは両方の眼に間欠的なぼやけ、視力喪失を生じる。視野欠損が辺縁

から進行するが，これは通常鼻側下1/4から始まり中心視野へ移り，色覚喪失を伴う。

■ 鑑別診断

特発性頭蓋内圧亢進症の鑑別診断には無菌性髄膜炎，ライム病，髄膜腫のような血管腫，動静脈奇形，脳卒中，水頭症，脳膿瘍，脳内出血，片頭痛，ループスがある。

■ 主要な所見

- 頭痛
- 視力異常と乳頭浮腫
- 若年で肥満の女性

■ 管理戦略

病院前でできることはほとんどない。入院時には視力検査，直接的な眼科診察，腰椎穿刺，画像検査が必要となる。血液および脳脊髄液検査は鑑別診断を除外するために必須である。

■ 緊急対処

病院前では概して支持的ケアのみである。病院では患者は薬剤投与を受け，腰椎穿刺や外科的処置（頭蓋内シャントの留置，調節など）による脳脊髄液排出を要する。

■ 搬送の判断

患者は眼科，神経科，脳外科の専門ケアが可能な施設に搬送されるべきである。

正常圧水頭症

正常圧水頭症は脳室内の脳脊髄液量が過剰であるにもかかわらず腰椎穿刺では正常脳脊髄圧を示す疾患である。古典的な三徴は尿失禁，歩行異常，認知障害であり，可逆的であることが多い。

■ 病態生理

正常圧水頭症では脳室内の脳脊髄液量が増加している。過剰な脳脊髄液が大脳皮質の神経線維に圧力をかけることで，臨床所見につながると考えられている。脳脊髄液の蓄積は一般的にくも膜から硬膜静脈洞への吸収が不十分であることによるとされている。

■ プレゼンテーション

典型的な正常圧水頭症の患者は歩行障害，尿失禁，認知障害の三徴を示す。足を引きずったり，大股になったり，1歩目を踏み出せなかったりすることが多く，パーキンソン病に類似している。便失禁より尿失禁が多くみられ，初期には尿意切迫や頻尿がみられる。認知障害には無関心，精神運動遅延，注意力の低下，集中力の欠如がある。

■ 鑑別診断

正常圧水頭症の鑑別診断にはアルツハイマー病，他の原因による認知症，脳卒中，パーキンソン病，電解質異常，中毒，特発性頭蓋内圧亢進症がある。

■ 主要な所見

- 歩行の変調
- 尿失禁
- 意識の変化

■ 管理戦略

現場もしくは搬送中，患者に身体面，感情面のサポートを行う。入院後の画像や検体検査で診断がつけば，脳脊髄液を除去しシャントを造設して持続的な脳脊髄液の量と圧の低下を図る。

■ 緊急対処

バイタルサイン，病歴，身体観察所見の注意深いモニタリングと記載は受け入れ施設の救急部門のチームにとって有用である。緊急対処は通常必要ないが，患者が痙攣発作を起こさないか注意しなければならない。

■ 搬送の判断

脳外科的なサポートができる病院に患者を搬送する。

神経筋変性疾患

神経筋変性疾患は米国においてルー・ゲーリッグ病あるいは**筋萎縮性側索硬化症**（amyotrophic lateral sclerosis：ALS）として知られている。この疾患は上位および下位運動ニューロンの変性により随意筋の筋力低下もしくは萎縮を起こすのが特徴的である。患者はたいてい40〜60歳で診断され，その後3〜5年で死亡する。女性より男性が多く罹患する。

■ 病態生理

神経筋変性疾患に単一かつ既知の原因はない。研究者たちはある患者のタンパク質合成や運動ニューロンのシナプス機能を制御する遺伝子に変異があることを最近突き止めた。しかし，この説は神経筋変性疾患症例の数パーセントにしか当てはまらない。グルタミン酸毒性，ミトコンドリア機能障害，自己免疫もALSに関与しているとされるが，詳細についてはさらに研究されている。

■ プレゼンテーション

神経筋変性疾患の上位運動ニューロンでは痙性と腱反射亢進がみられる。下位運動ニューロンでは筋力低下，運動失調，線維束性収縮がみられる。死因に寄与するのは呼吸筋の筋力低下と誤嚥性肺炎である。不動性に伴う合併症がこの疾患の罹患率と死亡率を上げている。

患者は四肢の筋力低下と構音障害，嚥下障害，視力障害および四肢の痙性のために緊急受診する。運動障害は典型的には末梢内側から出現し，下垂手，手指の巧緻性喪失，尖足，舌の線維性収縮が現れる。情緒不安定がみられることもあり，患者は悲しみやおかしさといった出来事やコメントに過剰反応することがある。患者は感情がコントロールできていないことに気づいている。眼球運動障害，感覚障害，自律神経障害は通常人工呼吸器が必要となる患者において晩期に生じる。筋力低下は非対称性であることが多く，上肢もしくは下肢で始まる。咀嚼障害や嚥下障害は晩期に生じる。

■ 鑑別診断

鑑別にはギラン・バレー症候群，多発性硬化症，重症筋無力症，脊髄腫瘍，脳卒中がある。

■ 主要な所見

- 上行性かつ末梢性で上方かつ内側に向かう筋力低下
- 混合性の上位および下位運動ニューロン所見

■ 管理戦略

病院前ケアは患者搬送と気道・呼吸・循環およびバイタルサインのサポートが中心となる。全身倦怠感に対しプロトコールに従って酸素と輸液を投与する。

病院では神経科へのコンサルトや神経伝導検査など一連の検査を受けることになる。対症療法が主であり，患者や家族に対する感情面でのサポートもなされるべきである。もし患者がリビングウィルやDNRの書面を有していたら，それに従い快適な環境を提供しなければならない。肺炎などの感染症，深部静脈血栓症，呼吸障害などの合併症が起こりやすい。これらの問題にはプロトコールに従って対処する。

■ 緊急対処

神経筋変性疾患の患者は極端な呼吸筋力低下から代償不全に陥ることがあるため，適切な対応が必要である（「特別な留意点」参照）。

■ 搬送の判断

患者は慢性の状態であれば，神経科医による治療を受けられる病院に搬送すべきである。神経筋変性疾患の診断は通常入院期間中になされるため，患者は意識状態の変化を来した患者と同様に脳卒中センターあるいは神経科および脳神経外科のバックアップが可能な施設に搬送すべきである。

■ 特別な留意点

神経筋変性疾患の患者は極端な呼吸筋力低下から代償不全に陥ることがあるため，気管挿管を行う場合には，医療従事者・患者そして家族は人工呼吸器から離脱できる見込みがほとんどないことを自覚しなければならない。

ウェルニッケ脳症とコルサコフ症候群

ウェルニッケ脳症とコルサコフ症候群は同じ病理学的プロセスの異なる病期と考えられており，前者が進行して後者となる。急性のチアミンもしくはビタミン B_1 の欠乏によって**ウェルニッケ脳症**として知られる障害が起こり，急性錯乱・運動失調・**眼筋麻痺**（眼筋の機能異常）の三徴が特徴的である。しかし三徴すべてを示す患者は全体の1/3しかいない。

コルサコフ症候群はこの疾患の晩期症状，とくに記憶消失に対して与えられた病名である。この症候群はアルコール中毒者に多いが，長期血液透析やAIDSのような栄養不良患者にも起こり得る。診断される平均年齢は約50歳であるが，代謝異常や静脈栄養・チアミンや他のビタミンが欠乏した食事を摂取している若年者にも起こり得る。

■ 病態生理

チアミンは糖質の代謝において需要な役割を担っており，クレブス回路とペントースリン酸回路に不可欠な酵素の共役因子である。チアミンが欠乏するとこれらの経路が破綻し，利用可能なエネルギーが不足して細胞死に至る。もっとも深刻な影響を受けるのは，代謝の需要と回転が高い脳のような臓器である。エネルギー生産が低下して神経のダメージが起こり，細胞浮腫とさらなる神経系の損傷を引き起こす。

■ プレゼンテーション

アルコール乱用や栄養不良があり，急性の錯乱や眼球運動障害，記憶障害を呈する場合にはウェルニッケ脳症を考慮すべきである。眼球運動障害でもっとも多いのは眼振，両側の外直筋麻痺，共同注視麻痺である。失明は通常ない。

脳症は広範な錯乱，無関心，興奮，不注意などで現れる。昏睡や軽度の意識消失といった明らかな意識状態の変化はまれである。80％の患者は何らかの末梢神経障害を有する。低血圧，悪心，体温異常もチアミン欠乏によって起こる。乳幼児では便秘，興奮，嘔吐，下痢，食思不振，眼球異常，意識状態の変化（痙攣発作や意識消失）も起こる。

■ 鑑別診断

鑑別診断にはアルコールまたは違法薬物中毒，せん妄，認知症，脳卒中，精神病，閉鎖性脳損傷，肝性脳症，痙攣発作後状態がある。

■ 主要な所見

- 栄養失調もしくは慢性アルコール中毒
- 歩行失調
- 眼球運動障害，とくに眼振
- 錯乱

■ 管理戦略

病院では，患者は鑑別診断の評価のため多くの検体・画像検査（血液検査，電解質測定，腰椎穿刺，動脈血ガス分析，CTスキャン，MRI）を受けることになる。

気道の安定化を優先し，酸素化を図り血圧維持と輸液管理を行う。疑わしい場合は経験的にチアミン補充を始めてもよい。経口でもよいが，確実な吸収のため静脈内もしくは筋肉内投与されることもある。チアミンの初回量は一般に100 mgであるが，脳症改善のためには時間経過とともに500 mgまで必要になり得る。

臨床医の一部は，チアミン欠乏状態の患者にチアミンより前にブドウ糖を与えることに懸念を表明している。これはチアミン補酵素がない状態で細胞内経路に基質（ブドウ糖）を供給すると脳症を悪化させるというものである。しかしこれは，並行するチアミン投与なしで長期にわたりブドウ糖投与を受けた患者のみにみられるものである。チアミンがすぐに入手不可能でも，病院前の状況で低血糖症に対してブドウ糖を単回投与することは安全である。

■ 緊急対処

意識状態の変化を来した患者にウェルニッケ脳症の診断の可能性があれば，チアミンとブドウ糖を投与すべきである。

■ 搬送の判断

特別な搬送判断は必要ない。患者はどんな病院でも搬送され得るが，小児は可能なら小児専門施設に搬送すべきである。

ギラン・バレー症候群

ギラン・バレー症候群は急性炎症性多発神経障害（脱力，しびれ，麻痺を生じる脱髄性障害）に分類される。ギラン・バレーの発症率は米国で10万人に1〜3人である。どの年齢でも起こり得るが，若年成人または高齢者に多い。男女差はない。

■ 病態生理

ギラン・バレー症候群は最近の感染もしくは多くの異なる型の医学的問題に対する自己免疫反応と考えられている。研究者たちは，末梢神経（とくに軸索）に対する抗体が産生され脱髄が起こると考えている。回復は一般に短い再髄鞘形成期間と関連している。ギラン・バレー症候群の患者の多くはカンピロバクタージェジュニ（*Campylobacter jejuni*）に血清陽性であることが示されている。

■ プレゼンテーション

ギラン・バレーの患者の多くは最初に下肢，とくに大腿の筋力低下を示す。筋力低下は通常呼吸器あるいは消化器疾患から数週間後に現れる。数時間から数日の経過で，筋力低下は上肢，胸筋，顔面筋，そして呼吸筋へと進行する。およそ12日でもっとも悪い状態になり，その後数カ月かけて徐々に回復していく。

ギラン・バレー症候群の患者の多くは経過中に呼吸筋麻痺を補うため人工呼吸を要する。多くの症例では，患者は自分の感覚に反して立ったり歩いたりできない。深部腱反射の消失はギラン・バレーを比較的強く示唆する所見である。加えて，感覚異常は通常つま先や指先から始まり上行するが，手首や足首を越えない。痛みは最低限の動きでも生じることがあり，肩・背中・殿部および大腿で強く感じられる。時に振動覚の消失，自己受容性感覚と触覚の消失，印象的な自律神経障害（バイタルサイン・脈拍・血圧の変動）を示すこともある。さらに尿閉，便秘，顔面紅潮，唾液過多，無汗症，瞳孔強直も示し得る。

■ 鑑別診断

ギラン・バレーの鑑別診断は脊髄の感染や損傷のそれと同じである。高または低カリウム血症のような電解質異常は筋力低下を起こし得る。髄膜炎，脳炎，ボツリヌス中毒，マダニ感染なども類似した症状を示す。初期の段階では，ギラン・バレーは多発性硬化症，重症筋無力症，アルコールや重金属・有機水銀などの中毒量摂取，糖尿病，HIV神経障害と間違えることがある。

■ 主要な所見

- 足，腕，顔および体幹の進行性，対称性筋力低下
- 腱反射消失
- 先行疾患

■ 管理戦略

病院前では，気道・呼吸・循環の管理，酸素投与，補助換気（必要であれば）がもっとも重要である。ほかには静脈路確保，心電図モニタリングなどがある。もし自律神経障害を来していた場合，高血圧は短時間作用型薬剤，徐脈はアトロピン，低血圧は輸液が効果的である。2度もしくは3度心ブロックを来した場合，一時ペーシングが必要となることもある。

■ 緊急対処

急速に進行する病気であるため，患者が代償不能になる可能性を認識することが重要である。必要に応じて気道管理と維持に努める。

■ 搬送の判断

可能であれば三次医療施設へ搬送すべきである。が，迅速な画像検査と神経科へのコンサルトがしばしば必要となるからである。

急性精神病

急性精神病の患者は思考，行動，知覚に障害があり，見当識がついていない。彼らは妄想，幻覚，会話障害，情動の平坦化，離脱症状，無関心を示すこともある。

■ 病態生理

精神病は主に脳化学と発達の異常に関連している。遺伝学も精神病の進行に一役買っているが，心理社会的なストレスが増悪因子と考えられている。脳におけるドパミン受容体（抗精神病薬により阻害される）の過剰反応

が，急性精神病特有の活発な幻覚や妄想を引き起こすと考えられている。セロトニン伝達と関連している脳の前頭前皮質の活動性低下が，情動の平坦化や引きこもりを引き起こすともいわれている。

■ プレゼンテーション

患者の約50％は精神病を急性発症する。急性発症の前は比較的精神的な健康を保っている時期もある。この時期は家庭や職場，公の場でうまくいかないことが多い。急性の精神問題を抱えた患者のなかには，低血圧，口腔内乾燥，鎮静，排尿困難，性行動困難のような薬物反応に対し治療を求める者もいる。ある一定期間，精神病に対する処方薬を服用しなかった者もいるかもしれない。

■ 鑑別診断

急性精神病の鑑別診断には，せん妄，うつ，パニック障害，中毒，脳腫瘍，感染症がある。

■ 主要な所見

- 興奮と行動変化
- 幻覚／妄想を伴う思考内容の異常
- 気分の不安定

■ 管理戦略

精神疾患を抱えた患者を治療する際は，自分自身と患者の安全を最大限に考慮する。患者は薬物によるあるいは身体的抑制を必要とするかもしれない。可能であればバイタルサインをモニターし，感情面のサポートを行う。もし医学的に不安定な状態になったら，プロトコールに従って適切な処置を開始する。

■ 緊急対処

医学的異常が患者の意識状態の変化の原因となることがあるため，血糖をチェックし，外傷の評価を行い，パルスオキシメトリを含めたバイタルサインを注意深く評価して必要なら処置する。加えて，イベントを引き起こした病歴を慎重に聴取し，毒物，中毒，不適切かつ偶然の薬物摂取を評価する。

■ 搬送の判断

精神病的な行動をとる患者については医学的な異常をまず除外しなければならないため，血糖をチェックし，医学的および精神科へのコンサルトの両方が可能な施設に搬送する。

■ 特別な留意点

精神病患者は薬物あるいは身体的抑制，もしくは地域の活動基準に従って警察の護衛が必要なことがある。

急性うつ病／自殺企図

人が故意に人生を終えようとするとき，自殺をする。自殺企図とは自殺しようとするも不成功であった場合をいう。米国立精神衛生研究所（the National Institute of Mental Health）によると，自殺者1人あたり12～15回の自殺企図をするという。10代に限ると，自殺あたり200回もの自殺企図をするとされる。自殺企図はさまざまな形態をとり，救急医療は患者が自分自身で危害を加えたという観点に基づいてなされなければならない。

10代の自殺や他の衝撃的な自殺はニュースになりやすいが，高齢者の自殺の割合のほうが10代の自殺よりもはるかに高い。これは主に彼らが死を選ぶためにより致死的な手段を選ぶからである。米国立老化研究所（Institute on Aging）によると，銃器，縊頸，毒物（過量服用含む）の順に65歳以上の成人が選ぶ1, 2, 3番目に一般的な手段となっている。この年齢層は自殺企図4回につき1回が成功する。白人の80歳以上の男性が，他のどの年齢，性別，民族よりも自殺の危険性が高い。

しかし自殺率は35～64歳の成人で着実に増加しており，高齢者のそれとほぼ同じになっている。自殺は15～19歳の主要な死因の第3位となっており，男性が女性より危険性が高く，より致死的な手段を選ぶために自殺企図がはるかに成功しやすい。もっとも危険性の高い民族はアメリカ先住民，アラスカ先住民族，非ヒスパニック白人である。

2008年の薬物使用と健康に関する全国調査では，過去1年間に110万人の成人が自殺企図をした。うち約2/3が後に治療を受けた。治療の目標は患者を安定化させ，基礎疾患を同定し，意識状態を評価し，適切な紹介を行うことである。

■ 病態生理

うつ病の病態生理は多因子的であるが，辺縁系における神経伝達物質の変化が関与しているとされる。セロトニン，ノルアドレナリン，ドパミンがうつ病の原因になり得るとして研究されてきた。うつ病の家族歴は自殺企図者の間でよくみられるが，うつ病との決定的な遺伝的関連は認められなかった。アルコールやその他の薬物乱用はうつ病の危険因子となる。肉体的あるいは性的虐待，肉親の自殺，家庭内暴力や離婚，監禁，以前の自殺未遂などの精神的ストレスもうつ病や希死念慮を引き起こし得る。

■ プレゼンテーション

うつ病はさまざまな形で現れる。引きこもる者もいれば，興奮する者もいる。食習慣や睡眠様式も変化する。易疲労感，絶望感，無力感，無価値感を感じ，かつて楽しかったことを楽しめなくなることもある。忘れやすくなり，食欲や体重に変調を来し，明らかな原因はなく身体症状を感じることがある。思考や会話といった通常動作が遅くなり，集中力が低下する。重症うつ症例では，自殺企図を来して初めて医療従事者が認識することもある。

■ 鑑別診断

うつ病の鑑別診断には，中毒，不安症，虐待または暴力，電解質異常，頭痛，神経症，感染症，腫瘍，その他のストレスがある。

■ 主要な所見

- 平板もしくは抑うつした感情
- うつ／希死念慮の既往
- リストカットや縊頸などの自傷行為
- 有毒物質の摂取

■ 管理戦略

患者が薬物過量服用か自殺企図をしたかもしれないときは，意識レベルの低下に注意しつつ支持的対処を始める。このような場合は気道・呼吸・循環管理が最優先である。自殺企図の様式に応じた処置を行う。たとえば，縊頸を図った患者には脊椎保護，一酸化炭素中毒に対しては酸素投与，鋭的あるいは鈍的外傷患者には一連の外傷診療を行う。薬物中毒の疑いがあれば，心電図をモニターしてQRS延長に注意する。

■ 緊急対処

自殺企図患者に対しては，飛び降りや縊頸などによる外傷の評価にとくに注意する。縊頸に伴う狭窄音，飛び降りに伴う減速損傷，有害物質摂取に伴う電解質異常や不整脈に目を光らせなければならない。

■ 搬送の判断

外傷や医学的な問題がなければ，精神科のある病院に搬送する。

■ 特別な留意点

すべての自殺企図に真剣に対応しなければならない。患者はどんなときも1人にしてはならない。救急車の後部ドアを閉めて，患者が救急車後部の危険なものに手を伸ばさないようにする。

総まとめ

意識状態の変化や急性の神経学的変化を来した患者は時として医療従事者に反抗的となる。意識機能が変化すると正確な病歴聴取や適切な診察を行うことが難しくなるため，とくによく観察して診断の手掛かりを探し，得られた情報を解釈しなければならない。生命危機を及ぼす気道・呼吸・循環の評価が終わったら，すべての患者においてこれらの基本的状況をチェックし，すみやかに対応することはきわめて重要である。SNOT記憶法はそのために役立つ。患者の主要なプレゼンテーションからこれらの脅威のスクリーニングがなされたら，SAMPLER/OPQRSTなどによる詳細な病歴聴取を行い，セカンダリサーベイに進み，鑑別診断に至る。この段階的手順により，診断のための検査や治療的対処，また病院前であればもっとも適切な搬送先の選定の優先順位をつけることができる。搬入するまでに繰り返し再評価することは，急性神経障害や意識状態の変化を伴っている患者の場合はとくに重要である。

シナリオ解説

1 気道が開通し呼吸と循環が適切であることを確認したら，バイタルサインを得る。頭からつま先までの診察に加えて，瞳孔，視野（周辺視野含む），外眼筋運動もチェックする。羞明がないか尋ねる。側頭部に発赤，腫脹，圧痛がないか注意する。顔面の対称性を評価する。頸動脈雑音を聴診する。項部硬直がないかみる。末梢の脈拍，知覚機能，運動機能を評価する。さらなる病歴を聴取し持続的な外傷がないか尋ねる。処方薬をみて既往歴に関する手掛かりを得る。脳卒中スケールを調べる。診察所見に基づき他の検査を考慮する。

2 この患者の鑑別診断としては，脳卒中，脳内出血，側頭動脈炎，髄膜炎，片頭痛があげられる。

サマリー

- 中枢神経系の解剖と生理について概説した。
- 多種多様な神経学的緊急に対する全体の印象とプライマリサーベイの構成要素を確認した。
- 意識状態の変化の徴候を認識した。
- 患者の主要なプレゼンテーションに基づき鑑別診断を適応あるいは除外するために AMLS 評価手順を適用した。
- 痛みの評価，身体観察，重要な診断所見のために OPQRST および SAMPLER 記憶法を用いて行うセカンダリサーベイの構成要素を確認した。
- 適切な病歴データ収集の重要性を確認した。
- 鑑別から診断に到達するために神経学的診察所見を適用した。
- 現場および搬送中に身体的および感情的サポートを行うことの重要性を確認した。
- 患者の状態により，切迫した生命危機に対する治療の選択肢について議論した。
- 可能性の高い診断に基づく特別な搬送の選択肢について考慮した。

文献

American Brain Tumor Association: A primer on brain tumors. Des Plaines, Ill., 2009, The Association. Modified January 2009.
www.abta.org/index.cfm?contentid=170. Accessed September 26, 2009.

Hackam DG, et al: Most stroke patients do not get a warning: A population-based cohort study, Neurology 73:1074, 2009.

Institute on Aging: Suicide and the elderly. San Francisco, Calif.
www.ioaging.org/services/counseling_healing/elderly_suicide.aspx. Accessed September 26, 2009.

National Institute of Mental Health: Suicide in the U.S.: Statistics and prevention. NIH Publication No. 06-4594. Modified July 27, 2009.
www.nimh.nih.gov/health/publications/suicide-in-the-us-statistics-and-prevention/index.shtml. Accessed September 26, 2009.

National Stroke Association: National Stroke Association's complete guide to stroke, Centennial, Colo., 2003, The Association.

National Stroke Association: What is TIA?
www.stroke.org/site/PageServer?pagename=TIA. Accessed September 29, 2009.

Pearce JMS: Meningitis, meninges, meninx, Eur Neurol 60:165, 2008. Published online July 16, 2008.
http://content.karger.com/ProdukteDB/produkte.asp?Doi=145337. Accessed September 28, 2009.

Ruoff G, Urban G: Standards of care for headache diagnosis and treatment, Chicago, 2004, National Headache Foundation.
www.guideline.gov/summary/summary.aspx?doc_id=6578&nbr=004138&string=migraine. Accessed September 26, 2009.

Substance Abuse and Mental Health Services Administration: 2008 National Survey on Drug Use and Health: Suicidal thoughts and behaviors among adults. Modified September 17, 2009.
http://oas.samhsa.gov/2k9/165/Suicide.htm. Accessed September 26, 2009.

確認問題

1. 以下のうち正常な意識状態を表すのはどれか。
   a. 今日が何曜日か何度も尋ねる
   b. 名前を呼んでも返事をしないが，胸骨刺激を加えると手を払いのける
   c. 眠りから目覚めたあと，ぼんやりしていて質問に対する反応が遅い
   d. 人，場所，時間の見当識はあるが，自分が邪悪であるとの声が聞こえる

2. 脳神経機能の少なくとも1つを評価しているのはどれか。
   a. 血糖測定
   b. シンシナティ病院前脳卒中スケール
   c. Glasgow Coma Scale
   d. 簡略化した意識状態検査

3. 72歳男性。教会で失神を起こし，覚醒したが混乱している。妻は彼が1週間前から頭痛を訴えていたと述べた。初期のアルツハイマー病がある。家庭ではLipitorとExelonを内服している。以下の質問のうち鑑別診断を絞るのに役立つのはどれか。
   a. 最近転んだり頭を打ちましたか
   b. アレルギーはありますか
   c. 今朝は処方薬を飲みましたか
   d. アルツハイマー病と診断されたのはいつですか

4. 56歳女性。ヨガのクラス中に突然の頭痛と視力障害を来した。右の眼瞼は下垂し，瞳孔は左側より縮瞳していた。受診すべき病院はどれか。
   a. STEMIセンター（心臓センター）
   b. 眼科手術可能な病院
   c. 精神科専門
   d. 神経科と血管の専門

5. 32歳男性。主訴は頭痛とめまい。1回嘔吐し歩行はふらついていた。血圧148/72 mmHg，脈拍数92/回，呼吸数20/回。右耳上方への注視は安定していた。原因として片頭痛よりも脳内出血を強く考慮する徴候や症状はどれか。
   a. 歩行異常
   b. 血圧
   c. 年齢
   d. めまいと嘔吐

6. 意識状態の変化を来した患者で呼吸補助すべきもっとも信頼できる指標はどれか。
   a. 血糖600 mg/dL
   b. 呼気終末CO_2 60 mmHg
   c. Glasgow Coma Scale 10点
   d. 酸素飽和度80%

7. 24歳男性。突然の激烈な頭痛を来した。明かりを暗くするよう頼み，1回嘔吐した。以下の所見のうちくも膜下出血の疑いを強くするのはどれか。
   a. 徐脈
   b. 高血圧
   c. 瞳孔拡大
   d. 項部硬直

8. 以下の所見のうち，硬膜外血腫を疑う挿管された患者の換気回数を上げる必要があるのはどれか。
   a. 痛み刺激に対する屈曲
   b. 低血圧
   c. バビンスキー徴候陽性
   d. 一側の瞳孔固定

9. 25歳女性。ヘルメットを装着していたが，馬から放り出された。上肢の筋力低下を訴えている。彼女に目を閉じさせ，親指を上下どちらに動かしたかを尋ねたが，正しく答えられなかった。障害されている機能はどれか。
   a. 精緻運動
   b. 自己受容性感覚
   c. 触覚
   d. 脊髄副神経機能

10. 44歳男性。目撃ある痙攣大発作後の状態。軽度の痛みで覚醒し，いびきをかいている。バイタルサインは血圧142/86 mmHg，脈拍数120/回，酸素飽和度98%。行うべきはどれか。
    a. バッグマスクによる補助換気
    b. 鼻咽頭エアウエイ挿入
    c. 気管挿管の準備
    d. 仰臥位にする

第3章 呼吸の異常

本章では呼吸器系の解剖と機能について説明し，呼吸器症状を訴える一般的な疾患や状態について学ぶ。さらに重要なことは，患者の評価を行い，病因を突き止め，妥当な鑑別診断を行い，適切な治療を行うための知識を得ることである。加えて，呼吸器症状を訴える患者のモニタリングと治療のための手技についても確認する。

学習目標　本章のおわりに以下のことができるようになる

1. 呼吸器症状を訴えることが多い疾患や状態についての解剖，生理，病態生理を説明でき，それらの典型的な臨床症状を記述できる
2. 呼吸器症状を訴える患者の詳細な病歴聴取方法について述べる
3. 呼吸器症状を訴える患者の包括的な身体観察を行うことができる
4. 第一印象，患者病歴，徴候，症状から可能性がある鑑別診断を述べる
5. 鑑別のための検査を指示・提案し，その結果を鑑別に役立てる
6. 呼吸状態の緊急時に患者を安定化し治療するための重要な手技を行うことができる
7. それぞれの病態に対し，エビデンスに基づく実践的なガイドラインに従って全体的な管理ができる
8. 継続的な評価を行い対処への患者の反応に基づいて，臨床的な印象と治療戦略を見直す

重要用語

膿瘍（扁桃周囲）：膿瘍とは，表在性軟部組織感染が進行し，扁桃腺に隣接する粘膜下に膿が溜まったポケットを形成した状態。この膿瘍とそれに付随する炎症は口蓋垂を反対側へ変位させる

急性肺損傷／急性呼吸促迫症候群（ALI/ARDS）：呼吸不全を引き起こす全身性疾患

好気性代謝：ブドウ糖が酸素の存在下でエネルギーに変換されるプロセス

嫌気性代謝：酸素が使用できない状況において，細胞は少量のエネルギーを生成できるが，副産物としてとくに乳酸やカルボン酸のような過剰な酸を放出するプロセス

血管性浮腫：通常は口唇（とくに下唇），耳介，舌，または口蓋垂のような頭頸部組織の突然の腫脹を特徴とする状態

持続性吸息中枢：橋に位置する領域で，この中枢は，呼吸の深さを調節する

無気肺：肺胞の虚脱

化学受容体：血液や体液の組成の変化を感知する受容体。化学受容体により登録されている化学変化は，水素，二酸化炭素，酸素レベルである

呼気終末 CO_2（$ETCO_2$）モニタリング：呼気ガスにおける二酸化炭素濃度の分析。患者の換気状態の評価に有用

ガス交換：大気からの酸素が循環している血液細胞によって取り込まれ，そして血流からの二酸化炭素が大気中に放出されるプロセス

現病歴（HPI）：患者評価でもっとも重要な要素。現病歴（HPI）の主要な要素は，OPQRST と SAMPLER の記憶法を使用することによって得ることができる

ルートヴィヒ・アンギーナ（口腔底蜂窩織炎）：ちょうど下顎骨の下方にある前頸部の深層部のスペースにできる感染。名称は実際にこの状態を経験したことのある患者からの報告による息の詰まるようなもしくは，窒息時の感覚に由来する

非侵襲的陽圧換気（NPPV）：いくつかの種類のマスクや非侵襲的器具（インターフェイス）により上気道に陽圧換気を与える手技

呼吸調節中枢：橋に位置する領域で，この中枢は，一般的に呼吸数と呼吸様式を制御する

呼吸：血中に酸素を取り込み，肺胞へ二酸化炭素を排出する相互方向の流れ

呼吸不全：肺ガス交換の基本的な役割である，吸入空気から血液中への酸素の移送および血液からの二酸化炭素呼気への移送を行うことができなくなる障害

胸腔穿刺：胸膜腔から液体または空気を除去する手技

胸管：左の上胸腔内に位置する胸管はもっとも太いリンパ管である。静脈内に吸収されなかった下肢や腹部から体液を大静脈へ戻す

胸腔ドレナージ：空気を外に排出し，胸膜腔に入らないようにする一方向弁であるハイムリッヒバルブなどにチューブを接続する手技

超音波：超音波検査や医療診断超音波検査とも呼ばれ，体内の構造の正確な画像を生成するために高周波の音波を使用する撮像法

シナリオ

57歳男性。咽頭痛を主訴に来院した。具合が悪そうな印象である。眼は充血しており頻回に唾液を口腔内から拭っていた。くぐもった声で，咽頭痛は今日から出現したといっていた。悪寒と耳や下顎，歯の痛みも訴えていた。既往に2型糖尿病と高血圧がある。来院時のバイタルサインは血圧 104/72 mmHg，脈拍数 124/分，呼吸数 20/分，体温 39.4℃ であった。診察をつづけるうちに患者は落ち着きがなくなり，不穏になってきた。呼吸に伴い，甲高い雑音に気づいた。

1 上記の情報に基づいて考えられる鑑別診断は何か

2 鑑別を進めるために必要な情報は何か

3 もっとも優先される治療は何か

私はもはや室内で読書をしている男性や編み物をしている女性は描かない。私は呼吸し，感じ，苦しみ，愛を育む人々を描く。

エドヴァルト・ムンク

バイロンからビリー・レイ・サイラスまで，鼓動，ドキドキすること，胸が張り裂けるような思いは愛の象徴となっている。同様に呼吸は生きていることそのものの象徴である。呼吸を聞き，感じ，場合によってはみることすらできるため，詩的な表現でも使用されるのであろう。本章では音楽，芸術，文学の領域には触れず，実際の呼吸について述べる。

呼吸器系の解剖

呼吸器系は胸腔内に位置しているが，身体のすべての細胞に影響している。呼吸器系には2つの重要な機能がある。

1. 換気：空気を肺へ入れ，肺から出すこと。換気というプロセスは酸素を細胞へ供給し，二酸化炭素やその他の産物を血中から排泄する最初のステップである。至適な血中の酸素濃度を維持するのに必要な十分な量の清潔な加湿された空気を供給することが口腔，咽頭，喉頭，気管，気管支，そして細気管支の役割である。

2. 呼吸：大気から血中に酸素を取り込み，血中から大気へ二酸化炭素を排泄するガス交換のこと。

呼吸器系は上気道と下気道に分けられる。上気道は声帯より上のすべての器官をさし，下気道はそれより下の器官をさす。呼吸器系の大部分は胸郭内に，心血管系や消化器系とともに位置している。胸痛，息切れ，咳，閉塞感などは胸郭内のこれら3つの系のどれかに関係している可能性がある。

■ 上気道

呼吸器は鼻腔・口腔を通じて体外へと開放されている。鼻腔・口腔はそれぞれ別の役割を担っている。口腔を通ってきた空気は鼻腔からの空気に比べて加湿がされていないが，換気を保つには口腔も重要である。まずは鼻腔の構造から詳しくみていくこととする。

鼻腔

鼻腔は以下の構造物で構成されている。

- 鼻孔
- 鼻甲介（鼻腔の側面より伸展する彎曲した骨性の板）を含む鼻腔
- 鼻咽頭

鼻腔は重要な役割をもつ。吸気を加湿・加温することにより，下気道の粘膜を保護する。鼻咽頭にある粘液産生細胞は比較的大きな粒子を捕捉することで，下気道の感染防御を行っている。加えて，鼻咽頭は反響室として声の音質・音程を生み出している。

咽頭と口腔

換気を行わない間，口の構造物（口唇，歯，歯茎，舌，唾液腺）は咀嚼，発語の機能を担う。

口腔を通過した吸気は咽頭を通り，舌根の背後にある下咽頭へと達する（図3-1）。この空間には舌および，リンパ組織などもあり，感染防御を行っている。下咽頭の直下に軟骨でできた喉頭蓋があり，嚥下の際には喉頭蓋が気管をカバーする。喉頭蓋は通常は開いているが嚥下に際して液体や食物が通過するときには無意識に閉じ，誤嚥しないように気道を守っている。意識のない患者においては，この反射がしばしば消失しており，吐物の誤嚥の深刻なリスクとなる。胃内容物の量と酸性度によって，その誤嚥により生命危機を及ぼすことがある。

喉頭蓋の奥は声門を構成する3つの構造物で成り立っている。

1. 甲状軟骨：声門を包んでいる
2. 披裂軟骨：声帯を補助している
3. 仮声帯と真声帯：可動性の構造物であり，声門の一部を覆い前後に動くことにより声を作り出す。その声は中咽頭，鼻咽頭によって調整を受ける。仮声帯は線維結合織から成り，真声帯に付着する。真声帯は細い靱帯から成る。2つの真声帯の間の空間を声門と呼び，そこを空気が通過し，下気道へ達することにより換気が行われる。

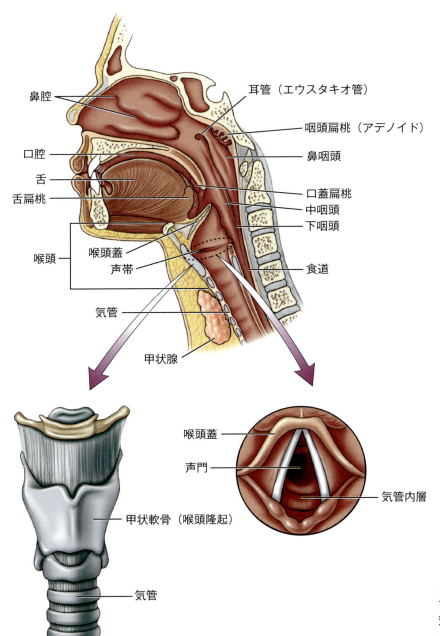

■図3-1 気道の解剖。声門を境にして上気道と下気道に分かれる。下気道は気管，気管支，肺胞，肺で構成される（Herlihy B：The human body in health and illness, ed 3, Philadelphia, 2007, Saunders. より修正）

■ 下気道

吸気は下気道まで達し（図3-2），気管，気管支を通って，さらに細気管支を通り最終的に肺胞へ達する。小さい嚢である肺胞でガス交換が行われる。

気管

声門を通過したあと，空気は気管に流れ込む。気管はC型をした不完全な輪状の軟骨により支持された膜状の筒である。最初の軟骨は輪状軟骨といい，唯一完全な輪状となっている。輪状軟骨の下に，気管軟骨がつづいており，背側にある小さな筋が弛緩・収縮することにより輪状の径を制御している。これらの構造により気管は激しい咳嗽や気管支攣縮などによって閉塞するのを防いでいる。

気管は円柱上皮と呼ばれる組織により覆われており，円柱上皮は外部からの小さな異物を捕捉するための粘液の産生を行っている。線毛と呼ばれる微細な毛は粘液と捕捉した異物を気道の上部まで運び，咳嗽や喀痰の喀出とともに排泄する。

気管支と肺

C型をした気管軟骨は気管が左右の主気管支に分かれるところまで連続している。主気管支はそれぞれの肺を換気する唯一の通り道である。右主気管支は左に比べ，まっすぐに伸び径が大きくなっている。そのため誤嚥や意図していない片肺挿管になりやすい。主気管支もまた，背側には小さな筋が付着したC型の軟骨により構成される。円柱上皮も主気管支まで連続し，有害な異物から下水道を防御するために加湿・粘液産生を行っている。

主気管支の先に左右の肺がつながっている。肺は胸膜と呼ばれる二重の膜で包まれている。臓側胸膜は肺に付着し，壁側胸膜は胸郭の内面と縦隔に付着している。これら2枚の胸膜の間は密閉された空間（その可能性のある）となっており，健常な状態では互いに滑るような動きができるように薄い層の潤滑液を含んでいる。

左右の肺の機能は同様であるが，解剖学的には少し異なっている。右肺は上・中・下の3葉に分かれているが，左胸腔内には心臓があるため左肺は上・下の2葉のみとなっている。

細気管支と肺胞

肺に入ったあと，主気管支は引きつづき第1，第2，第3とより小さな細気管支へと分かれていく。これらのより細くなる気管支は，効果的な換気のため吸い込んだ空気を肺の隅々まで配分する。第3分枝以降の細気管支の内膜は，粘液をあまり産生しなくなるため，これらの細気管支では，異物を除去することが困難となっている。これらの構造はすべて空気を肺胞へと運ぶ役割をもっているが，すべてが換気に携わっているわけではない。

細気管支は最終的に肺胞に到達する。肺胞は小さな嚢で1層の細胞層で構成されており，ガス交換（換気）を可能にしている。健常肺には数百万という多数の肺胞がブドウの房のように連なっている。ガス交換は肺の毛細血管と肺胞を隔てる薄い細胞の層を通して行われる。酸素を取り込み二酸化炭素を排泄する交互のガスの行き来

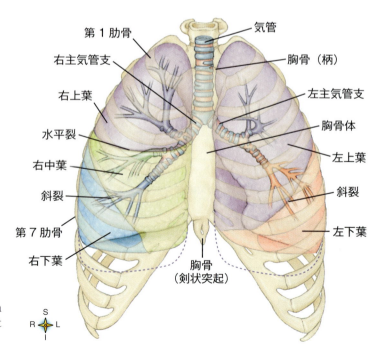

■ 図3-2　下気道の構造（Thibodeau GA, Patton KT：Structure and function of the body, ed 12, St Louis, 2004, Mosby. より）

を**呼吸**と呼ぶ。吸気ガスは肺胞を去り，肺胞壁を構成する1層の細胞層を，次にごく薄い間質組織を貫き，そして毛細血管を構成する1層の細胞層を通過していく。この細胞層が厚くなると，呼吸に多大な障害を来すこととなる。

肺胞は常に膨らんでおり，周囲の間質組織中の結合織に取り囲まれている。サーファクタントと呼ばれる化学物質が肺胞内壁を覆っており，肺胞という小さな袋を虚脱させないように作用している。サーファクタントは石けんのような物質であり，表面張力を減弱させ油と水との境界面を維持することにより，肺胞が呼気時に容易に虚脱するのを防いでいる。未成熟児の場合はサーファクタントを産生できず，重大な呼吸障害を来すことがある。しかし年齢にかかわらず，十分な量のサーファクタントがあり，結合織がしっかりしていても肺胞の虚脱を防止することができない。**無気肺**は感染・外傷・炎症などによって発生する。無気肺は肺炎の重大な危険因子となる。

■ 呼吸を補助する筋骨格系

骨・筋・結合織は換気において不可欠の要素である。これらの構造がなければ効果的な換気を行うことができない。気管軟骨から骨性胸郭に至る構造により換気に必要な圧を維持することが可能となっている。

換気を行う主要な筋は横隔膜である。この厚い筋組織は胸部と腹部の境目となっている。横隔膜は随意・不随意ともに制御されている。横隔神経は横隔膜の収縮・弛緩を司っており，脳幹から出ているC3，C4，C5脊髄神経より構成される。これらの脊髄レベルは重要である。というのは，これらのレベルの頸髄への外傷は致命的な無呼吸を引き起こし得るからである。

胸郭はその内部にある肺などの器官を支持し，保護する構造である。胸郭構造は呼吸に必要な胸腔内圧の変化を促す。肋骨・胸骨・胸椎は防護の骨組みを形成する（図3-3）。肋骨は胸郭内器官を保護するだけでなく，吸気や呼気に必要な圧も作り出している。

肋間筋はそれだけでは換気を行うのに不十分であるが，横隔膜を補助することにより換気に必要な圧変化を作り出しており，呼吸補助筋と考えられている。呼吸補助筋は腹部や頸部など他の部位にも存在する。もし患者が呼吸補助筋を使用した呼吸を行っていれば呼吸障害あるいは**呼吸不全**が差し迫っている可能性があるため，注意して観察する必要がある。

気管のすぐうしろには食道がある。食道は筒状をした筋であるため，少しの陰圧ですぐに虚脱してしまう。気管の背側の筋は食道前面に接している。大きな食塊を飲み込んだとき，食道はそれを通過させるために広がろうとするが，気管はその形状を保ち，虚脱しない。食道は弾性に富むため，食道の狭窄や病変があるときは食道の弾性ゆえに胸やけ感や膨満感が出現する。

■ 胸腔内での心臓と血管構造の関係

換気や呼吸を支持する臓器（解剖構造）は，心臓・大静脈・大動脈・肺動脈幹・胸管など他の重要な器官と胸腔内スペースを共有している。これらの心血管系の器官は酸素化された血液を循環させ，リンパ交換や二酸化炭素などの老廃物の除去のため脱酸素化された血液を肺へ還流する。

心臓は血液循環におけるもっとも主要なポンプであり，適切に機能することは全身に血液を送り出すうえで決定的な意味をもつ。酸素が消費された血液は上・下大静脈を通って心臓へ戻ってくる。上大静脈は頭部・上肢・肩など心臓より上の身体からの血液を還流し，下大静脈は心臓より下の下半身からの血液を還流する。脱酸素化された血液は右房から右室へ流入し肺動脈幹へと送られる。肺動脈幹は左右の肺動脈へ分岐しそれぞれの肺へ流入する。酸素化された血液は肺静脈を通り心臓そして左房へ戻る。肺動静脈は体内で唯一，動脈が酸素化されていない血液を運び，静脈が酸素化された血液を運ぶ。

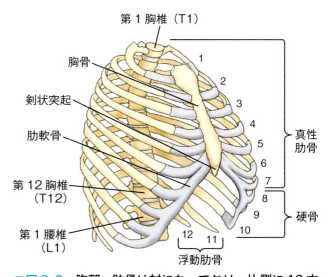

■図3-3　胸郭。肋骨は対になっており，片側に12本存在する。上から順に番号が振られている。第7肋骨までは，直接胸骨へ付着し，真性肋骨と呼ばれる。残りの5本は，直接胸骨へ付着しておらず，硬骨と呼ばれる。硬骨の最後の2本は浮遊肋骨と呼ばれ，背部にのみ付着している（Leonard PC：Building a medical vocabulary：with Spanish translations, ed 7, St Louis, 2008, Saunders. より）

左房へ到達した血液は心臓のなかでもっとも筋の発達した左室に送り込まれる。左室は血液を大動脈に駆出するために大動脈圧に打ち勝つよう，筋肉が十分に発達している。その後，血液は小動脈や細動脈を通過して全身に分配される。

胸管は左上胸郭内に位置する身体のなかでもっとも太いリンパ管である。胸管は下肢・腹部で静脈に吸収されなかった余剰な体液を集め，大静脈へ還流する。大静脈を通過する血液量と比較すると還流されるリンパ液は少量であるが，その除去は重要である。というのは，その液体は除去されない場合は下肢に貯留するからである。

呼吸器系の生理

呼吸器系は，免疫反応，呼吸と換気の制御，酸塩基平衡の支持などを含む一連の複雑な生理的過程により司られている。これらのプロセスを1つずつみていく。

■ 免疫反応の活性化

空気が気道へ流入する際には，常に感染の可能性がある。しかし生体はきわめて効果的にこの脅威に対処している。呼吸器系は上気道から侵入し肺胞へ到達する病原体に対し，いくつかの戦略を備えている。

病原体が生体の損傷や感染からのもっとも基本的な防御機構である皮膚を通過し，気道を通って生体へ侵入した場合，気道の上皮細胞が感染に対する次の防御壁として機能する。気道の上皮は粘液を産生する杯細胞を有している。産生された粘着性のある粘液は病原体となるべく侵入者を捕捉する。線毛をもつ他の細胞はその粘液を上気道へ運ぶのを助け，その後，咳として体外へ排出する。

また，粘液は免疫グロブリンA（immunoglobulin A；IgA）と呼ばれる免疫抗体を含む。IgAは体液中に分泌され，病原体と接合して白血球に認識・貪食させる。

下気道では白血球が細胞間隙から物理的に肺胞や細気管支に侵入する。上気道での粘液により排出されない粒子や病原体を攻撃し，貪食する。これらの白血球は粘液に混ざって喀出され，何らかの気道感染を起こしている患者からの黄緑色の痰の原因となる。

■ 呼吸と換気の神経系による制御

次の3つの主要な機序により換気は制御を受けている。
1. 中枢神経系
2. 末梢神経系と呼吸筋
3. 生体における化学および機械受容体

中枢神経系

中枢神経系は脳・脊髄のさまざまな領域から換気を制御している。脳幹を構成する延髄と橋はともにこの中枢制御に関与している。延髄は換気の基本的なリズムを調節し，呼吸数の増加を要する際の腹側領域のトリガーとして機能する。橋は呼吸数と呼吸様式を全体的に調整する呼吸調節中枢を介して，吸気を制御し呼気をトリガーする。橋にある持続性吸息中枢は呼吸の深さを制御している。

脳皮質は延髄や橋により制御される自動（不随意）システムに優先させて，意識（随意）的な換気指示を出すことができる。これは人間が笑ったり，泣いたり，歌ったり，話したりするときに重要な機能である。中枢神経系に障害が起こると呼吸異常を引き起こすこととなる。

末梢神経系

末梢神経系と呼吸筋は連携して機能しなければならない。吸気時には，横隔膜の収縮は横隔膜を下方（腹側）に押し下げ，同時に肋間筋の収縮は肋骨を挙上し膨張させる。これらの作用により胸郭容量は増大し，結果として胸腔内により低い圧が発生する。この圧の低下により空気が肺へと流入することとなる。

呼気では反対の現象が発生する。横隔膜と肋間筋は弛緩して胸空内が陽圧となり，肺からの空気を大気へと排出する。

化学・機械受容体

生体の受容体は中枢では脳や脳脊髄液に，末梢では大動脈弓や腎・肺に分布している。機械受容体またはメカノレセプターは刺激物質が存在したときや筋肉に過剰な伸展が加わったときに反応する。伸展受容体は吸気のピークで信号を受け，過度の換気が肺を損傷しないように筋の収縮を中止する。この反応は異物や粒子が気道へ侵入し咳嗽が出現したときも同様に反応する。

化学受容体または**ケモレセプター**は血液や体液の組成の変化を検知している。ケモレセプターに認識される主要な化学変化には水素イオン，二酸化炭素，酸素が含まれる。

- 水素イオン：延髄周囲の水素イオン濃度が上昇すると化学受容体がそれを検知して呼吸数を増加させる。反対に水素イオン濃度が低下すると呼吸数は低下する。

これは血流の pH を検知しており，生体の通常の pH は 7.35 〜 7.45 である。
- 二酸化炭素：呼吸数が低下し浅い呼吸となる，あるいは血液が大きく酸性に傾くと，二酸化炭素の血中濃度が増加する。二酸化炭素濃度が上昇すると，過剰な二酸化炭素が脳脊髄液へ流入し，水素イオンを増加させ，呼吸数も増加することとなる。この二酸化炭素の濃度は血中の二酸化炭素分圧（$PaCO_2$）として測定できる。通常の $PaCO_2$ は 35 〜 45 mmHg であり，$PaCO_2$ は主要な呼吸制御の因子である。
- 酸素：末梢化学受容体が低酸素を検知したとき，呼吸数は増加する。通常の酸素分圧（PaO_2）は 80 〜 100 mmHg である。

通常，換気は高二酸化炭素作用（高い CO_2 濃度）により制御を受けている。そのため，二酸化炭素濃度が少しでも上昇すれば換気も増加する。慢性肺疾患により高い濃度の二酸化炭素が持続すると患者は低酸素作用に依存するといわれるが，つまり化学受容体は変化する。呼吸数を増加させたり呼吸を深くするうえで，患者は酸素濃度の低下に依存するようになる。そのため，慢性肺疾患の患者に対しては長時間の過剰な酸素を投与すべきではない。

■ 酸塩基平衡の維持

呼吸・換気は神経・受容体・内分泌ホルモンにより複雑に制御されている。生体の二酸化炭素濃度は呼吸の主要な制御因子である。二酸化炭素は代謝における主たる老廃物である。代謝とは糖（デキストロースまたはブドウ糖）を分解し，生体の細胞が使用するエネルギーを産生することである。高濃度の二酸化炭素はこの代謝を担っている細胞機構に障害を与える。酸素の存在下でブドウ糖がエネルギーに変換される，**好気性代謝**は生命活動の基本的な過程である。この過程は非常に効率的であるが，それはブドウ糖と酸素の安定供給に依存している。というのは，細胞はそれらの資源を貯蔵することができないからである。

そのため，酸素が使用できない環境では，細胞は**嫌気性代謝**を行わざるを得なくなる。嫌気性代謝では，細胞は少量のエネルギーを産生することができるが，副産物として乳酸や炭酸などの酸が過剰に産生されることになる。この余剰な酸は循環によって排泄されなければならないが，さもなければアシドーシスに至る。しかし，しばしば酸素運搬を障害する同じ問題が循環に悪影響を与え，さらに酸が蓄積し過剰な二酸化炭素が生成され，同様のことが起こる。細胞障害・組織壊死を引き起こすこととなる。

血液緩衝系

生体は血液・呼吸器系・腎臓の3つの機序によりpHの正常化を行っている。血液は余剰な酸を炭酸−重炭酸系によって緩衝することができる。これは炭酸・重炭酸平衡と呼ばれている。この平衡により血液が有力に pH を正常に保とうとする機能を説明することができる。余剰な二酸化炭素は水と結合し，炭酸となる（$H_2O + CO_2 = H_2CO_3$）。産生された炭酸はあくまで一時的なものであり，すぐに水素イオン（酸）と HCO_3^- へと分解される（$H^+ + HCO_3^-$）。この平衡式の矢印は両方向であること，つまりこれらの主要な要素は，それぞれの濃度に応じて反応が両方向に動いていることを示している。

$$CO_2 + H_2O \leftrightarrow H_2CO_3 \leftrightarrow HCO_3^- + H^+$$

呼吸器系

pH を常に正常化しようとする緩衝系としての役割に加えて，呼吸器系はそれ自身で酸塩基平衡を調節できる機能を有している。受容体が二酸化炭素濃度の上昇を検知したら，呼吸器系は呼気として余剰な二酸化炭素を吹き飛ばすため呼吸数を増加させ，反対に二酸化炭素濃度が低い場合は呼吸数を減少させる。

腎

3つ目の酸塩基平衡の維持を助ける緩衝系は腎臓である。アシドーシスがおよそ6時間以上遷延すると腎臓は HCO_3 を溜め，水素イオンを主としてアンモニウムイオン（NH_4^+）の形で排泄するように働き始める。この反応はゆっくりであり，酸塩基平衡を正常化するために十分な水素イオンが排泄されるには何日も必要となることがある。

腎臓は血中酸素の低下を検知することができる。腎動脈にある受容体は，低酸素を検知すると，エリスロポエチンを産生する。エリスロポエチンは赤血球産生を促すホルモンである。受容体が慢性の低酸素を検知すると，より多くの赤血球が産生されることとなる。たとえば，慢性気管支炎患者では多血症と呼ばれる赤血球の増加が認められる。多血症では血栓のリスクが増加する。エリスロポエチンは化学的に合成され，化学療法を受ける患者における赤血球産生増加目的に注射用薬剤として用いられている。

■ 換気量

換気量にかかわる肺容量の分析は多くの呼吸器疾患の病態の理解と治療に対する反応性の評価の助けとなる（図3-4）。

1回換気量

1回換気量とは安静時における1回の吸気での容量である。この正確な量は肺疾患，体格，体力，そして少し不明確ではあるが海抜などさまざまな要因に影響される。健常成人の正常の1回換気量は約500 mLである。分時換気量とは1回換気量に1分間あたりの呼吸数を掛けたものであり，60秒間での吸気容量とされる。

残気量

残気量とは最大限に息を吐き出したときに残っている肺の容量のことである。この残った空気により肺は完全に虚脱をしないようになっている。

死腔

ガス交換が行われない組織のことを死腔と呼ぶ。無気肺などの疾患により死腔は増大することとなる（本章後半の「下気道疾患」を参照）。

予備量

予備量には2種類あり，予備吸気量と予備呼気量がある。予備呼気量は安静呼気時での肺内残気量と最大呼気時の肺内残気量の差である。通常の安静呼気時からさらに努力呼気を行ったときの呼気量が予備呼気量である。同様に，通常の安静吸気時からさらに努力吸気を行った際の容量が予備吸気量となる。予備吸気量は肺胞を膨張させたまま維持させることができる。あくびの際にしばしば予備吸気量は排出される。

肺活量と全肺気量

肺活量とは努力吸気から努力呼気までの総容量である。全肺気量とは肺活量と死腔を合わせた容量のことである。多くの要因により変化するが，全肺気量はすべての死腔を含めた肺の最大限の容量となる。

肺機能検査

肺機能検査（pulmonary function tests；PFTs）はしばしば呼吸困難のある患者に対して，疾患の特性や重症度をより明確にするために呼吸器専門医により指示される呼吸検査である。PFTsは前述した容量を計測することが多いが，加えて1秒間の努力呼気量（1秒量；$FEV_{1.0}$）や他の値も測定される。

通常，1秒量は患者の身長・体重に基づいて計算され，400〜600 mL/秒の値をとる。1秒量の測定は患者の努力に依存しており，真剣な検査努力ができない，あるいはその意志がない患者では測定された値が不自然に低値になってしまうことがある。

現場や救急部門では気管支攣縮の患者の評価に最大呼気速度や最大呼気流量を測定してもよい。これらの検査は空気流量の測定法であり，年齢，身長，性別に基づいた基準値と比較したり，あるいは患者のベースラインの測定値と比較して評価される。

特別な留意点

■ 加齢

高齢になると呼吸器系ではさまざまな変化が出現する。それらはすべて結果的に血液の酸素化を障害していく。広範囲にわたる身体的な変化は，気道系および換気を支持する身体構成の両方において発生してくる。加齢による身体的な変化についてはボックス3-1にまとめている。

これらの変化は時に数年，数十年単位で段階的に生じてくるため，身体は大きな機能の低下にしだいに適応し

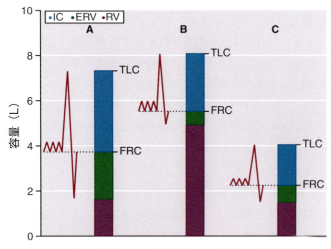

■図3-4 肺の容量。Aは健常肺での通常の呼吸パターンを示している。最大吸気〔全肺活量（TLC）まで〕を行ったのちに最大呼気（RV）を行っている。本文で述べている方法を用いることによってRV，TLC，機能的残気量（FRC），深吸気量（IC），予備呼気量（ERV）などの肺容量を測定することができる。Bは炎症が高度で残気量が増大している重症な喘息患者での典型的な肺容量の特性を示している。Cは肺容量が著明に減少した拘束性肺疾患での特性を示している（Walsh D, et al：Palliative medicine, Philadelphia, 2009, Saunders. より）

てしまう。もしこれらの変化が数日や数週間で生じたならば，突然の機能の喪失は致命的となってしまうであろう。よい例として，加齢に伴う呼吸面積の減少がある。そのため酸素分圧と呼ばれる血中酸素濃度は若年者では通常平均で 95 mmHg である。高齢者の場合は 60 mmHg と低くても珍しくはない。もし健常と思われる若年者で酸素分圧が 60 mHg であった場合，要注意であるといえる。

呼吸器系やそれを支える器官の病的変化の可能性は年齢とともに増加する。胸膜疾患のなかには肺での吸気・呼気を障害するものがある。他の疾患では酸素の血液への取り込みを阻害したり，二酸化炭素の排泄を阻害したりする。また，腫瘍は換気に必要な肺容量を占拠してしまう。慢性的な喫煙は肺胞を破壊し，気管支を狭窄し，粘液により閉塞させ，機能の残った肺胞を大きな囊胞（またはエアポケット）へと変化させてしまう。循環系の変化によって，肺の毛細血管には少量のあるいは薄い血液しか送り出せなくなり，酸素化が障害される。ヘモグロビンの減少は赤血球の酸素運搬能の低下をもたらす。

これらすべての変化が複合して，毎日の普通の活動をより困難にする。高齢者では，比較的軽い呼吸器感染症が生命危機を及ぼすこともある。肺炎はすでに限界に近づいていた低酸素状態にある高齢者を呼吸補助や人工呼吸器を必要とする重症な低酸素状態に陥らせる。

■ 肥満に対する留意点

身体の体積の増加は以下に述べるように，呼吸器系の多くの機能を障害したり，悪影響を与えたりする。

- 大きな身体容積は，通常の活動においてもより多くのエネルギーを要するため，結果として酸素供給量の増加と，より多くの二酸化炭素や他の老廃物の除去が必要となる。
- 身体そのものの物理的容積により，胸郭の運動が制限され，横隔膜の収縮が減少し結果として肺の膨張が阻害される。
- 仰臥位となったとき，前腹部の過多な重量が上腹部に移動し，胸部の膨張を制限し1回換気量を減少させる。

（酸素の）需要が増加することにより，肺はある程度膨らむことはできるが，その容量は腹部と腹腔内臓器によって制限される。慢性的な喫煙者（慢性気管支炎の指標）では胸郭の径が拡大することがあるが，肺容量の増大には限界がある。心臓はより速く強く収縮することにより，より効果的に血液を駆出しようとするが，将来的には心不全などの心血管系の合併症を来すこととなる。

評価

呼吸困難は徴候であり症状でもある。たとえば，呼吸困難の外見上の徴候として呼吸補助筋の使用があげられる。また呼吸困難をもつ患者は「息切れ」や「胸部絞扼感」といった表現を用いて，呼吸苦や不快な感じを訴えることもある。

■ 出動指示と状況認識

救急出動を判断する場合，呼吸困難がある患者の主訴（患者が会話することができないときはしばしばバイスタンダーにより伝えられる場合もある）は，明らかな息切れから虚脱や意識レベルの低下までさまざまである。通信指令員は通報者から追加の情報を収集しているかもしれないし，また以前に患者と同じ住所に対応していれば，その記憶がこの患者が慢性疾患をもっているというヒントになるかもしれない。

現場評価

AMLS 評価手順において現場の危険性の評価は非常に重要なステップである（第1章参照）。呼吸促迫を呈した患者が救助者を窮地に引き込むことは減多にない。しかし不穏状態にある低酸素症の患者を扱うときはいつ

ボックス 3-1　加齢による呼吸器系の変化

- 細胞上皮の減少
- 粘液産生の低下
- 気道の線毛運動低下
- 気管・気管支の軟骨の骨化と間質組織の石灰化による肺コンプライアンスの低下
- 肺胞数の減少による有効換気面積の減少
- 骨折や骨の変形による胸郭容積の減少
- 免疫グロブリンや白血球減少による免疫反応の低下
- 横隔膜，肋間筋，呼吸補助筋の筋力低下

でも注意を要する。愛する人が苦しそうに呼吸をしているのを，みるに耐えないと感じている家族や近親者から暴力を受ける可能性を考慮しておかなければならない。手の打ちようのない状況下での極限状態でのフラストレーションは攻撃性を増大させる。機転や共感によって現場での統制を得ることは，よい患者ケアの前提となる。

薬物過量服薬が発生している可能性がある状況での注意点：犯罪率の高い地域では，原則として救急要請が行われた早期に警察の介入を要請すべきである。危険が間近に起こる可能性を示唆する，大声やその他の警告事象に注意を払わなければならない。

救急隊員が家の中に入り，患者の周囲に医療器具を認める場合は，ただちに問いかけるべきである。慢性呼吸器疾患の患者のなかには酸素ボンベのみの場合から，高度な人工呼吸器まで四六時中気道や換気の補助を必要としている場合がある。合併症が生じた場合は，緊急の問題解決の助けとなるように対応する。

危険物質

粘膜の刺激症状や，呼吸仕事量が増えている場合，とくにある集団に被害が集中している場合は現場の安全に特段の注意を払う必要がある。救急隊員が現場に立ち入る前に，危険物質（hazmat）に対する装具の準備や特殊チームを派遣する必要があるかもしれない。

職場であれ個人住宅であれ，現場の評価はあらゆる感覚を用いて行うべきである。大気に浮遊している物質を認識することができる必要はないし，したがって煙のある場所や霧がかった場所には立ち入るべきではない。そのような場所では患者は呼吸器合併症を呈している可能性が高い。職場では化学物質の掲示を探す必要がある。そのような現場に入るための安全性を確保するために個人防護具やhazmat装備を入手する。大気の異臭の有無を確かめる。化学臭がする場合は，目に見えない化学物質が大気中にあることを示唆する。化学物質を感知した場合は同様の防護と装備を行うようにする。工場現場では異音によってガス漏れや危険物質の可能性に気づくべきである。

標準予防策

発熱を伴う呼吸器症状を訴える患者に接触するときは，救助者は粘膜を覆うような標準予防具を装着しなければならない。とくに，吸引や気道の処置をする場合は必須である。マスクを装着することは簡単であるが，重症患者を部屋の端から確認するときなどは忘れがちである。

環境ストレス要因

社会的，精神的，身体的ストレスは免疫系に強い影響を与え，呼吸の異常の環境要因となることがある。たとえば，低体温では呼吸の異常や呼吸不全を来すことがある。高温と湿度もまた環境汚染物質と相まって，慢性呼吸器疾患患者にとって有害となる。副流煙はそばにいるすべての人の周りの空気を汚染するが，とくに喘息や慢性閉塞性肺疾患（chronic obstructive pulmonary disease；COPD）において反応性呼吸困難を引き起こす。

■ 初期評価

呼吸に関する解剖，生理，病理に関する知識の取得は，患者の訴えの原因を検索するため身体観察や適切に病歴を得るうえでの最初のステップとなる。第1章では臨床的評価を形成するプロセスの概要について説明し，気道の評価と気道障害への対応については，Appendix Dで言及している。

観察

どのような状況で患者と最初に接触したかにかかわらず，初期観察はとても重要である。ある特定の状況では，家族が呼吸器症状のある患者を毛布で包み，救急車を要請せずに救急部門を受診するかもしれない。時にはクリニックで緊急処置が必要となるかもしれない。状況にかかわらず，意識と呼吸状態を評価し，素早く循環状態も確認する。患者が車から出て車椅子や担架へ移動するのを介助する際にもこれらの評価は行うことができる。

すべての医療従事者は，最初に患者と接したときに周囲の環境と安全評価を行わなければならない。

気道の一次評価と生命危機の管理

救急部門やトリアージエリア，あるいは院外において，少し離れたところからでも患者の呼吸仕事量と意識について評価するが，気道の評価は患者のそばで行う。呼吸仕事量を観察する。正常の呼吸は安静時には平穏でとらえ難いはずである。もし救急隊員が部屋の端にいても患者が不穏で苦しそうな呼吸をしていることに気づけば，患者はおそらく呼吸補助筋を使って呼吸をしており，呼吸困難な状態で不安定な状態にあることを示している。気道を注意深く評価しなければならない。

ただちに手袋をはめた手で下顎挙上か頭部後屈とあご先挙上の組み合わせにより気道の開通を図る。そして口腔内の分泌物や血液などによる上気道閉塞の有無を確認する。気道の呼吸音に耳を傾ける。下顎と頭部が適切に

保持されているにもかかわらず気道障害を示す異音が聴かれるか。初期評価では吸引が常に使用できるよう準備しておくべきである。

継続した用手気道確保が必要な場合には，ただちに気道が開通できる体位をとるようにするか，侵襲的な気道確保を行う準備を開始すべきである。使用できる資器材，鑑別診断，置かれた状況，そして患者の解剖に基づいた気道管理のための安全で効果的な方法を打ち出している間も，酸素化と換気は常に最初に行うべきことである。

すでに器具による気道確保がなされている場合，その効果を評価して患者がその器具に耐えられるかどうかを評価する。呼吸の評価に移る前に気道確保器具の位置確認を行う。

呼吸の評価

呼吸の評価は最初に患者と接触したときより開始する。呼吸評価では「見て，聞いて，感じる」。胸壁の運動に左右差がないかどうか観察する。胸部の触診では圧痛や振盪を感じる。声音振盪は話すときに発生する触知できる振動である。肺炎ではより著明な振動を感じ，気胸や胸水貯留ではこの振動は減弱して感じる。患者が話しているときに耳を傾ける。嗄声はないか，嚥下障害を訴えていないか，また，次の息つぎまでにどの程度の単語を話すことができるかにも注目する。2つか3つの単語による文章よりは6つか7つの単語による文章を話せるという能力は患者の呼吸予備力を物語っている。

患者が苦しそうな呼吸をしておらず，挨拶の際に普通どおり握手ができるようであれば，初期の評価では問題がない。患者は比較的安定しており，すぐに生命危機を及ぼす状態にはないと説明する。

呼吸促迫と呼吸不全を区別する　患者が呼吸困難や明らかな呼吸仕事量の増悪を訴えてきたときは，その患者は呼吸促迫の状態なのかあるいは呼吸不全の徴候があるのか，少しの間考えなければならない。もし患者が簡単な蘇生手技で改善するのであればそれは呼吸促迫である。一方，簡単な処置で改善がみられない場合や，呼吸促迫の患者に疲労の徴候や意識状態の変化が認められる場合は呼吸不全が迫っている。ボックス3-2には呼吸不全を示唆する特徴を示してある。これらが認められた場合はすぐに気道と呼吸をサポートする処置を講じなければならない。

プライマリサーベイが終了したあとは，すでに患者の状態に応じて基本的な処置は講じていると思われる。酸素の投与や，バッグマスクでの陽圧呼吸などを行ってい

ボックス3-2　呼吸不全を示唆する所見

- 呼吸数＞30/分　もしくは　＜6/分
- 酸素飽和度＜90％
- 呼吸補助筋を使用した呼吸
- 仰臥位をとることができない
- 心拍数＞140/分
- 意識状態の変化
- 喀痰の喀出ができない
- 爪床や口唇のチアノーゼ

るかもしれない。これらの処置に対し，どの程度患者が反応しているのか再度評価する。自覚症状が改善したか，バイタルサインが安定したか，バッグマスク換気では胸郭が左右差なく挙上しているか。

患者の病歴を聴取する際は見落としがないようにOPQRST（第1章の記憶法③を参照）に基づいて行うようにする。患者が痛みを訴えていなくても，呼吸困難を訴えていた患者からは多くの情報を得ることができる。たとえば，喘息患者は現時点の呼吸苦の重症度を8と評価するかもしれない。患者がどのように前回の呼吸苦と比較するのかが重要である。患者がこれまでに今回のような呼吸苦で気管挿管されたことがあるという病歴を確認することは，緊急の気管管理の必要性や呼吸不全の可能性の指標となり得る。

■ 二次観察

バイタルサイン

ベースラインとなるバイタルサイン―体温，脈拍，呼吸数，血圧と酸素飽和度を測定し，患者の容態変化に従って継続して繰り返し測定する。測定時間とともにその値をカルテに記録する。

心胸郭内に共存すること，そして互いに生理学的に密接な関係にあることは呼吸に強く影響を及ぼしていることから，呼吸，循環，中枢神経機能に焦点を当てて評価すべきである。バイタルサインのモニタリングでとくに重要なことは，呼吸と循環が意識状態にどう影響しているかを注意深く観察することである。

呼吸　まずは平穏（正常）か増大したか，患者の呼吸仕事量の評価を行う。そして呼吸促迫（部屋の端からでも明らかな）か呼吸不全（意識状態の変化を伴う呼吸仕事量の増大）かを判断しなければならない。

ボックス 3-3　適切な聴診方法

正確な聴診を行うために，以下のようなことを普段の診療に習慣づけるとよい。これらの単純なことを毎回行うことで聴診ができるようになってくる。
- 膜型の聴診器を使用する
- 患者の皮膚に直接当てる
- 周囲の雑音を除き，聴診している間は聴診器のチューブに触れない
- 他の雑音を拾わないために患者の口を開けて頸部を少しだけ伸展し呼吸をしてもらう
- 常に目的をもって行う。上肺野から下肺野，端から端とくまなく行う
- 異常な音を聴取した場合は，他の部位を聴取したあとに再び異常な音を聴取したところを聴診し比較する

次に，患者の呼吸数に目を向ける。初期のあるいは最初の評価では呼吸数を数える時間はない―生命機能および生命危機に注意を払っているだろう。しかしながら，二次評価ではとくに患者の1分あたりの呼吸数に注目し，実際に測定すべきである。

呼吸数が極端に多いか少ないときは，他の臓器障害が呼吸促迫の原因である可能性を考える。たとえば，呼吸補助筋を使用せず，安静に呼吸をしているものの呼吸が速い場合，呼吸努力の増加を伴わない頻呼吸を発現している。この微妙な所見は，ショックの不穏な前兆である。呼吸努力の増加を伴わない頻呼吸は化学受容体が酸の増加（代謝性アシドーシス）を検知しているときに出現する。呼吸器系を刺激し，過剰な二酸化炭素を排出するために起こる。反対に，呼吸補助筋を使用しておらず，呼吸が遅い場合は中枢神経の障害や呼吸抑制を来す薬物の作用が考えられる。

呼吸数を数えること―それは多くの情報を提供する。呼吸仕事量をともに考えることにより多くの病態を把握できるようになる。

近位と遠位の循環／脈拍の確認　橈骨動脈の触知は状態が安定している患者においてもっとも一般的に行われる。しかし，総頸動脈，大腿動脈，足背動脈など他の動脈を触知することによって，より多くの情報を得ることができる。近位の脈拍はより大きな動脈の拍動と一致している。生体は出血や身体への侵襲を受けたときに，より大きな血管へと循環をシフトする。このようなときは，中心循環を維持する一方で末梢の拍動は弱く，もしくは触れなくなる場合がある。

呼吸数が極端に少ないか多い場合のように，極端に異常な心拍数は鑑別診断の助けとなる。たとえば呼吸不全の徴候を呈する患者の場合，心拍数も同時に上がっているであろう。生体の細胞が十分な酸素を得られないとき，心臓はより速く拍動し多くの酸素を細胞へ供給させようとする。呼吸促迫に陥っている患者で心拍数が少ない場合は困難な状況になり得る。呼吸不全がすぐそこに迫っているかもしれない。とくに意識レベルが低下してきている患者を蘇生するには，バッグマスク換気はすぐに使用できるようにしておくべきである。

呼吸音

呼吸音の聴診は，呼吸困難のある患者の重要な評価の1つである。前面と背面の両方から全肺野を評価する。右肺は3葉，左肺は2葉のそれぞれを左右差の有無に十分な注意を払いつつ吸気と呼気の両方を聴診する。聴診の方法の概略については**ボックス 3-3**に示す。

呼吸音は簡単に，正常か異常かに分けることができる。ある部位では正常な呼吸音であっても，別の部位では異常な呼吸音を聴取することもある。異常な呼吸音は，しばしば副雑音と呼ばれるが，全肺野で聴取する可能性がある。特定の呼吸器疾患で聴取される呼吸音については**表3-1**にまとめている。その他の異常呼吸音のリストは第1章の「ボックス 1-6」を参照のこと。

ウィージング（喘鳴）　ウィージングは気道の閉塞や反応性気道で聴取される古典的な呼吸音である。通常は呼気で聴取されるが，音色のように聴こえることもあり，あるいは不快な不協和音のような音として聴かれることもある。音の調子は気道径によりさまざまである。呼気のウィージングは喘息や気管支炎，慢性肺疾患などで聴取される。肺炎や心不全など他の疾患に関連するウィージングは，反応性気道を示している。その領域では炎症が起こっており，気管支は浮腫を来している。

クラックル（ラ音）　吸気性のクラックル（ラ音としても知られる）は肺胞に貯留した液体と関連している。細かい高調の高い音であり，しばしば咳嗽により音を聴取できなくなる。数回の深呼吸で消失する場合は無気肺に

表 3-1 さまざまな状況での呼吸音

部位	呼吸音	呼吸相	聴取する疾患
上気道	ストライダー	吸気	クループ 喉頭蓋炎 気道異物
下気道	ロンカイ	呼気のはじめ	軽い誤嚥 気管支炎 囊胞線維症
	ウィージング（喘鳴）	呼気のはじめ	反応性気道疾患 喘息 うっ血性心不全 慢性気管支炎 肺気腫 気管支閉塞
	ラ音（クラックル）	吸気終末	肺炎 うっ血性心不全増悪 肺水腫
	呼吸音の減弱	すべての相	肺気腫 無気肺 緊張性気胸 フレイルチェスト 神経筋疾患 胸水貯留
胸壁	胸膜摩擦音	すべての相	胸膜炎 胸膜炎 胸水貯留

よるものの可能性がある。肺炎，うっ血性心不全や肺水腫はラ音ともっともしばしば関連する病態である。

ロンカイ ロンカイという言葉（ロンカスの複数形）はギリシャ語でいびきを意味する「rhonkos」という言葉が語源である。ロンカイは比較的大きな気道に分泌物が貯留しているときに聴取できる。ロンカイは呼気時に泡の弾けるような，あるいはズルズルといった音として聴こえる。音は気道に貯留している分泌物を気流が通過するときに発生する。気管支拡張症，囊胞性線維症，誤嚥性肺炎などはしばしばロンカイを伴う。

胸膜摩擦音 前述のように，臓側胸膜と壁側胸膜との間に存在する液体は両膜間の摩擦を減弱し，正常の呼吸時の肺の拡張と収縮を助ける。この液体による緩衝がない場合に胸膜摩擦音が聴取される。これは肺炎や胸膜炎，肺挫傷による胸壁痛と関係している。この摩擦音は痛みによる部位に近接して聴取されるかもしれない。

呼吸音の減弱 減弱した，または遠くで聴こえるような呼吸音は以下の呼吸器異常で聴取される。

- 機能的残気量の増大を来す病態すなわち，肺内の安静時容量の増加
- 換気の減弱
- 異常な空気や液体の存在

呼吸音の減弱は肺気腫の古典的な徴候である。肺気腫では肺胞壁が破壊され，肺に大きな表面積ができる。ガスが流れる際に，乱流が少なくなりその結果として呼吸音がより小さくなる。呼吸音の減弱と関連する他の疾患として吸気容量が制限される無気肺，気胸，胸水，神経筋疾患などがある。

ストライダー ストライダーは上気道の炎症や閉塞により発生する音である。吸気のみで聴取される。ウイルス性クループと喉頭蓋炎はストライダーを伴う呼吸器疾患である。救命救急の領域では血管性浮腫や外傷がもっと

も一般的にストライダーに関連している。

意識障害

正常な意識状態は，中枢神経系に至適な循環と酸素が確保されていることを示す大まかであるがよい指標である。中枢神経，とくに大脳は血液，酸素，糖の供給の途絶に耐えることができない。わずか数分でもこれら3つのうちどれか1つが途絶えても，急速に意識状態の悪化を来すことになる。循環系の機能が保たれていたとしても呼吸器系の機能異常による低酸素症や意識状態の悪化を来す。

意識状態の評価は患者観察のなかでも非常に重要な位置を占める。人，時，場所についての見当識を評価する（第1章参照）。発語の明瞭性，会話の整合性そして反応の迅速性を評価する。呂律が回らない，不明瞭な発語，もごもご話す，失語を認めるなどの症状はすべて低酸素症が原因となり得る。新たに出現した意識状態の変化と呼吸促迫の組み合わせは呼吸不全の特徴である。

頸静脈怒張

頸静脈怒張を評価することは困難で，主観的であり，時にあまり当てにならないことがある。患者を頭部を30〜45°上げて仰臥位に寝かせる。頸部の付け根からもっとも高い位置の怒張した頸静脈までの距離を測定する。ここで注意すべきことは，観察するのは内頸静脈であり，内頸静脈は頸動脈のそばを通り，それを跨いで走行しており，鎖骨と対比して評価するということである。内頸静脈は鎖骨と胸骨が接合する部位の直下に入り込む。観察すべきは外頸静脈ではない。

圧の上昇は右心系の圧の上昇および心不全の存在を示唆する。急性発症の呼吸困難で頸静脈怒張が認められれば，COPDは除外でき心不全が疑われる。

心音

鑑別診断を考えるうえで心音の注意深い聴取はとくに救急の状況では重要である。患者に話さないように指示し，次の3点を聴診する：第4肋間胸骨右縁，第4肋間胸骨左縁，第5肋間鎖骨中線。正常な心音はS_1S_2（I音II音）と表記される。S_1（I音）は1番目の心音で「lub」と表し，S_2（II音）は2番目であり「dub」と表する。S_1（I音）は房室弁（三尖弁と僧帽弁）が閉鎖する音であり，S_2（II音）は半円弁（大動脈弁と肺動脈弁）が閉鎖する音である。

時に，さらに2つの心音が聴取されることもある。S_3（III音）とS_4（IV音）である。S_3（III音）はS_3（III音）ギャロップとも呼ばれ，しばしば肺動脈圧の上昇と関連している。Kentuckyという単語の3つの音節はS_3ギャロップを表しているとしばしばいわれている。I音 = ken，II音 = tuck，III音 = y。S_3ギャロップはうっ血性心不全の主要な徴候である。

S_4（IV音）もまた異常な状態と考えられ，左室肥大や左室のコンプライアンス低下を示唆する。高血圧や心疾患を呈する高齢者で聴取されることがある。S_4（IV音）を表現する際はTennesseeという単語が使われることが多い。S_4（IV音）は最初の音節（tenn）を構成する。S_4（IV音）はS_1（I音）に先立ち，心房の収縮と同時に起こる。S_3（III音）はS_4（IV音）と融合し，「重なり合うギャロップ」となる—すなわち，S_3とS_4の和である。

■ 病歴

患者評価において現病歴（history of the present illness；HPI）はもっとも重要な事項である。医学教育でもしばしば引用されているように，「診断の95％は適切な問診により行われる」。病歴聴取における重要な事項はOPQRSTやSAMPLERという記憶法を用いると容易に覚えることができる（第1章の記憶法③，④を参照）。これらの記憶法を使用することにより基本的な病歴聴取を行うことができる。

聴取する病歴には鑑別診断を狭めるため危険因子の検索を含めるべきである。たとえば，経口避妊薬の内服や喫煙，肥満，身体をあまり動かさない生活などでは深部静脈血栓症や肺塞栓症のリスクが高い可能性がある。病歴を聴取するときは必ず今日の症状に似たことが以前にもあったか，以前と比較してどうか—同じか，前回とは異なるか—を聞くようにする。心不全の既往のある患者で，急性発症した呼吸困難は前回経験した肺水腫と今日の症状とを比較できるかもしれない。患者にどこが悪いのかを尋ねる。患者によっては，疾患にとても詳しく，前回の感じと今回の症状を比較でき，また，何が原因だったのか結びつけることができる。

また，何が症状を楽にさせ，また苦しくさせるのかという増悪・寛解因子を聞き出す。詳細な病歴聴取は正確な鑑別診断と効果的な治療計画を立てるうえで決め手となる。**ボックス3-4**に呼吸器に関する病歴を聴取するときに尋ねる特定の質問をあげた。**ボックス3-5**は呼吸困難を訴える患者の主な所見の概略である。

評価のための診断方法

胸部単純X線写真

胸部単純X線写真は胸痛や呼吸困難を訴える患者において欠かせない検査である（図3-5）。単純X線写真は肺・心臓・胸壁・骨・横隔膜・軟部組織に関する驚くほど多くの情報をもたらす。通常は側面と後前（posteroanterior；PA－患者がフィルムに正対する）の2方向から撮影する。

より重篤な患者ではポータブル機を使用してベッドサイドにおいて前後像（anteroposterior；AP像）のみが撮影される。2方向から撮影した画像のほうが呼吸器疾患の診断には有用であるが，AP像のみでも多くの異常所見を特定するには十分である。ポータブル機を用いて撮影しているため，AP像は2方向の撮影と比較して画像の質が劣る傾向があり，撮影の技術の差異に影響を受けやすい。加えて，ポータブル撮影は心陰影がいくらか拡大される。

放射線検査には以下の基本的要素を含むべきである。

- 気胸の有無をみるために両肺が完全に撮影されていることを確認する
- 胸水や血胸を示唆する液体の貯留や肺気腫を検索するため，肺野の境界と横隔膜の縁を確認する
- 肺炎や縦隔気腫を示唆するフリーエアを確認するため両側肺内領域を検索する
- 心臓の大きさと位置を評価する
- 消化管穿孔を示唆するようなフリーエアがないか両側横隔膜下を確認する
- 気管が縦隔内の正中にあることを確認し，気管挿管されている場合は気管チューブ先端が気管分岐部の上にあることを確認する

超音波

超音波検査はソノグラフィあるいは診断的医学ソノグラフィとも呼ばれるが，高周波の音波を使用し体内の構造を正確に描出する画像検査である。超音波検査により得られる画像は，さまざまな病態・疾患の診断・治療において貴重な情報が提供される。

超音波検査は救急現場において有用な検査であり，動脈瘤の破裂やその他の生命危機を及ぼす出血の検出において使用される頻度が増えてきている。超音波検査が導

> **ボックス 3-4　呼吸器疾患での病歴の重要な要素**
>
> - 発熱，悪寒戦慄
> - 踵の浮腫
> - ふくらはぎの浮腫や疼痛
> - 背部，胸部，腹部の疼痛
> - 嘔吐
> - 起坐呼吸
> - 咳嗽
> - 労作性呼吸困難
> - 気管支炎の既往
>   - 喘息
>   - COPD
> - 血痰
>   - 喀痰の色
>   - 喀痰の量の変化
> - 呼吸器疾患での入院歴
> - 喫煙歴
> - 挿管既往の有無
> - 自宅でのネブライザー

> **ボックス 3-5　呼吸困難を訴える患者の主要な所見**
>
> **症状の期間**
> - 慢性，進行性の呼吸困難は心疾患，喘息，COPD，神経筋疾患に関連していることが多い
> - 急性発症する呼吸困難の発作は喘息の増悪，感染，肺塞栓症，心不全，心因性，中毒，アレルギー，異物などが原因であることを想定する
>
> **症状の始まり**
> - 呼吸困難の急性発症では肺塞栓症や自然気胸を疑う
> - 数時間～数日かけてゆっくりと呼吸困難が出現する場合は肺炎，うっ血性心不全，悪性腫瘍などが考えられる
>
> **患者の体位**
> - 起坐呼吸はうっ血性心不全，COPD，神経筋疾患でみられる
> - 発作性夜間呼吸困難は左心不全でもっとも多く認められる
> - 労作性呼吸困難はCOPD，心筋梗塞や肥満，腹水，妊娠などによる腹部からの圧迫で出現する

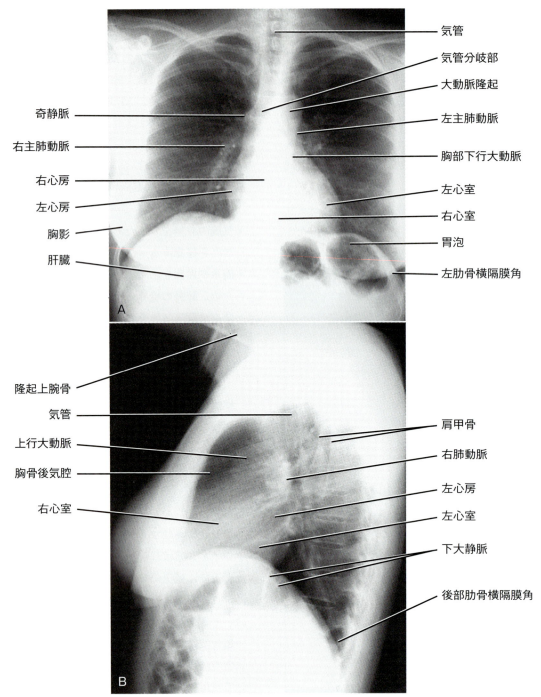

■ 図 3-5　正常胸部単純 X 線写真（Mettler FA：Essentials of radiology, ed 2, St Louis, 2004, Saunders. より）

入された当初は妊婦の検査で使用されていたが，最新のリアルタイムの超音波検査は救急医療従事者により異所性妊娠，心タンポナーデ，腹部大動脈瘤，胸水，気胸，そして腹腔内出血などの検出のために用いられている。しかしながら，この機器は比較的高価であり，正確な超音波診断をするにはトレーニングと高い専門性を要する。そのような欠点のため，この診断機器の使用が制限される傾向がある。

経皮的呼吸モニター

経皮的酸素飽和度　パルスオキシ，O_2 サット，サットモニタリングなど，さまざまな呼ばれ方をする経皮的酸素飽和度モニタリングは簡単で一般的な血中酸素濃度の測定方法である。経皮的酸素飽和度モニターは比較的安価であり，侵襲的な処置を行わずにすみやかに血液中の酸素レベルを見積もることができる。ヘモグロビンの赤外光に対する吸光度の違いを利用しているが，それは酸素分子と結合したヘモグロビン結合部位の数（飽和している）に依存している（図 3-6）。酸素飽和度モニター

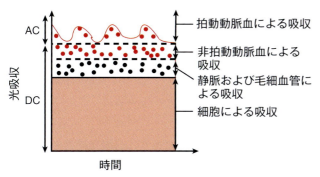

■図 3-6 酸素飽和度モニタリング。血液に向けて進んでいく光は動脈，毛細血管，静脈で吸収されていく。拍動性のある部分（動脈；AC）のみを測定することで動脈血酸素濃度を測定している（Miller RD：Miller's anesthesia, ed 6, Philadelphia, 2004, Churchill Livingstone. より）

は吸収された光の量を計算し，酸素飽和の程度を表すパーセントに換算している。モニターにはそのパーセントが表示される。

　安静時の健常者の酸素飽和度は 95〜100％である。より正確な酸素濃度は侵襲性動脈血ガスモニタリング（arterial blood gas；ABG）で評価される。正常の動脈血酸素分圧（PaO_2）は水銀ミリメータ（mmHg）で表されるが，80〜100 mmHg である。一般的に酸素飽和度が 92％以上であれば PaO_2 は 60 mmHg 以上となる。酸素濃度が低下すると酸素飽和度モニターも低下する。酸素分圧と酸素飽和度との関連により，酸素飽和度が 90％以上の場合は PO_2 の変化に対する感度はあまり高くない。酸素飽和度が 90％であれば PaO_2 はおおよそ 60 mmHg である。しかし 90％以下のときは PaO_2 の低下に伴い酸素飽和度が急激に低下していく。このレベルの酸素飽和度ではわずかな酸素飽和度の低下でも重篤な低酸素状態となる。モニターの値が低下するにつれて急速に血中の酸素濃度は低下していく。モニターの値が 90％を下回るような状態では，酸素化の絶対値の改善ではなく，換気状態の質的な改善の指標としてのみ用いることができる。たとえば，重症な低酸素の患者に気管挿管する場合，その患者の最初の酸素飽和度が 70％を示している場合は，PaO_2 は 40 mmHg 台であろう。気管挿管後に，酸素飽和度が 80％になったとしても実際に PaO_2 はせいぜい 50 mmHg 程度までしか改善しない。

　他の要因も酸素飽和度測定の信頼性を損ねる。マニキュア，染料，指の染み，冷感のある四肢や寒い環境，ショック状態，センサーと皮膚との接触不良などは不正確な測定の原因となる。一酸化炭素中毒では異常に高い値を示す；実際はヘモグロビンが一酸化炭素と結合することにより，組織は重篤な低酸素に陥っているにもかかわらず，酸素飽和度は 100％を示してしまう。

一酸化炭素センサー　医療業界で比較的新しい装置である一酸化炭素センサーは，一酸化炭素と結合したヘモグロビンを測定できる信頼性のあるモニターとなった。ヘモグロビンは酸素より一酸化炭素に結合しやすい。両者が存在する状況においては，一酸化炭素のほうが酸素よりはるかに親和性が高いといわれている。患者が中毒量となる一酸化炭素を吸入曝露したとき，簡単な方法で結合した一酸化炭素を測定できるのは臨床上有用である。通常の酸素飽和度モニターと同様に，高い精度をもつセンサーを患者に装着する。しかしながら，通常の酸素飽和度モニターとは異なった波長の光に依存して，一酸化炭素濃度を測定する。一酸化炭素オキシメトリと通常の動脈血ガス分析で検出された値を比較しても，一酸化炭素オキシメトリは 0.5〜4.3％以内の誤差で測定が可能である。

結膜の酸素飽和度　末梢での酸素濃度を測定する比較的めずらしい方法として，眼瞼の裏面と強膜を被覆している結膜を通して酸素飽和度を測定する方法がある。測定値は動脈血の酸素を評価するのに用いることができる。肺の手術の全身麻酔中の臨床試験が行われ，PO_2 と結膜酸素分圧（$PcjO_2$）の良好な相関関係を得られている。$PcjO_2$ はまた末梢循環の状況を反映するとも考えられている。$PcjO_2$ は酸素濃度評価の方法としてはまだ一般的ではない。まだ救急部門では使用されていないが，今後，この技術は新たな評価手段として利用できるようになるであろう。

経皮的酸素センサー　非侵襲的な方法で実際の動脈血酸素分圧（PaO_2）のモニタリングを $tcPO_2$ と表記する。特殊な電極を表皮へ貼付し 44〜45℃に加熱する。$tcPO_2$ は 1970 年代より呼吸促迫を呈する新生児に利用されてきた。しかし成人では実際よりもかなり低値が示されるためあまり利用されていない。その差の原因として，$tcPO_2$ が，酸素分圧に加えて，酸素運搬や心拍出量を反映しているためと考えられている。この機器が使用できるならば，ショックや低酸素症の診断や蘇生が必要なときの指標として利用できる可能性がある。

呼気二酸化炭素モニタリング

　皮膚センサーを用いて酸素濃度を測定する場合，その正確な値は患者の末梢循環に依存している。循環はまた，正確な二酸化炭素の測定にも影響を与える。循環停止し

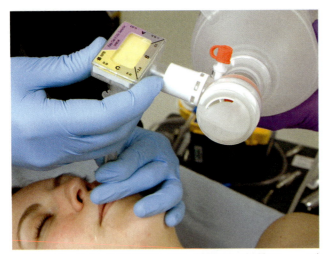

■図3-7　比色式呼気終末 CO_2 検知器を気管チューブへ装着したところ（Aehlert B：Paramedic practice today：above and beyond, St Louis, 2009, Saunders. より）

ている場合には二酸化炭素は測定できない。呼気の二酸化炭素測定は呼気終末 CO_2（end-tidal carbon dioxide；$ETCO_2$）モニタリングとして知られている（図3-7）。これは患者の換気状態を評価するうえで有用である。

カプノメトリとカプノグラフィ　カプノメトリは気管チューブが正しい位置に挿管できたかどうかを確認する信頼性の高い方法である。というのは食道には二酸化炭素がごくわずかしか存在しないか，まったく存在しないためである。またそれは，予期しない抜管の検知にも有用である。カプノメトリでは，通常気管チューブと人工呼吸器やバッグバルブとの間に検知器を装着する。pHの変化を検知する試験紙が付いたタイプもある。呼気の二酸化炭素が試験紙と接触し試験紙を変色させることで二酸化炭素の存在を検知できる。二酸化炭素の量により色の変化に度合いが生じるためある程度，二酸化炭素濃度を推定できる。このようなタイプのカプノメトリは比色式 CO_2 検知器と呼ばれる。この装置では半定量的な評価しか行えない。そのため臨床での使用は限られており，使用有効期限も短い。pHに感受性の高い試験紙は使用するまでは密封されたパッケージにとどめておく必要があり，開封後は15分以内に使用しなければならない。また胃酸が付着すると使用できなくなる。酸性の薬物を気管内投与したときも同様に試験紙は使用できなくなる。

手技3-1で説明するとおり，デジタルカプノメトリは呼気ごとの二酸化炭素濃度を数値として表す定量的測定法である。カプノグラフィは呼気二酸化炭素測定を一歩進化させた方法である。それは，測定値をグラフ化し，呼吸サイクルの時相に従って，二酸化炭素濃度をマッピングすることにより動的に表すことができる。それにより空気の流量や換気の状態についての情報を提供する。カプノメトリにより示された波形は身体の代謝を示す，いくつかの層に分けることができる。

- 第1相：呼気のはじめであり，二酸化炭素を含まない死腔のガスで構成されるため波形は変化しない
- 第2相：能動的呼気。肺胞のガスの増加とともに二酸化炭素濃度が上昇する
- 第3相：肺胞のガスの呼出がつづき，二酸化炭素濃度はプラトーに達する

図3-8はカプノグラフィの典型的な波形を示している。AB間（第1相）では波形は0であり基線から変化していない。この基線は，呼気の終末，呼気の直前に現れる。呼気が始まるとBC間（第2相）で表される上昇する波形となる。この上向き波形は，機器が二酸化炭素を検知しはじめるとすぐに現れる。CD間（第3相）で呼気流速が遅くなることを示しており，Dでは呼気終末での二酸化炭素濃度のピークを示す。プラトーの波形のグラフのように，下向き波形（谷）は患者の自発呼吸努力を示しているかもしれない。これは神経筋の麻痺作用が消失傾向にある早期の指標となる。DE間は次の呼吸のサイクルの開始に伴う早い吸気を反映している。波形は呼吸サイクルのこの部位では二酸化炭素がほとんど排出されないため陰性波形（下向きに動く）となる。

適切な位置に挿管チューブを留置すると，図に示すように規則的で予測させる波形を得ることができる。不適切な食道挿管の場合，二酸化炭素は存在しないため規則的な波形は出現しない。気管チューブの先端が声門付近にあると不規則であるが測定可能な波形が描出される；しかしながらそれは典型的な波形を呈さない。予想されたものとは違う波形を認めたらすぐに気管チューブの位置を確認する必要がある。

非挿管患者でのサイドストリームを使用した二酸化炭素評価：非挿管患者においてサイドストリーム式カプノグラフィを用いた呼気二酸化炭素濃度の測定も有用である。二酸化炭素のサンプリングチューブを患者の鼻や口腔へ留置して患者呼気を吸引し，機械に設置されているセンサーへ送る。フェイスマスクや鼻カニューレを用いることで非挿管患者ではモニタリング中も酸素の投与が可能である。これにより1呼吸ごとの呼吸情報を得ることができ，無呼吸や呼吸抑制，低灌流などの異常を検知することができる。酸素飽和度が低下し始めるまでに数

手技 3-1　カプノメトリとカプノグラフィを用いた呼気終末 CO_2 の持続モニタリング

概要

　動脈血ガス分析は呼吸状態の評価のゴールドスタンダードであるが，とくに院外などでは測定は困難である。新たな技術やモニタリング装置を使用することで自発呼吸の患者の呼吸努力や陽圧換気の効果を評価できるようになった。

　二酸化炭素は酸素と糖の代謝における老廃物として産生される。いわば，良好な呼吸により産生されるといえる。患者の呼吸状態を評価するために，患者の二酸化炭素濃度を知ることは有用である。二酸化炭素は肺を通して大気へと呼出されるため，肺が灌流されていないと二酸化炭素は拡散することも測定されることもない。二酸化炭素が測定されるには肺の換気と血流が両方揃っていなければならない。二酸化炭素の測定は呼気相の最後近くで行われるため，「呼気終末」という用語が使われている。

　呼吸中にどのようにして二酸化炭素が産生されるかについて概説する。静脈血が肺へ戻ると，二酸化炭素は毛細血管から肺胞へと拡散する。通常の静脈血二酸化炭素分圧は 45 mmHg であり，動脈血二酸化炭素分圧は 40 mmHg である。この 5 ポイントの圧較差は二酸化炭素を毛細血管から肺胞へ拡散させ，呼気とともに排出させるには十分である。血液が毛細血管を通る間に圧は平衡に達するようになる。

　呼気終末 CO_2（$ETCO_2$ もしくは $PETCO_2$），それぞれの呼吸の終末に近い呼気二酸化炭素の濃度は通常は $PaCO_2$ より 1～5 mmHg 低い。そのため患者の呼吸状態が正常であれば，患者の $ETCO_2$ 測定値により $PaCO_2$ を推定できる。循環不良や呼吸障害を来している場合は，$ETCO_2$ と $PaCO_2$ の差は 5 mmHg 以上になってくる。この差は肺がわずかな血流かまったく血流を受けていないためガス交換が行えない空間，すなわち死腔換気によって生じる。

　二酸化炭素濃度を測定することにより，V/Q 不均衡の存在や，肺血流のモニター，そして気管チューブ位置の確認の助けになる。2 つの異なった測定法がある。

1. カプノメトリ：カプノメータと呼ばれる装置で CO_2 を測定する。カプノメータは二酸化炭素の測定値を示すが，グラフとして呼気を示すことはできない
2. カプノグラフィ：カプノグラフィと呼ばれる装置で測定する。この装置は連続的に呼気二酸化炭素を測定し，プロットして波形グラフを作成する。作成された波形により低換気などの状態を把握することができるため，カプノグラフィは臨床的判断を行っていくうえで，カプノメトリよりも有用である

　呼気は呼気ポートで赤外線分析法により測定される。カプノメータあるいはカプノグラフィは 2 つの方法のうちの 1 つを用いて呼気サンプルを分析する。呼気を吸入する方法（サイドストリーム）は呼気ガスを細いチューブで機器まで吸入し分析を行う。呼気を吸入しない方法（メインストリーム）は呼吸回路に直接赤外線装置を付けて分析を行う。

舌下でのカプノメトリ

　舌下で測定する機器では患者の呼吸状態を評価できるだけでなく，全体的な循環動態の指標ともなる。Rackow らは舌下でのカプノメトリは循環不全の重症度の指標となることを示した。同様に他の研究でも循環不良や多臓器障害症候群のリスクをもつ患者を特定できるとの報告もある。

　舌下でのカプノメトリは消化器系の血流を測定することにより機能する。消化器系は低灌流に感受性が高く，90% の精度をもって全身の二酸化炭素濃度を反映する。そのため胃での二酸化炭素測定値は全身循環のよい指標となる。

　呼気ガスを測定する代わりに，舌下で測定するときは特別なセンサーチップを舌の直下に置く。このガス透過性のセンサーには CO_2 を検出する色素カプセルを有している。光ファイバーを介してビーム光がセンサーの先端に届くと，カプノメータは存在する CO_2 量を計算する。

カプノメトリとカプノグラフィの適応

- ベースラインと持続的な $ETCO_2$ モニタリングと波形の分析
- 気管挿管チューブの位置，気道開通の評価，換気状態の持続的モニタリング
- 換気，循環，二酸化炭素産生の異常パターンの早期発見
- 過換気療法での指標
- 灌流状態の評価

装備

- 手袋，ガウン，マスク，ゴーグルを用いて標準予防策に従う
- ガス測定用ディスポーザブル器具（気管チューブとのメインストリーム接続部あるいは非挿管患者へのサイドストリーム器具）：製造メーカーより提供されたもの
- 製造メーカーにより提供された一方の端をガス検知器に，もう一方をモニタに接続するケーブル

手技

1. 感染制御部で規定された標準予防策に従う
2. カプノメトリもしくはカプノグラフの使用に関するメディカルディレクターのプロトコールに従う
3. カプノメータもしくはカプノグラフを気道アダプター，センサー，表示モニターなど，適切に機能することを確認し，それぞれを正しく接続する

手技 3-1　カプノメトリとカプノグラフィを用いた呼気終末 CO_2 の持続モニタリング―つづき

4. スイッチを入れ，キャリブレーションを行う。モニタリング時間が延長する場合は，適切に充電されているか，バッテリーを確認する
5. メーカーの指示に従い，気道アダプターとセンサーを接続する。ケーブルをモニターに接続する。一般的にセンサーは患者に近いほどよい。注意：気管チューブの先端に付けるとかなりの重量となってしまう。センサーと接続部は患者の下部前頸部か前胸部に載せる。重たい接続部を口の横に持ってくると，気管チューブが抜管されやすくなる
6. プロトコールやメーカーの指示に従いアラームを設定する（通常は基準の±5％に設定する）
7. 波形がうまく描出されない場合は，ETCO₂ 測定値は間違っていることに留意する

- 人工呼吸器の誤作動

二酸化炭素濃度減少の解釈

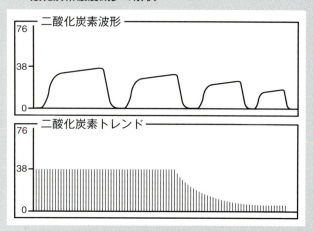

呼気終末二酸化炭素濃度の急激な低下（Nellcor Puritan Bennett Inc., Pleasanton, Calif. より許可を得て転載）

コツとトラブルシューティング

二酸化炭素濃度上昇の解釈

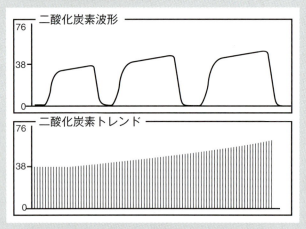

二酸化炭素濃度が徐々に上昇している（Nellcor Puritan Bennett Inc., Pleasanton, Calif. より許可を得て転載）

基準値より10％以上の上昇は原因を究明する必要がある。一般的な原因は以下を含む：
- 代謝の亢進
- 敗血症
- 発熱
- 低換気（不十分な分時換気量）
- 気道の部分的な閉塞
- 呼吸抑制を来す薬剤や筋弛緩薬の使用
- 代謝性アルカローシス

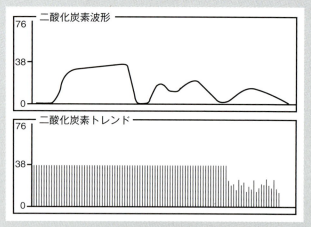

呼気終末二酸化炭素濃度の突然の低下（Nellcor Puritan Bennett Inc., Pleasanton, Calif. より許可を得て転載）

基準値より10％以上の低下は原因を究明する必要がある。そのような低下は実際の動脈血二酸化炭素分圧の低下によるものか，または死腔換気増大を反映している。一般的な原因は以下を含む：
- 循環の減少，停止（ショックや心停止など）
- 分時換気量の増加
- 低体温
- 代謝性アシドーシス
- 気道閉塞やリーク

手技 3-1　カプノメトリとカプノグラフィを用いた呼気終末 CO_2 の持続モニタリング—つづき

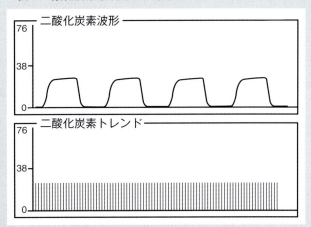

低い二酸化炭素濃度遷延の解釈

呼気終末二酸化炭素濃度の減少（Nellcor Puritan Bennett Inc., Pleasanton, Calif. より許可を得て修正）

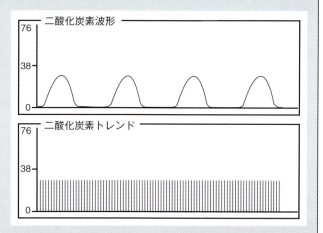

肺胞プラトーを伴わない，呼気終末二酸化炭素分圧の低下（Nellcor Puritan Bennett Inc., Pleasanton, Calif. より許可を得て転載）

遷延する$ETCO_2$の低下は過換気，大きな死腔換気，著しい循環不良などを示唆する。たとえば以下のとおりである。

- 心停止や重症なショック
- 大きな肺塞栓症
- 過換気（呼吸数や1回換気量の増加）
- 人工呼吸器での呼気時間の短縮

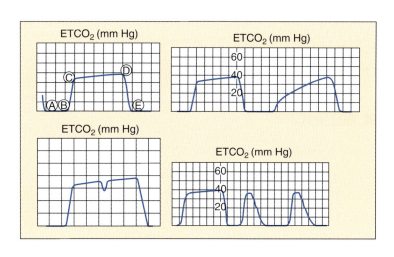

■ 図 3-8　正常なカプノグラムの4つの層。AB間：呼吸サイクルにおいて二酸化炭素を呼出しない部分。BC間：吸気から呼気へと移り，肺胞のガスと死腔のガスが混合されて呼出され，曲線が急激に上昇する。CD間：肺胞プラトー；二酸化炭素に富んだ肺胞ガスと肺胞ガスが不均一に空になるまで呼出されるゆっくりと上昇するスロープを表す。DE間：呼吸の下向き曲線。ほとんど垂直に曲線は基準値まで低下する（Marx J, et al：Rosen's emergency medicine：concepts and clinical practice, ed 6, St Louis, 2006, Mosby. より）

分かかるが，カプノメトリの変化はただちに察知することができる。サイドストリーム式$ETCO_2$はCOPDや喘息の急性増悪時の重症度評価，治療の効果を判定するのに有用である。中等度の増悪では，患者は初期には過換気になっており，$ETCO_2$は低値であるが，著しく増悪すると呼吸不全を示し二酸化炭素は貯留する。

初期・基本的な管理技術

■ 気道

気道の評価と迅速導入による気管挿管に関してはAppendix D を参照のこと。

換気と酸素化

■ 酸素療法

酸素吸入は，自発呼吸のある患者の酸素化を改善するのにもっとも簡便で効果的な手法である．鼻カニューレでは通常 24～40%の濃度の酸素を供給できる．しかしカニューレを用いて高流量の酸素投与を長時間行うことは患者にとって不快となる．吸入空気による乾燥作用を低減するため，酸素は加湿して投与されることもある．

フェイスマスクを用いれば 15 L/分の酸素流量下で 60%までの吸入酸素濃度を確保できる．また，ベンチュリマスク（空気混入）では 28～40%の範囲でより正確な濃度の酸素投与が可能である．ベンチュリマスクと標準的マスクには共通の欠点がある．すなわち，呼吸困難のある患者がマスクで鼻と口を覆われることは不安を増強させる可能性が高く，しばしば患者がマスクを外してしまうことになる．

非再呼吸式フェイスマスクには酸素リザーバが付いており，15 L/分の酸素流量で 100%の吸入酸素濃度を得られる．非再呼吸式マスクは，他の方法への橋渡し的なデバイスとしてしばしば機能する．というのは，100%の酸素を必要とする患者は，通常 BiPAP®（bilevel positive airway pressure）や気管挿管などの他の換気補助を必要とするからである．その間に積極的な治療による呼吸状態の改善が得られれば，気管挿管を回避して，吸入酸素濃度（F_IO_2）を漸減していくことができる．

■ 陽圧換気

呼吸不全患者では，ガス交換能の改善，呼吸促迫の軽減，合併症なく肺の修復を促すために陽圧換気が必要になる（人工呼吸開始基準については**ボックス 3-6** を参照）．また，バッグマスク器具や持続陽圧呼吸療法（continuous positive airway pressure；CPAP）または BiPAP® を用いて非侵襲的に呼吸補助を行うことができる．

バッグマスク器具

バッグマスク器具はあらゆる年齢層の患者において標準的な蘇生器具となっている．どの種類の用手蘇生器具を購入し用いるのかにかかわらず考慮しなければならない要件がある．すべての患者に適したサイズのバッグとマスクを用意し選択しておくべきであるということである．たとえば，体重 40 kg，7 歳の患児に対して 250 mL の新生児用バッグでは必要な換気量が供給できない．し

ボックス 3-6　人工呼吸の開始基準

$PaO_2 < 55$ mmHg
$PaCO_2 > 50$ mmHg
pH < 7.32

Amitai らの人工呼吸に関するウェブサイトより．
http://emedicine.medscape.com/article/810126-overview. Accessed June 5, 2009.

たがって，蘇生器具として少なくとも 450～500 mL および 1 L のバッグを準備しておくべきである．医療従事者の多くが「小児用」や「成人用」という名前でそのまま患者に適応できると誤解している．これら大まかな 2 つのカテゴリーには，小児用として何種類ものサイズのバッグがあり，成人用としても最低 2 種類がある．患者を搬送する際にはその患者の基本的要件に基づいて必要なものを確認しなければならない．

とくに病院内や病院間搬送の際には用手的な蘇生器具は呼気終末陽圧（positive end-expiratory pressure；PEEP）弁の機能を有すべきである．集中治療室で PEEP を使用した人工呼吸を行っていた患者に対して一時的な用手換気を行う必要がある場合には，その PEEP を維持しなければならない．さらにリザーババッグやチューブを追加すると，同時に患者の胸郭が十分に挙上するようゆっくりと換気することによって酸素化が改善する．

もう 1 つの（自己再膨張式の）用手的バッグマスクシステムにかかわる誤解は，酸素リザーバに 12～15 L/分の酸素を供給すれば，必ず 100%の酸素を供給できるということである．もし適切な換気量をゆっくりと送気できれば 100%近くの酸素を供給できるが，その手技は難しく，実際の酸素濃度は 65～80%程度である．非自己再膨式の器具（ジャクソンリース回路）や麻酔器のリザーババッグを使用すれば 100%酸素で換気ができる．現場での使用は簡単ではないものの，換気中も肺のコンプライアンスを手で感じとることができるため，多くのクリティカルケアの従事者はこれらの方法（バッグ）を好んでいる．麻酔器に流量調節弁を取り付けることによって PEEP 機能をもたせることができる．

持続陽圧呼吸療法（CPAP）

持続陽圧呼吸療法は，適度の持続的な圧を与えて細気道を開放し，呼吸仕事量を低減し，そして肺胞での酸素化を改善するための換気様式である．CPAP 器具は気管支喘息や肺気腫，慢性心不全などによる中等度から重度

の呼吸困難に対して有用である。とくに慢性心不全の患者ではCPAPは前負荷および後負荷を軽減する。

効果的に気道内の陽圧を保つためにマスクを顔に密着させておく必要がある。フェイスマスク使用時の留意点を含め，CPAPの方法については**手技3-2**で概説する。

BiPAP®

BiPAP®（**図3-9**）は救急の現場ではより頻用されるようになった装置である。この非侵襲的な方法は，呼吸努力の軽減や換気の改善，気管挿管の危険性とそれにつづく人工呼吸器の依存度を著しく減少させることができ

手技 3-2　持続陽圧呼吸療法（CPAP）の導入

概要
非侵襲的陽圧換気は，全呼吸サイクルを通して持続陽圧呼吸療法（CPAP）が維持される一時的な蘇生手段である。この方法は，呼吸仕事量を軽減し，酸素化を改善させ肺胞–毛細血管間の液体と酸素の動きを促進する。

適応
以下の病態による呼吸不全患者；
- 慢性閉塞性肺疾患（COPD）
- 気管支喘息
- 肺水腫を伴ううっ血性心不全
  注：指示動作に従うことができ，かつ自ら気道分泌物を除去できる患者に使用すること

禁忌
- 意識障害（指示動作に従えず，排痰能力がない患者）
- 多量の気道分泌物
- 顎顔面外傷
- 適切なマスクフィットが困難な先天性顔面奇形
- 気胸や縦隔気腫
- 急性心筋梗塞
- 低血圧
- 不整脈
- 活動性嘔吐

器具
- 標準予防策に従う手袋，ガウン，マスク，ゴーグルまたはフェイスシールド
- CPAP装置（固定用ストラップと適切なサイズのマスク）
- 接続チューブ
- 酸素供給源

手技
1. 感染予防のための標準予防策を遵守する
2. 患者の呼吸主訴を評価し，治療の計画を立てる。酸素投与を開始しつつ，患者がCPAPによる恩恵を受けるかどうかを判断する
3. パルスオキシメータやカプノグラフィを使用して患者のモニタリングを開始する
4. CPAPの導入を決定したら，適切なサイズのマスクを選択する（メーカーの推奨を参考にする）。鼻だけを覆うものや鼻と口を覆うフルフェイスのものなど，何種類かのマスクがある
5. 患者へ手順を説明する
6. マスクを選択し装着したら，患者の顔面を覆うようにフィットしているかどうか注意を払う。ヒゲなどはマスクのフィットを損う可能性がある
7. 95～100％の吸入酸素濃度でCPAP圧を5cmH$_2$Oにセットする（気管支喘息やCOPDに対しては5cmH$_2$O，うっ血性心不全に対しては10cmH$_2$O）
8. 手順を説明しつつ，患者にマスクを保持するように指示する。こうすることによって，マスクを正しく装着するのを助けるが，同時に精神的なサポートをしつつ，患者自身がコントロールできる余地を与えることができる。CPAPマスクの装着は患者に閉塞感や窒息するように感じさせることがある
9. マスクに漏れがないことを確認したら，患者が楽になるよう気道内圧を調整する
10. 患者が器具に慣れてきたら，装着性を維持するため，固定用の頭部ストラップを付ける
11. 呼吸状態の評価や不快感の徴候がないか5分ごとにモニタリングする

ヒントとトラブルシューティング
- 5〜5分経過しても呼吸状態の改善を認めず，呼吸不全症状が増悪する場合にはCPAPを中止し，高度気道確保法が実施され，侵襲的人工呼吸が開始されるまでバッグマスク器具による陽圧換気を行う。気管挿管下の人工呼吸を準備する
- 呼吸補助筋使用の軽減や酸素化改善，不安感の軽減など症状の改善を認めるまで圧を2〜5cmH$_2$Oずつ上昇させる。最大の気道内圧は通常20cmH$_2$O程度である
- 患者がマスクの装着に抵抗する場合は，それを強制してはならない。呼吸仕事量を増大させる恐れがあるためである。そのような場合には穏やかな口調で患者を落ち着かせ，マスクを適切な位置まで持っていったところで，患者自らがその状態で保持するよう指導する
- 嘔吐がみられた場合には誤嚥の恐れがある。制吐薬の静脈内投与が有用なことがある

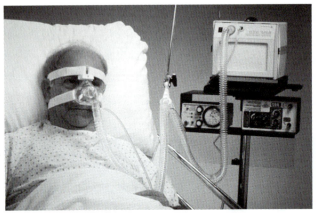

■図3-9　BiPAP®マスクを装着した患者（Marx J, et al：Rosen's emergency medicine：concepts and clinical practice, ed 5, St Louice, 2002, Mosby. より）

る。BiPAP®は少なくとも何割かの気管挿管を回避するものと期待されている。

BiPAP®はCPAPの一形態であるが，2つの異なった相の圧支持を用いる。1つの相は高い圧であり吸気を補助する（IPAP）。2つ目の相は低圧であり，呼気を補助し，気道の開通を維持する（EPAP）。換気は鼻のみを覆うものあるいは鼻と口の双方を覆うマスクを通して行われる。患者が保持されたマスクを気にする必要がないように，通常は調節可能なストラップにより顔に装着される。

CPAPとBiPAP®はともに呼吸努力を軽減するのに優れた非侵襲的手技であるが，欠点がないわけではない。患者によっては，とくに閉所恐怖症の患者などではマスクに鼻や口を包み込まれるのに耐えられないことがある。また，持続陽圧は静脈還流を阻害し血圧低下を招くことがある。さらには胃膨満を招き，誤嚥のリスクを増加させる。そして陽圧換気は圧損傷のリスクを生じ，気胸や時には緊張性気胸を招く（後述参照）。

■ 侵襲的陽圧換気

緊急の人工呼吸は通常あるいはほとんどの場合，呼吸促迫もしくは意識障害を呈した状況で行われる。この処置は一時的なものであるため，侵襲的陽圧換気（positive pressure ventilation；PPV）の最初の目標は確実な気道確保と保護，そして換気と酸素化の安定化である。第2の目標は合併症なしに呼吸補助から離脱することである。人工呼吸モードを決定する際には患者の意識レベル，呼吸機能，呼吸仕事量，気管挿管に至るまでの病歴，合併する既往症，酸素化障害の程度などを考慮する。

気管挿管下の人工呼吸モードには従圧式と従量式がある。最終的な目標である抜管に向けて，患者が自発呼吸を最大限にコントロールできるモードを選択すべきである。

従圧式人工呼吸

従圧式の人工呼吸モードでは，設定された気道内圧に達するまで送気される。このあらかじめ設定された圧を最大吸気圧（peak inspiratory pressure；PIP）といい，呼吸器はこの圧の範囲内で送気を維持する。呼吸器は吸気圧がPIPに達して呼気が始まるまで患者に空気を送り込む。吸気につづいて胸腔内圧が呼吸器の圧を上回ることで呼気が受動的に開始される。

従圧式人工呼吸はICUにおいて肺や胸郭のコンプライアンスが低下している患者〔（急性呼吸促迫症候群　acute respiratory distress syndrome；ARDS）など〕や肺内圧が高い患者（気管支喘息など）にもっとも有益である。このような患者を管理する際には，最大気道内圧がコントロールできるという理由から従圧式人工呼吸モードが選択される。

従量式人工呼吸

従量式人工呼吸では，1回換気量をあらかじめ設定する。設定された量だけ吸気が送り込まれたところで吸気を終了する。このモードの利点は肺のコンプライアンスの変化にかかわらず，一定の換気量が保証されることである。補助/調節換気モードと間欠的強制換気モードがある。

補助換気のモード

4つの基本的な換気方法が従圧式および従量式人工呼吸に用いられる。

1. 調節換気（controlled mechanical ventilation；CMV）：患者自身の吸気努力にかかわらず，設定された間隔で換気を行う。このモードは自発呼吸のない患者や筋弛緩薬を投与されている患者に対してのみ使用される
2. 補助/調節換気〔assist/control（A/C）ventilation〕患者の吸気を認めた場合には呼吸を補助し，自発呼吸がない場合には強制換気を行う。このモードは人工呼吸の導入早期において一般的に用いられる
3. 間欠的強制換気（intermittent mandatory ventilation；IMV）：患者の自発呼吸とCMVを組み合わせた様式である。CMVは自発呼吸の有無にかかわらず，設定された間隔で行われる。患者の自発呼吸がある場合は陽圧での換気補助は行わない。

その代わりに加湿・加温された酸素を供給するのみである。このモードは病院において人工呼吸器からの離脱の過定において使用される

4. 同期式間欠的強制換気（synchronous intermittent mandatory ventilation；SIMV）：患者の自発呼吸をA/C（補助/調節換気）で支持する。自発呼吸に同期できるため，吸気の途中に強制換気を行うことがなく，重篤な合併症を予防することができる

人工呼吸がどのように患者の自発呼吸に反応するかを評価する。また，患者の意識状態を考慮し，患者が呼吸器の作動を認識しているか否かも考慮に入れる。患者が呼吸しようとしているにもかかわらず，呼吸器による補助がない場合には，落ち着いた患者でさえ非常に不安になる。意識が保たれている患者にはSIMVが，意識が清明で抜管を目指している患者にはプレッシャーサポートが適している。

一方，深く鎮静された患者や重症頭部外傷の患者では自発呼吸を認めない場合がある。そのような患者にはほぼ完全な調節換気やA/C換気が候補となる。

人工呼吸器設定

人工呼吸器を開始する際には換気モード，1回換気量，呼吸数，初期の吸入酸素濃度を設定しなければならない。また，プレッシャーサポート圧やPEEPの設定を要することもある。また，設定値は患者の状態によって随時変更する必要がある。たとえば，呼吸不全やCOPDの患者で不穏が強い場合には20/分の呼吸数のほうがよく，体重から予測される量より少ない1回換気量とする。表3-2に一般的な呼吸器の設定についてまとめた。

分時換気量　分時換気量とは1分間の吸気量の合計である。分時換気量は適切な換気で十分に補助できるように1回換気量と呼吸数から設定する。

1回換気量　1回換気量（換気容量）と呼吸数は患者の自発呼吸時のそれと同程度が望ましい。成人の1回換気量は多くの場合体動あたり5～10 mL/kgである。呼吸促迫となっていない状況での一般的な設定は，1回換気量6～8 mL/kg，呼吸数12/分程度である。換気量を決定する際の体重の予測式はボックス3-7にあげる。

プレッシャーサポート　最初に患者の自発呼吸の強さと鎮静の深さに基づいて換気モードを設定する。プレッシャーサポート換気は自発呼吸が保たれている患者に対して選択される。呼吸数，1回換気量そして分時換気量など最低限のパラメータを設定する。プレッシャーサポートではBiPAP®のように常に気道内を陽圧に保つために使用することもできる。

呼気終末陽圧　多くの人工呼吸器は終末呼気において気道内圧を若干の陽圧に維持することができる。呼気終末陽圧（PEEP）を設定できる。この陽圧により，粘液，

表3-2　一般的な人工呼吸器設定

設定項目	内容	一般的な設定値	備考
呼吸数（f）	1分間の呼吸回数	6～20/分	
1回換気量（V_T）	1回の呼吸で供給されるガス量	6～8 mL/kg	
吸入酸素濃度（F_IO_2）	供給されるガス中の酸素濃度	21～100%	100%以下の設定にはガスブレンダが必要
PEEP	呼気終末の気道陽圧	5～20 cmH_2O	このモードにより酸素化を改善する
プレッシャーサポート（PS）	吸気を補助するための陽圧	5～20 cmH_2O	
吸気流量/吸気時間	1回換気量が供給される速さ	流量：40～80 L/分 時間：0.8～1.2秒	
吸気/呼気時間比（I/E比）	吸気と呼気にかかる時間の比率	1：2	
感度	呼吸器が吸気を認識する患者の吸気努力の最低の圧	基準値より0.5～1.5 cmH_2O低い値	
最大気道内圧	呼吸器が1回換気量を送気する際の最大の気道内圧	最大吸気圧より10～20 cmH_2O高い値	最大気道内圧に達すると呼吸器は送気を停止し，大気圧まで開放する

（Urden L, et al：Thelan's critical care nursing, ed 5, St Louis, 2006, Elsevier. より改変）

ボックス 3-7　1回換気量推定のための体重に基づいた計算式

適切な1回換気量を推定するためには患者の実測体重ではなく理想体重を使用しなければならない。多くの理想体重の計算式が考案されている。ほとんどは患者の身長と性別から予測するものである

DEVINE の式
女性：45.5 kg + 0.91 kg ×（身長 cm － 152.4 cm）
男性：50 kg + 0.91 kg ×（身長 cm － 152.4 cm）

BROCA の式
女性：45.3 kg + 0.89 kg ×（身長 cm － 152.4 cm）
男性：49.8 kg + 0.89 kg ×（身長 cm － 152.4 cm）

HAMWI の式
女性：45.5 kg + 0.86 kg ×（身長 cm － 152.4 cm）
女性：48.0 kg + 1.06 kg ×（身長 cm － 152.4 cm）

汎用式
女性：47.6 kg + 5 kg ×（身長 cm/2.54 － 60）
男性：47.6 kg + 6 kg ×（身長 cm/2.54 － 60）

たとえば，180 cm，100 kg の男性患者に対して，そのままの体重に基づいて1回換気量を 8mL/kg として計算すると 800 mL となる。しかし身長から理想体重を計算して 80 kg 程度とすべきであり，その場合の1回換気量は 650 mL あたりに設定すべきである。

吸入ガスの酸素割合または濃度（F_IO_2）も初期人工呼吸器セッティング時に選択される。その値は 21 ～ 100％の範囲で設定される。低酸素血症を伴う重篤な呼吸困難の患者に対しては状態が安定するまで初期設定 100％酸素により改善することがある。まれに緊急気管挿管を要する患者でも大気と同じ 21％の酸素濃度に耐えることがある。積極的な気道管理が必要な患者にはすべて何らかの酸素投与が必要である。しかしながら，その場合の酸素濃度は患者によって異なるであろう。酸素濃度設定は通常 40 ～ 80％の間に落ち着く。

吐物，滲出液（肺炎などの患者において），浮腫（心不全患者における）によって閉塞した肺胞を開放し，その状態を維持する。PEEP は肺炎や肺水腫にみられるような肺胞が虚脱した患者に有益となるが，多すぎる1回換気量や高いサポート圧は気胸のリスクを増大させる。

人工呼吸による合併症

数多くの重篤な合併症が侵襲的人工呼吸と関連している。容量損傷（圧損傷と呼ばれる）は肺胞の過伸展による肺損傷あるいは肺胞破裂をさす。気胸や緊張性気胸は呼吸器関連圧損傷でもっとも懸念される合併症である。縦隔気腫や腹腔気腫はより頻度の低い合併症である。高濃度の酸素を長期間投与することはフリーラジカル産生による細胞傷害や窒素の排除による無気肺形成を来す。高い胸腔内圧が持続すると静脈還流量の低下による低血圧を来す。

その他にも陽圧換気による合併症が起こり得る。PEEP を付加することで肺胞の虚脱を防ぎ酸素化の改善が期待できることはすでに述べたとおりである。しかし，気管支喘息や COPD などエアトラッピング（空気のとらえ込み）を来す疾患をもつ患者に対する過度の換気は内因性 PEEP と呼ばれる病態を招くことがある。この病態では呼気時間の過度の不足から進行性にエアトラッピングが増加する。この現象はガス交換を阻害すると同時に，胸腔内圧が著しく上昇することで心臓そのものが圧迫され心拍出量が低下し，結果として循環の悪化を来す。

特殊な病態

気管挿管中および引きつづき行われる人工呼吸中の患者に対しては十分なモニタリングが重要である。というのは，人工呼吸を行うために用いられた十分な鎮静が進展しつつある合併症の症状を隠してしまう可能性があるからである。予期しない頻脈，徐脈，低血圧や高血圧を認めたときにはすみやかに原因を検索して対処しなければならない。呼吸器設定の選択においてはカプノグラフィや酸素飽和度モニター――定期的な動脈血ガス分析を含む――を使用する。適切な PaO_2 が維持できていると判断した場合はできるだけ早く吸入酸素濃度を下げる。

気管支喘息や COPD の患者では高い吸気圧やプレッシャーサポートを必要とするかもしれない。このような患者では肺胞に空気をとらえ込み，気道内圧が高くなる傾向があるために圧損傷のリスクが増大する。COPD の患者において BiPAP® を用いることで気管挿管率を 59％低下させることが報告されている。気管挿管が必要な場合は PEEP を付加することで圧挫傷リスクを高める空気のとらえ込みを軽減できることがある。

上気道疾患

上気道は，気道を閉塞し，その結果換気が損なわれるような多くの病態に対して脆弱である。そのなかでも感染はもっとも一般的な原因であるが，アレルギー反応や異物も空気の流れを閉塞することがある。

これらの患者は，病気の明らかな外見上の好ましくない徴候（たとえば，腫脹や起坐呼吸など）を示さないこともあるが，流涎を来すに至る前に嚥下困難（嚥下障害）を示すかもしれない。呼吸や会話時に異常な音が発生することもある。これらの気道疾患のなかには生命危機を及ぼす可能性があるものもあり，適切な体位を含む気道管理のための安全で賢明な計画を立てる必要がある。

■ **機械的閉塞：異物**

　異物の誤嚥は患者とその介護者にとって大きな不安の原因となることがある。異物の誤嚥は乳幼児において発生率がピークを迎えるが，乳幼児は手に持ったものを口に入れたがるという癖があるという予測し得る結果である。年長の子どもと大人はそれほどこの誘惑には駆られない。成人における異物の誤嚥の場合には中毒や精神的疾患の関与の評価をする必要がある。米国では2007年の1年間に異物による気道閉塞が原因で350〜2,000人が死亡した。小児では食品，とくにポップコーン，ナッツ，ニンジンがもっとも多い誤嚥物である。

　突然の咳，呼吸困難，および窒息の徴候は異物誤嚥の特徴である。異物の大きさと詰まっている位置および気道の直径に応じて，患者は完全または部分閉塞を呈し得る。下気道の部分閉塞は，空気のトラッピング（取り込み）を引き起こし，気胸や縦隔気腫につながる胸腔内圧の急激な変化を伴うことがある。とくに幼児や小児において，片側肺の喘鳴の突然発症は，異物誤嚥を疑うべきである。

　誤嚥された異物が数日，数週間，または数カ月もの間気道内に詰まったままの症例もある（図3-10）。気

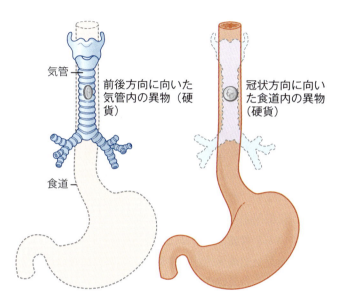

■図3-10　**異物の向き（方向）は止まる部位による。気管に止まった硬貨は通常前後方向に向き（左図），食道の硬貨は側方に向く（右図）**（Marx J, et al：Rosen's emergency medicine：concepts and clinical practice, ed 6, St Louis, 2006, Mosby．より）

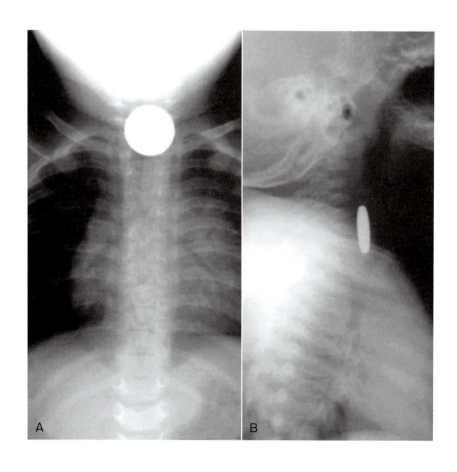

■図3-11　**食道に引っかかった硬貨**

管支の慢性閉塞は気管支の虚脱と閉塞性肺炎を引き起こす可能性がある。食道内の異物でさえ気道障害を引き起こすことがある（図3-11）。

　異物誤嚥の管理は，患者が有効な呼吸や咳ができるかどうかによって決定される。酸素投与は，救急部門へ患者を搬送するまでの間，症状を十分軽減することができるかもしれない。重症のストライダー，低酸素飽和度，チアノーゼを呈する患者，または切迫した呼吸不全の徴候は，即時に対処されなければならない。このような状況の管理，すなわち恐怖におののき呼吸困難を呈している患者から異物を除去するという物理的な行為だけでなく，不安を感じている両親や他の家族を落ち着かせることは経験豊富な医療従事者をもってしても困難である。

　自分で異物を除去できない，部分閉塞で意識がある患者の場合，腹部圧迫法は深い咳と同等の効果を発揮するかもしれない。患者が意識を失った場合，胸部圧迫の開始は，気道閉塞を解除する最良の方法であることが認められている。可能であれば，患者に酸素を前投与しつつ，代替の緊急気道確保方法を準備する。気管挿管に必要な機材を準備し，異物除去鉗子を手元に置いておく。除去を試みる前に，家族にこれから行う手順を手短に，簡単に説明することで不安を軽減することができる。直接視認型喉頭鏡を用いると，障害となっている異物を把持し，除去するうえで十分な視野を確保できることがある。患者が嘔吐したときの誤嚥を防ぐために，吸引器は近くに準備しておく。

　声門下にみえる異物は把持することが難しく，容易に除去することができない。盲目的に気管のほうに気管チューブを挿入し，より閉塞の少ない位置に異物を移動させることができると知られているが，この手技は完全閉塞にも対応できる熟練した，経験豊富な医療従事者に限られるべきである。

　異物を除去できたとしても，意識レベルの低下がある場合，中毒または出血がある場合，または酸素および呼吸の補助が必要な場合は挿管が適応となることがある。搬送先施設で検査ができるよう異物は保存しておく。（異物除去後に）転院してきた患者の状況や誤嚥した異物が残存していると疑われる状況では，気管支鏡検査の適応となる可能性がある。気管支鏡検査は集中治療室や手術室で全身麻酔下で行われる。

■ 咽頭感染症

　咽頭感染症は咽頭炎，扁桃腺炎，扁桃周囲膿瘍などの総称である。

咽頭炎，扁桃腺炎

　咽頭炎や扁桃腺炎はどちらも後部咽頭の感染症である。多くは同じ原因で発症するが，扁桃腺炎は，とくに扁桃腺の感染を意味する一方で，咽頭炎は，しばしばさまざまな程度の扁桃腺炎を含む咽頭の感染を意味する。

　咽頭炎や扁桃腺炎の原因は通常，ウイルスまたは細菌のいずれかである。約40～60％がウイルス感染であり，5～40％が細菌感染である。ほとんどの細菌感染症はA群連鎖球菌（group A *Streptococcus*）によって生じる。ごく一部の症例は，外傷，癌，アレルギー，毒物曝露に起因する。

　細菌およびウイルス感染症は，局所の咽頭組織の炎症を引き起こす。また，連鎖球菌感染症は，さらなる炎症を誘発する可能性のある毒素やタンパク質を局所に放出する。この炎症および感染は通常，自己限定的であるが，連鎖球菌の感染は，2つの重要な副作用を有する。まず，通常心臓にみられるタンパク質と類似した抗原を菌体表面に有している。連鎖球菌を攻撃する過程で，生体は不用意に心臓や心臓弁を攻撃し，リウマチ熱を引き起こす。第2に，腎糸球体は抗体抗原複合体によって損傷を受け，急性糸球体腎炎を引き起こす。

　咽頭炎や扁桃腺炎の症状は以下のとおりである。

- 喉の痛み
- 熱
- 悪寒
- 筋肉痛
- 腹痛
- 鼻漏
- 頭痛
- 耳痛

　身体観察により後咽頭が赤く腫れていたり，前頸部リンパ節が腫大し，触れると痛みがあったり，時にはサンドペーパーのような細かい赤い発疹を認める。猩紅熱と呼ばれ，このざらざらした赤い発疹は体幹に始まり，身体全体に広がる。これは連鎖球菌感染によって引き起こされる。また，扁桃腺上に白っぽい滲出液（膿のポケット）がみられることもある。これらの滲出液は連鎖球菌感染症ではよく認められるが，細菌感染が必ずあるとはいえない。ウイルス感染では，咳や鼻づまりなどの他の上気道感染の徴候および症状がみられることが多い。特定のウイルス感染である単核球症は，前頸部および後頸部リンパ節腫脹および圧痛と関連しており，脾破裂などの合併症を生じる可能性があるために同定されるべきで

ある。

ウイルス性咽頭炎や扁桃腺炎は水分補給、解熱薬、および抗炎症薬で対症療法的に対処される。細菌感染症では通常はペニシリンやアモキシシリンなどの抗菌薬が必要である。エリスロマイシンは、ペニシリンに対してアレルギーがある患者への代替薬としてしばしば使用される。

扁桃周囲膿瘍

扁桃周囲膿瘍では、表在の軟部組織感染が進行し、扁桃腺に隣接する粘膜下間隙に膿性のポケットを形成する。この膿瘍とそれに付随する炎症が口蓋垂を対側に偏位させる（図3-12）。

扁桃周囲膿瘍は扁桃周囲領域のもっとも一般的な感染症である。米国における扁桃周囲膿瘍の発生率は、年間約1万人に3人程度である。連鎖球菌（*Streptococcus*）は、しばしば、ペプトストレプトコッカス（*Peptostreptococcus*）などの他の細菌と一緒に、扁桃周囲膿瘍の培養で分離される。扁桃周囲膿瘍の症状は以下のとおりである。

- 咽頭痛（とくに片側）
- 嚥下障害
- 発熱
- 悪寒
- 筋肉痛
- 頸部と喉の前方の痛み
- 嗄声

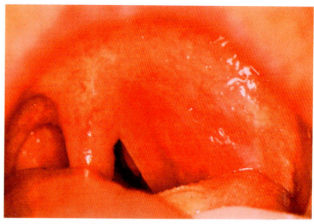

■図3-12　扁桃周囲膿瘍。左扁桃の腫大と口蓋垂の偏位に注意する（Goldman L, Ausiello DAA：Cecil's textbook of medicine, ed 23, Philadelphia, 2008, Saunders. より）

扁桃周囲膿瘍の徴候には発熱、頻脈、脱水、「hot potato（くぐもった声）」や太くなった声、頸部リンパ節腫脹、嚥下困難、後咽頭での扁桃の非対称な膨らみなどがあり、しばしば口蓋垂が対側にずれたり、扁桃に滲出液が出たりする。

扁桃周囲膿瘍の鑑別診断は、咽後膿瘍や前脊椎膿瘍、喉頭蓋炎、細菌性気管炎、単核球症、咽頭ヘルペス、頸動脈動脈瘤、および癌など他の深刻な病気が含まれる。治療は、輸液や抗炎症薬および抗菌薬の投与を含む。膿瘍が存在する場合、外科的ドレナージが適応であり、手術室で行われる。場合によっては穿刺ドレナージが救急部門で行われる。

■ 喉頭蓋炎

喉頭蓋炎は、喉頭蓋やしばしば声門上の領域の炎症を起こす、生命危機を及ぼす感染症である。この腫大は気管を閉塞し、低酸素症や無酸素症を誘発する。

米国ではこの疾患は幼児の病気と考えられていたが、インフルエンザ桿菌（*Haemophilus influenzae*）に対する予防接種が開始されたため、喉頭蓋炎の発生率は劇的に変化した。成人において、緊急時に遭遇する可能性がより高くなっている。男性は女性よりも約3倍多く発症する。この感染は、依然として2～4歳の小児でもっとも多くみられる。死亡率は成人で7％、小児で1％と推定される。

徴候と症状

喉頭蓋炎は、多くの場合、喉の痛みから始まり、進行すると嚥下時の痛みとくぐもった声を呈する。身体観察では患者は、中程度または重度に切迫した状態であり、前傾姿勢の坐位になっている。発熱、流涎、ストライダー、呼吸促迫、喉頭を触れたときの顕著な痛み、頻脈、そしておそらく酸素飽和度の低下を伴っている。ストライダーはクループによって引き起こされるものよりも軟らかく、より低音の場合がある。鑑別診断は、細菌性気管炎、咽後膿瘍または前脊椎膿瘍、ルートヴィヒ・アンギーナ（口腔底蜂窩織炎）、および扁桃周囲膿瘍を含めるべきである。

病態生理

インフルエンザ菌b型（Hib）へのワクチンが利用可能になる前、喉頭蓋炎は、小児では成人の2.6倍の頻度で発生していた。喉頭蓋炎を引き起こす原因菌として、連鎖球菌はインフルエンザ菌よりも増えてきている。

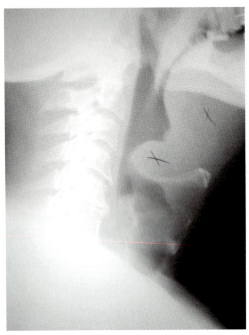

■ 図 3-13　喉頭蓋炎—下の×で印す（Marx J, et al：Rosen's emergency medicine：concepts and clinical practice, ed 6, St Louis, 2006, Mosby. より）

診断

　喉頭蓋炎の診断は，臨床所見や病歴にも基づいて疑われるべきであるが，図 3-13 のような所見を頸部の側面単純 X 線写真で確認することにより診断される。コンピュータ断層撮影（computed tomography；CT）を撮ることがあるが，通常は単純 X 線写真で十分であるため，多くの場合不要である。喉頭ファイバースコピーは，気道浮腫の程度についての直接情報を得ることができるだけでなく，気管挿管の補助にもなる。

治療

　救急処置は酸素化と換気の補助に限定すべきである。加湿した酸素は症状をいくらか和らげるが，この状態の重症度を誇張しすぎることはない。現場での気管挿管は絶対に必要なときのみ行われるべきである。組織が炎症を起こしている状況で，喉頭鏡で喉頭蓋を操作することは，気道を刺激し，さらなる挿管を非常に困難にする可能性がある。この状況では，気管挿管は耳鼻科医が同席のもとで，手術室で行うのがベストである。抗菌薬としては，多くの場合，アモキシシリン／スルバクタムまたはクリンダマイシンが適応であり，ステロイド，吸入 β 作動薬，吸入アドレナリンとともに投与される。この状況で呼吸不全が発生した場合，気管挿管が行われていない場合でさえ，通常は陽圧換気が有効であることに留意する。

■ 下顎部と頸部の感染

　下顎部と頸部の感染は，軽度から非常に重度までさまざまである。頸部には深いスペースが含まれており，血流が豊富で，他の身体領域に接した複数の構造物を収容し，食道，気管，肺，動脈，静脈，および軟組織などの重要な構造物に近接している。

徴候と症状

　下顎部と頸部の感染症の患者は，多くの場合，腫れ，痛み，発赤などの明らかな症状を有している。顔，首，または顎の感染した部分を触れると珍しい波状の動きを示す。この運動は波動と呼ばれている。放射線画像診断がなければ，頸部の深いスペースへの波及を除外することは不可能である。

病態生理

　抗菌薬の普及により，下顎部と頸部の感染の頻度と重症度は減少している。小児では，この感染のもっとも一般的な原因は連鎖球菌である。成人では，う歯がもっとも一般的な感染の門戸である。歯，顔，あるいは頸部表面から深い頸部組織へ感染が波及すると，大幅に疾患の重症度が増加する。胸腔または縦隔への広がりは縦隔炎や膿胸を，頸動脈鞘への広がりは頸静脈血栓症，細菌性心内膜炎，肺塞栓，脳卒中を引き起こす可能性がある。

治療

　緊急対応としては，確実に気道を確保することにとくに注意を払いつつ，酸素化と換気を行うことが含まれる。経験豊富な救急隊員であっても，蜂窩織炎または膿瘍により気道が閉塞している患者の対応は非常に困難である。気管を直視することは困難または不可能かもしれない。代替手段として盲目的経鼻挿管，ファイバー挿管や経気管照明法がある。針による輪状甲状間膜（靱帯）穿刺または切開を行って，外科的気道確保を行う必要がある。病院外の現場ではその前に，キング・エアウェイ（ラリンジアルチューブ），ラリンジアルマスク，またはコブラ・エアウェイなどの声門上エアウエイの使用を検討する。これらの気道確保の手技は Appendix D で説明している。バイタルサインを評価，モニタリングし，静脈路を確保する。患者が低血圧になった場合は，輸液負荷を開始し，敗血症性ショックの可能性を考慮する。

■ ルートヴィヒ・アンギーナ（口腔底蜂窩織炎）

19世紀初頭に最初に報告した医師にちなんで名づけられた，ルートヴィヒ・アンギーナ（口腔底蜂窩織炎）は胸の痛みではなく，下顎直下の前頸部の深部感染のことである。この疾患をもつほとんどの患者が窒息感を報告している。

徴候と症状

多くの場合，う歯やその後の感染から生じるため，ルートヴィヒ・アンギーナ（口腔底蜂窩織炎）は以下を特徴としている。

- 固く腫脹し，急速に顎下，舌下，オトガイに広がる重症歯肉炎や蜂窩織炎（図3-14）
- 舌下部や舌の腫脹
- 流涎
- 気道閉塞
- 浮腫による舌挙上と後方変位

ルートヴィヒ・アンギーナ（口腔底蜂窩織炎）の症状には，咽頭痛，嚥下障害，発熱，悪寒，歯痛，および呼吸困難がある。患者の歯列は貧弱であり，前喉頭部には硬く，赤く，著明な腫脹を伴い，不安気で顔色悪くみえる傾向がある。う歯の場所により初発の感染部位がどこであるか示唆される。舌が挙上することがあるので，器具による気道確保が必要になった際，挿管が困難となることが予想される。

病態生理

舌骨と下顎間の腫れ，赤み，熱感をもった組織（硬結）は，臨床所見上，もっとも注目すべき徴候である。この炎症は，口腔内の細菌によって引き起こされる。連鎖球菌がしばしば培養されるが，このような感染はほとんどの場合単一の生物によるものでなく，嫌気性菌を含むことがある。

オトガイ（顎の下）の感染は，多くの場合，切歯におけるう蝕から波及する。舌下感染は通常，前方下顎の歯の感染に起因し，腫れによる舌の挙上により明らかになる。通常臼歯に起因する顎下感染は，下顎角部の腫脹が特徴である。

1970年代に公共飲料水のフッ素添加が広まったことから，う歯の有病率は先進国で減少しているが，引きつづきう歯は世界でもっとも一般的な慢性疾患である。

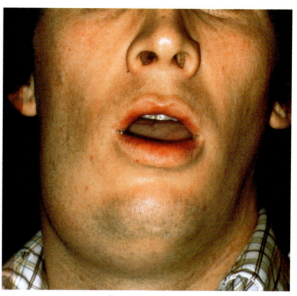

■ 図3-14　ルートヴィヒ・アンギーナ。数時間で急速に進行し，気道が狭窄する（Roberts JR, Hedges JR：Clinical procedures in emergency medicine, ed 5, Philadelphia, 2009, Saunders.より）

鑑別診断

鑑別診断は，咽後膿瘍や前脊椎膿瘍，細菌性気管炎，喉頭蓋炎を含めるべきである。最近化学療法を施行した，または臓器移植を受け免疫抑制薬を内服している患者は，膿瘍を含め，この感染症を発症するリスクが高い。

治療

ルートヴィヒ・アンギーナ（口腔底蜂窩織炎）を有することが疑われる患者は，生命危機を及ぼす病気，おそらく気道トラブルを伴っていると考えなければならない。気道を確保することはきわめて重要である。急速に進行する感染では，予防的気管挿管は，救急部門または手術室で待機的に実施される。ストライダー，唾液の分泌を調節することが難しい嚥下困難，呼吸困難を訴える場合は，挿管を急いだほうがよい。病院前の環境では加湿酸素の投与により患者の状態は改善する。心電図モニタリングおよび静脈路の確保が開始されるべきである。抗菌薬は救急部門で開始され，耳鼻咽喉科医にコンサルトすることもある。

■ 細菌性気管炎

喉頭蓋炎や咽後膿瘍と区別することが困難な場合があるが，細菌性気管炎は，声門下の気管のまれな感染症である。インフルエンザワクチン接種が広まったことから，細菌性気管炎は，もっともまれな閉塞性気道感染症として喉頭蓋炎に匹敵する。ある研究では，3年間にクルー

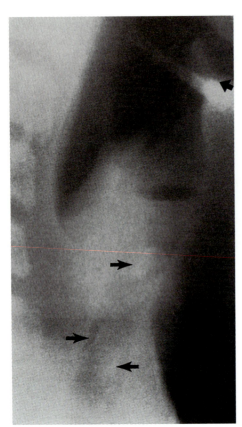

■図 3-15　側方軟部組織の細菌性気管炎を示す頸部 X 線写真。脱落した気管組織表面により，気道が不明瞭になっている点（下 2 つの矢印）に注意する。喉頭蓋（上の矢印）は正常である（Cummings CW, et al : Otolaryngology : head and neck surgery, ed 4, Philadelphia, 2005, Mosby. より）

プで入院した 500 人の小児のうち，2% が細菌性気管炎にかかっていたことを示した。どの年齢層でも発生する可能性があるが，気道が細く，声門下組織の径の細さのために，小児により一般的である。女性に比べると男性は 2 倍罹患しやすい。

徴候と症状

　細菌性気管炎は，上気道感染症として始まり，声門下の気管表面の生命危機を及ぼす感染症に進行する（図 3-15）。症状としては，痰が絡んだ咳，声の変化，高熱，悪寒，呼吸困難などが含まれる。徴候は，わずか 8～10 時間程度での中毒状態への進行，ストライダー，派手な咳，時には首や上胸部の痛みが含まれる。喉頭蓋炎とは異なり，流涎はまれであり，患者は仰臥位でいることができる。

病態生理

　気管炎は〔市中関連メチシリン耐性黄色ブドウ球菌（CA-MRSA）および医療施設関連（HA）-MRSA を含む〕黄色ブドウ球菌，連鎖球菌，インフルエンザ桿菌，クレ

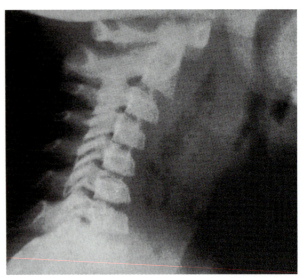

■図 3-16　咽後膿瘍。頸椎前面の，ガス産生菌感染を意味する黒い線に注意する（Cummings CW, et al : Otolaryngology : head and neck surgery, ed 4, Philadelphia, 2005, Mosby. より）

ブシエラ，緑膿菌などの複数の生物によって引き起こされる。

治療

　他の気道感染症と同様に，気道を確保することがもっとも重要である。酸素を投与し，心電図モニタリングを開始し，静脈路を確保する。細菌性気管炎患者の多くは挿管が必要になるが，患者が急性呼吸不全でない限り，管理された状況下で行うことが最善である。現場での挿管が絶対に必要な場合は，必要に応じてバックアップの気道確保ができる準備をすべきである。挿管が成功した場合は，気管分泌物や粘液によってチューブが詰まらないよう注意し，適切な吸引を行う。これらの患者は敗血症を合併していることがあるので，適切な輸液負荷を開始する。

■ 咽後膿瘍および脊椎前膿瘍

　咽後膿瘍および脊椎前膿瘍はどちらも食道の後方と頸椎の前方に進展した感染症である（図 3-16）。先に述べたように，膿瘍は，体内の組織または他の限られたスペースでの局所性の膿の蓄積である。咽後膿瘍は，副鼻腔，歯，あるいは中耳に由来する。これらの患者の 67% もが，最近耳鼻咽喉科の感染にかかったと述べている。気道閉塞が生じ始めると生命危機を及ぼすこととなる。縦隔炎と呼ばれる縦隔に広がる感染は，約 50% の驚くほど高い死亡率を有する重篤な合併症である。

徴候と症状

初期の咽後膿瘍は，原因不明の，または連鎖球菌性咽頭炎と誤診されることがある。患者の状態が急激に悪化した場合は，より生命危機を及ぼす喉頭蓋炎，細菌性気管炎，髄膜炎などの病気を考慮すべきである。咽後膿瘍の徴候は以下のとおりである。

- 咽頭炎
- 嚥下障害
- 呼吸困難
- 発熱
- 悪寒
- 首の痛み，こわばり，腫れ，または紅斑
- 流涎

気道が脅かされる可能性のある，気になる徴候は，以下のとおりである。

- 口を開けることが難しい（開口障害）
- 声の変化
- 吸気時ストライダー

病態生理

他の菌，とくに口からの嫌気性菌に起因することもあるが，咽後膿瘍における一般的な原因菌は，ブドウ球菌，連鎖球菌，インフルエンザ菌である。後咽頭の病変は小児だけでなく，成人にもみられるが，通常，3〜4歳以下が罹患しやすい。

治療

管理には気道を確保し，酸素を投与することを含む。膿性物質の誤嚥は致命的になる可能性があるので，挿管手技中に膿瘍を穿刺しないように注意する。心電図モニタリングを開始し，静脈路を確保する。経口摂取が減り，脱水に陥っている場合は，適切な輸液負荷を開始する。

根治的なケアは，多くの場合，手術室（または他の管理された状況のもと）での挿管，病巣の外科的ドレナージ，および抗菌薬の投与である。縦隔炎に進行する前に積極的に治療することで，多くの患者がすみやかに回復し，その直後または処置後数日のうちに抜管することができる。

■ 血管性浮腫

血管性浮腫は通常，口唇（とくに下唇），耳朶，舌，口蓋垂のような，頭部または頸部の構成要素に突然生じる腫れであるが，消化管を含む他の組織にも生じると報告されている。十分に解明されてはいないが，血管性浮腫はアレルギー反応であると考えられ，同様に対処される。時には原因は（原因不明の）特発性である。遺伝性血管性浮腫と呼ばれる，遺伝性の場合もある。

人口の15％程度までが発作性特発性血管性浮腫を経験している。人種による差は存在しない。女性は男性よりも血管性浮腫を起こしやすい傾向があり，多くの場合，成人にみられる。ある種の薬剤への曝露は，血管性浮腫のリスクを増大させる。一般的な誘因をボックス 3-8 に記載した。

徴候と症状

血管性浮腫の徴候には，発疹を伴ったり，伴わない境界明瞭な腫脹が過去にあるが，時には呼吸困難や不安を伴う。胸部聴診上のストライダーや喘鳴，過去に挿管歴がある場合は悪化に備えて注意深く観察する必要がある。消化管の血管性浮腫は腸閉塞を引き起こす可能性があり，結果として悪心・嘔吐，腹痛を生じる。

病態生理

血管性浮腫では，侵襲により小血管から漏出が誘発され，間質組織の腫脹が引き起こされる。浮腫は表皮と真皮組織中，または皮下組織中，またはその両方で生じる。この炎症は，循環するホルモンやヒスタミン，セロトニン，およびブラジキニンに対する反応である。

治療

血管性浮腫の増大は気道を脅かすことがあるが，多くの場合は，自然寛解するか，最小限の治療しか必要としない。蜂窩織炎／膿瘍，咽後膿瘍，およびルートヴィヒ・アンギーナ（口腔底蜂窩織炎）などの他の生命危機を及ぼす病気がないか患者を慎重に評価する。蕁麻疹がある場合は，アナフィラキシーの可能性を考慮する。

患者にとって楽な姿勢をとらせる。呼吸不全の徴候がない場合，患者は単に自分で姿勢をとることにより，自分自身の気道を維持する。

血管性浮腫の重症例では，腫脹した組織により声帯を適切に直視できないため，緊急挿管が非常に困難となる。挿管を試みる前に，通常の挿管器具に加え，代替の緊急気道確保器具を準備する。時間が許すのであれば，挿管は管理された環境すなわち，麻酔科医，耳鼻咽喉科医や一般外科医が対応可能な環境で行われるべきである。急を要しない患者では，心電図モニタリングを開始し，静

> **ボックス 3-8　血管性浮腫の代表的な誘因**
>
> - ACE阻害薬（カプトプリル，エナラプリルなど）
> - 放射線性色素
> - アスピリン
> - NSAIDs（イブプロフェン，ナプロキセンなど）
> - ハチ刺傷（スズメバチ，キイロスズメバチなど）
> - 食物アレルギー
> - 動物の毛やフケ（剝がれた皮膚細胞）
> - 日光への曝露
> - ストレス

脈路を確保し，直近の救急施設に搬送することが賢明である。

下気道疾患

エアトラッピング（空気取り込み）

喘息およびCOPDは，下気道のエアトラッピング（空気取り込み）[訳注2]疾患である。患者は通常，呼吸仕事量の増大，呼吸困難，およびこのようなエピソードの既往を有している。喘息はCOPDと何が異なるのか。COPDとは異なり，喘息においては気道過敏性のプロセスの大部分が可逆的である。

■ 喘息

喘息は，救急部門に年間数百万人が訪れ，入院の20～30％を占める一般的な疾患である。再発率も高く，10～20％が治療の2週間以内に再診する。1996年以降喘息による死亡率は減少しているが，年間約4,500人の米国人が死亡している。米国では，人口の6～10％（約25万人）が喘息を有し，少なくとも半数は小児である。死亡率が減少している一方で，有病率は増加しつづけている。

5歳前に初発し，成人しても喘鳴が持続する場合，肺機能がより悪化する可能性が高い。5歳以降に喘鳴に罹患した小児では，成人するまで持続しても，肺疾患の発生率は低い。喘息患者の80～90％程度は6歳までに初発する。典型的な喘鳴はなく，夜間の咳を症状として呈する小児喘息患者もいる。

徴候と症状

喘息患者は，症状が臨床的に軽度とみなされた場合でも，自分の症状に気づいていることが多い。喘息の初期症状は，以下の併発を含む。

- 喘鳴
- 呼吸困難
- 胸部圧迫感
- 咳
- 鼻汁，鼻閉，頭痛，咽頭炎，筋肉痛など，最近発症した上気道炎徴候
- 鼻汁，咽頭炎，嗄声，咳など，アレルゲンへの曝露による徴候
- 胸部圧迫感，不快感，または痛み

患者ははじめに過換気となり，CO_2レベルの減少（呼吸性アルカローシス）を生じる。気道が狭くなるにつれ，完全に息を吐き出すことがますます困難になり，エアトラッピング（空気の取り込み）を生じる。肺は過膨張し固くなり，呼吸仕事量が増大する。頻呼吸，頻脈，奇脈を生じ，時に興奮を伴う。陥没呼吸はみられない。酸素飽和度は，室内気であってもほぼ正常である。

中等度の増悪ではより頻脈や頻呼吸を示し，喘鳴も増え，空気の移動が減少する。酸素飽和度は低下するが，酸素投与により容易に改善する。陥没呼吸がみられる場合があり，程度や種類はエピソードの重症度により増大する。より多くの筋肉群（たとえば，肋間，肋骨下）を動かした呼吸は状態悪化の前兆である。

注意深く聴取された病歴における特定の因子は，喘息発作の重症度を予測することに役立つ：呼吸器疾患，可能性のあるアレルゲンへの曝露，家庭での吸入薬の遵守，救急部門受診や入院の頻度，およびステロイドの使用。

病態生理

喘息は，気管支平滑筋の収縮を伴う気管支の慢性炎症であり，結果的に気管支を狭め喘鳴を生じる。気道は，吸入アレルゲン，ウイルス，およびその他の環境の刺激物に過度に過敏になる。悪臭によってでさえ発作を起こ

訳注2）末梢気道の狭窄により空気の吸入（取り込み）は行われるが呼出が困難となる状態

ボックス 3-9　重症の喘息増悪の指標

- 酸素飽和度＜92％
- 頻呼吸
- 最近の救急部門受診や入院
- 頻回の入院
- 喘息による気管挿管の既往
- 予測最大流量値の 50 ～ 60％低下
- 呼吸補助筋の使用と陥没呼吸
- 2 日以上の症状持続
- 頻回なステロイド使用歴
- 現在のテオフィリンの内服

す。この過敏性が本疾患の反応性気道の原因である。

炎症は，呼吸困難，喘鳴，咳や喘息の症状の中心である。生体は持続する気管支攣縮に反応し，気管支の浮腫および気管支の閉塞や無気肺を引き起こす粘稠な粘液分泌を生じる。

動物由来の物質，大気中のブタクサや花粉粒子などのアレルゲンは，喘息エピソードの一般的な誘発物質である。煙や冷たく乾燥した空気を吸入すると，再燃することがある。患者が重症の喘息増悪を抱えている可能性があることを示す要因をボックス 3-9 に示した。

鑑別診断

病歴を取得する際，初発の喘鳴は喘息の診断を下すには十分ではない。喘鳴を特徴とする多くの病態があるため，臨床医が確定診断を下すには，通常発作の反復が必要である。連鎖球菌属による細菌性肺炎，マイコプラズマやクラミジアなどの非定型感染症でも喘鳴を引き起こす可能性がある。冬から早春の期間，乳児の間で一般的な感染症である呼吸器合胞体ウイルス（respiratory syncytial virus；RSV）などのウイルス感染もまた喘鳴の原因となる可能性がある。

ほかにどのような疾病により喘鳴が生じるだろうか。鑑別診断には肺そのものの疾患および全身性疾患の両方を含める必要がある。COPD は，多くの場合喘息の少なくともいくつかの要素を有するが，気管支炎および肺気腫の特徴をも有することがある。ストライダーが存在する場合はとくに，クループ，喉頭蓋炎，細菌性気管炎，咽後感染によって引き起こされる上気道閉塞を考慮する。うっ血性心不全は異物誤嚥と同様，新規発症の喘鳴を呈することがある（既出を参照）。胸の痛みは，とくに痛みの性質が以前の喘息エピソードとは異なっている場合はただちに心臓虚血の評価を促すことがある。

小児では，異物誤嚥，細気管支炎，および胃食道逆流症（GERD）と同様に，先天性心疾患は鑑別診断において考慮されるべきである。発熱は通常喘息に関連した徴候ではないが，肺炎や他の感染を評価すべきである。

治療

治療は増悪の重症度に合わせて調整する必要がある。活動性の喘鳴を起こしている患者に対する第一治療は，albuterol と levalbuterol など β 作動薬の吸入が含まれている。β_2 作動薬は入院の可能性を減らすことができ，疾患の経過中に早期かつ積極的に使用される。albuterol は，2.5 ～ 5 mg を 20 分ごとに 3 回まで投与されるか，または必要に応じて，2.5 ～ 10 mg を 1 ～ 4 時間ごとに，連続して投与することがある。小児用量は 20 分ごとに 0.15 mg/kg（最低 2.5 mg/kg）であるが，その後患者の臨床状態に応じて 0.15 ～ 0.3 mg/kg を 1 ～ 4 時間，最大 10 mg まで投与する。

非経口 β_2 作動薬は重症の喘息発作時の有用な補助薬になり得る。テルブタリン 0.25 mg，または 0.3 mg の 1,000 倍希釈アドレナリン溶液の筋肉内または皮下投与は吸入 β_2 作動薬の補助になる。しかし高血圧を生じ，心筋負荷と酸素需要を増加させる傾向があるため，とくに虚血性疾患を合併している患者では，注意して使用する必要がある。テルブタリンまたはアドレナリンの静脈内または骨髄内投与も適応となる場合があるが，まずはコンサルトすべきである。

時にイプラトロピウム 0.5 mg の投与は，COPD 合併または喫煙歴のある患者にもっとも大きな効果を与える。イプラトロピウムは 20 分ごとに 3 回まで，以後は必要に応じて投与できる。

静脈内コルチコステロイドは，気管支を狭める浮腫を軽減するので，炎症反応を抑えるのに役立つ。成人では，40 ～ 125 mg のメチルプレドニゾロンを，小児では 2 mg/kg を静脈内投与する。成人ではトリアムシノロン 60 mg を筋肉内投与することができる。6 歳以上の小児には，0.03 mg ～ 0.3 mg/kg を筋肉内投与する。ステロイドは作用に時間がかかることを忘れないこと。EMS 隊員は，救急部門に搬送するまで待つことなしにコルチコステロイド処置を開始することで，治療のプロセスで可能な限り迅速に効果をもたらすことができる。

硫酸マグネシウムの静脈内投与は，喘息の重症な増悪

を制御するのに有望であることが示された。典型的には，気管平滑筋を弛緩させるために30〜60分かけて，2g投与する。

広くは使用されていないが，helioxは重症な増悪の治療のために有望であることが示された別の吸入薬である。80：20または70：30の混合物として与え，ヘリウムは空気より軽いキャリアとして酸素と噴霧した薬剤の拡散を助け，呼吸仕事量を減少させる。helioxとともにalbuterolを投与する場合は，8〜10L/分の流量で通常の2倍量のalbuterolを使用する。

積極的な薬物療法にもかかわらず，一部の患者は依然として深刻な呼吸促迫や呼吸不全に直面している。

■ 慢性閉塞性肺疾患（COPD）

COPDは，慢性気管支炎や，肺気腫に関連した肺胞の表面積の損失による気流の閉塞である。ある程度の喘鳴および気道浮腫を特徴とし，喘息と機序は異なっているが，どちらも肺のエアトラッピング疾患である。COPDは，米国における死因の第4位の慢性の疾患である。約14万人がCOPDに罹患しており，このうち12.5万人が慢性気管支炎を，1.7万人が肺気腫を有している。COPDと診断された患者の数は，米国では1982年以来41.5％増加した。軽度および中等度のCOPDでは発生率は6.6〜6.9％であった。女性より男性で，黒人より白人でより一般的である。国民健康栄養調査によると，COPDの割合は，年齢とともに増加し，とくに喫煙者で顕著である。

COPDの主な原因は喫煙である。臨床的に有意にCOPDに罹患している患者の多くは20年間にわたり，1日に少なくとも煙草1箱を吸っている。すべての喫煙者のうち推定15％が臨床的に明らかにCOPDを発症する。多くの要因がCOPDの進行度に影響するが，喫煙開始年齢，1日あたりの本数，他の疾患の合併，患者個人の体力のレベル，および現在のタバコ乱用などである。受動喫煙は，肺機能の低下，喘息増悪，および上気道感染症のリスクの増加をもたらす。非喫煙者においてCOPDを引き起こすことが知られている唯一の遺伝的危険因子は，肺内酵素である好中球エラスターゼを阻害するタンパク質a_1-アンチトリプシンの欠損である。

徴候と症状

COPDの急性増悪の症状は以下のとおりである。

- 呼吸困難
- 咳
- 労作困難
- 喘鳴
- 喀痰を伴う咳
- 胸痛や不快感
- 発汗
- 起坐呼吸

COPDの以下の臨床徴候に注意する。

- 喘鳴
- 呼吸数増加
- 酸素飽和度の低下
- 呼吸補助筋の使用
- 頸静脈の怒張
- 末梢浮腫
- 肺の過膨張
- 打診上鼓音
- 粗い，断続的な低音性ラ音

重篤なエピソードは以下のとおりである。

- 酸素飽和度が90％以下
- 頻呼吸（約30回/分の呼吸）
- 末梢または中枢性チアノーゼ
- 高二酸化炭素血症によって引き起こされる意識状態の変化

COPDの患者は単一または複数の急性の増悪因子を有している。上述したように，喫煙はCOPDの主な原因であり，継続的なタバコ乱用は重篤な発作を引き起こす影響力の強い誘発因子である。環境アレルゲンへの曝露は発作を誘発し，また発作を再燃させる。大気汚染は，COPDを増悪させることがあるが，単独では通常重篤な発作を誘発することはない。

病態生理

吸入した粒子への曝露により生じた慢性炎症が気道を傷害する。生体は再構築（リモデリング）によって，この傷害を修復するが，その結果気道が瘢痕および狭小化する。肺胞の壁や結合組織の変化により永続的に肺胞が拡張する。これら肺胞の対側では，毛細管膜との重要な結合が肥厚した血管壁で再構築され，ガス交換が妨げられる。粘液分泌腺と杯細胞が増加し，粘液産生を増加させる。線毛は破壊され，この大量の粘液の上部への運搬

と清浄化が制限される。

樽状胸のような体の外見的変化は，再構築された気道と慢性的な空気のとらえ込みに反応して生じる。慢性的な息切れと慢性の咳はこの再構築の症状である。慢性的な低酸素症により，化学受容器は血液の酸素レベルの変動に反応しない。不幸にもこれらの変化は，慢性的な刺激物の吸入に反応した，身体の永続的な変化を反映している。

肺機能はしだいに低下し，身体のリモデリングが弱まる。痰産生が増加し，患者は慢性の咳を行うが，分泌物はとどまることになる。古典的な空気のとらえ込みは，拡張した遠位気道からの空気を移動排出させる肺の能力が制限されるため生じる。肺は過膨張となり，ガス交換は制限され，低酸素症や，高二酸化炭素血症として知られる高い血中の二酸化炭素レベルの状態を招く。慢性高二酸化炭素血症は生体の正常な化学受容体の感度を鈍化させ，低酸素症が換気制御の主要な機序となる。この段階では，患者は感染しやすくなり，運動に耐えられなくなる。呼吸仕事量を増加させるいかなる状況もすぐに呼吸不全を招くこととなる。

鑑別診断

COPDの病歴では，とくに呼吸困難という主訴が胸痛に関連していることが多いため，他の重篤な疾患を考慮しなければならない。COPDの鑑別診断は，喘息，気管支炎，肺気腫，肺炎，肺臓炎，肺線維症，呼吸不全，気胸，および心臓由来の呼吸困難の原因となる急性心筋梗塞，狭心症，うっ血性心不全，肺塞栓，および肺高血圧などを含むべきである。

管理

COPD増悪の管理は，酸素化と換気を維持することにかかっている。緊急対応には，鼻カニューレまたはベンチュリマスクで少なくとも92％の酸素飽和度を維持するのに十分な酸素投与を含む。低流量の酸素投与にもかかわらず低酸素が続く場合は，高流量の酸素と非再呼吸式マスクを使用し，同時に積極的な気道と換気管理に備える。最大流量値の低下，80％台への酸素飽和度の低下，顔面蒼白または四肢チアノーゼも積極的な対処が必要である。重症例では気管挿管，迅速導入気管挿管や経鼻挿管のいずれかが適応になる。COPD患者は挿管期間が長くなる可能性があるため，より少ない鎮静で済み，より早い抜管が可能となる経鼻挿管には利点がある。

低酸素の患者では酸素投与を躊躇してはならない。呼吸困難を呈しているCOPD患者に酸素を投与すると呼吸努力を消失させるというのはよくある誤まった考えである。酸素濃度の上昇はわずかに呼吸努力を低下させるかもしれないが，低酸素状態を許容することはまずい対応方法である。

気道を確保したら，早い段階から頻回にβ_2作動薬を投与する。COPDにおいて，β_2作動薬は喘息のように有効ではないが，治療の本流である。安定化のために20分間隔で3回まで噴霧することができる。緊急の場合，これらの用量はつづけて投与できる。イプラトロピウム臭化物などの抗コリン薬は，とくにβ_2作動薬と組み合わせると有用である。β_2作動薬ほど素早く作用しないが，β_2作動薬と組み合わせた場合さらに20～40％の気管支拡張作用が得られる。

全身性コルチコステロイド，通常注射用ソル・メドロール®は中等度から重度の発作でのルーチンの治療と考えられている。経口ステロイド，とくにprednisoneは軽度の増悪に有用であるが，中等度から重度の発作には使用しない。

テオフィリンはβ_2作動薬が開発される以前にしばしば用いられてきた。しかしながらその最大の効果は中毒域に近い濃度に達しているときに得られるため，代替手段があるときはほとんど使用されない。重症呼吸促迫の場合には，狭い治療域と副作用と中毒の可能性とを天秤にかけて，テオフィリンの投与を考慮してもよい。

急性呼吸不全を呈している場合は，**非侵襲的陽圧換気**（noninvasive positive pressure ventilation；**NPPV**）または気管挿管と人工呼吸器を用いた侵襲的換気という方法による陽圧換気が必要である。血行動態的に安定しており，気道が開通し，分泌物が最小限であり，意識清明で指示に応じる場合，NPPVはCOPD患者に有用である。耐えられるのであれば，NPPVは副作用が少ない傾向にあるので，短期間の換気補助に通常有用である。

反対に，侵襲的人工呼吸を必要とするCOPD患者では，治療から離脱することが困難であり，人工呼吸器関連肺炎を合併する可能性がある。機械換気は積極的な治療にもかかわらず，意識状態の変化，アシドーシス，呼吸疲労，および低酸素症を有する場合に適応となる。患者は，自分の家族と長期的な人工呼吸器の使用について話し合っている可能性がある。患者が事前指示書を持っていないか，長期人工呼吸に関する患者の希望は何か，家族に必ず尋ねる必要がある。

感染および免疫反応

肺炎および急性肺損傷／急性呼吸促迫症候群（acute

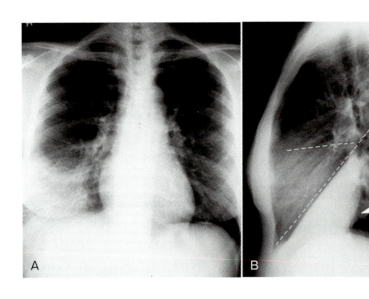

■ 図3-17　肺炎。A：右肺，右中葉と下葉の肺炎，B：X線写真側面像により肺炎は右下葉の上部にあることがわかる。破線は右肺葉の境界線を示す（Mettler FA：Essentials of radiology, ed 2, St Louis, 2004, Saunders. より）

lung injury；ALI/acute respiratory distress syndrome；ARDS）は，しばしば非定型所見を呈する下気道疾患である。肺炎の患者であれば通常，咳や発熱などの典型的な症状を有しているが，腹痛，微熱，頻脈を伴う脱力など，より微妙な徴候を呈していることもある。ALI/ARDS は，通常体内のどこかで生じた重篤なイベントにより発生する肺障害である。

■ 肺炎

　肺胞への液体貯留を引き起こす肺感染症は肺炎と呼ばれる（図3-17）。結果として生じる炎症は呼吸困難，発熱，悪寒，胸痛，胸壁の痛み，および喀痰を伴う咳を引き起こす。肺炎には大きく分けて3つの型，市中肺炎，院内肺炎（入院48時間後以降に発症する），人工呼吸器関連肺炎がある。原因は，ウイルス，細菌，真菌，自然界にある化学物質（胃内容物の誤嚥）などである。

　米国では毎年300万人以上の患者が肺炎と診断されている。未治療の肺炎の死亡率は30％に達する。適切かつタイムリーな治療が行われたとしても，併存する病状（合併症）により，死亡する可能性が劇的に高まる。高齢者では肺炎の罹患率が増加する。20年間の研究では，肺炎球菌によって引き起こされる肺炎の全体的な死亡率は20％であったが，80歳以上の患者では，死亡率は37％を超えた。

　ヒト免疫不全ウイルス（human immunodeficiency virus；HIV）感染，うっ血性心不全，糖尿病，白血病，または喘息，COPD，気管支炎などの肺疾患のような併存疾患により，治癒は困難になる。すでに状態の悪化した患者で肺炎が進行すると，呼吸困難，感染による肺組織の破壊，さらなる感染，呼吸困難の増悪，状態のさらなる悪化という，負のスパイラルに陥る。破壊された肺胞は，膿で満たされた球形の嚢に置き換わる。この炎症性物質はこのサイクルを永続させ，その結果，外科的な対処なしでは治療が困難である膿胸または肺膿瘍を形成する。回復したとしても，感染による後遺症のため，呼吸によるガス交換が制限され，肺の予備容量が減少し，ほかの感染に罹患しやすくなる可能性がある。

徴候と症状

　症状の急性発症と急速な進行は，ウイルスよりも細菌が原因であることを示唆している。臨床徴候や肺炎の症状は，以下のいずれかを含む。

- 発熱
- 悪寒
- 咳
- 倦怠感
- 悪心・嘔吐
- 下痢
- 筋肉痛
- 胸膜炎性胸痛
- 腹痛
- 食思不振
- 呼吸困難
- 頻呼吸
- 頻脈
- 低酸素
- ラ音，ロンカイ，さらには喘鳴を含む異常呼吸音

病態生理

　市中肺炎を引き起こす可能性のある病原体には，肺炎

球菌，レジオネラ属（*Legionella*），インフルエンザ菌，黄色ブドウ球菌，呼吸器ウイルス，クラミジア（*Chlamydia*）および緑膿菌が含まれる。院内肺炎は肺炎桿菌（*Klebsiella*）およびエンテロコッカス属（*Enterococcus*）とともに，市中肺炎と同じ病原体によって引き起こされ得る。人工呼吸器関連肺炎に関連した，もっとも一般的な2つの病原体は黄色ブドウ球菌と緑膿菌である。肺炎は一般的に，宿主の免疫系の欠如や強い病原菌の圧倒的な感染力によって進行する。

診断

呼吸音の減弱した領域の肺を聴診しながら，患者に「e」の音を発声しつづけてもらう。伝導された音はよりeよりもかなりaという音に似ている。そのピッチはヤギの鳴き声に似ているといわれているので，この現象を「音」「山羊」を意味するギリシャ語に由来する，「山羊声」として知られている。また，感染した肺葉上を打診すると濁音とともに増強した触覚振盪音を感じるかもしれない。意識状態の変化やチアノーゼは重症な病状の徴候である。

診断は，臨床症状，慎重な病歴聴取，徹底的な身体観察に基づいて行う。前後方向および側面方向の胸部X線などの画像診断は，陰性だからといって肺炎を除外することはできないが，浸潤影の存在はある程度の感度をもって肺炎を診断できる。CTは肺炎に対して感度の高い検査であるが，単純X線検査よりも放射線の被ばく量が多い。

肺炎の鑑別診断は，喘息，気管支炎，COPDの増悪，気管または声門上の異物，喉頭蓋炎，膿胸，肺膿瘍，うっ血性心不全，狭心症および心筋梗塞を含む。

治療

酸素投与は，臨床的に明らかに肺炎にかかっている患者に対して有用である。92％を超える酸素飽和度を維持することを目標に鼻カニューレによって投与すべきである。より集中的な酸素化を必要とする患者には，積極的な気道確保を考慮する。CPAPマスクの使用は，顔を覆うマスクに耐え得るようであれば，挿管の必要性を軽減することができる（既出を参照）。

血液培養はしばしば採取されるが，その結果が得られる前に，経験に基づいて抗菌薬はできるだけ早く投与される。複数の研究結果では，救急部門に到着して6時間以内に抗菌薬を投与すると肺炎の患者における罹患率および死亡率が減少することが示唆されている。輸液負荷は患者が敗血症性ショックの境にいる場合はとくに有効

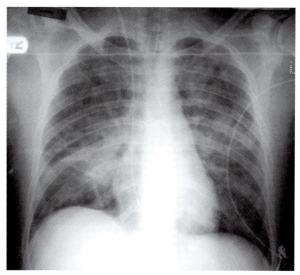

■ 図 3-18 急性呼吸促迫症候群（ARDS）
びまん性の肺陰影の増強に注意すること。びまん性浸潤を意味する（Adam A, et al：Grainger ＆ Allison's diagnostic radiology, ed 5, Philadelphia, 2008, Churchill Livingstone. より）

である。このような患者では，積極的な輸液や時に昇圧薬投与が必要になる。脱水患者に輸液蘇生を行うと，水分が十分となるため，浸潤影を生じることで単純X線写真上でも肺炎が明らかとなる。このような場合，液貯留の負担が増加する状況下でガス交換を行うために，肺胞への負担として酸素化の悪化がみられる。肺理学療法と通常の起立歩行により浸潤や粘液の貯留を軽減することができる。

■ 急性肺損傷／急性呼吸促迫症候群

急性肺損傷／急性呼吸促迫症候群（ALI／ARDS）は，呼吸不全を引き起こす全身性疾患である。ARDSの直接の原因には，胃内容物の誤嚥，溺水，毒物吸入，肺挫傷，肺炎，酸素毒性，放射線治療（図3-18）などの肺胞上皮細胞層を損傷するイベントや状態が含まれる。化学伝達物質が血流中に放出される全身的な免疫反応によって，間接的にも引き起こされ得る。この反応は，肺を含むすべての臓器が影響を受ける可能性のある連鎖反応を生じる。これは，多臓器不全症候群と呼ばれており，大量輸血，バイパス手術，重症膵炎，塞栓症，播種性血管内凝固，およびショックで発生する。

肺がALI／ARDSに陥ったとき，呼吸促迫，肺水腫，呼吸不全を伴って非心原性肺水腫が進行している。関連する重症の低酸素血症を治療するため，補助換気が必要となる場合がある。ALI／ARDSを診断するための基準をボックス3-10に記載した。

> **ボックス 3-10　ALI/ARDS 診断のための欧米コンセンサス会議基準**(訳注3)
>
> ALI/ARDS は比較的新しい疾患概念で，臨床の性質については多くの混乱があり，コンセンサス委員会は ALI/ARDS 診断のための診断基準を作成した。
> 1. 急性発症
> 2. $PaO_2/F_iO_2 \leq 300$ mmHg（PEEP の値によらず）
> 3. 胸部 X 線写真上両側の肺浸潤影
> 4. 肺動脈楔入圧 ≤ 18 mmHg，または左房圧上昇の臨床所見がない。これは救急部門や ICU で挿入された中心静脈，肺動脈カテーテルによる血行動態モニタリングにより測定される

徴候と症状

急性外傷や内因性イベントのあとの数時間〜数日以内に急激に進行する呼吸困難と低酸素血症が ALI/ARDS の特徴である。ARDS は入院中の患者，通常 ICU に入院している患者にみられる。典型的に患者は，大手術を受けたばかりで，回復しているようにみえ，一般病棟にいたが，その後，第 1 期の ALI/ARDS を発症し，ICU に再入室しなければならなくなる。ALI/ARDS の身体的徴候は，以下のとおりである。

- 呼吸困難
- 低酸素血症，時に粘膜のチアノーゼを伴う
- 頻呼吸
- 頻脈
- 十分な酸素飽和度を維持するために必要な酸素投与量の増加
- 敗血症患者における発熱と低血圧
- ラ音 / とくに断続性（聴診上聴取されるときもされないときもある）

病態生理

ALI/ARDS の発症は肺胞と毛細血管の境界の崩壊に始まり，その結果水分が肺胞に浸透し，肺でのガス交換が低下（悪化）する。これらの病理学的変化は，（敗血症で起こるような）毛細血管細胞層の損傷もしくは（肺炎で起こるような）肺胞細胞層の損傷に反応して発生する。重症例では，十分な酸素化を維持するために高濃度酸素が必要とされる。

この疾患は一般に 3 つの期があるといわれている。

1. 滲出期

最初のイベント後のはじめの 72 時間では，免疫系メディエーターが上皮肺胞－毛細血管膜を傷つける急性反応が進行する。水分が漏出し，微小塞栓が産生され，肺動脈圧が上昇し，血液が心臓や肺を循環することがより困難になる。肺胞の浮腫が生じ，硝子膜および肺サーファクタント層が崩壊し，肺胞の虚脱がつづいて発生する。

2. 線維増殖期

新鮮な組織損傷を治癒しようとする生体反応において，肺胞毛細血管膜では瘢痕化が進行している。肺胞は過膨張し，形態が不揃いになる。肺は固くなり，長期の低酸素血症を伴い，肺胞内圧が上昇する。

3. 回復期

患者が初期の段階を乗り切れば，その後の数週間にわたり，緩やかに回復していく。肺胞毛細血管膜および硝子膜が治癒する。水分は肺胞から組織内に戻っていく。細胞破片は除去される。

治療

酸素化をサポートし，呼吸を補助することが，ALI/ARDS の治療の基礎である。誘因となっている内因性疾患や外傷を積極的に管理する以外に特別な治療は存在しない。挿管下での機械換気が圧補助と必要に応じた吸引とともに適応となる。

ALI/ARDS と診断され，換気補助が開始されると，集中治療のスタッフは肺保護戦略を重視した計画を作成開始しなければならない。この計画には，高頻度 / 低 1 回換気呼吸器の使用，肺血管拡張薬の投与，および体外式膜型人工肺（extracorporeal membrane oxygenation；ECMO）として知られる酸素化のための肺の完全バイパス法を含む。

胸膜の疾患

下気道病変であるこの疾患群では，患者は軽度の病気から，重度の生命危機を及ぼす事象までさまざまな，突

訳注3）：2011 年にベルリン基準へ変わり，ARDS は 200mmHg，ALI は 300mmHg とされた。以下の論文を参照されたい。 ARDS Definition Task Force：Acute respiratory distress syndrome：the Berlin Definition JAMA 307：2526-2533, 2012.

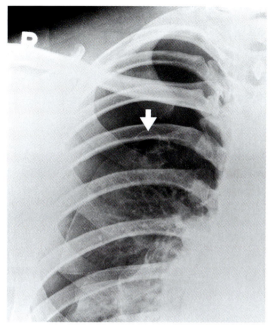

■図 3-19　原発性自然気胸。虚脱した肺の肺尖部（矢印）を示す（Hansell DM, et al：Imaging of diseases of the chest, ed 4, Philadelphia, 2010, Mosby. より）

然の胸膜炎性胸痛を発症することがある。胸膜炎性胸痛とは，深呼吸や咳とともに増大する痛みのことである。空気や過剰な水分が胸膜腔に溜まっている場合，患者の呼吸困難が増悪する可能性がある。

気胸

気胸は胸腔内のガスとして定義されている。前述したように，通常，胸膜腔は摩擦を最小限にし，胸膜の動きを滑らかにする少量の液体のみで占められている。気胸は，自然に発生したり，陽圧換気中の圧外傷を含む外傷に伴って発症することもある。他の外傷性の原因は，本書の範囲を越えているため，本項での議論は，原発性および二次性自然気胸に限定する。

■ 原発性自然気胸

原発性自然気胸（primary spontaneous pneumothorax；PSP）は明白な原因がなく発生することがある。PSP を発症するほぼすべての患者が気腫性肺嚢胞や空洞域を有しており，その破裂が気胸を生じている（図 3-19）。

PSP は男性ではるかに多く，年間 10 万人あたり 7.4 例の発生率であるが，女性では年間 10 万人あたりの発生率がわずか 1.2 例である。PSP の罹患率のピークは 20 〜 30 代である。PSP では 5 年間の再発率は 28％である（SSP は 43％）。

PSP は，肺疾患を診断されていない患者で主にみられる。しかし，PSP を発症する人たちの 90％以上は喫煙者である。喫煙率の増加に伴い PSP 発症率も増加する。また背が高く，痩せた若い男性でより一般的である。特定の遺伝的要因が自然気胸の素因となることを示唆するエビデンスが蓄積されてきている。吸入または血管内投与されたコカインも自然気胸の既知の危険因子である。

■ 二次性自然気胸

二次性自然気胸（secondary spontaneous pneumothorax；SSP）は，さまざまな肺疾患によって引き起こされるが，主に COPD の患者で発生し，ほとんどの場合，タバコ乱用に起因している。その他に報告されている原因因子は肺線維症，サルコイドーシス，結核，ニューモシスチス感染〔ほぼ後天性免疫不全症候群（acquired immunodeficiency syndrome；AIDS）患者に占められる〕である。SSP は 60 〜 65 歳の患者でより頻繁に発生し，SSP を伴った COPD 患者の死亡率は，COPD に罹患していない SSP 患者の 3.5 倍である。

徴候と症状

自然気胸（PSP と SSP ともに）の基本的な徴候は胸痛と呼吸困難である。胸痛は多くの場合，突然の鋭い，または刺すような，と表現され，呼吸または他の胸壁の動きによって悪化する。COPD のように肺の予備容量が減少している場合，SSP を発症すると呼吸困難がより顕著になる。気胸の他の症状として発汗，不安，背部痛，咳，倦怠感があげられる。

PSP と SSP の以下の臨床的徴候を探すこと。

- 頻呼吸
- 頻脈
- 奇脈
- 呼吸音の減少
- 打診上鼓音
- 低酸素と意識の変化（一部の患者では）

患側で呼吸音が聴こえるからといって，気胸を除外することはできない。低酸素症，チアノーゼ，頸静脈怒張がみられれば緊張性気胸を疑うべきである。

診断

その他の気胸は，陽圧換気中の胸腔内圧の上昇に伴う

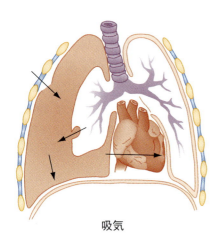
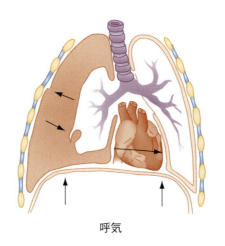

吸気　　　　　　　　　呼気

■図3-20　緊張性気胸の進行（Marx J, et al：Rosen's emergency medicine：concepts and clinical practice, ed 6, St Louis, 2006, Mosby. より）

肺胞の換気容量または圧外傷の結果として発生する。陽圧換気中に患者が急変した場合，気胸を伴う圧外傷をただちに除外する必要がある。具体的には，挿管された患者の状態が急速に悪化した場合，記憶法⑨に示したDOPEを使用して，挿管患者の急変のもっとも一般的な原因の迅速な評価を行う。

> **記憶法⑨**
>
> **DOPE：挿管された患者における急変の原因評価**
>
> 挿管された患者における急変を評価する際には，DOPEを評価しつつ，人工呼吸器との接続を外し，バッグマスクで換気を行うことから始める
>
> **D：Displaced tube**　チューブの位置異常。チューブの位置が誤っていないか。両肺の呼吸音を聴診し，心窩部に胃泡音が聴取されないことを確認する。カプノグラフィ／カプノメトリを使用する
>
> **O：Obstructed tube**　チューブの閉塞。チューブ遠位端に分泌物が詰まっていないか。無菌的に吸引を行う。患者がチューブを噛んでチューブが閉塞していないか。バイトブロックを挿入する
>
> **P：Pneumothorax**　気胸。陽圧換気中に気胸が発生していないか。呼吸音を聴診する。換気をしながら，肺コンプライアンスを感知する。胸腔内圧が高く，バッグを揉むことが難しくないか。緊張性気胸が存在する場合，胸腔ドレナージチューブが挿入されるまで，針穿刺による除圧を行う
>
> **E：Equipment failure**　機器の故障。人工呼吸器は換気圧力を駆動するための酸素が不足していないか。正しい機能のため，酸素ボンベと人工呼吸器をチェックする

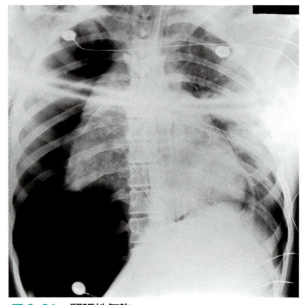

■図3-21　緊張性気胸
患者の縦隔が左方に偏位している点に注意（Hansell DM, et al：Imaging of diseases of the chest, ed 4, Philadelphia, 2010, Mosby. より）

診断は臨床所見の診察に基づいて行われるが，胸部X線検査により気胸の程度を確認できる。胸部X線の呼気時撮影により気胸の重症度を評価できるが，通常の撮影でも可能である。CTでも気胸を描出できるが，気胸が小さく，患者が合併疾患を有する場合にとくに有用である。ベッドサイドの超音波検査も気胸の診断に役立つ。患者が重度の呼吸促迫状態にあるときは，緊張性気胸の診断は，X線撮影ではなく，臨床所見で行わなければならない。

PSPとSSPの鑑別診断には，緊張性気胸，胸膜炎，肺塞栓症，肺炎，心筋梗塞，狭心症，心膜炎，食道痙攣，および胆嚢炎が含まれる。

気胸と緊張性気胸（図3-20）との鑑別は明確にされるべきである。患側の胸腔内に空気が蓄積すると，最終的には「健常な」側の肺および大静脈（図3-21）に対し縦隔を偏位させる。これらの変化が呼吸困難を悪化させ，呼吸仕事量を増加させ，心拍出量を低下させ，閉塞性ショックに陥らせる。臨床的に悪化しショックに陥っ

ている患者において，片側の呼吸音が減弱している場合，緊張性気胸と診断されるべきである。ただちに救命のための胸腔内除圧が行われるべきである。緊張性気胸は臨床所見診察によって診断される。放射線診断を待っていると致命的な遅延を生じてしまう。

治療

気胸の治療の目標は，空気のない胸腔へ戻すことである。治療は患者の病歴，合併疾患および臨床状態，改善の傾向，およびフォローアップの方法に基づいて選択されるべきである。

もっとも侵襲の少ない治療方針は単純な観察である。この方法は，合併疾患を有しない酸素化が良好で予備容量をもち，気胸が小さく安定した患者で，理想的な選択肢となる。これらの患者は救急部門で6時間ほど観察してもよい。繰り返し撮影した胸部X線検査で気胸の大きさの増加がみられない場合で，注意深いフォローアップが行える場合は，24～96時間で退院させることができる。

治療介入しなければ改善が見込めない状態の患者では単純な吸引を行うことがある。対象には，症状はあるが安定した患者，気胸が小さいがCOPDなど合併疾患を有している患者が含まれる。この処置を実行するために，局所麻酔下に針を胸部に穿刺し，空気を吸引し，肺を再膨張させる。その後，通常は患者を入院させ観察する。チェストチューブの留置は，多くの場合長期入院につながるので，AIDS患者では可能であれば針吸引治療が最適な治療法となる。針による胸腔穿刺を行うための手順については手技3-3にまとめた。

重篤な症状を有する患者はしばしば，チューブによる胸腔ドレナージを必要とする。時間が許すのであれば，局所麻酔および意識下鎮静を施す。チューブはハイムリッヒ弁，空気を排出し胸腔内には入れない一方向弁に接続する。代わりに，チューブは壁の中央配管からの連続吸引部に接続してもよい。ハイムリッヒ装置が装着されている患者のほうが，持続吸引を必要としている患者よりも早く退院することが多い。外科的治療は，重症または長期になる場合，胸腔ドレナージが気胸を改善しない場合に必要となる。手技3-4に胸腔ドレナージの方法をまとめた。手技3-5に閉鎖式胸腔ドレナージ装置の管理について説明した。

EMSレスポンダーや蘇生チームのメンバーは，チェストチューブ挿入の実用的な知識をもつべきである。自分で行うことがなくても手技を把握していることによって，実施する医師を介助し，彼らの必要とするものを予測することができる。

■ 胸膜炎

臓側または壁側胸膜の炎症で，しばしば胸膜炎と呼ばれる，一般的で厄介な病態である。突然発症する鋭い胸痛を特徴とする。

徴候と症状

胸膜炎の主症状は，深呼吸時に強くなる胸痛である。呼気時には，ほとんど，または完全に痛みが緩和する。患者は最近，風邪や咳の病歴がある場合がある。身体所見は胸膜摩擦音を含むが，他の身体所見は，通常乏しい。

病態生理

胸膜炎における炎症の原因は不明である。研究者は，ウイルス感染または局所外傷が関与していると推測しているが，真の病因の証拠はほとんど存在しない。

鑑別診断

胸膜炎は除外診断による。最初に肺塞栓症，肺炎，気胸，その他の考えられる胸痛の原因を考慮する必要がある。患者が発熱，悪寒，発疹，持続する胸痛，痰の絡んだ咳，足の浮腫，労作時の呼吸困難，悪心・嘔吐，腹痛を呈している場合，他の診断を考慮する。胸膜炎は抗炎症薬の定期的投与で治療する。消化器系の副作用に注意すべきである。また非ステロイド性抗炎症薬（NSAIDs）は，腎機能が低下した患者では注意して使用する必要がある。

■ 胸水

胸水，つまり胸膜内の過剰な水分の貯留は胸腔の炎症を示唆するため，胸膜の炎症（胸膜炎）および胸水はしばしば共存する。胸膜炎のように，胸痛と同じく，胸水の貯留により呼吸困難を引き起こす。米国では毎年約100万人が胸水貯留と診断されている。ほとんどの場合は，うっ血性心不全，悪性腫瘍，感染症，または肺塞栓に関連している。

胸水は漏出性と滲出性に分類される（これらの用語は貯留した胸水自体を意味するために使用することもある）。漏出性胸水は，内圧の上昇またはタンパク質の欠如により水分が血管内から胸腔に浸透して生じるのに対し，滲出性胸水は胸膜の炎症に由来する（図3-22）。

慢性の胸水は，水分のゆっくりした貯留が特徴である。

手技 3-3　針による胸腔ドレナージの実際（胸腔穿刺）

概要
緊張性気胸を呈している患者はチューブによる胸腔ドレナージが完了するのを待つことはできない。胸腔内に貯留した空気は，長い静脈留置針か脊髄針の穿刺により即座に除去しなければならない。この処置は，同時並行して行う身体観察で片側のみ呼吸音が聴取され，呼吸努力の増加と呼吸困難を伴う低血圧や呼吸不全が明らかな場合に行われるべきである。

適応
- 緊張性気胸

禁忌
- 単純気胸（緊張性気胸と臨床上区別する）

器具
- 標準予防策に従った手袋，ガウン，マスク，眼球防御またはフェイスシールド
- 以下のものを含む脱気キット
  - 14 または 16 G の針一体型の中空カテーテル（針の長さは少なくとも 5 cm 以上）
  - 皮膚消毒薬
  - 2 mL の生理食塩液で満たした 5〜10 mL のシリンジ
  - 一方向弁（フラッター／ハイムリッヒ弁）

これらのキットは随時準備し利用できるようにしておく。これらは誰もが利用できるように，緊急バッグ，搬送キット，救急カートなどに入れておくべきである。

手順
1. 感染防御のため標準予防策に従う
2. 呼吸音が聴取されない側の鎖骨中線上第 2 肋間を同定する。以下の 2 つのうちいずれかの方法をとる
   - 胸骨上で胸骨角を探し，側方に指をずらす。そこが第 2 肋骨である
   - 患側の鎖骨を触知し，第 1 肋骨はその直下にカーブしていることを想像する。肋骨を 1 本ずつ，第 2，第 3 肋骨と数えていく
3. 時間をかけて正しい側に処置をしていることを確認する
4. 患側の鎖骨中線で第 3 肋間上の皮膚を消毒する
5. 5cm の針から保護キャップを外す
6. 利き手と反対側の手で患側の鎖骨中線上で第 3 肋間の上端を同定し，利き手で第 3 肋骨の上部で 90°に針を刺す
7. 針が胸腔に達すると皮膚の抵抗が突然消失する。中空の針を抜き，適切に廃棄する
8. 空気が開放されたことを確認する
   - 接続したシリンジ内の生理食塩液に泡が立つ。この処置はわずかな音を聞き取ることができない環境では有用である
   - 開放したカテーテルから空気が勢いよく出ることを感じる
9. 患者の以下の重篤な臨床所見が改善していることを確認する
   - 呼吸仕事量の軽減
   - 呼吸困難の訴えの消失
   - 閉塞性ショックの所見の消失
10. チューブによる胸腔ドレナージを施行するまでカテーテルは挿入した場所に留置しておく。針による穿刺除圧を受けた患側であることを確認するのに役立つ。状況が許せば，カテーテルを除去し，適切にドレッシング材を貼る。病院のスタッフに引き継ぐ際に処置の完了を伝える
11. 一方向弁（フラッター／ハイムリッヒ弁）を装着させることもあるが，14 または 16 G のカテーテルは，胸腔内外の圧が等しくなると胸腔内に空気が入ってしまう（逆流する）ほどのサイズではないので，弁の装着はオプションである
12. 医師によるチューブ挿入（チューブによる胸腔ドレナージ）の準備を行う

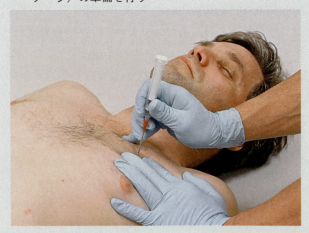

（PHTLS：Prehospital Trauma Life Support, ed 6, St Louis, 2007, MosbyJems. より）

コツとトラブルシューティング
- 別の針による胸腔穿刺部位は腋窩中線である。緊急時には胸腔内の最上端に溜まった空気に迅速にアクセスするほうが好まれる（一部を水で満たした瓶を片側に傾けたとき，何が起こるかを想像するといい。空気はどこに溜まるか。もちろん最上端である）
- 標準の 3.2 cm の長さの静脈留置針では短すぎるため，多くの年長児や成人の胸腔には届かない。5.1 cm 以上の針を使用していることを確認する

手技 3-3　針による胸腔ドレナージの実際（胸腔穿刺）─つづき

- 脱気を認めなかった場合は，実施した手技内容について搬送先のスタッフに報告する。その場合も胸腔ドレナージは実施されるべきである。というのは針を挿入した際に気胸を引き起こしているからである

手技 3-4　チューブによる胸腔ドレナージ（胸腔チューブ挿入）

概要
　正常な呼吸をするためには，肺胞─肺の中にあるデリケートな空気の袋は完全に膨らむときに周囲の組織に対し圧力をかけなければならない。呼気時には空気が排出されたときに生じる反動によりその肺胞は縮む。肺胞が必要な内圧を維持するために，胸腔自体は大気に対し陰圧を維持し，若干の真空を作り出さなければならない。疾患や外傷によりこの陰圧は消失し，肺は膨らみにくくなるか，膨らまなくなる。外傷では空気の貯留（気胸），血液の貯留（血胸），水分の貯留（胸水）により患側肺が虚脱する。胸腔チューブの挿入により空気や水分がドレナージされ，陰圧が再構築されて肺は再膨張する。

　胸腔チューブは，無菌で，しなやかなカテーテルであり，水面で密閉されたドレナージシステムに接続される。カテーテルは，危険な血栓がチューブ内で形成されたり，肺循環に入ることを防ぐ抗血栓性を有している。すべてのチューブには胸部X線写真で位置の確認ができるようX線不透過の線が入っている。

適切なカテーテルを選択する
　カテーテルは約50 cmの長さで，12～40 Frまである。診断によりカテーテルのサイズを決定する；血液や水分のドレナージには空気を開放する場合より太い径のカテーテルが必要である。
- 気胸や緊張性気胸：12～26 Fr
- 血胸：36～40 Fr
- 胸水：26～36 Fr

適切な挿入部位を決定する
- 空気のドレナージ：肺尖部近くにチューブ先端を留置（第2肋間）
- 水分のドレナージ：肺底部近くにチューブ先端を留置（第5～6肋間）
- 心臓外科術後：縦隔

適応
　以下の状態にある患者の胸腔や縦隔からの空気や水分のドレナージ
- 気胸
- 緊張性気胸
- 血胸
- 胸水貯留：
  - 術後
  - 肺膿瘍（肺炎や他の肺感染症に伴う胸腔内の膿の貯留）
  - 水胸（癌や心疾患などの疾患に伴う胸腔内の漿液の貯留）

　胸腔チューブは状態が不安定な患者の搬送中に予防的に挿入することもある。

相対的禁忌
　胸腔チューブ挿入に絶対的禁忌はない。多発した癒着，巨大ブレブ，凝固障害がある場合，疼痛，出血，感染，血栓，空気塞栓などのリスクが生じるが，通常，胸腔内の陰圧を再構築する必要性のほうが，留置によるリスクを上回る。

器具
- 標準予防策に従った手袋，ガウン，マスク，眼球保護またはフェイスシールド
- 滅菌タオルまたはドレープ
- 皮膚消毒薬
- 小処置器具
  - 大ケリー鉗子3本
  - 11番の刃のメス
  - 10×10 cm ガーゼのスポンジ
  - 持針器
- 局所麻酔薬
- シリンジ
- 18 Gと25 Gの針
- 無菌の胸腔チューブ（注意：無菌操作野の上に開いておく。近位端をケリー鉗子で挟んでおく）
- 胸腔ドレナージ装置（注意：メーカーの推奨に従い，助手が準備しておく。胸腔チューブに接続する延長チューブも準備しておく）
- 接続チューブと吸引のためのY字管
- テープ（鳩の尾のように一部切断），パラムバンド，または接続部を確実に固定するプラスチックの固定具
- ガーゼ（10×10 cm，Yカットガーゼ，自己密閉タイプの幅広のドレッシング材，油紙）

手技 3-4　チューブによる胸腔ドレナージ（胸腔チューブ挿入）―つづき

手技

1. 感染防御のため標準予防策に従う。とくに，滅菌ガウンと手袋，マスクを着用する
2. 患者を仰臥位にし，可能であれば患側に腕を外転させ，少なくとも90°に伸展させる
3. 挿入部位を外科的に準備し，ドレープで覆う。決して乳頭線より下方になってはならない
4. 皮下，筋層，骨膜に局所麻酔薬を注射する
   - 25 Gの針を使って皮下に局所麻酔薬を注射し，穿刺部位に膨隆を作る
   - 3.2 cmの針を押し進めながら局所麻酔薬を注入しつづけるが，より深い組織に針を進めるときは陰圧をかけておく。さらに深い組織に局所麻酔薬を注入し，さらに針を引き戻すときも注入しつづける
5. 挿入部位直下の肋骨下縁上で，皮下組織まで3～4 cmの横切開を入れる
6. 閉じたケリー鉗子を皮膚創に挿入し，先端を上方に向けて進め，鉗子を開く。組織を鈍的に剥離しながら，この操作を繰り返す。目標は肋骨上面と胸腔にまでルートを作ることである。注意：チェストチューブは，各肋骨下面にある神経血管鞘を傷つけないよう，肋骨の上縁から胸腔に挿入されなければならない

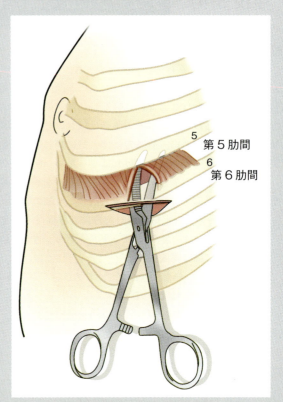

閉じた鉗子を切開創に押し進め，鉗子を開き押し広げることで鈍的に剥離し，胸膜までトンネルを作る（Aehlert B: Paramedic practice today：above and beyond, St Louis, 2010, MosbyJems. より）

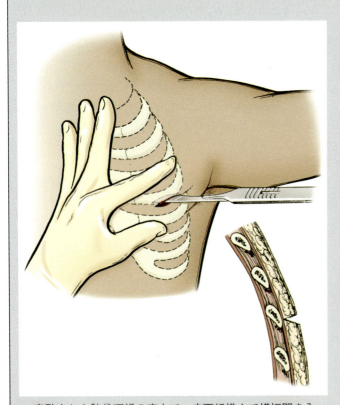

麻酔をした肋骨下縁の直上で，皮下組織まで横切開を入れる（Dumire SM, Paris PM：Atlas of emergency procedures, Philadelphia, 1994, Saunders. より）

手技 3-4　チューブによる胸腔ドレナージ（胸腔チューブ挿入）──つづき

7. 鈍的な剥離により，胸腔までルートができたら，いったん止め，ケリー鉗子を閉じる。鉗子の上縁に利き手の示指を添える。鉗子が胸腔内に入るまで強く圧迫する。胸腔内に入ったらケリー鉗子を開き，指が通り，胸腔チューブが入るよう入口を作る

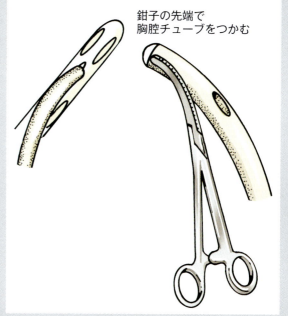

鉗子の先端で胸腔チューブをつかむ

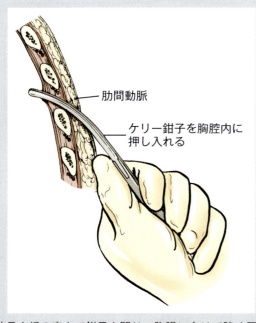

肋間動脈

ケリー鉗子を胸腔内に押し入れる

肋骨上縁の直上で鉗子を閉じ，胸膜に向けて強く圧力をかける（Dumire SM, Paris PM：Atlas of emergency procedures, Philadelphia, 1994, Saunders. より）

チューブは，その先端が挟み口から飛び出した状態で曲がり鉗子でつかむ（Roberts JR, Hedges JR：Clinical procedures in emergency medicine, ed 4, Philadelphia, 2004, Saunders. より）

8. 示指を新しく作ったルートに滑り込ませ，鉗子を抜く。胸膜の穴を示指で広げ，穴から入れた指を曲げ，癒着があればそれを剥がすように周りをなぞる。指は胸膜に入れたままにしておく
9. 前もって胸腔チューブの近位端を挟んでいた，2本目のケリー鉗子をつかむ。鉗子（と胸腔チューブ）の先端を指の下に把持しつつ，直接この鉗子を胸膜の開口部のほうに挿入する
10. 近位端が胸腔内に入ったら，鉗子と指を抜く。チューブを回転させながら，胸腔の目的の場所に胸腔チューブの先端を進める。ドレナージ用の最後の側孔が胸腔内に入ったところで，チューブの挿入を止めてよい
11. チューブ内腔の結露や空気，水分の流出を確認する
12. 即座に胸腔チューブを組み立てられた胸腔ドレナージ装置の延長チューブに接続する
13. 胸腔ドレナージシステムが呼吸性に変動しているか確認する
14. 皮膚に糸をかけ，2回胸腔チューブを巻いてしっかりと胸壁に固定する。そしてチューブ周囲の切開創に皺を作るように縫合するか，巾着縫合する
15. 切開部をワセリンガーゼで覆い，切れ目の入った10×10cmガーゼでその上を覆う。そして，これらのガーゼをテープ固定する
16. すべての接続部をテープで留めるか，パラムバンドや結束バンドで固定する。テープを用いるときは，すべての端をYカットしておく
17. 陰圧のスイッチを入れる。胸腔ドレナージ装置を目的の陰圧に設定する。通常，初期設定値は－20 cmH$_2$Oである
18. 胸部X線写真を撮影し，チューブの位置と肺の膨張を確認する
19. チューブのサイズ，位置，胸部X線写真の所見，患者の処置への耐用度，バイタルサイン，胸腔ドレナージ装置への初期排液量をカルテに記載する

手技 3-4　チューブによる胸腔ドレナージ（胸腔チューブ挿入）—つづき

コツとトラブルシューティング

- 胸腔チューブシステムが折れ曲がったり，締め付けたりしないように，患者の身長分のチューブにドレープをかける。患者がチューブの上に乗らないよう注意する
- 少なくとも2時間ごとに排液量を確認する。血性排液がドレナージ開始から1,200〜1,500 mL以上つづくとき，1時間あたりの排液量が200 mL以上の状態が数時間つづくときは胸部外科医に報告する必要がある。2時間ごとの排液量がわかるように，排液ボトル表面に時刻を記録する
- 胸腔チューブ，切開創，胸腔ドレナージシステムを監視する（手技3-5参照）
  - 胸腔チューブの内腔は結露していなければならない
  - 切開創周囲の皮下に空気が混入してはならない（皮下気腫）
  - チューブは凝血塊があったり，捻れてはならない
- （陰圧を切っても）気泡が持続していれば，エアリークがあることを意味する。施設の胸腔ドレナージ装置メンテナンスプロトコールやエアリーク時のトラブルシューティングに従って対処する

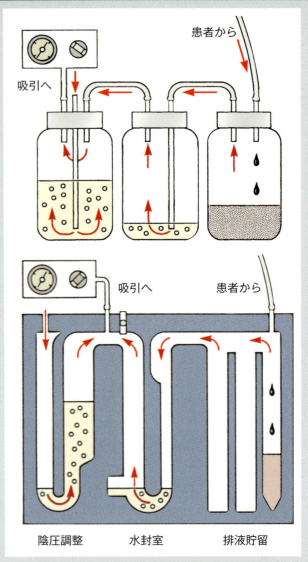

三連ボトルシステムを用いたディスポーザブル排液システム（Luce JM, Tyler ML, Pierson DJ：Intensive respiratory care, Philadelphia, 1984, Saunders. より）

手技 3-5　閉鎖式胸腔ドレナージ装置の管理

概要

　手技3-4で説明したように，チューブは閉鎖された滅菌状態で縦隔や胸腔に留置され，空気や感染性物質，血液その他の液体成分をドレナージする。チューブは外傷時に肺が収まっている胸腔の陰圧が維持できないときに緊急に留置されたり，特定の外科処置時に手術室内で留置されたりする。

　貯留した空気や液体を開放し，あるいは胸腔内からドレナージするための装置には，胸腔内の陰圧を回復し，維持するために，以下のような特徴がある。

- 装置は胸腔内の陰圧を維持するために重力を利用している
- 胸腔内に逆流しないような一方向弁や機構を有している
- 装置は患者より低い位置に設置する必要があり，チューブは折れ曲がらないようにしなければならない。そうすることで，ドレナージ装置内の圧力は胸腔内より高くすることができる
- 大量の空気や水分のドレナージにも対応できるよう，装

手技 3-5　閉鎖式胸腔ドレナージ装置の管理―つづき

置の吸引接続部の規格寸法は携帯型，もしくは中央配管の吸引口に接続できるものでなければならない。

特定の胸腔ドレナージ装置は以下の特徴を有することがある

- 乾式ドレナージであり，完全に水分を使用せず，呼気時に開放し，吸気時に大気が流入しないように閉鎖する一方向弁が付いている
- 自己密閉ポート。ドレナージされた液体の検査分析のための器具やチェンバーが満杯になったときに過剰な水分を排出する器具との接続ができるもの
- 自己血回収用チェンバー
- 吸気と呼気の呼吸性変動を観察し，計測できるマノメーター（圧力計）

適応

手技 3-4 に概説した胸腔チューブ挿入の適応を参照すること

器具

- 標準予防策に従った手袋，ガウン，マスク，眼球保護やフェイスシールド

手技

1. 感染防御のため標準予防策に従う
2. メーカーの推奨に従い，胸腔ドレナージ装置を準備する
3. 患者の状況に応じて，カートの低い端に下げるか，ユニットスタンドにぶら下げ，床に固定する。患者より低い位置に置いておくこと
4. 吸引を使用していないときは，短い管を大気に開放する
5. 吸引を使用するときは吸引ボトル内の印のところまで滅菌水（通常セットに含まれる）で満たす。短い管を吸引源の接続チューブにつなぐ
6. 吸引ボトルが一杯になったら，排出口に針を刺し，シリンジで余分な水分を抜く。水が不足している場合は滅菌生理食塩液を注入する
7. 装置の圧を記載された量までダイアルを回す。初期の吸引圧は－20 cmH$_2$O である。－40 cmH$_2$O 以上は推奨されない
8. 中央配管の吸引のスイッチを入れ，装置の吸引部の観察窓を確認する。観察窓が適切な位置に達していなければ，メーカーの推奨に従って吸引圧を上げる。注意：ボトル内にゆっくり気泡が出つづけることを確認する
9. ドレナージ部からの長い管は結束をほどき，チューブ挿入のために準備した滅菌野に広げておく。チューブの端は，適切に挿入された胸腔ドレナージチューブに接続するまで滅菌を維持するため，蓋をしたままにしておく

コツとトラブルシューティング

- 胸腔チューブを器具や道具でクランプすることは禁忌である。患者から出ているチューブの接続（胸腔チューブと延長チューブ間，延長チューブとドレナージ装置間）はすべてテープやバンドで固定しておく
    - テープを使用しているときはテープの端を折り曲げ，あとで剝がしやすくしておく。強固なテープを使用する
    - プラスチックのバンドを使用しているときはメーカーの固定のための推奨に従う
- 施設であらかじめ決められた，患者の呼吸・循環動態の評価方法に従うが，少なくとも最初のうちは2時間ごとに，突然状態が変化したときはそのつど評価する。このときはエアリークの可能性を考え，胸腔チューブ挿入部位と皮下組織も評価する
- 患者の初期評価を行うとき，ドレナージ装置が適切に機能しているか評価し，移動する前にはエアリークがないことを確認する
- 胸腔チューブが挿入されたら，初期排液量を日時とともにドレナージ部の表面に直接に書き込んで記録すべきである。持続的に排液するときは，シフト勤務者や担当者が交代しても傾向がわかるように，時間ごとにまたは決められた方法で記録する
- 初期排出量と時間ごとまたは決められた方法での測定に加え，ドレナージ液の色や呼吸性変動の有無も記録する。注意：初期排液量が 1,200 mL を超えるとき，200 mL/時の排出が2時間以上つづくときは外科医にコンサルトする必要がある。施設の自己血貯留方針に従うこと
- 指示された自己密閉ポートから 20 G の針とシリンジでドレナージ装置から検体を採取することができる

チューブ開存の維持

- チューブが折れ曲がったり，患者と同じ高さや低い位置でループになったり，大きな分泌物や凝血塊が閉塞を生じないようにする
- 凝血塊や他の塊が閉塞を生じたら，チューブを搾るとよい。チューブをやさしく指で搾り，ドレナージ部に向かって塊を移動させる。決してチューブを引っ張らない
- ボトル内で水分が呼吸性に変動するのを観察する。変動がみられなければ，チューブが折れ曲がっているか，肺が再膨張しているかである

手技 3-5　閉鎖式胸腔ドレナージ装置の管理―つづき

エアリークの評価
- エアリーク観察ボトルを有する装置かどうかを調べる。詳細はメーカーの説明書を読むこと
- 吸引を止めても気泡が出つづけるときはエアリークを疑うこと
- リークをみつけるには，まず患者の胸壁（挿入部）をみて，指で間欠的にチューブを押し潰してみる。数秒押し潰した状態とし，気泡が出つづければドレナージ部のほうに向かって同じ操作を繰り返す。チューブを押し潰したときに気泡が止まれば，今押さえている箇所とドレナージ部の間にエアリークがある。チューブまたはドレナージ部を交換する
- チューブ挿入部位で気泡が止まれば，エアリークは患者の体内にある。すべての胸腔チューブの側孔が挿入部位やドレッシング部位内にあることを確認する。ドレッシング材を交換し，医師に知らせる。縦隔に留置されたチューブであれば，ボトル内に気泡は生じないはずである。エアリークは，胸腔チューブが誤って胸腔内に挿入されていることを意味する

癌患者にみられることがあるが，このようにゆっくりと増加する胸水は，心不全を伴って急速に貯留する胸水とは異なり，許容されやすい。急性の胸水は患者の肺予備能を減らし，さらに負荷が加わると患者は急速に破綻する。

徴候と症状

胸水の貯留した患者のもっとも一般的な症状は呼吸困難である。胸痛（とくに胸膜痛），咳，労作時の呼吸困難，または起坐呼吸がみられる。胸膜性の胸痛が存在していなくても胸水を除外できない。特定の原因による胸水貯留では他の症状を呈することがあり（たとえば，肺炎は発熱と痰を伴う咳を引き起こす），低血圧や低酸素症などの全身所見は敗血症を示唆する。

胸水の身体所見は，呼吸音の減弱，山羊声様の呼吸音，起立時に比較した仰臥位での呼吸音の減弱，打診上の濁音領域の移動などがある。胸水が 300〜400 mL 未満の患者では身体所見の異常は認められないこともある。1,000 mL を超える胸水は，対側に向かって縦隔の偏位を生じることがある。数リットルの水分が貯留することもある。

病態生理

漏出性胸水は，水分が血管の外へ押し出されたり，血管に再吸収ができないときに形成される。結果として漏出性胸水はタンパク質，白血球が少なく，感染および炎症により生じた可能性は低くなるため，より低濃度になる傾向がある。漏出性胸水は，うっ血性心不全，低タンパク質状態（たとえば，栄養不良，アルコール依存症，肝疾患／機能障害），無気肺，腎不全でみられる。

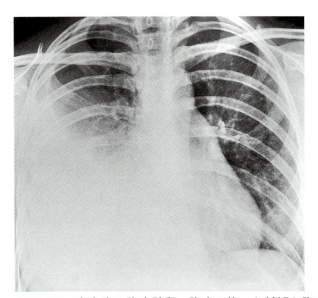

■図 3-22　右有意の胸水貯留。胸水の均一な外観と胸水上部の含気欠如に注意する。この胸水は結核性である
（Hansell DM, et al：Imaging of diseases of the chest, ed 4, Philadelphia, 2010, Mosby. より）

炎症または感染の結果として，形成される滲出性胸水は，タンパク質，白血球，凝固因子，および抗体を含む血清のより多くの成分を含有する。リンパ液還流の悪化，癌，肺塞栓症，サルコイドーシス，ドレスラー症候群，外傷，食道損傷，放射線障害，および膵炎により発症し，あるいは悪化する。

診断

胸水は胸部 X 線写真で確認することができ，治療の助けとなる。側臥位写真では少ない胸水でも撮影できるが，大量胸水の場合はおそらく不要である。側臥位では，肺野全体に液体の層を明確に抽出するには約 200 mL の

胸水が必要とされる。仰臥位撮影は，液体が隔壁化されている（空洞内にある）かどうかを判断するのに役立ち，膿胸を示唆する。

肺炎，肺膿瘍，膿胸，肺塞栓症，血胸は胸水に似た症状や身体所見を呈する。血胸は外因性であることが多いがその他の原因は内科的である。新たに胸水を呈する患者では悪性疾患を考慮する。結核感染に曝露したことが判明している人や精製タンパク質誘導体テスト（PPD）が新たに陽性化した人は結核を考慮する。

うっ血性心不全も，心不全を伴う心筋梗塞および心筋虚血同様，鑑別診断の1つであるべきである。最近の心筋梗塞後の心囊内，または心囊内・胸腔内の両方への液体貯留は，ドレスラー症候群を考慮しなければならない。

治療

かなりの量の胸水が貯留していれば，診断目的としても症状緩和としても，針による胸腔穿刺により胸水を吸引することができる（手技3-3）。吸引された液体の生化学的検査と顕微鏡検査により，その病因を決定し，漏出液と滲出液とを区別することができる。まれに，ある種の進行癌の場合のように，非常に大量の胸水を取り除くため，または胸水の原因を治療するために胸腔チューブ挿入や手術が必要となる場合がある。CTによる画像診断は，新規発症の胸水を有する患者に行ってもよい。この検査は，胸水に関連する肺癌や結核の診断に役立つ。

非呼吸器系の原因による呼吸器症状

■ 心疾患

呼吸困難を訴えていて，かつ努力呼吸がみられる患者において，衰弱，咳嗽，発熱を同時に伴っている場合には，その原因の判断を誤る場合もあるであろう。その患者の臨床徴候や症状に関連した疾患では，呼吸器系以外の原因があることも考えなくてはならない。胸郭内に呼吸器系と循環器系の両方の臓器が存在するので，心疾患であっても呼吸機能障害の症状と似通う。

心筋症，慢性心不全，炎症性心疾患，弁膜症，虚血性心疾患，心筋硬塞といった疾患では，すべてにおいて呼吸器系に関連した症状を呈することがある。前述した内容を念頭において身体観察を行ったり，現病歴聴取すべきである。

血管系疾患

■ 肺血栓塞栓症

肺血栓塞栓症（肺塞栓症）は，凝血した血栓，空気泡，粥腫，腫瘍細胞による突然の肺動脈の閉塞により発症する。深部静脈血栓症（deep venous thrombosis；DVT）は，下肢深部静脈に生じた血栓が肺動脈系に達して発症する場合が，肺塞栓症の原因としてもっとも多い。

これらの血管イベントは，あいまいではっきりしない自覚症状や非特異的な臨床徴候を呈することが多いため，救急部門での本疾患の診断は，もっとも困難を伴うものの1つである。直近の外科手術，大きな外傷，カテーテル留置がなされている患者は肺塞栓症の危険因子となる。以下に，肺塞栓症を示唆する症状を示す。

- 胸痛
- 胸壁痛
- 呼吸困難
- 頻脈
- 失神
- 血痰（血液混じりの喀痰）
- 新たに発症した喘鳴
- 新たに発症した不整脈
- 胸郭の痛み

胸痛，喀血，呼吸困難といった古典的な肺高血圧の三大徴候がみられるのは，本疾患患者の20%に満たない。肺塞栓症の初期は軽微な症状であるが，重大な肺塞栓症であればすぐに進展して急速に症状が現れる。

身体観察上，重大な肺塞栓症では肺性心となるために低血圧を来す。より軽微な肺塞栓症では，数日間の経過を経て肺炎のような無気肺の所見を呈することもある。新たに発症した喘鳴として認められる場合もあるが，とくにCOPDや喘息患者では間違えられやすい。典型的に胸部単純X線写真の所見は正常で，古典的三徴候（I誘導のS波，Ⅲ誘導のQ波およびST変化）は本疾患の確定診断あるいは除外診断の目的に用いることはできない。頻脈の合併はしばしばみられるが，本疾患では非特異所見である。

■ 肺高血圧症

肺高血圧症は肺動脈圧の上昇を伴うまれな慢性疾患である。肺高血圧症は，心臓から肺に十分な血液を駆出できない状態が継続して，最終的には心臓と肺の両方に障

害を来す。

米国では人口 100 万人あたり約 1〜3％に発症し，疾患自体が遺伝的素因をもち得る。コカイン，methamphetamine（メタンフェタミン），fenfluramine/phentermine/dexfenfluramine（「fen/phen」として知られ，安全性の懸念のため 1997 年以降市場に出回っていない）などの薬物の副作用に関連している場合もある。この疾患の患者の多くは出産年齢の女性であり，また，50 代，60 代の女性でもっともみられる疾患とされている。また，本疾患は重度の慢性肺疾患の原因としてもあげられる。

肺高血圧症の徴候と症状を以下に示す。

- 呼吸困難（主症状）
- 脱力感
- 倦怠感
- 失神
- 心音（Ⅱ音）の亢進
- 三尖弁領域の心雑音
- 頸静脈拍動
- 圧痕を伴う浮腫

通常，肺呼吸音は正常である。超音波検査や血液ガス分析を行うことは診断に役立つ。一般的に管理は，患者自身の症状に応じて行う。肺血管を拡張させるために酸素投与を行うことは治療上重要な役割をもつ。肺動脈狭窄を来すような肺胞内皮細胞の増殖を阻害するために投与される薬剤とともに肺血管拡張作用薬や抗炎症作用薬が処方される場合もある。

中枢神経系障害

ボックス 3-11 に示したようにさまざまな中枢神経系の疾患が，呼吸気道の機能に障害を与える。中枢神経系に起因する呼吸障害を 3 つに分類して述べる。

急性：病態の経過が 1 週間未満のもの
亜急性：疾患や機能障害が 1 週間〜2 カ月つづくもの
慢性：症状経過が 2 カ月あるいはそれ以上つづく状態

急性

さまざまな疾病や外傷が原因で中枢神経系に急性障害が生じる。ここでは呼吸機能を障害する中枢神経系の急性の内因性疾患に注目する。そのような疾患で最初にすべきことは，患者の気道確保を確実に行うことである。気道閉塞が生じると急速に症状が悪化して無酸素脳状態に至り得る。脳卒中，てんかん，中枢神経感染症，その他の急性神経・筋疾患では，意識レベルの低下を伴い，十分に気道確保されない状況や換気調節能に対して重大なリスクをもたらす。

通常，中枢神経系に障害を来せば，過換気や頻呼吸あるいはその両方などの呼吸様式に変化がみられる。ボックス 3-12 および図 3-23 にまとめている異常な呼吸様式は，しばしば中枢神経系障害の原因を示す。異常呼吸様式については，本書の第 1 章の表 1-4 を参照されたい。

ボックス 3-11　呼吸障害を来す中枢神経系障害およびその他の状況

急性	亜急性	慢性
中毒	ギラン・バレー症候群	HIV/AIDS
過量服薬	脳症	進行性筋萎縮症（ALS）
脳卒中/TIA	髄膜炎	認知症
チック麻痺	せん妄	重症筋無力症
重症筋無力症	重症筋無力症	
ギラン・バレー症候群		
脳症		
髄膜炎		
せん妄		
精神疾患		
痙攣		
硬膜外膿瘍		

ボックス 3-12　異常呼吸様式

呼吸様式	説明
クスマウル呼吸	深い頻呼吸，代謝性アシドーシス（とくに糖尿病ケトアシドーシス）でみられる過呼吸状態
チェーン・ストークス呼吸	無呼吸と頻呼吸が徐々に増加してやがて消失するような周期で交互に繰り返される脳幹部の呼吸中枢の障害が示唆される
ビオー呼吸	浅く速い呼吸で特徴づけられ，規則的あるいは不規則な無呼吸の時期がみられる。この呼吸周期はオピオイド類の過量投与でもみられる呼吸リズムであり，脳幹中脳レベルの障害でみられる
無呼吸	深い呼吸が長い休止時間を伴う。外傷あるいは感染などが原因で，橋部または中脳より上位レベルの脳幹障害が示唆される。ケタミン鎮静でもみられる
失調性呼吸	非協調性の呼吸様式と，深呼吸から無呼吸へしばしば移行していく呼吸様式である。延髄へのダメージがこの呼吸様式の責任病巣とされている

■ 亜急性

　亜急性の中枢神経障害は，呼吸不全，無気肺，肺炎，肺葉虚脱として，肺胞浸潤などの遷延する呼吸障害の原因となる。さらに，動けず臥床した状況が長期間つづけば，喀痰の排出機能が損なわれて，気管支が痰で閉塞するリスクが高くなる。さらに，肺胞の拡張能が喪失してしまえば，さらに肺炎発症のリスクを増大させる。長期臥床で動けない状況がつづくことで，深部静脈血栓症や肺塞栓症のリスクが増大する。

■ 慢性

　亜急性の中枢神経系の機能障害と同じように，慢性の中枢神経系の機能障害では深部静脈血栓症の発症頻度の増加や肺塞栓症など多くの望まれないリスクをもたらす。呼吸異常が長引けば，気道を安全に確保するために気管切開が必要となることもある。外界からの防御機能をもつ上気道を通過することなく吸入された空気は，下気道感染のリスクを増大させるきっかけともなる。

　さらに中枢神経障害で長期間の療養中の入院患者や介護施設に入所している患者では，緑膿菌群による重症感染症，院内感染起因の MRSA，バンコマイシン耐性腸球菌などの細菌群にさらされやすい状況に置かれることとなる。

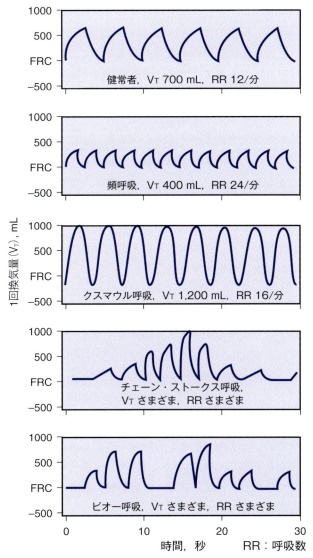

■ 図 3-23　異常呼吸様式（Mason RJ, et al：Murray & Nadel's textbook of respiratory medicine, ed 4, Philadelphia, 2005, Saunders. より）

■ 全身的な神経障害

　重症筋無力症や神経筋変性疾患，しばしば筋萎縮性側

索硬化症（amyotrophic lateral sclerosis；ALS, またはルー・ゲーリック病とも呼ばれているが），のような神経筋疾患は慢性疾患であり急性の気道障害による死亡はまれであるが，それでも呼吸気道系に大きな影響を与え得る。呼吸筋の筋力低下や呼吸筋への神経調節がうまくいかず，低換気状態となって無気肺を形成する。すでに神経系疾患で衰弱した患者では，複合して起こる肺炎が生命危機を及ぼし得るのである。急性呼吸不全は，肺炎と複合して起こる場合もあるであろうし，逆に肺炎が呼吸不全を引き起こすこともある。

いくつかの慢性神経筋疾患について個々に記述する。ギラン・バレー症候群は，ウイルス感染に対する免疫系の過度の反応により，上行性麻痺を呈する疾患と考えられている。本疾患患者では，直近に上気道感染の既往があったことを訴える場合があり，罹患後数日間経過してから上行性の運動麻痺が進展することがある。運動麻痺が胸郭周囲の骨格筋や呼吸筋に及んでしまえば，呼吸異常を合併することがある。詳細は第2章ギラン・バレー症候群を参照すること。

神経筋の変性疾患（ALS/ルー・ゲーリック病）は，慢性に経過していく筋力低下を伴う疾患であり，四肢骨格筋，いくつかの骨格筋，そして呼吸筋に障害を来す。呼吸筋麻痺は不全麻痺あるいは完全麻痺となり，患者は永久的に人工呼吸器が必要となる可能性がある。第2章でこの神経疾患について詳細に述べた。

最終的なコツや注意事項を整理して述べる。

- これら慢性の神経筋疾患の患者において，薬剤を併用して行う気管挿管時に，非脱分極性神経筋接合部遮断薬（例：スキサメトニウムなど）は使用してはならない
- 中枢神経系の障害で生じる非外傷性の呼吸異常の多くは，感染性疾患を合併しているので標準予防策を実施する
- 喀痰を排出しているすべての患者に対して吸引処置を考慮する。吸引により咳嗽が誘発されることがあり，粘液で閉塞した状態を解除するのに助けになる場合がある
- もし，患者自身で気道の保護をできない可能性が懸念される場合は，十分に酸素投与を行い，必要であれば鎮静下に気管挿管を実施すべきである

急性期，亜急性期，慢性期を問わず，すべての気道の維持に対して中枢神経系の障害で迅速かつ細やかな配慮を行うべきである。

内分泌障害

代謝性脳症

代謝性脳症は肝疾患，腎疾患，HIV，高血圧緊急症，ライム病（Lyme disease），そして認知症などが原因となる脳疾患である。これらの疾病で生じる作用により脳機能障害を引き起こし，結果として呼吸障害，呼吸促迫，呼吸不全の状態となることがある。

医薬品の副作用

多くの医薬品は呼吸器への副作用をもつ。これら薬剤のなかで，もっとも一般的にみられ，かつもっとも乱用される薬剤が麻薬である。名前が「眠くなる」を意味しているように，麻薬は眠気だけではなく呼吸抑制を来す。違法の麻薬および医療機関で処方される麻薬ともに乱用薬物となりやすい。状態が良好な患者では少量～中等量の麻薬は，疼痛を取り除いて軽い鎮静作用をもたらす。麻薬を大量使用時には，呼吸抑制を来して，時に呼吸停止に至ることもある。このような状況は，麻薬の過量服用の致死的な原因である。ナロキソンとナルトレキソンは，ともにオピオイド類薬剤の薬効作用に対する拮抗薬として効果的であるが，とくにナロキソンは静脈内投与が可能であるためより頻繁に緊急使用される。ナロキソンの使用量は，成人で0.4～2 mg静脈内投与し，その効果はナロキソンの投与量とオピオイド類の使用量の両方に比例している。アルコールにはオピオイド類薬剤と相乗作用があり，その両方を服用した急性中毒では呼吸抑制のリスクを増大させる。

ジアゼパム，ロラゼパム，アルプラゾラム，ミダゾラムなどのベンゾジアゼピン系薬剤もまた呼吸抑制を合併しやすく，大量服用すると呼吸不全を来す。一般的に処方される大部分の医薬品のなかで，この種類の薬剤は明らかに薬物乱用の可能性がある。にもかかわらず，ベンゾジアゼピン系薬剤の毒性は比較的低く，死亡に至る例は1％以下である。麻薬系薬物と同じくベンゾジアゼピン系薬剤は，アルコールとの併用で相乗効果があり，その両方を併用した場合にはより深刻な結果を来すリスクを増大させる。低換気状態，呼吸抑制，呼吸不全は主な中毒症状である。フルマゼニルはその拮抗薬として用いられ，静脈内投与で0.1～0.2 mgの投与量で開始し，最大量として1 mgまで投与することができる。もし，フルマゼニル投与から5分以上経過しても，あるいは総量5 mgを投与しても患者に改善反応がみられない場

合には，他の原因を考慮すべきである。

　慢性的な使用や乱用の状況では，拮抗薬を注意しながら使用すべきである。ナロキソンはオピオイド類薬剤からの離脱症状を誘発することもあるが，大部分の症例では生命危機を及ぼさないものの，やはりその効果は必ずしも歓迎されるものではない。ベンゾジアゼピン系からの離脱症状としては，重症例では痙攣を誘発することもある。フルマゼニルによる治療を行う際に，離脱症状としての痙攣が問題となる。いずれの薬剤もその効果の持続時間はさまざまであり，気道障害が疑われる場合は，患者を注意深くモニタリングしなければならない。

■ パニック発作／過換気症候群

　パニック障害は，患者にとってつらく悲惨な現象である。より状況を難しくさせるのは他のより重症な疾患を除外しなければならないことである。気管支喘息，不整脈，肺炎，COPD，気胸，肺塞栓症，心外膜炎のすべてが，パニック障害と類似していることがある。さらには，甲状腺機能亢進症の甲状腺クリーゼや褐色細胞腫，そして低血糖のような内分泌疾患も必ず考慮すべきである。パニック障害の有病率は，米国では1～5％と推定され，男性の約2倍の頻度で女性に多くみられる。そのなかには人格障害，統合失調症，広場恐怖症などの他の精神疾患が存在する可能性もある。

　パニック障害でよくみられる症状は以下のとおりである。

- 突然の恐怖感，不安
- 動悸
- 震え
- 呼吸困難
- 息が詰まる感じ
- 胸痛あるいは胸部症状
- ふらつき感
- 死の恐怖

　似たようなエピソードの本人の病歴あるいは家族歴が聴取される場合もある。薬物乱用ではとくにメタンフェタミン，コカイン，PCP，エクスタシー，LSDなどの乱用では，症状を悪化させたり発生頻度を増加させる。カフェイン，興奮薬，ダイエット薬のような市販薬（一般用医薬品）でもパニック障害を悪化させる。

　身体観察では頻脈や不安感しか認められないこともある。通常，患者は過換気気味にあってもおそらくはそれほどはひどくないかもしれない。患者の評価は生命危機を及ぼす疾患を除外することに向けられる。治療は症状が認められる場合のみに行う。古典的な治療法として，体内からの二酸化炭素排出量を減らす目的で行われるペーパーバッグ法があるが，過剰なCO_2を溜めてしまう可能性があることからこの方法はもはや推奨されない。酸素投与は必要ないが，末梢酸素飽和度の低下がみられる場合には，他の原因が合併していないか他の診断を検索すべきである。

■ 悪性新生物

　肺癌は米国そして全世界において，癌関連死のなかでもっとも一般的な原因である。2007年には世界で推定150万人の患者が肺癌と診断され，全世界で肺癌はもっとも多い悪性疾患となっている。米国ではもっとも高い5年生存率（14％）が報告されているが，致死率が高いことには変わりない。

　肺癌は症状もなく，また診断されることもなく進行するため，著しく死亡率が高くなる。肺癌に罹患した患者のほとんどで過去にタバコ乱用の既往歴があるか，もしくは現在もタバコを乱用している。その多くの患者ではCOPDを合併し，結果的に生じた肺損傷のために癌の治療法の選択肢が制約されることがある。

　すべての癌と同じように，肺癌患者では細胞分裂の制御にかかわるメカニズムの欠陥から肺癌が生じ，癌細胞が無制限に分裂して増殖していく。喫煙は肺癌の最大の危険因子であるが，遺伝的な違いによって一部の人ではより影響を受けやすいようである。少数の肺癌は，受動喫煙曝露に関連するとみられている。さらに頻度は低くなるが，一部の肺癌は喫煙歴がなく，副流煙に有意に曝露されていない患者に発生している。そのような癌ではより強い遺伝的な素因をもっている。

　臨床症状は疾患の進展と転移を反映するが，以下の症状を含んでいる。

- 咳嗽
- 呼吸困難
- 労作時呼吸困難
- 喘鳴
- 血痰
- 胸膜や胸壁への刺激，あるいは胸水に起因する胸壁痛（呼吸音減弱は胸水が大量に貯留するまでみられないこともある）

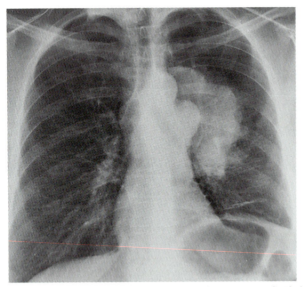

■図 3-24　50 歳，男性。肺癌。喫煙歴あり。左肺中部に大きな腫瘍を認める（Haaga JR：CT and MRI of the whole body, ed 5, Philadelphia, 2009, Mosby. より）

　癌が局所的に拡大していくと，構造物を圧迫したり組織を破壊するため，さまざまな症状がみられるようになる。たとえば，上大静脈の閉塞は広範囲にわたって中心性血栓と塞栓子を形成する。反回神経麻痺は嗄声を引き起こし，食道を圧迫して嚥下や通過障害などの合併症を引き起こすなど。癌は血清カルシウム濃度の著明な上昇を生じさせ，筋肉痛の原因となったり，腎機能障害や腎結石，さらには意識状態の変化の原因となる場合がある。

　胸部単純 X 線写真（図 3-24）は，しばしば胸水貯留の所見とともに，悪性疾患を示す。治療としては酸素投与を行い，呼吸を補助し，気道の開通を確認し，そして必要に応じて喀痰吸引を実施することなどが含まれる。肺癌では気胸の合併は非常にまれであるが，直近に肺生検を実施していた場合にはその可能性を考慮する。仮に胸水が貯留している場合も，緊急的な穿刺排液を必要とすることはまれである（既出を参照）。

■ 圧外傷

　圧外傷は極端な高度や水深により発生する。潜水士は「ベンズ（bends）」と俗称される減圧症を長らく恐れてきた。爆傷もまた，いくつかのタイプの圧外傷の原因となり得る。減圧症，副鼻腔や中耳損傷，動脈空気塞栓は，極端な圧による主要な代謝障害である。

　潜水に伴う圧外傷は，圧力下での気体行動を支配する「物理法則」によって説明される。圧力の変化は空気で満たされた空間に影響を及ぼす。容積のほとんどを液体で満たされている人体の場合，この空間は肺，腸，副鼻腔，中耳が相当する。「ボイルの法則」に則り，深く潜るとこれらのスペースは圧縮し，浮き上がると膨らむ。というのは圧が増加すればガス容量は減少し，逆に圧が低下するとガス容量は増加するからである。

　さらに，気体の液体への溶解度は気体にかかる圧力の大きさによって決まるため，浮上するにつれて気体は液体（つまり血液など）にますます溶解しにくくなる。血液中に分離して出てきた気体の量が，呼気に排出されるのに十分少ない場合には人体はこの現象に耐え得る。浮上速度が速いと大量の気体が遊離し，生命危機を及ぼし得る気泡が循環を遮断する。この現象が減圧症として知られている。

　気泡の場所と大きさが臨床症状を決定する。気泡が筋肉や関節内で捕捉されるとその領域に痛みが生じる。実際，「the bends（曲がる）」と名づけられた由来は，この状態により患者が長期間にわたって身体を折り曲げるような体位となることから来ている。気泡が脊髄に移行すると，麻痺，異常知覚や感覚障害を来す。気泡が動脈循環に入ると四肢の虚血を引き起こし，肺動脈では空気塞栓を生じさせ，脳動脈では脳卒中を生じさせる。

　重症減圧症を発症する平均リスクは 10,000 回の潜水につき 2 回を上回る程度である。気管支喘息，肺嚢胞，卵円孔開存はリスクと症状の重症度を増大させる。一般的に，減圧症は初発症状がみられてから 24 時間以内に発症するといわれ，副鼻腔や耳の閉塞感，背部の圧迫感，および動作時に悪化する関節痛やうずきなどの症状で始まる。さらに重症の減圧症では，呼吸困難，胸痛，意識状態の変化，さらにはショック状態を呈することもある。空気塞栓はしばしば水面に浮上してから数分以内に発生している。突然発症した呼吸困難，重症の胸痛は急性空気塞栓の症状として一般的にみられるものであり，時に致死的な状態になり得る。

　空気塞栓症など急に発症する症状の発見に焦点を当て身体観察を行うべきである。とくに網羅的な心血管系診察には細心の注意を払い，呼吸音の減少や心音の減弱，心雑音の有無を検索する。頸静脈怒張や頭頸部の点状出血はより重症な減圧症候を示唆する。捻髪音の有無を確認すべく皮膚を触診し，同時にすべての脈を触診すべきである。

　酸素を投与し，気道の維持に十分な注意を払いながら緊急処置を開始する。収縮期血圧を維持するために静脈路を確保して補液を実施する。尿道カテーテルの留置は腎機能のモニタリングに役立つ。気胸が発生していれば胸腔ドレナージチューブの挿入が適応となる。神経症状，

不安定な血圧，呼吸障害，意識状態の変化がみられる患者には高気圧酸素療法を考慮する。

スキューバダイビング中に意識状態の変化を来す窒素ナルコーシス（酔い）は，少し異なった臨床状態である。その影響はアルコール摂取やベンゾジアゼピン中毒と似ている。窒素酔いは浅い深度でも生じることがあるが，一般的にはダイバーが30 m より深い深度の潜水を実施しない限り生じることはない。その影響（効果）は高い圧環境下で溶存する窒素の量が増加することによって認知機能，運動機能，知覚の障害を生じると説明されている。また，窒素ナルコーシスはダイバー自身の判断力や協調性を障害し，水中での安全をおびやかす深刻なミスを引き起こす可能性がある。幸いなことにこの状態は可逆的であり，ダイバーがいったん浮上してしまえば4～5分後には消失する。

■ 有毒物質の吸入

呼吸器系は，（大気に浮遊する）毒素の進入口となり，気道に局所的な炎症を生じさせたり，時には全身的な影響を及ぼす。これらの毒素の慢性的吸入は，日常の作業中（職業曝露）に気づかずに起こることもあれば，また，工場での事故のように劇的で明白な状況で毒物曝露が発生する場合もある。病歴聴取時に適切な質問を行うことがその毒性物質を同定するうえで役に立つ。病歴聴取では，曝露された日時，場所，その曝露された環境，燃焼の状況や異臭，さらには被害者の数やその状況などである。一方で，処置は患者の徴候と症状に基づいて決定されるため，通常，特定の吸入物質を同定する必要はない。

本章では，単純な窒息剤や肺刺激物質を吸入した患者の評価や処置に用いられる一般的な治療戦略を概説する。第9章では，一酸化炭素やシアン化合物などのさまざまな種類の吸入毒物に関する情報と治療に関することを述べる。

窒息性物質

単純窒息剤の吸入は，通常液化ガスを使用する環境や閉鎖空間での作業中の曝露と関連している。通常，これらガスは，酸素と置換することによって低酸素症を引き起こす。酸素濃度が21％以下に低下したときに，自律神経系は自動的に頻脈と通常苦しさを伴わない頻呼吸を生じさせる。呼吸困難の感覚は早い段階で自覚されることがなく，また呼吸努力も増加しない。脳における酸素欠乏では，運動失調，めまい，身体の非協調性運動，さらには意識混乱を来す。患者が低酸素環境から離れてしまえば，通常，これらの症状は消失する。EMSが到着するか，患者が救急部門に到着するまでの間に，これらの症状は劇的に改善してしまう。もし，患者状態が改善しない場合には，脳虚血による合併症が存在しているかもしれない。痙攣発作，昏睡，心停止，そして予後不良な状況が予測される。

診断と管理 患者評価と処置において，最初にそして，もっとも重要なことは，バイスタンダーや同僚，EMS，さらには公衆まで含めたすべての人の安全を確保することである。診断は，イベントの発生状況とその患者が曝露環境から離れた際に，徴候や症状がすみやかに改善した事実に基づいて行われる。訓練されたスタッフにより現場検証は，事故（イベント）の再発防止のための評価と正しい初期対応が行われる。通常，患者の治療は酸素が欠乏した環境から被災者を離すことから始まり，そして終わる。支持療法と酸素投与は有効な補助療法である。患者が神経障害を合併したときや心肺停止状態に至った場合には，標準的な蘇生術をプロトコールに従って行うべきである。軽い症状を訴える患者は，通常経過観察のために入院後に退院となる。虚血による重篤な症状があれば，ICUで治療される。

肺刺激性ガス

肺を刺激する気体（いわゆる刺激性ガス）は，吸入した場合に，共通の症状を呈する。刺激性ガスの中には家庭内にも存在することもある（通常はわずかな量である）。工業用として貯蔵されているガスでは，適正に保管されない場合は，深刻な危機をもたらすことがある。例をあげると，1984年にインドのボパールでイソシアン酸メチルが大気中に放出され，死者2,000人と25万人の住人に被害をもたらした。

吸入した場合に気道粘膜が最初に障害を受ける部位であるため，刺激性ガスは水溶性の程度で分類される。組織内に溶解した刺激性ガスの多くは，副産物として酸やアルカリを生成する。曝露したときは，眼球粘膜や気道粘膜が刺激され，流涙，鼻汁，そして咳嗽などが発生する。刺激症状や不快な臭いを感じる場合，被災者はすぐにその場から離れるであろうし，結果として最小限の曝露にとどまる。しかしながら避難ができないような状況であれば，長引く曝露は，喉頭浮腫，喉頭痙攣，気管支痙攣，そして ALI を引き起こす。

ガスのなかには水に溶けにくいものもあるが，それでも呼吸器系に致命的な影響を及ぼすことがある。粘膜への刺激はすぐには生じず，その有毒ガスが無臭あるいは

心地よい臭いの場合もある。ホスゲンは干し草のような臭いがするが、上述したガスの1例である。患者が曝露された場合でも、先に述べた刺激症状がすぐに現れないため、その場にとどまってしまうことになる。その結果、そのガスは肺胞まで達することとなる。深い肺組織が障害され、その初期段階として軽症レベルのALI（例：頻呼吸など）として現れるが、24時間以内に呼吸不全へと急速に進行する。

診断と管理 肺刺激性ガスを吸入した患者管理では、喉頭浮腫に対する初期および継続評価がもっとも必要である。直接喉頭鏡での観察において、正常粘膜像が認められたとしても、その後急速に粘膜浮腫が進行して気道閉塞を来すかもしれない。曝露後4～5時間はモニタリングの継続、繰り返しの聴診、さらに患者の発声の様子や訴えを聞くことが重要である。観察において呼吸困難、咳嗽、低酸素症や他の異常所見がみられた場合は、ただちに胸部単純X線写真と血液ガス分析を実施すべきである。これらの症状が生じた患者の多くはALIへ進行するので、呼吸不全症状が悪化する可能性が潜んでいるものとして注意深く観察をつづけなくてはならない。

患者に嗄声や気道狭窄音を認めれば、気管挿管を実施して気道確保する。喘鳴があれば、βアドレナリン刺激薬を使用する。イプラトロピウムやステロイドの使用は推奨されない。ALIの所見があれば、ハイリスク患者の治療に熟練した集中治療医により積極的な気道管理と人工呼吸を実施する。

印象および鑑別診断：系統的評価

救急隊員は特定の質問を行い、診断手順を実施すべきであり、また呼吸困難、易疲労感、発熱、意識状態の変化、失神、胸痛などの患者の訴えに基づいて評価しなければならない。以下に示す表は、よくみられる訴えに関連して鑑別診断を行う際の助けとなるだろう。身体構造による呼吸困難の鑑別診断を**表3-3**にまとめた。臨床徴候や症状による鑑別診断を**表3-4**にまとめた。

特別な検査や検査機器

■ 動脈血ガス分析と静脈血ガス分析

動脈血ガスや静脈血ガスの分析は、血液中の酸素化と酸塩基平衡を評価するために用いられる。動脈血ガス分析は針付シリンジで穿刺して吸引された血液で行う。その血液はすみやかに分析され、呼吸促迫のある患者の管理に用いられる。血液ガス分析結果の例を**ボックス3-13**に示す。

血中水素イオン濃度（pH）は血液の酸性あるいはアルカリ性の状態を反映する。ヒトのpHの正常値は7.35～7.45である。血中pHの値が低下した状態、たとえば7.2などは生体の機能障害により引き起こされたアシドーシスを意味する。血中pHが上昇した状態、たとえば7.55はアルカローシスを意味する。

アシドーシスおよびアルカローシスはさらに呼吸性因子と代謝性因子の2つに分類される。呼吸性によるアシドーシスはまさに呼吸不全であり、その変化は急速である。代謝的な状況もアシドーシスを起こし得る；その代表例は糖尿病アシドーシスであるが、代謝性アシドーシスのもっとも多い原因はショックである。

PO_2の測定は、低酸素の存在とその程度を評価する際に不可欠である。室内気で呼吸している患者の動脈血酸素分圧の正常値は80～100 mmHgである。100％酸素の投与では500 mmHgを超えることもある。COPDのような肺疾患を長期間患っている患者の動脈血酸素分圧は50～70 mmHg程度であることはまれではない。しかしながら、そのような耐性は慢性的な低酸素症でのみ起こるため、動脈血酸素分圧が急速に低下した場合（50～70 mmHg）には、重症な臨床症状がみられるかもしれない。HCO_3あるいは炭酸水素塩の値は、代謝に関連した酸塩基平衡の状態を反映する。HCO_3濃度の低値は、代謝性アシドーシスを示し、HCO_3濃度の高値は代謝性アルカローシスを示す。通常、過剰塩基（BE）あるいは喪失した塩基は、代謝性あるいは呼吸性の影響を評価する際に用いられる。正常範囲は、-3～+3の範囲であり、負の値は代謝性アシドーシスを示す。正の値は代謝性アルカローシスを示す。

ボックス 3-13　動脈血ガス分析結果

pH	7.38
PO_2	86
PCO_2	42
HCO_3	24
SaO_2	98%
FiO_2	24%
BE	-1
Na^+	138
K^+	3.5

表 3-3　呼吸困難を来す身体部位別の鑑別診断

重篤	緊急	非緊急
肺疾患		
気道閉塞	自然気胸	胸水
肺塞栓症	気管支喘息	悪性新生物
非心原性肺水腫	肺性心	肺炎
アナフィラキシー	誤嚥性肺炎	COPD
心疾患		
肺水腫	心外膜炎	先天性肺疾患
心筋梗塞		心臓弁膜症
心タンポナーデ		心筋症
腹部		
腹部大動脈解離	腸管虚血	腹水
腸管穿孔	膵炎	イレウス
憩室穿孔	胆嚢炎	肥満
気腫性胆嚢炎	腸閉塞	
食道穿孔	横隔膜ヘルニア	
精神疾患		
ウェルニッケ脳症	緊張性昏迷	過換気状態
		パニック障害
代謝性		
糖尿病ケトアシドーシス	高血糖	
甲状腺クリーゼ	甲状腺機能亢進症	
感染性		
敗血症	肺炎（ウイルス性）	インフルエンザ
肺炎	肺炎（細菌性）	気管支炎
喉頭蓋炎	肺炎（真菌性）	ヒト後天性免疫不全ウイルス感染（HIV）
細菌性気管炎	肺臓炎	結核
咽後膿瘍	誤嚥性肺炎	
異物の誤嚥	肺膿瘍	
髄膜炎	肺気腫	
血液学的		
重症貧血	貧血	慢性貧血
消化管出血	白血病	
	リンパ腫	
神経・筋疾患		
脳内出血	脳症	神経・筋変性疾患〔進行性筋萎縮症（ALS）〕
脳血管障害	アルコール中毒	重症筋無力症
TIA（一過性脳虚血）	脳底動脈症候群	多発性硬化症

動脈血ガスの解釈

　血液ガス分析は医療従事者にとって判断しづらい場合もある。しかし，重要なことはこれらの結果やその応用（活用）について基本的に理解していることである。このことは患者に対して適切な人工呼吸管理を実施する際にとても重要となる。単に人工呼吸器のスイッチを入れ

表 3-4　身体徴候や身体症状による呼吸困難の鑑別診断

重篤	緊急	非緊急
虚脱		
敗血症 脳内出血 心筋梗塞 肺塞栓症 気胸 過量薬物	電解質異常 肺炎 脳底動脈症候群	脱水症 熱疲労
発熱		
敗血症 熱中症 喉頭蓋炎 細菌性気管炎 咽後膿瘍	肺炎 肺気腫	気管支炎 尿路感染症
失神		
敗血症 肺塞栓症 心筋梗塞 心筋虚血 不整脈	うっ血性心不全 心筋炎	脱水症 めまい 迷走神経刺激
胸痛		
急性心筋梗塞 非ST上昇型心筋梗塞（NSTEMI） 心タンポナーデ 急性大動脈解離 喘息重積状態 不整脈	心外膜炎 心筋炎 心嚢液貯留 肺炎 ドレスラー症候群（Dressler's syndrome） 胆嚢炎 肝炎 上大静脈塞栓	気管支炎 胸壁痛 肋軟骨炎 しゃっくり ティーツェ症候群（Tietze's syndrome）
意識の変化		
低血糖 脳卒中/TIA 敗血症 呼吸不全 大動脈解離 脳内出血 痙攣重積状態	薬物中毒 急性冠症候群 高カルシウム血症 高カリウム血症 低ナトリウム血症 肺炎	アルコール中毒

るだけで，うまく作動することは期待できない．血液ガスの結果（表3-5）を含めて，正確な臨床所見をもとに人工呼吸器の機器設定を実施しなければならない．

PCO_2 に関連した酸性あるいはアルカリ性への変化は，pHとは正反対の方向に増減し，また呼吸状態の異常やその調節を反映することに注意する．また，一般的にBEと HCO_3^- 濃度は代謝要因による異常や生体による代

表 3-5　血液ガス分析結果の解釈

項目	正常範囲	異常所見	
		酸性	アルカリ性
pH	7.35〜7.45	↓	↑
PCO_2	35〜45	↑	↓
過剰塩基	−2〜+2	↓	↑
炭酸水素塩	22〜26	↓	↑

表 3-6 血液ガス所見の異常

異常状態	pH	PCO$_2$	HCO$_3$
非代償性代謝性アシドーシス	低下	正常	低下
非代償性呼吸性アシドーシス	低下	上昇	正常
代償性代謝性アシドーシス	低下または正常	低下	低下
代償性呼吸性アシドーシス	低下または正常	上昇	上昇
混合性（代謝性および呼吸性）アシドーシス	低下	上昇	低下
非代償性代謝性アルカローシス	上昇	正常	上昇
非代償性呼吸性アルカローシス	上昇	低下	正常
代償性代謝性アルカローシス	上昇または正常	低下	上昇
代償性呼吸性アルカローシス	上昇または正常	上昇	低下
混合性（代謝性および呼吸性）アルカローシス	上昇	低下	上昇

償が存在するときは，pH と同じ方向に動くことに留意する。

検査室から送られてきた血液ガス検査結果をみる際には，矢印をその数値の横に記載すると，結果を迅速に正しく解釈する助けになる。検査値は正常値より高いのか。その場合には上向きの矢印を使用する。検査値は正常値より低いのか。その場合は下向きの矢印を用いる。

患者の血液ガス分析が以下の結果である場合を評価してみよう。

pH：7.20
PCO$_2$：78
BE：-2
HCO$_3$：22

pH は低下，PCO$_2$ は上昇，そして BE と HCO$_3$ 濃度は正常であることに注意する。これらを合わせた所見は，アシドーシス，つまり呼吸性アシドーシスを示唆する。すべての血液検査結果は患者の臨床状態を反映していなければならない。この場合，アシドーシスを代償するために患者の分時換気量を増加させなければならないことを理解しておかなければならない。患者に人工呼吸管理を実施しているのであれば，呼吸数（回数），または1回換気量，あるいはその両方を増やすことにより，分時換気量を調整することができる。血液ガスの異常について，表 3-6 にまとめた。

人体は常にその体内のバランス，あるいは恒常性を調整しつづけている。酸あるいは塩基の異常に対して，生体が最初に，そしてもっとも速く調節する仕組みが緩衝系であり，次に呼吸器系を介してよりゆっくりと調節され，最後に数日かけて腎機能により調整される。

以下に動脈血ガス結果を示す。患者は初期の出血性ショックで，うまく代償されている事例である。

pH：7.36
PCO$_2$：25
BE：-8
HCO$_3$：15

臨床的には，この患者は頻呼吸（ショックの早期にみられる徴候）を呈していて，二酸化炭素を低下させることで炭酸水素の消費を最小限にしている。実際に呼吸器系がうまく機能しているため，患者の pH 値は正常範囲に収まっている。この状態は「完全な代償」と呼ばれる。また，完全に代償された代謝性アシドーシスともいえる。

呼吸管理のための血液ガス活用

血液ガス所見に基づいて陽圧換気を調節することは，集中治療領域において標準的な臨床実務である。ここで示す内容は，実践的な考え方から1つの方法を提示する。

1. PCO$_2$ は，主に呼吸数（f）と1回換気量（V_T）の関数である
   - PCO$_2$ の数値が増大しているとき：f を 2～5 回増やすか，V_T を 50～100 mL 増やす
   - PCO$_2$ の数値が減少しているとき：f を 2～5 回減らすか，V_T を 50～100 mL 減らす
2. 酸素飽和度の急激な変化に対しては，F$_I$O$_2$ と PEEP を変更すべきである。PEEP の設定を変更する際には注意深く実施すべきであり，とくに PEEP 圧が 7～10 cmH$_2$O より高いレベルで維持されている場合に注意すべきである
   - SpO$_2$ が 95％以上に上昇した場合には，SpO$_2$ を

表3-7 健康な被験者における動脈血および静脈血の血液ガス所見の対比

	動脈血	静脈血
pH	7.38〜7.42	7.35〜7.38
PCO_2	38〜42 mmHg	44〜48 mmHg
PO_2	90〜100 mmHg	40 mmHg
HCO_3	24 mEq/L	22〜26 mEq/L

(Sherman SC, Schindlbeck M：When is venous blood gas analysis enough?, Emerg Med 38：44-48, 2006. より)

92％以上に保つ範囲内で F_IO_2 を5％ずつ下げていく

静脈血ガス分析

いくつかの救急部門では，臨床状況によって静脈血ガスの分析結果に信頼を置き始めている。この方法は臨床上明らかに利点をもっている。つまり，検体採取時に動脈穿刺のリスクを減少させ，かつその検査は，臨床医が代謝性異常の有無を判断するうえで十分な情報を与え，そして患者に痛い思いをさせることもない。静脈血ガス分析の結果は，PO_2 の値を除いて，動脈血液と同様の値の予測が可能である。

静脈血ガス分析の欠点の1つは，臨床的な相関が静脈血の値で示すことができない状況では，動脈血ガス分析を実施する必要があることである。もう1点は信頼できる PO_2 の測定値と明らかなギャップがある場合である。静脈血ガス検査の補助として，経皮的酸素飽和度（パルスオキシメトリ）を用いてもよい。正常時における静脈血と動脈血のガス分析結果の違いを表3-7に示した。

総まとめ

呼吸障害を引き起こす疾患は，すべての年代の患者に一般的に認められ，またすべての職種の医療従事者が遭遇するものである。呼吸器系の問題は，著しい換気や血流あるいは拡散能の障害となり得る。病歴や身体観察，診断につながる所見の評価は，呼吸促迫や呼吸不全の背景にある病態を早期に把握する一助となる。

医療従事者として呼吸器系の解剖，生理，病理，そして，不十分な換気，血流そして拡散の原因となる疾患について理解することは，患者の呼吸促迫の程度を評価し，適切な治療を開始するうえできわめて重要である。

非効果的な呼吸努力はさまざまな病態で生じ得る。反応性気道疾患（喘息など），細菌あるいはウイルス感染，そして事故，外傷や特発性の原因による気道閉塞などにおける違いと類似性をよく理解しておく。スキルレベルを常に最高の状態に維持して，一次救命処置（BLS）や二次救命処置（ALS）における気道確保の補助的処置を迅速に開始すべく備えておく。呼吸障害のある患者の現場に出動し，初期対応を行ううえで，救急隊員がもつ専門性が患者の生命を救い得るのである。

シナリオ解説

1 鑑別診断には咽頭痛，扁桃炎，扁桃周囲膿瘍，喉頭蓋炎，ルートヴィヒ・アンギーナ（口腔底蜂窩織炎），細菌性気管支炎，咽後膿瘍，傍椎体膿瘍が含まれる。

2 鑑別診断の範囲を狭めるために病歴聴取と既往歴の聴取を完成させる必要がある。まず，口腔と咽頭の診察から実施する。いかなるものも咽頭の診察のために口腔内に入れてはならない。このことによって，気道浮腫をさらに悪化させることがある。患者の酸素飽和度を評価しなければならない。下顎と頸部の触診を行う。ただし，これらの身体観察によって高度な気道管理が実施可能な病院への搬送や転院を遅らせてはならない。

3 患者は気道閉塞が切迫している徴候を示している。迅速に対応可能であれば麻酔科医や耳鼻科医がこれらの患者の気道管理を行うことがもっとも望ましい。加湿された酸素投与を行う。口咽頭内の吸引準備を行う（患者が好むようであれば排痰用の膿盆を準備する）。静脈路を確保し輸液を行う。気管挿管の準備を行う。気管チューブはいくつかのサイズを準備しておく。経口気管挿管が成功しない場合に備えて，輪状甲状間膜（靱帯）切開の器具を準備しておく。気道が確保された後には解熱薬，抗菌薬，鎮痛薬を考慮する。

サマリー

- 上気道および下気道は空気（換気）を肺胞に送り，そこでガス交換（呼吸）が行われる。
- 生体のセンサーは，体の酸素や二酸化炭素に対する需要に応じ，そして酸塩基平衡のバランスを維持するため呼吸サイクルを調節している。
- 呼吸器系の臓器と他の胸郭内構造物の相互作用は，す

べての組織への酸素供給と二酸化炭素の排出を助ける。
- 患者が呼吸促迫あるいは呼吸不全，虚脱，気道異常，胸痛，意識状態の変化，咳嗽，発熱を訴える際には，心血管系（胸腔内を呼吸器系臓器と共有している）の疾患群も鑑別診断に含めなければならない。
- 上気道障害を来す具体的な疾患として，感染症，意識状態の変化，誤嚥，アレルギー反応，癌が含まれる。
- 下気道の障害を示唆する具体的な疾患としては，呼吸器系感染症，癌，臓器不全，エアトラッピングを来す疾患や虚血性心疾患，感染，心不全，圧較差の変化を来す心疾患（弁膜症など），そして慢性神経筋障害，薬物，環境曝露などによる中枢神経系への影響などが含まれる。
- 呼吸器症状を訴える患者の評価においては，さまざまな状況で生じる徴候や症状を把握する特定の手法を用いた標準的な緊急アプローチを実施すべきである。
- 患者管理としては気道および換気の補助が含まれるが，それは現場での印象に基づいた治療計画を進めつつも，患者状態の改善の有無を継続的に再評価しつつ行われるべきである。

文献

Acerra JR: Pharyngitis. http://emedicine.medscape.com/article/ 764304-overview. Accessed May 12, 2009.

Aceves SS, Wasserman SI: Evaluating and treating asthma, Emergency Med 37:20-29, 2005.

Amitai A, Sinert RH: Ventilator management. http://emedicine. medscape.com/article/810126-overview. Accessed June 5, 2009.

Asmussen J, et al: Conjunctival oxygen tension measurements for assessment of tissue oxygen tension during pulmonary surgery, Eur Surg Res 26:372-379, 1994.

Balentine J, Lombardi DP: Aortic stenosis. http://emedicine. medscape.com/article/757200-overview. Accessed June 12, 2009.

Bascom R, Benninghoff MG: Pneumothorax. http://emedicine. medscape.com/article/424547-overview. Accessed May 22, 2009.

Blackstock UA, Sinert R: Dilated cardiomyopathy. http://emedicine.medscape.com/article/757668-overview. Accessed May 23, 2009.

Brenner B: Asthma. http://emedicine.medscape.com/article/806890-overview. Accessed May 13, 2009.

Bowman JG: Epiglottitis, adult. http://emedicine.medscape.com/article/763612-overview. Accessed May 11, 2009.

Centers for Disease Control and Prevention: 2007-2008 National health and nutrition examination survey. http://www.cdc.gov/nchs/nhanes.htm. Accessed August 4, 2010.

Dodds NR, Sinert R: Angioedema. http://emedicine.medscape.com/article/756261-overview. Accessed May 12, 2009.

Fink S, Abraham E, Ehrlich H: Postoperative monitoring of conjunctival oxygen tension and temperature, Int J Clin Monit Comput 5:37-43, 1988.

Grossman S, Brown DFM: Congestive heart failure and pulmonary edema. http://emedicine.medscape.com/article/757999-overview. Accessed May 23, 2009.

Harman EM: Acute respiratory distress syndrome. http://emedicine.medscape.com/article/165139-overview. Accessed May 29, 2009.

Howes DS, Booker EA: Myocarditis. http://emedicine.medscape. com/article/759212-overview. Accessed May 24, 2009.

Huq S, Maghfoor I, Perry M: Lung cancer, non-small cell. http://emedicine.medscape.com/article/279960-overview. Accessed May 27, 2009.

Jenkins W, Verdile VP, Paris PM: The syringe aspiration technique to verify endotracheal tube position, Am J Emerg Med 12(4):413-416, 1994.

Kaplan J, Eidenberg M: Barotrauma. http://emedicine.medscape. com/article/768618-overview. Accessed May 28, 2009.

Khan JH: Retropharyngeal abscess. http://emedicine. medscape.com/article/764421-overview. Accessed May 13, 2009.

Lazoff M: Encephalitis. http://emedicine.medscape.com/article/ 791896-overview. Accessed May 29, 2009.

Maloney M, Meakin GH: Acute stridor in children. http://www.medscape.com/viewarticle/566588. Accessed May 13, 2009.

Mantooth R: Toxicity, benzodiazepine. http://emedicine. medscape.com/article/813255-overview. Accessed May 27, 2009.

Marx J, et al: Rosen's emergency medicine: concepts & clinical practice, ed 5, St Louis, 2002, Mosby.

Mehta N: Peritonsillar abscess. http://emedicine.medscape. com/article/764188-overview. Accessed May 12, 2009.

Murray AD: Deep neck infections. http://emedicine. medscape.com/article/837048-overview. Accessed May 13, 2009.

National EMS Education Standards (NEMSES), Draft 3.0, Education Standards Document, 2008, NHTSA.

National Occupational Competency Profile for Paramedic Practitioners, 2001, Paramedic Association of Canada.

Oudiz RJ: Primary pulmonary hypertension. http://emedicine. medscape.com/article/301450-overview. Accessed May 26, 2009.

Pappas DE, Hendley JO: Retropharyngeal abscess, lateral pharyngeal abscess and peritonsillar abscess. In Kleigman RM, et al, editors: Nelson textbook of pediatrics, ed 18, Philadelphia, 2007, Saunders.

Paul M, Dueck M, Kampe S, et al: Intracranial placement of a nasotracheal tube after transnasal trans-sphenoidal surgery, Br J Anaesth 91:601-604, 2003.

Peng LF, Kazzi AA: Dental infections. http://emedicine. medscape.com/article/763538-overview. Accessed May 13, 2009.

Petrache I, Sigua NL: Pleurodynia. http://emedicine. medscape.com/article/300049-overview. Accessed May 23, 2009.

Plewa MC: Panic disorders. http://emedicine.medscape. com/article/806402-overview. Accessed May 27, 2009.

Rackow E, et al: Sublingual capnometry and indexes of tissue perfusion in patients with circulatory failure, Chest 120:1633–1638, 2001.

Rajan S, Emery KC: Bacterial tracheitis. http://emedicine.medscape.com/article/961647-overview. Accessed May 13, 2009.

Rubins J: Pleural effusion. http://emedicine.medscape.com/article/299959-overview. Accessed May 23, 2009.

Sharma S: Chronic obstructive pulmonary disease. http://emedicine.medscape.com/article/297664-overview. Accessed May 15, 2009.

Shores C: Infections and disorders of the neck and upper airway. In Tintinalli J, editor: Emergency medicine: a comprehensive study guide, New York, 2004, McGraw-Hill Professional Publishing, pp 1494–1501.

Stephen JM: Pneumonia, bacterial. http://emedicine.medscape.com/article/807707-overview. Accessed May 20, 2009.

Stephens E: Toxicity, opioids. http://emedicine.medscape.com/article/815784-overview. Accessed May 26, 2009.

Sutherland SF: Pulmonary embolism. http://emedicine.medscape.com/article/759765-overview. Accessed May 25, 2009.

Tanigawa K, Takeda T, Goto E, et al: The efficacy of esophageal detector devices in verifying tracheal tube placement: a randomized cross-over study of out-of-hospital cardiac arrest patients, Anesth Analg 92:375–378, 2001.

Tatevossian RG, et al: Transcutaneous oxygen and CO2 as early warning of tissue hypoxia and hemodynamic shock in critically ill emergency patients, Crit Care Med 28(7):2248–2253, 2000.

Urden L, Stacy K, Lough M: Thelan's critical care nursing: diagnosis and management, ed 5, St Louis, 2006, Elsevier.

Zevitz ME: Hypertrophic cardiomyopathy. http://emedicine.medscape.com/article/152913-overview. Accessed May 25, 2009.

確認問題

1. 以下のうち，もっとも換気障害を来しやすいものはどれか。
   a. アナフィラキシー
   b. 一酸化炭素中毒
   c. うっ血性心不全
   d. 肺炎

2. 気管支喘息発作を呈している患者で，呼吸不全が差し迫っていることを示唆する徴候と症状はどれか。
   a. 呼気終末 CO_2 分圧　32 mmHg
   b. 呼吸数の増加
   c. III音の聴取
   d. 不眠

3. 65歳，女性。ここ4～5日間で悪化している呼吸困難を訴えている。体温39℃，処方薬 Accupril，スピロノラクトン，lanoxin，ipratropium，サルブタモールである。鑑別すべき疾患はどれか。
   a. 肺炎
   b. 肺水腫
   c. 自然気胸
   d. 喘息重積状態

4. 低換気をただちに診断できる診断検査はどれか。
   a. カプノグラフィ
   b. 一酸化炭素検知器
   c. 胸部単純X線写真
   d. 経皮的酸素飽和度

5. 発熱，咽頭痛，下顎腫脹を訴えている患者である。鑑別すべき疾患はどれか。
   a. 気道異物による閉塞
   b. 喉頭気管気管支炎
   c. ルートヴィヒ・アンギーナ（口腔底蜂窩織炎）
   d. 扁桃炎

6. 62歳，男性。激しく咳き込んだあと突然，呼吸困難を自覚した。右肺呼吸音が減弱している。この患者において，自然気胸の診断に役立つと思われる既往歴はどれか。
   a. ヘロイン乱用者
   b. 過去5年以内の肺炎の既往
   c. 喫煙者
   d. ワルファリン内服中

7. 肺塞栓症，COPD，肺高血圧が原因で悪化する徴候と症状はどれか。
   a. 徐脈
   b. 頸静脈努張
   c. ロンカイ聴取
   d. 右心負荷および右軸偏位

8. 21歳，女性。気管支喘息発作に対し，albuterol とアドレナリンを非経口投与した。PCO_2 は 55 mmHg である。追加すべき処置は何か。
   a. 酸素投与を行い，気管支攣縮と高二酸化炭素血症を改善するために患者を腹臥位にする
   b. ゆっくり呼吸するように指導する

c. 患者のモニタリング以外，迅速な処置は不要である
d. 持続陽圧換気用マスクを装着する

9. 24歳，男性。1週間前にギラン・バレー症候群と診断された。予想される合併症はどれか。
   a. 高血圧
   b. 代謝性アルカローシス
   c. 肺炎
   d. 自然気胸

10. 人工呼吸中の気管支喘息患者において，圧外傷のリスクを増加させるのは以下の何を減じた場合か。
    a. 呼気時間
    b. 呼気終末陽圧
    c. 呼吸数
    d. 1回換気量

第4章 ショック

本章では，ショックという危機的な症候について明らかにする。まず，解剖や組織灌流の生理学について振り返ることで，低灌流の病態生理学を説明する。そして，ショックのタイプを分類・比較し，それぞれのステージにおいてどのように認識し，治療対応するかを説明する。最後に，AMLS 評価手順のなかでショックが占める重要な役割についてディスカッションし，ショックの早期診断と臓器機能不全への悪循環阻止のための具体的な方法を紹介する。

学習目標　本章のおわりに以下のことができるようになる

1. ショックに関連する身体システムの解剖と生理を説明できる
2. ショックにおけるそれぞれのステージの病態生理を説明できる
3. 各ショックの重要な特徴を述べることができる
4. プライマリサーベイ，セカンダリサーベイ，そしてその後の継続評価における患者に生命危機を及ぼす所見を評価できる
5. ショックに関連する診断の確認のために用いる検査や診断方法を説明できる
6. 循環血液量減少性ショック，血液分布異常性ショック，心原性ショック，閉塞性ショックについてそれぞれを比較し説明できる
7. ショックに陥った患者の管理，モニタリング，継続的ケアのための適切な対処手段を適用できる
8. ショック患者の評価において遭遇する問題に対応するための手順を説明できる
9. 心血管系，呼吸器系あるいは血液学的緊急状態にあるショック患者の診療において，鑑別診断を行い，妥当な臨床的推論技能を用いて高度な臨床的意思決定を行うことができる
10. 患者のアレルギーの有無，現在の服薬内容，現病歴および既往歴，そして最終摂食時間を得るための効果的な方法を列挙し，それぞれのショックのタイプと関連づけできる

重要用語

アシドーシス：酸の蓄積や塩基の喪失による血液中の水素イオン濃度の異常な増加。血液の pH が正常範囲より低くなることにより示唆される

後負荷：筋肉が刺激され収縮し，短縮しようとする作用に抵抗する力。正常な心臓では，心室が血液を駆出しようとする力に抵抗する圧力のことであり，収縮開始に引きつづく心室壁にかかる張力で表される。後負荷のほとんどは末梢血管抵抗や身体状態，動脈系の血管内血液量に規定される。しばしば収縮期血圧を測定することにより評価される

心周期：完結する心臓の動きまたは心拍動のこと。1つの心拍の開始から次の心拍の始まりまでの間で，拡張期と収縮期の動き，そしてその間のインターバルからなる

心拍出量（CO）：一定時間あたりに心室から拍出される有効血液量（通常は1分間あたりの量）。これは1回拍出量×心拍数と同等である

播種性血管内凝固症候群（DIC）：凝固の病態の形の1つで，局所的ではなくびまん性，あるいは全身性の病態である。血液凝固系が亢進することで引き起こされ，いくつかの凝固因子が消費されることによって全身性出血や凝固が発生する。これはびまん性血管内凝固症としても知られている

血液量減少：体内の循環血液量が異常に減少すること。もっとも大きな原因としては出血があげられる

血管内血液量：血管内に循環している血液量のこと

平均動脈圧（MAP）：1回の心収縮サイクルにおける動脈内の平均圧のこと。拡張期血圧＋（1/3×脈圧）で表される

灌流：注ぐあるいは流れ込む現象で，とくに特定臓器の血管を液体が通過する現象をさす

前負荷：拡張末期の心臓の機械的状態。最大（拡張末期）の心室容量または心室が伸展した拡張末期圧のこと。摘出心筋においては，静止筋肉を収縮前の所定の長さまで伸展する力となる。正常の心臓では，拡張期末期の心室壁に対する張力は主に静脈還流量，全血流量とその配分，そして心房活動により決定される

脈圧：収縮期と拡張期の血圧の差

ショック：重要臓器への十分な灌流を維持すべき循環が破綻することに特徴づけられる重大な血行動態や代謝障害。それは不十分な循環血液量，心機能，血管運動緊張により引き起こされる

1回拍出量：各心拍で左心室から駆出される血液量。年齢，性別，運動などにより異なる。収縮期放出ともいう

シナリオ

患者は，78歳男性。呼吸困難を主訴に来院した。診察時には，チアノーゼと呼吸補助筋の使用を認める重症の呼吸困難を訴えていた。皮膚は温かい。介護施設の報告ではここ数日咳を認めていたが，およそ20分前から急速に悪化したとのことであった。既往歴としては，肺気腫，前立腺癌があり，また介護施設のスタッフの話では軽度の腎機能低下を認めるとのことであった。また彼は尿道カテーテルを留置されている。呼吸音は左肺野全体で減弱していた。バイタルサインは血圧88/66 mmHg，脈拍数128/分，呼吸数28/分で呼吸努力を認めた。酸素飽和度については測定できなかった。

1 現時点で得られている情報に基づいて，鑑別診断として何を考えるか。

2 鑑別診断を絞り込むためにどのような追加情報が必要か。

3 患者の治療を行っていくうえで優先される最初の処置は何か。

高名な19世紀の外傷外科医Samuel Grossはショックとは「生命という精密機械の歯車を粗暴に乱す兆候」として記した。「ゴールデンアワー」という概念を普及させたアメリカ軍医R. Adams Cowleyはショックを「死に至る過程の一瞬の停止」と呼んだ。メリーランド州において全米初となる州全体の救急医療サービス（emergency medical services；EMS）の創立者として，また州における最初のショック外傷センターの創始者としてCowley博士はショックの必然的な結果としての死を受け入れることに満足していなかった。Cowley博士，そして彼の同胞であるWilliam Harvey, Walter Cannon, George James Guthrie, William Bayliss, George Crileは，次項から紹介する多くの治療法の開発に貢献した。その前に，Gross博士やCowley博士よりも詩的でない表現ではあるが，まず最初にショックを定義する必要がある。

ショックの解剖と生理

ショックとは，組織の酸素需要に対して不十分な酸素供給状態となった細胞レベルにおける進行性の低灌流状態である。酸素の取り込み，吸収，または供給が破綻する，あるいは細胞機能を果たすために必要な酸素を細胞が取り込んで利用できなくなる。ショックはそれが不可逆的となるまで特定することが困難となる，複雑かつしばしば致命的な臨床的現象である。米国では毎年100万人以上がさまざまな状態のショックで救急部門を受診している。したがって医療従事者はショックの病態生理，評価，および対処方法を理解しておく必要がある。

ショックの初期徴候は微妙で密やかに進行する。早期に積極的な治療を行ったとしても，タイプにかかわらずショックの死亡率は非常に高く，患者にとって真の脅威となり得る。ショックの生理学的な状態を早期認識することは，すべての医療従事者にとって不可欠な技術であり，それは解剖，生理，組織灌流の病態生理を理解することから始まる。

「灌流（perfusion）」という言葉は，「注ぐ」を意味するラテン語の *perfundere* に由来する。体内では，血液が循環系を介して細胞に注ぐように酸素を供給する。細胞灌流の3つの主要な決定因子は，心拍出量（後述），血管内血液量（intravascular volume），および血管容量（vascular capacitance）である。**血管内血液量**は血管内の循環血液の量である。また血管容量は血管内容積の大きさで，体積および圧力の関数で表される（正確には体積変化を圧の変化で割ることによって計算される）。

ショックは細胞レベルから始まる。ショックの際に起こる細胞の変化は，消化管，内分泌，および神経システムを含む体内のあらゆるシステムに影響を及ぼす。その症状は代謝障害の程度と一致しており，通常，その病因には関係なく類似している。つまり，いかなるタイプのショックが起こっていても，身体の代償機構は器官および組織の灌流を維持・強化するために同じように応答する傾向がある。

■ 心臓

心臓は胸骨の後下面，縦隔内に位置する円錐形の筋肉器官である。斜めの角度で存在し，全体の2/3が身体の正中線より左側に，1/3が右側に位置する。心臓は心基部に位置する左右の心房と心尖部を構成する左右の心室からなる4つの空間を有する。

左右心房は，より大きく，より筋肉質な心室より小さい。脱酸素化された血液（静脈血）は右心房を通して心臓に入り，右心室に三尖弁を通って流れる。さらに，血液は右心室から動脈弁を通って肺動脈に流れ込む。血液は肺で酸素化されると，肺静脈を通って左心房に進む（各肺の2本ずつ計4本の肺静脈は，酸素化血液を運ぶ体内で唯一の静脈である）。最後に，僧帽弁（二尖弁）を通じて血液は左心室へと流れ，その後大動脈弁を通って大動脈に駆出される。

完結する一連の心拍を心周期と呼ぶ。4つの心腔（心房と心室）の収縮と拡張（弛緩）は心周期の構成要素である。心臓の収縮は段階を踏んで起こってくる。まず心房が収縮し，引きつづいて素早くより強い心室の収縮が起こり，同時に心房が弛緩し始める。

心拍出量

血液を全身に「注ぐ」ためには，血液は駆出される必要がある。心臓は見事にこの目的のために設計されている。健常者において，心臓はきわめて効率的に酸素化された血液を全身に送り，十分な灌流を確保している。**心拍出量**(cardiac output)は，単位時間あたりに心室によって駆出される血液のことで，通常リットル／分（L／分）で表される。このような理由から，心拍出量は分時拍出量としても知られている。健康成人では，心拍出量は3～8L／分の幅にあり，平均で5L／分となる。

心拍出量は1回拍出量（各心収縮で駆出される血液量）と心拍数で規定される。この式は次のように表される。

心拍出量＝1回拍出量×心拍数

健康成人における1回拍出量は通常約70mL（卵1個分の容量とほぼ同等）であるが，その量は個々人の生理学的な違いにより変化する。1回拍出量に影響を与える主な機械的変数は，フランク-スターリングの機序（Frank-Starling mechanism）としても知られるスターリングの法則によって説明される。スターリングの法則は心臓の収縮力を調節するための心筋線維の伸張や収縮能力を説明している。この法則によると，あるポイントまでは心臓が伸張すればするほど心収縮が強くなる。心筋がその最適な弾力性を示すポイントを越えて伸張されると，心筋の収縮が弱くあまり効果的でなくなる。図4-1は，心拍出量とスターリング法則の概要を示している。

また，神経および内分泌系メカニズムも神経伝達物質を介して1回拍出量に影響を与えている。心臓神経の交感神経線維はノルアドレナリンを放出し，副腎髄質からはアドレナリンが放出される。これら2つのアドレナリン作動薬は，収縮力を高める。

不十分な心拍出量は低灌流の原因の1つである。十分な心拍出量を生み出すためには，心臓が十分な勢いで収縮し，かつ心拍数が有効な範囲内でなければならない。以下の主な4つの要因が1回拍出量と心拍出量を決定する。

1. **前負荷**：収縮の開始直前に心室内の血液によって心筋組織が伸張されること。前負荷の概念は弓矢の弦を引いた際に生じる張力と比較することで把握することができる。つまり，弦に十分な張力がない場合は，矢は射手の足元近くの地面に落下する。一方，弦に強い張力があれば，矢を目標に向けて射ることができる。心臓でいえば，筋肉の張力または伸張は，心臓に還流する血液量と収縮前における心室内での血液の蓄積によって生じる。スターリングの法則では，ある一点までは伸張すればするほど心収縮や拍出も強くなるとされている。
2. **後負荷**：心室内に存在した血液が駆出されたときにかかる圧力のこと。後負荷は回転扉を押すのにかかる圧力と考えることができる。誰か，もしくは何かが扉の反対側を押している場合は，それを開くために多くの圧力がかかる。全身循環において，後負荷は大動脈収縮期圧および全身血管抵抗により表される。
3. **収縮力**：与えられた前負荷に対する心収縮力。アドレナリンまたはドパミンなどによって生じる陽性変力刺激では，収縮力および収縮速度を高める。

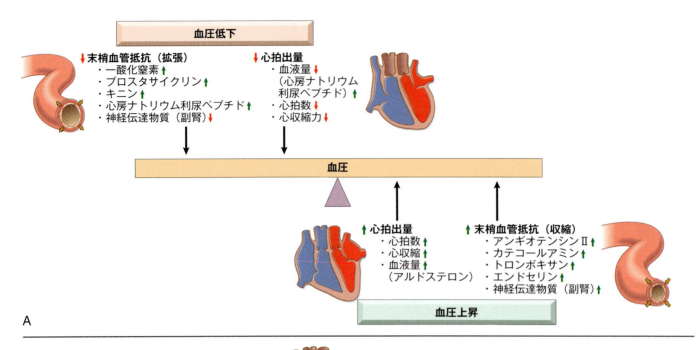

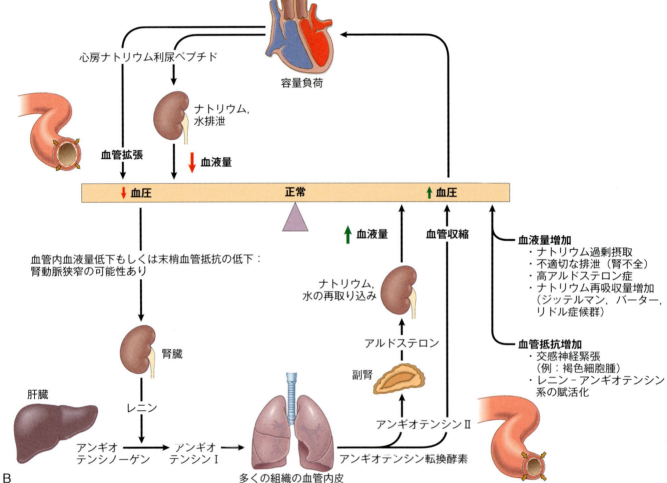

■ 図 4-1　血管抵抗調節。A：心拍出量と末梢血管抵抗による血圧調整。B：血圧の恒常性維持のためのレニン–アンギオテンシン–アルドステロン系および心房ナトリウム利尿ペプチドによる相互作用（Kumar V, et al：Robbins and Cortran pathologic basis of disease, ed 8, Philadelphia, 2009, Saunders. より）

この増強された心収縮は，与えられた前負荷に応じて1回拍出量を増加させることになるが，一方でそれをサポートするためにより多くの酸素を必要とする。
4. 同調性：効果的に血液を駆出するためには，心室収縮の前に心房が収縮し，左心室は右心室の前にわずかに脱分極するなど心収縮は同期されなければならない。心房細動のような心房心室間の同期が消失した状態では，心室の前負荷は減少する。脚ブロックなどの伝導障害は心室筋線維間の協働を阻害し，結果として心収縮の効率を低下させる。

■ 血管系

　血管系は家の水道の配管に似ている。それは，身体の中を流れる血液の通り道である。動脈系を構成している動脈と細動脈には，酸素化され，栄養分に富んだ血液が流れている。静脈系を構成している静脈と細静脈には，脱酸素化された血液が還流し，体内から除去するための老廃物が流れている。毛細血管は，血液と組織をつなぎ，酸素や栄養素を組織に移動させるとともに，老廃物を組織から血液へと移動させる役割を担う。新たな供給を必要としたときは，前毛細血管括約筋が拡張して血流量を増加させる。

　実際には，血管系のすべての脈管が刺激に応じて収縮（血管収縮）と拡張（血管拡張）を行うことができる。動脈や細動脈は血管壁がより強くできているため，静脈や細静脈と比較してより強力に収縮・拡張する。動脈内では血液にかかる力を増加させることで静脈と比較して速い血液流速を維持することができる。静脈系の残留圧は低いため，静脈には逆流防止の弁が必要となってくる。

血圧

　血圧は血液が動脈壁に及ぼす圧力のことである。組織への血液の灌流を維持するためには，心臓は血液を血管系に送りつづけ，動脈血管は張力を維持しなければならない。この循環系の血流抵抗を末梢血管抵抗と呼び，それは動脈や細動脈の収縮の程度によって規定される。血管収縮は血液を圧縮し，血液の圧力を上げることに作用している。末梢抵抗が増加すると動脈圧が上昇し，毛細血管床を流れる血流を増加させ，効果的に組織を灌流する。

　脈管の半径が短縮すると，摩擦，つまり抵抗が増加する。摩擦は血液の粘性，血管壁と血管の走行により作り出される。赤血球は血液の粘性の大部分に寄与するが，タンパク質も関与する。血液の成分変化により粘性は増減する。たとえば，血漿と呼ばれる血液成分の割合は増加あるいは低下することがある。もし血漿成分の割合が低下すると（ヘマトクリット値の増加により示される）血液はより粘稠になる。

　心臓から駆出される血液量が増加するに従って，動脈圧は上昇する。よって，動脈圧は組織灌流の間接的な指標となる。動脈壁に対してかかる圧力はmmHgという単位で表され，血圧として測定される。血圧は拡張期血圧と収縮期血圧で表される。収縮期血圧は心室の駆出量や駆出に対する動脈系の反応を表し，より高い数字となる。拡張期血圧は心臓が拡張したあとに動脈系に残っている血液の圧を表している。

　収縮期血圧と拡張期血圧の平均である**平均動脈圧**（mean arterial pressure）は，心筋と脳を灌流する際に必要な圧である。一般的に70 mmHg程度と考えられているが，正常値は80〜100 mmHgである。患者の身体の状態によって平均動脈圧が上昇したり，下降したりする。慢性的な高血圧患者は，十分な血液の灌流を維持するために平均よりも高い血圧が必要となる場合がある。平均動脈圧を求める計算式は以下のとおりである。

$$平均動脈圧 = 拡張期血圧 + 1/3 \times 脈圧$$

　脈圧は収縮期血圧と拡張期血圧の差であり，脈圧の正常は約40 mmHgである。心拍出量と血管抵抗の変化は脈圧の変化の原因となる。循環血液量減少性ショックに対する生体の反応はそれぞれが脈圧に及ぼす効果の一例である。心拍出量の減少と末梢血管抵抗の増加により脈圧は小さくなる。血液量の減少は心臓に戻る血液量を減少させ，心拍出量の減少を引き起こす。これに反応して生体は交感神経を活性化しアドレナリンを分泌する。それにより心拍数と心収縮力が増加し，血管収縮を起こす。結果として収縮期血圧が低下する一方で拡張期血圧は上昇し，脈圧は低下する。この変化は微小であり，簡単に見落とされるかもしれない。たとえば血圧が118/68から108/82 mmHgに変化したとする。結果として脈圧は50％程度低下することになる。血圧のみに注目していると，この脈圧の低下には気づかないかもしれない。しかし，脈圧を計算することにより，明らかな低下に気づくことができる。50％以上の脈圧の低下は1回拍出量の50％の低下を示唆している。脈圧はショックを示唆する指標として役に立つものであり，繰り返し測定することにより，出現パターンを確認できるようになる。他の徴候や症状と同様に全身評価の1つとして，また患者状態の確認のために他の所見を収集する指標となる。

表4-1 交感神経と副交感神経系の機能

	交感神経	副交感神経
心筋	心拍数上昇，心収縮力増強	心拍数低下，心収縮抑制
冠動脈	収縮（α受容体），拡張（β受容体）	拡張
気管支	拡張（β）	収縮
消化管	蠕動低下	蠕動亢進
膀胱	弛緩	収縮
皮膚	発汗	作用なし
副腎髄質	アドレナリン分泌	作用なし

血液

血液は2つの主な役割をもつ。生体細胞への酸素や栄養素の運搬，そして老廃物の除去である。赤血球中の鉄含有タンパクであるヘモグロビンは酸素を組織へ運搬する。二酸化炭素は代謝における主要な老廃物の1つであるが，血漿中に溶けており，すみやかに除去されなければならない。というのはその蓄積は**アシドーシス**に寄与するためである。

血液中のその他の構成物質は以下のとおりである。

- 白血球：細菌，真菌，その他病原体による感染症からの生体防御に関与する
- 血小板：凝固過程を活性化する
- タンパク質：血液凝固，免疫，創傷治癒や物質運搬といったさまざまな機能を担う
- ホルモン：臓器機能を制御し，成長や発達を調節し，また，他の重要な機能を担う
- 栄養素：細胞を適切に機能させる。たとえば，ブドウ糖は血液によって身体に運搬させる
- 血漿：血液中の固体を運搬する。液体は92％が水で，7％がタンパク質である

細胞間に存在する間質（細胞外）液と，細胞内に存在する細胞内液の間の平衡は維持されなければならない。血漿中のタンパク質は液体の平衡状態制御のためにきわめて重要である。アルブミンやグロブリンといった血漿中のタンパク質は大きく，血管を通り抜けることが容易ではない。血管内ではそれらタンパク質の存在により，浸透圧が生み出され，血管内に液体を止めることができる。

神経系

自律神経系は呼吸制御のように生体の不随意な活動をコントロールしている。自律神経系は交感神経と副交感神経系から構成される。交感神経系は生体の通常の機能を司り，また闘争・逃走反応といわれる生体が瞬時の反応を必要とするときに機能する。このようなとき，交感神経系は消化のような不急ではない機能から一時的に血流を脳や心臓に向けることにより組織灌流を維持する直接的な役割を担う。副交感神経系はそのような生命の危険が迫っていないときに生体機能を維持する。**表4-1**に交感神経と副交感神経系の機能をまとめた。

ショックの病態生理

ショックはすべての生体系に影響を与える複雑で繊細な病態である。心血管系が十分な組織灌流を維持できない場合にショックとなり，生体組織において広範な細胞代謝障害を引き起こす。ミトコンドリアはショックの影響を受ける最初の細胞成分である。ほとんどの酸素はミトコンドリアで消費され，ミトコンドリアはあらゆる生体組織で使用される好気的エネルギーの95％を作り出している。ミトコンドリアにおいて酸素が枯渇してしまった場合は，脂肪や炭水化物，ケトン体が乳酸に変換されるようになり，それによってアシドーシスの環境が作られる。それゆえに乳酸の血中濃度の上昇はショックへの赤信号となる。

■ 代謝性アシドーシス

ブドウ糖の正常な細胞代謝中には，酸素が消費される。この過程を好気性代謝と呼ぶ。酸素が不十分のときは，ブドウ糖は酸素を必要としない，代替の経路で代謝される。この過程を嫌気性代謝という。嫌気性の経路は効率が非常に悪い。ブドウ糖の1モルあたりのエネルギー〔アデノシン三リン酸（adenosine triphosphate；ATP）として生成される〕の生成効率が悪く，主に乳酸という老廃物を多く産生してしまう。

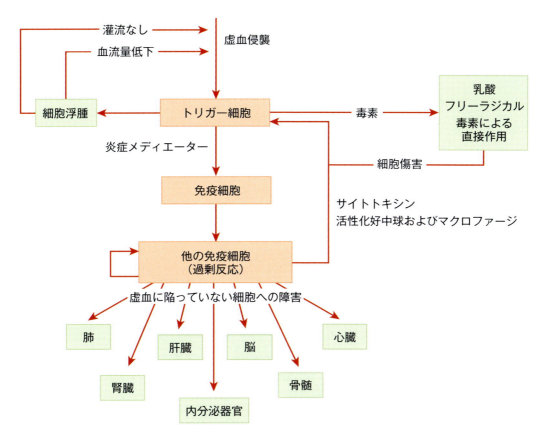

■図 4-2 「ショックの一連の過程」。虚血に陥ったすべての臓器は免疫反応を惹起し，組織灌流が正常化されたあとでも他の虚血に陥っていない臓器に影響を与える（Dutton RP：Shock and trauma anesthesia. In Grande CM, Smith CE, editors：Anesthesiology clinics of North America, Philadelphia, 1999, Saunders. より）

　生体組織が十分な酸素を保持しなくなった場合には，細胞は嫌気性代謝の副産物として乳酸を産生し始め，代謝性アシドーシスの状態となる。もしショックが持続すれば，この代替経路では，主なエネルギーの貯蔵手段であるATPを十分に産生することができなくなる。ATPは細胞壁の統合性の維持に寄与しているため，ATPが欠乏するとナトリウムと水分が細胞内に流入し，細胞浮腫を引き起こすことになる。また，細胞壁の崩壊はカリウムや乳酸の細胞外や漿液中への移動を許してしまう。結果として乳酸アシドーシスや高カリウム血症（血液中のカリウムの上昇）を引き起こす。細胞やミトコンドリア内の浮腫は結果として細胞を障害する。間質の浮腫が増強すると，血管内の血液量が減少し，その結果として周囲の細胞への灌流減少につながる。この現象は近接した毛細血管への血流を途絶させ，さらなる虚血を生み出す。虚血に陥った細胞は，乳酸やフリーラジカル，そして細胞への障害を増強させる炎症因子を産生する。灌流が回復すると，これらの毒素は一気に循環系に押し戻され，他の臓器も損傷することとなる。もし，障害が強ければ，酸素化や灌流が改善しても障害を修復することは難しく，細胞は死に至る。図4-2に示すように，炎症反応によるショックの一連の過程は低灌流に関係している。

　凝固系の活性化，リソソーム酵素の放出，循環血液量の減少の3つのイベントは細胞の酸素使用を損ねる。これらの現象は，適切な酸素化を維持するための生体能力を進行性に障害するサイクルの引き金となる。それぞれの状態がさらに進行するとより大きな応答反応が活性化される。活性化された凝固系（図4-3）は尿細管壊死と播種性血管内凝固症候群の原因となり得る。リソソーム酵素の放出は，影響を受けた細胞と近接する細胞に影響し，広範に障害を加え，全身性炎症反応症候群（systemic immune response；SIRS）や急性呼吸促迫症候群（acute respiratory distress syndrome；ARDS），急性肺損傷（acute lung injury；ALI）といった問題を引き起こす。循環血漿量の減少への反応については，以下の「代償機構」で解説する。

■ 代償機構

　適切な酸素化を維持するために分時換気量の増加，心拍出量の増加（脈拍の増加や収縮力増強）そして血管収縮などさまざまな代償機構が活性化される。分時換気量を増加させると動脈血酸素含量が上昇する。生体は心拍

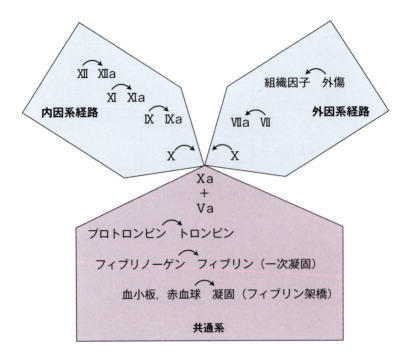

血管が傷害されると，**内因系**および**外因系**の両方が活性化される。**外因系経路**は傷害を受けた組織の血管外に組織因子が放出されることで始まる。組織因子は第Ⅶ因子を活性化し，これにより第Ⅹ因子が活性化される。**内因系経路**では血管内の凝固因子がドミノのように活性化され，最終的に第Ⅹ因子が活性化される。第Ⅹ因子が活性化されると，**共通系**が動き始める。活性化された第Ⅹa因子と第Ⅴa因子とが結合し，プロトロンビンをトロンビンへと変換する。トロンビンはフィブリノーゲンをフィブリンへと変換させ，一次凝固が形成される。フィブリン線維は架橋構造を形成し，網の目に血小板や赤血球が貼りつくことでより強固な凝固が完成する

■図 4-3　凝固系

数や心収縮力，あるいはその両者を増加させることで心拍出量を増大させる。血管収縮は組織内の灌流圧を上昇させる。大動脈弓や頸動脈にある圧受容体と呼ばれる交感神経線維は常に動脈圧を監視している。血圧が十分であったり，高い圧である場合は圧受容体が感知し，交感神経を抑制すると同時に，副交感神経を活性化する信号を出す。血圧が低下したときは，圧受容体から信号が弱まり，交感神経系が活性化され，同時に副交感神経活動が弱まる。生理学的な結果として，血管収縮と脈拍数の増加，心収縮力増加が起こる。

代償機能の効果には限界がある。その限界閾値を超えてしまったときに，低酸素症は進展し，ショックが生体を支配するようになる。最終的には，身体全体の酸素需要に応えようにも限られた不十分な酸素しか利用できなくなる。治療が行われない場合は多臓器不全や死は避けられない。ショックのステージを表 4-2 にまとめた。

副腎の反応

副腎は腎臓の上極に存在しており，心拍出量の低下に反応してアドレナリンやノルアドレナリンを放出する。これらのホルモンは心臓や血管の α，β 受容体を刺激する。α_1 刺激は血管収縮，β_1 刺激は心拍数と心収縮を刺激する（表 4-3）。受容体分布により，通常は脂肪，皮膚，消化管組織などの重要でない臓器において大きな血管収縮が発生する。血管収縮は腎臓の中でも起こる。

下垂体応答

ショックに反応して下垂体前葉から抗利尿ホルモン（antidiuretic hormone；ADH）が分泌される。ADH は，視床下部で合成されるが，症状の把握が困難であるショックの早期に分泌される。ADH は循環に乗って腎臓の遠位尿細管や集合管に達し，水分の再吸収を引き起こす。そして，血管内の血液量を維持する一方で，尿量を減少させている。ADH はバソプレシンとも呼ばれる（vaso は血管という意味で，pressor は押しつけるという意味である）。ADH は消化管や血管の平滑筋の収縮を引き起こす。

レニン－アンギオテンシン系の活性化

腎臓は血圧維持には必要不可欠である。腎血流が低下したとき，図 4-4 のようにレニン－アンギオテンシン系が作動する。レニンは腎臓にある傍糸球体細胞から分泌される酵素である。レニンはアンギオテンシノーゲンをアンギオテンシンⅠに変換する。そしてアンギオテン

表 4-2　ショックのステージ

ステージ	バイタルサイン	徴候と症状	病態生理
代償期	血圧正常 心拍数正常もしくはやや増加 頻呼吸 毛細血管再充満時間の延長	末梢冷感 粘膜蒼白 不穏 乏尿	血管収縮により主要臓器への血流は保たれるが，重要性の低い他臓器は虚血状態となる
非代償期	血圧低下 頻脈＞120/分 頻呼吸＞30〜40/分	蠟様で冷たく湿潤な皮膚 粘膜蒼白・チアノーゼ 脱力 代謝性（乳酸）アシドーシス 不穏 末梢血圧の低下あるいは欠如	血管緊張が低下するに従って血圧が低下する。すべての臓器において機能不全の危険がある。嫌気性代謝が進み，乳酸アシドーシスとなる
不可逆期	高度の低血圧	乳酸＞8 mEq/L	代謝性アシドーシスにより後毛細血管括約筋が弛緩し，うっ滞し，凝固した血液が全身に流れ出す。過剰なカリウムや酸により不整脈が生じる。細胞傷害は不可逆性である

表 4-3　ショックに対するα，β作用

	作用場所	作用
$α_1$	皮膚，腸，粘膜の動脈 静脈 胆囊括約筋	末梢血管収縮，抵抗増大
$α_2$	消化機構	消化管分泌や蠕動を抑制
$β_1$	心臓 腎臓	心拍数増加，収縮力増強，酸素消費増大 レニン分泌
$β_2$	心臓，肺，骨格筋の動脈 気管支	血管拡張により組織灌流を増加 気管支拡張

シン I は肺においてアンギオテンシン変換酵素（angiotensin-converting enzymes；ACE）によってアンギオテンシン II に変換される。アンギオテンシン II は強力であるが，血管収縮させる時間は短い。ショックの間，アンギオテンシン II は心臓から遠い血管を収縮させ，心臓の後負荷を増加させる。比較的重要でない臓器をシャントする血液量を増加し，前負荷を増やす。脳や心臓，肺，肝臓のような重要臓器への灌流を増強する一方で，比較的重要でない臓器は虚血状態となる。

アルドステロン　アンギオテンシン I とアンギオテンシン II は，副腎皮質でアルドステロンを生産，分泌させるタンパク質であり，アルドステロンは腎臓の尿細管にてナトリウムの再吸収を起こす。ナトリウムは尿中に排出された水分を血管内に運び戻す作用があり，それにより循環血液量を増加させ，血圧を上昇させる。アルドステロンの分泌によってレニンの分泌が抑制され，そして腎血流は回復する。また，アルドステロンの分泌はショックの早期徴候の1つである口渇感をもたらす。

ショックの種類

ショックを理解するうえでそれぞれの種類を心血管系の影響を受ける部位と関連づけることによって，ショックの病態や予期される問題をより的確に特定し，適切な治療対応を行うことができる。以下の各項では，ショックの種類を概説し，それらの違いについて述べる。これらの違いを念頭においたうえで，ショック徴候を呈する患者に対する AMLS 評価手順を理解していただきたい。

ショックは，心血管系の障害を受ける部位によって，循環血液量減少性ショック，血液分布異常性ショック，心原性ショック，閉塞性ショックの4種類に大別される（表 4-4）。その障害は，心血管系を構成する三大要素，すなわちポンプ（心臓），パイプ（血管），あるいはそれ

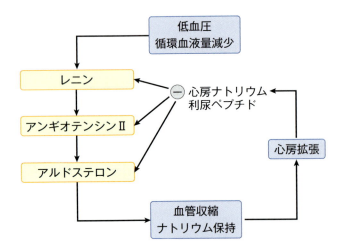

■ 図4-4　心房ナトリウム利尿ペプチドとレニン－アンギオテンシン－アルドステロン系の相互作用。低血圧や脱水が引き金となり輸入細動脈からレニンが分泌され，アンギオテンシンⅡの生成を経て副腎髄質からアルドステロンが分泌される。アンギオテンシンⅡとアルドステロンは血管を収縮させ，ナトリウムを保持し，結果として血管内血液量を増加させる。これにより心房は拡張し，心房ナトリウム利尿ペプチドが分泌される。心房ナトリウム利尿ペプチドはレニン分泌やレニン－アンギオテンシン－アルドステロン系反応を抑制する。心房ナトリウム利尿ペプチドは血管拡張およびナトリウム排泄を促進する。心房を拡張し心房ナトリウム利尿ペプチドを放出させる輸液療法は，腎動脈の過収縮やナトリウム貯留を避けるための重要な介入手段である
(Miller RD, Eriksson L, Fleisher L, et al：Miller's anesthesia, ed 7, Philadeiphia, 2009, Churchill Livingstone. より)

らを満たす液体（血液）のいずれにも起こり得る。

■ 循環血液量減少性ショック

「循環血液量減少（hypovolemia）」という言葉をよくみれば，循環血液量減少性ショックにおける組織灌流不足の原因を想起することは容易である。すなわち，「hypo-」という接頭文字は「下」や「低い」という意味をもち，「vol-」は容量を表し，「-emia」という連結形は「血液中の，血液に関係する」という意味をもつ。

循環体液量の減少は心拍出量の減少を引き起こし，これが組織や細胞への十分な酸素供給を妨げる。循環血液量減少性ショックの典型的な徴候・症状は頻脈，血圧低下，呼吸数増加であるが，どの程度の体液が失われたかによって徴候は変化する。循環体液の減少は，出血，嘔吐，下痢や他の多くの病態に伴って起こる（図4-5）。

出血性ショック

出血性ショックは，循環血液量減少性ショックの原因としてもっともよくみられる。重大な血液の喪失は，明らかな出血がなくても起こり得る。内出血や外出血は，外傷によるもののほかに，大動脈破裂，解離性大動脈瘤，脾臓破裂，異所性妊娠，消化管出血などの大量出血を引き起こす内科的疾患に随伴する。出血は，吐血のように明らかなものもあれば，長時間にわたって継続する少量の消化管出血のように，潜行性のものもある。出血性ショックでは，赤血球の減少に伴って酸素運搬能が低下する。

出血による循環血液量減少性ショックに対するもっとも有効な処置は，止血である。明らかな出血が認められる場合は出血点を直接圧迫する。四肢の出血に対して直接圧迫が有効でない場合は，止血帯を用いる。以前は，組織や神経を損傷するとの懸念から，止血帯の使用は敬遠されていた。このような損傷は考慮すべきリスクではあるが，四肢の温存よりも，患者の救命が重視されるべきである。また，患肢の挙上が出血量を減少させるという知見はこれまでに明らかとされていないため，必要はないと考えられている。特定の圧点を圧迫するという方法も，もはや推奨されていない。

循環血液量減少性ショックのその他の原因

血液以外の体液の喪失も，循環血液量減少性ショックを引き起こす可能性がある。たとえば，嘔吐，下痢のほか，糖尿病患者や尿崩症患者における多尿に伴って，著しい間質液の喪失が起こる場合がある。治療を受けていない熱傷患者では，過剰な血漿の喪失が起こり，遅延性の循環血液量減少性ショックを発症することがある。

ショックの重症度は，体液喪失の割合と速度によって左右される。潜行性の体液喪失の場合は，喪失を代償するための時間が与えられる。健康成人は10～15％の失血にも十分に耐えることができる。小児や高齢者は，比較的少量の失血にも影響されやすいが，代償機構や薬剤投与によって，明らかな徴候の発現が遅れる場合がある。循環血液量減少性ショックのステージ別の説明を表4-5に示す。

■ 血液分布異常性ショック

血液分布異常性ショックも，血管腔内を満たす血液量の不足によって起こる病態であるが，原因は血液または体液の喪失ではなく，血管の拡張と毛細血管からの体液の漏出に伴う血管容量の急激な増加を原因とする点が異なる。この漏出した体液は，血管外腔や間質腔といった，いわゆる「サードスペース」内に移行する。このような血管拡張は，敗血症，アナフィラキシー，神経原性ショッ

表4-4 ショックの種類

種類	症状	原因	治療
循環血液量減少性ショック			
	皮膚冷感，湿潤，蒼白，チアノーゼ，血圧低下，意識変容，毛細血管再充満遅延	出血：外傷，消化管出血，動脈瘤破裂，妊娠 重症脱水：胃腸炎，糖尿病ケトアシドーシス，副腎不全	酸素投与，止血，急速輸液負荷，骨折スプリント固定，外科処置
血液分布異常性ショック			
敗血症性	高もしくは低体温，血圧低下，意識変容	感染	酸素投与，急速輸液負荷，抗菌薬投与
アナフィラキシー	痒み，紅斑，蕁麻疹，血管性浮腫，脈拍増加，血圧低下，意識混濁，呼吸促迫，喘鳴	抗原-抗体反応	アドレナリン投与 軽症には1：10,000，0.3〜0.5 mgを皮下注または筋注 アドレナリン投与 重症には1：10,000，0.3〜0.5 mgを3〜10分かけて静脈内投与，必要に応じて15分ごとに追加 急速輸液負荷 ジフェンヒドラミン投与 1〜2 mg/kg静脈内投与（最大50mg） 副腎皮質ホルモンを考慮 昇圧薬を考慮
神経原性	皮膚温感，乾燥，ピンク色血圧低下，意識清明，毛細血管再充満は正常		酸素投与，急速輸液負荷，ドパミン投与
毒性	原因物質によりさまざま（第9章参照）	（第9章参照）	原因物質によりさまざま（第9章参照）
心原性ショック			
	皮膚冷感，湿潤，蒼白，チアノーゼ，頻呼吸，頻脈，不整脈，血圧低下，意識変容，毛細血管再充満遅延	ポンプ機能不全：急性心筋梗塞，心筋症，心筋炎，腱索断裂，乳頭筋不全，毒，心筋挫傷，急性大動脈機能不全，心室中隔穿孔 不整脈	酸素投与，輸液急速負荷，心拍コントロール（投薬もしくはペーシング，カルディオバージョン），陽変力薬，血管収縮薬，大動脈バルーンパンピング
閉塞性ショック			
	血圧低下，呼吸困難，頻脈，頻呼吸，頸静脈怒張，片側呼吸音低下，心音低下	急性心タンポナーデ，重度肺塞栓，緊張性気胸	酸素投与，緊張性気胸に対する穿刺除圧，手術を考慮

ク，毒素性ショック症候群，毒物への曝露などによって引き起こされる。過度の血管内腔の増加が過度の末梢血管抵抗の減少と前負荷の低下を引き起こし，結果的に心拍出量が低下することによって，ショック状態の素地が形成される。

敗血症性ショック

敗血症性ショックは，グラム陰性または陽性の好気性または嫌気性細菌，真菌またはウイルスの感染に対する顕著な全身性炎症反応の結果として起こる。敗血症を引き起こす病原体としてはグラム陰性菌がもっとも多く，とくに入院患者で多く報告されている。

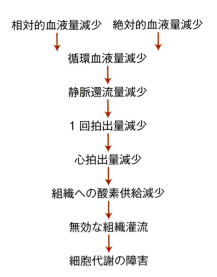

■図4-5　循環血液量減少性ショックの病態生理（Urden LD：Thelan's critical care nursing：diagnosis and management, ed 5, St Louis, 2006, Mosby. より）

- 体温＞38℃または＜36℃
- 心拍数＞90/分
- 呼吸数＞20/分または$PaCO_2$＜32 mmHg
- 白血球数＞12,000/mm^3，＜4,000/mm^3，または桿状核好中球＞10％

敗血症症候群は，敗血症性ショックの前駆段階である。臓器不全や低血圧を合併したSIRS患者では，十分な初期蘇生輸液を行っても低血圧が持続するような場合に，敗血症が敗血症性ショックに進行する可能性があるといわれている。また敗血症は，後述する高心拍出量期，低心拍出量期のいずれにおいても起こり得る。

治療　敗血症性ショックの状態にある患者の管理は複雑である。敗血症においては，血管拡張によって相対的な循環血液量減少性ショックが起こる。実際の循環血液量の減少は，消化管からの大量の体液の喪失や，体液の毛細血管からサードスペースへの移行に伴って起こる可能性がある。敗血症性ショックの管理スキームを図4-7に示す。

敗血症においては，高心拍出量期の早期から心機能の低下が認められる。この時期の病態は，以前は「ウォームショック」と呼ばれていたが，全身性の血管抵抗の減少を特徴とし，心拍出量の増加がみられる場合もある。循環血中における炎症性メディエーターの存在は，心臓にもっとも顕著な影響を及ぼす。炎症と代謝異常は心筋の損傷を引き起こす。心拍数の上昇や発熱がみられる場合もある。この段階では，患者の皮膚はまだ温かい。

低心拍出量期は，以前は「コールドショック」と呼ばれていたが，この段階になると血圧低下が顕著になり，意識レベルの変化が認められ，患者の皮膚は冷たく湿っぽくなる。

医療におけるいくつかの変更点が，近年の敗血症発生率の増加に寄与している。その1つとして，留置カテーテルなどの感染を引き起こしやすい医療機器を装着したまま在宅で経過観察される患者が増えたことがあげられる。これらの患者のなかには免疫機能が低下した患者も多く，敗血症のリスクをさらに高める要因となっている。また，黄色ブドウ球菌（*Staphylococcus aureus*）や肺炎連鎖球菌（*Streptococcus pneumoniae*）などの抗菌薬耐性グラム陽性菌による感染率も増加傾向にある。敗血症の病因をボックス4-1に列挙する。

敗血症性ショックとSIRSの基礎病態は，炎症反応と多臓器不全が関与する複雑なプロセスである（図4-6）。SIRSの診断基準として，以下の条件のうち2つ以上が満たされなければならない。

表4-5　循環血液量減少性ショックの分類

	血液消失％	ショックのステージ	意識レベル	血圧	脈拍	呼吸数	皮膚
Class I	＜15％	代償性	わずかに混濁	正常	正常	正常	ピンク，正常
Class II	15～30％	代償性（早期）	軽度混濁	正常下限	軽度頻脈	軽度頻呼吸	蒼白，冷感 毛細血管再充満＞2秒
Class III	30～45％	非代償性（晩期）	軽度昏睡	低血圧	高度頻脈	中等度頻呼吸	蒼白，軽度チアノーゼ，毛細血管再充満＞3秒
Class IV	＞45％	不可逆的	極度の昏睡 無反応	重症低血圧	高度頻脈から徐脈	高度頻呼吸から喘ぎ呼吸	蒼白，中心および末梢性チアノーゼ，冷感，毛細血管再充満＞5秒

(Albert B：Paramedic practice today：above and beyond, St Louis, 2009, Saunders. より)

ボックス 4-1　敗血症の主な要因

不適切な免疫応答
- 糖尿病，肝障害，HIV/AIDS 患者
- 新生児
- 高齢者
- 妊婦
- アルコール飲酒患者

一次感染
- 肺炎
- 尿路感染
- 胆囊炎
- 腹膜炎
- 膿瘍

医原性要因
- 血管内留置カテーテル
- フォーリーカテーテル
- 腹部，骨盤内手術

HIV/AIDS：ヒト免疫不全ウイルス / 後天性免疫不全症候群

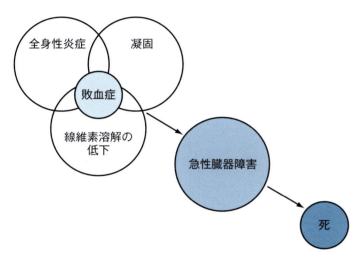

■ 図 4-6　敗血症症候群の病態生理学的転帰は，炎症促進系因子と制御系因子，凝固系活性化と線溶系抑制の不均衡の結果に起因する。この反応は，急性多臓器障害へと進展し，死に至らしめる（Long S, Pickering L, Prober C：Principles and practice of pediatric infectious diseases, ed 3, Philadelphia, 2008, Churchill Livingstone. より）

敗血症性ショックに対する病院到着前の処置は積極的に行う必要がある。十分な酸素供給と高速輸液を行い，気道管理に細心の注意を払う。通常の酸素療法で十分な場合もあるが，一部の症例では，気管挿管などの高度な気道支援措置が必要になる場合もある。血管アクセス（静脈内または骨内）を確保し，等張液を成人の場合は1回あたり 500～1,000 mL（小児の場合は 20 mL/kg）投与し，毎回の投与後に患者の状態を確認する。初期蘇生輸液の目的は，灌流状態を改善することにより，心拍数の低下，血圧の回復，呼吸促迫の改善を得ることである。血圧が改善されない場合は，輸液量を 2,000 mL まで増やして再投与する。初期蘇生輸液を行う際は，体液過剰を引き起こす可能性があるため，とくに高齢者や小児では注意が必要である。蘇生輸液の効果がみられない場合は，適正用量の昇圧薬および／または強心薬の点滴

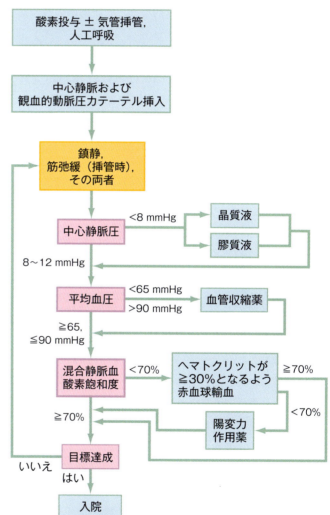

■ 図 4-7　敗血症患者の管理。初療から 6 時間以内に目標達成すべき特定の血行動態，生理的パラメータのプロトコール概要。このプロトコールは輸液蘇生に焦点を当てるとともに，感染が疑われる患者の標準的な加療（感染巣の同定のための適切な診断検査や適切な抗菌薬の投与）と並行して行われるべきである（Rivers E, et al：Early goal-directed therapy in the treatment of severe sepsis and septic shock. N Engl J Med 345：1368, 2001. より）

が有効な場合がある。これらの薬剤には，アドレナリン，フェニレフリン，ドパミンなどが含まれる。

　患者搬送中に敗血症またはSIRSの可能性についての見解を受け入れ医療機関に連絡し，到着後にプロトコールに沿った適切な処置が可及的すみやかに開始されるように取り計らう。病院に到着後は，抗菌薬点滴が開始される前に適切な培養検体を採取する（著しい遅延がある場合を除く）。検体は通常，血液検体を2本と尿検体を1本採取する。場合によっては，救急部門のスタッフが創傷や医療機器（フォーリーカテーテル，中心静脈カテーテルなど）から検体を採取する。一般的には，まず2種類の広域スペクトルをもつ抗菌薬の投与が開始され，培養検査の結果が出てからより的を絞った抗菌薬の投与が開始される。

　敗血症に対しては，抗菌薬との併用による遺伝子組換えヒト活性化プロテインC（recombinant human activated protein C；rhAPC）の使用が承認されている。活性化Cプロテインはトロンビン産生を阻害するが，敗血症患者では，凝固カスケードの刺激が炎症プロセスを促進すると考えられていることから，この作用は重要な意味をもつ（敗血症患者の管理スキームは図4-7参照）。

アナフィラキシーショック

　過敏症を有する患者にとって，アナフィラキシーは恐るべきリスクである。血圧低下，頻拍，呼吸困難，喘鳴，ラ音，水泡音，不安，蕁麻疹，掻痒などの徴候・症状は抗原曝露の数分以内あるいは遅くとも1時間以内に発現する。症状がいったん消失しても，1～12時間後に再発する場合があるが，その症状は初発時よりも軽度であるか，より重症であるかもしれない。アナフィラキシー反応は突然発症し，劇的な経過を辿るが，米国における本症による死亡者数は年間400～800例ほどにとどまっている。アナフィラキシーの管理方法を図4-8に示す。

　抗体・抗原型過敏症反応がアナフィラキシーショックの主な原因である。すべての過敏症反応がショックに発展するわけではない。アレルギー反応の大部分は掻痒や蕁麻疹などの比較的軽度の症状のみを引き起こす。また，抗原に再曝露された人が必ずしもアナフィラキシー反応を再発するわけではないが，40～60%を占める再発例においてもっとも一般的なアナフィラキシー反応の誘因は，膜翅目（*Hymenoptera*）の昆虫，すなわちスズメバチ，ミツバチ，アリによる刺傷である。感受性の高い人にとっては，ほぼすべての物質が誘因となり得るが，その他の一般的なアナフィラキシーの誘因として，卵，ミルク，貝類，ピーナッツなどがあげられる（ボックス4-2）。また，ラテックスアレルギーについての説明をボックス4-3に記載する。ラテックスアレルギーは，1987年以降，患者や医療従事者の間でより一般的となっているアナフィラキシー反応の誘因となっている。ちなみに1987年は疾病管理センター〔the Centers for Disease Control（現在の疾病管理予防センター：the Centers for Disease Control and Prevention；略称は変わらずCDC）〕が血液媒介性病原体の伝播を予防するための「普遍的な予防措置」に関する推奨事項を発表した年である。

　アナフィラキシー発生時には，ヒスタミン，好酸球，アナフィラキシーの化学走化性因子，ヘパリン，ロイコトリエンなどの生化学メディエーターが放出される。それに伴って血管拡張，毛細血管（肺毛細血管を含む）の透過性亢進，気管支収縮，粘液過剰分泌，冠血管収縮，炎症，皮膚反応が起こる。皮膚反応は，血管拡張や蕁麻疹に伴う皮膚の紅潮や温感として観察される場合がある。

　他の血液分布異常性ショックの原因と同様に，アナフィラキシーにおいても，末梢血管の拡張が相対的な循環血液量の減少を引き起こす。体液量は十分であるとしても，血管が拡張しているために，十分な還流量を維持するためにより多くの容量を満たさなければならなくなる。突然の循環血液量と血管抵抗の減少は，心拍出量の低下を引き起こす。心血管虚脱および/または気道閉塞は典型的な直接死因となる。

　ショックは急激に患者状態を悪化させるため，迅速な対応が不可欠である。気道，呼吸，循環の確保に際しては，以下の事項の確認が重要である。

- 患者はこれまでアレルギー反応の既往があるのか
- 患者は原因物質へ曝露されているのか。そうであればそれはいつか
- 蕁麻疹，ラ音，咽後部腫脹，あるいは息切れの訴えはあるのか（喉頭浮腫は急激に発症するため，その対応は迅速でなければならない）
- いつ症状が発現したのか。発症が急速であればあるほど，アナフィラキシー反応はより重症となる
- 症状はどのくらい持続しているのか。症状は通常4～6時間以内に消失する

治療　アナフィラキシーショックの処置においては，アレルゲンを除去し，体内で放出された生化学物質の作用に拮抗する必要がある。また，酸素供給，気管挿管また

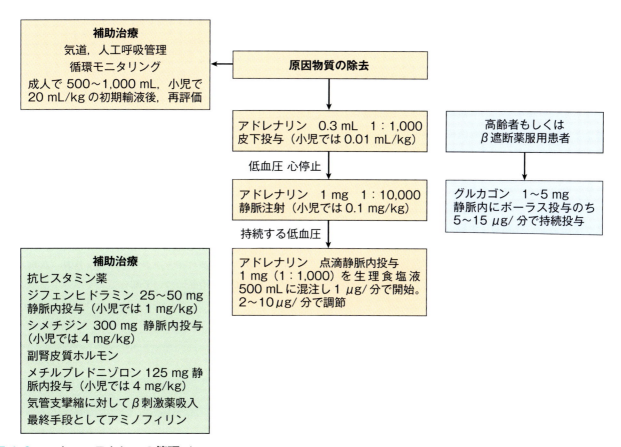

■ 図 4-8　**アナフィラキシーの管理**（Shannon M, Borron S, Burns M：Haddad and Winchester's clinical management of poisoning and drug overdose, ed 4, Philadelphia, 2007, Saunders. より）

ボックス 4-2　アナフィラキシーショックの原因物質

食物
- 卵
- 牛乳
- 魚類・貝類
- ナッツ類
- 豆, 麦
- 柑橘系果物
- チョコレート
- イチゴ
- トマト
- アボカド
- バナナ

食品添加物
- 着色料
- 防腐剤

診断材料
- 造影剤

生物製剤
- 血液製剤
- γグロブリン
- ワクチン, 抗毒素血清

環境因子
- 花粉, カビ, 菌
- 動物の毛
- ラテックス

薬
- 抗菌薬
- アスピリン
- 麻薬

生物毒
- ハチ
- ヘビ
- クラゲ

Urden LD, Stacy KM, Lough ME：Critical care nursing：diagnosis and management, ed 6, St Louis, 2010, Mosby. より

ボックス 4-3　ラテックスアレルギー

ラテックスアレルギーは熱帯で生成された天然ゴムのタンパクに対する反応である。ラテックスは手袋や静脈カテーテル，気管チューブ，麻酔器，ターニケット，絆創膏などといったさまざまな医療用品に用いられているため，ラテックスアレルギーは医療現場において重要視されている。

ラテックスタンパクそのもの，もしくは精製工程中に添加された物質によって過敏な反応が惹起される。ラテックスが皮膚あるいは粘膜，内臓（血管内も含めて）に接触したり，患者が空気中のラテックスを吸い込んだ際にアレルギーが生じる。症状としては，単なる皮膚の刺激症状（接触性皮膚炎）にとどまる場合から重篤な全身性の反応までさまざまある。以下にラテックスアレルギーのリスクが高い患者をあげる。

- 二分脊椎など，神経管欠損のある患者
- 先天的に尿路系異常のある患者
- ラテックスへの度重なる曝露（数回の手術歴，医療従事者，ゴム製造者，手袋製造者）

肉眼でみえないラテックスタンパクを吸入するだけで，過敏性のある患者にとっては生命危機を及ぼすような反応を起こすことを念頭におくべきである。既往歴を聴取する際にラテックスアレルギーの有無を確かめ，ラテックス非使用の代替品が必要か否か判断することは重要である。過敏性のある患者は，ラテックスを含有している主な医療品や，革ベルト，おしゃぶり，玩具（人形など）といった非医療用品について知っておくべきである。

ボックス 4-4　アナフィラキシーに対する主な治療法

アドレナリン
- 分類：カテコールアミン，交感神経賦活作用，アドレナリン作用性，陽変力作用薬
- 作用：αおよびβ受容体に結合し，血圧，脈拍を増加させ気管支を拡張させる
- 薬量：
  - 1:1,000　軽度な反応には 0.3〜0.5 mg。必要時 5〜15 分ごとに繰り返す
  - 1:10,000　重症の反応には 3〜10 分以上かけて 0.3〜0.5 mg 投与。必要時 15 分ごとに繰り返す
- 投与経路：
  - 1:1,000　皮下もしくは筋肉内投与
  - 1:10,000　静脈内投与
- 副作用：動悸，頻脈，高血圧，意識混濁，悪心・嘔吐

ジフェンヒドラミン
- 分類：抗ヒスタミン，抗コリン，ヒスタミン-1（H_1）受容体拮抗
- 作用：H_1 受容体に結合し，拮抗。症状は和らげるが，アナフィラキシーからの回復作用はない。
- 薬量：1〜2 mg/kg（最大 50 mg）を 4〜8 時間ごとに静脈内投与
- 投与経路：経口，静脈内，筋肉内
- 副作用：低血圧，動悸，眠気，意識混濁，胸苦しさ

は人工換気，静脈内輸液などによる生命機能の支持が必要な場合もある。薬剤，とくにアドレナリンの投与は遅滞なく行うべきである。副腎皮質ステロイドは毛細血管壁を安定化し，血管性浮腫や気管支痙攣を低減することができるが，その効果はすぐには現れないため，その用途は初期発作の治療ではなく，遅延性のアナフィラキシー症状の予防または改善に限定される。もっとも使用頻度が高いアナフィラキシー治療薬であるアドレナリンとジフェンヒドラミンの概要をボックス 4-4 に記す。

神経原性ショック

神経原性ショックは，まれな血液分布異常性ショックの一形態である。交感神経系のシグナル伝達が阻害されると，生体は適切な闘争・逃走反応を開始することができなくなる。脊髄損傷，通常は第 6 胸椎（T6）またはそれ以上の損傷は，しばしば神経原性ショックを引き起こす。血管はもはや収縮することができなくなるだけでなく，拡張し始める。そのため，神経原性ショックは「血管原性ショック」と呼ばれることもある。血管が拡張するため，患者の皮膚は温かくなり，ピンク色を帯びる。血圧は低下し，血管抵抗が著しく減少し，損傷部位より下位の循環器系は十分な静脈血を心臓に送り返すことができなくなり，破綻する。交感神経刺激が喪失しているため，心拍数は遅くなる（徐脈は神経原性ショックにき

わめて特徴的にみられる所見である)。動脈圧も低下し，その値が 50 〜 60 mmHg 以下になると組織虚血が起こる。

治療　神経原性ショックが外傷患者に発生している場合は，頸椎の固定化を図らなければならない。気道が開通していることを確認し，必要に応じて気道確保を行う。酸素化を維持するために，酸素を投与し，必要に応じて呼吸補助を行う。血管ルートを確保し，輸液蘇生を開始する。輸液の効果がみられない場合は，フェニレフリン，ノルアドレナリン，ドパミンなどの昇圧薬を考慮する。徐脈とそれに伴う症状がみられる場合は，アトロピンを使用してもよい。患者の身体を温かく保ち，頭蓋内圧やその他の神経機能障害を監視する。頭部外傷が存在するかもしれない。決定的な治療のために可及的すみやかに患者を搬送する。

血管拡張は毒物，中毒あるいは薬剤過量服用の結果としても起こり得る。このような場合にはそのような物質の影響も考慮しつつ，対症療法を実施する。毒物への曝露については第 9 章の AMLS 管理の詳細を参考にすること。

■ 心原性ショック

心原性ショックは，心拍数や心収縮力の異常によって引き起こされる。右心室あるいは左心室が異常部位となり，具体的には，調律異常，腱索断裂などの心臓の構造的異常，あるいはある種の毒素の作用などが考えられる。もっとも多い原因は，心筋の 40％以上を喪失する心筋梗塞である。これは広範囲の前壁梗塞に起因する場合が多いが，比較的小さな梗塞巣が心臓全体に形成された場合にも起こり得る。心原性ショックの危険因子は，加齢，女性，うっ血性心不全，心筋梗塞の既往，そして糖尿病である。

心原性ショックの患者では，1 回拍出量が低下しているか，心拍数が著しく低下または上昇しているため，血液を効果的に押し出すことができなくなっている。血液が肺血管に過剰な負荷をかけ，肺水腫やガス交換障害を引き起こす。

心原性ショックの徴候・症状は多様である。呼吸数は増加し，聴診では肺水腫による湿性ラ音が聴取される。心筋収縮力の低下，1 回拍出量の低下，心拍出量の低下に伴って，心拍数は 100/ 分を超え，心音は小さくなり，脈拍は弱く細くなる。リズム障害がみられる場合もある。患者の皮膚は冷たく，湿っぽく，蒼白になる。意識レベルの変化を来すかもしれない。収縮期血圧は低下し，患者は胸痛や息切れを訴える。

心原性ショックに対しては，早期に原因を特定し，強力な支持療法を開始する必要がある。心電図検査は，虚血または梗塞と不整脈の診断を行ううえで参考となる。胸部 X 線検査では，肺水腫や胸水を検出することができる。クレアチンキナーゼ MB（creatine kinase MB；CKMB）やトロポニンなどの心臓マーカーは臨床検査に提出されるべきである。また，血清中の B 型ナトリウム利尿ペプチド（B-natriuretic peptide；BNP）と呼ばれるホルモン濃度の上昇は，心不全の存在を示唆するとされている。特定の症例では，心房および心室の伸展に伴って BNP が放出される。BNP によって引き起こされる血管拡張は，ナトリウム利尿（尿中への過剰なナトリウムの放出）と血液量の減少を引き起こす。BNP が正常値である 100 pg/mL を上回る（< 100 ng/L SI 単位）場合は，一般的には呼吸困難はうっ血性心不全に関連したものであることを示唆している。BNP 値が正常である場合は，呼吸困難はおそらくは心臓ではなく肺の問題に起因していると考えられる。

治療　心原性ショックの患者に対する最初の処置では，状態の安定化に重点をおくべきである。気道の管理は常に最重要事項である。低酸素状態を可及的すみやかに補正し，血管ルートを確保する。急性心筋梗塞を発症している場合は，禁忌症がないことを確認したうえで，アスピリンとヘパリンの投与を行う。ニトログリセリンとモルヒネは，患者の血圧が十分な値を示す場合にのみ使用する。心筋梗塞に対しては β 遮断薬も使用されるが，心原性ショックの場合は，患者の状態が安定するまでは使用を控えるべきである。

血圧低下がみられる場合は，ドパミン投与を行う前に，少量の等張液（約 250 mL）の投与による輸液負荷を検討する。輸液は慎重に投与すべきであり，とくに中心静脈圧の上昇や肺水腫が認められる場合は注意を要する。ドパミン投与を開始し，効果を得るように投与量を調節する。ドパミンはしばしば心拍数の急激な上昇を引き起こすため，最小有効用量を投与する必要がある。頻脈と低血圧が共存する場合は，ノルアドレナリンまたはフェニレフリンを点滴投与する。収縮期血圧が 80 〜 100 mmHg であれば，ドブタミンおよび / またはミルリノンを使用する。心原性ショックの緊急治療においては，心拍数への顕著な影響を避けつつ，心臓のポンプ機能を維持することに重点をおく。肺うっ血の徴候を示す心原性ショックに対しては，著しい血圧低下を来さない

ならば，患者の体位をセミファウラー位とし，両足を下げたままとする。

酸素飽和度を95％以上に保つ。持続陽圧呼吸療法（continuous postive airway pressure；CPAP）またはBiPAP®（bilevel positive airway pressure）の使用は，肺胞レベルでの肺うっ血の緩和に有用であるが，低血圧状態では比較的禁忌とされる。これらを使用すべきか否かの判断は，各施設の方針に従うこと。

心臓のサポートと冠動脈の再灌流を促すために，大動脈内バルーンパンピングの使用が必要となる場合がある。

■ 閉塞性ショック

閉塞性ショックは，大血管または心臓への血流が妨げられることによって起こる。主な原因としては，心タンポナーデ，広範囲な肺塞栓，緊張性気胸があげられる。これらの病態については第3章および第5章で詳述した。

閉塞性ショックを呈する患者に通常みられる徴候・症状は，息切れ，不安，頻呼吸，頻脈である。肺に原因がある場合は，呼吸音が減弱する場合がある。病状が進行すると血圧が低下し，意識レベルの低下とチアノーゼが顕著になる。

閉塞性ショックの治療には，生命機能の補助と閉塞の除去が必要となるため，患者の治療方法は閉塞の原因によって異なる。確定診断と治療計画が確立するまで，初期管理は，輸液蘇生と必要に応じた昇圧薬の投与により血管容量を増加させて還流量を維持することに重点をおく。

心タンポナーデ

心タンポナーデは，心臓を取り囲む心囊膜の内側に体液または血液が貯留した場合に認められ，心臓の機能を減弱させる。外傷，心室破裂，感染などが心タンポナーデの原因として考えられる。心膜内への液体（血液または滲出液）の貯留速度によって，液体貯留量は少ないが急激な病状の悪化を示す場合と，液体貯留量は多いが緩徐なまたは慢性的な経過を辿る場合がある。心タンポナーデの古典的な指標であるベックの三徴（Beck's triad），すなわち，頸静脈怒張，低血圧，心音減弱を記憶しておくと役立つかもしれない。しかしながら，これらは後期徴候であり，また10〜40％の患者で認められるに過ぎず，臨床的に他の病態と鑑別することは困難である。

治療 心タンポナーデの緊急状態は心囊穿刺や強心薬の投与により処置されるが，液体の貯留速度と原因によりその程度は異なる。

肺塞栓

肺塞栓は，血栓（血餅，コレステロール粥腫，または気泡）が血管内を移動し，肺動脈内に詰まることによって起こる，生命危機を及ぼす病態である。肺血管の大部分が閉塞すると，心臓への血液の還流量が減少することによって心拍出量が低下し，低灌流状態となる。肺塞栓の詳細な説明は第5章を参照のこと。

治療 肺塞栓の対処においては，酸素化と換気に重点をおく。輸液による循環補助を行う準備をする。基本的な治療は，ヘパリンまたはエノキサパリンなどの分画ヘパリンによる全身の抗凝固療法である。重症のショック例に対しては，血栓溶解薬の使用を考慮してもよい。

緊張性気胸

閉塞性ショックの原因のうち，もっとも処置できる可能性が高いのが緊張性気胸である。緊張性気胸は，肺の外側の臓側胸膜と壁側胸膜の間に空気が溜まり，胸腔内容物を圧迫する状態である。圧力によって縦隔が健側に押しやられ，呼吸が妨げられる。大静脈の圧迫とそれに伴って発生するトルクによって心臓への静脈還流量が減少し，結果的に心拍出量が低下する。

気胸の原因としては外傷が一般的であるが，自然発生例や，陽圧換気によって誘発される場合もある。COPD患者では肺に脆弱化した領域が存在するため，過剰な圧力によって肺の損傷が起こりやすい。また，他の異常がない患者に対する過剰な換気も気胸を引き起こす可能性がある。陽圧換気を行っている患者は緊張性気胸が起こるリスクが高い。

治療 本症は生命危機を及ぼす救急病態であるため，胸腔穿刺または胸腔ドレナージを行わなければならない。

■ プライマリサーベイ

AMLSのショックの評価手順はショック患者を認識し，評価する技能が患者の救命のチャンスに直接関係するとの確信に基づいている。そのため初期評価のゴールは顕在性あるいは潜在性の低灌流を認識することに重点をおいている。病歴聴取や身体観察はショックを早期にみつけるのに役立つ。迅速な診断評価と正確な解釈は対

応するショックの種類を突き止めるのに役立つ。

■ 初期観察

どの患者へのアプローチでも現場の安全の確認は大事である。第1章では全般的な現場の議論と安全確認のために考慮すべき要点について詳しく紹介している。ショック状態にあると考えられる患者に対して次のことについても確認しなければならない。

- 患者への接触に際して、生命危機を及ぼすあらゆる徴候を確認したか
- 患者の皮膚はショックの徴候を示しているか。蒼白、灰色、色褪せた状態など
- 周囲の状況はショックの可能性を示しているか（嘔吐、血液、感染症）

ぐったりと横たわった患者の様相が蒼白で意識朦朧としている場合は、素早く患者の傍に行きショックを含め患者の生命を脅かすものがないか評価すべきである。

■ 意識レベル

どのような患者であれ、意識レベルが変化している、あるいは不安そうであったり、攻撃的・混乱している場合は、低酸素血症とショックの徴候がないか評価すべきである。AVPU記憶法、Glasgow Coma Scaleを用いて患者を評価することは患者の意識レベルの変化の有無の確認に役立つ。このトピックについて説明している表1-2、1-3、第1章のディスカッションを参照すること。

■ 気道、呼吸、循環

新たに得られる診断情報に応じて、それぞれの患者に対する処置を展開する。瀕死の状態である患者に対しては最終的な治療がなされるまで、まず気道、呼吸、循環に集中すべきである。外傷を目撃あるいは外傷が疑われる場合、初期評価あるいは処置を行う前にただちに頸椎をニュートラル・水平位で固定する。

いったん初期評価が終了した後は患者が重篤な状態、緊急を要する状態、安定している状態のいずれであるかを決定しなければならない。説明のできないショックの徴候や症状は体内での出血の可能性があり、ただちに搬送すべきである。酸素化と換気を補助する、患者を仰臥位とする、体温を正常に維持する、心臓の状態を評価する、パルスオキシメトリ、カプノグラフィを測定する。出血性ショックの患者ではヘモグロビンが失われるため信頼できない場合がある。残ったヘモグロビンがすべて酸素化され、結果としてパルスオキシメトリは誤って高く表示される可能性がある。そのような患者ではまずは静脈路を確保し、輸液療法および/または血管収縮薬を投与し、灌流を改善し循環血液量を確保する。

気道

患者が気道の開通を維持できないときは、最終的な治療が行われるまで、現場であろうと受け入れ医療機関への搬送途中であろうと基本的な気道確保を行うべきである。大事なことは患者が必要とすることに集中し、時期を逸せずそれらに対応することである。Appendix Dと第1章および第3章で気道確保と維持についてさらに詳細に記載している。

呼吸

患者の気道確保を行ったあとは、酸素化を改善することを心がける。酸素レベルは低酸素の症状が明らかになる前に著しく低下する可能性があることに留意する。しばしばショックのもっとも早い徴候となることが多い頻呼吸と深大呼吸は、不安によるものと間違われる危険性がある。初期のアシドーシスを予防し、迅速に処置することで患者の予後を大きく改善することができる。呼吸数が少ない場合、ショックは進行した状態に至っている。

循環

循環状態は素早く評価することができる。患者に近づきながら明らかな出血がないか探すことから始める。血性嘔吐や血便からは内出血を疑う。便中の鮮血は下部消化管の活動性の出血を示している。メレナと呼ばれる暗赤色またはえび茶色の便は上部消化管出血を示している。暗黒色または黒色の便は古い出血や消化された血液を示している。

患者がもし話せない場合は、その場に居合わせた人に何があったのかを尋ねる。それから次のようなことを考えながら患者の脈をとる。

- 橈骨動脈、頸動脈、大腿動脈は強く触れるか、もしくは弱々しく、細いか
- 脈拍数は速すぎないか、遅すぎないか
- 脈拍は整か不整か

全米救急隊員協会病院前外傷救命処置委員会（the National Association of Emergency Medical Technicians Pre-Hospital Trauma Life Support Committee）によると，脈の評価中は血圧よりも脈の質（細く弱々しいか，反撥力があり力強いか）に注目すべきであるとしている。脈の質を評価することで短時間でより多くの情報が得られる。弱々しく細い脈は低灌流を示す。強く反撥力のある脈は適切な灌流を示唆している。脈を評価する一方，皮膚の色・温度にも注意する。ショックでは末梢の血管が収縮していることが一般的である。

　適切な静脈路を確保し，適切な治療に遅滞を来さないようであれば検査のために採血する。ショックでは代謝が亢進しているため，血糖値が前兆なく危険なレベルにまで低下する場合がある。患者の意識レベルの変化があればベッドサイドで血糖を測定すべきである。輸液負荷については議論がある。なぜならば，過剰輸液は血液を希釈し，血圧を上昇させ，結果として出血性ショックにおける血液のもつ代償能・凝固能を低下させるからである。過剰輸液の所見（胸部聴診における水泡音やラ音の聴取など）がなければ初期輸液として等張液1,000～2,000 L を負荷する。輸液負荷の目的は平均血圧60～70 mmHg または収縮期圧80～90 mmHg を維持し，灌流を改善することである。病院においては，腎疾患のない患者では少なくとも0.5～1 mL/kg/時（小児では1～2 mL/kg/時）の尿量を維持すべきである。尿量は重要な目安である。というのは，それは灌流状態を反映するからである。輸液過剰の危険性のある患者では250～500 mL 程度の控えめな輸液負荷に引きつづいて，再評価を行うのが適切である。一方，敗血症性ショック，神経原性ショックや高浸透圧高血糖性非ケトン性昏睡（hyperglycemic nonketotic syndrome；HHNS）など重症な体液喪失による循環血液量喪失の場合はしばしば5～6 L の晶質液を初期輸液に要する。

■ 身体露出／環境

　さらなる疾患や損傷を適切に評価するため，必要に応じて身体部位を露出し観察しなければならない。また，身体露出によって手術痕やドレーン，インスリンポンプや他の医療器具類を確認するための手掛かりにもなる。身体曝露に関係する患者の羞恥心への配慮，および温度や他の環境ストレスからの保護などに関する要点については第1章で紹介しているトピックを参考にしてもよい。

　ショックにより末梢灌流が低下するため，患者の保温には心がける。嫌気性代謝への移行と相まって重要臓器へのシャントのために患者は体温を保持することが難しくなる。患者の体温の維持のため加温した輸液剤投与を考慮する。どのような輸液剤であれ，体温より冷たい場合にはそれが体熱を奪い，すでに負荷のかかっている代謝にさらに負担をかけることとなる。

セカンダリサーベイ

　セカンダリサーベイは患者が陥っているショックの種類を確定すること，詳細な経過を聴取すること，診断確定の検査を行うことより構成される。バイタルサイン（血圧，脈拍，呼吸数，体温）は患者の状態が安定しているか否かを確認し，ショックを分類するうえで重要である。ほとんどのショックは低血圧，頻脈，頻呼吸，末梢冷感により特徴づけられるが，いくつかの例外もある。血液分布異常性ショックでは血管は拡張するため，低血圧と頻脈であるにもかかわらず患者の皮膚は温かい。心原性ショックでは基礎疾患によって徐脈であるかもしれないし，頻脈になるかもしれない。神経原性ショックでは患者はしばしば徐脈であり，かつ血管は拡張している。ショックの種類については本章を振り返ることが理解を促すであろう。

　現病歴と包括的な既往歴を含む詳細な病歴を得ることはショックの種類とステージを同定するのに不可欠である。AMLS 評価手順ではSAMPLER と OPQRST を用いて病歴情報を聴取する（第1章の記憶法③，④を参照）。この病歴データは身体観察の所見と組み合わせることによって，診断を導き出し，適切な対処を選択する助けとなる。ボックス4-5 に病歴から低灌流を疑うものを，表4-6 にショックに影響を与える薬剤の詳細について列記している。

■ 評価手段

　ショックの徴候のある患者を評価する手段としては，各種モニタリング（パルスオキシメトリ，心リズム，可能であれば血行動態モニタリング），心電図，放射線画像検査，血液検査などがある。時として呼気終末 CO_2（$ETCO_2$）をアシドーシスと呼吸状態のモニタリングとして利用することができる。病院では臨床検査，CT，超音波検査，X線検査が不可欠である。表4-7 にショック患者の評価に通常用いられる臨床検査の概要を記載している。そのうちのいくつかを詳しくみてみよう。

ボックス 4-5　低灌流

体液喪失がないか
- 嘔吐
- 下痢
- 発汗過多
- 多尿
- 出血（内出血または外出血）

閉塞性
緊張性気胸
- 呼吸音―片側で呼吸音減弱
- 頸静脈怒張
- 呼吸促迫の増悪

肺塞栓症
- 危険因子
- 突然発症
- 低酸素血症
- 胸痛

心タンポナーデ
- 危険因子
- 心音減弱
- 頸静脈怒張

血液分布異常性
神経原性
- 脊髄損傷
- 外傷歴
- 皮膚紅潮

アナフィラキシー
- アレルゲンへの曝露
- 喘鳴の聴取
- 蕁麻疹

敗血症
- 感染歴（肺炎）
- 抗菌薬を服用
- 発熱
- 創傷・フォーリーカテーテル・ドレーン・点滴
- 免疫抑制

その他
- 毒物への曝露
- 薬物過量内服

心原性
- 心疾患の既往
- 心筋梗塞
- 12誘導心電図
- 水泡音の聴取
- 頸静脈怒張
- 末梢の浮腫

表 4-6　ショックに影響する薬剤

薬剤	効能	ショック
ステロイド	感染徴候をわかりにくくする可能性，早期診断を遅らせる	敗血症
β遮断薬	脈拍の増加を抑える，代償機構を働きにくくする	すべてのショック
抗凝固，抗血小板薬	出血リスクの増大	出血性
カルシウム拮抗薬	血管収縮を阻害，代償機構を働きにくくする	すべてのショック
血糖降下薬	血糖の調整を阻害する	すべてのショック
漢方薬	出血傾向，心筋の仕事量を増やす可能性がある	出血性，すべてのショック（とくに心原性）
利尿薬	長期投与で低カリウム血症を起こす可能性がある	すべてのショック

パルスオキシメータ

　パルスオキシメータはもっとも簡便な評価手段の1つである．必要なのはセンサーを指か皮膚に付けるだけであるが，簡単である一方で誤差が生じる可能性も高い．パルスオキシメータはヘモグロビンのガス飽和率を測定しているが，一酸化炭素用の特別なスペクトラムを解析できるデバイスを使用しないと酸素と一酸化炭素の違いを区別できない．

　パルスオキシメータの波形が表示されない場合は，その値の精度を疑うべきである．ほかに末梢灌流不良の徴候や症状がある場合にはパルスオキシメータの値によって患者治療が遅れたり，控えたりしてはならない．

表4-7 ショック患者の臨床検査

	正常値	異常値	適応
血糖	70～110 mg/dL（3.8～6.1 mmol/L）	上昇：高血糖，糖尿病ケトアシドーシス，ステロイド，ストレス 低下：低血糖，予備能の低下	すべてのショック
ヘモグロビン，ヘマトクリット	Hb, 男性：14～18 g/dL（8.7～11.2 mmol/L），女性：12～16 g/dL（7.4～9.9 mmol/L） Hct, 男性：42～52%（0.42～0.52 SI）女性：37～47%（0.37～0.47 SI）	低下：血液の喪失 上昇：血漿の喪失，脱水	すべてのショック
胃/便中のヘモグロビン	陰性	陽性：消化管出血	消化管出血疑い
乳酸	静脈：5～20 mg/dL（0.6～2.2 mmol/L）	上昇：組織低灌流，アシドーシス，ターニケット長期使用	すべてのショック
血算	白血球：5,000～10,000/mm³（5～10×10⁹/L）	上昇：敗血症	敗血症性ショックでより重要
酸塩基平衡	pH 7.35～7.45 HCO_3 21～28 mEq/L	上昇：アルカローシス，低下：アシドーシス，灌流障害 低下：消失または消費。下痢，腸瘻，腎不全での酸増加の代償，DKA，サリチル酸過量内服 上昇：炭酸水素，制酸薬の過量摂取，乳酸投与，嘔吐・胃内吸引，低K血症，利尿薬など酸の喪失	すべてのショック すべてのショック
動脈血液ガス	PCO_2 35～45 mmHg PO_2 80～100 mmHg	PCO_2 上昇：CO_2 貯留，低換気，肺炎，肺感染，肺塞栓，心不全，呼吸を障害するような病態 PCO_2 低下：CO_2 低下，過換気，不安，恐怖，疼痛，中枢神経障害，妊婦，換気を増加させる病態 PO_2 低下：低酸素血症	すべてのショック
電解質	Na 136～145 mEq/L（136～145 mmol/L） K 3.5～5 mEq/L（3.5～5 mmol/L）	上昇：浸透圧利尿で現れることがある 上昇：アシドーシス，嘔吐，下痢，DKA 上昇により心電図異常（T波増高）が現れる	すべてのショック
腎機能	BUN 10～20 mg/dL（3.6～7.1 mmol/L） クレアチニン 0.5～1.2 mg/dL（44～97 mmol/L）	BUN 上昇：重症の脱水，ショック，敗血症 クレアチニン 4 mg/dL（0.2 mmol/L）以上の上昇は腎機能障害	すべてのショック
血液/尿培養	陰性	陽性：感染	敗血症性ショック

BUN：血中尿素窒素，CO_2：二酸化炭素，DKA：糖尿病ケトアシドーシス，Hb：ヘモグロビン，Hct：ヘマトクリット，K：カリウム，Na：ナトリウム，PCO_2：二酸化炭素分圧，PO_2：酸素分圧
（Pagana KD, Pagana TJ：Mosby's diagnostic and laboratory test reference, ed 9, St Louis, 2009, Mosby. より）

心電図

心電図は心リズム，心筋虚血，心筋障害，そしてある種の電解質異常などを評価するのに役立つ。リードは適切に貼り付けなければならないし，波形は評価され，または送信され，患者が適切な医療機関に搬送されるようその結果が活用されなければならない。診断のための多誘導心電図は二次検査において行われるべきであるが，最終治療が行える施設（心カテーテル検査や治療室）へ

の搬送判断の参考となるよう可及的すみやかに行うべきである。

放射線画像検査

X線検査はショックではあまり有用ではないが，骨折や胸部異常など関係する状態について素早く評価できるため救急部門で行われることがある。

CT検査

CT検査は救急部門において迅速に行うことのできる一般的な放射線画像検査である。大動脈瘤，腸閉塞，肺塞栓，出血，腫瘍，囊胞などは一部の例であるが，ショックの徴候・症状を示すような身体内部の状態について，より詳細な情報を得ることができる非侵襲的で正確な診断手段である。

超音波検査

超音波検査はベッドサイドで行える非侵襲的な検査である。高周波音波は心臓や腹部臓器を通り抜け，反射波によって内部構造が可視化される。

超音波検査は出血や重篤な危機を疑う場合に胸腔や腹腔内を素早く評価するのに有用である。患者がショック徴候を呈する場合，心臓，肺，主要臓器の可視化に用いることができる。超音波検査を行い正確に解釈することは高度な技術を要するが，この検査はすべての救急蘇生の現場で利用できるわけではない。

ショックの合併症

■ 急性腎不全

ショックの間，当初，血流はもっとも重要とされない臓器をシャントして脳や心臓に流れる。腎臓への血流が減少するため，急性腎傷害（acute renal injury；AKI）になりやすい。循環障害の時間が長くなりすぎると細胞機能障害は不可逆的になる。個々の症例にもよるが，具体的にはおよそ45〜60分以上の間，腎尿細管に十分な酸素が行き渡らないと不可逆的な障害が完成する。この現象は急性尿細管壊死（acute tubular necrosis；ATN）として知られている。いったん腎不全が起こると，もはや自力では血中から電解質や酸，余分な体液を排泄することができなくなる。そのため一時的もしくは永久に透析が必要となる。

■ 急性呼吸促迫症候群または急性肺損傷

ショックでは毛細血管の透過性が亢進し，タンパク質や体液・血球が毛細血管外に漏出し肺胞内に貯留する。そのため換気と酸素化が障害される。炎症とびまん性の肺胞障害により肺全体に浮腫が起こる。好中球から放出されるその他のメディエーターにより肺血管収縮が起こる。このような一連の事象がARDSやALIとして知られている。ショック以外にも肺炎や誤嚥，膵炎，薬物過量内服など多くの原因がある。治療の進歩にもかかわらず，依然として死亡率は高い。生命危機を乗り切ったとしても長期間の人工呼吸管理を要するかもしれない。詳細な説明は第3章で紹介している。

■ 凝固異常

ショックの後期には凝固カスケードが過剰刺激され，出血と凝固が同時に亢進する。この状態は**全身性血管内凝固症**（disseminated intravascular coagulation；DIC）として知られている。この病理学的凝固異常では赤血球や他の破片が末梢血管を閉塞し，その末梢に虚血を引き起こす。血液が滞留すると血小板が結合し粘度がさらに増加する。正常に存在した凝固因子は急速に消費されてしまう。広範囲の血栓により虚血が進行する。DICにおける病理学的な出血では，凝固系因子が破壊されると同時に線溶系が活性化することにより起こる。この複合的な病態は急性にも慢性にも起こり得る。

DICの特徴としては，急速な出血増悪（静脈穿刺部位や打撲部からの血液の滲出など），明らかな血液の喪失以上に激しいショック，血液検査でのD-dimerの検出などがある。微小血管の血栓はそれより末梢の組織の虚血として現れる場合がある。プロトロンビン時間（prothrombin time；PT）や部分トロンボプラスチン時間（partial thromboplastin time；PTT）などの通常の凝固検査はそれぞれ単独では信頼性は低い。PT/PTTに加えて血小板数の低下，トロンビン時間（thrombin time；TT）の延長，フィブリノーゲンの低下はDICの診断をより確実にする。

治療はDICの原因に沿って行うが，症例によって異なる。しかしながら，一般的な管理目標は病因を除去し，止血系を回復させることによって，出血を減じ，亢進した凝固を抑えて，灌流を改善することである。DICの原因については**ボックス4-6**に列挙する。

ボックス 4-6　DIC の原因

急性
- 胎盤早期剝離や子癇
- 大量輸血
- 閉塞性黃疸
- 急性肝不全
- 大動脈内バルーンパンピング
- 熱傷
- 外傷

慢性
- 心血管疾患

- 自己免疫疾患
- 血液疾患
- 炎症性疾患
- HIV/AIDS

McCance KL, Huether SE：Pathophysiology：the biologic basis for disease in adults and children, ed 6, St Louis, 2010, Mosby. より

■ 肝機能障害

ショックが処置されないままの状態がつづくと，持続的な肝酵素の上昇，血糖異常（低血糖や高血糖），持続する乳酸の上昇そして黃疸などに示される肝不全が発生する。肝臓は血糖の調整（エネルギーの産生）および凝固因子の産生（創傷治癒に必要である）の働きをするために，ショックのいずれの段階においても不可欠である。しかしながら，より重要な臓器に血流がシャントするに従って肝臓は虚血状態となることがある。肝酵素の上昇，血清ビリルビンの上昇〔2 mg/dL 以上，18 μmol/L 以上（SI 単位）〕は肝機能障害を示唆している。肝不全は一般的には遅れて進行するが，効果的な初期治療により予防できる可能性がある。

■ 多臓器機能障害

制御不能となった炎症反応は互いに関連する臓器システムの進行性かつ連続性の機能障害の準備段階となる。1970 年代に初めて認識されたこの破滅的な状態は多臓器機能障害（multiple organ dysfunction syndrome；MODS）と呼ばれる。一般的には外傷や重症な疾病を契機に発症し，予後不良である。実際に ICU での死亡の第一原因であり，2 つの臓器不全だけで死亡率は 54％にも達する。5 つの臓器不全が起これば死亡率は 100％となる。

敗血症および敗血症性ショックは MODS のもっとも一般的な原因であるが，重篤な全身性の炎症を引き起こす病態であればどのようなものでも原因となり得る。しばしば重症外傷，大手術，急性膵炎，急性腎不全，ARDS，壞死組織がある場合（熱傷の痂皮組織など）でも起こる。合併症の多い高齡者や広範囲の組織損傷のある患者では MODS のリスクが高くなる。MODS の主な 2 つのステージを ボックス 4-7 に示す。

AMLS 管理サマリー

患者の状態を評価するときは，常に外傷の可能性を考慮する必要がある。患者に外傷の可能性があり，頚椎損傷を疑う場合には頚椎保護を行う。初期の訴えや症状に基づいて適切な患者体位をとる。呼吸促迫や耐え難い疼痛，あるいは他の何らかの理由のために仰臥位をとれない場合は，心臓の負荷を取ると同時に灌流の改善を図るために許容できる範囲で頭部を低くする。

歷史的に低血圧患者はトレンデンレンブルグ体位（心臓より頭部を低くする）で搬送されてきたが，この古い方法は現代の研究では支持されていない。実際そのような体位は腹腔内の内容物が横隔膜を押し上げるため呼吸状態に惡影響を与える可能性がある。

適切な灌流を維持するには至適な酸素化が維持されなければならない。多くの患者はショック症状が明らかとなる前に低酸素となっている。すべての重篤な患者または外傷患者は非再呼吸式マスクを用いて酸素投与されるべきである。呼吸数が不十分である場合はバッグバルブデバイスで 100％酸素を投与する必要がある。このような手段でも効果が認められない場合は，気管挿管など高度気道確保を考慮する。

明らかな出血があれば，まずそれを止血し循環を維持する。出血性ショックはもっとも多いタイプのショックの 1 つであるが，低灌流の唯一の原因ではない。灌流に

ボックス 4-7　多臓器機能障害のステージ

多臓器機能障害（MODS）は初期ステージと第2ステージに分けられる。初期の MODS は胸部外傷や重篤な感染症など明確な侵襲の直後に明らかになる。灌流の低下は局所かつ全身性であり，発見しにくい。微熱，頻呼吸，呼吸困難，ARDS，意識障害，代謝亢進が起こり得る。頻脈，全身血管抵抗の増加，心拍出量の増加など心血管系の徴候がある。腸管拡張，腹水，麻痺性イレウス，上部・下部消化管出血，下痢，虚血性腸炎，腸蠕動音の低下などの消化管の徴候がある。黄疸，右上腹部痛，血清アンモニアや肝酵素の上昇は肝障害の合併を示唆している。

初期の侵襲に引きつづいて，潜伏期となる。そしてマクロファージと好中球が初期の臓器障害により活性化され，初期侵襲を免れていた臓器に障害が波及する。この全身性の反応が二次性 MODS を構成する。血管内皮は障害され，凝固とフィブリンカスケードが刺激され，血管内凝固と血小板減少が進行する。この全身反応は制御困難な代謝亢進，血管透過性亢進，そして血管拡張を引き起こす。心拍出量は低下し，組織灌流がさらに悪化するとともに，酸素供給と需要のアンバランスはより著しくなる。最終的には組織低酸素，心機能障害，そして代謝不全により広範囲な多臓器障害に陥る。

おける問題の多くはいくつかの複雑な原因で構成されているため，簡単に解決できるものではない。受け入れ施設において背景となっている原因病態が追求されるまでは処置は対症療法に限られるかもしれない。まずは輸液路の確保から始まるが，そのために重篤患者の搬送が遅れてはならない。

■ 輸液蘇生

循環血液量減少性ショックでは等張性の晶質液から開始するが，晶質液は酸素，ヘモグロビン，凝固因子やその他の重要な血液成分を運搬しないため，晶質液単独では不十分な場合があることを銘記しておくべきである。また，等張性晶質液は一時的に循環血液量の増加をもたらすが，過量に投与された場合には血液はより希釈され，すでに存在していた浮腫を増悪させることも念頭においておく。

ほかに循環血液量を増加させるものとしてコロイド，全血，赤血球製剤，新鮮凍結血漿，血小板，デキストラン，アルブミン製剤などがある。血液製剤は血液量を補填するだけでなく酸素運搬能という利点も付加するが，場合によってはヒト血液中に存在する抗体がリスクとなる。患者と提供者の間で血液型が適合されていると輸血反応のリスクは低減する。緊急時には交差試験をしていないO型（RH−）の血液を投与することができる。

デキストランは合成の血液増量剤である。等張液よりも長時間血管内にとどまるが，酸素運搬能力はない。アルブミン製剤は血液型の確認や交差試験を必要としないヒト由来の血液製剤であるが，デキストランと同様に酸素運搬能力をもたない。

■ 体温調節

生体は正常体温を維持するために大量のエネルギーを消費している。血管収縮により血流が末梢組織をシャントするため，生体は体温を維持しようと貴重なエネルギーを消費する。患者の代謝予備力を保持するため，患者を保温するよう努める。救急車内や診療室の温度を高く保ち，支障がなければ患者をブランケットで覆うべきである。患者の評価や診察のときは妨げになるが，保温の優先度は高くすべきである。

■ 低灌流時の血管収縮薬

血管収縮薬はあるタイプの低灌流では効果的な補助手段である。心原性ショックでは心臓は効果的に機能しておらず，したがって陽変力作用のある薬剤が心収縮力の改善により心拍出量を増加させ，結果として血圧を上昇させる。血液分布異常性ショック，とくに神経原性ショックは低血圧と徐脈を特徴とする。輸液負荷も効果的ではあるが，静脈の反応性を刺激するため血管収縮薬が必要となり，また心拍数を上げるためにアトロピンが必要になる。ボックス 4-8 に血管収縮薬と陽変力薬を列挙する。

■ 血液製剤の投与

ショック患者が貧血や重大な出血性疾患を来していると考えられるときは血液製剤の適応となる。既述したように，もっとも優先される輸血の目的は血液のもつ酸素運搬能の増加である。異なる血液製剤が利用できる場合

は，患者の状態により種類を選択する。

全血として血液製剤が保存されている場合は，保存可能期間が非常に短く，中に含まれている血小板は急速に不活化する。望ましい過程としては，血液成分を分離し，保存期間がより長い特定の製剤を用いることである。輸血では赤血球濃厚液（packed red blood cells；PRBCs）が一般的に使用される。これらの濃厚液では80%血漿成分が除去され防腐剤が添加されている。表4-8に使用できる血液製剤とその臨床適応について記載している。

輸血による反応

輸血には一般に2つの合併症がある。感染と免疫反応である。提供者と血液製剤のスクリーニング法の改善により感染拡大に関する問題は減少している。リスクは低いが存在する。サイトメガロウィルス（Cytomegalovirus；CMV）がよい例である。ただし，CMVは一般的なウィルスであり，感染したとしても健常者で重大化するのはまれである。病原体によっては冷蔵保存期間中の血液に感染することもある。

溶血反応 受血者の抗体が投与された輸血を抗原として認識し反応すると，投与された赤血球は破壊されたり溶血したりする。この溶血反応は免疫反応によって，急性で進行性の場合やゆっくりと進む場合もある。

輸血の誤投与では致死的な免疫反応が生じる。それが起こった場合は，強烈な免疫反応により輸血された細胞の大半が破壊される。免疫反応が賦活されると，凝固カスケードが活性化しDICのような出血しやすい状態となり得る。DICとアナフィラキシー反応では背部痛，静脈路確保部位の疼痛，頭痛，悪寒戦慄，発熱，低血圧，呼吸困難，頻脈，気管支痙攣，肺水腫，凝固異常による出血，腎不全などを生じる。

最初に徴候が現れたときには血液製剤の投与を中止し適切な検査を行う。支持療法をただちに行い，血液バンクに報告する。スタッフに資格を与えて輸血を行っている施設のすべてにおいて，このような事例における厳格な基準と輸血実施者の指針となる手順書が備えられている。

輸血に伴う発熱 輸血投与中またはそのすぐあとに発熱することがあるが，たいていは解熱薬に反応する。そのような傾向のある患者では輸血開始時にジフェンヒドラミンとアセトアミノフェンを投与してもよい。

輸血によるアレルギー反応 輸血中に発生した蕁麻疹と発疹は通常自然消失するが，時には気管支攣縮やアナフィラキシーにまで進行する。治療には抗ヒスタミン薬を使用してもよい。

ボックス4-8　血管収縮薬および陽変力薬

血管収縮薬
- アドレナリン
- ノルアドレナリン
- ドパミン
- フェニレフリン
- バソプレシン

陽変力薬
- ドパミン
- ドブタミン
- アドレナリン
- イソプロテレノール
- ノルアドレナリン

表4-8　血液製剤

製品	臨床適応
血液製剤	適応
濃厚赤血球製剤	ヘモグロビンの低下（通常7.0未満）
血小板	出血の予防，血小板減少
新鮮凍結血漿	肝不全，ワルファリン過量摂取，DIC，大量輸血による凝固障害
クリオプレシピテート〔フィブリノーゲン，第8因子，フォン・ヴィレブランド因子（von Willebrand factor）を含む濃縮FFP製剤〕	出血性疾患，大量輸血
大量輸血	10単位以上の輸血を要する激しい出血性疾患 24時間以上の場合：凝固因子，血小板の補充 低体温，低カルシウム血症のリスク

輸血関連急性肺傷害　輸血関連急性肺傷害 (transfusion-related acute lung injury；TRALI) は輸血中または輸血後に発生するまれではあるが，複雑な免疫反応であり，その後に非心原性肺水腫，あるいは ARDS/ALI を引き起こす。本章のはじめと第3章に詳細に記載している。

循環血液量過多

心血管系の予備能が低い患者（高齢者や乳幼児など）においては，輸血により循環血液量が増えると，呼吸困難，低酸素血症，そして肺水腫などを症状とする心血管系の合併症を生じることがある。

出血性疾患

先の心血管系の項で血液については概説した。以下に述べる疾患では一般的にショックは来さないが，造血機能障害はどんな内因性疾患においても重要なトピックである。次に血小板機能障害と血友病について述べる。

■ 血小板減少症

血小板は無色で不規則な形をした血液成分であり，粘着性の表面をしている。他の成分（カルシウム，ビタミンK，フィブリノーゲン）と結合したときフィブリンを形成する。フィブリンはクモの巣状の網構造をしており，他の血球を捕捉して凝血塊を形成する。体内で出血性疾患が発生する場合は通常，血小板機能が障害されている。

血小板数が減少するか（産生が低下または破壊されるか），血小板の機能が低下したとき出血性疾患が起こる。この疾患は一般に血小板減少症として知られている。他の出血性疾患は特定の凝固因子の欠損により凝固カスケードの一部が障害される場合に発生する。まずは血小板障害のレビューについて簡単におさらいしよう。

血小板減少

血小板が適切に産生されない，もしくは破壊されていると小さな出血のエピソードを来すことがある。それらは通常点状出血（とくに下肢に多い）や紫斑として現れる。点状出血は皮膚上の小さな（1〜2 mm），赤-紫色の点である。それらは隆起しない（触知できない）。点状出血は毛細血管から皮膚への血液漏出を示す。紫斑はより広範囲な毛細血管漏出で，最初は赤く，その後紫に変化する。隆起しない斑点で，塊となって起こる。紫色をした部分を指で押しても消退しない（青白くなる）。

血小板を減少させる病態は，重症な場合には，出血による緊急事態にまで進行することがある。とくに理由なく出血（歯肉，鼻，消化管）などの徴候や症状，および点状出血，紫斑を認める場合は，患者の投薬内容と家族歴での出血のエピソードを確認し，そして血液検査で血小板数を確認すべきである。表4-9 に血小板減少を起こす病態と薬剤を示す。

特発性血小板減少性紫斑病　特発性血小板減少性紫斑病 (idiopathic thrombocytopenic purpura；ITP) は原因不明であったため，そのように命名されたが，現在は自己免疫疾患と考えられている。ITPでは血小板が急速に破壊され，特徴的な血小板減少性の出血性疾患を引き起こす。精密検査では骨髄は正常であり，抗血小板抗体が検出されることがある。発症すると骨髄と免疫系は出血をコントロールするため血小板産生を追いつかせようとする。ステロイド療法はITPの一般的な治療手段である。

血小板の機能低下

血小板の機能障害が起こると出血時間が延長し出血症状が著しくなる。肝臓，脾臓，腎臓疾患でこのタイプの血小板減少が起こることがある。慢性肝不全が発症すると，門脈圧亢進が起こり，腹腔内圧が上昇する。これにより遡って脾臓への圧が上昇する。うっ血性脾機能亢進症が起こり，脾臓に血液が貯留する状態，いわゆる「脾臓による赤血球の捕捉」が起こる。治療には血小板輸血や時には脾臓摘出術が必要となる。

■ 血友病

凝固は連動する過程のカスケード（連鎖現象）であり，細胞（血小板）とタンパク質（凝固因子）の両者を構成要素として含む。この連鎖は血管が障害されるとただちに発動する。血友病はこのカスケードの凝固因子の1つが欠損した出血性疾患である。主に3つの種類がある。

1. 第Ⅷ因子（血友病A）：米国ではもっとも多い
2. 第Ⅸ因子（血友病B），クリスマス病とも呼ばれる
3. フォン・ヴィレブランド病

臨床的には血友病AとBはとても類似した病態である。家族歴に同様の出血性疾患があることが多く，軽度の外傷で早期に深刻な出血を来す。とくに関節内や筋肉に多い。患者の既往歴で同じような出血のエピソードがある。関節内への出血はきわめて一般的なものであり，後に関節障害を引き起こす。筋肉内出血はコンパートメント症候群を起こす可能性があり，また口腔内出血では急速に気道を閉塞する危険がある。中枢神経系の出血で

表 4-9 血小板減少の原因

血小板産生の低下の原因

再生不良性貧血

骨髄疾患（白血病）

遺伝性疾患：
　アルポート病
　ベルナール・スリエ症候群

肝不全によるトロンボポエチン産生低下

ウイルス / 細菌感染（敗血症）

薬剤性：
　糖タンパク阻害薬　　　　キニジン
　ヘパリン　　　　　　　　サルファ系抗菌薬
　インターフェロン / 化学療法　バンコマイシン
　麻疹 / 流行性耳下腺炎 /　バルプロ酸
　風疹ワクチン

血小板破壊亢進の原因

溶血性尿毒症症候群（hemolytic-uremic syndrome；HUS）

播種性血管内凝固症候群（DIC）

全身性エリトマトーデス（systemic lupus erythematosus；SLE）

輸血後紫斑病

血栓性血小板減少性紫斑病 / 特発性血小板減少性紫斑病

ウイルス感染（HIV, 風疹, 水痘）

は局所的な神経症状を伴う新規発症の頭痛として発症するかもしれない。

　血友病 A と B の治療では診断されている場合は，欠損した因子の補充が必要となる。患者は少なくとも 1 回分の服用量を常に携帯すべきであり，EMS 隊員は病歴徴取からすでに診断されている出血性疾患があると判明した場合には，薬物治療について確認することを忘れてはならない。疼痛コントロールは治療目標の 1 つであるが，筋肉内への鎮痛薬の投与はしないようにしなければならない。

フォン・ヴィレブランド病

　フォン・ヴィレブランド病は先天性遺伝性の出血性疾患で，フォン・ヴィレブランド因子の欠損または質的異常により血小板の凝集と粘着が障害される。血友病 A と同様に異常な月経過多や歯肉出血，あざ，点状出血が起こる。治療の 1 つに合成ホルモンのデスモプレシンがある。

特別な留意点

■ 高齢患者

　高齢者は長生きするようになり，以前よりも活動的な余生を過ごしている。逆に長生きすることで重症な病気や外傷を受ける機会も増えている。

　慢性疾患のコントロールのための薬剤の使用は，身体が自らを救命しようとする能力とショックなどの病態を認識する能力との関係を複雑にする。抗血小板薬はその薬効が治療領域内であっても消化管出血などの出血性疾患を起こす可能性がある。過量に内服したときや外傷を受けたときに過剰な出血が起こるかもしれない。抗血小板薬は止血しようとする生体の働きを抑制するため，これらの薬剤や他の出血を助長し得るどのような薬剤も確認しておくこと，そして，それらがショックへと進展させる可能性があることを理解しておくことが重要である。出血をコントロールする，および拮抗薬や血液製剤などその効果を拮抗する必要性を認識しておくことは，早期の対処手段の 1 つである。高齢者にはアセチルサリチル酸（アスピリン）やクロピドグレルなど抗血小板作用のある一般的な薬剤を内服していないかどうか尋ねる。そのほかにワルファリンで抗凝固療法を受けている高齢者も多い。

　降圧薬や血管作動薬には，ショック状態に反応して心拍数が増加しにくくなる作用があるものもある。β 遮断薬やカルシウム拮抗薬は頻脈になるような正常な代償機能に拮抗して脈を遅く保つ代表である。

　高齢患者においては，ほかにもショックの早期診断を複雑にする要素がある。年齢が進むにつれ肺と心臓の予備力が低下する。肺胞が硬くなり，1 回換気量は浅く少なくなる。安静時心拍出量が減少し基礎代謝率も低下する。ショックに関連した代償機構の反応が鈍くなり，効果的でなくなってくる。脂肪の量は減少し，筋肉が萎縮し始め，体温を維持することがより難しくなる。

■ 妊婦

　妊婦のケアにおいては，2 名（母体および胎児）の患者の救命が適切な灌流の維持に依存していることを認識しなければならない。妊娠は正常では通常 40 週間つづき，その間，女性の身体は激しく変化する。妊婦の心拍数は，胎児の需要に応える灌流負荷のために 10 〜 15/分上昇する。循環血液量はおよそ 1.5 倍に，そして心拍出量は 30％増加している。

胎児が成長するにつれて，腹腔内臓器，横隔膜，そして下大静脈に余分な圧力がかかる。心拍出量の増加と循環血液量の増加によって，妊婦では低灌流の徴候の出現が遅くなる。妊娠による血管系の変化はショックの早期徴候を隠してしまう。

妊娠後期では患者を左側臥位にすることで下大静脈の圧迫による低血圧を予防することができる。適切な酸素化を維持し，輸液療法を開始する。

総まとめ

迅速，かつ正確なショック患者のステージとショックの種類の把握がショック状態の管理に重要である。熟練した臨床的推論力，詳細な評価そして賢明な診断的所見の評価がショックに陥った患者に対する効果的な処置提供に必要である。

シナリオ回答

1. 鑑別診断には肺炎や尿路感染に関連した敗血症，緊張性気胸，肺塞栓症，あるいは心タンポナーデも含めておく。

2. 鑑別診断を絞るためには，既往歴および現病歴を確実に把握する必要がある。頸静脈の怒張，気管の偏位，心音減弱，奇異脈，カプノグラフィそして体温などの評価を含む身体観察を行うこと。

3. 患者はショックと低酸素症の徴候を呈している。その場合には，ただちに気道確保を実施し，酸素を投与する。緊張性気胸を疑う場合には，胸腔内除圧を実施する。静脈路を確保し，輸液を開始する。心電図をモニターするとともに，12誘導心電図をとる。患者をもっとも近くにある適切な医療機関に搬送する。搬送中は敗血症やSIRSが疑われる場合には，受け入れ機関がEMSの観察情報に基づいて敗血症治療を開始できるよう，その情報を伝えることが肝要である。

サマリー

- 組織の低灌流を理解するには解剖，生理学，ショックの病態生理学についての十分な知識が必要である。
- ショックは多臓器において組織需要に応えるべく酸素が著しく不足する進行性の細胞低灌流の状態である。
- ショックの主な3つのステージは，代償性，非代償性，不可逆性である。
- 細胞の灌流を規定する3つの因子は，心拍出量，循環血液量，血管容量である。
- 心拍出量は1回拍出量と心拍数で規定される。
- 1回拍出量を規定する4つの因子は前負荷，後負荷，収縮力，同調性である。
- 平均動脈圧は間接的で，しばしば不正確な組織灌流の指標である。
- 血液は酸素を生体細胞へ送り込み，老廃物を運び出す。赤血球中の鉄含有タンパク質であるヘモグロビンは組織に酸素を運搬する。
- 背景にある慢性疾患，年齢，肥満，そして免疫抑制などはショックの代償機構に悪影響を与える。
- 代償機構には分時換気量の増加，心拍出量の増加，血管収縮などがある。
- ショックには循環血液量減少性，血液分布異常性，心原性，閉塞性ショックがある。
- 生体にもはや十分な酸素がなくなると，細胞は嫌気性代謝の副産物である乳酸を産生し始め，代謝性アシドーシスに陥る。
- ショックの虚血段階では脳，心臓，肺，肝臓への灌流を確保する一方で，その他の比較的重要でない臓器は虚血状態となる。
- 意識レベルの変化，不安，攻撃的，混乱などは早期のショックの徴候である。
- ショックの多くは低血圧，頻脈，頻呼吸，末梢冷感が生じる。血液分布異常性ショックでは末梢が温かい場合もある。徐脈は心原性か神経原性ショックに伴って起こる。
- ショック状態を疑う患者の評価手段としてパルスオキシメトリ，心電図，血清グルコース濃度，呼気終末CO_2濃度がある。院内では臨床検査，CT検査，超音波検査，X線検査を使用する。
- ショックの合併症には急性腎不全，ARDS，凝固障害，肝不全，多臓器機能障害がある。
- ショックの最初の処置には支持療法，輸液療法，体温調節，血管収縮薬の投与がある。背景にある原因に応じて，独自の治療を行う。

文献

Aehlert B: Paramedic practice today: above and beyond, St Louis, 2010, Mosby/JEMS.

American College of Surgeons: ATLS student course manual, 8e, Chicago, 2008, American College of Surgeons.

Berne RM, et al: Berne & Levy physiology, ed 6, St Louis, 2008, Mosby.

Cairns CB: Rude unhinging of the machinery of life: metabolic approaches to hemorrhagic shock. Curr Opin Crit Care 7(6):437-443, 2001.

Centers for Disease Control and Prevention: Universal precautions for prevention of transmission of HIV and other bloodborne infections. Modified February 5, 1999. www.cdc.gov/ncidod/dhqp/bp_universal_precautions.html. Accessed October 16, 2009.

Copstead-Kirkhorn LE, Banasik JL: Pathophysiology, Philadelphia, 2010, Saunders.

Darovic GO: Handbook of hemodynamic monitoring, ed 2, Philadelphia, 2004, Saunders.

Gaugler MH: A unifying system: does the vascular endothelium have a role to play in multi-organ failure following radiation exposure? Br J Radiol 78:100-105, 2005.

Hamilton GC: Emergency medicine: an approach to clinical problem-solving, ed 2, Philadelphia, 2003, Saunders.

Hudak CM, Gallo BM, Morton PG: Critical care nursing: a holistic approach, ed 7, Philadelphia, 1998, Lippincott.

Kragh JF Jr, et al: Survival with emergency tourniquet use to stop bleeding in major limb trauma, Ann Surg 249:1-7, 2009.

McCance KL, Huether SE: Pathophysiology: the biologic basis for disease in adults & children, ed 5, St Louis, 2006, Mosby.

Miller RD, et al: Miller's anesthesia, ed 7, Philadelphia, 2009, Churchill Livingstone.

National Association of Emergency Medical Technicians (U.S.), Pre-Hospital Trauma Life Support Committee & Trauma, American College of Surgeons: PHTLS prehospital trauma life support, St Louis, 2007, Mosby/JEMS.

Pagana KP: Mosby's diagnostic and laboratory test reference, ed 9, St Louis, 2008, Mosby.

Patton KT, Thibodeau GA: Anatomy & physiology, ed 7, St Louis, 2010, Mosby.

Rosen P, et al: Rosen's emergency medicine: concepts and clinical practice, ed 6, St Louis, 2006, Mosby.

Solomon EP: Introduction to human anatomy and physiology, ed 3, Philadelphia, 2009, Saunders.

Swan KG Jr, et al: Tourniquets revisited, J Trauma 66:672-679, 2009.

Tintinalli JE, Kellen GD, Stapczynski S, et al: Tintinalli's emergency medicine: a comprehensive study guide, ed 6, The American College of Emergency Physicians, New York, 2003, McGraw-Hill.

University of Maryland Shock Trauma Center: R Adams Cowley Shock Trauma Center: Tribute to R Adams Cowley, MD. www.umm.edu/shocktrauma/history.htm. Accessed October 11, 2009.

Urden LD, Stacy KM, Lough ME: Thelan's critical care nursing: diagnosis and management, ed 5, St Louis, 2006, Mosby.

確認問題

1. 25歳女性が乗用車同士の衝突事故に巻き込まれた。彼女のバイタルサインは血圧122/80 mmHg，脈拍数128/分，呼吸数20/分であった。再度の観察においてショックへの進展を示唆する所見はどれか。
    a. 呼気終末CO_2分圧35 mmHg
    b. 脈拍数118/分
    c. 平均血圧86 mmHg
    d. 脈圧32 mmHg

2. ショックにおいて血管収縮に寄与する分泌腺はどれか。
    a. 胸腺
    b. 膵臓
    c. 脳下垂体
    d. 甲状腺

3. 敗血症性ショックの主要な機序はどれか。
    a. 血管内血液量の急速な消失
    b. エンドトキシンによる直接的な心筋抑制
    c. 正常の代償機構の抑制
    d. 全身的な炎症反応

4. 24歳男性が浅い水場に飛び込み負傷した。彼が神経原性ショックとなった場合に，どの評価所見を予測するか。
    a. 血圧102/88 mmHg
    b. 脈拍数58/分
    c. 酸素飽和度90％
    d. 青白く，冷たい四肢

5. ショック患者において心筋酸素需要の増加を予防する処置はどれか。
    a. フェイスマスクによる酸素投与
    b. 正常体温の保持
    c. 患者をトレンドレンブルグ体位とする
    d. 血管収縮薬の投与を開始する

6. 嫌気性代謝の存在とその程度を評価するうえでもっとも正確な検査はどれか。
   a. カプノグラフィ
   b. ヘモグロビン
   c. 乳酸
   d. 血清カリウム値

7. 非外傷性の閉塞性ショックの危険性が高い患者はどれか。
   a. 肺炎の6カ月乳児
   b. 妊娠38週の22歳妊婦
   c. 右上腹部痛を訴える45歳女性
   d. タール様便のある67歳

8. 19歳女性がカニの足を食したあとに皮膚紅潮，掻痒と喘鳴を訴えた。バイタルサインは血圧90/64 mmHg，脈拍数128/分，呼吸数24/分であった。最初に行うべく処置はどれか。
   a. アルブテロールの吸入
   b. ジフェニールヒドラミン静脈内投与
   c. アドレナリン筋肉内投与
   d. 生理食塩液急速投与

9. 62歳男性がコーヒー色の吐物を嘔吐した。出血のコントロールをより困難とする処方薬はどれか。
   a. アセトアミノフェン
   b. フロセミド
   c. ハイドロクロロサイアザイド
   d. プラビックス

10. 緊張性気胸によるショックに直接に起因するのはどれか。
    a. 前負荷の減少
    b. 血液量減少
    c. 低酸素症
    d. 心臓の圧迫

第5章 胸部不快感

胸部不快感の訴えは成人の医療機関受診の主な理由の1つである。胸痛はもっとも一般的な内因性訴えであるが，生命危機を及ぼす内因性疾患でもある。本章では，3つの臓器系，すなわち心血管系，呼吸器系，ならびに消化器系に分類して，この一般的な症状の原因を生命危機を及ぼすものから非緊急のものまで，素早く評価できるようにしている。さらに，現場で正しく診断し，治療の計画を立て，治療のために必要な患者のモニターができるように記述する。

学習目標　本章のおわりに以下のことができるようになる

1. 胸部不快感を訴える患者に対し，解剖学，生理学，および病態生理学の知識を適用すること
2. 胸部不快感を訴える患者の評価のために病歴聴取と身体観察を用いること
3. 生命危機に対する切迫状況に応じた（生命危機を及ぼす，重篤，緊急，および非緊急）鑑別診断リストを作成するために，疾患についての知識と，患者の訴え，病歴，および身体所見から得られる情報を利用できること
4. 臨床判断，診断テストの施行，そして必要に応じて治療の修正を行うための検査結果を用いることによって，胸部不快感を訴える患者の管理を行うこと。臨床決断には，患者を適切な診療環境に導き，診療ガイドラインに準拠することを含む
5. 診断の確定または除外のため，あるいは患者の反応や所見に基づいて治療や患者管理をするために，胸部不快感を訴える患者の評価を進めること

重要用語

急性冠症候群（ACS）：急性心筋虚血（冠動脈疾患が原因の心筋血流不全のために発生する胸痛）に矛盾しないあらゆる臨床症候の総称。ACSには不安定狭心症からST上昇型急性心筋梗塞（STEMI）や非ST上昇型急性心筋梗塞（NSTEMI）が含まれる

急性心筋梗塞（AMI）：一般に「胸痛発作」として知られるが，AMIは，心筋細胞壊死の原因となるような心臓の部分的な血流障害により発生する。もっとも一般的には，冠動脈壁内の粥腫が破綻して冠動脈が閉塞することによって発生する。虚血と酸素供給不足を放置すれば，心筋組織の損傷や壊死に至る

心タンポナーデ：「心膜タンポナーデ」と知られるように，これは心嚢内（心臓を包む心膜の袋）に液体が貯留する緊急事態である。液体貯留量が緩徐に増量する（甲状腺機能低下症のような場合）なら，心嚢はタンポナーデとなる前に1L以上の容量まで拡張し得る。液体が急速に増量する（外傷や心筋破裂で起こり得るような場合）と，わずか100 mLでもタンポナーデを起こすことがある

虚血：血流の物理的閉塞，組織需要の増大，あるいは低酸素血症によって心筋への酸素と栄養の供給が不足し，組織の損傷や障害を来す状態

非ST上昇型心筋梗塞（NSTEMI）：非貫壁性梗塞を起こすような血液供給の遮断による心筋梗塞の病型。心電図でST部分の上昇を認めないが，他の心筋梗塞の臨床徴候が認められる

心膜炎：心臓を覆う組織（心膜）が炎症を起こした状態。いくつかの原因があるものの，しばしばウイルス感染に関連する。心機能障害やうっ血性心不全の徴候を認めれば，重篤な心筋炎や心筋への波及を示唆する

胸膜：薄い膜で，肺を覆い守る臓側胸膜と胸腔を覆う壁側胸膜がある

肺塞栓症：下腿や骨盤の深部静脈で形成される血栓が，肺動脈にまで血流に乗って流された結果，肺動脈で塞栓となる。頻脈，低酸素血症，および低血圧を起こし得る

奇脈：収縮期血圧の吸気時の低下が過度な場合。吸気時の収縮期血圧の低下が10 mmHg以上と定義されている

安定狭心症：運動で起こり，安静で軽快する，胸痛，息切れ，あるいはほかの類縁症状。心筋の需要の増加に見合う血流供給が阻害されるような冠動脈の固定病変の存在が示唆される

ST上昇型心筋梗塞（STEMI）：貫壁性梗塞を起こすような血液供給の遮断による心筋梗塞の病型。この発作は死亡や障害発生のリスクであり，再灌流療法に向けた連携を図る「STEMIシステム」を用いた早急な対応が求められる

緊張性気胸：胸腔内の陰圧によって空気が貯留しつづけて進行性に悪化していく生命危機を及ぼす状態の気胸。前負荷の減少によって，低血圧を起こすような進行性の静脈還流障害を起こす

不安定狭心症（UA）：頻度の増加や強さの増強，あるいは運動閾値の低下した狭心症。安定病変の狭窄の進行を示唆しており，需要増に対して冠動脈血流の制限された状態が原因

シナリオ

37歳の女性。呼吸困難と胸痛とを訴えている。およそ1週間前から症状を自覚しており，今日は2回嘔吐している。皮膚は紅潮し，心拍数は増加している。喫煙は1日2箱という。常用薬は経口避妊薬とインスリンのみである。

1 この情報に基づく鑑別診断は何か

2 鑑別を進めるために必要なさらなる情報は何か

3 患者のケアを進めるにあたり優先すべき初期の処置は何か

　われわれは1929年に初めて心臓カテーテル法を行ったWerner Forssmann医師に感謝すべきである。彼の方法は「尊敬される病院にではなく『曲芸』に適している」，といった批判者の言葉を医学会の他の人々が傾聴していれば，今日までに発展した心臓カテーテル法や多くの手技が深刻な停滞に陥っていただろう。彼のアイデアを彼の同僚に「曲芸」と考えさせたのはいったい何であったのだろうか。

　まず，Forssmann医師は心臓カテーテルを死体に挿入した。彼は，肘静脈から右心室にまでカテーテルを進められることを発見した。この実験の成功が彼を次の段階に進めた。すなわち，彼は生きている人間でこの方法を完結させる必要があった。その生きている人間とは彼自身であった。彼は同僚に右上腕静脈を穿刺させ，自らカテーテルを進めた。最初の試みの成功が1週間後に2回目の試みへとつながった。このとき，Forssmann医師は自身の静脈にカニューレを挿入し，カテーテルを65 cm（最大の長さである）進めた。カテーテルの位置を確認するため，彼は階下の手術室から階段を上って放射線部まで歩いていった。カテーテルが本当に右心室に入っているか彼がみえるようにX線装置の前に看護師が鏡を掲げた。カテーテルが最大の長さだったためにそれ以上カテーテルを進めることはできなかったが，少なくとも，成功を証明する画像を彼は手にすることができた。しかし，医学界はForssmann医師と革命的なアイデアに興味を示さなかった。臨床としての位置づけとしてあまりに狂気じみていると感じられたのである。しかし，1956年，Werner Forssmann，Andre F. CournandおよびDickenson W. Richard, Jrは心臓研究における功績によってノーベル医学生理学賞を受賞した。

　そう，胸部不快感を訴える患者の治療は時に「曲芸」のようにみえるだろう。生命危機を及ぼすことや鑑別診断の困難さのいくつかは，われわれ救急医療の提供者を狂気の巡業旅行へと向かわせる。しかしForssmann医師のおかげで，われわれは，その症状を管理するための偉大な道具をキットの中に持っている。本章は救急隊員の「曲芸」の整理に役立つだろう。

解剖と生理

　胸部にある臓器や構造，すなわち，胸壁に含まれる肋骨，椎体，筋肉，および胸膜と，肺，心臓と大血管，食道，および横隔膜が何らかの病態や外傷による影響を受ければ，胸部の不快感や疼痛の原因となる（図5-1）。

■ 心臓

　もっとも重要な臓器の1つ，心臓から議論を始めよう。心臓は4つの小部屋をもち，電気的に支配され，胸骨の下に位置する強力な筋肉ポンプであり，わずかに中心より左側にあって，おおよそのサイズは男性のこぶしほどである。誕生から死まで鼓動し，体内でもっとも運動する筋肉であり，心臓自体にも健康な血液の供給を必要とする。心疾患は男性でも女性でも死亡原因の第1位で，米国では1,300万人が罹患すると見積もられている。心臓および大血管との結合部は心囊あるいは心膜として知られる固い線維膜で覆われている。正常でも少量の心囊液があり，正常な心臓の動きを助ける潤滑剤として働く。

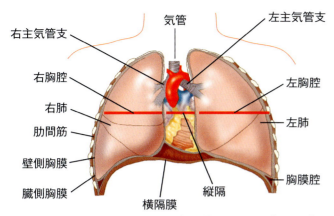

■図 5-1　肋骨，肋間筋，横隔膜，縦隔，肺，心臓，大血管，気管支，気管，食道を含む胸腔（PHTLS：Prehospital trauma life support, ed 6, St Louis, 2007, MosbyJems. より）

■ 大血管

大血管には，大動脈，上・下大静脈，肺動脈，肺静脈が含まれる（図 5-2）。胸郭を走行する大動脈は胸部大動脈と呼ばれ，腹部に移行すると腹部大動脈と呼ばれる。重大で生命危機を及ぼす疾患は大動脈に異常を来したり，壁が解離する場合に発生する。

■ 肺と胸膜

呼吸の異常についてはすでに第 3 章で網羅しているが，簡潔に解剖と生理について復習する。肺は，吸気と呼気とに従って伸縮する弾性組織でできたスポンジ状の肺葉で構成される大きな臓器である。気管と気管支は平滑筋と軟骨とで構成され，気道の収縮と拡張とを可能にしている。肺と気道は酸素を多く含む新鮮な空気を取り入れ，代謝産物である二酸化炭素を排出する。吸気時には，横隔膜と肋間筋が収縮して胸郭が広がる。これにより胸腔内圧を大気圧より低くする。この気圧差により空気が気道を通って流入し，肺が膨張する。呼気時には，横隔膜と肋間筋が弛緩し，胸壁の重さと横隔膜の弾力によって空気が吐き出される。

また，肺は，内側が胸膜で覆われている**胸壁**に囲まれている（図 5-3）。臓側胸膜は肺を覆い，壁側胸膜は胸壁の内側を覆う。少量の臓側の胸水は胸腔内で肺が正常に動けるように潤滑剤として働き，少量の壁側の胸水は臓側胸膜と壁側胸膜とを互いに密着させている。この密着によって，吸気の際の胸郭拡大時に肺が膨張しスポンジ組織を伸張させる（胸水がどのように働くかを説明するには，2 枚のガラス板を用いればよい。これらを重ね

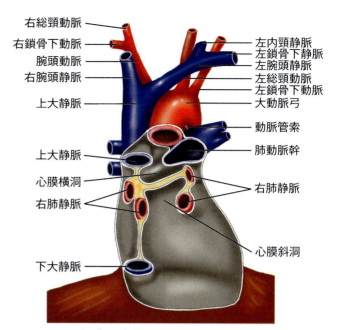

■図 5-2　心臓を移動させると現われる大血管基部の心膜折り返し。大静脈血管の一部が心膜腔に含まれることに注意する（Johnson D：The peri-cardium. In Standring S, et al, editors：Gray's anatomy, St Louis, 2005, Mosby. より）

ても簡単にすぐに別々に離すことができるが，ガラスの間に水を 1 滴垂らしてみれば容易には離れなくなる）。

酸素化は，肺組織の末端にある袋状の肺胞で行われる（図 5-4）。肺胞は血管壁の細胞が 1 層の毛細血管で覆われ，そこでガス交換（酸素と二酸化炭素）が行われる。肺胞と毛細血管との間の拡散を障害させるものは何であれ酸素化を阻害して低酸素を起こす。このような例には肺水腫がある。肺水腫では，肺間質と肺胞内に液体が貯留し，肺胞から毛細血管への酸素の透過性が減少して低酸素血症を起こす。

■ 食道

嚥下をすると，食物は，咽頭から食道を通過して，食道壁では周期的な収縮（蠕動）が始まる。これにより食物は胃に送られる。これらの過程のどのような異常も胸部不快感の原因となる。食道の逆流はしばしば胸部不快感の原因となり，心原性の胸部不快感と混同されやすい。胃食道逆流症（gastroesophageal reflux disease；GERD）では，胃内容が食道に逆流し，胸やけや局所の不快感の原因になる。

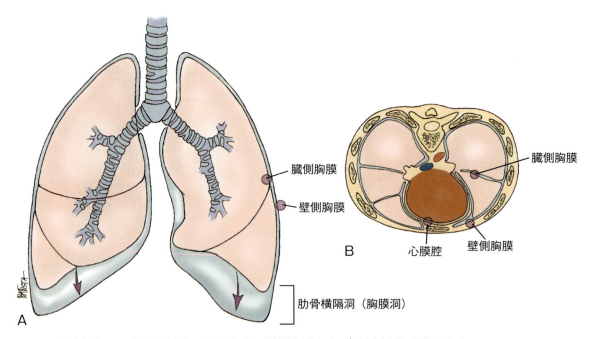

■図5-3　A：臓側胸膜および壁側胸膜の前面図，B：臓側胸膜および壁側胸膜の断面図（Shade B, Collins T, Wertz E, et al：Mosby's EMT-intermediate textbook for the 1999 national standard curriculum, ed 3, St Louis, 2007, Mosby. より）

胸痛の感覚

　痛みの科学的かつ臨床的な定義は，組織の実際の損傷や潜在的な損傷に関連した不快な感覚や感情の経験とされる。本章の目的として，「胸部不快感」が痛みだけでなく，灼けつくような，押し潰されるような，突き刺されるような，あるいは締め付けられるような不快感のすべてを含めている。胸痛や胸部不快感は，胸部の潜在的な損傷組織からの神経線維の刺激による直接的な結果である。潜在的損傷とは機械的な閉塞，炎症，感染，あるいは虚血によって起こされる。たとえば，急性心筋梗塞（acute myocardial infarction：AMI）では，虚血組織が脳に胸痛や胸部不快感として認識されるような感覚情報を送っている。

　胸部不快感にかかわるすべての訴えは，潜在的な生命危機が除外されるまでは慎重に扱われるべきである。時には，胸郭外の臓器や構造によって引き起こされる痛みや不快感と鑑別することが困難かもしれない（図5-5）。胸郭の境界は明確に定義されているが，境界に接する臓器や構造が同じ神経根の領域であることもある。たとえば，胆嚢疾患患者は，胆嚢が腹腔内にあるにもかかわらず，痛みが胸部や肩に放散するので，右前胸部や肩の不快感として訴える。この逆もあるだろう。胸郭内の病態生理を患者は腹部，頸部，あるいは背部のような胸郭外の症状と認識するかもしれない。急性心筋梗塞では心窩部痛，悪心・嘔吐を主訴にしていることが少なくない。

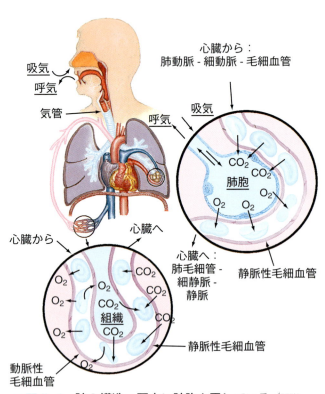

■図5-4　肺の構造。円内に肺胞を示している（Wilson SF, Thompson JM：Mosby's clinical nursing series：respiratory disorders, St Louis, 1990, Mosby. より修正）

不快感の部位を区別するには，痛みの性状，すなわち体性痛と内臓痛を理解する必要がある。患者は痛みや不快感をどのように感じられるかという点から説明することが多い。鋭い，灼けつくような，引き裂かれるような，締め付けられるような，などである。これらは実は異なった種類の痛みの説明である。体性痛は限局し，鋭い性状の痛みとして説明される。一方，内臓痛は，胸部や腹部臓器を覆う漿膜で生じ，しばしば，重苦しい，押されるような，ずきずきするような，灼けつくようなと説明され，痛みの部位を指し示すことができず，身体の他の部位に放散することもある。

評価

■ 初期のプロセスと重要な診断

胸部不快感の患者の評価では，解剖学，生理学，および病態生理学の知識がその主な原因を想起させるだろう。ボックス5-1はこれらのうちいくつかをリストアップしている。もっとも深刻で主たる生命危機とされるはAMIである（しかし，AMI患者の半数以下が救急要請するに過ぎない）。医療従事者はその原因を幅広く考えながらも，胸腔内の病態の可能性について強い疑いをもたなければならない。

患者の初期の評価でもっとも優先することは生命危機を及ぼす胸部不快感の原因を見出すことである。初期に集中すべきことは，重篤な内科患者あるいは外科患者で

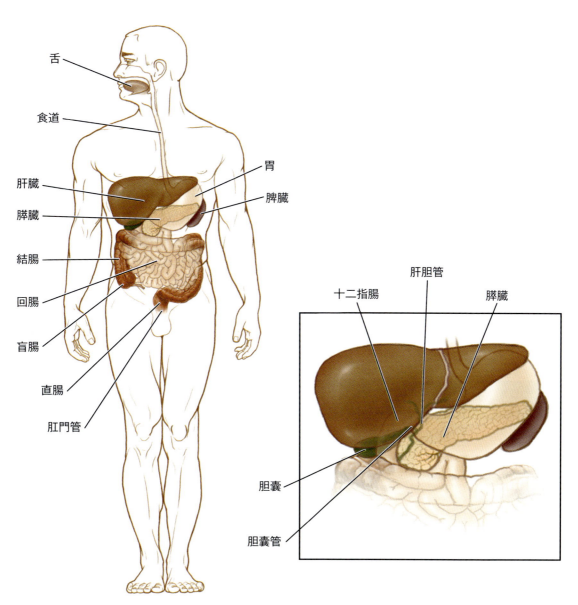

■図5-5　脾臓，肝臓，胆嚢の位置（Aehlert B：Paramedic practice today：above and beyond, St Louis, 2009, Mosby. より）

あることを早期に認識することである。一次評価ではこのような生命危機を及ぼす徴候を明らかすべきであり，迅速に適切な治療を可能にするため，病院前でも病院内でもトリアージが行われなければならない。

■ 初期観察

この状況や患者に対するアプローチは安全か。

どのような危険因子，服薬，医療機器，あるいは五感がその主訴の原因を示すのか。そして，患者が搬入されたなら，どのように搬入されたのか。病態の理解や正確な診断を導く手掛りをその状況のなかから探し出さなければならない。

この患者をただちに管理するために必要な医療資源がすべて揃っているだろうか。この患者を適切に管理するのに必要な医療資源は何か。もしEMSの行う一次救命処置（basic life support；BLS）の体制の一員であるとしたら，高度救命処置（advanced life support；ALS）や救命救急チームを要請すべきなのか。もし心臓カテーテルインターベンションの設備のない小さな病院で勤務しているとしたら，ALSや高次搬送を可及的すみやかに開始すべきなのだろうか。

診察室の中で

診察室の中で何がわかるか。患者の意識は清明か。どんな姿勢か。呼吸数が増えているか。ショックや低灌流の徴候はあるか。

第一印象によって，患者が重症感があるかどうかがわかるであろう。呼吸に問題があることを示す前傾姿勢の坐位（tripod position）や反応の低下した仰臥位なのか。簡単にいえば，「今にも死にそう」なのか。素早く患者の意識レベル，気道，呼吸，そして循環を評価するプライマリサーベイを施行しなければならない。

複数の医療従事者がいるのであれば，そのような重要な診断にかかわる症状を検討する間に，基本的なモニター装置や診断のための検査，あるいは初期治療を開始できる。

初期の生命危機を及ぼす病態の診断と対処

緊張性気胸，肺塞栓症（PE），食道破裂，大動脈解離，心タンポナーデ，不整脈，急性冠症候群〔うっ血性心不全（congestive heart failure；CHF）や急性肺水腫（acute pulmonary edema；APE）を含む〕のような，胸部不快感に関連する生命危機を及ぼす病態は緊急治療を必要とする。これらの病態は，プライマリサーベイで，胸部不快感に伴う呼吸促迫，バイタルサインの異常を伴う胸部不快感，あるいはこれら3つの主要な徴候と症状の合併として認められる。それぞれに対して特有の治療があり，本項において議論する。

■ 呼吸促迫を伴う胸部不快感

気道の開通している患者では，次に呼吸に関する初期評価を迅速に行う。呼吸音を聴診しながら適切な酸素投与をすべきである。呼吸の仕事量が増加した患者で，片側の呼吸音の消失や減少は気胸を示唆する。さらにショックであれば緊張性気胸と即座に認識して治療されなければならない。

緊張性気胸

緊張性気胸は生命危機を及ぼす病態であり，気胸が進行性に悪化した結果として生じる（胸膜腔内の陰圧によ

ボックス 5-1　胸痛の重要な鑑別診断

心血管疾患	呼吸器疾患	消化器疾患
ACS（急性心筋梗塞を含む）	肺塞栓症	食道破裂
CHF, APE	緊張性気胸	
大動脈解離		
心タンポナーデ		
不整脈		

ACS：急性冠症候群，APE：急性肺水腫，CHF：うっ血性心不全
Marx JA, Hockenberger RS, Walls RM：Rosen's emergency medicine：concepts and clinical practice, ed 6, St Louis, 2006, Mosby. より改変

る空気の貯留）。この病態が持続すると，縦隔が偏移し，心臓や大血管に圧がかかり，血流が遮断される。胸腔内圧の上昇は静脈灌流を妨げ，前負荷が減少して，血圧低下を起こす。

緊張性気胸の評価では胸部不快感や重症の呼吸促迫と罹患側の呼吸音の減少や消失，および閉塞性ショックを明確にする。頸静脈怒張（jugular venous distention；JVD）と気管偏位が認められるが，これらは病態が進行する際に認められるので，初期には認められないことがある。治療は，罹患側の減圧によって胸腔内圧を開放することが目的となる。ほとんどの場合，その治療は穿刺脱気を意味しており，太くて（12〜14 G）長い（5.1〜7.6 cm）針を第2肋間鎖骨中線上に穿刺する（中高生と成人）。胸腔穿刺の代替部位は，第4または第5肋間中腋窩線上である。この部位は胸腔内の大血管損傷のリスクが少ないことから専門家によってはこの部位を勧めることもある。穿刺脱気は胸腔ドレーンが留置されるまでの一時的な手段である。気胸とその治療については第3章を参照すること。

肺塞栓症

肺塞栓症（pulmonary embolism；PE）は，深部静脈血栓症（deep venous thrombosis；DVT）とPEを含んだ全般的カテゴリーである静脈血栓塞栓症（venous thromboembolism；VTE）に分類される。血栓は凝固系と線溶系の微妙なバランスが崩れた際に形成される。多くの要因がこのバランスを乱す。たとえば，悪性腫瘍，動かないこと，経口避妊薬のような薬物などである。このような状態では，大血管内で血管損傷や血流の流速低下がフィブリンや血栓を形成する。この血栓が深部静脈に生じるのがDVTである。

DVTの初期の症状は，外部からわかるような炎症の徴候はなく，非常に微妙な症状で，痛みや不快感に限定される。時に局所的な炎症が明らかになって，血栓が中枢の循環に移動するのを防ぐための迅速な処置を開始できるかもしれない。

肺塞栓症（PE）は深部静脈内で形成された血栓（数週間前ということもあり得る）が静脈系を移動し，心臓を通って，肺動脈内に詰まったときに発生する（塞栓）。Rosenらは50%ものPEが救急部門で見逃されていると見積もっている。血栓が肺血流の約30%を障害しても，健常者の場合には，症状はわずかである。慢性閉塞性肺疾患（chronic obstructive pulmonary disease；COPD）のような長期の罹患患者では胸痛や呼吸困難が顕在化する。

血栓が血管の大部分を閉塞させて，その部分の肺血流が障害されれば，梗塞が起こり，症状は明らかになる。鋭くとても限局した痛み（胸膜痛）で，深呼吸や咳で増悪し，まるで棒にでも支えられているように患者が呼吸するようになる。

PE患者（肺梗塞ありの場合もなしの場合も含めて）の90%は呼吸困難を訴える。呼吸困難は時には間欠的である。これは，空気の出入りはあるが，肺のある部分への血流の流れが変わってしまい，換気に使われないときに起こる。これは換気血流（ventilation/perfusion；V/Q）不均衡または死腔換気と呼ばれる。もし低酸素血症があり，生理学的に説明可能でないならば，PEを考慮しなければならない。

PE患者のうち約半数は頻脈である。これは低酸素血症や左心室充満が不十分なための低血圧に対する反応として生じる。CT，断層心エコー，あるいは心電図（古典的にはS_I, Q_{III}, T_{III}）が肺動脈圧上昇による負荷パターンを示す。PE患者のうち約10%は低血圧を示し，予後不良を示唆する。肺動脈の主要分岐の1つが鞍状塞栓で閉塞すれば，患者の血行動態は不安定となり，無脈性電気活動（pulseless electrical activity；PEA）に陥り心停止することがある。

PEを示唆する病歴の要素は，急性発症の息切れ，血の気の引くようなめまいや失神，胸痛，乾性咳嗽，あるいは説明できない頻拍が含まれる（ボックス5-2）。肺梗塞は肺炎のような臨床像を示すが，高熱は肺炎にのみ認められる。急性発症の胸痛と喀血はPEの可能性を示唆する。片側の下腿やDVTの危険因子が観察され得る。PE患者の肺野聴診は，通常正常である。

ボックス5-2　肺塞栓症のもっとも一般的な徴候と症状

頻呼吸（96%）
息切れ（82%）
胸痛（49%）
咳（20%）
喀血（7%）

Goldhaber SZ, et al：Acute pulmonary embolism：clinical outcomes in the International Cooperative Pulmonary Embolism Registry. Lancet 353：1386-1389, 1999. より改変

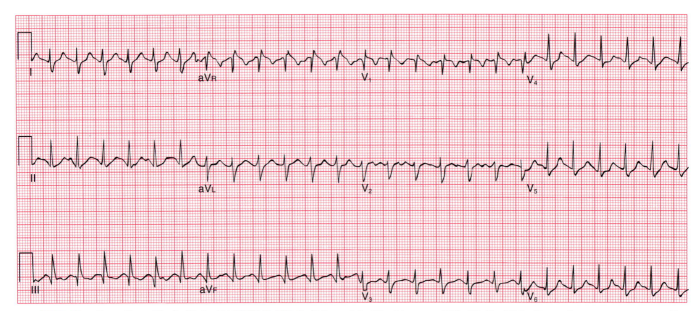

■ 図 5-6　S_I，Q_{III}，T_{III} を伴う12誘導心電図（Marx JA, Hockberger RS, Walls RM：Rosen's emergency medicine：concepts and clinical practice, ed 6, St Louis, 2006, Mosby. より）

肺塞栓症（PE）の診断

1. できるだけすみやかに12誘導心電図を施行する。胸痛や息切れの患者では，鑑別診断に重要である。もっとも一般的なPEの心電図所見は洞性頻脈である。一部の患者で認められるPEを示唆する他の所見は，肺高血圧や右心負荷に関係している。これにはⅠ誘導のS波，Ⅲ誘導のQ波，およびⅢ誘導のT波の陰転化が含まれる（基本的にはS_I，Q_{III}，T_{III}，図 5-6）。心電図所見と症状とを用いたマクギン-ホワイト徴候（McGinn-White sign）がある。これには以下が含まれる。

   - Ⅲ誘導におけるQ波とT波終末部の陰転化
   - Ⅱ誘導におけるST部分とT波の低下
   - 重症PEにおける右室拡大所見としての胸部V_2，V_3誘導のT波群の陰転化
   - 急性肺性心の臨床的徴候

2. 胸部X線でPEと診断することはできないが，胸痛や息切れの鑑別には不可欠である。PEの胸部X線所見にはハンプトンサイン（Hampton's hump, 肺梗塞を示す楔形の胸膜にできた三角形の陰影）とウェスターマークサイン（Westermark's sign, 塞栓部より末梢の肺組織の透過性の亢進）が含まれ，PEの診断に特異的だが感度が悪い。

3. 他の有用な画像診断には，断層心エコー，CT血管造影法（CTA），V/Qスキャンがある。断層心エコー図では大きなPEの場合に右心による左室の圧排所見が認められる。CTAは一部の病院で施行され，早期に診断が可能で感度は約90％である。換気/血流スキャンは，V/Q不適合を検討するために放射性同位元素の吸入と静脈内投与が行われる。

4. 病院で行われる標準的な胸部X線のように，血液検査は胸痛や呼吸困難の原因を鑑別するために行われる。実際，PEの診断に十分な感度のある血液検査はない。凝固機能検査は通常正常範囲内である。D-dimerの感度はよいが非特異的なため，もしも陽性でも診断できない。低リスク患者ではD-dimerは役立つが，臨床的にDVTやPEのハイリスク患者では信頼することができない。動脈血ガス分析も行われるが，明確な異常を示さないことが多い。

肺塞栓症（PE）の管理　病院前では，急性の胸痛，呼吸困難，あるいはバイタルサインに異常のある患者に酸素投与，静脈路確保，モニター装着，および12誘導心電図記録を行う。診断が明らかでないならば，アスピリン投与を含めた急性冠症候群に対する標準治療の開始が適切である。呼吸不全を認めれば，気道確保と換気補助も必要である。バイタルサインの安定化には，閉塞性ショックに対する治療として晶質液や昇圧薬の使用が含まれる。

患者が搬入されれば，適切な検査を行う。抗凝固療法には，さらなる血栓形成を減少させ得る未分画あるいは分画化ヘパリンの投与が含まれる。下大静脈フィルター留置は上流へと移動する塞栓子を捕捉する。持続する低

血圧と頻拍は通常，治療経過が困難で予後不良を示唆する。

血行動態に影響するPEには，血栓溶解療法が選択される。抗凝固療法よりも早期に治療効果が得られるものの，出血リスク増大とのバランスをとらなければならない。

外科的塞栓摘出術には心臓外科医と人工心肺とが必要である。カテーテル血栓摘出術はカテーテルインターベンションのある医療資源の豊富な病院において行われる。

食道破裂

呼吸困難を伴う胸痛は食道破裂を示唆することがある。食道が破れていれば胃内容物が縦隔内に流出し，感染による炎症が進行する。食道穿孔のもっとも頻度の高い原因は内視鏡検査や器具による医原性損傷，咀嚼の不十分な食物や尖った部分のある異物，腐食性損傷，鈍的外傷や穿通性外傷，自然断裂〔激しい嘔吐によるボエルハーベ症候群（Boerhaave's syndrome）〕，あるいは術後合併症である。

食道破裂の初期臨床徴候は漠然としている。患者によっては，前胸部の胸膜痛を訴えたり，頭頸部を曲げた際の嚥下の異常を訴える。感染症の進行によって，胸痛に呼吸困難と発熱を伴うことがある。

空気と胃内容物が縦隔内に入ると，皮下気腫が胸部や頸部の周辺に集中する。縦隔気腫や心膜気腫は胸部X線で明らかになる。心音の聴診では，「ハンマンクランチ（Hamman's crunch）」といわれる，収縮期の粉砕音が認められるかもしれない。縦隔の汚染による炎症が進行し，敗血症，発熱，あるいは血液分布異常性ショックが顕在化する。もし診断が24時間以上遅れれば，患者の状態は急速に悪化する。

この生命危機を及ぼす疾患の管理は，臨床徴候と症状から鑑別診断として想起し，適切な病歴聴取と身体観察とが行われることから始まる。その患者の病歴には前述の原因が含まれるだろう。ルーチンの処置として，酸素投与，静脈路確保，モニター装着，12誘導心電図記録，胸部X線，血液検体の確保を行う。早期の抗菌薬投与，補液，気道保護の開始が重要な治療の要素である。可能な限り早急に外科へのコンサルトを行うべきである。

急性肺水腫／うっ血性心不全

プライマリサーベイで認められる他の生命危機を及ぼすイベントは，心不全による急性肺水腫である。患者は，一般的に，胸痛と呼吸仕事量の増大とを合併する。呼吸に対する一次評価では，肺野聴診で水泡音やラ音を聴取するだろう。これらは下肺野から始まり，重症化に伴って進行性に上肺野へと広がる。心原性ショックも認められれば，循環に対する迅速な評価がこの病態の正確な把握に役立つ。

心不全は，構造的あるいは機能的な障害によるほぼすべての心疾患に併発する。心室が全身の需要に見合うだけの血液を充満させて駆出することができない状態である。冠疾患はうっ血性心不全のもっとも一般的な原因である。主要な徴候と症状は呼吸困難，易疲労性，運動耐容量の低下，肺や末梢の浮腫の原因となる液体貯留である。心室ポンプ機能の低下は心拍出量（cardiac output；CO）の全体的な減少につながり，より多くの血液が心室に残され，左心系や右心系の圧が上昇する。左心機能不全では肺静脈圧が上昇し，血液が肺に貯留して肺水腫を来してガス交換能を低下させる。うっ血性心不全患者では，代償機構が働いて血液を重要臓器に再分布させ，心機能低下に対して全身が適応している。右心機能不全では，血液は大静脈にうっ滞し，静脈系のうっ血となって，足背浮腫，頸静脈怒張，あるいは仙骨部浮腫を起こす。

ショックを伴う急性肺水腫　AMIで，急性の収縮不全のために肺水腫を伴うショックの徴候を示している場合を想定する。現場では，患者が坐位となり（起坐呼吸のため），呼吸は苦しそうで，胸が締め付けられる感じや胸部不快感を訴えていることに気づくだろう。低灌流の徴候（微弱な末梢動脈の拍動，皮膚の冷感，リフィリングの遅延，尿量低下，およびアシドーシス）が認められるだろう。全身あるいは肺うっ血は，頻呼吸，努力様呼吸，両肺野の水泡音（喘鳴を伴う，いわゆる「心臓喘息」のこともある），皮膚の蒼白，あるいはチアノーゼ，低酸素血症，ならびにピンク泡沫様痰を示す。

急性肺水腫／うっ血性心不全の患者の診断　病院前では，急性冠症候群がうっ血性心不全や急性肺水腫の原因と考えるならば急性冠症候群に対する標準的なプロトコール（本章後半のSTEMI，NSTEMIを参照）を適用すべきである。治療の全般は降圧に集中する。酸素，静脈路確保，およびモニターを使用し，AMIを診断するために12誘導心電図を記録しなければならない。

院内では，病歴，身体観察，胸部X線，および血液検査の間にも積極的な治療を要する。もしまだ記録していなければ，12誘導心電図を記録しなければならない。動脈あるいは静脈血は，酸素化や換気状態の評価ができ

る。ルーチンの血液検査に加え，脳性ナトリウム利尿ペプチド（brain natriuretic peptide；BNP）は，うっ血性心不全の鑑別に役立つ。これらのペプチドは心室筋の伸張時に放出される。心筋傷害の評価のため，心筋逸脱酵素も検査すべきである。

集中治療では，左心系と右心系の血行力学的モニタリングが心臓を取り巻くさまざまな圧力を評価し，治療効果判定を可能にする。

心不全の治療 心不全の治療はガス交換と心拍出量の改善を目標とする。もし実際の血圧が十分であれば（収縮期血圧 > 100 mmHg），患者に患者が好む体位を取らせる。多くの場合，足を投げ出した坐位となる。酸素投与は許容されるまで行われるべきである。90％以上の酸素飽和度が要求されるので，人工呼吸の可能性について評価しなければならない。もし呼吸不全の徴候に意識の変化を伴うのであれば，気管挿管と侵襲的な換気が必要である。もし患者の意識が十分に清明であるならば，非侵襲的陽圧換気（noninvasive positive pressure ventilation；NPPV）は治療的意義が2つある。①静脈還流量と前負荷を減らし，それによって肺水腫を改善する，②ガス交換を改善する。呼気終末陽圧（positive end-expiratory pressure；PEEP），NPPV，持続陽圧呼吸療法（continuous positive airway pressure；CPAP），BiPAP®（bilevel positive airway pressure）は第3章で説明されている。

陽圧換気とともに，もし収縮期血圧が100 mmHgを超えていれば硝酸薬が肺水腫に対する初期の治療薬となる。硝酸薬は末梢血管拡張により前負荷を軽減させる。同時にこれらの戦略を取るときには早期に降圧が図られるので注意が必要である。容量過剰が疑われる亜急性の増悪を示すうっ血性心不全患者では利尿を図るためにフロセミドが投与されるだろう。フロセミドも病院前では注意しながら用いるべきである。なぜなら，身体観察で肺野の水泡音が聴取される多くの患者には後に肺炎が認められるためである。このような患者群では利尿は有害とされる。さらに，うっ血性心不全患者の多くは体液容量過剰ではなく，分布が異常なだけである。患者の多くは腎機能が低下しているため，利尿はこれらの患者では有害である。

アンギオテンシン変換酵素（angiotensin converting enzyme；ACE）阻害薬もまた，現在では，うっ血性心不全の急性期治療に用いられている。Nesiritide（BNP製剤）は有効かもしれない。集中治療では，除水が電解質の攪乱なしに過剰な体液を減らすのに役立つだろう。

モルヒネは歴史的にうっ血性心不全の急性増悪治療に用いられてきたが，おそらくは自発呼吸の抑制と低血圧の結果，死亡率の上昇を示した研究結果があり，議論になっている。

胸痛が低血圧，心原性ショック，呼吸困難を伴うのであれば，血圧を安定化させるための血管作動薬も必要になるだろう。ドパミンやドブタミンは昇圧と，陽性変時・変力作用が期待されるので投与される。

急性肺水腫患者のなかには，乳頭筋や腱索断裂により僧帽弁閉鎖不全を示唆する異常心音が聴取されることがある。これらの患者には緊急の心臓外科手術が必要である。

内科的治療とともに，大動脈内バルーンパンピング（intraaortic balloon pump；IABP）は後負荷を減らし，灌流全体を改善するだろう。手技5-1でこの専門的な装置の管理について詳述する。

■ バイタルサインの変化を伴う胸部不快感

不整脈

プライマリサーベイを実施しながら継続的にバイタルサインを観察し，不整脈や急性心筋傷害を評価するため，モニターを使用すべきである。不整脈の早期発見は診断と胸痛の主たる原因に対する迅速な治療に役立つだろう。不整脈は胸部不快感の原因になり得る。また，心拍出量が著しく減少している場合には生命危機を及ぼす。

心拍数が低すぎると，心拍出量は減少する。代償機構の効果に依存して，血圧も下がり，冠動脈の灌流も減少する。心拍数が多すぎると，心室充満に十分な時間がなく心拍出量が低下するだろう。心拍出量は低下し，血圧が下がり，心機能が低下する。もし冠動脈病変があれば，心臓の仕事量の増大が狭心症を増悪させるだろう。いずれの場合でも，心原性ショックが急性肺水腫の原因となり，息切れの原因となる。治療の目標は心拍数のコントロールであり，それによりポンプ機能を改善させる。ポンプ機能の改善は，心拍出量を増やし，血圧を上昇させる。

徐拍と頻拍の治療には，最新のACLSガイドラインや施設などのプロトコールに従う。患者は急性冠症候群の発作中かもしれない。酸素投与や静脈路確保とともに，12誘導心電図や血液検体を早期に得るべきである。徐拍によって患者が臨床的に不安定な状態なら（胸痛，呼吸困難，急性肺水腫，ショック），心拍数を増加させるための手段を講じるべきである。通常，アトロピンや血管作動薬（アドレナリン，ドパミン），もしくは経皮ペー

手技 5-1　大動脈内バルーンパンピング（IABP）の管理

概要

この短期治療は後負荷を減らすことによって心筋酸素化を改善する。カウンターパルゼーション法で，心臓の作業負担を減らす。

適応

- 大動脈内バルーンポンプの動作の心不全機序をもつ患者

禁忌

- 大動脈弁閉鎖不全または大動脈瘤
- 重症の血液凝固障害

手順

システムの事前の準備およびメンテナンス

1. 滅菌された IABP カテーテルを大腿動脈から胸部大動脈を通して先端を左鎖骨下動脈部に位置させる。適切な評価とこの装置の駆動のタイミングを感知するために，橈骨動脈の圧力血行力学的モニタリングを行う
2. 患者の刺入側の下肢は，伸展させたままでなければならない。下肢全体の膝固定装置は，屈曲を防ぐために効果的である
3. 以下についてはメーカーの推奨に従う
   - 心電図リード：装置駆動のタイミングを目的にR波を検知する
   - 装置のメンテナンス：タイミングと警報
   - ヘリウム源：IABP を膨らませるため，十分なガスがあることを確認する
   - 血栓形成を防止する装置のフラッシング
   - モニターと装置とにつながる電極がわかるようにテープで目印を付ける
4. 施設のプロトコールに従ってヘパリン化をする
5. 取り決めに従って創部ケアと創部処置を行う
6. プロトコールに従って心血管の評価を行う。評価としては，
   - 意識レベル（脳灌流）
   - バイタルサイン，肺動脈圧（IABP 治療には有効）
   - 動脈圧カテーテル，IABP 圧波形（タイミングに有効）
   - 心拍出量，心係数，全身血管抵抗（IABP 治療に有効）
   - 末梢循環：皮膚（温かく乾燥しているべき），尿量（0.5 mL/kg/ 時以上であるべき）
   - 心音，呼吸音：適切に聴診する，その際に IABP をスタンバイにし，終了してから再始動させる
   - すべての中枢，末梢の動脈拍動を確認することでカテーテルの迷入や閉塞のないことを確認する。カテーテルの長さを確認し，鼠径部の位置にマークを付けなければならない
7. 可能であれば最低2時間ごとに体位変換する
8. 血液検査や凝固系検査で抗凝固薬をモニターする。出血を確認するために創部を確認する

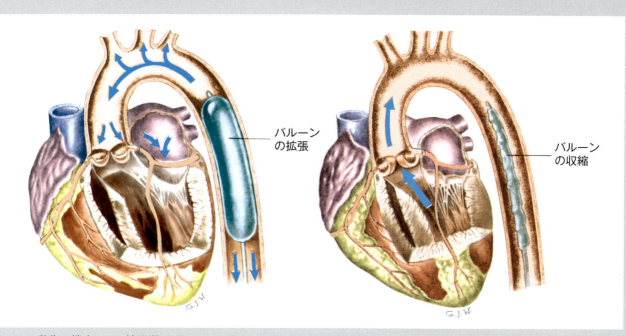

IABP の動作の機序。A：拡張期にバルーンを膨らませることで，冠動脈血流を増やす。B：収縮期のバルーンの収縮は，後負荷を減少させる（Urden L：Thelan's critical care nursing, ed 5, St Louis, 2006, Mosby. より）

手技 5-1　大動脈内バルーンパンピング（IABP）の管理―つづき

タイミングとバルーンポンプ

1. 心電図と動脈圧波形は装置の適切なタイミングを確かめるためにモニターされる。バルーンの膨張（拡張期）と収縮（収縮期）は心仕事量と酸素化を効果的に減らす

2. 心電図の尖ったR波と適切に維持された動脈圧波形によってIABP装置に同期してバルーンの拡張，収縮を同期する
3. はじめはIABPを1：2もしくは50％で開始する（他のすべての鼓動が増強する）
4. 拡張
   - dicrotic notchが動脈圧波形に確認できる（大動脈弁閉鎖）
   - バルーンの拡張は大動脈弁閉鎖のあとに起こるべきである。dicrotic notchが消えるまで装置を拡張のタイミングで調節すると急激なV波が現れる

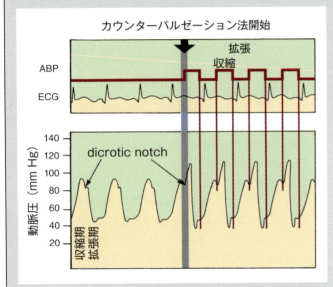

バルーンカウンターパルゼーション法のタイミングと効果。タイミングは，動脈波形のdicrotic notch（重複切痕）とバルーン拡張を同期させることによって調整され，拡張期血圧の上昇をもたらす。バルーンは，冠動脈灌流を増加させるために拡張期を通じて維持される。収縮は，次の心収縮期の直前で，収縮期血圧の減少をもたらし，後負荷を減少させる（Guzzetta CE, Dossey BM：Cardiovascular nursing：holistic practice, St Louis, 1992, Mosby. より）

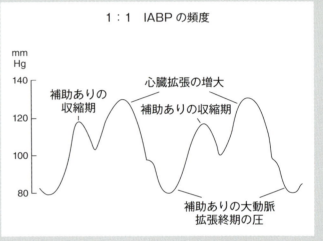

正確なIABPのタイミング（1：1）（Datascope Corp., Montvale, New Jersey. より）

5. 拡張期の補助なしの波形と補助ありの波形を比べる。同じかやや高い波形である
   - もし増強された波形が低ければ：バルーンの位置が低い，患者が血管内血液量が低い，頻脈もしくはバルーンの容量があまりに低い
6. バルーンの拡張時間を必要に応じて調節する
7. 動脈圧ライン位置による違い（拡張時間）
   - 橈骨動脈：dicrotic notchの40〜50 ms
   - 大腿動脈：dicrotic notchの120 ms
8. バルーンの収縮：
   - IABP1：2のタイミングでアシストしない拡張末期圧とアシストしている拡張末期圧を比べる
   - バルーンは可能な限り拡張末期圧を低くするように収縮させる（拡張期増強を適切に保ちながら次の収縮を阻害しないように）
9. タイミングの設定ができたので装置を1：1にする

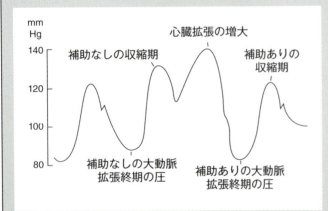

1：2 IABPの頻度（Datascope Corp., Montvale, New Jersey. より）

| 手技 5-1 | 大動脈内バルーンパンピング（IABP）の管理—つづき |

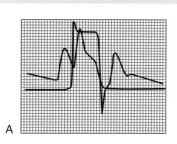

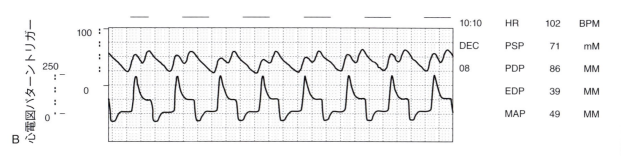

A：バルーン圧波形が動脈圧波形に重なる。B：バルーンポンプの患者の動脈圧力波形（上）とバルーンガス波形（下）の実際の記録（Arrow International, Cleveland, Ohio. より）

バルーン圧波形
1. ヘリウムがカテーテル内を往復するのでバルーン圧波形を装置でチェックする
2. バルーン圧波形が拡張不良を反映しているかメーカーのガイドラインを確認する

不整脈がある際のタイミング
1. 心房細動：大部分のR波に同期して駆働する。もしくは（可能なら）心房細動モードを使う
2. 頻脈：駆動回数を1：2にする
3. 心静止：トリガーを圧波形にする。もし収縮がうまくできていなければ内部トリガーとして60～80/分，1：2補助とし，補助を50％に減らす
4. 心室頻拍または心室細動：駆動装置とは電気的に絶縁されているので必要に応じてカルディオバージョン，もしくは除細動

IABP トラブルシューティング
同期
早期拡張

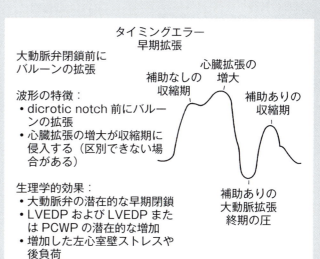

タイミングエラー 早期拡張

大動脈弁閉鎖前にバルーンの拡張

波形の特徴：
- dicrotic notch 前にバルーンの拡張
- 心臓拡張の増大が収縮期に侵入する（区別できない場合がある）

生理学的効果：
- 大動脈弁の潜在的な早期閉鎖
- LVEDP および LVEDP または PCWP の潜在的な増加
- 増加した左心室壁ストレスや後負荷
- 大動脈弁閉鎖不全症
- 増加した MVO$_2$ 需要

早期拡張（Datascope Corp., Montvale, New Jersey. より）

手技 5-1　大動脈内バルーンパンピング（IABP）の管理―つづき

拡張遅延

タイミングエラー　拡張遅延

大動脈弁閉鎖後に著しいバルーンの拡張

波形の特徴：
- dicrotic notch 後にバルーンの拡張
- 急な V の欠如
- 最適な状態に準じた心臓拡張の増大

生理学的効果：
- 最適な状態に準じた冠動脈灌流

拡張遅延（Datascope Corp., Montvale, New Jersey. より）

早期収縮

タイミングエラー　早期収縮

拡張期中のバルーンの早期収縮

波形の特徴：
- バルーンの収縮は心臓拡張の増大につづく急激な低下としてみられる
- 最適な状態に準じた心臓拡張の増大
- 補助ありの大動脈拡張終期の圧は補助なしの大動脈拡張終期の圧と同等もしくは低い場合がある
- 補助ありの収縮期圧が上昇する場合がある

生理学的効果：
- 最適な状態に準じた冠灌流
- 逆行性冠状動脈および頸動脈の血流に対する潜在性
- 狭心症は，逆行性冠動脈の血流の結果として発生する場合がある
- 最適な状態に準じた後負荷軽減
- 増加した MVO_2 需要

早期収縮（Datascope Corp., Montvale, New Jersey. より）

収縮遅延

タイミングエラー　収縮遅延

大動脈弁として拡張期の後期におけるバルーンの収縮が開き始めている

波形の特徴：
- 補助ありの大動脈拡張終期の圧は補助なしの大動脈拡張終期の圧と同等もしくは高い場合がある
- 補助ありの収縮期の上昇率が長くなる
- 心臓拡張の増大は広がって現れる場合がある

生理学的効果：
- 後負荷の低下は原則的に欠如する
- 大きな抵抗に対する左心室駆出と長期の等容性収縮期のため MVO_2 消費が増加する
- バルーンは左心室駆出を妨げ，後負荷を増加させ得る

収縮遅延（Datascope Corp., Montvale, New Jersey. より）

吸引圧の喪失/IABP 不全
1. すべてのチューブの接続を確認する
2. ヘリウム供給装置の電源を確認する
3. 血栓形成を防ぐために 5 分おきに総バルーン量の半分を拡張，収縮させる
4. できれば装置を交換する。このようなことが移送中に起こったら，IABP 装置を受け入れ病院と同時にヘリポートもしくは救急部門で利用できるように準備を依頼する

バルーンの破損
1. 増強効果の消失が認められる（拡張期 10 mm の損失があるように警告音をセットする）
2. カテーテルをチェックする，もし血液が確認できればバルーンは破損している
3. 装置の正常なバルーン圧を評価，もしバルーンがヘリウムを維持できないなら波形が消失する。プラトー圧が減少するならば破損による漏れがある
4. 機械によるカテーテルの漏れが検出できればそれ自体を止めて，装置をスタンバイにしてカテーテルを 15 〜 30 分以内に交換する
5. 動脈血の逆流を防ぐために IABP カテーテルを遮断する
6. 装置から IABP を外して，抗凝固療法を中止する
7. 業者に連絡して新しい IABP のカテーテル挿入の準備をする

スメーカーの使用が含まれる。しかし，心拍数を増加させすぎないようにしなければならない。虚血状態の心筋をあまりに早い心拍数にすれば心筋傷害を来し得る。

頻拍（≧150）であるが正常血圧（収縮期＞100）にある胸痛患者に対して，治療は頻拍の原因となっている場所（上室性対心室性）と不整脈のタイプとに基づく。頻拍で不規則なリズムなら，血栓形成のリスクとなるバルブ機能の低下と血流停滞が起こるだろう。心房細動や多源性心房頻拍の新規発症では注意を払わなければならない。薬剤は心拍数の調整，洞調律への回復，抗凝固を目的に処方される。これらの投薬によって，脳卒中や他の合併症の原因となる複数の血栓の放出を起こすリズム変化を防ぐのに役立つ。適応があるなら，不整脈の原因となっている部位に対して有効な抗不整脈薬を投与する。頻拍患者に意識状態の変化や心原性ショックを示す徴候が認められるなら，迅速に生命危機を及ぼすリズムから回復させるために同期した電気ショックが必要になるだろう。

大動脈瘤と解離

大動脈は左鎖骨下動脈の分岐や分枝近傍に固定された靭帯にぶら下げられている。3層：内膜，中膜，外膜で構成されている。中膜は平滑筋と弾性組織とからなる。通常の老化はこの層の弾性の喪失と内膜の脆弱化の原因となる。慢性的な高血圧がある場合，そのような血管壁の異常が強くなる。患者によっては大動脈壁強度が減弱し，変性が早期に進行する先天的異常がある。マルファン症候群（Marfan syndrome）やエーラス・ダンロス症候群（Ehlers-Danlos syndrome）はこのような異常を引き起こす。

大動脈壁の内膜の破綻が起こると，高圧の血流が中膜内に流入する。解離の広さはこの破綻部位，中膜の病変の程度，および血圧に依存する。解離腔は大動脈を上行あるいは下行し，冠動脈（通常は右冠動脈），心嚢，あるいは胸腔にまで逆行性に拡大し得る。血圧コントロールは解離の拡大をコントロールする主な治療法である。他の治療法は，解離が上行大動脈にあるのか下行大動脈にあるのかによる。上行大動脈の解離は致死的となりやすい。

胸痛はもっとも一般的な訴えで，患者は，耐え難く，鋭い，引き裂かれるような，あるいは切り裂かれるような痛みと表現するだろう。患者が前胸部の疼痛とするなら，上行大動脈が含まれるだろう。頸部や下顎への放散は大動脈弓に解離が及んでいることに関係するだろう。また，肩甲骨の近くの痛みは下行大動脈の解離を示唆するだろう。心音の聴診では大動脈弁閉鎖不全を認識し得る。CHFや急性肺水腫は急速に進行し得る。心タンポナーデの進展に留意することが重要である。

この引き裂かれるような痛みは通常悪心・嘔吐，血の気の引くようなめまい，不安感，発汗を伴う。失神は頻繁ではないがそれが唯一の症状であることもある。意識状態の変化も起こることがある。

血圧は2通りの現れ方をする。

1. 低血圧は心膜腔への解離の進展とタンポナーデや大動脈破裂による血液量減少を示唆するだろう。
2. 高血圧は大動脈解離による内因性カテコールアミン放出を示唆するだろう。また，難治性の高血圧の持続は，解離が腎動脈に及んでいることを示唆するだろう。

上腕の血圧の左右差は大動脈の分枝（通常は鎖骨下）に解離が及んでいることを示唆する。片側の上腕の血圧低下は大動脈解離を示唆する。脳卒中，末梢神経障害，あるいは脊髄症状のような神経症状は大動脈の中枢側の分枝への解離の進展を示唆する。

病歴聴取や身体観察だけで大動脈解離を疑うかもしれないが，鑑別診断を確定するために検査が必要になる。

大動脈瘤と解離の診断

1. すべての胸痛患者の評価では可及的すみやかに12誘導心電図を記録すべきである。大動脈解離の患者の15％は虚血を示す。その部位はとくに右冠動脈（下壁）領域である。26％の患者では高血圧のための左室肥大が認められるが，31％は心電図異常を認めない。
2. 胸部X線は通常，胸痛のあるすべての患者で撮影する。12％は大動脈解離があっても正常である。臨床医に大動脈解離を想起させるかもしれない微妙な所見として縦隔拡大がある。
3. 断層心エコー検査では2つの方法で所見が得られる。経胸壁（大動脈弁閉鎖不全）あるいは胸部大動脈をよく観察できる経食道エコーである。
4. CT血管造影法（CTA）：大動脈解離を鑑別するための第一選択であるが，造影剤を使用しない場合には見逃されることがある。
5. 磁気共鳴映像法（MRI）は大動脈解離の画像を得るのに適している。しかし，患者の周囲の資器材がMRI対応のものでなければならない。また撮像に時間を要するので，患者が不安定なときには検査ができない。
6. 血管造影は診断と評価を行うための別の放射線科検査である。

大動脈解離の管理　一般に胸腔内で大動脈解離の進行が潜んでいるときでも，胸痛のプロトコールを用いることは安全である。酸素，静脈路確保，およびモニターの使用はルーチンである。手術を必要とする大動脈解離においてアスピリンのような抗血小板治療の使用は，問題を含むが禁忌ではない。心臓救急に対応できる病院への搬送が優先事項である。大動脈解離を疑うことと，それらの徴候と症状を院内のチームに伝えることは迅速な診断を容易にするだろう。

　大動脈解離でもっとも重篤な所見は大動脈破裂や心タンポナーデのため低血圧を呈する患者である。手術室への移送の間，晶質液の輸液で血圧維持を図る必要がある。心囊穿刺は，手術による修復がされるまで，わずかに心拍出量を改善することで患者に多くの時間を与えるかもしれない。

　血圧の高い患者では，心拍数と心収縮を減少させる目的でβ遮断薬を投与（とくにエスモロールの経静脈的投与）するのがもっとも一般的な管理方法であり，後負荷と前負荷を減らす目的でニトロプルシドと併用され得る。モルヒネの使用もまた，鎮痛の間に心臓の仕事量を減らすだろう。

心タンポナーデ

　ここまで，胸痛や胸部不快感の訴えに対してもっとも生命危機を及ぼす病態のいくつかをみてきた。その焦点は，胸痛と呼吸の仕事量の増加，あるいは胸痛とバイタルサインに異常のある患者の非常に具体的なイメージであった。胸痛や咳嗽，あるいは呼吸困難のあるまれなイベントの1つが心タンポナーデである。

　心タンポナーデは，心臓を包んでいる心囊内の液体貯留によって起こる。これは心臓を周りから圧迫する原因となり，その動きを制限し，閉塞性ショックの原因となる。心タンポナーデは外傷性損傷と考えられがちであるが，多くの内因性の疾患も原因となる。心囊内に貯留する液体は癌病変，浸出液，膿，ガス，血液，あるいはその組み合わせからなる。もっとも一般的な原因として，Merceらによると，30～60％が癌性，10～15％が尿毒症性，5～15％が特発性心膜炎，5～10％が感染症，5～10％が凝固異常，2～6％が膠原病，1～2％がドレスラー症候群（Dressler syndrome）や心膜切開後症候群であった。タンポナーデはいずれの心膜炎でも，その結果として起こり得る。限られたスペースへの急速な液体貯留は，ごく少量の液体であってもきわめて早期に徴候と症状をもたらす。容積として環境変化に適応したり代償するのに必要な時間をもつことができない。液体貯留が緩徐に進行する場合には適応することができ，多量の貯留で，ゆっくりと徴候と症状が出現する。

　一般的に心タンポナーデの症候には3つの要素がある。液体の貯留の速さと量と心臓の状態である。症状が進行すると，心嚢内の圧力の上昇が心臓を押し潰して，心室充満を妨げ，心拍出量が減少する。

　この心臓を押し潰している状態を反映した徴候と症状は，1935年にBeckが示した三徴（ベックの三徴）として記載されている。これらは，低血圧（低心拍出量），頸静脈怒張（高い右心圧），こもったような心音（心臓の外の液体）である。より微妙な（貯留が緩徐）場合では，患者は胸痛，咳嗽，呼吸困難を示すだろう。一方まれな場合として，患者の評価では頸静脈怒張やこもったような心音が認められるかもしれない。

　心タンポナーデを示唆する他の古典的な徴候と症状は以下である。

1. **奇脈**：収縮期血圧は通常，吸気時にわずかに低下する。タンポナーデによって心臓が圧排され始めると，この呼吸性変動が大きくなる。奇脈は，吸気時に脈が小さくなったり，触知不能になるときにみられる。吸気時の頸静脈怒張が顕著になるクスマウル徴候（Kussmaul's sign）もみられる場合がある。

    - クスマウル徴候も一見矛盾した所見である。確かに心臓が拍動しているのに脈が小さくなったり，触知しなくなる一方で，吸気時の心音聴取ではS_1がすべての心臓の拍動で聴取される。

2. **神経不安**：落ち着きのない体動が，普通でない表情，落ち着きのなさ，あるいは差し迫る死の感覚とともに観察されるだろう。このような異常な所見は心タンポナーデ患者の26％に存在すると池松は報告している。

心タンポナーデの診断

1. 心囊液が200～250 mL貯留すると，胸部単純X線では心陰影が大きくみえる。
2. 心電図では低振幅（低電圧）が認められる。

    - 心電図上の他の診断的徴候に電気的交互脈と呼ばれる所見がある。これは慢性の心タンポナーデにかなり特異的で，心囊液の急激な貯留ではまれな所見である。「心臓が揺れ動く現象（swinging heart phenomenon）」で，すべての誘導においてP，QRS，ST-T波の波形と振幅とが心臓の鼓動ごとに変化する。通常の心臓は収縮ごとに前後に揺れるが次の収縮の前に元の位置に戻る。心タンポナーデでは，心

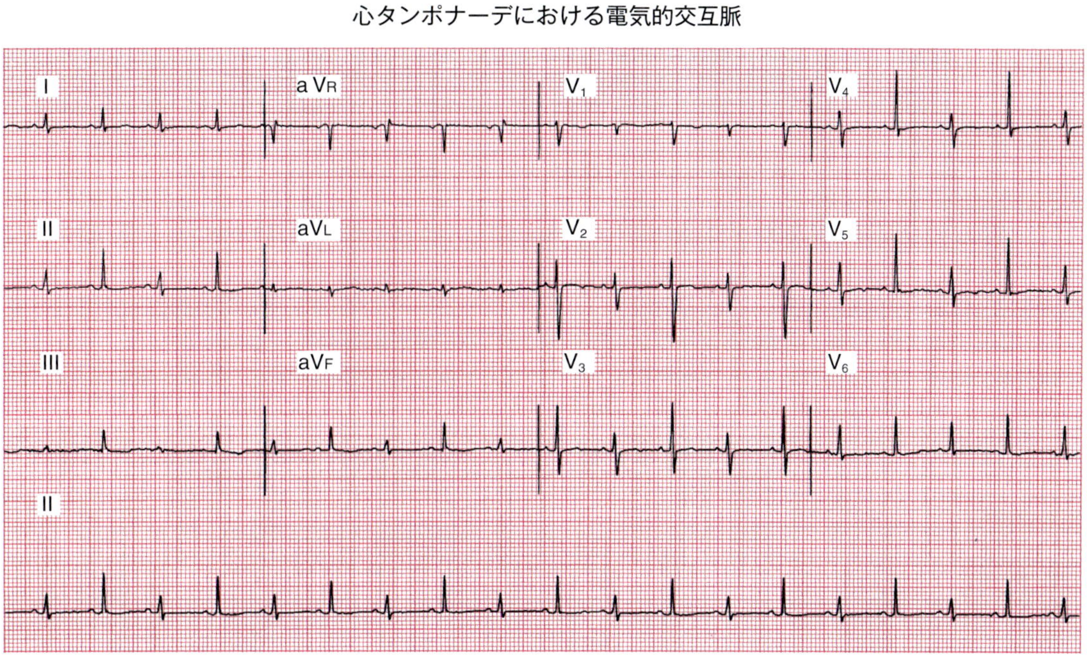

心タンポナーデにおける電気的交互脈

■図 5-7　心タンポナーデ。心嚢液貯留で心タンポナーデを呈する患者で電気的交互脈が発症し得る。P-QRS-T 軸における拍動ごとの転換に注意する。これは多量の心嚢液貯留による心臓の周期的な揺動運動によって引き起こされる。QRS の低電圧と洞性頻脈も存在する（Goldberger A：Clinical electrocardiography：a simplified approach, ed 7, St Louis, 2006, Mosby. より）

臓は重すぎて時間内に元の位置に戻れず，心電図の連続記録は心臓が本来の位置から 1 拍おきに外れるのを示している（図 5-7）。

3. 断層心エコー検査では，右室の虚脱とともに心嚢貯留液が認められる。
4. 血行力学モニターでは，右室圧と左室圧が等しくなることが示される。

心タンポナーデの管理　心タンポナーデの患者は胸痛と咳嗽を伴う呼吸困難を訴える。内因性の心タンポナーデの進行に対する危険因子の評価は，その疑いを診断へと前進させるに違いない。酸素投与，静脈路確保，およびモニター使用はルーチンである。12 誘導心電図も必要である。病院前から標準的な胸痛プロトコールに従うことが正しいものの，ショックの徴候があるときにはモルヒネと硝酸薬の投与を避けるようにする。

もし低血圧があるなら，閉塞性ショックに対し，初期には晶質液の輸液が右心充満に役立ち，心拍出量を改善するだろう。これによって，超音波ガイドによる心嚢穿刺が行われるまでの時間を稼ぐことができる。

図 5-8 は心嚢液を排液するのに用いられる心嚢穿刺を示し，手技 5-2 は心嚢穿刺の方法についての詳細を示す。臨床的に患者を改善させるのに十分な心嚢液を排液すべきである。タンポナーデが再発する場合には，手

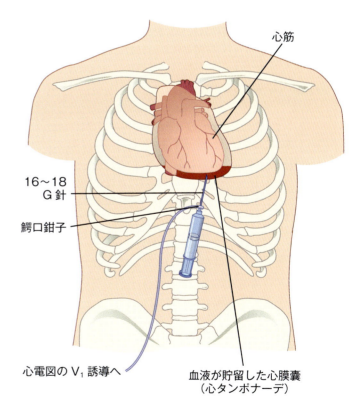

■図 5-8　心膜穿刺で心膜内の血液を除去する。（Black JM, Hokanson Hawks J：Medical-surgical nursing, ed 8, Philadelphia, 2009, Saunders. より）

手技 5-2　心嚢穿刺

概要

心タンポナーデは内因性疾患や外傷の結果で起こる。漿液血清の液の心嚢内への貯留は心嚢液と呼ばれている。血液でも滲出液でも心嚢内の液体の急激な貯留は心臓の外側が高圧環境となる。そして閉塞性ショックを引き起こす。心嚢液の緩徐な貯留は，その状態への適応により心拡大を伴う心肥大の状態にリモデリングが行われる。血行力学的破綻が起こる前にゆっくり心嚢内に1〜2Lの液体貯留することもある。外傷性心タンポナーデのための心嚢穿刺は15〜50 mLの血液除去をすることで救命可能となる。

適応
- 緊急：閉塞性ショックを伴った心タンポナーデ
- 待機的：心嚢液の検査のため

禁忌
- 緊急事態ではタンポナーデが存在すれば禁忌はない

準備/器具

クリティカルケアチームはプロトコールをもたなければならず，その範囲内でその手順に従って手技を行う。スキルスラボで雇用者により定期的にこの手技について再教育がなされ，再証明書が発行されるべきである。

- 小さなトレイ（10 × 10 cm ガーゼ，鰐口クリップとケーブル，三方活栓）
- 滅菌ドレープもしくはタオル
- 消毒
- 16 か 18 G の 7.6 cm の心臓針もしくは留置針
- 12 誘導心電図をベッドサイドで準備
- 準備ができれば超音波装置と超音波ジェル

手技

1. 剣状突起左側を確認。下位肋骨が胸骨外縁と剣状突起とに接合する部分である。皮膚を消毒
2. 16 もしくは 18 G，15.2 cm 以上の留置針に 20〜35 mL の空のシリンジを三方活栓に付ける。穿刺ガイドとして鰐口クリップを付けて心電図変化をみるか超音波装置を使う。両者を使うこともある
3. 1 で述べた剣状突起肋軟骨角の 1〜2 cm 下を穿刺する。方向を左肩甲骨に 45°の角度にして進める
4. もし針が進みすぎたら心電図で認められる極度の ST 変化もしくは広い QRS が認められる。これは心電図が施行前の状態に戻るまで針を引き抜かなければならない
5. 凝結しない血液（unclotted blood）* が心膜腔からシリンジに吸引される。可能な限り吸引する。15〜20 mL で症状が改善する。もし心電図で損傷電流のパターンが現れるのであれば，心筋に血液を除去した針が触れていることを意味する。針を少し抜き，吸引をつづける。もし損傷のパターンがつづくのであれば手技を中止する
6. 血液が除去されたら，カテーテルは内筒だけ抜き去り，外筒のみ残す。カテーテルは三方活栓を付け，次の出血に備えて固定する
7. 患者の閉塞性ショックは改善する

*心臓の働きが血液からフィブリンを除去するために凝血しない血性心嚢液は心膜から吸収され得る

技を繰り返さなければならない。そして三方活栓付のカテーテルが留置される。さらに排液が必要なら，外科へのコンサルトが求められる。

急性冠症候群

急性冠症候群（acute coronary syndrome；ACS）は，心筋への血流の減少を意味する病態群である。この病態群はしばしば典型的な粥状動脈硬化の病態を合併している。粥状動脈硬化の語源は，ギリシャ語「athero」（「薄い粥」や「ペースト」）と「sclerosis」（「硬さ」）に由来する。「薄い粥」や「ペースト」はこの場合，カルシウム，脂質と脂肪からできていて粥腫（プラーク）と呼ばれる。

粥腫が冠動脈の壁に付着し，それが血管内部を狭め，心筋への血流量（栄養や酸素を運ぶ）を減らす（図5-9）。粥腫は硬くなるかもしれないし，軟らかいままかもしれない。

冠動脈に粥状動脈硬化病変が出現すれば，冠動脈疾患（coronary artery disease；CAD）と呼ぶ。CAD の患者は ACS のリスクが増す。もっとも典型的な ACS は狭心症と AMI である。AMI はさらに **ST 上昇型心筋梗塞**（ST-segment elevation myocardial infarction；**STEMI**）と **非 ST 上昇型心筋梗塞**（non-ST-segment elevation myocardial infarction；**NSTEMI**）に分けられる。

狭心痛 狭心痛は文字どおり「胸痛」を意味し、粥腫のために狭窄した冠動脈からの不十分な血液供給によって起こる。**安定狭心痛**の痛みはたいてい運動やストレスで始まり、3〜5分、時には最長15分つづく。狭心痛は休息やニトログリセリンで軽快する。典型的ではない原因として冠動脈攣縮や、感染による動脈炎、低酸素、低血圧、頻脈、貧血など冠動脈に関係しない外因がある。このような外因のために狭心痛を訴える患者のほとんどはCADや狭心痛の既往がある。ACSの他の病態としてコカインやメタンフェタミンによって生じることがある。これらの薬物は心筋酸素需要を増やし、冠動脈攣縮

や解離を引き起こす。狭心痛は深刻な心疾患の徴候で、不安定化すればAMIに移行するかもしれない。**不安定狭心痛**は安静時に発生し、通常の狭心症より重症で、冠動脈攣縮によっても発生する。もし治療されなければ不安定狭心痛はAMIに移行する。

急性心筋梗塞 急性心筋梗塞（AMI）は冠動脈狭窄病変で凝血塊や血栓によって生じる。その冠動脈では粥腫が破綻し、そこに血小板凝集や血栓形成が起こり冠動脈が完全閉塞すると、心筋の虚血にさらされた細胞に壊死が始まる。これは心筋に永続的な傷害を与え、「心臓発作」と呼ばれることが多い。

すでに述べたようにAMIは2つのタイプ、STEMIとNSTEMIに分類される。どちらの診断も両者を分類するために12誘導心電図の記録と心電図診断が必要になる。その分類は特異的治療を行うためのカギとなる。ST上昇型心筋梗塞（図5-10）と非ST上昇型心筋梗塞は不整脈、心室細動のような致死性不整脈、あるいはCHFの原因となる。うっ血性心不全は急性肺水腫や心原性ショックと死亡の原因になることがある。左室の40％以上の梗塞は通常、左心不全や心原性ショックを来し、死亡率が高くなる。右室梗塞や虚血は下壁心筋梗塞患者の50％以下に起こり、通常は右心不全や低血圧の原因になる。胸痛に対して硝酸塩やモルヒネが投与されるとこれらの状態は悪化し得る。

特定の危険因子はACS発症のより大きなリスクとなる。より大きな危険因子とは、ACS発症の可能性が高

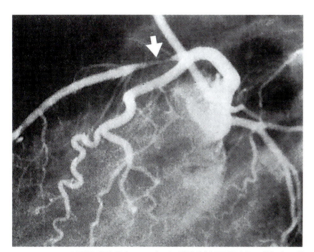

■図5-9　冠動脈造影では左冠動脈前下行枝の狭窄（矢印）を示している（Braunwald E：Heart disease：a textbook of cardiovascular medicine, ed 4, Philadelphia, 1992, Saunders. より）

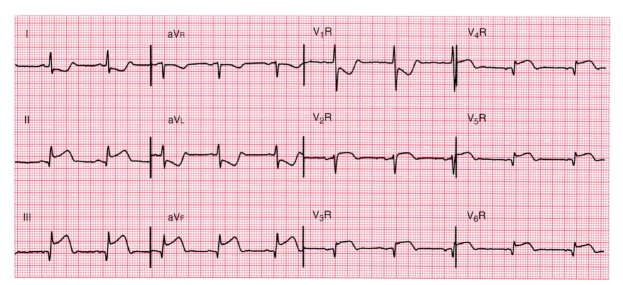

■図5-10　急性下壁心筋梗塞を伴う急性右室梗塞。I誘導とaVLの鏡像変化を伴うII誘導、III誘導、aVFと右前胸部誘導でのST上昇に注意する。II誘導より大きいIII誘導でのST上昇と右前胸部ST上昇は右冠動脈の近位例の閉塞に一致する。通常のV₁誘導（ここではV₂R誘導）でのST上昇およびV₂誘導でのST低下（ここではV₁R）の組み合わせは急性右室虚血または梗塞でも報告されている（Libby P, et al：Braunwald's heart disease：a textbook of cardiovascular medicine, ed 8, Philadelphia, 2008, Saunders. より）

くなるということである。いくつかの危険因子は改善できないが，できるものもある。

　改善できない危険因子には，年齢，性別，遺伝的要素が含まれる。年を取れば取るほど，CAD発症の可能性が高くなる。男性はより若い年齢でCADになり，ACSが原因で死亡しやすい。しかし，心臓病はとくに閉経後女性においても第1位の死因のままである。若い女性のエストロゲンはおそらく心臓を保護する効果をもつと考えられる。閉経後は，男性と女性のACS発生率は同等である。CADの家族歴はACSの発症リスクを上昇させ，ライフスタイルにも直接に関連しているだろう。もし両親がCADのリスクの高いライフスタイルを送っていたなら，子も同じように可能性が高くなる。

　改善可能な危険因子には，高血圧，喫煙，高コレステロール，糖尿病，肥満，ストレス，運動不足が含まれている。高血圧は米国心臓協会（the American Heart Association；AHA）によって140/90 mmHgを超えるものと定義されており，診断は容易で，通常は食事，運動，および薬剤で管理可能である。高血圧は，心臓に負荷をかけつづけ，しだいに心拡大と収縮不全の原因になる。喫煙はACS発症のリスクを増加させる。喫煙は米国において単独でもっとも予防可能な死亡の原因である。喫煙者の心臓発作のリスクは非喫煙者の2倍以上である。また，喫煙するACS患者はより死亡しやすい。タバコの煙中のニコチンと一酸化炭素は血中の酸素量を減らし，血管壁に傷害を与えて粥腫形成の原因となる。さらに，タバコの煙は血栓形成の契機にもなる。また喫煙はHDL（「善玉」）コレステロールを減らし，心疾患を促進する。たとえこれまで喫煙していたとしても，禁煙はACS発症のリスクを減らす。高コレステロールは，簡便に診断できて，食事，運動，薬剤で管理可能な問題である。果物や野菜に豊富で，脂肪や炭水化物に少ない，心臓に優しい食事はLDL（「悪玉」）コレステロールを減らす。糖尿病は心臓病のリスクを大いに高める。実際，ほとんどの糖尿病患者は何らかの心血管疾患で死亡する。この理由の1つには糖尿病では通常，HDL（「善玉」）コレステロール値が低くLDL（「悪玉」）コレステロール値が高いことに関係している。それはまた，血管自体にも影響を及ぼし，粥状動脈硬化を進行させる。多くの糖尿病患者は高血圧があり，リスクをさらに増やしている。肥満，ストレス，運動不足は粥状動脈硬化の進行を早め，ACS発症の可能性を増やす。

　医療従事者はACSや胸部不快感といったもっとも典型的な症状に対する通報を頻繁に受けている。ACSの効果的な治療は時間が非常に重要なので，その存在を早期に認識して，発症からすみやかに根本的な治療を行うことが重要である。早期の対処は心臓突然死や心筋傷害の可能性を減らし得る。簡潔に徴候と症状とを認識し，病歴聴取と身体観察を通じてACSの早期認識と診断を始める。

急性冠症候群の徴候と症状　ACSの古典的な徴候と症状は，胸部の真ん中で胸骨の裏に起こる突然発症の胸痛や圧迫感である。この痛みや圧迫感は首や下顎，左腕の下に放散するように感じられることがある。持続痛で通常は15分以上継続するといわれている。患者は，胸が万力でつかまれているような，あるいは象が胸の上に乗っているようで，息をすることが難しいような息切れも訴えるかもしれない。また，発汗，蒼白でまだらな冷たい皮膚，脱力，血の気の引くようなめまいのような徴候や症状があるかもしれない。悪心・嘔吐，死が間近に迫る感覚を訴えるかもしれない。ラ音や水泡音は，頸静脈怒張の有無にかかわらず，うっ血性心不全が発生していることを示唆する広範囲の梗塞を示唆する。

　これらACSの古典的な徴候と症状とがすべてが揃うかもしれないし，ごく少数だけが認められるかもしれない。高齢者，糖尿病患者，55歳以上の閉経後の女性は痛みや胸部不快感の訴えがないことがあり，代わりに突然発症の脱力感で発症することがある。女性はまた，胸部不快感の有無にかかわらず，息切れを訴えるかもしれない。悪心・嘔吐，背部や下顎の痛みもまた，女性に多い訴えである。高齢者，糖尿病患者，閉経後の女性におけるACSを脱力感の訴えで認識しなければ重大で生命危機を及ぼす結果を招くことになるだろう。

　胸部不快感の患者にはSAMPLER病歴とOPQRST（第1章の評価のための記憶法参照）を使って，アプローチをすることができる。OPQRST評価を使って始めてみよう。

- O—発症：胸部不快感が始まったとき，患者は何をしていたか。AMIの発症に激しい労作が伴う必要がないことを思い起こすべきである。実際には，ほとんどが安静時に起こる。不快感が，活動中またはストレスの多い状況下で突然始まった場合は，狭心症の既往についてさらに評価すべきである。緩徐な発症は心膜炎を示唆する可能性がある。重い物を持ち上げるか強い咳をした翌日に発症したときは胸壁の筋肉の関与（除外診断）を示唆することができる。
- P—改善と悪化：何が不快感を悪化，改善させるか。AMIの痛みは，通常は一定であり，労作によって

悪化するが，通常は，深呼吸や痛みの部位の触診で特定の姿勢や枕で胸部を支えることで軽快しない。不快感が休養，ニトログリセリンにより軽減される場合，ACSは狭心症かもしれない。そうではない場合，痛みや不快感は，不安定狭心症またはAMIの結果であり得る。痛みが触診や吸気に伴って悪化した場合，肺炎，気胸，心膜炎，またはPEが痛みや不快感の原因であるかもしれない。その場合，これらの徴候や症状のためのさらなる評価が必要である。

Q―性状：患者自身の言葉で不快感を記載する。痛みが鋭いか鈍いかを尋ねれば患者が感じたのとは異なり，患者は鋭いか鈍いかに限られた回答をするような誤りを起こす。心臓に関連する疼痛は圧迫されるような，押し潰されるような臓器痛の感覚を伴う。

R―放散：不快感が放散しているか。通常，ACSの不快感は首や顎や腕まで放散する。しかし，それはまた，背部や腹部，下肢へと放散するだろう。それは，どこでも放散する可能性がある。肩に感じる不快感は，胆嚢疾患や脾臓が関係し得る。大動脈解離の不快感は，古典的に背部をまっすぐに通って放散し，側腹部に落ち着くことがある。これらのタイプの不快感ではさらなる評価が必要となる。

S―程度（重症度）：患者に1は不快感の最小量，10は今まで感じた状態で最悪の痛みとして，1対10スケールで痛みを評価する。不快感の数値を得ることで，現在患者が経験している胸部不快感のスケールがどこにあるかわかる。行う処置が効果的であれば，その数値は下がるはずである。数値が上がれば，それは患者が処置に反応しておらず，おそらく悪化していることを示唆している。このスケールでは男女差がある。男性は，典型的には自身の不快感を女性よりも高い数値で評価する。このため，胸痛の治療開始時，男性は重症度が高いと考えられがちである。女性は不快感をあまり訴えないが，その代わりに，悪心，めまい，倦怠感，不安感などのAMIに関連する軽微な徴候および症状を訴えることがある。

T―時間経過（期間）：この不快感がどの程度持続していたか。血栓が原因である場合，冠動脈内の血栓溶解のために血栓溶解薬すなわち「クロットバスター」が必要になる。この決断は患者が決定的な治療法である心臓カテーテル検査が可能な胸痛のセンターにどれだけ近いかによる。血栓溶解薬の投与が有益である至適な時間は限られている。

救急隊員は患者を搬送する可能性のある周辺施設の医療資源について認識しておくべきである。循環器センターやSTEMIセンターはACS患者が専門治療のため迅速に転送されるべき施設として指定されている。現代の標準ケアでは，STEMI患者に対し24時間体制で緊急経皮的冠動脈形成術（percutaneous intervention；PCI）が施行できない病院への搬送を避けるようになっている。

OPQRST終了後，患者がACSかどうか，原因が狭心痛か，不安定狭心痛か，AMIなのかについてよく考慮されていなければならない。たとえば，患者が重い雪の雪かきをしていて突然胸部不快感が出現したと述べたとする。痛みは胸骨の裏側で持続し，頸部や下顎に放散し，腕にも広がる。まるで象が胸の上に座っているような圧迫を感じて呼吸困難がある。その痛みを表現すると10/10以上だという。痛みは約1時間つづき，安静やニトログリセリンで軽快しない。AMIの可能性がある。12誘導心電図を記録していなくても，また心筋マーカーを計測できなくても，現場における印象はAMIに至る。

重要なのは，古典的な症状がないからといって安心することはできない。たとえば，触診による胸や胸膜の圧痛や咳嗽の存在は痛みの原因を心原性でないと否定する根拠にならない。これらの患者に対しても慎重に扱い，年齢やリスクファクターによってACSの可能性を評価しなければならない。GERDや筋骨格の痛みのような他の診断は除外診断である。

さぁ，SAMPLERの病歴にOPQRSTの所見を加えてみよう。

S―徴候と症状：突然発症の脱力感，めまい，青白く冷たい湿潤した皮膚，差し迫った破滅感などの関連する徴候と症状に注意する。心室補助装置はカニューレ挿入部の皮膚障害，昼夜逆転，末期心不全に起こる，生活スタイルの変化に起因する意識や行動の変容や抑うつを引き起こす。安静やニトログリセリンで軽快しない不快感は重要で，不安定狭心痛やAMIを示唆する。

A―アレルギー：この患者はAMIのため他の薬剤と一緒にアスピリンを投与され得るため，いかなる薬剤に対するアレルギーについても知る必要がある。

M―薬剤：すべての薬剤（処方薬，ハーブ，一般用医薬品）に注意する。それらは，CADの過去の病歴や以前の心臓の状態を示していることがある。ニトログリセリン，アスピリン，コレステロール降下薬のような薬剤，ACE阻害薬，β遮断薬，カルシ

ウムチャネル遮断薬のような降圧薬，経口血糖降下薬などはすべてCADの可能性を考えるに十分であろう。患者が24〜36時間以内に勃起不全のためのいかなる薬剤（Viagra，Cialis，Levitraなど）を服薬していれば，硝酸薬の使用は避けなければならない。大幅に血圧を低下させることになるからである。

P—既往歴：患者は心疾患の既往があるか。家族に心疾患の既往があるか。患者はAMIの既往があるか。これまでに冠動脈バイパス術（coronary artery bypass graft；CABG）または冠動脈ステント留置を用いた経皮的冠動脈形成術（percutaneous transluminal coronary angioplasty；PTCA）の既往があるか。危険因子はあるか。これらはすべて診断に必要な質問である。

外科的に挿入された左室補助装置（left ventricular assistive devices；LVAD，図5-11）についても認識すべきである。この植え込み型の機械は末期心不全患者や心臓移植の待機患者に使用される。右室補助装置（right ventricular assistive devices；RVAD）や両心室補助装置（biventricular assistive devices；BiVAD）を付けている患者もいる。これらは，移植までの「橋渡し」であったり，心臓手術や重症心不全のある患者を助けるものである。これらの装置が移植に代わる治療として永続的に使用できるかを検討する臨床試験が行われている。

L—最終食事摂取（いつ何を）：これは胃が充満していることを示唆し，嘔吐のリスクが増加する。

E—直前の出来事：どんなイベントが911通報するに至ったか。患者は身体活動，高いストレスの状況で従事していたか。または，不快感とともに眠りから覚めたか。コカインやメタンフェタミンを使用していたか。（PEを示唆する）国際線や全米を車で横断するなどの長時間活動しない状況にあったか。

R—危険因子：修正可能や修正不可能と説明されている疾患の進展に対する危険因子。以前のエピソードが患者にある場合，今回のイベントと過去のプレゼンテーションを比べているか。

継続的な身体評価には，基本的なバイタルサイン，主訴に関係する部位の継続的な評価を含める。基本的なバイタルサインおよびモニターの適用はルーチンとしておくべきである。

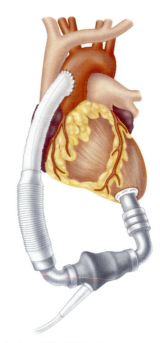

■図5-11 左心室補助装置（LVAD）。HeartMate Ⅱは小さな接続流ポンプである。脱血カニューレは，心尖部に接続され，送血カニューレは，上行大動脈に接続されている（Cleveland Clinic：Current clinical medicine 2009, ed 1, Philadelphia, 2008, Saunders. より）

急性冠症候群の診断 パルスオキシメトリは，息切れの訴え，呼吸仕事量の増加，頻呼吸，95％未満の酸素飽和度によって定義される低酸素症の存在に対してモニタリングされなければならない。ACSで酸素を投与することは優先度が高く，また結果を改善すると知られるいくつかの対処の1つである。これは，パルスオキシメータの解釈を得るために遅れてはならない。パルスオキシメータに表示されることはリアルタイムではないため，酸素を投与することはオキシメータで表示される数値に対して即効性をもち得ない。酸素を必要とする低酸素患者で酸素投与を遅らせることは決して推奨されない。

12誘導心電図 12誘導の機能をもつ心電図モニターは，ACSが疑われるすべての患者に対し，虚血を疑って薬物投与（ニトログリセリンやモルヒネ）する前に装着すべきである。12誘導心電図は虚血性の胸部不快感を訴える患者すべてで即座に記録されるべきである。STEMIであれば，STEMIアラートを発して，その地域あるいは組織内部の指針に沿って患者を搬送する。現場での活動時間を短くするために搬送途上で薬剤投与を行える。現場での活動時間の延長は治療や再灌流療法までの時間を延長させるだけで有益なことはほとんどない。

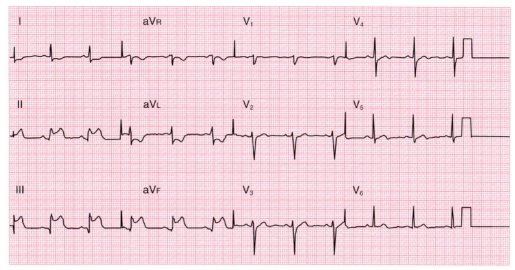

■図 5-12 （Aehlert B：ECG made easy, ed 3, St Louis, 2006, Mosby. より）

12誘導心電図の急性所見の解釈の訓練と搬入前に搬送先施設に連絡することは，血栓溶解療法の適応になり得る患者の患者到着から血栓溶解薬投与までの時間（door-to-drug time）を短縮させることができる。さらにACS患者を12誘導心電図の所見に基づいて3つに分類することで，その重症度や合併症予測に加え治療の選択を可能にする。

STEMIや新規に出現した左脚ブロック患者は，ACSの重大な合併症を起こすもっとも大きなリスクがあり，再灌流療法の適応について評価されなければならない。梗塞よりも虚血を示唆するST低下がある患者には，早期の再灌流療法に適さないハイリスク群の不安定狭心症患者が含まれる。結局，12誘導心電図が正常であってもACSを疑う病歴がある患者では，NSTEMIであったりSTEMIに進展し得る。これらの患者は，経時的な心電図記録と評価の繰り返しが必要であり，積極的に早期の内科的治療が行われるべきである。

心筋の虚血や傷害が発生している領域を理解することや標準的治療に関連した予測し得る合併症について理解することは，もっとも適切な治療を提供する能力を高める。たとえば，Ⅱ，Ⅲ，aVFのST上昇で示される下壁梗塞患者では右室梗塞を疑うべきである。下壁梗塞患者では，右側胸部誘導の心電図を，心電図の胸部誘導を使用し胸部の左側から右側にして記録すべきである。V_4Rで1mm以上のST上昇を認めれば，右室梗塞が示唆される。急性右室梗塞患者では心拍出量の維持が右室充填圧の維持に依存する。前負荷を減らす薬剤—すなわち，硝酸薬，利尿薬，あるいはその他の血管拡張薬（モルヒネ，ACE阻害薬）の投与は重症な低血圧を引き起こし得るので避けるべきである。この低血圧は大量輸液で治療すべきであり，ニトログリセリンの投与前に静脈路を確保するのが当然である。ニトログリセリン投与を行うが，右室梗塞について理解していない，基本的処置のみが行えるEMTは，このような血圧の急激な低下を引き起こすであろう。このようなことは，12誘導心電図を含めたALSの訓練の必要性を再確認するものである（図5-12）。

ACSが疑われる患者の評価の早期に，主訴に関連する部分に焦点を絞って身体観察が行われるべきである。呼吸音の聴診ではラ音や連続性雑音を認めるかどうかを評価すべきである。湿性ラ音は左心不全や心原性ショックを示唆する急性肺水腫の結果であろう。ピンク泡沫状痰を伴う咳嗽もまた急性肺水腫の根拠となり得る。

患者が咳をしているならば，普段咳をしているのだろうか。もしそうであれば，なぜか。COPDの病歴はあるか。普段咳をしているのであれば，喀痰を伴うか。喀出痰の量や色は典型的か。COPDや肺炎患者では喀痰を伴う咳をするので，これが普段と違わないのであれば，聴取した内容が患者にとって新しい症状かどうかを判断する材料にはならない。もし右心不全が左心不全の結果として発生していれば，頸静脈怒張と足背浮腫を認めるだろう。胸部の視診でペースメーカー挿入や開心術を示唆する瘢痕を認めればそれは重要な所見であるうえ，ACSの診断の補強になる。評価を完了すれば，ACSのの診断がなされて，ACSの病型ごとの特異的治療を開始できる。

急性冠症候群の管理 救急隊員として，ACSが疑われる患者に以下のようなケアができるようにすべきである。12誘導心電図を解釈してリスクを層別化するまで，

ACSの初期対応は通常の病院前ケアと同様である。典型的な記憶法であるMONAは，救急現場でひとたびACSの印象があると決断された際に必要な対処について記憶するためにしばしば用いられる。MONAとはモルヒネ，酸素，ニトログリセリン，アスピリンをさす。特定の治療の順序や重要性を示すものではない。酸素とアスピリンはACSによる生存率を改善することが知られている唯一の病院前で行われる投薬である。ニトログリセリンは，先に解説したように，右室に虚血が及んでいなければ，一般にACSの基本的治療として受け入れられている。モルヒネの使用は最近の研究で疑問が呈されている。メディカルディレクターとともに，投薬に関する地域のプロトコールを見直しておく必要がある。以下のプロトコールが典型例である。

- アスピリンの非腸溶剤162〜325 mg（2〜4錠の小児用アスピリン）をACSの徴候出現初期に噛ませるか飲み込ませるべきである。ASAに対するアレルギーがないか，最近の出血性潰瘍の病歴がないか，喘息発作がないかを確認する。喘息患者では，アスピリン喘息（aspirin-induced asthma；AIA）として知られる状態に至ることがある。アスピリン投与により徐々に進行し，より大きな，しかし治療が困難な喘息発作に発展する。ACSにおける早期のアスピリン投与はいくつかの臨床試験で死亡率の減少に関係することが示されており，禁忌がなければ可能な限り早期に投与すべきである。AHAは救急指令員が救急隊到着前にアスピリン内服をさせることを推奨している。アスピリン坐薬（300 mg）は安全で，悪心・嘔吐，あるいは上部消化管に障害のある患者への使用が考慮される。
- 酸素は，初期には鼻カニューレ4 L/分で十分である。酸素投与は虚血組織への酸素供給を増やす。低酸素の徴候があれば，非再呼吸式のマスク10〜15 L/分で酸素投与すべきである。息切れが重症であったり，左心不全に続発するAPEがある場合，NPPV（CPAPまたはBiPAP®）を使用するかあるいは，少なくともバッグバルブマスクで陽圧換気をして酸素投与すべきである。
- ニトログリセリンは0.4 mg錠またはスプレーで舌下投与される。収縮期血圧が90 mmHg以上である限りは，3〜5分おきに3回まで繰り返し投与できる。血圧が90 mmHg以上の場合，メディカルコントロールのもとでの4回以上のニトログリセリン投与は適切と考えられている。ニトログリセリンは前負荷や心筋酸素消費の減少によって虚血性の痛みを減らし，冠動脈を拡張させ側副血行を増加させる。ニトログリセリンは，ACSの患者，ST上昇あるいは低下のある患者や，左室不全（急性肺水腫またはうっ血性心不全）を含むAMIの併発症の患者に投与すべきである。右室梗塞患者では，十分な前負荷が必要なため，これらの患者には細心の注意を要する。ニトログリセリンは，低血圧，極端な徐拍または頻拍の患者に投与すべきではない。24〜36時間以内に，勃起不全薬であるホスホジエステラーゼ阻害薬（Viagra，Cialis，Levitra）を内服した患者には投与してはならない。ニトログリセリンはすでに血管拡張している患者において血圧を低下させる。ニトログリセリンが投与されたら，頭痛，血圧低下，失神，頻拍に注意しなければならない。投与中は，坐位または臥位をとるべきである。ニトログリセリン持続点滴は，弱い痛みのコントロールと血圧のコントロールを目的に，10 μg/分で開始する。痛みが消失するまで3〜5分おきに10 μgずつ増量する。血圧に注意する。頻回に血圧をモニターできないと，ニトログリセリン点滴静脈内投与は危険な血圧低下につながることがある。

不整脈と12誘導心電図の評価ができる高次のEMSは以下を行うことができる。

- 輸液と投薬経路として生理食塩液で静脈路を確保する。ニトログリセリン投与後の低血圧では，右室充満圧を上昇させるために急速輸液を行うべきである。いくつかのプロトコールでは，1〜2Lの輸液で500 mLずつ急速輸液することを要求しており，500 mLの投与ごとに血圧と肺野の聴診をする。左心不全に続発する急性肺水腫がある場合には輸液は避けるべきであり，ポンプ機能を改善させるためにドパミンなどの薬剤投与を行うべきである。
- STEMI患者でニトログリセリンによって軽減されない不快感に対してモルヒネ（2〜8 mg静脈内）投与を考慮する。不快感が酸素とニトログリセリンによって軽減されないNSTEMI患者では，モルヒネを1回1〜5 mgで投与する。血圧の低下に注意が必要である。とくに体液減少や右室梗塞が明らかな場合に注意が必要である。呼吸抑制が起こり得るので，ナロキソンを使用できるように準備すべきである。患者にモルヒネに対するアレルギーがある場合，他の鎮痛薬が選択肢になる。フェンタニルは，モルヒネより血圧に対する効果が少ない，短時間作用型オピオイド系として選択肢となる。メディカルディレクターとともに確認

を行う。また、これらの薬剤の使用に関する行政上の活動範囲の確認を行う。

12誘導心電図で虚血や心筋傷害を示唆する急性変化を認めれば、さらに以下のような治療が必要になる。

- ヘパリン静脈内投与（STEMIにおいて血栓溶解療法の付加として用いられる場合）：最新のガイドライン推奨では60単位/kgの静脈内投与とその後12単位/kg/時の持続点滴が求められている。ほとんどの地上の救急隊は持続点滴を行わない一方、病歴と12誘導心電図で確認されたSTEMIに対しては静脈内投与を行うこともある。このような処置が適切かは、その地域のプロトコール、医師であるメディカルディレクターの関与、およびその地域の活動範囲によって決まるであろう。
- 線溶療法を受けない患者では、β遮断薬経静脈投与が梗塞の大きさと死亡率を減らすと報告されている。さらに心室性期外収縮や心室細動の発生率も減らすとされる。β遮断薬経静脈投与は線溶療法を受けている患者において梗塞後の虚血と非致死性AMIを減少させる。β遮断薬経静脈投与はNSTEMIに対しても効果的である。

最近の研究はβ遮断薬が48時間以内の心原性ショックの発生率を増加させることを示唆しており、ACS患者にルーチンでβ遮断薬を投与するより、高血圧や頻拍患者に対して使用することを一部の医師は勧めている。β遮断薬の禁忌は、中等度から重症の左心不全と肺水腫、徐拍、低血圧、末梢循環不全の徴候、2度または3度房室ブロック、喘息である。メトプロロール、アテノロール、プロプラノロール、エスモロールとラベタロールが用いられており、パラメディックは地域のプロトコールに従わなければならない。心拍数と血圧が十分保たれていることを確認するため、投与中はバイタルサインを確認すべきである。ひとたび不快感が軽減されると、カテコールアミン放出が止まる。もしβ遮断薬経静脈投与が行われていたならば、患者は低血圧になり、状態が悪化するかもしれない。大量輸液で治療する準備をしておく必要がある。このような治療が適切かは、その地域のプロトコール、医師であるメディカルディレクターの関与、およびその地域の活動範囲によって決まるであろう。

禁忌のないSTEMI患者に対して病院外での血栓溶解薬投与は発症後6時間以内が妥当である。この処置には、プロトコールの厳守、12誘導心電図の記録と評価、

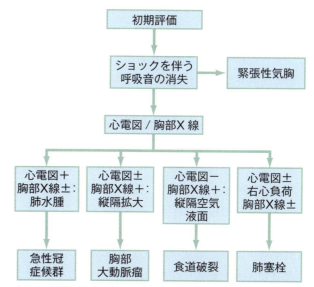

■図5-13　病院内での胸痛の超緊急診断（Marx JA, Hockberger RS, Walls RM, et al：Rosen's emergency medicine：concepts and clinical practice, ed 7, 2010, Mosby. より）

ACLSの経験、搬送先病院との意思疎通、およびSTEMIの管理経験のあるメディカルディレクターの存在が求められる。血栓溶解薬が使われたすべての救急要請事案の連続的な質向上のプロセスが求められる。ほとんどのEMSでは、12誘導心電図による早期診断、血栓溶解療法のためのチェックリストのチェック、初期に用いる薬剤の投与、および搬送先医療機関のカテーテル室への先行連絡を行うのに十分な搬送時間がある。動脈瘤を示唆する縦隔拡大を確認するために必要な胸部単純X線画像が得られないことは、病院前で血栓溶解薬投与を考慮しない理由になっている。

胸部不快感の訴えや非典型的なACSの関連徴候を示すすべての患者では、まずACSの評価がなされるべきである。初期評価の後、ACSの可能性が低ければ、他の鑑別を進めなければならない（図5-13）。

■ 胸痛患者の重要な所見

病歴、身体観察、および12誘導心電図によって80〜90％の胸痛の診断が可能である。患者が明らかな息切れやショックの徴候を伴って痛みを訴えていれば、プライマリサーベイにおいて初期に示唆される生命危機を及ぼす胸痛の原因を、ここまでで特定している。

安定している患者に対しては、あるいは頻度は少ないが主要な徴候や症状の原因となるような病態に対して、詳細な病歴と二次観察が役立つだろう。病歴をとるとき、鑑別診断を狭めるのに役立つであろう重要所見がいくつ

かある。

1. 痛みの特徴：押し潰されるような，あるいは重苦しいような痛みは引き裂かれるような痛みと比較して，胸部大動脈瘤よりも ACS を考えさせる。鋭い痛みは，PE，気胸，あるいは筋骨格系の原因由来とされる。胸やけや消化不良の訴えは胃腸症状を想起させる。
2. 活動時の痛み：労作時の痛みは通常 ACS を示唆する。安静時であれば心筋梗塞が示唆される。突然発症の痛みは通常，大動脈解離，肺塞栓，あるいは気胸を示す。食後の痛みは胃腸の問題を示唆するだろう。
3. 1〜10段階の疼痛スケール：現在では世界共通になっている。評価と処置の早い段階からこの情報を得るべきである。処置に関連する評価を進めながら，痛みの発現とピークについても記載されるべきである。
4. 痛みの場所：小さく限局した痛みは通常，体性痛である（患者が 1 本の指で示すことができ放散しない）。一方，内臓痛は，場所を特定することが難しい（患者は手で胸に円を描き放散痛について話す）。末梢の胸壁痛は通常，心原性でない。
5. 放散痛：背部への放散は大動脈解離や胃腸が原因であることを示唆するだろう。背中の肩甲骨の近くで，頚部に放散する痛みは，同様に，大動脈解離を示唆。下壁梗塞は，胸背部の痛みとなるかもしれない。下顎，上腕，あるいは頚部への放散は通常，虚血性心疾患を示す。
6. 痛みの持続：あまりに短い（測ると数秒）の痛みは心原性であることはまれである。突然発症で，発症時にもっとも強い痛みは多くの場合，大動脈解離である。労作で始まり安静で軽快する場合は心筋虚血であろう。一定で，何日もつづく痛みは，一般に生命危機を及ぼさない。一方，断続的で変動する痛みはより重大である。
7. 増悪と寛解：労作で増悪し，安静で軽快する痛みは通常，冠動脈領域の虚血である。食事に関連した痛みは，胃腸の問題と関係している。深呼吸または咳で増悪する痛みは通常，肺，心膜，あるいは筋骨格系の問題と関連する。
8. 胸痛に伴う関連症状。
   - 発汗：重大な原因または内臓痛
   - 喀血：PE
   - 失神または失神前状態：心血管疾患または PE
   - 呼吸困難：心血管疾患または呼吸器疾患
   - 悪心・嘔吐：心血管疾患または胃腸の原因

生命危機を及ぼさない（緊急）胸痛の原因

まず，胸痛の原因や生命危機を及ぼす胸痛の臨床的徴候と症状とを検討し，次に二次観察，病歴，診断的検査に着目して評価を継続することは患者の主訴の他の原因を見出すことを可能にする。

不安定狭心症，冠攣縮，プリンツメタル型狭心症（Prinzmetal's angina），コカインによる胸痛，感染（心筋炎，心膜炎），気胸（第 3 章参照），そして食道損傷，胆嚢炎，あるいは膵炎などの消化器疾患を含めた緊急性のある診断がこれに含まれる。

■ 不安定狭心症

安静時あるいは夜間に目が覚めるような胸部不快感で，持続する（15 分以上つづく）胸部不快感は不安定狭心症の特徴である。患者はここ数日間で継続時間と強さが増していると表現する。粥腫の破綻のような，より重大な合併症のリスクがある。不安定狭心症の患者は NSTEMI のことがあるので注意を払う必要がある。不安定狭心症の患者は心筋生化学マーカー（心筋逸脱酵素）の上昇がない。

不安定狭心症の患者は胸痛（病歴も同様に）を訴えるが，心電図は虚血や一過性虚血性変化を示すだろう。注意深い観察と循環器医へのコンサルトが必要である。

■ 冠攣縮あるいはプリンツメタル型狭心症

冠攣縮は異型狭心症としても知られている。患者は安静時に冠動脈の攣縮が起こり動脈硬化性粥腫病変がなくても心筋虚血が起こり得る。この胸痛は安静や硝酸薬で軽快するだろう。心電図変化は AMI のように ST 上昇が認められる。

冠攣縮は時折 STEMI との鑑別が困難なため，標準的な分類，トリアージ，および治療を行うべきである。

■ コカインによる胸痛

コカインあるいは「クラック」はさまざまな形態で身体に取り込まれ，心臓にとって危険な影響があることは十分に立証されている。心毒性は心拍の上昇や心筋収縮（β 作用）の直接作用を引き起こす。ほかに冠動脈血液量の減少，攣縮の高いリスク（α 作用）がある。

最終的には，心臓がコカインの β 作用により心筋酸素

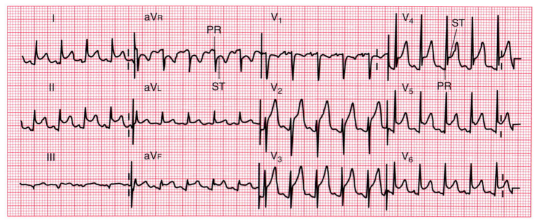

■図 5-14　急性心膜炎患者の 12 誘導心電図。広範囲の ST-T 変化と aVR 誘導での PR 上昇と II, aVF, 前胸部誘導での PR 低下を認める（Goldman L, Ausiello D：Cecil textbook of medicine, ed 23, Philadelphia, 2007, Saunders. より）

需要の増大が引き起こされ，α作用のため需要に追いつかなくなる。

コカインによる不整脈と高血圧の最初の治療は，通常，中枢神経系や心血管系のコカインによる影響を抑えるベンゾジアゼピン系である。コカイン使用後の胸痛を訴える患者のほとんどは心電図変化のない一過性の症状である。まれに，ACS や AMI があるが通常，喫煙のような他のリスクをもっている。ベンゾジアゼピン系は通常のACS の治療プロトコールにも加えるべきである。コカインに関係するリスクを考慮して，血栓溶解薬の使用は高リスクと考えられる。β遮断薬は禁忌である。α作用に拮抗しない結果，危険な高血圧状態を促す。心に留めるべきは慢性のコカイン / クラック常用者もまた動脈硬化性疾患を助長し，通常よりも若年で ACS のリスクをもつことだろう。

■ 感染に伴う胸痛

心膜炎

心膜炎は心膜あるいは心嚢の炎症である。心膜炎には 48 時間以内に起こる急性と，それ以上の経過でしばしば再発する慢性とがある。通常，ウイルスが原因であるが，リウマチ性心疾患，結核，白血病，AIDS，あるいは癌が原因のこともある。しばしば原因不明のことがある。心膜炎の不快感は ACS とは異なる。それはしばしば数日間以上かけて徐々に強くなる鈍痛と表現される。患者は臥位になるのが困難で身体をかがめるか睡眠中呼吸をしやすくするため（夜間呼吸困難のため）枕を支えにすることがある。痛みは吸気で増強することがある。肺に問題なく，初期には頸静脈怒張や足背浮腫を伴わない。他の症状は，発熱，虚弱，倦怠感，不快感，そして心膜摩擦音がある。心膜炎で心囊液貯留が進行すると，心膜摩擦音や奇脈が認められることもある。胸部単純 X 線では心囊液のため心拡大を示し，12 誘導心電図ではほぼ全誘導で ST 上昇を認めることがある（図 5-14）。採血検査では血沈の亢進，間接的に炎症を示唆する検査項目の隔離，感染による白血球数の上昇が認められることがある。

管理は鎮痛薬や NSAIDs で症状を軽減させることである。コルチコステロイドと抗菌薬も処方されるが，原因が明らかになるまでは病院前や救急部門ではじめは投与されない。心膜炎の患者は心タンポナーデのような危険な合併症があるので観察が必要である。

心筋炎

心臓の心筋層の炎症が拡張型心筋症の病態と考えられている。臨床的に診断されることは少ないが，この炎症は通常夏期にウイルス感染（コクサッキー B エンテロウイルス，アデノウイルス）が原因となる。1/3 ルールがこの疾患の予後に当てはまる。1/3 は合併症なく治癒し，1/3 は慢性の心機能障害をもち，残りの 1/3 は心移植を必要とする慢性心不全となるか死亡する。

患者は発熱，倦怠感，筋肉痛，嘔吐，下痢などのインフルエンザに似た症状を訴える。心筋炎の徴候は発熱，頻拍，頻呼吸がつづいてみられ 12％が胸痛を訴える。心電図は低電位で，QT 延長，房室ブロック，あるいは AMI 様の変化を伴う。心筋逸脱酵素は通常，血沈の亢進とともに上昇する。

心筋炎はうっ血性心不全を合併した AMI のようであるが，一般に年齢は若く（35 歳以下）心臓疾患の危険

因子をもっていない。カテーテル検査では，冠動脈閉塞は認められない。治療は保存的であるが，重症例では心移植の待機リストに登録される。

■ 気胸

胸部不快感の他の原因には気胸がある。気胸は肺のブレブの破裂により臓側胸膜と壁側胸膜の間に肺から漏れた空気が貯留して起こる。呼吸を繰り返すことで空気がさらに貯留し，肺は虚脱する。気胸はマルファン症候群のような結合組織病や背の高い痩せた男性に自然に発生する。これらの人は圧外傷や他の胸部外傷によっても気胸を生じる。COPDや嚢胞性線維症，あるいは癌のような疾患でも気胸は起こり得る。肺炎のような急性の肺感染症や結核のような慢性の肺感染症でも気胸は起こり得る。気胸のもっとも危険なものは緊張性気胸で，すぐに緊急対処が必要となる。

気胸の病歴では，気胸の原因に関連した病歴に加えて，患者は肺が胸壁から引き離されるような突然の裂ける感覚を実際にもつ。引きつづいて，しばしば突然の息切れや呼吸時に増強する鋭い痛みになる。有意な気胸の場合，患側の呼吸音は減弱し乾性咳嗽が出現する。低酸素も気胸で起こり得る。治療は鼻カニューレまたはマスクによる酸素投与で正常に近い酸素飽和度を維持する。補助換気は通常必要としないし病態を悪化させる可能性があり，緊張性気胸の発生確率が上昇する。小さな気胸は自然に閉じるので，保存的に経過観察を行うのみである。有意な気胸は問題解決のため，チェストチューブ挿入を必要とする。

■ 胸部不快感を引き起こす腹腔内の原因

胆嚢炎

胸腔に近接しているので，消化器の問題も胸部不快感の原因となり得る。胆嚢炎，膵炎，食道裂傷などは医療従事者の直接の対応が必要となる緊急事態となり得る。

胆嚢炎は胆嚢の炎症で，しばしば胆管閉塞により胆嚢壁に感染や炎症を起こす。胆嚢炎による痛みは通常，右季肋部に限局するが，肩に放散することがある。痛みは鋭く疝痛である。しばしば脂っこい食事を摂取した後に起こる。痛みは突然くるので発作としてみなされることが多い。発熱は認めることも認めないこともあり，発作が急性の場合発熱はなく慢性のときは発熱を認める。悪心・嘔吐は一般的な徴候と症状である。血液検査では肝機能と白血球の上昇を認めるだろう。

治療は胆嚢摘出を必要とし，それまでは支持療法を行う。十分な補液を行いながら，悪心と疼痛の軽減を優先する。手術前に広域抗菌薬を静脈内投与する。

膵炎

膵炎は膵臓の急性炎症で，しばしば胆石や過度のアルコール摂取が原因となる。いくつかの一般的な薬剤もまた原因となり得る。ある種のAIDS薬，フロセミドやヒドロクロロチアジドのような利尿薬，L-アスパラギナーゼやアザチオプリンのような化学療法薬が含まれる。エストロゲン補充療法も血中の中性脂肪濃度を上昇させるために，膵炎の原因になり得る。膵炎の初期の合併症はサードスペースへの体液漏出によるショックと脱水，低カルシウム血症，高血糖である。痛みのため呼吸が浅くなり無気肺となり，しばしば呼吸の障害も併発する。ある程度の胸水貯留や肺炎は，膵酵素が直接肺を傷害したり，サードスペースから漏出してきて傷害を起こすことによって生じる。

膵炎では左下1/4の腹痛，正常値3倍以上の血清アミラーゼやリパーゼの上昇，有意なCT所見が認められる。

膵炎の治療はその重症度による。原則はオピオイド系による疼痛コントロール，悪心のコントロール，および輸液が含まれる。栄養のための経鼻胃管は膵分泌刺激を避けるため有用である。感染の徴候があれば抗菌薬の経静脈投与を始める。

食道裂傷

マロリー・ワイス症候群（Mallory-Weiss tear）は通常，激しい嘔吐後にみられる。裂傷は食道胃接合部，あるいは胃に約1〜4 cmの長さで起こる。消化管出血を認めることがあるが，通常は重症ではない。

胸痛を起こす他の上部消化管疾患には食道痙攣，逆流性食道炎，胃十二指腸潰瘍，胆疝痛がある。これらについては第7章に記載されている。

■ 非緊急の胸痛の原因

いくつかの胸部不快感の原因は，緊急性はなく生命危機を及ぼすものではない。これらの原因は系統的に検討する価値がある。ほとんどが原因や痛みの表現で区別することができる。治療は支持療法で，痛みの原因をみつけることは救急車内ではルーチンとしない。

ひとたび重大な生命危機を及ぼす疾患が否定されれば，診断検査は救急部門から帰宅するために行われる。

■ 胸痛を引き起こす神経学的原因

胸部不快感の神経学的原因に胸郭出口症候群，帯状疱疹，ヘルペス後神経痛があげられる。

胸郭出口症候群

胸郭出口症候群は腕神経叢（首から腕にかけての神経）および／または鎖骨下静脈あるいは動脈が胸部，背部，頸部の筋肉系によって圧迫を伴う。圧迫時には，これらの神経が胸部不快感を起こす。体位によってしばしば胸部不快感が変化するのがACSとの違いである。

胸郭出口症候群になりやすい2つのグループは交通事故による頸部外傷と長時間不自然な姿勢でコンピューターを使う人たちである。若いスポーツ選手（水泳，バレーボール，野球投手）と音楽家もまた胸郭出口症候群に罹患し得るがまれである。

C8とT1の神経根は尺骨神経領域（前腕）で痛みや刺痛が出現するなど影響を受けやすい。あるいはC5，C6，C7の神経根の痛みは頸部，耳，胸上部，上背部，上腕外側に出現する。

胸郭出口症候群の診断に至る身体観察法の1つはEAST検査（elevated arm stress test）と呼ばれている。患者に坐位で肘を90°に保ったままで腕を90°上げさせる。

肩をうしろにしたままで，患者に症状を聞きながら約3分間ゆっくりと手を握ったり開いたりさせる。疲労以外の訴えがなければ陰性である。陽性は患側肢の重苦しさ，徐々に起こる手のしびれ，腕や肩からの疼痛の進行である。患者が痛みのため手を落とすことはまれではない。患側の腕，手は循環変化も認め得る。

しばしばストレッチ，姿勢の矯正，理学療法，マッサージ，カイロプラクティックなどのケアは胸郭出口症候群の痛みに有効である。コルチゾンとボトックス®の注射は治療期間中の症状を軽減する可能性がある。しかし，回復過程は長期間かかり数日程度姿勢が悪いだけで再燃しやすい。6～12カ月の治療で痛みが改善しないときには約10～15％の患者で外科的減圧術が行われる。

帯状疱疹

水痘帯状疱疹ウイルス（varicella-zoster virus）は水痘と帯状疱疹の原因ウイルスであるが，帯状疱疹の原因としても知られている（このことについてより情報が必要であれば第8章および図8-10参照）。

帯状疱疹は水痘帯状疱疹ウイルスにより発症する。水痘のあとに体内にウイルスが潜伏し，その後，皮膚分節を支配する1つの感覚神経節内で再活性化する。帯状疱疹は発疹の出現前，途中，出現後に胸部不快感を引き起こす。HIV感染者や化学療法中の免疫不全患者は帯状疱疹発症の大きなリスクである。

心臓発作の痛みと違うのは，帯状疱疹の痛みは灼熱痛と表現されることである。典型的な痛みは発疹が出現する数日前に先行して起こる。痛みは発疹が消失後，帯状疱疹後神経痛として数カ月は残る。もっとも典型的な痛みと発疹は体幹に起こるが，顔，眼や他の部位にも出現する。初期の発疹は蕁麻疹と類似するが蕁麻疹とは異なり，体幹の片側に帯状に出現し身体の中心を越えることなく皮膚分節に沿ってベルトのように出現する傾向がある。その後，発疹は小さな浸出液を満たした水疱になる。患者は発熱や全身倦怠感を訴えることがある。痛みのある水疱は最終的に血液で満たされてくすんで黒くなり，7～10日で痂皮化して消失する。発疹が存在すれば診断は容易である。帯状疱疹は皮膚分節に沿って体幹の片側にのみ出現する発疹である。発疹がない帯状疱疹後神経痛の場合は確定診断のため血液検査が必要になることもある。発疹に直接接触すると水痘に罹患していない人にはウイルスが広がる。発疹が痂皮化するまでは接触感染を控えるべきである。水疱が出現する前や帯状疱疹後神経痛（発疹が消失したあとの痛み）は感染しない。痛みは発疹消失後もつづくことがある。痛みは投薬が必要になるほどひどくなり得る。

帯状疱疹は通常，経口抗ウイルス薬で治療する。もっとも効果のある開始時期は発疹出現後72時間以内である。コルチコステロイドの経口投与の追加で痛みや帯状疱疹後神経痛の頻度を減らすのに役立つ。帯状疱疹後神経痛の患者は相応のペインコントロールのために麻薬が必要になることがある。

胸痛を引き起こす他の肺疾患

肺炎，胸膜炎，肺腫瘍，縦隔気腫をはじめ，多くの呼吸器疾患が胸部不快感を引き起こす。胸部不快感を起こすこれらの疾患やほかの呼吸状態の詳細に関しては第3章を参照されたい。

■ 肺炎

肺炎（肺臓炎）は肺組織の炎症であり，細菌性肺炎，気管支炎，誤嚥などのさまざまな状況で生じる。喀痰を伴う咳嗽や呼吸困難は肺炎のもっとも一般的な症状である。発熱は感染を伴えば出現し咳が出現する。全身倦怠

感や体調不良も肺炎に合併する。治療は保存的治療が一般的で，原因の特定が重視される。治療には誘因の除去や，抗菌薬の経静脈投与が含まれる。患者が息切れを訴えていれば，酸素飽和度が94％以上を維持するように投与する。静脈路の確保と心電図モニター装着は行われるべきである。また，患者がもっとも楽な姿勢にする。血算，生化学検査，胸部単純X線は肺炎の診断や否定に必須である。

■ 胸膜炎

胸膜炎は呼吸時の痛みに対してもっともよく使われる言葉であり，痛みの原因を究明するための完全な評価を行うように警鐘している。胸膜痛は通常，呼吸で増悪し肺と胸腔とを隔てる壁側胸膜と臓側胸膜の炎症の結果である。病理の過程は本章のはじめに記載されており，詳細は第3章で論じている。呼吸することにより胸膜摩擦によって刺激され，吸気時に鋭い痛みが生じる。発熱と咳嗽は認めるが，肺炎との鑑別は困難である。鑑別できる徴候としては，胸膜摩擦音と呼ばれる，粗い，引っ掻くような音を聴取することである。胸膜摩擦音は，しばしば深く息を吸ったときに皮を伸ばしたときのような音として聴こえる。

胸部X線は胸膜腔の空気や液体がみえることがある。また，肺炎，肋骨骨折，肺腫瘍など胸膜炎を引き起こす原因を示すこともある。大量の液体貯留を認めたら入院のうえ，胸腔穿刺でドレナージしなければならないだろう。採取した液体はその原因を診断するために検査され，その液体が肺組織から，あるいは腫瘍から貯留したのかが検査されるだろう。

アセトアミノフェンあるいはNSAIDsは痛みに対して使われ，咳嗽にはコデインを含んだシロップが使われる。治療は通常保存的で原因検索が行われる。前述のように，胸痛の原因となる生命危機を及ぼす心疾患はこの時点では除外されている必要がある。

胸部不快感を引き起こす他の心疾患

胸部不快感のほかの原因には弁膜症，すなわち大動脈弁狭窄症，僧帽弁逸脱症や，肥大型心筋症のような心臓の構造的異常が含まれている。そのすべてがACSと非常によく似た胸部不快感を生じる。

■ 大動脈弁狭窄症

加齢により心臓の弁尖のタンパクコラーゲンは傷害され，カルシウムが沈着する。弁を介しての血流の乱流は瘢痕化，肥厚，弁狭窄や弁輪狭小化を悪化させる。なぜこの加齢変化がある患者では進行して大動脈弁狭窄に至り，一方これらが起こらない人がいるのかは明らかではない。大動脈弁の石灰化や狭窄が生じるこの進行性疾患では，虚血性胸痛発作の原因となる冠動脈のカルシウム沈着と異なり，健康的な生活習慣の選択とは関係しない。

リウマチ熱は未治療のA群連鎖球菌感染の結果生じる。リウマチ熱での弁尖傷害は弁を介した乱流の増加と同様の傷害を起こす。リウマチ熱による狭小化は弁尖の癒合によって生じる。リウマチ性大動脈弁狭窄症は通常ある程度の大動脈弁閉鎖不全を伴う。健常では大動脈弁は大動脈から左室に血液が逆流しないように閉鎖する。大動脈弁閉鎖不全では，罹患弁が収縮後の心室筋の弛緩時に左室への逆流を起こす。これらの患者では僧帽弁にも何らかのリウマチ性障害をもっている。米国ではリウマチ性心疾患は発展途上国からの移民を除けばまれである。

胸痛は大動脈弁狭窄症の患者の初発症状となり得る。大動脈弁狭窄症の胸痛は狭心症患者が経験する胸痛と似ている。これら2つの病態では，痛みは胸骨の下を圧迫されるような痛みとして表現され，運動で誘発され，安静で軽快する。冠動脈疾患のある患者では，胸痛は冠動脈狭窄のために心筋への血液供給が不足して起こる。大動脈弁狭窄のある患者では，胸痛は冠動脈狭窄がなくても発生する。肥厚した心筋は狭くなった大動脈弁を通して血液を押し出すために高い圧力で収縮しなければならない。これによって灌流した血液からの供給を超過して心筋酸素需要が増加するので狭心症が起こる。

大動脈弁狭窄症による失神は通常，労作や興奮によって起こる。血圧の突然の低下に対して，心臓は代償して心拍出量を増やすことができない。このため，脳血流が減少して失神が生じる。失神は不整脈により心拍出量が減少したときにも起こる。効果的な治療がなく，平均余命は大動脈弁狭窄症による胸痛，失神の症状出現後，3年未満である。

左心不全による息切れはもっとも危険な徴候で，左室充満圧上昇により肺の毛細血管透過性が亢進することによって生じる。初期には息切れは労作時にのみ起こるが，病状の進行とともに安静時にも生じる。患者は息切れなしには臥位になれないことに気づく。激しい活動は避けるべきであり，医療機関を受診するきっかけとなる

胸部不快感を引き起こす他の心疾患

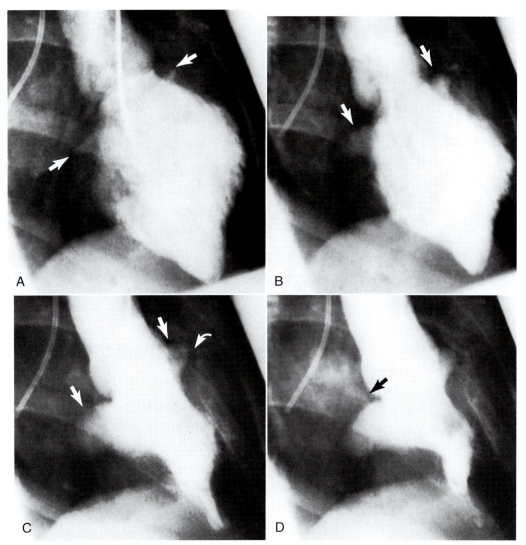

■図 5-15　僧帽弁逸脱による非リウマチ性僧帽弁閉鎖不全症。ROA 像での左室造影。A：拡張期。矢印は拡張期の僧帽弁の陥凹を示す。B：収縮期早期。逸脱した僧帽弁（矢印）を示す。C：収縮中期。矢印：最大に逸脱した僧帽弁。D：収縮末期。逸脱後に左房に逆流が開始（Adam A, Allison D：Grainger and Allison's diagnostic radiology, ed 5, 2008, Philadelphia, Churchill Livingstone. より）

失神や狭心症の誘因となる。

治療は狭心症の患者と似ている。通常は安静と酸素投与である。ニトログリセリンのような投薬は前負荷を減少させるのでとくに注意を要する。これらの患者に十分な前負荷がないと収縮期血圧の急激な低下や状態の悪化を招くことがある。

詳細な病歴や心雑音の存在が診断のカギとなる。弁の感染は大動脈弁狭窄症の重大な合併症なので、これらの患者に対しては血流に細菌が侵入し得るような手技が行われる前に抗菌薬が投与される。これには日常的な歯科処置や小手術も含まれる。胸痛、失神、息切れが出現したときには、弁置換術を施行しなければ予後は不良である。

■ 僧帽弁逸脱症

僧帽弁逸脱症はもっとも一般的な弁膜症で世界の5～10％の人が罹患している（図 5-15）。正常僧帽弁は左房と左室の間に2枚の薄い弁尖からなる。パラシュートのような形状をした僧帽弁尖は乳頭筋と呼ばれる一連の紐で左室内側に付着している。心室収縮時に僧帽弁尖はぴったりと閉鎖し左室から左房に血液が逆流するのを防いでいる。心室拡張期には僧帽弁は肺からの動脈血で左室を満たすように開放する。僧帽弁逸脱症の患者では、弁尖と乳頭筋が変性し、厚く拡大する。心室収縮時に弁尖は左房側に逸脱（後方に落ちる）し、弁が開くことで漏れや逆流が起こる。

重症の僧帽弁閉鎖不全症は心不全や不整脈の原因となる。ほとんどの患者は僧帽弁逸脱には気づかないが、動悸、胸痛、うつ状態、倦怠感のようないくつかの症状を

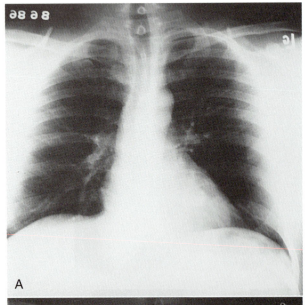

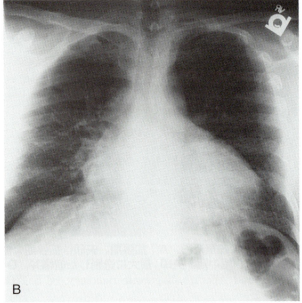

■ 図5-16　心拡大。この症例の心拡大は，ドキソルビシンでの抗癌剤治療で出現。Aで示した胸部X線は正常。Bに示す胸部X線はドキソルビシンでの治療後ですべての心腔の著明な拡大を認める

過程には遺伝的要因や免疫学的要因がある。典型的なリモデリング後の心臓の形態は拡大や不全心である。

診断は除外診断であるが，典型的な症状は胸痛，脱力感，および呼吸困難である。左心不全は初発症状で労作性胸痛を伴う。心電図は非特異的で，心室内伝導遅延や左脚ブロックを伴うことがある。胸部単純X線は通常心拡大を示し，患者が無症状であればBNPは軽度上昇し，症状があれば異常高値を示す（図5-16）。

治療は保存的で，うっ血性心不全や急性肺水腫の治療と同様である。ACE阻害薬は心臓の後負荷を減少させる他の治療と合わせて行う治療の1つである。この疾患は心臓移植の主たる適応である。先に論考したように，補助人工心臓は心臓移植への橋渡しの治療として，あるいは補助人工装置そのもので継続治療する。

胸痛を引き起こす筋骨格系の原因

評価の項で述べているが，胸郭は筋骨格構造からできており胸痛の身体上の原因となる。筋挫傷，肋軟骨炎，非特異的な胸壁痛は通常，患者がうまく範囲を限定でき，鋭いか，本来はうずくような痛みである。筋骨格系が原因であると診断する前に，必ず他の胸痛の原因を鑑別しなければならない。ほとんどが炎症を伴っているのでNSAIDsの処方，温めたり冷却したり，安静にするのがもっとも一般的な方策である。

特別な留意点

■ 患者移送

ACS患者の適切な移送手段の選択は患者に合わせて指示すべきである。最初に患者が重篤な病態であるかどうか，移送手段が耐えられるかどうか，そして患者にとって最適である施設であるかどうかで決めるべきである。ACSの患者のために胸痛センターを検討すべきである。高度の変化とフライトのストレスは心筋酸素需要を増やすので，細かなモニタリングとサポートをすべきである。適切な施設への移送時間の短縮が航空輸送の利点である。

補助装置を付けた患者の移送には広いスペースとチームが必要となるだろう。遅滞なく行うために移送前に準備すべきである。

経験し得る。鋭い胸痛を患者が訴えることがあるが，ニトログリセリンには反応しない。聴診は左室の圧負荷に対して罹患弁が締め付けられるときに出るクリック音が聴こえることがある。開いた罹患弁を通った逆流があれば，クリック音のあとにつづいてすぐにシューという音を聴くことができる。

■ 心筋症

心筋症は心筋細胞がさまざまな原因によって傷害を受けた際の最終形であり，心臓は心筋の肥大や心筋肥厚に適応するためにリモデリングをする。この衰弱性疾患の

■ 高齢患者

高齢患者がACSを発症した際，症状がないこともあり得る。衰弱や無痛性の心筋梗塞（無症状）はよくみられるので，疑いを強くもちつづけるべきである。高齢患者にはβ遮断薬のような血行動態変化の代償能力を低下させる投薬が行われるので，これらの事態に早急に対応できるよう準備すべきである。多くの高齢者は「にごり絵（muddy picture）」と表現されるように，診断や治療の際にいくつもの医学的問題点をもっている。

■ 肥満患者

肥満患者における運動性低下によって，下肢の血栓が肺動脈塞栓を起こすことがある。体幹部の肥満状態に基づく組織の神経支配が原因となって，胸痛の訴えは変化し得る。心筋仕事量の増加は肥満患者のACSの高い危険因子となる。さらに，糖尿病はより罹患率が高く，心血管疾患の発症に寄与し得る。電解質不均衡は肥満外科手術が必要となる可能性もあり，また肥満患者の胸部不快感の原因として不整脈がある。

■ 妊娠患者

妊娠患者を評価するときにはPEを鑑別疾患リストの上位に入れるべきである。過凝固状態になり血栓を形成しやすいからである。妊娠はまた心血管系に関する需要を増やし，既往あるいは未診断の心血管系異常を悪化させる可能性がある。GERDもまた妊娠患者にはよく認め，胸部不快感の原因となる。高リスクの妊婦に対する治療を行う施設への移送を考慮すべきである。

総まとめ

胸部不快感を訴える患者の診察は初期観察から始まる。まず優先して行うべきは，患者が重症感を見分けることである（第1章参照）。第一印象は評価をつづけるべきか，あるいは即座に治療介入すべきかを識別できる。まず重篤か緊急の診断が必要かどうかを評価すること。生命危機を及ぼす診断であれば，治療のために迅速な選別が必要であるので，まず，診断を識別するために評価を始めるとよい。緊張性気胸，急性肺水腫／うっ血性心不全の鑑別のために呼吸音の聴診を行い，次にACSの鑑別を行い（患者の状態により12誘導心電図を考慮すべきであるが，アスピリン，酸素，ニトログリセリンの投与は遅れてはならない），大動脈解離を疑った場合は両上肢の血圧と脈拍を測定し両下肢の血圧と脈拍と比較する。食道破裂，肺塞栓症，およびその他の生命危機を及ぼす疾患の手掛かりは病歴であり，それゆえ，時間が許せばこれらの鑑別のための病歴を聴取する。

受け入れ施設では，胸部単純X線，血液検査，ならびに時間が許せばCTを追加する。鑑別診断として列挙した病態を診断あるいは否定するために，SAMPLER，OPQRST，身体観察，血液検査結果のような手段を用いる。患者が不安定もしくは悪化していれば，AMLS手順に従ってABCなどのサポートを行う。切迫した生命危機対処はあらゆることに優先する。生命危機を及ぼす疾患の鑑別ができたら他の胸痛の原因に進む。しかし，胸部不快感の初期の主訴がはっきりとしないことがあるが，再評価をつづけることが重要でありそれが生命危機を見逃さないことにつながる。

シナリオ解説

1 鑑別疾患には，心筋炎，肺炎，肺塞栓，急性冠症候群，胆嚢炎，心膜炎を含める。

2 鑑別疾患を絞るためには完全な既往歴，現病歴の聴取をする必要がある。彼女のより綿密な現病歴を聴取する。身体観察を行う。それには，バイタルサイン，心音と呼吸音の評価，頸静脈の評価，心電図モニターと12誘導心電図，酸素飽和度，カプノグラフィ，および血糖チェックを含める。

3 急性冠症候群，感染，あるいは心不全を示唆する徴候がある。酸素投与を開始する。静脈路確保を行う。心電図モニターを監視し，12誘導心電図を記録する。さらなる治療は他の所見に基づく。急性冠症候群を疑えばアスピリン，ニトログリセリン，モルヒネを投与する。ショックではないうっ血性心不全の徴候があれば，持続的陽圧呼吸とニトログリセリンを開始する。胆嚢炎の身体所見があれば疼痛に対しての治療を行う。糖尿病ケトアシドーシスであれば，大量輸液を行う。最寄りの適切な専門施設に移送する。

サマリー

- 胸痛を訴える患者の標準的な評価には，生命危機を及ぼす原因を鑑別することと適切な管理が含まれるべきである。そこには当然，プライマリサーベイも含まれている。気道が開通していれば，呼吸音の評価とショックの評価がカギとなる。
- 生命危機を及ぼす胸痛の原因には，呼吸仕事量の増加を生じる疾患やバイタルサインの変化を来す疾患が含まれる。
- 胸痛の標準的プロトコルは酸素，静脈路確保，モニター装着，心電図記録，胸部単純X線，血液検査である。医療従事者はカテーテル検査，ハートセンターなどの他の医療資源に振り分ける必要があり，その適応があれば早期に専門施設に移送する。
- 生命危機を及ぼさない胸痛の原因は，心血管系，呼吸器系，消化器系，免疫系，心臓の形態，神経系，筋骨格系を含むいくつかの臓器系に由来する。

文献

Adam A, Dixon AK, Grainger RG, et al: Grainger and Allison's diagnostic radiology, ed 5, 2008, Churchill Livingstone.

Aehlert B: Paramedic practice today: above and beyond, St Louis, 2009, Mosby.

American Heart Association: ACLS for experienced providers, Dallas, TX, 2003, American Heart Association.

American Heart Association: 2005 AHA guidelines for CPR and ECC, Dallas, TX, 2005, American Heart Association.

American Heart Association. Atherosclerosis. http://www.americanheart.org/presenter.jhtml?identifier=4440. Accessed February 4, 2010.

Black JM, Hokanson Hawks J: Medical-surgical nursing, ed 8, Philadelphia, 2009, Saunders.

Braunwald E: Heart disease: a textbook of cardiovascular medicine, ed 4, Philadelphia, 1992, WB Saunders.

Dorland: Dorland's illustrated medical dictionary, Philadelphia, 2007, Saunders.

Field J: Advanced cardiac life support provider manual, Dallas, TX, 2006, American Heart Association.

Field J, Hazinski M, Gilmore D: Handbook of ECC for healthcare providers, Dallas, TX, 2008, American Heart Association.

Frownfelter D, Dean E: Cardiovascular and pulmonary physical therapy, ed 4, St Louis, 2006, Mosby.

Goldman L, Ausiello D: Cecil medicine, ed 23, Philadelphia, 2007, Saunders.

Johnson D, editor: The pericardium. In Standring S, et al, editors: Gray's anatomy, St Louis, 2005, Mosby.

Marx JA, Hockberger RS, Walls RM, et al: Rosen's emergency medicine: concepts and clinical practice, ed 6, St Louis, 2006, Mosby.

PHTLS: Prehospital trauma life support, ed 7, St Louis, 2010, MosbyJems.

Urden L, Stacy K, Lough M: Critical care nursing: diagnosis and management, ed 6, St Louis, 2010, Mosby.

U.S. Department of Health and Human Services: How is a heart attack treated? National Institutes of Health. http://www.nhlbi.nih.gov/health/dci/Diseases/HeartAttack/HeartAttack_Treatments.html. Accessed August 10, 2010.

U.S. Department of Transportation National Highway Traffic Safety Administration: EMT-paramedic national standard curriculum, Washington, DC, 1998, The Department.

U.S. Department of Transportation National Highway Traffic Safety Administration: National EMS education standards, Draft 3.0, Washington, DC, 2008, The Department. http://www.ems.gov/pdf/811077a.pdf. Accessed August 10, 2010.

Wilson SF, Thompson JM: Mosby's clinical nursing series: respiratory disorders, St Louis, 1990, Mosby.

確認問題

1. 肺塞栓症患者のもっとも典型的な徴候はどれか。
    a. 血痰
    b. 患側湿性ラ音
    c. 呼吸数増加
    d. 胸膜摩擦音

2. アルコール依存がある52歳の男性が胸膜痛を訴えている。嚥下時に痛みは増強するという。具合はとても悪そうで頸部周囲に皮下気腫を認める。予想されるのはどれか。
    a. ボエルハーベ症候群
    b. 胆管炎
    c. 食道静脈瘤
    d. 胸膜炎

3. 73歳の男性。呼吸困難のため午前2時に突然目が覚めた。前傾姿勢の坐位をとっている。湿性ラ音は肩甲骨周囲で聴取する。高血圧の既往がある。症状から考えて関係のあるのはどれか。
    a. 体液貯留
    b. 心拍出量増加
    c. 左心不全

d. 反応性気道疾患

4. 70歳の男性。大動脈解離が疑われる。血圧は170/102 mmHgである。この徴候が示すのはどれか。
   a. 心タンポナーデ
   b. 切迫大動脈破裂
   c. 非大動脈解離
   d. 腎動脈を巻き込んでいる

5. 心タンポナーデのリスクがもっとも高い患者はどれか。
   a. 55歳の末期肺癌患者
   b. 62歳の透析患者
   c. 45歳のインフルエンザ患者
   d. 72歳のワルファリン服用患者

6. Ⅱ，Ⅲ，aVF誘導でST上昇を認める患者にニトログリセリンを投与する際に準備すべきなのはどれか。
   a. 血圧低下の際は，生理食塩液を短時間で大量投与
   b. ニトログリセリン無効の際は，モルヒネに変更
   c. 低血圧の際は，ドパミン投与開始
   d. 心不全治療の開始

7. 45歳の男性。高血圧の既往がある。20分間つづく5/10の胸部圧迫感を訴えている。患者は検査を希望している。バイタルサインと12誘導心電図は正常であった。すでに酸素とアスピリンを投与している。次にすべきことはどれか。
   a. ニトログリセリン0.4 mgの舌下投与
   b. 患者に心電図は問題がないのでこれ以上の検査は必要ないと説明
   c. モニター継続し，さらなる精査のため専門施設に転送
   d. 右側胸部誘導の記録

8. 82歳の女性。胸部の重苦しさを訴えている。洞性頻拍で血圧は108/72 mmHg（左右差なし），脈拍数は98/分，呼吸数は20/分で呼吸音は正常。心筋梗塞は除外されている。この患者の胸痛と関係があるのはどれか。
   a. 大動脈解離
   b. うっ血性心不全
   c. 食道破裂
   d. 肺塞栓

9. 40歳の男性。胸部に象が座っているような重い胸痛がある。胸痛が始まる5分前にコカインを吸入していた。まず投与すべきはどれか。
   a. 線溶薬
   b. ロラゼパム，2 mg 静脈内
   c. メトプロロール，5 mg 静脈内
   d. ナロキソン，2 mg 静脈内

10. 65歳の女性。うずくような胸痛がある。数日前から徐々に悪くなっている。体温は38.3℃。心膜炎を鑑別するのに有用な所見はどれか。
    a. 胸膜摩擦音聴取
    b. 交互脈
    c. Ⅲ音ギャロップ
    d. 全誘導でのST上昇

第6章 内分泌・代謝，環境障害

本章の目的は内分泌，代謝，特定の環境による障害の基本を理解することである。生命危機を及ぼす，重篤で緊急性の高いものから非緊急のものまで鑑別疾患をあげるために，的を絞った，かつ包括的な AMLS 評価によって収集された解剖学，生理学，病態生理学の知識を統合して使えるようになる。また病院前や院内の状況下でのいろいろな内分泌，代謝，環境障害への対応策を実践し適合させられるよう学習することができる。

学習目標　本章のおわりに以下のことができるようになる

1. 一般的な内分泌，代謝，環境における緊急事態の解剖，生理，病態生理が説明できる。
2. 内分泌，代謝，環境障害に対する，一次評価，二次評価，進行中の評価戦略のそれぞれについて概説できる。
3. 電解質，酸塩基平衡異常にかかわる病態生理が説明できる，またその原因を説明し，その治療に用いる手法について議論できる。
4. 多様な内分泌，代謝，環境障害の評価所見に基づき，仮の診断を下せる。
5. 糖代謝，甲状腺，副甲状腺，副腎障害の原因，診断手技，処置戦略を列挙できる。
6. 代謝，内分泌，環境障害の患者のセカンダリサーベイを通して，鑑別疾患をあげるのに臨床的推論の技術を使うことができる。
7. 評価した所見に沿った有効な処置計画を履行し，その処置を継続するか否かを進行中の評価に基づいて決定することができる。
8. 電解質異常を有する患者の心電図異常の所見を正常所見と比較・対照できる。
9. 酸塩基平衡および電解質の異常，内分泌疾患の徴候・症状を列挙し，認識できる。
10. 代謝・内分泌異常の患者に対し信頼のおける意思決定をするためのアプローチ，評価，処置，搬送する方法についての知識を統合し，それらの決定をするのに十分な理由づけができる。
11. 多岐にわたる内分泌，代謝，環境障害のとくに主要なプレゼンテーションを同定できる。
12. 特定の環境に置かれた緊急事態にある患者に対し，とくに主要なプレゼンテーション，処置戦略の選択を記述できる。

重要用語

アジソン病：副腎皮質で作られるコルチコステロイドの欠乏によって起こる内分泌疾患。悪心・嘔吐，腹痛，皮膚の色素沈着が特徴である。

副腎クリーゼ（副腎発症）：副腎皮質で作られるコルチコステロイドの欠乏によって起こる内分泌緊急疾患。悪心・嘔吐，腹痛，低血圧，高カリウム血症，低ナトリウム血症が特徴である。

糖尿病ケトアシドーシス（DKA）：インスリン欠乏によって生じる内分泌緊急疾患。高血糖，ケトン体の産生，代謝性アシドーシス，脱水，悪心・嘔吐，腹痛，頻脈が特徴である。

熱射病：体温調節能を失い，その結果意識状態の変化，深部体温上昇，多臓器不全を来す症候群。

高浸透圧性高血糖性非ケトン性症候群（HHNS）：高血糖，ケトン体の産生なし，高浸透圧（> 315 mOsm/kg）を特徴とする内分泌緊急疾患。重症の脱水，悪心・嘔吐，腹痛，頻呼吸を来す症候群。

低血糖：70 mg/dL 未満の血漿ブドウ糖濃度をさす。しばしば発汗，冷たい肌，頻脈，意識状態の変化などの徴候や症状と関連している。

低体温：35℃以下の深部体温をさす。低温環境では低体温は不整脈，意識低下を来すことがある。

粘液水腫：低温不耐症，体重増加，脱力，意識低下を伴った重症の甲状腺機能低下症をさす。

甲状腺クリーゼ：甲状腺の機能亢進を特徴とする内分泌緊急疾患。発熱，頻脈，神経質，意識状態の変化，不安定な循環動態を来す。

甲状腺中毒症：甲状腺ホルモン濃度が上昇した状態をさし，しばしば頻脈，振戦，体重減少，高拍出性心不全の徴候と症状を来す。

シナリオ

今，重症の疲労，脱力を訴える 58 歳女性を診察している。彼女は 2 型糖尿病，リウマチ性多発筋痛症，高血圧，心不全の既往をもつ。メトホルミン，prednisone，リシノプリル，フロセミド，ジゴキシンを内服している。バイタルサインは血圧 88/52mmHg，脈拍数 58/分，呼吸数 20/分である。

1. 現在の情報からどのような鑑別疾患が考えられるか。
2. 鑑別疾患を絞るためにどのような追加情報が必要か。
3. この患者の治療をつづけるにあたり，どのような最初の処置を優先すべきか。

元宇宙飛行士である John Glenn 上院議員は皮肉げにこういった。「善良なる神は人に数多くのホルモンを与えただけだ。そして誰かの髪を伸ばして失わせるのもそれはホルモンしだいだ」と。内分泌器官から分泌されるホルモンはわれわれの目にする生理学的機能よりずっと多くのことに影響を与えている（そしてそれは 27,359 km/時で放り出される性質をもっている）。ホルモンは身体全体の成長，発達を促し，細胞への水の出入りを調節し，筋肉の収縮を助け，血圧，食欲を調節し，睡眠サイクルを調整し，またそれ以外にも多くの働きをもつ。人体はこれらの代謝プロセスを驚くべき効率で行うが，時にしくじることもある。酸塩基平衡は一方向に傾きすぎてしまうこともある。細胞はインスリン抵抗性を生じる。また高ナトリウム，高カリウム血症を来すといった具合である。EMS 隊員が踏み込むことになるのは，そのようなときである。

本章では，適切なタイミングでの対処，確信，鋭い臨床的推論，技術によって左右される管理が成功のカギを握る，内分泌，代謝，そしていくつかの環境障害の緊急事態に注目していく。

内分泌系とそれに関連する障害

解剖と生理

内分泌系は下垂体，甲状腺，副甲状腺（上皮小体），副腎，膵臓，生殖器官（女性の卵巣，男性の精巣）の 7 つの主要な腺からなる（図 6-1，6-2）。これらの腺はホルモンと呼ばれる特別なタンパク質を分泌することで特定の器官の働きを調節している。血流にいったん分泌されると，ホルモンは個々の標的器官にある受容体に直接伝達することでホメオスタシス，生殖，成長，発達，代謝を司る。

これらの内分泌腺の機能は相互依存しているため，それぞれの腺を他の腺と切り離して説明することはできない。甲状腺を例にあげる。前頸部の第 5 頸椎と第 1 胸椎の間の高さに甲状腺は位置する。また前頸部に硬く触れる軟骨の下方に甲状腺は位置する。甲状腺から分泌されたホルモンは心臓，筋骨格・神経系，脂肪組織を含む人体全体の多くの組織，器官に影響する。甲状腺ホルモンは視床下部，下垂体を含むフィードバックプロセスによって調節されている。視床下部から分泌される甲状腺刺激ホルモン放出ホルモン（thyrotropin-releasing hormone；TRH）は甲状腺の甲状腺刺激ホルモン（thyroid-stimulating hormone；TSH，またはサイロトロピン）を分泌する特定の受容体に結合し，生化学的カスケードを活性化する。このプロセスは甲状腺の濾胞細胞が T_4（サイロキシン）と T_3（トリヨードサイロニン）の分泌を刺激する。この遊離（循環している）T_3 と T_4 は一方で視床下部の TRH の合成を調節して下垂体の TSH 産生を抑制する。TSH 分泌はまたストレスや糖質コルチコイド，温暖な環境などで抑制され得る。

甲状腺細胞のなかで少数で構成される傍濾胞細胞はカルシウム代謝をコントロールするカルシトニンを分泌する。カルシトニンの調節はフィードバックプロセスよりも血中濃度に依存している。

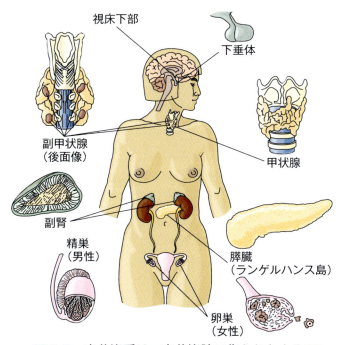

■ 図6-1　内分泌系は，内分泌腺で作られたホルモンを通して体内のあらゆる細胞とコミュニケーションをとる（Ignativicius D, Workman ML：Medical-surgical nursing：patient-centered collaborative care, ed 6, Philadelphia, 2010, Saunders. より）

副甲状腺とそれに関連する障害

　副甲状腺（上皮小体）は甲状腺の後方に位置し，特定の機能をもつ3つのタイプの細胞からなる。主細胞は副甲状腺ホルモン（parathyroid hormone；PTH）を分泌し腎臓の活性化ビタミンDの産生を刺激する。また，腎尿細管からのカルシウム再吸収を促進し，腎臓でリンの再吸収を抑制する機能をもっている。PTHはまたカルシウム濃度を上げるために骨からカルシウムを遊離させる。

　副甲状腺のカルシウム受容体は細胞外のカルシウム濃度を感知し，カルシトニン産生を抑制する。カルシウム濃度の低下はPTH分泌を刺激し，一方でカルシウム濃度の増加はネガティブフィードバックプロセスを通して，PTHの産生・放出を抑制する（図6-3）。

■ 副甲状腺機能低下症

　副甲状腺機能低下症はPTH濃度の低下またはPTHの作用への抵抗性を示すまれな状態である。先天性，自己免疫性，後天的疾患など原因は多岐にわたる。病因にかかわらず低カルシウム血症を一大特徴とする（詳しくは後述する）。

徴候と症状

　急性甲状腺機能低下症の患者は筋肉の痙攣，感覚異常，テタニーを訴える（図6-4）。患者は全身痙攣を来すこともある。これらの徴候と症状は低カルシウム血症による。

病態生理

　後天性の急性甲状腺機能低下症のもっとも多い原因は，医原性の障害か甲状腺切除術中の意図しない副甲状腺の切除による。障害（たとえば頸部の切開によるもの）は一時的なものから永続するものまである。

診断

　病院前の状況では副甲状腺機能低下症を確定するための検査はすぐに行えず，病歴と身体観察所見によって疑いを深めなければならない。最近の前頸部の手術の既往は医原性副甲状腺機能低下症の危険因子である。

　トルソー徴候（Trousseau's sign）とクボステック徴候（Chvostek's sign）は，低カルシウム血症によって引き起こされている筋肉の易刺激性に気づくことを手助けしてくれるため，よく知っておかなければならない。トルソー徴候陽性所見を得るには，血圧計のカフを上腕に巻き，収縮期血圧の30 mmHg高い値まで加圧して3分間保持する。これにより手と前腕の筋肉の痙攣を誘導する（図6-5）。手首と中手指節関節は屈曲し，遠位指節間関節と近位指節間関節は伸展し，指は内転する。クボステック徴候は耳の前方で上顎骨に向かって顔面神経を打診することで，顔面筋の異常な片側性の痙攣を引き起こす。しかしクボステック徴候はトルソー徴候ほど感度は高くない。

　利用可能な別のツールは心電計で，低カルシウム血症の患者ではQT感覚の延長が認められる（図6-6）。

管理

　どのような緊急事態でも，まず患者の気道，呼吸・換気，循環状態を評価し，安定化させなければならない。静脈路を確保し，支持療法を提供する。痙攣している場合にはベンゾジアゼピン系を静脈内投与する。臨床的に強く疑う場合，または採血で低カルシウム血症を確認した場合はカルシウムを静脈内投与する。緊急事態では塩化カルシウムまたはグルコン酸カルシウムを0.5～1.0 gボーラス投与する。緊急事態でなければ100～300 mgのカルシウムを5％ブドウ糖液150 mLに溶かして10分以上かけて投与する。

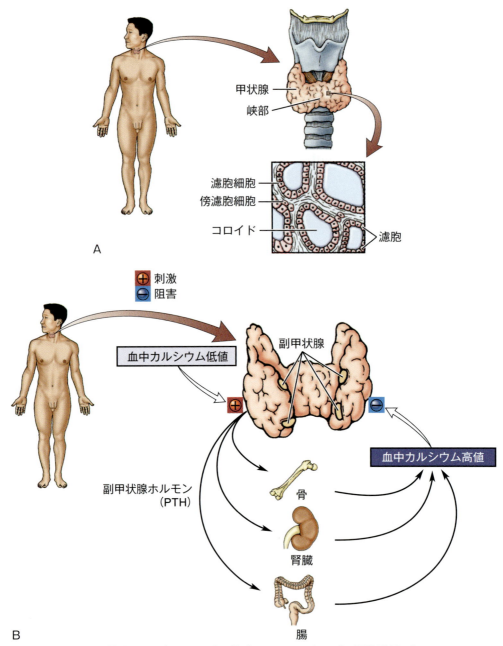

■図6-2　A：甲状腺。B：副甲状腺および3つの副甲状腺ホルモン（PTH）標的臓器（Herlihy B：The human body in health and illness, ed 3, Philadelphia, 2007, Saunders. より）

甲状腺

甲状腺は前頸部の，喉頭の下に位置する．甲状腺の両葉は正中線を跨いで狭い峡部で融合している．組織学的には分泌細胞，濾胞細胞，C細胞（傍濾胞細胞）からなる．

■ 甲状腺機能亢進症

甲状腺の過活動，すなわち甲状腺機能亢進症は**甲状腺中毒症**と呼ばれる代謝の亢進した状態になるよくみられる病気である．**甲状腺クリーゼ**はそのうちの1～2％に生じるまれな合併症であるが，不安定な循環動態，意識障害，消化管機能異常，発熱を呈する生命危機を及ぼす状態である．

徴候と症状

甲状腺機能亢進症の特徴的な臨床プレゼンテーションは，不安，動揺，神経質，動悸，数カ月で18 kgに及ぶ体重減少である．代謝の亢進により生じる熱不耐性は頻度の高い症状である．

十分な身体観察により甲状腺中毒症に特徴的な眼球突出を含む徴候と症状を見出すことができる（図6-7）．その他の甲状腺機能亢進症の徴候と症状は**ボックス6-1**にまとめた．

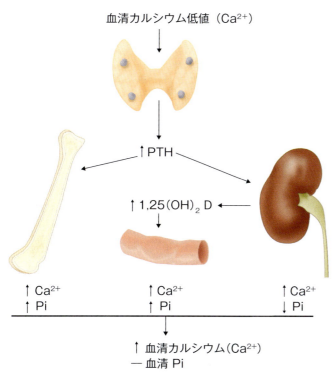

■図6-3 血清カルシウムの低下（Ca^{2+}）に対する恒常性反応（Goldman L, Ausiello D：Cecil textbook of medicine, ed 23, Philadelphia, 2007, Saunders. より）

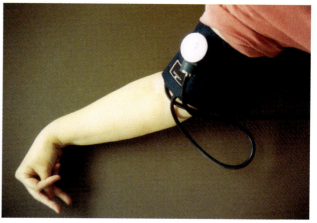

■図6-5 トルソー徴候（Ignativicius DD, Workman ML：Medical-surgical nursing：patient-centered collaborative care, ed 6, Philadelphia, 2010, Saunders. より）

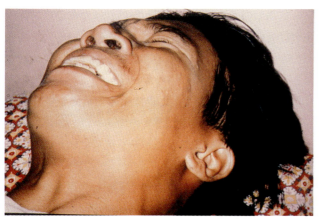

■図6-4 破傷風の患者における顔面痙攣と痙笑（Cohen J, Powderly W：Infectious diseases, ed 2, St Louis, 2004, Mosby. より）

ルモンの分泌を増加させる。この状態は中年女性にもっとも多いがどの年齢にも起こることがあり，また男性にも生じる。甲状腺機能亢進症の他の原因には，甲状腺の自己免疫性の破壊や外因性の甲状腺ホルモンによる急性中毒，（頻度は低いが）感受性の高い個人へのアミオダロンやヨード造影剤の静脈内投与によるものがある。

甲状腺クリーゼは糖尿病による緊急事態，薬の副作用，その他の重大な影響によるストレスにさらされた際に起こる。ヨードを多く含む抗不整脈薬であるアミオダロンを摂取したあとに心不全を来した患者では甲状腺クリーゼを疑わなければならない。甲状腺クリーゼを起こすその他の原因はボックス6-2にまとめた。

診断

病院前の状況では甲状腺機能亢進症または甲状腺クリーゼを確定するための検査はすぐに行えないため，病歴と身体観察所見によって疑いを深めなければならない。臨床判断のみの可能性に応じて患者を安定化させ早期処置を始めてよい。

病院内で甲状腺機能亢進症のもっとも迅速で有用な検査は血清TSH濃度である。血清TSH低値で甲状腺機能亢進症の臨床的徴候と症状を呈していれば，この検査結果により診断は確定的である。推定診断を確定するために実際の甲状腺ホルモン（通常T_4，T_3）の濃度が計測される。画像検査や生検はその原因検索に役立つであろう。

鑑別診断として，脳卒中，糖尿病による緊急事態，うっ血性心不全，薬物中毒（とくに交感神経作用をもつもの），敗血症を考えなければならない。

無欲性甲状腺中毒症は，高齢者のみにみられるまれな甲状腺中毒症の一型である。この状態では甲状腺機能亢進症に特徴的な症状はみられない。患者は嗜眠，無関心，甲状腺腫，体重減少を呈する。

病態生理

バセドウ病はびまん性中毒性甲状腺腫とも称され，甲状腺機能亢進症のもっと多い形である。自己免疫疾患の1つであり，TSHの働きを真似た自己抗体が甲状腺ホ

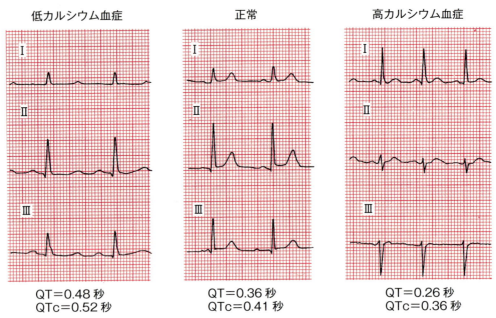

■図 6-6　低カルシウム血症は，ST 部分を延伸することにより，QT 間隔を延長する。高カルシウム血症は，ST 部分を短くすることにより，QT 間隔を減少させるため，T 波は QRS 群の端から直接離れるようにみえる（Goldberger A：Clinical electrocardiography：a simplified approach, ed 7, St Louis, 2006, Mosby. より）

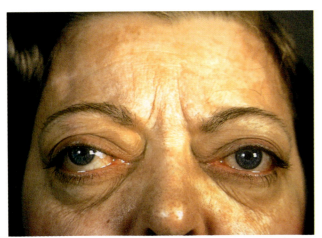

■図 6-7　甲状腺機能亢進症を呈した患者。交感神経系の過活動によって引き起こされた見開き，凝視する目が，この障害の特徴の1つである。甲状腺機能亢進症のもっとも重要な原因の1つであるバセドウ病では，眼球のうしろに疎性結合組織が蓄積しているのもまた，眼球の突出した外観に寄与している（Kumar V：Robbins and Cotran pathologic basis of disease, professional edition, ed 8, Philadel-phia, 2009, Saunders. より）

管理

　患者に最適の治療を提供するためには，甲状腺疾患により引き起こされるさまざまな代謝の亢進した状態を鑑別できなければならない。これらの状態は亜急性（慢性）甲状腺機能亢進症，急性重症甲状腺機能亢進症と，そのもっとも恐ろしい合併症である甲状腺クリーゼを含む。慢性甲状腺機能亢進症を治療するには，支持療法と併せて早期の対症療法を必要とする。重症の甲状腺機能亢進症や甲状腺クリーゼが明らかになった場合は，患者の安定化を最優先しなければならない。どのような緊急事態にも気道の開通の有無を評価しなければならない。時に患者は意識障害や昏睡状態を呈するため，バッグマスクや口咽頭・鼻咽頭エアウエイ，必要であれば気管挿管で気道を確保しなければならない。

　酸素飽和度を95％以上に維持するために十分な換気を行う。このレベル以下になるのであれば，非再呼吸式のマスクで（とくに患者が心不全を患っていれば）補助的に酸素を投与する。

　甲状腺クリーゼの患者は過剰な下痢や発汗により中等度から重症の脱水状態にある。積極的な補液のため，処置の早期に末梢静脈路を2本確保する。継続的に患者を再評価し，肺水腫などの過剰輸液の副作用に注意する。

　甲状腺機能亢進症の患者は洞性頻脈，心房細動，心房粗動，心室性期外収縮などの不整脈を起こしやすい。そのため甲状腺機能亢進症を疑った場合は，すぐに持続的心臓モニターを開始する必要がある。

　甲状腺クリーゼの患者は病態生理学的な経過そのものから，または感染により発熱を呈することがある。常に体温を評価し，アセトアミノフェンを用いて高体温を治療する。アスピリンは甲状腺ホルモンに結合したタンパク質の減少と関連して，遊離 T_3，T_4 を増加させて症状を増悪させるため用いてはならない。

　病院前の状況での薬物治療の目標は，頻脈，発熱，不

ボックス 6-1　甲状腺機能亢進症の徴候と症状

よくみられる症状
- 動悸
- 震え
- 体重減少
- 不安

まれにみられる症状
- 息切れ
- 見当識障害
- 腹痛
- 浮腫
- 下痢
- 胸痛

よくみられる徴候
- 甲状腺腫（触知可能な甲状腺腫）
- 高拍出性心不全
- 発汗増加
- 発熱
- 甲状腺中毒性凝視
- 頻脈
- 薬物相互作用

まれにみられる徴候
- 意識状態の変化
- ショック
- 黄疸
- 脱力感

ボックス 6-2　甲状腺クリーゼのトリガー

医学的トリガー
- 感染症
- 心虚血
- 重症の熱傷
- 血栓塞栓症
- 大手術
- 外傷

内分泌系トリガー
- 低血糖
- 糖尿病ケトアシドーシス
- 非ケトン性高浸透圧状態

薬理学的トリガー
- ヨウ素療法
- アミオダロン摂取
- 造影剤の投与
- 薬物相互作用

安，振戦といった末梢性のアドレナリン性の過活動を防ぐこと，そして末梢組織で T_4 が T_3 に変換されるのを阻害することである．この両方の目的は β 遮断薬を投与することで達成できる．選択する薬はプロプラノロールで，10 分おきに 1 mg を静脈内投与し，合計で 10 mg 投与するか症状が寛解するまで投与する．プロプラノロールは気管支喘息，慢性閉塞性肺疾患（chronic obstructive pulmonary disease；COPD），房室ブロック，過敏症，重症心不全での患者で禁忌とされている．甲状腺クリーゼと心不全を合併した患者は高拍出性心不全を来しやすい．その場合，収縮不全を伴った重度の心筋症でない限りはプロプラノロール投与の禁忌とは考えられない．補助療法としてのコルチコステロイドは，ヒドロコルチゾン 100 mg 静脈内投与またはデキサメタゾン 10 mg 静脈内投与により，T_4 から T_3 への変換を遅らせる目的で投与される．

■ 甲状腺機能低下症

甲状腺機能低下症は甲状腺ホルモン分泌の減少または欠如に特徴づけられる内分泌疾患である．米国での発生率は 4.6 〜 5.8％ であるが，その半分は無症候性である．甲状腺機能低下症は白人の 40 〜 50 歳の中年女性にもっとも多い．それらは自己免疫性疾患と非常によく関連している．

徴候と症状

甲状腺機能低下症は皮膚，代謝，神経，循環器を含むさまざまな人体のシステムに有害な影響を与える．患者の肌は冷たく，乾き，黄色になる．典型的には眉が薄くなり，荒れた髪・肌，低温不耐，また意識状態の変化，運動失調，深部腱反射の遅延といった神経症状を呈する．甲状腺機能低下症が慢性化し進行すると，低血圧，徐脈，

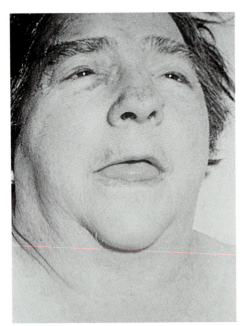

■図6-8 粘液水腫の顔貌。遅鈍状で腫れた皮膚，粗く薄い髪，眼窩周囲浮腫，突出した溝状舌に注意する
(Courtesy Paul W. Ladenson, MD. The Johns Hopkins University and Hospital, Balti-more. の厚意により)

ボックス6-4　甲状腺機能低下症における病因の因子

一次性
- 自己免疫性甲状腺機能低下症
- 遺伝性甲状腺機能低下症
- 放射線療法
- ヨード欠乏症
- リチウムの使用
- 抗甲状腺薬の使用
- 特発性

二次性
- サルコイド浸潤
- 下垂体の腫瘍

ボックス6-5　粘液水腫性昏睡と甲状腺機能低下症における合併症

- 低酸素（症）
- 低体温
- 低血糖
- 敗血症
- 昏睡

ボックス6-3　粘液水腫性昏睡の要因

- 肺感染症
- 寒冷曝露
- 心不全
- 脳卒中
- 消化管出血
- 外傷
- ストレス
- 低酸素症
- 電解質障害
- 血清グルコース低値

低血糖，低ナトリウム血症を特徴とする**粘液水腫性昏睡**（図6-8）と呼ばれる命にかかわる状態となり得る。粘液水腫性昏睡の要因になるものを**ボックス6-3**に示した。

病態生理

甲状腺ホルモン分泌障害は，一次性または二次性甲状腺機能低下症のいずれかに分類される。それぞれの原因は**ボックス6-4**にまとめた。一次性甲状腺機能低下症は自己免疫疾患や薬の副作用による甲状腺の直接障害による。甲状腺機能亢進症のためにかつて外科的な甲状腺切除や放射線照射療法を受けた患者は，結果として甲状腺機能低下症を呈し得る。二次性甲状腺機能低下症では視床下部や下垂体の障害により甲状腺の刺激低下が起こる（TSHの産生と分泌が特異的に低下するためである）。臨床的には甲状腺機能低下症から**ボックス6-5**に示したように多くの合併症が生じる。

診断

病院前の状況では甲状腺機能低下症，粘液水腫性昏睡を診断するための検査を迅速に行えない。病歴と身体観察所見が診断の助けとなる。臨床診断の基本だけを頼りに，安定化と早期の処置を開始しなければならない。

病院で計測されるTSHは $10\,\mu IU/mL$（10 mU/L）以上となる。加えて T_4 濃度に影響を与え得る異常なタンパク濃度を評価するために，非タンパク結合型サイロキシン（FT_4）を測定する。T_4 濃度が 0.8 ng/dL（10 pmol/L）以下であれば甲状腺が十分な量のホルモンを分泌し

ていないことを示す。甲状腺の大きさ，形，位置を明らかにするため，また囊胞や甲状腺機能障害に関与し得る腫瘍をみつけるために超音波検査も施行される。

管理

甲状腺機能低下症，重症甲状腺機能低下症，そしてもっとも警戒すべき合併症である粘液水腫性昏睡といった甲状腺疾患から生じるさまざまな代謝の低下した状態を鑑別できなければならない。甲状腺機能低下症の患者は補助的治療と早期の症状の管理が必要である。この疾患を強く疑う指標をもたなければならない。病院前の状況で重症甲状腺機能低下症や粘液水腫性昏睡をみつけた場合は，患者を安定化し，根治的な治療を提供するのに十分な設備の整った施設に迅速に移送しなければならない。

どんな緊急事態でも，気道の開通状況を評価しなければならない。時に患者は気道を確保することができないほどの意識状態の変化や昏睡状態を呈する。このような患者では，バッグマスクや口咽頭・鼻咽頭エアウエイ，必要であれば気管挿管によって気道を確保しなければならない。

酸素飽和度を95％以上に維持するために十分な換気を行う。このレベル以下になるのであれば，非再呼吸式のマスクで（とくに患者が心不全を患っていれば）補助的に酸素を投与する。

病院前の管理では，保存的治療として脱水を解除するのを助けるために早期に末梢静脈輸液を開始する。ただし，患者は慢性心不全であることもあるため，心血管系の機能を評価するのは大切である。

患者が意識状態の変化を呈する場合は，血清グルコース濃度を測定する。60 mg/dL（3.3 mmol/L）以下の場合は50％ブドウ糖液を25 g静脈内投与する。

甲状腺機能の低下した患者は不整脈，とくに徐脈を呈しやすいので，できる限り早期に持続的心臓モニタリングを開始する。しかし，甲状腺ホルモンが補充されるまでは，徐脈に対する標準治療は効果がないことに留意しておく必要がある。

粘液水腫性昏睡に罹患した患者は，病態生理的なプロセス自体により，あるいは感染によって低体温を呈することがある。常に体温を評価し，ブランケットやその他の加温法で低体温を治療する。患者を根治的な治療のための設備の整った施設に迅速に搬送する。そこではL-トリヨードサイロニン0.25 μg静脈内投与，8時間おきのヒドロコルチゾン100 mg静脈内投与，補充が必要な状態が不可逆的であれば，引きつづいての毎日の経口補充療法ができることを含む。

副腎とそれに関連する障害

両腎臓の頂部に高さ約3.8 cm，幅約7.6 cmの三角形の副腎がある。この2つの腺は後腹膜に，また下大静脈と腹部大動脈の側方に位置する。これらの静脈，動脈の血流はそれぞれ下大静脈，大動脈の上部と下部の分枝より供給される（図6-9）。副腎の皮質，つまり表面側はコルチゾールなどの糖質コルチコイドやアルドステロンなどの鉱質コルチコイド，また補助的な性ホルモンを分泌する。髄質，つまり体部はアドレナリンやノルアドレナリンを分泌する。

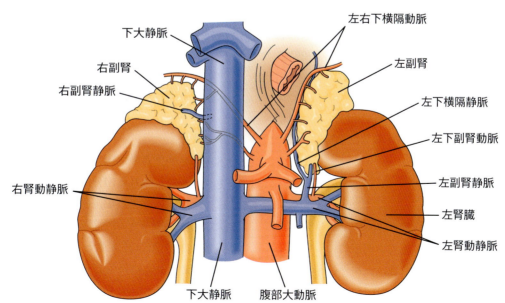

■図6-9　**副腎の解剖**（Townsend C, et al：Sabiston textbook of surgery, ed 18, Philadelphia, 2008, Saunders. より）

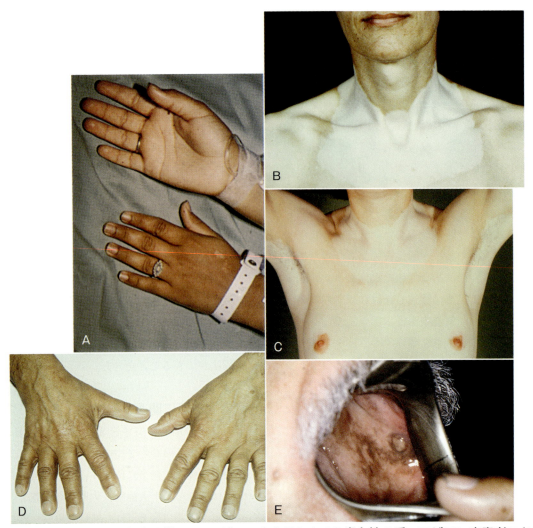

■ 図6-10　アジソン病における色素異常。A：アジソン病を呈した18歳女性の手。アジソン病患者における色素沈着の前（B）とヒドロコルチゾンとフルドロコルチゾンの治療後（C）。増加した白斑の存在に注意する。D：結核性アジソン病を呈した60歳の男性において，コルチコステロイド治療前後にみられた同様の変化。E：同患者における口腔の色素沈着（Kronenberg HM, Melmed S, Polonsky K, et al：Williams textbook of endocrinology, ed 11, Philadelphia, 2008, Saunders. より。B, C は Professor C.R.W. Edwards. の厚意により）

　視床下部は副腎皮質刺激ホルモン放出因子（corticotropin-releasing factor；CRF）を分泌し，副腎皮質刺激ホルモン（adrenocorticotropin hormone；ACTH）やメラニン細胞刺激ホルモン（melanocyte-stimulation hormone；MSH）を下垂体が分泌するのを促す。副腎はACTHに反応しコルチゾールやアルドステロンを分泌する。副腎で十分な量のコルチゾールが分泌されると，視床下部は自動的にACTHやMSHの分泌を抑制する。

■ 慢性副腎不全

　副腎不全は副腎皮質が十分な量のコルチゾールを分泌できないことで，副腎皮質が直接的か間接的に障害されているかによって，一次性，二次性，三次性に分類される。一次性副腎不全は**アジソン病**（Addison's disease）として知られており，副腎皮質の直接的な障害や機能不全により引き起こされる代謝・内分泌疾患である。緩徐に始まる慢性的な疾患である。副腎皮質を直接障害するような病態はほぼ何でも一次性副腎不全を引き起こし得る。そのなかには自己免疫性疾患や副腎出血，後天性免疫不全症候群（AIDS）や結核，髄膜炎，菌血症などの感染症がある。

徴候と症状

　アジソン病患者の臨床プレゼンテーションはその疾患によってもたらされる内分泌・電解質異常からなる。慢性疲労，虚弱，食思不振，引きつづく体重減少，皮膚や粘膜の色素過剰などが生じる（図6-10）。色素過剰は下垂体からのACTH産生と同時に生じる抑制されていないMSH産生の結果生じる。それは皮膚のメラニン細胞を刺激してメラニンを産生させる。またアジソン病患者は低ナトリウム血症，高カリウム血症などの電解質異

常，低血圧，ほかに腹痛，悪心・嘔吐，下痢などの消化管障害を呈し得る。

病態生理

先に述べたように（「解剖と生理」を参照すること），副腎皮質はコルチコステロイドホルモンであるアルドステロンとコルチゾールを産生する。アルドステロンは血中ナトリウムとカリウム濃度のバランスをとっている。人体はどんなストレス，例をあげれば外傷，感染，心筋虚血，その他の重症疾患にさらされても，副腎は人体の需要に見合った十分な量のコルチコステロイドホルモンを供給できなくなり，アジソン病の急性増悪を引き起こす。

二次性の副腎不全は，副腎皮質自体の機能は正常であるが，下垂体がACTHを放出できないためコルチゾールを産生する信号を受け取ることができない。したがって副腎不全は間接的であるため，そのように称される。三次性副腎機能不全は下垂体がACTHを放出できないのが視床下部の障害によるために生じ，それはまたさらに間接的である。一次性副腎不全と対照的に，後者2つ（二次性副腎不全，三次性副腎不全）はMSH濃度が低いことのほうが多いため色素過剰とは関連しない。

診断

病院前では慢性副腎不全の診断に寄与する検査法はない。患者からどんなに古い検査結果でも入手できるものがあれば聴取することが大切である。代謝性アシドーシス，低ナトリウム血症，高カリウム血症，低血糖といった現在の臨床プレゼンテーションと関連する過去の電解質異常所見は，レッドフラッグとみなすべきである。確定診断は患者の血清コルチゾール濃度の基礎値を測定し，刺激テスト（合成ACTHであるコシントロピンを投与する）を行うことで得られる。刺激テストでコルチゾール濃度がすぐに上昇しなければ，一次性副腎不全であると診断される。

管理

アジソンクリーゼとして知られるアジソン病の急性増悪の病院前での管理は，支持療法に限定される。患者が頻脈と低血圧を呈する場合は，生理食塩液20 mL/kgをボーラス投与する。患者の循環動態の評価を継続し，早期にヒドロコルチゾン（100～300 mg 静脈内投与，またはその地域のEMSプロトコールやメディカルコントロールに則った指示量）を投与し，救急部門に迅速に搬送することが重要である。悪心・嘔吐の対症療法と同様に低血糖の補正も行う。

病院では低ナトリウム血症や高カリウム血症などの電解質異常を確認するために診断的検査が行われる。ヘマトクリットの上昇はよくみられる。電解質異常を補正し，代謝バランスを回復させ（たとえば糖質コルチコイドを補充する），低容量には輸液を補充することで管理する。

■ 急性副腎不全

急性副腎不全は糖質コルチコイドと鉱質コルチコイドに対する人体の需要が副腎からの供給を超えた状態である。もっともよくみられる原因は慢性副腎不全患者が長期に薬物治療を受けたあとに突然治療を中断することである。またそのような患者が病気や大きな手術，外傷などのストレスが加わった際に調節された量が必要とされる分ほど処方されなかったときにも生じ得る。

徴候と症状

急性副腎不全の臨床症状は悪心・嘔吐，脱水，腹痛，脱力である。副腎不全が低血圧を伴うときは**副腎クリーゼ（副腎発症）**と呼ばれ，真に生命危機を及ぼす緊急事態となる。

病態生理

慢性副腎不全と同様，急性副腎不全は内分泌腺の機能不全によって一次性，二次性，三次性に分類される。一次性副腎不全は副腎の機能不全をさす。二次性副腎不全は下垂体の機能不全をさす。三次性副腎不全は視床下部の機能不全とかかわっている。

診断

病院前での急性副腎不全の診断は困難である。現場では確定診断をつける検査が行えないだけでなく，急性副腎不全のプレゼンテーションは消化管の障害によるものなどのより多くみられる疾患と容易に間違えられてしまうからである。EMS隊員として，今ある備品を用いて副腎機能障害の間接所見をみつけなければならない。血糖測定器で低血糖をみつけ，心電図で低カリウム血症の証拠を探す。貧血や低ナトリウム血症，代謝性アシドーシスなどの他の異常を徴候，症状から評価する必要がある。

日光への曝露を否定する患者の日焼けした色の肌などの病歴の手掛かりは慢性副腎不全を示唆する。症状の誘因となった可能性があるため，最近の治療薬の変更について患者に聞く必要がある。

バイタルサインもまたとくに重要な手掛かりとなる。たとえば、輸液の静脈内投与に反応の乏しい低血圧は副腎クリーゼでみられる。副腎不全の診断はコシントロピン刺激テストを用いて救急部門で行える（「慢性副腎不全」を参照すること）。

管理

他の生命危機を及ぼす緊急事態と同様に、まず患者が気道、呼吸、循環を保てるか否かを評価する。低血圧には生理食塩液により迅速な補液を行う。低血糖の存在下ではブドウ糖を投与する。糖質コルチコイドの欠乏に対しては、ヒドロコルチゾン 100 ～ 300 mg の静脈内投与で対応する（用量については何らかの公的システムの医学的指示に則って決める）。コシントロピン刺激テストが後に行われる場合は、デキサメタゾン 4 mg 投与が望ましい。ヒドロコルチゾンに比して偽陽性を減らすことができるからである。確定的治療目的で患者を救急部門にすみやかに搬送する。

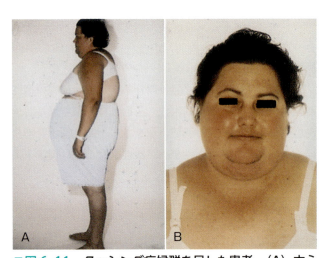

■図 6-11　クッシング症候群を呈した患者。(A) 中心性肥満。(B) 「満月様顔貌」(Kronenberg HM, Melmed S, Polonsky K, et al：Williams textbook of endocrinology, ed 11, Philadelphia, 2008, Saunders. より)

■ 副腎機能亢進症（クッシング症候群）

クッシング症候群（Cushing's syndrome）は副腎皮質から過剰に産生されたコルチゾールによって生じた、長期間の糖質コルチコイドの高い血中濃度にさらされたことで生じる臨床症状である。女性に多くみられ、とくに 20 ～ 50 歳に多い。クッシング症候群は副腎や下垂体の腫瘍、また慢性的なコルチコステロイドの使用で生じる。

徴候と症状

クッシング症候群の患者は肥満、満月様顔貌（図 6-11）、他の主要な特徴により判別可能な外見を呈する。ボックス 6-6 にクッシング症候群に伴いやすい徴候と症状の概要を並べた。

診断

病院前ではクッシング症候群の確定診断のための検査は行えない。最近の退院関連の書類の一部として、入手できる過去の診断の検査結果なら何でも患者に聞く必要がある。代謝性アルカローシス、高ナトリウム血症、低カリウム血症、高血糖などの現在の臨床プレゼンテーションと関連する過去の電解質異常所見は診断的には確実な所見である。

管理

クッシング症候群の患者は慢性、亜急性の症状を呈していることが多い。管理は臨床プレゼンテーションをもとに行われる。患者は体液過剰にも、高血糖による浸透圧利尿による脱水にもなり得る。したがって輸液は体液量の多少により決定される。高血圧は末梢臓器の機能不全や症状（たとえば慢性心不全、心筋虚血、脳症、急性腎不全）を呈していない限りは特定の処置を必要としない。もしそのような状態を呈していれば、降圧薬を開始する。バイタルサイン、意識状態、心調律を詳細にモニタリングする。

ボックス 6-6　クッシング症候群の徴候と症状

- 慢性的な脱力
- 体毛および顔の産毛の増加
- 多血した（丸顔・浮腫）顔
- 首のうしろの脂肪過多の「野牛肩」
- 身体の中心性肥満
- 腹部、殿部、胸、腕などの紫斑
- 萎縮した近位筋
- 薄く、脆弱な皮膚
- 無月経
- 受精能の低下または性欲の減退のような性腺機能不全
- 糖尿病
- 高血圧

代謝とそれに関連した障害

　代謝異常による緊急事態は一次救命処置（BLS）提供者にとってまさに診断と管理の困難さを伴う。なぜなら病院前では診断の助けとなるツールがほとんど存在しないからである。病歴，身体観察所見，臨床判断などを基本にして仮の診断を行い，初期治療計画を立てなければならない。患者が既往歴をもっていなかったり，伝えられないときはより困難となる。呼気二酸化炭素測定や（頻繁にではないが）簡易の臨床検査を通して，上級救急隊員はカギとなる有益な情報を得ることもできる。多くの代謝の状態は非特異的な症状を呈し，治療の遅れを引き起こし得る。次項では，診断に迅速に至るために考慮すべき基礎的臨床事実について考察し，その結果，代謝の緊急事態に際して適切な管理を開始することができるようになるだろう。

解剖と生理

■ 糖代謝とその制御

　糖は臓器のカギとなる代謝経路に必須の燃料で，とくに中枢神経系（central nervous system；CNS）で重要である。CNS の糖代謝への相互依存は，たとえば低血糖の急性エピソードが意識障害として現れることや低血糖エピソードの持続により不可逆的な脳障害を生じることで説明される。

　細胞の生存はバランスのとれた血糖値を維持することにかかっている。正常では人体は食事の前後でも血糖値を 70～150 mg/dL（3.9～6.3 mmol/L）の比較的狭い範囲に維持できる。この制御は本質的に次の3つの代謝プロセスによっている。

1. 糖新生：ピルビン酸塩，グリセロール，乳酸塩，アミノ酸を含む前駆体から新しく糖を作ること
2. グリコーゲン分解（糖原分解）：肝臓でグリコーゲンが分解されて糖ができること
3. 消化管からの吸収：腸管から糖を直接吸収すること

　ホルモンと神経ホルモン因子はインスリン，アドレナリン，ノルアドレナリン，グルカゴンを含む制御性因子と相互に影響し，通常の血糖値を維持している。血糖値が低下している場合は膵臓の α 細胞からグルカゴンが放出され，糖新生により糖産生を増加させる。グルカゴン放出は運動，外傷，感染でも引き起こされる。これらの仕組みは数分以内に血糖値を上昇させるが，一時的なものでしかない。アドレナリンやノルアドレナリンは糖新生と肝臓でのグリコーゲンの分解によってより早く血糖値を上昇させる。インスリンは膵臓の島細胞から分泌され，細胞内での効果的な糖の利用に不可欠であり，糖を細胞内に移動させる作用もある。

■ 糖尿病

　糖尿病はもっとも頻度の高い内分泌疾患である。低血糖は糖尿病に頻繁にみられる合併症で，内分泌疾患の緊急事態のなかで最多である。糖尿病はインスリン産生または利用の障害，高血糖，脂質・炭水化物の代謝の不均衡を特徴とする。未治療の糖尿病では高血糖を生じる。随時血糖 200 mg/dL（11.1 mmol/L）以上，または空腹時血糖 140 mg/dL（7.7 mmol/L）以上により，糖尿病の診断基準を満たす。

　糖尿病患者の低血糖は意図しないインスリンの過剰投与，または（より少ないが）経口血糖降下薬の過剰投与の結果生じる。血糖値は狭い範囲で維持されなければならないため，糖尿病は制御が難しく，糖尿病により緊急事態は EMS 要請の 3～4％を占め，その多くは低血糖であり，10～12％は高血糖に関連した急性または慢性の医学的問題である。

　糖は人体のすべての細胞の燃料となるため，糖尿病患者は深刻な急性代謝障害や慢性の病気にかかりやすい。それはとくに血糖値のコントロールが悪い場合に多い。低血糖のほかに，ケトアシドーシス，高浸透圧性昏睡が起こり得る。慢性的な血糖値のコントロール不良は心臓，腎臓，眼，神経系を含む多臓器・多系統の微小血管障害を引き起こしやすい。

分類

　糖尿病の分類はボックス6-7にまとめた。以下の3つのプレゼンテーションの患者に遭遇しやすい。

- 1型糖尿病：膵臓の β 細胞の破壊が特徴で，細胞の代謝に必要な十分量のインスリン産生が行えない。このタイプの糖尿病は典型的には小児期または思春期に診断され，全糖尿病患者の 5～10％を占める。1型糖尿病患者は通常，生きるために毎日インスリン注射を必要とする。
- 2型糖尿病：糖尿病の 90～95％を占める。このタイプの糖尿病ではインスリン産生の欠損よりも，細胞のインスリン抵抗性や膵臓でのインスリン産生の緩徐な障害を特徴とする。2型糖尿病はやや高齢の成人で

> **ボックス 6-7　糖尿病の分類と病因**
>
> 1型糖尿病
> ・特発性，免疫学的基礎を有するとみられる
>
> 2型糖尿病
> ・膵臓β細胞の機能不全
> ・インスリン作用の欠陥
> ・感染性
> ・薬物誘発性
>
> 妊娠糖尿病
> ・耐糖能異常

もっとも多く，肉体的不活発と肥満に関連する。2型糖尿病の女性の多くは妊娠糖尿病の既往をもつ。2型糖尿病患者は徴候と症状が出現するまでに何年間も無症状の期間があることが多い。不幸なことに2型糖尿病と診断される小児患者が著明に増加している。小児期の肥満率の増加と肉体運動量の低下が関連因子と思われる。

・妊娠糖尿病：妊娠女性に生じる糖不耐の一形態である。通常2型糖尿病と同じ臨床プレゼンテーションを呈する。患者は普通高血糖となるがアシドーシスはない。

血糖測定

最近のEMS業務のなかでは血糖測定器を用いて患者自身に血糖値を測定してもらうのが標準的なケアとなっている。以前は意識状態の変化した患者のすべてに前もって血糖値を測定せずに経験的にブドウ糖を投与していた。後にそのようなアプローチではほとんどの患者にとって利益がないことが研究で明らかになっている。血糖測定器はベッドサイドで迅速に血糖値を得られ，病院前でも安全で正確であると判明している。理想的には血糖値は毛細血管のサンプルから測定すべきであり，静脈路を確保する際に得られる静脈血サンプルからではない。というのは静脈血からは不正確な結果が得られることがあり得る。血糖測定用の試験紙（測定用）ストリップは正確性と信頼性を担保するために，救急車の温度が一定に保たれた，気密環境で保存する。

糖代謝疾患の障害

■ 低血糖

すでに述べたように，糖は人体とその臓器にとって，とくに脳にとって主要な燃料である。低血糖は血糖値が70 mg/dL（3.9 mmol/L）以下（または未満）と定義される。血糖値への反応は個人差が大きいため，ここで述べることは平均的なものであることに留意する。一般に血糖値は70 mg/dL（3.9 mmol/L）以下になると短時間の間に連続して次の事柄が生じる。

1. まず血糖値の減少を止めようとインスリン分泌が減少する。
2. 次に主にアドレナリンやノルアドレナリンなどの血糖値を上昇させるホルモン分泌が増加する。
3. 最終的には認知機能の低下を含む徴候，症状が生じる。血糖値がいったん50 mg/dL（2.8 mmol/L）を切ると深刻な意識状態の悪化が生じる。

低血糖を未治療のままにすると，重大な障害，死亡と関連する。これらのリスクを減らすために徴候と症状を認識し，早期に効果的な治療を開始できるよう準備しなければならない。

徴候と症状

低血糖の臨床症状は通常，急激に進行する。患者は内因性ストレスホルモンの放出に直接関連した，発汗，意識レベル（level of consciousness；LOC）の変化，振戦，蒼白で冷たく湿った肌といったあらゆる徴候，症状のため治療を求めることになる。低血糖が治療されないと，生命を脅かす全身痙攣を引き起こす。すべての痙攣患者に血糖値を測定し，原因として低血糖を除外するのが重要である。

しかし徴候と症状が出現する頻度と患者の既往歴，性別，健康状況によって臨床プレゼンテーションに影響を与える。たとえば複雑な既往をもつ高齢者は血糖値が50 mg/dL（2.8 mmol/L）以上でも重度の低血糖症状を呈し得る。その反対に若年者では50 mg/dL（2.8 mmol/L）以下になって重症の低血糖症状を呈することもある。

大部分の低血糖症状は，低血糖に反応して分泌されるアドレナリンなどの血糖値を上昇させるホルモンの分泌により生じる。徴候と症状は，以下を含む。

・発汗
・振戦
・神経質
・頻脈
・LOCまたは行動の変化
・痙攣
・昏睡

患者が初期に低血糖症状と似た症状を呈するβ遮断薬

> ### ボックス6-8　低血糖のトリガー
>
> - 食物摂取量の減少
> - 外因性インスリン投与（虚偽性低血糖症）
> - 薬剤：
>   - 経口血糖降下薬
>   - β遮断薬
>   - 抗マラリア薬
> - アルコールの乱用
> - 高血糖症の積極的な治療：
>   - 糖尿病ケトアシドーシス
>   - 非ケトン性高浸透圧状態
>   - 制御の困難な血糖値
>   - 治療用インスリンの過剰な投与量の投与
> - 低栄養状態
> - 薬剤の調整
> - インスリンポンプの不全
> - 敗血症
> - 体液減少
> - 腎疾患
> - 肝疾患
> - 膵腫瘍
> - 内分泌障害：
>   - 甲状腺疾患：
>   - 甲状腺機能低下症
>   - 甲状腺機能亢進症
>   - 副腎疾患：
>   - アジソン病

を内服している可能性も考慮しなければならない。そのような患者は低血糖の前駆症状なしに急速に意識を消失したり痙攣し始めることがある。

病態生理

糖尿病の管理には，腎不全や心疾患などの長期の合併症を予防するために，厳しい血糖値のコントロールが強調される。低血糖は厳しい血糖コントロール療法を受ける糖尿病患者によくみられるが，非糖尿病患者にも起こり得る。糖尿病患者はこの注意深いコントロールを維持するために多くの薬を使用することになる。しばしばインスリン皮下注射と経口血糖降下薬の組み合わせを処方される。これは治療効果が高い戦略であるが低血糖のエピソードを生じやすくもする。すべてのタイプの低血糖のトリガーとなるものを**ボックス6-8**に列挙している。

非糖尿病患者の低血糖　糖尿病の病歴のない患者の低血糖は空腹時低血糖または食後低血糖と呼ばれる。空腹時低血糖は通常は糖の利用と産生の不均衡の結果生じる。食後低血糖は食事性の高インスリン血症が特徴で，通常胃の手術後の患者にみられる。

数多くの状況により食後低血糖を来し得る。なかでももっとも多いのは重症肝疾患，インスリノーマのような膵腫瘍，酵素欠損，インスリンやSU薬などの薬物多量摂取，そして重症感染症などがある。臨床的特徴は糖尿病による低血糖でみられるものと同様である。

非糖尿病患者の低血糖の管理は糖尿病患者の場合と同様である。しかし非糖尿病患者の低血糖は，とくに薬物乱用患者において，再発することがある。そのような患者では2回以上のデキストロースの投与や持続静脈内投与が必要となる。

診断

重症低血糖は包括的な病歴や身体観察から示唆され，血糖値検査で確定される。初期評価の1つとして，すべてのバイタルサインを確認する。不適切な温度で保存されたものは測定値に影響を与えるため，適切に保存された糖ストリップを用いる。血糖測定器は適切な値を出すためには較正が必要であることを覚えておく。

管理

痙攣や永久的な脳損傷といったさらなる合併症を防ぐために，ブドウ糖の投与を迅速に開始する。もっとも簡単な選択肢としてはスナックや糖を含んだ飲料の形で経口的にブドウ糖を投与する方法がある。この選択肢は覚醒して嚥下の可能な患者では常に考慮されるべきである。意識変容や嚥下困難な患者では50％ブドウ糖液の静脈内投与が今でも基本であるが，高濃度なため血管外漏出や遊出が生じた際に深刻な合併症が起こり得る。近年，EMSは10％ブドウ糖液を採用し始めている。2つの濃度のブドウ糖液を比べた場合，低血糖患者が意識を取り戻すまでに必要な時間に差がないことが明らかになっている。10％ブドウ糖液を投与された患者では，投与される糖はかなり少ないが，同じ治療効果が得られ，治療後の高血糖を来しにくい。

迅速な静脈路が困難であればグルカゴンの筋肉内投与

> **ボックス 6-9　低血糖を呈した患者のための重要な治療上の考慮点**
>
> - 意識の変化を呈する患者では，必ず低血糖がないかチェックする。
> - 誤嚥のリスクがないほど意識のはっきりした患者では経口でブドウ糖を投与する。
> - 意識状態の低下した患者では 50％ブドウ糖液を 50 mL 静脈内投与する。
> - グルカゴンを投与する場合，成人には 1〜2 mg を筋肉内投与または皮下投与する。20 分おきに再投与を繰り返してよい（小児では 0.025〜0.1 mg/kg を筋肉内投与または皮下投与する。20 分おきに再投与を繰り返してよい）。アルコール依存症や低栄養といった患者ではグリコーゲンが枯渇しているため，グルカゴンの効果がないことに注意する。
> - 経口血糖降下薬の過量投与では，遷延する重症の低血糖を来し得る。患者はこのような場合，10％ブドウ糖の持続静脈内投与を必要とすることもある。
> - 乳児や 8 歳未満の小児では，50％ブドウ糖液を投与してはならない。25％または 10％ブドウ糖液を代わりに用いる。
> - 小児では 25％ブドウ糖液（2〜4 mL/kg）を 0.5〜1 g/kg ブドウ糖で静脈内投与する。
> - 新生児では 10％ブドウ糖液（1〜2 mL/kg）を 0.5〜1 g/kg ブドウ糖で静脈内投与する。

も有効な代替法である。しかしアルコール中毒や慢性肝障害などでグリコーゲンの枯渇した慢性疾患の患者では効果がない可能性がある。グルカゴンによる回復に要する時間はブドウ糖の静脈内投与に比べ有意に長く，またグルカゴンは悪心・嘔吐の副作用も生じる。用いるのであれば通常 1〜2 mg を筋肉内投与する。低血糖患者の主な治療方針をボックス 6-9 にあげた。

　低血糖を来した原因として，経口血糖降下薬によるものかインスリンによるものかを区別するのは大変重要である。経口血糖降下薬は経口摂取量が減少していたとしても通常低血糖を生じない。もし起こるとすれば腎不全などの重大な併存疾患が潜んでいないかを疑い，さらなる評価と必要であれば入院のために救急部門に搬送すべきである。

■ 糖尿病ケトアシドーシス

糖尿病ケトアシドーシス（diabetic ketoacidosis；**DKA**）は血糖値が 350 mg/dL（19.4 mmol/L）以上，ケトン体産生，炭酸水素の濃度が 15 mEq/L 以下，代謝性アシドーシスによって特徴づけられる。DKA の死亡率は 9〜14％である。DKA は急性の内分泌緊急事態で，インスリン欠乏とグルカゴンの過剰な高濃度の組み合わせが高血糖，アシドーシス，体液欠乏の状態を作り出した状態である。DKA はよく電解質異常を伴う。

徴候と症状

　DKA 患者は脱水状態にあり調子が悪くみえる。患者は通常，多渇症，多食症，多尿を訴える。重症 DKA 患者は初期診察ですでに意識状態の変化を呈する。頻脈，浅く速い呼吸，起立性の血圧変化を呈し得る。起こり得る症状として以下がある。

- 悪心・嘔吐
- 腹痛（とくに小児例に多い）
- 頻呼吸
- 呼気の果実臭
- 疲労と脱力
- 尿量増加
- 意識変容
- 起立性低血圧
- 不整脈
- 痙攣
- 重症例ではショックが生じる

病態生理

　DKA は感染や心筋梗塞，外傷，しばしば妊娠などの特定の代謝ストレスにより引き起こされる。これらの状態でもっとも多い原因は糖尿病患者が自身のインスリン療法を中断した場合である。インスリン欠乏は糖が細胞に取り込まれるのを妨げ，結果として細胞は代謝に必要な糖の欠乏状態となり，脂肪などの他のエネルギー源に切り替わる。その結果，糖は血流内に蓄積する。この糖の過剰な流れは尿細管に溢れ出し，水分，ナトリウム，カリウム，マグネシウム，その他のイオンを尿に排出させ，重大な利尿作用を引き起こす。尿細管からは尿のな

かに多くの糖を排出することになる。

この利尿は嘔吐を伴い，体液不足，そして引きつづくショックを引き起こす。これらの浸透圧の変化はDKA患者の意識変容の大きな原因である。DKAの臨床的特徴は代謝性アシドーシスである（詳しくは後述する）。生理的に人体は速く呼吸し〔クスマウル呼吸（Kussmaul's respiration）として知られるパターン〕，より多くの炭酸水素を消費して酸を代償・消去しようとする。これらはすべて人体の電解質バランス，とくにカリウムに直接影響を与える。アシドーシスはカリウムを水素イオンと交換で血流へ移動させ，人体からのカリウム喪失量を増大させることで，神経系，循環器系の合併症を引き起こし得る。

鑑別診断

いくつかの状態がDKAと類似した症状を呈する。しかしながら，病院外では決定的な診断ができる検査もなくそれらを区別するのは困難である。たとえば敗血症はDKAに似た緊急事態である。DKAでは体温上昇がみられることが少ないため，患者に熱がある場合は敗血症を疑うべきである。長期の飢餓状態，たとえば妊娠第3期（末期）の患者や授乳中の患者が適切に摂食していない場合もDKAに似た状態を呈する。

その他の状態もDKAと間違えやすい。アルコール中毒患者では果実臭の呼気，頻呼吸，最近の禁酒の既往を伴っている。頻呼吸は人体がアシドーシスを代償しようとしている可能性を考える。しかしそのような患者では少なくない割合で血糖値が正常か低い値を示すことがある。このような状態はアルコール性ケトアシドーシス（詳しくは後述する）と称される。

DKAを疑ったら確実に12誘導心電図を施行する。そこから得る情報は管理戦略を変更させ得る（たとえば心電図が心筋梗塞を明らかにした場合）。加えて電解質異常は糖尿病による緊急事態に伴って生じ，12誘導心電図は懸念される異常，なかでもとくに重大な高カリウム血症を示す。

以下のように，DKAの鑑別診断で油断は禁物である。混乱を最小限にするために系統立った手法ですべての症例にあたり，これらの病状に対する管理はすべて同様であるため，遅滞なく最初の処置を開始することがもっとも大切である。

管理

重症DKAの患者はきわめて重篤にみえ，実際に迅速な治療を必要とする。意識の変容した患者は盛んに嘔吐し，誤嚥の危険性がある。そのような症例では早期の気管挿管で気道を確保することを考慮する。DKA患者は代謝性アシドーシスを代償するために頻呼吸であることに留意する。したがって気管挿管した場合は酸塩基平衡の悪化を防ぐため過換気を維持しなければならない。0.9％生理食塩液を2つの末梢静脈ラインから積極的に投与して脱水補正を開始する。DKA患者は通常初期の治療の間3～6Lの輸液を必要とする。急激に心不全になる可能性があるため，注意深くモニターする必要がある。とくに心不全の既往のある患者は容易に溢水となるため，輸液施行時にはよく注意しなければならない。DKAの背景に潜む心筋梗塞などの原因を考慮し，適切に処置しなければならない。

DKAはインスリン療法なしには処置し得ないが，病院前では一般的にインスリン投与は行われない。しかし場合によっては，すでにインスリンを投与されている患者を扱う機会もあるだろう。EMSはそのような患者の搬送中の管理を手助けするプロトコールをもつべきである。持続インスリン療法の隠れた副作用と一般的な副作用について認識できなければならない。たとえば，高用量のインスリン投与は医原性の低血糖や低カリウム血症を来すことがある。これはインスリン投与後に糖とカリウムが細胞に移動することで引き起こされる。DKA患者は初期には高カリウム血症にみえるが，アシドーシスによって起こったカリウムの移動によるものである。典型的には人体全体ではカリウム欠乏の状態にある。異常な血中カリウム濃度は生命危機を及ぼす不整脈を引き起こすため，搬送前に患者の直近のカリウム濃度を確認するのが賢明である。ボックス6-10にDKAの合併症を，ボックス6-11に重要な治療指針をまとめた。

■ 高浸透圧性高血糖性非ケトン性症候群

高浸透圧性高血糖性非ケトン性症候群（hyperosmolar hyperglycemic nonketotic syndrome；HHNS）は深刻な糖尿病性緊急症で，10～50％の死亡率である。病院前ではDKAとHHNSを区別するのは難しいが，患者の病歴からどちらか推測することもあり得る。HHNSは2型糖尿病に多く，DKAを引き起こすストレス要因と同じもので引き起こされる。その状態は以下で特徴づけられる。

- しばしば600 mg/dL（33.3 mmol/L）以上になる高血糖
- ケトン体産生の欠如
- 通常315 mOsm/kg以上の血漿浸透圧

ボックス 6-10　糖尿病ケトアシドーシスの治療における合併症

糖尿病ケトアシドーシスの治療は難しく複雑であり，多くの専門分野の専門家グループの参加を必要とする。それであってさえ，患者は合併症の発生から無縁ではいられない。DKA では以下の 5 つの主要な合併症の組み合わせが死亡率を増加させる。

1. 低カリウム血症：積極的なインスリン治療はカリウムを細胞内に移動させるため，治療時の不十分なカリウム補充によって生じ得る。
2. 低血糖：積極的治療と血糖値の十分な観察不足によって生じ得る。血糖値が 300 mg/dL 以下に低下した際には 5％ブドウ糖液の静脈内投与を開始するのが必要不可欠である。
3. 輸液過剰：うっ血性心不全患者に対する積極的な輸液投与は輸液過剰を引き起こし得る。
4. アルカローシス：過度の炭酸水素投与による積極的治療はアルカローシスを引き起こし，とくにカリウム需要を増加させることで電解質異常を複雑にする（カリウムはアルカローシスにより細胞内に取り込まれることによる）。
5. 脳浮腫：DKA 治療でもっとも恐ろしい合併症である。急速な浸透圧変化によってこれは生じる。脳浮腫は一般に治療開始から 6 ～ 10 時間後に生じ，死亡率は 90％である。DKA 治療中にアシドーシスが補正されたあとに昏睡に陥った患者では，この合併症を疑わなければならない。

ボックス 6-11　糖尿病ケトアシドーシスまたは HHNS を呈する患者に対する重要な治療上の考慮事項

- 患者に気管挿管したならアシドーシスの増悪を防ぐため過換気を維持する。
- 補液によりブドウ糖を薄める。1 ～ 2 L の生理食塩液の急速静脈内投与を必要とする。補液は血糖値を低下させるので血糖値を定期的にモニターする。
- テント状 T 波，QRS 拡大，P 波消失，徐脈，サインカーブ様変化などの心電図変化を評価し，それに則って治療する。
- 小児患者では，20 mL/kg で補液する。

患者の輸送時間が延びるようであれば以下を考慮する。

- 血糖値が 300 mg/dL（16.6 mmol/L）以下に低下した際は輸液を 5％ブドウ糖液と合わせ 0.45％生理食塩液とする。
- 適応があれば以下のガイドラインを用いて，電解質を補正する。
  - カリウム。低カリウム血症ではまず患者の腎機能が正常であることを確認し，輸液 1 L あたり 20 ～ 40 mEq/L のカリウムを加えて投与する。
  - マグネシウム。低マグネシウムでははじめの輸液 2 L に硫酸マグネシウム 1 ～ 2 g を加えて補正する。
  - アシドーシスでは，pH が 7 以下の場合はじめの輸液 1 L に対し炭酸水素ナトリウム 44 ～ 88 mEq/L を加えて補正する。
  - 低カリウム血症や低血糖などのインスリン静脈内投与による合併症の可能性に留意する。
- 持続的モニターが最重要である。背景にある原因を可能であれば治療し，患者を ICU を運営する能力のある病院へ転送する。

HHNS は重大の脱水と意識低下と関連する。時には深昏睡へと進行する。DKA と対照的にアシドーシスとケトーシスは通常生じない。

徴候と症状

HHNS の患者は通常急激に体調を崩し，重度の脱水，悪心・嘔吐，腹痛，頻呼吸，頻脈を呈する。25％の体液喪失があることもよくみられる。加えて，巣症状や痙攣，脳卒中を伴うこともある。HHNS の徴候と症状は，以下を含む。

- 発熱
- 脱水
- 悪心と腹痛
- 低血圧
- 頻脈

- 頻呼吸
- 口渇，多尿または乏尿，多渇症
- 焦点性てんかん
- 意識状態の変化
- 神経学的な巣症状

病態生理

　HHNSの病態生理は複雑であるが，DKAによく似ている。HHNSの諸症状は通常急激に発症せず，数日にわたって進行していく。時間経過は患者の総合的な健康状態によってさまざまである。HHNSは通常高齢者や何らかの疾患で衰弱した患者に生じる。DKAと同様にインスリン作用の減弱が特徴で，それによって血糖値を上昇させるメカニズムが一斉に働き始める。インスリン機能がいったん減少すると，糖新生，グリコーゲン分解，末梢組織での糖取り込みの減少が優勢になる。そして高血糖は細胞外に水分を引っ張り，浸透圧利尿を引き起こし，低血圧と体液喪失を生じる。患者は通常水分摂取を定期的に行って血管内血液量を維持するが，利尿が結局そのシステムを上回ってしまう。敗血症などの他の状態がさらなる体液喪失を引き起こすことに留意しなければならない。HHNSの原因は通常，以下を含む。

- 外傷
- 薬物
- 心筋梗塞
- クッシング症候群
- 敗血症
- 脳卒中
- 透析
- 脳障害（たとえば硬膜下血腫）
- 出血
- 妊娠

鑑別診断

　DKAやHHNSに類似した徴候や症状を呈する多くの疾患が存在する（DKAについては既出を参照すること）。大半の症例では，それらの可能性がある疾患すべてで初期対処は類似しているが，心筋梗塞や敗血症のようなDKAやHHNSを引き起こす疾患で重要な要素となるものには注意する必要がある。

　DKAとHHNSの鑑別に際し，HHNSでは通常意識障害の程度がより強いことを覚えておくこと。低血糖症状と類似しているためHHNSの徴候と症状は混乱を招きやすい。血糖値が早期に評価できない場合は，否定されない限り低血糖をまずは想定する。ブドウ糖の投与は，HHNS患者の血糖値にはほとんど悪影響を与えず，低血糖の場合にはその患者の生命危機を救うことになる。

管理

　HHNSの患者の初期管理はDKA患者と同じである。気道，呼吸，循環を安定化させる手段を迅速にとる。患者は深刻な体液喪失状態にあり得るため，静脈からの輸液投与を迅速に開始する。初期の輸液には0.9％生理食塩液を選択する。早期のボーラス投与が患者の血行動態の安定化に必要となることもある。ただし慢性心不全のような併存症をもつ患者では注意する。輸液投与単独で高血糖の多くを改善させることを覚えておくこと。DKA管理の論争点はHHNSにも当てはまる。たとえば血漿浸透圧の迅速な補正は，とくに小児において，脳浮腫の発生の引き金となる（HHNSの治療方針のまとめを参照したい場合は**ボックス6-11**をみること）。

酸塩基障害

■ 酸塩基平衡

　細胞の正常な活動には人体の精密な酸塩基平衡が直接かかわっている。このバランスの維持に重要な役割を果たすのに不可欠な臓器は腎臓と肺で，血漿中の緩衝物質との相互作用により酸塩基平衡を狭い範囲にコントロールしている。このバランスはpHにより表され，7.35〜7.45の範囲に収まるべきである。7.35以下のpHはアシドーシスであり，7.45以上ではアルカローシスである。これらのpHの異常はその大元の原因が代謝性か呼吸性かによって分類される。人体は通常背景にある異常を正そうとして代償反応を開始する。症例によって3つの異なるプロセスが同時に重なって働いていることもある。たとえばまず先にアシドーシスがあり，その代償性のアルカローシスがあり，その背景に別のアシドーシスがあるといった具合である。

■ 呼吸性アシドーシス

　呼吸性アシドーシスは病院前でもっとも遭遇する酸塩基平衡の障害の1つである。呼吸性アシドーシスは二酸化炭素貯留の結果生じるpHの低下が特徴である。低換気は二酸化炭素貯留を引き起こす古典的な臨床上の問題である。呼吸性アシドーシスは急性または慢性に分類される。これらの状態を区別する唯一の方法は，人体がアシドーシスを代償するために炭酸水素を体内に保持し始

ボックス6-12　呼吸性アシドーシスの誘因

急性

薬理中枢神経系抑うつ症
- 麻薬
- ベンゾジアゼピン系
- アルコール乱用
- γヒドロキシ酪酸（Gamma-hydroxybutyrate；GHB）中毒

肺疾患
- 間質浮腫
- 肺炎

気道困難
- 異物
- 誤嚥
- 気管支攣縮
- 無呼吸

低換気
- 気胸
- 動揺胸郭
- 重症筋無力症
- ギラン・バレー症候群
- 原発性中枢神経系疾患
- 脳損傷

慢性

肺疾患
- 慢性気管支炎
- COPD
- 肺線維症

神経筋疾患
- 筋ジストロフィー
- 重症筋無力症

肥満
- 睡眠時無呼吸

めたかどうかを知ることである。急性期には血中炭酸水素濃度は正常範囲にある。人体がいったん炭酸水素を保持し始めると、慢性の状態へと移行する。

徴候と症状

原疾患の重症度に応じて、さまざまな臨床的状態に遭遇することになる。通常、脱力、呼吸困難、意識変容を含む症状がみられる。呼吸性アシドーシスが疑われる患者を評価する際には、意識レベルに注意を払うことがとくに大切である。なぜならばそれは臨床経過の重症度を示し、高度の気道管理を必要とする徴候となるからである。たとえばCOPD患者で意識状態の低下した患者は、高濃度の二酸化炭素濃度が意識変容の原因である可能性がもっとも高い。そのような患者では誤嚥などの合併症のリスクが高く、したがってより積極的な対処が要求される。

病態生理

低換気を生じる病態であれば何でも、たとえば一次性肺障害、気道閉塞、呼吸中枢を抑制する病気は呼吸性アシドーシスを引き起こす。呼吸性アシドーシスの誘因をボックス6-12にまとめた。

管理

救急隊員としてのレベルに応じて、心電図モニター、SpO_2、$ETCO_2$などの標準的なモニター装置を使用すべきである。気道、呼吸、循環の初期評価と安定化後、二酸化炭素濃度を減らし、アシドーシスを補正するために分時換気量を調節するのに集中しなければならない。原因によるが、換気の補助や薬物療法のどちらかにより、それを達成できるだろう。換気補助は気道確保、鼻咽頭エアウエイまたは口咽頭エアウエイとバッグバルブマスク、持続陽圧呼吸（continuous positive airway pressure；CPAP）またはBiPAP®（bilevel positive airway pressure）、気管挿管と換気補助と多岐にわたる。薬物治療はたとえばナロキソン投与はオピオイド系過剰投与の副作用によって低換気が生じた呼吸抑制に拮抗できる。

どんな低酸素の患者も酸素投与が必要であるが、慢性呼吸性アシドーシスの患者では呼吸中枢を抑制する可能性があるため高流量の酸素投与には注意しなければならない。このトピックの詳細について参照したければ第3章が参考となろう。

■ 呼吸性アルカローシス

1分あたりの換気量の増加は呼吸性アルカローシスの原因となり、血中二酸化炭素の減少、pHの上昇によって特徴づけられる。急性と慢性呼吸性アルカローシスを区別するただ1つの方法は、血中炭酸水素濃度を測定す

ることである。急性呼吸性アルカローシスの患者は正常範囲内の血中炭酸水素濃度を示す。一方で慢性呼吸性アルカローシスの患者は，血中炭酸水素濃度の減少を示す。

徴候と症状

患者の臨床プレゼンテーションは呼吸性アルカローシスが慢性かどうかによる。症状の大部分は非特異的なもので，末梢や中枢神経系の訴えで，顔面や口唇の感覚異常，各種めまい，筋肉痛，筋痙攣などがある。

病態生理

呼吸性アルカローシスは通常は原因となる代謝性アシドーシスに対する二次性代償機能としてみられるが，実際には一次的なものとしても生じる。一次性の呼吸性アルカローシスの原因として，アスピリンの過量摂取，不安反応，肺塞栓症などがある。呼吸性アルカローシスは時には正常な生理的反応のこともある。古典的な例としては妊娠中のアルカレミアがあり，pHは7.46〜7.5である。この状態は最初に呼吸性に生じたものであり，血中二酸化炭素濃度は31〜35 mmHgであるのが特徴である。

診断

呼吸性アルカローシスの診断ははっきりしないこともある。なぜならば，その症状はたとえば低カルシウム血症のような電解質異常と症状が同一だからである。完全な病歴と身体観察が潜んでいる呼吸性アルカローシスの原因を知るカギを引き出し，治療戦略を計画する助けとなるだろう。アスピリン中毒などの生命危機を及ぼす中毒による原因を見逃さないよう注意しなければならない。呼吸性アルカローシスの誘因を**ボックス6-13**にまとめた。

管理

低酸素血症の患者には遅滞なく酸素を投与し，気道，呼吸，循環を安定化し補助する手順をとる。不安による過換気に対してはコーチングの技術を用いて患者を落ち着かせる。口すぼめ呼吸をするように指導する。低酸素血症を引き起こさないよう，ペーパーバッグ法や酸素を流していない非再呼吸式マスクを用いてはならない。

■ 代謝性アシドーシス

代謝性アシドーシスは人体の緩衝能力を超えた量の酸の蓄積により生じる。急性期における人体の生理的反応は過換気で，血中二酸化炭素を減少させて代償する。慢性期には代謝性アシドーシスを代償しようとして腎臓での炭酸水素の再吸収が始まる。

徴候と症状

代謝性アシドーシスの臨床症状は代謝障害の重症度と直接関連している。大部分の患者は悪心・嘔吐，腹痛，速く深い呼吸パターン（クスマウル呼吸）を呈し，より重症例では意識変容やショックを呈する。

ボックス6-13　呼吸性アルカローシスの誘因

肺疾患
- 肺塞栓
- 肺炎（細菌またはウイルス）
- 急性肺水腫
- 無気肺
- 補助下過換気

感染性
- 敗血症

薬剤性
- 昇圧薬
- サイロキシン
- アスピリンまたはカフェイン毒性

低酸素
- 換気血流不均衡
- 高度変化
- 重症の貧血

過換気
- ヒステリー／不安
- 心因性疾患
- 中枢神経系腫瘍
- 脳卒中

代謝および電解質異常
- 肝不全
- 脳症
- 低ナトリウム血症

病態生理

代謝性アシドーシスは3つのメカニズムより生じる。酸を腎臓から排泄する能力の低下，酸の産生と取り込みの増加，人体の緩衝能力の低下である。

診断

代謝性アシドーシスは非アニオンギャップ開大性アシドーシスとアニオンギャップ開大性アシドーシスのいずれかに分類される。アニオンギャップは以下の公式を用いて計算される（第1章を参照）。

$$AG = Na^+ - (Cl^- + HCO_3^-)$$

これは臨床医に血漿中の計測されていないアニオンの存在を推測させる情報を与える。アニオンギャップが12～15では正常範囲内とみなされる。開大したアニオンギャップはアシドーシスを引き起こした状態である。高アニオンギャップ代謝性アシドーシスの成因を覚えるには，記憶法⑩に記載されたCAT MUD PILESが有効である。記憶法⑪に詳述されているF-USED CARSはアニオンギャップ正常代謝性アシドーシスの成因を覚えるのに役立つ。

アニオンギャップを計測するのに必要な臨床検査結果が得られない場合もあるだろう。その場合には，管理に際しての意思決定は論理的な臨床判断と完全な病歴，身体観察所見に則って行うべきである。病院間の搬送の責任を担う特別な搬送要員では，アニオンギャップを計算する検査手法があるので，それに従って鑑別診断を行えるだろう。呼気二酸化炭素測定もまた重要な情報源となる。頻呼吸，低二酸化炭素血症を呈する患者では代謝性アシドーシスの存在を疑う。

アシドーシスの徴候を伴った患者に遭遇した場合は，常に次の5つの状態を考えなければならない。

1. 糖尿病ケトアシドーシス：本章のはじめにすでに解説したが，DKAはコンプライアンスが悪かったり，インスリン需要が高まった結果としてインスリンが十分に投与されなかったことで生じる。糖尿病患者は感染や外傷後，その他の代謝に伴う需要が高まった状況でより多くのインスリン投与を必要とすることがある。糖の利用が障害され，脂肪酸が代謝されて水素イオンを発生させるケトン体が産生されるとDKAが生じる。人体の緩衝システムを超えた量の酸が産生されると，アシドーシスがその後に生じる。DKAの管理については先に詳しく述べた。

記憶法⑩

Cat Mudpiles

高アニオンギャップ代謝性アシドーシスの原因

- **C** Carbon monoxide/ cyanide intoxication：一酸化炭素中毒，シアン中毒
- **A** Alcohol intoxication/ alcoholic ketoacidosis：アルコール中毒，アルコール性ケトアシドーシス
- **T** Toluene exposure：トルエン曝露
- **M** Methanol exposure：メタノール曝露
- **U** Uremia：尿毒症
- **D** Diabetic ketoacidosis：糖尿病ケトアシドーシス
- **P** Paraldehyde ingestion：パラアルデヒド飲用
- **I** Isoniazid/ iron intoxication：イソニアジド中毒，鉄中毒
- **L** Lactic acidosis：乳酸アシドーシス
- **E** Ethylene glycol intoxication：エチレングリコール中毒
- **S** Salicylate (ASA) intoxication：サリチル酸（アセチルサリチル酸）中毒

Marx JA, Hockberger RS, Walls RM：Rosen's emergency medicine, ed 7, St Louis, Mosby, 2009. より改変

記憶法⑪

F-Used Cars

アニオンギャップ正常代謝性アシドーシスの原因

- **F** Fistulae, pancreatic：膵液瘻
- **U** Ureteroenteric conduits：尿管腸瘻
- **S** Saline administration (0.9% normal saline)：生理食塩液静脈内投与（0.9%生理食塩液）
- **E** Endocrine dysfunction：内分泌障害
- **D** Diarrhea：下痢
- **C** Carbonic anhydrase inhibitor ingestion：炭酸脱水酵素阻害薬内服
- **A** Arginine, lysine (parenteral nutrition)：アルギニン，リシン（非経口的栄養）
- **R** Renal tubular acidosis：尿細管性アシドーシス
- **S** Spironolactone (diuretic) ingestion：スピロノラクトン（利尿薬）内服

Marx JA, Hockberger RS, Walls RM：Rosen's emergency medicine, ed 7, St Louis, Mosby, 2009. より改変

2. 腎不全：腎臓は最適な酸塩基平衡を保つのに不可欠である。腎不全患者の大部分は腎臓が酸性の副産物を排泄できないため尿毒症の状況にある。腎尿細管は水素イオンを排泄する主たる役割をもつ。この機能は糸球体濾過率（glomerular filtration rate；GFR）という腎臓の濾過率に直接かかわっている。このプロセスを変化させるどんな病態も水素イオン濃度を上昇させる。とくに硫酸水素塩やリン酸塩の形で、アニオンギャップを上昇させる。慢性腎不全患者では幾分かのアニオンギャップ開大型の代謝性アシドーシスの状態となるが、めったに25を超えない。一方で急性腎不全患者は高クロル性アニオンギャップ正常のアシドーシスを呈する。
3. 乳酸アシドーシス：乳酸は人体の大多数の細胞への血流が十分灌流されていないときに生じる。低灌流は細胞の代謝を好気性（有酸素）から嫌気性（無酸素）へ転換させる。嫌気性代謝は乳酸をもっとも重要な最終生成物として産生する。これは低灌流に関連して時間経過が重大な要素となる疾患（たとえば敗血症、虚血、肉体的に極度に疲労した状態、持続した痙攣、循環性ショック）で生じる。乳酸アシドーシスは人体が緩衝できる量より多くの乳酸が蓄積した結果生じる。
4. 有毒物の内服：アセチルサリチル酸、エチレングリコール、メタノール、イソニアジドなどの内服により生じた副産物によって代謝性アシドーシスを生じる。有毒物の内服によって生じた代謝性アシドーシスの患者では、ある程度の呼吸性代償が認められるのが特徴である。さらなる副作用を防ぐために拮抗薬が入手できる場合もあるため、有毒物が何であるかを迅速に同定する必要がある。
5. アルコール性ケトアシドーシス：長期間にわたり大量のアルコールを飲用していたあとに突然アルコール摂取をやめることで生じる。主な問題であるケト酸の蓄積は脱水、ホルモンのアンバランス、慢性的な低栄養で引き起こされる。この状態はDKAのプレゼンテーションに類似しているが、血糖値は正常か低値である。これらの患者はしばしばアルコール離脱に伴った嘔吐に伴う混合型の酸塩基障害を呈する。

管理

代謝性アシドーシスの患者の大部分は大量の容量負荷を必要とする。血管内血液量を満たすため迅速に静脈路を確保する。気道、呼吸、循環を助け、必要であれば適切に酸素を投与し、十分な換気を行う。腎不全や慢性心不全の既往をもつ患者では輸液投与時に肺水腫を引き起こさないよう注意を払う。患者が人工呼吸器の補助を必要とする場合は、確実に過換気を保つようにする。代謝性アシドーシスの患者では呼吸による代償作用のため過換気となり、気管挿管のために鎮静・麻痺させられている場合は代謝性アシドーシスが悪化し得る。一次的な原因に沿って補助的治療を開始する。たとえばDKAによる高アニオンギャップ開大型の代謝性アシドーシスにある患者ではインスリンを開始する。

炭酸水素塩の使用は、急性の代謝性アシドーシスを生じるある種の状況では必要であるが、炭酸水素の静脈投与は低カルシウム血症、輸液の過剰投与、中枢神経系のアシドーシス、低カリウム血症、酸素運搬の障害などの合併症をよく引き起こす。関連するいろいろな論争があるが、それでもやはり炭酸水素の急速投与はある生命危機を及ぼす状況では有効である。臨床医は動脈血ガス分析や血漿電解質濃度を頼りに、炭酸水素を投与するかどうかを決定する。もちろん現場ではいつもそのような情報が入手できるわけではないが、以下の状況では炭酸水素の投与を考慮しなければならない。

1. 高カリウム血症に関連したアシドーシスによる心停止
2. 三環系抗うつ病薬の過量投与（心電図が0.10秒以上QRS延長を示す）
3. 高カリウム血症（既往歴と心電図所見により診断が推測される場合）

■ 代謝性アルカローシス

代謝性アルカローシスは、人体の血中炭酸水素濃度を上昇させるか水素濃度を減少させる、たとえば体液、カリウム、クロルの喪失を伴うような病気により引き起こされる。代謝性アルカローシスの誘因をボックス6-14にまとめた。

徴候と症状

代謝性アルカローシスの患者によくみられる所見は、食思不振、悪心・嘔吐、錯乱、低血圧、感覚異常、脱力である。完全な評価により制酸薬（たとえば炭酸水素ナトリウム、炭酸水素カルシウム）、thiazideのようなループ利尿薬、コルチコステロイドの使用歴が明らかになることもある。クッシング症候群や腎疾患などの背景疾患があることもまれではない。

ボックス6-14　代謝性アルカローシスの誘因

生理食塩液応答性代謝性アシドーシス
体液減少
- 嘔吐
- 経鼻胃管吸引
- 利尿薬
- 低塩化イオン摂取

生理食塩液非応答性代謝性アシドーシス
- 鉱質コルチコイド過剰
- 外因性摂取：
  - 嚙みタバコ
  - 甘草
- 原発性アルドステロン症
- クッシング症候群
- バーター症候群（Bartter's syndrome）

患者は遅く，浅い呼吸を呈する。心電図は低カルシウムと低カリウム血症を示すP波と融合する低いT波を呈する。低血圧もまた存在する。多くの患者が筋攣縮，腱反射の消失，四肢のしびれやチクチク感を訴えるため，詳細な神経学的診察が行われるべきである。動脈血ガスはpHが7.45以上，炭酸水素イオンが26 mEq/L以上を呈する。呼吸性の代償が生じていれば，血中二酸化炭素濃度は45 mmHg以上となる。

病態生理

代謝性アルカローシスは，人体が水素とクロールの喪失に反応して炭酸水素を保持している場合か，腎障害により炭酸水素を排出できない場合かのどちらかの機序で生じる。

診断

代謝性アルカローシスの確定診断には，血中炭酸水素濃度と動脈血中の二酸化炭素濃度を知る必要がある。なぜなら血中の炭酸水素濃度の上昇は慢性呼吸性アシドーシスに対する代償反応として生じている可能性があるからである。残念ながらこの情報は血液ガス分析が施行された場合にのみ得られる。

管理

代謝性アルカローシスの管理は，背景にある原因を正常化させることに向けられる。包括的な病歴聴取と身体観察が重要である。体液減少が根本的な原因であれば静脈からの輸液投与が不可欠である。等張性の輸液が選択される。低カリウム血症はカリウムの補充で補正され得る。

■ 混合性障害

患者はしばしば混合性の酸塩基障害を呈するが，その診断は救急や集中治療の経験がある専門医にとっても困難なこともある。混合性障害は臨床経過と血液ガス分析によって判断される。患者が重症感があるかの臨床的印象がとくに重要となる。いつものとおり気道，呼吸，循環を補助するのに不可欠な手順を迅速に講じていく。

電解質異常

電解質異常は救急疾患患者によくみられる所見である。正常な電解質バランスは細胞機能を果たすのに不可欠である。電解質異常は一般的に身体観察のみに基づいていては診断できない。重症の電解質異常は致命的になる。大部分の患者は生命危機を及ぼす症状が現れるまでは非特異的な訴えを呈するのみである。次項では現場で出会うもっとも重要な電解質異常について解説する。

■ 低ナトリウム血症

ナトリウムは，人体の正常な水分バランスを保つもっとも重要な電解質である。細胞外液の主要な陽イオンとして，ナトリウムはクロールと炭酸水素とともに浸透圧（細胞への水分の内，外への流れ）を調節している水分バランスは脳や腎臓によってコントロールされているホルモン性調節で維持されている。

低ナトリウム血症は血漿ナトリウム濃度が135 mEq/L以下と定義されている。管理のための助けとなるように，低ナトリウム血症は体液の容量に応じて3つのカテゴリーに分類される。

1. 低容量性低ナトリウム血症は水分とナトリウムの喪失により引き起こされ，水分量の喪失に比べナトリウム量の喪失が大きい状態である。原因とし

て嘔吐，下痢，消化管障害，経鼻胃管，水分のサードスペースへの貯留がある。サードスペースへの移動（血管内と細胞内の水分が間質へ移動すること）は熱傷や膵炎，敗血症，利尿薬のようなある種の薬物を内服している患者に生じる現象である。
2. 高容量性低ナトリウム血症はナトリウム量に比べ多量の水分が保持されることで生じる。この状態は古典的には慢性心不全のような浮腫性の疾患の患者に生じる。
3. 等容量性低ナトリウム血症は，濃縮尿を呈しているにもかかわらず血漿浸透圧の低下した状態である。

徴候と症状

低ナトリウム血症の臨床プレゼンテーションはナトリウム濃度の低下の速さに依存する。慢性低ナトリウム血症の患者は 120 mEq/L 以下でも大きな症状を呈さない。臨床上は通常この閾値以下にナトリウム濃度が下がると出現する。反対に血漿ナトリウム濃度が急激に低下した患者では，より高いナトリウム濃度で，おそらく 125 mEq/L 程度で臨床症状が現れる。

大部分の低ナトリウム血症の徴候や症状は興奮，幻覚，脱力，嗜眠，痙攣などの中枢神経症状と関連している。その他の症状には腹痛，こむらがえり，頭痛などがある。重症の低ナトリウム血症では患者は非常に調子が悪くみえ，痙攣や意識状態の変化を伴う。

マラソンやトライアスロンなどの運動競技は運動誘発性低ナトリウム血症の引き金となる。この現象を引き起こす原因は完全には解明されていないが，バソプレシン濃度が持続的に増加していることや発汗による脱水で糸球体機能が低下していることが関連しているかもしれない。運動誘発性低ナトリウム血症は協調運動の障害，肺水腫，痙攣や昏睡を生じる頭蓋内圧の変化を起こし得る。

鑑別診断

低ナトリウム血症の原因として，高血糖や血漿中の多量の脂肪やタンパク質が実際の血漿ナトリウム濃度より測定値を低くする偽性低ナトリウム血症が考えられる。

管理

低ナトリウム血症のタイプを病歴や身体観察から決定できるよう努める。悪心・嘔吐や他の理由で経口摂取量が減少していた病歴をもつ患者では，脱水や低ナトリウム血症を示す他の徴候や症状を呈している可能性がある。必要であれば 0.9％生理食塩液で輸液を開始する。

管理の助けになる血漿ナトリウム濃度を計測する機会はほとんどないかもしれないが，いくつかの状況では簡易検査で測定値が入手できるだろう。一般的なルールとして，低ナトリウム血症は患者が痙攣や重症な意識障害を呈していない限りは，低ナトリウム血症が生じたのと同等の速度で補正されるべきである。低ナトリウム血症を 1～2 mEq/L/時を超える速度で補正してはならない。痙攣や意識状態の変化などの重症の徴候や症状を呈する症候性低ナトリウム血症の患者では，3％食塩液（高張食塩液）の投与を必要とすることもある。この溶液はメディカルコントロールの厳密な監督のもと，注意して投与する必要がある。ナトリウムを急激に補正すると中心性橋髄鞘融解症が生じる結果，深刻な神経系の合併症を引き起こし得る。

■ 低カリウム血症

カリウムは人体の多くの重要な機能を担っている。

- 全細胞の正常な電解質，浸透圧勾配を保ち，
- 神経伝達，心臓の刺激伝導を促進し，
- 酸塩基平衡の恒常性を保つのを助ける細胞膜の緩衝メカニズムとして働く

正常の血漿カリウム濃度は 3.5～5 mEq/L の範囲にあるが，カリウムの大部分は細胞内に蓄えられているため，人体全体の陽イオンの量を正確には反映していない。低カリウム血症は異常に血漿カリウム濃度が低い状態で，通常 3.5 mEq/L 以下である。低カリウム血症はよくみられ，カリウムの摂取量の減少や排泄量の増加により生じる。

徴候と症状

低カリウム血症はしばしば初期には何の徴候や症状も呈さない。進行して 2.5 mEq/L 以下になると低カリウム血症の徴候や症状は神経系，消化管，心血管系を含む多くの臓器で生じる。よくみられる症状には脱力，悪心・嘔吐，嗜眠，錯乱，四肢の感覚異常などがある。

重症低カリウム血症（2 mEq/L 以下）の患者はとても具合が悪くみえ，不整脈や運動麻痺を呈し得る。心血管系の症状として多いのは，動悸，低血圧，ブロックや心室性期外収縮，上室性頻脈などの心臓の電気的障害などがある。致命的なタイプの不整脈である心室細動や心静止も起こり得る（図 6-12）。

診断

低カリウム血症では 12 誘導心電図で平坦化した T 波，U 波，ST 低下が認められる。

管理

低カリウム血症の処置として脱水補正のための輸液投与が必要となる。カリウムの静脈内投与の副作用で心停止となる可能性があるため，経口投与（20～40 mEq/回）が望ましい。経口摂取が不可能な患者やきわめて重篤な場合は，10～20 mEq/L の割合でカリウムの静脈内投与が必要である。重篤患者（呼吸筋麻痺のあるような）ではより多い量を投与してもよいが，中心静脈カテーテルから投与すべきである。静脈内投与による訴えの多くは注入部位の灼熱感で，通常は注入速度を緩徐にすることで改善する。カリウムの静脈内投与でもっとも恐ろしい合併症は，もちろん高カリウム血症で，腎疾患の患者でとくに起こりやすい。カリウムを静脈内投与する前に患者の腎機能を知っておくことがきわめて重要である。

■ 高カリウム血症

高カリウム血症は血漿カリウム濃度が 5.5 mEq/L 以上となる電解質異常で，カリウムサプリメントの摂取，急性または慢性腎不全，輸血，敗血症，アジソン病，アシドーシス，クラッシュ症候群（横紋筋融解症から）により生じる。

徴候と症状

高カリウム血症はまず神経系や心血管系の障害として生じる。患者は全身の脱力や筋痙攣，テタニー，麻痺，動悸，不整脈を呈する。

診断

病院前では，高カリウム血症の診断の助けとなる唯一の使用可能な診断検査は心電図で，患者が関連する不整脈であるかどうかがわかる。高カリウム血症の患者で心電図に最初に起こる変化はテント状 T 波の出現である。血漿カリウム濃度が増加しつづけると，P 波は消失し QRS 群が開大する。高カリウム血症が補正されないと，心電図は徐脈へと進行し，正弦波パターンや心静止におわる。

管理

高カリウム血症の根底にある原因を評価，処置し，迅速で適切な処置を開始して，医療機関へ患者を搬送する。

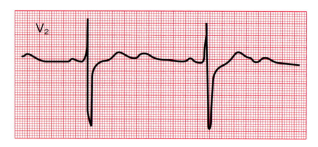
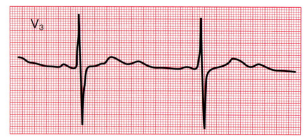
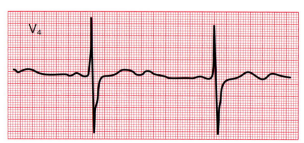

■図 6-12　低カリウム血症の心電図徴候。血清カリウム濃度は，2.2 mEq/L。主に U 波が T 波につづくために ST セグメントは延長され，T 波は平坦化する（Goldman L, Ausiello D：Cecil textbook of medicine, ed 23, Philadelphia, 2007, Saunders. より）

高カリウム血症の処置には 3 つのゴールがある。

1. 細胞膜の安定化と心臓の被刺激性を減弱させる。常に患者に心臓モニターを装着する。患者が低血圧や不整脈を呈したら，塩化カルシウムの 10％溶液 5 mL 静脈内投与する。
2. 人体からカリウムを取り除く。人体からカリウムを取り除くことを助けるために，交換樹脂を使用する。硫化ポリスチレンナトリウムを経口で 20 g 投与する。心臓病患者ではイオン交換樹脂を用いる際には溢水を生じる可能性があるため注意する。
3. カリウムを細胞内へ移動させる。カリウムを細胞内へ移動させて血漿カリウム濃度を低下させるために，5～20 mg の albuterol をネブライザーで投与する。インスリン 10 単位とブドウ糖静脈内投与の組み合わせもまた，カリウムを細胞内へ移動させる。もう 1 つの処置として，カリウムを減少させることを狙って 5～15 分で 44 mEq/L の炭酸水素ナトリウムを投与する。

■ 低カルシウム血症

本章前半の「副甲状腺機能低下症」で議論したように，カルシウムは筋肉の収縮，神経伝達，ホルモン分泌，臓器の成長，免疫学的・血液学的反応を含む多くの機能に不可欠である。大部分のカルシウムは成人では骨のミネラル成分として蓄えられている。

徴候と症状

症候性低カルシウム血症の患者では，痙攣，低血圧，テタニー，不整脈を呈する。

管理

低カルシウム血症の処置は原則的に検査結果をもとに導かれるが，患者の症状の原因が低カルシウム血症であると疑われる場合は，経験的に処置を開始することが許容される。症候性低カルシウム血症の患者では非経口的カルシウム投与が一次処置である。次の2つの選択肢のうち1つを選ぶ。

1. 360 mgのカルシウム成分を含む10％塩化カルシウム 10 mL
2. 93 mgのカルシウム成分を含む10％グルコン酸カルシウム 10 mL

成人患者では100〜300 mgのカルシウム成分の投与が推奨される。小児では0.5〜1 mL/kgの10％グルコン酸カルシウム溶液を5分以上かけて投与する。重大な副作用を避けるため，生理食塩液か5％ブドウ糖液で希釈することが強く勧められる。血管外漏出により組織壊死が生じるため，カルシウムの静脈内投与前に末梢カテーテルが漏れなく機能しているか確かめなければならない。カルシウムの静脈内投与は血漿カルシウム濃度を短期間しか上昇させないため，とくに長時間の搬送や施設間の搬送では繰り返し投与する必要がある。

十分な治療後も徴候や症状が持続する患者では，低マグネシウム血症などの電解質異常を合併している可能性がある。

■ 低マグネシウム血症

マグネシウムは人体で2番目に豊富な細胞内の2価陽イオンである。マグネシウムは数多くの酵素反応を活性化する共因子である。その中枢神経に対する生理的作用はカルシウムと類似している。マグネシウムは独特の方法で人体全体に分布している。マグネシウム量全体の半分（200 mEq/L）は骨のミネラル成分として蓄えられ，40〜50％が細胞内にある。人体のマグネシウムのたった1〜2％が細胞外液に存在する。したがって，血漿マグネシウム濃度は人体全体のマグネシウム量をほとんど反映していない。

徴候と症状

患者は通常 1.2 mg/dL（0.06 mmol/L）以下で症状が出現する。多い徴候や症状は以下を含む。

- 振戦
- 腱反射亢進
- テタニー
- 悪心・嘔吐
- 意識状態の変化・錯乱
- 痙攣
- トルサードドポアンツ（torsades de pointes）型心室細動，多形性心室頻拍，心静止などの不整脈

病態生理

低マグネシウム血症は実際の臨床でみられることの多い電解質異常の1つである。低栄養，アルコール中毒，脱水，下痢，腎疾患，利尿，飢餓といった状態をしばしば伴い，低カリウム血症や低カルシウム血症を引き起こす疾患に併発することが多い。

管理

気道，呼吸，循環を維持するために迅速な手段を講じる。低マグネシウムの診断を疑ったら，マグネシウムの補充療法を開始するのは理に適っている。腎疾患の病歴のない患者では50％硫酸マグネシウムを2〜4 g静脈内投与する。生理食塩液またはブドウ糖液に溶解し，理想的には1 gにつき30〜60分かけて静脈内投与する。しかし不整脈のような重症な徴候や症状の患者では，5〜10分以上かけて急速静脈内投与する必要もあるだろう。徐脈や房室ブロック，低血圧などの重大な副作用の危険性があるため，硫酸マグネシウムをボーラス投与してはならない。

横紋筋融解症

横紋筋融解症は骨格筋の障害で，細胞の構成成分，とくにミオグロビンが放出されて急性腎不全やその他の腎臓の合併症を引き起こすことが特徴である。長距離を搬送されたり，解放される前に長時間拘束されたものを含み，長時間固定されたことにより筋肉が崩壊する結果，横紋筋融解症を起こすリスクが高い。

徴候と症状

横紋筋融解症の患者はびまん性または局所の脱力や筋肉痛を訴える。横紋筋融解症が始まると，暗色の尿が出始める。

病態生理

横紋筋融解症は原疾患としてよりも，別の障害の結果として生じることが多い。横紋筋融解症の原因としては以下が多い。

- 代謝障害
- 熱射病と他の重症な暑熱障害
- 外傷
- 圧挫傷
- 薬物乱用
- 毒物の内服・過量摂取
- 感染（まれ）
- 電解質異常

Na^+/K^+-ATPase ポンプの障害により，骨格筋細胞へのカルシウムの無秩序な流入を招く。細胞内カルシウム濃度の上昇は，細胞壊死とミオグロビン，カリウム，クレアチンホスホキナーゼ（creatine phosphokinase；CPK）などの細胞内酵素を放出する。いったんミオグロビンが血漿に流出すると，腎臓を通して濾過され排泄される。ミオグロビンの過剰は腎尿細管に直接障害性があり，また腎尿細管を閉塞するが，とくに背景にある原疾患によって脱水やアシドーシスにある場合に起こりやすい。積極的に輸液投与で処置されない限り，横紋筋融解症は重症な腎障害や腎不全を引き起こす。

診断

横紋筋融解症は救急部門でミオグロビン尿症とクレアチンキナーゼ（creatine kinase；CK）の上昇に気づくことで診断される。しかしこの診断は包括的な病歴（一次性の疾患を含む）と身体観察所見に基づいて行わなければならない。患者は初期では横紋筋融解症を来していないが，緊急度の強さによってはあとから横紋筋融解症を来すこともある。完全な身体観察が可能性のある原因に気づくカギとなる。たとえば，横紋筋融解症の存在を強力に示すコーラ色の尿をみつけることなどである。

管理

積極的な輸液投与が非常に重要である。静脈からの輸液は（低体温を避けるよう注意しながら），横紋筋融解症の合併症を減らす目的で投与される。通常の医学的ケアに加えて，以下を考慮する。

- 横紋筋融解症の処置では生理食塩液の投与が不可欠である。とくに外傷や圧挫傷の患者では早期の積極的な生理食塩液の投与を考慮する。
- 尿量が 200〜300 mL/L を確保できるよう生理食塩液の投与速度を調節する。悪性の不整脈を引き起こし得る電解質異常の合併症（たとえば低カルシウムを伴った高カリウム血症）に注意する。もしこれらが生じた場合は，積極的に処置しなければならない。
- 浸透圧利尿のためにマンニトールの投与を考慮する。
- すでに患者の原疾患が判明している場合は（たとえば施設間の搬送の場合），尿のアルカリ化のために炭酸水素の静脈内投与を開始してもよい。

環境による障害

働く環境によって（たとえば原生地域や市街地），環境による緊急事態に遭遇する頻度は異なる。本章では低体温，高体温の緊急事態に関連した議論に限定する。第3章で潜水による圧外傷など圧力に関連した緊急事態について解説し，第9章では毒物学と毒物注入に対する処置について詳述する。

体温調節とそれに関連した障害

多くの暑熱と寒冷関連の緊急事態は，季節により大きな気温変化にさらされて発生する。このような環境による緊急事態は屋外での活動で発生するものと思われているかもしれないが，そのような問題は実は救護施設のないホームレスのような市街地エリアの特定集団でもよく起こっているのである。

体温は主に視床下部を通して作動する神経性フィードバックメカニズムによって調節されている。正常体温には，36℃〜37.5℃にわたる日内変動がある。視床下部には制御機構（それは体温をセットポイントに維持する）だけでなく，温度変化を検出し，対応するのに必要な知覚機構も存在する。たとえば，発汗はほぼ正確に37℃の皮膚温から始まり，皮膚温が上がるにつれて急速に増加する。暖かい条件下では，皮膚温が上昇してきても，身体の熱産生量はほぼ一定のままである。このような変化を定量化し，臨床徴候と症状に関連づけて考えるために温度計を使用することは重要である。口腔内，腋窩，前額面，鼓膜，直腸か，食道での温度測定は，電子（デ

ジタル）またはアナログ温度計によって可能である。核心温(深部体温)は，食道または直腸部位で測定され，もっとも正確である。

皮膚温が35℃未満に低下する場合，身体は体熱を保持しようと，一定範囲内でのメカニズムを駆使して体温を上昇させようと試みる。そのいくつかを以下に示す。

- 皮膚からの放熱を減少させるための血管収縮
- 発汗停止
- 筋肉内で熱産生量を増加させるシバリング
- 熱産生量を増加させるノルアドレナリン，アドレナリン，サイロキシンの分泌

寒冷傷害

■ 凍傷

局所凍傷は極度に低い気温で，通常凝固点以下で始まる。凍傷は，露出した領域の局所組織内の氷晶の形成である。それは遠位四肢，とくに足趾と足に起こることが多い。しかし，同じように上肢または他の領域に起こることもある。寒冷傷害を起こす患者側の危険因子として，寒冷曝露時間の延長，風への曝露，濡れた衣類の着用，活動低下または不動，アルコール摂取，末梢での循環不全を含む既存症がある。もっとも危険にさらされている身体の領域として，鼻，耳と陰茎がある。

凍傷（frostbite）はいくつかの臨床病期に分けられる。軽い凍傷（frostnip）は凍傷の初期の，そして重症な症状のもっとも少ないものである。適切な管理のため，凍傷を表在性または深在性に分類する。しかしながら，熱傷と同様に当初は大部分の凍傷は同じようにみえるため，復温のあとに損傷の程度が分類されてきた（ボックス 6-15）。

ボックス 6-15　凍傷の分類

深度	特徴
Ⅰ度	水疱なし，知覚麻痺，紅斑
Ⅱ度	明らかな水疱，浮腫，紅斑
Ⅲ度	出血性水疱，皮下病変，皮膚壊死，組織欠損
Ⅳ度	全層（骨と筋肉）組織欠損，壊死，変形

徴候と症状

凍傷は当初，一見良性にみえるが，凍傷を軽い凍傷と混同しないことが重要である。患者は四肢の動きが不器用になった，または重いと訴えるかもしない。また，痛みを伴い，軽い触知に敏感になり，おそらく患部の冷たさとしびれを報告するだろう。患者はまた，復温により急速に治まる，うずくような痛み，拍動，一過性の麻痺を訴える可能性もある。痛い，冷たい四肢の完全な知覚麻痺は，重症のレッドフラッグである。

初期の臨床診察が，凍傷の範囲と重症度を決定する助けとなる。凍傷になった組織は白または青白くみえて，触ると冷たく，まだ凍っている場合は硬いことがある。皮膚から知覚が脱落している場合がある。表在性または深在性凍傷の徴候と症状についてはボックス 6-16 に示す。

病態生理

凍傷の病態生理は複雑で，寒冷傷害のいくつかの重症度を含む。組織破壊の量は寒冷曝露の程度と直接的に関連している。脆弱な組織中の氷晶は炎症反応を誘発し，最終的に細胞死に至る。結晶は細胞外領域で生じる傾向があり，結晶が隣接した細胞から水分を引き出すにつれて，局所の電解質バランスを変化させる。患部が寒冷曝露されつづける場合，結晶は成長し，血管局所での機械的閉塞を引き起こす。

ボックス 6-16　表在性凍傷と深在性凍傷の比較

表在性凍傷
- しびれ
- 知覚異常（復温の間の極度の痛み）
- 細かい運動機能の低下（不器用さ）
- 掻痒
- 浮腫（通常復温のあと）
- 冷たいこと

深在性凍傷
- 出血性水疱
- 可動域の減少
- 壊死，壊疽
- 冷たい斑状の灰色の部分（復温のあと）
- 不動の組織（失われた弾力）

凍傷の病態生理でもっとも重要な概念の1つは，解凍である。凍った組織が解凍するとき，局所毛細血管への血液の流入が一時的に回復する。しかしながら，局所細動脈と細静脈が小さな塞栓子を放出するにつれて血液供給は急速に減少する。そして，局所血管領域での低酸素症と血栓症を誘発する。栄養分が不足し，局所組織は壊死し始める。解凍と再凍結のプロセスは最初の寒冷による傷害より危険で障害が大きい。

管理

入院前の対処は主にバイタル機能をサポートし，患肢を保護することに限られる。まず全身性の低体温症を治療する。凍傷が下肢にある場合，歩行を許可してはならない。組織を圧迫する可能性がある装飾品や衣類はすべて除去し，濡れたまたは冷えた衣類を除去する。毛布またはタオルで温めつづける。摩擦またはマッサージは効果がなく，傷ついた組織に損傷を与える可能性がある。もっとも有効な治療法は温水（40℃）に浸けることによる凍傷部位の迅速な復温である。しかしながら，再凍結するリスクがある場合，この治療法は推奨されない。患者を適切な施設に搬送する。

■ 全身性低体温症

全身性**低体温症**は，核心温（深部体温）で35℃未満と定義され，よく遭遇する緊急事態である。低体温症は熱喪失，熱産生量の低下または両方の組み合わせによって生じる。代謝性因子，外傷，環境および感染症に起因しているが，多くの場合低温環境にさらされる患者に起こる。特定の危険因子（長時間の曝露，風への曝露，濡れた衣類の着用，活動低下，不動，アルコール摂取）が認められる場合，低体温症が氷結温度より高い温度で誘発されることがあるのを覚えておくことは重要である。罹患率と死亡率を低下させるために，全身性低体温症の徴候と症状を知っておかなければならない。

徴候と症状

低体温症を診断するためにはまず強く疑いをもつ必要がある。症例によっては，患者が（寒冷に陥る）要素に曝されたとき，診断は明らかであるが，それ以外では，臨床所見は微妙であることがある。非特異的な症状（悪寒，悪心，空腹，嘔吐，呼吸困難，めまい）は初期の徴候である。

体温の迅速な測定は低体温症を診断するのに必要である。病院前の環境では，利用可能なもっとも一般的で信頼性が高い方法は鼓膜温測定である。鼓膜温は視床下部体温にもっとも近い。特殊なケアのできる搬送従事者は膀胱温度計または食道温度計のような別の温度測定装置を持っていることがある。これらの装置は鼓膜温度計より信頼性の高い核心温（深部体温）表示を得る。

その臨床症状によって全身性低体温症は，軽度，中等度，重度に分類される。徴候と症状はさまざまで，ステージはしばしば重複することもあるが，特定の臨床所見は各ステージに特徴的である。

軽度低体温症（32〜36℃） 軽度低体温症では，大部分の人々が活発に震える。これは，たとえば，めまい，嗜眠，悪心，虚弱のような非特異的症状を伴うが，体がより多くの熱を産生しようとして，この範囲で代謝率は増加する。運動失調（協調性のない運動）のようなより重症な神経学的徴候は33℃まで体温が降下すると出現する。その他の徴候は以下のとおりである。

- 過換気
- 頻呼吸
- 頻脈

中等度低体温症（30〜32℃） 中等度低体温症が起こると臨床徴候の悪化が明瞭化する。呼吸数と心拍数は減少，そして，意識状態は鈍化する。32℃で患者は混迷状態になる。核心温（深部体温）が31℃に達すると患者は震え反射が消失する。中等度低体温症の徴候と症状は以下のとおりである。

- 鈍い判断力
- 心房細動
- 徐脈，徐呼吸
- 利尿（尿量増加）

重度低体温症（＜30℃） 生命危機を及ぼす心血管系障害は30℃で出現する。血圧低下と心室性不整脈が明瞭になり，J波が心電図モニターでみられる可能性がある。患者は通常意識消失で，散瞳しわずかに対光反射のある状態となる。この段階では，患者は心停止に限りなく近い状態であり，最小の物理的刺激で心室細動に移行しやすい。

病態生理

低体温症の病態生理は複雑で，心血管系，腎臓，神経系および呼吸器系に影響が出る。核心温（深部体温）が

全身性低体温症

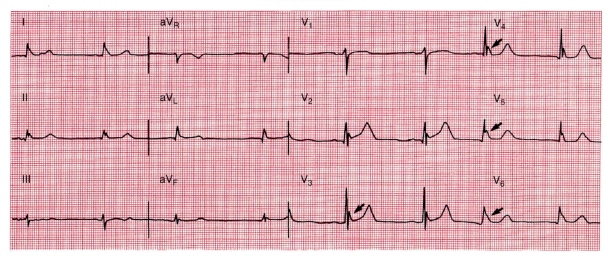

■図 6-13　全身性低体温症は特徴的な J 点（ST 部分の開始点）の隆起と関連している。低体温症による顕著な J 波（矢印）はオズボーン波と呼ばれる（Goldberger A：Clinical electrocardiography：a simplified approach, ed 7, St Louis, 2006, Mosby. より）

低下するにつれて，これらのシステムの各々は熱を維持する目的で反応を引き起こす。

- 血管収縮：最初に末梢血管はより多くの血液を重要臓器へ振り分けるために収縮する。にもかかわらず，重症の低体温症において腎臓に対する血流は 50％まで減少する。それにより，腎機能は脅かされ，電解質バランスを狂わせる。
- 利尿：血管収縮は尿量を増加させ，体液量の減少している患者を危険にさらす。興味深いことに，患者が冷水に浸っている場合，尿量は 3.5 倍まで増加する。アルコール摂取は利尿をさらに促進する。
- 呼吸性アシドーシス：代謝の低下の結果として分時換気量の低下が起こり，呼吸数は減少する。重度低体温症において，二酸化炭素蓄積によって呼吸性アシドーシスが起こる。
- 頻脈と徐脈：低体温症の初期には洞性頻脈が優勢である。しかしながら，頻脈が体温減少と無関係であるようにみえる場合，（低体温症以外の）他の状態を考慮しなければならない。後に，低体温症がより重症になるにつれてペースメーカー細胞の脱分極が減少する結果として徐脈が起こる。この種の徐脈性不整脈では，代謝全体が低下しているため，アトロピンはしばしば効果がなく，必要ではない。
- 心室細動と心静止：軽度・中等度の低体温症では，静止膜電位を減少させる電導変化の結果として，心房性または心室性不整脈が出現する。低体温症が悪化するにつれて，心室細動と心静止のリスクは増加する。

- 心電図の異常：いくつかの特有の心電図所見は低体温症の診断を示している。古典的なオズボーン（J）波は QRS 群と ST 部分の間の接合部に現れる（図 6-13）。オズボーン波は通常，33℃未満で明らかになる。状態が悪化するにつれて間隔（とくに QT 間隔）が延長する。患者のふるえによって発生するアーチファクトのため，心電図を解析するのに苦労するかもしれない。

管理

病院前の管理は，患者がどこにいたのか，そして低体温症の重症度に従って行わなければならない。寒冷遠隔地での患者は，即時救出が必要なことは明らかである。患者を復温し，さらなる熱喪失を防止し，合併症を誘発する行為を避ける。たとえば，重度の低体温患者の粗野な扱いは不整脈を誘発する。

重症度に関係なく，必要に応じて気道，呼吸，循環をサポートすることに集中しなければならない。そして，核心温（深部体温）のさらなる低下を防止するために冷たく，濡れた衣類を除去しなければならない。加えて，ほとんどすべての低体温症の患者は体液量が減少している。輸液を投与する前に，輸液を 40 ～ 42℃に温める。定期的に低体温患者を扱う EMS システムは輸液加温装置を装備しておかなければならないが，そのような器材が利用できない場合，輸液を温めるのに電子レンジが用いられることもある。1 L バッグの晶質液はプラスチック容器の中で 2 分間高出力で温めることができる。

ボックス6-17　重度低体温症の管理のキーポイント

- 土色への色調変化と死後硬直，瞳孔散大は低体温症の患者でCPRを差し控えるための信頼できる基準でない。
- 患者は触知不可能な脈を呈する場合があるため，バイタルサインと心電図モニターの評価は難しい。通常より長い時間をかけて（30〜45秒），循環の徴候を調べる。心停止の疑い，または脈を触知することができない場合，ただちにCPRを開始する。
- 重度低体温症の患者はしばしば徐脈を呈する。緩徐な心拍は低体温条件下で十分な酸素を送り届けることができるため，徐脈は防御機構である可能性がある。ペーシングの適応はまれである。
- 重度低体温症の患者では代謝率が有意に減少している。その結果，心肺蘇生薬は中毒に等しい程度の蓄積になる。心臓がこの体温で薬物に反応しそうにないため，核心温（深部体温）30℃未満での薬物使用を差し控えるよう考慮する。
- 利用可能な場合，加温・加湿した酸素で換気するために，早期の気管挿管を考慮する。
- 除細動は核心温（深部体温）が30℃未満では効果的とはいえない。核心温（深部体温）がこの温度より上に上昇するまで，反復除細動の試みを差し控えることを考慮する。
- 重度低体温症では，胃拡張と胃運動性低下が生じる。腹部の身体観察は腹直筋緊張により，信頼できないため，気管挿管のあと，中等度および重度低体温症の患者に経鼻胃管を留置しなければならない。

CPR：心肺蘇生

軽度低体温症（32〜36℃）　多くの軽度低体温症の症例は受動復温（たとえば，毛布を使用し，患者の体熱を保持する）によって解決する。上述の一般的管理に加えて，誤嚥の心配がない場合，温かい飲み物を飲ませる。ただ，利尿を促進するため，カフェイン入り飲料は回避する。改善または増悪しているか，頻繁に患者を再評価する。軽度低体温症の患者は，中等度または重度低体温症に急速に悪化することがある。

中等度低体温症（30〜32℃）　中等度低体温症の患者では，意識状態の変化がより明瞭になる。処置は気道，呼吸，循環と核心温（深部体温）の即時安定化から始める。受動復温と同様に能動復温（たとえば強制的な温風と加温輸液の投与）を開始する。不整脈に移行することがあるため，患者を歩行させてはならない。救急部門に迅速かつ愛護的に患者を搬送し，復温と観察をつづける。

重度低体温症（＜30℃）　重度低体温症の患者は通常，意識消失である。気道，呼吸，循環の安定化はさらなる悪化を防止するために欠かせない。脈拍を触知する場合，患者を愛護的に扱い，急に動かさないように指示する。患者が心停止の場合，ただちにCPRを開始する。優先されるべきは，能動復温の間，良質な胸骨圧迫を提供しつづけることである。静脈内薬物投与と除細動はこの低体温では有益性が制限される。能動復温法は，加温ブランケット，加温輸液と膀胱洗浄である。より侵襲的な能動復温法は，胸腔ドレーンを通じて加温輸液で洗浄するか，体外式膜型人工肺（extracorporeal membrane oxygenation；ECMO）を用いることである。辺境の地では，心停止である低体温症の患者のための蘇生努力は現場で終了される。しかしながら，大部分の管区では，低体温症は蘇生行為を現場で終了させてはならない。重症の低体温症を処置するうえでのキーポイントは**ボックス6-17**に記した。

熱中症

　熱中症は，身体が長時間の暑熱にさらされることにより引き起こされる特有の障害の集まりである。過重の運動と暑い環境で適切な水分補給をせずにとどまることによってしばしば起こる。年齢または体調に不相応な運動負荷は，熱中症を生じる危険因子である。特定のグループ（非常に高齢，乳幼児，肥満のある両者）はより高い危険因子である。

■ 熱痙攣

　熱痙攣は高温環境で労働または運動する人々に一般的に起こる熱関連の緊急事態である。身体活動を止めたあと，有痛性の筋収縮が通常起こる。典型的な経緯は高温環境で働いていて，休息のため中断したあとにこむらがえりを起こすというものである。

徴候と症状

痙攣は身体のいたるところで起こるが，なかでも下肢と腹部は好発部位である。患者は発汗し，ときどき悪心を催す。

病態生理

熱痙攣では，脱水と，たとえば低ナトリウム血症や低カリウム血症のような電解質異常に起因する有痛性筋肉痙攣が起こる。このような電解質異常は重労働に従事したあとの疲労した筋肉に特徴的である。熱痙攣と塩分喪失の間には直接的な相関がある。典型的な患者は暑く，乾燥した環境で労働または運動していて，発汗によって塩分を喪失しつつも，塩分を補給せずに低張性液体を摂取している人である。

鑑別診断

熱痙攣はスポーツ痙攣と混同されてはならない。それは競技中に起こり，マッサージにより解消する。多くの場合，熱痙攣はいくつかの異なる筋肉に起こる。一方でスポーツ痙攣は典型的には過負荷または過伸展のため筋肉の1つに起こる。

管理

熱中症に関連した症状を伴わない熱痙攣は生命危機を及ぼす緊急事態ではない。市販のスポーツドリンク（たとえばGatoradeまたはPowerAde）は，軽度の熱痙攣の処置に役立つ。経口的な水分補給は最善である（患者が嘔吐していない場合）。嘔吐を伴うような重症な熱痙攣患者は，静脈内輸液（0.9％生理食塩液）を必要とする。悪心を誘発し，体液量減少の問題を解決しないため，塩錠剤は単独では推奨されない。

■ 熱疲労

熱疲労は高温環境下の発汗過多から生じる体液量減少に起因する。高温環境で働く人々（たとえば労働者，運動選手，軍人）が十分な水を飲まない場合，リスクにさらされる。未処置のままの場合，熱疲労は熱射病に進行する。

徴候と症状

熱疲労の臨床症状は非特異的であるが，患者が痙攣，昏睡，錯乱，せん妄または重症の高体温（＞40.5℃）などの中枢神経異常を示す場合，熱疲労と診断してはならない。これらの所見は熱疲労よりむしろ熱射病を示唆する。熱疲労の徴候と症状は以下のとおりである。

- 虚弱，倦怠感と嗜眠
- 頭痛
- めまい
- 悪心・嘔吐
- 核心温（深部体温）はしばしば正常であるか40℃未満
- 正常なLOC
- 頻脈，発汗
- 腹痛
- 筋痙攣

病態生理

熱疲労は運動中の水喪失と塩分喪失によって特徴づけられる。核心温（深部体温）は正常であるか最高でも40℃までの上昇である。概して，これらの患者は体液量が減少し，血液が濃縮している。

管理

大部分の熱疲労患者は水分と塩分が喪失している。遭遇する主要な問題は体液量減少である。軽症は塩分含有の経口的な水分補給で管理できる。とくに循環動態が不安定な徴候がある場合，点滴による輸液がしばしば必要である。可能であれば患者の電解質の値が明らかになり処置を導くために用いられなければならないが，輸液の選択は0.9％生理食塩液である。加えて，患者は涼しい木陰か，屋内へ移さなければならない。

■ 熱射病

熱射病は体が体温を調整する能力を失う症候群である。その結果，意識状態が変化し，核心温（深部体温）が上昇し，多臓器不全に陥る。核心温（深部体温）は42℃以上に上昇する。それに伴う障害は，体温がどの程度高いか，そして，その状態がどの程度つづくのかによる。

熱射病患者におけるほぼ共通の所見は，意識状態の変化，頭痛，痙攣と脳浮腫を含む神経機能不全である。熱射病の間，心血管系に著しく増大した需要が求められ，それが身体機能の究極的な破綻の主な原因となる。連続した熱曝露は内臓および腎臓循環の血管収縮（ときどき肝機能障害を伴う）とともに末梢血管の拡張をもたらす。連続した熱曝露は循環動態を不安定にし，皮膚灌流の低下，核心温（深部体温）のさらなる上昇と多臓器不全を生じる。

分類

熱射病は古典的熱射病または労作性熱射病と分類される。処置が類似しているため，現場でこれらの状態を区別することは重要ではない。しかし，議論のためにここであえて分けて述べる。

古典的熱射病　古典的熱射病は，中程度に高い環境温度と湿度の中に長時間さらされることで起こる。具体的には，エアコンがないか，熱ストレスへの感受性を障害する薬物（利尿薬，抗コリン薬，交感神経遮断薬など）を使用している慢性疾患の，寝たきり，高齢者または精神疾患患者に発症することが知られている。無汗症（発汗の欠如）は極度の脱水，皮膚障害または薬物副作用に起因する。

労作性熱射病　対照的に，労作性熱射病は若年者，たとえば高温・多湿の条件下で練習している運動選手に発症し，深部体温は身体が熱を放散できるより早く上がる。たとえ熱射病になりかけても患者の50％は発汗しつづける。

徴候と症状

いずれのタイプの熱射病患者も類似の徴候と症状を呈する。

- 意識状態の変化
- 過換気
- 頻脈
- 血圧低下
- 高心拍出性心不全（血圧低下と頻脈は警告サインである）
- 消化管出血
- 肺水腫
- 電解質異常
- 肝機能障害

管理

管理の第一段階は，この致死的となり得る状態を認識することである。気道，換気，循環を維持し，ただちに冷却を開始し，救急部門に迅速に患者を搬送する。患者に心電図モニタをつけ，2本の末梢静脈路を留置し，酸素療法を開始する。

患者の衣服は除去する。なるべく直腸プローブで核心温（深部体温）を5分ごとに確認し，記録する。いったん核心温（深部体温）が39℃まで低下したら，冷却は震えの誘発を避けるために中止する。皮膚に微温湯を吹きつけたり，扇風機を使って体温を低下させてもよい。冷水を使用することは，それが震えを誘発し，核心温（深部体温）を上昇させるため逆効果である。

循環血液量減少性ショックの所見が存在する場合，500～1,000 mLの輸液をボーラスで20分ごとに投与し，脱水を補正する。冷却した輸液が使われる。循環動態を再評価して，平均動脈圧を60 mmHgに維持する。先に述べたように，患者が高心拍出性心不全と肺水腫を呈するリスクにさらされている場合，水分の過負荷を避ける。

痙攣がみられる場合，医師の指示，または地域のプロトコールに従ってロラゼパムまたはジアゼパムで治療する。

■ 熱失神と運動関連失神

根底にある血液還流に影響を与える生理学的問題と組み合わさって，熱曝露により一過性意識消失を引き起こす。この状態は高齢者でより一般的にみられ，彼らは暑熱曝露の間，より脱水に陥りやすい。

徴候と症状

熱失神患者はめまい，浮遊感（頭のふらつき）そして体液量減少の徴候を呈する。運動関連の失神の患者は運動を止めたあと，これらの徴候を呈する。

病態生理

人がある一定期間，熱にさらされるとき，身体は皮膚血管を拡張させる反応をする。そして血液は末梢血管に貯留する方向に向かう。人が暑さのなかで長時間起立するか，急に坐位から立ち上がると，低下した中心静脈還流量のため脳灌流が不十分となり，熱失神を発症する。

運動関連失神はよく似た病態生理であるが，異なる状況で生じる。この状態は通常筋肉に血液が過灌流する耐久スポーツの選手に起こる。下肢のポンプ作用により体循環への静脈血の還流が促進されている。運動の停止によって，血液はまだ骨格筋に不均衡に分配されているまま，静脈への血液の還流は下肢のポンプ作用によってもはや補助されなくなる。血液は急速に下肢に貯留し，その結果，失神に至る。この機序は運動の最中に起こる失神の機序とはまったく異なる。運動中の失神は，急性冠症候群または不整脈といったより不吉な診断を示唆する。

管理

他の暑熱障害と同様に，患者はより涼しい場所へ移動させなければならない。大部分の症例は自然によくなり，横になることで症状は改善する。患者の悪化の徴候をモニターする。熱失神のリスクのある人は頻繁に動いてもらうようにする。運動選手は，たとえば，活発な運動を止めたあとに歩きつづけること，浮遊感または脱力のような警告症状を認識することを高温環境から移動することができるように教育する必要がある。これは失神のあとに起こり得る外傷または後遺症を回避するのに役立つ。

■ 運動関連の低ナトリウム血症

少し前に本章の「電解質異常」で簡単に取り上げたが，ここ数年の間，運動関連の低ナトリウム血症として光が当たってきた障害である。これはマラソンのような耐久スポーツをしている若い健康な運動選手のなかでもっとも頻度の高い死因の1つである。

徴候と症状

患者は測定された血清ナトリウム濃度より，むしろ症状に基づいて分類されなければならない。とはいうものの関連する数値を（　）内に示す。

- 軽度：めまい，悪心・嘔吐，頭痛（ナトリウム 135 〜 130 mmol/L）
- 中等度：意識状態の変化（錯乱，失見当識），（ナトリウム 130 〜 125 mmol/L）
- 重度：意識の変容，嗜眠，肺水腫，痙攣，昏睡（ナトリウム < 125 mmol/L）

病態生理

運動関連の低ナトリウム血症のもっともよくある原因は，低張液の過剰摂取である。運動選手は運動中，有意な確率で発汗により水分と塩分を失う。十分な塩分含有のない水が補水液として使われた場合，患者の血清ナトリウム値は下降する。これは脳浮腫，神経症状，死亡を引き起こす。マラソン中に，運動関連の低ナトリウム血症のリスクを増加させることが示された危険因子は，過剰な水分補給，NSAIDs使用，女性，ゴールまでのタイムが4時間以上，低いBMIである。

管理

大部分の状態と同様に，リスクのある人への教育を通じて予防することが最善の方法である。運動選手は運動中，低張液の過剰な摂取を回避するように指導を受ける。市販のスポーツ飲料でさえ低ナトリウム血症を防止するのに十分な塩分を含んでいない。塩気のある軽食を飲料水に加えて食べる必要がある。

軽度から中等度の症状の患者では，水分制限を開始する。そしてナトリウム濃度が上がるまで塩気のある軽食またはスープが投与される。点滴は通常禁忌である。重症な症状の患者では，最初に気道，呼吸，循環の初期評価と安定化を行う。加えて，高張（3％）食塩液による処置が適応になる。血清ナトリウム濃度の迅速な補正が中心性橋髄鞘融解症（中枢神経系の不可逆性傷害）をもたらす場合があるため，高張食塩液の処置は極度にコントロールされた条件のもとで行われなければならない。これらの患者はICUの設備がある施設へ搬送されなければならない。

■ 悪性症候群

悪性症候群は暑熱曝露と無関係な高体温の救急疾患である。むしろリチウムのような神経遮断作用をもつ抗精神病薬の服用の副作用として起こる。錐体外路作用でもっとも深刻なものと考えられる。この比較的まれであるが，しばしば致死的な症候群は筋硬直，重症なジスキネジア，頻脈と高体温によって特徴づけられる。

徴候と症状

大部分の悪性症候群は意識状態の変化，筋硬直，自律神経失調と高体温を呈する。悪性症候群の徴候は徐々に出現し，あまりに重症で助けを求められないレベルまで悪化する。精神疾患患者の精神症状が悪化したと混同するように，悪性症候群の患者は不穏になるので注意する必要がある。

病態生理

悪性症候群は通常，抗精神病薬の投与開始後1または2週間に起こる。急速な薬物負荷，投薬量の増加，新しい薬の追加はよく知られた危険因子である。脱水状態や，以前に悪性症候群を起こした患者は同様に高いリスクである。悪性症候群を特徴づける筋硬直はドパミン作動性受容体遮断に起因している。

鑑別診断

両者ともに筋硬直，高体温を呈するため，悪性症候群は悪性高熱症と混同されることがある。

管理

この症候群を疑ったときはまず支持療法を行う。患者が不穏あるいは精神運動過活動または筋硬直を呈する場合、筋硬直が改善されるまでベンゾジアゼピン系の静脈内投与（ロラゼパム1〜2 mgを3分ごとに、最大10 mgまで）を考慮する（地域のEMSプロトコールやメディカルコントロールの口頭指示による）。bromcriptineとダントロレンは代替薬である。呼吸抑制と痙攣の可能性がある合併症をみつけるために、絶えず患者をモニターする。急速な悪化が起こり得るため、血行動態の頻繁な再評価は欠かせない。高体温を治療するために積極的な冷却手段をとる。患者をICUの設備がある病院へ搬送する。

総まとめ

内分泌性、代謝性および環境における緊急事態の患者を救うことは、救急隊員が直面するもっとも挑戦的な課題であり得る。主要なプレゼンテーションの類似性と差異はときどき微妙で、隠れている診断を決定する能力はあいまいになり、適切な対処を先送りしてしまうこともある。このAMLS評価の哲学を利用することで、総合的な病歴と集中的な身体観察を得るのに役立つ。この評価ベースのアプローチは、多様な疾病経過の一般的およびまれな病因を理解するために解剖学、生理学、病態生理学の知識を利用することの助けとなる。パターン認識を使用することで、患者の臨床プレゼンテーションを主訴と比較するのに役立ち、系統立てて正しい診断をできるようになる。安全に、効率的に、効果的に患者のケアを行うために、情報を分析、統合する達人になることは十分価値のあることである。EMSチームのメンバーとしての貢献は常に、患者のアウトカムを改善する努力をするに値する不可欠な鎖の1つの輪となる。

シナリオ解説

1. 鑑別診断は低カリウム血症または高ナトリウム血症のような電解質異常、代謝性アルカローシス（クッシング症候群と関連した）、代謝性アシドーシス（メトホルミン治療に関連した）、高血糖または低血糖、ジゴキシン中毒、敗血症、心不全である。

2. 鑑別診断を絞るために、過去と現在の疾患の病歴を完成する必要がある。脱水の評価、心音と呼吸音の評価、意識状態の評価を含む身体観察をしっかり行う。診断のための検査には、可能であれば血糖、心電図モニタリング、12誘導心電図、酸素飽和度、呼気終末CO_2、血液生化学検査を加えなければならない。

3. 患者はショック、感染または電解質異常を示す徴候を呈する。ショックの徴候はprednisone療法によってマスクされているかもしれない。そして、ジゴキシンによる処置はショックを代償するための心拍数増加を防止する。酸素を投与する。静脈路を確保する。そして、輸液を投与する。心電図を連続モニターし、もっとも近い適切な病院に搬送する。

サマリー

- 内分泌系はホメオタシス、生殖、成長、発達と代謝を含むホルモン調節を行い、膵臓、卵巣、精巣と同様に下垂体、甲状腺、副甲状腺および副腎から成る。
- ホルモンには体の全体を通じて成長と発達の促進、細胞内外の水の流れの調整、筋収縮の補助、血圧と食欲の制御、睡眠周期の調整、その他たくさんの作用がある。
- 内分泌腺は互いに相互依存している。
- 副甲状腺は、3つの細胞型から成り、副甲状腺ホルモン（PTH）を産生する、細胞外カルシウム濃度の変化を検知する、カルシトニン分泌を阻害する作用がある。
- 副甲状腺機能低下症はPTHの低い血清レベルによって特徴づけられる。この状態の特質は低カルシウム血症である。
- 甲状腺は分泌細胞、濾胞細胞、C細胞から成る。
- 甲状腺機能亢進症は甲状腺中毒症と甲状腺クリーゼを引き起こす危険性がある。
- 甲状腺機能亢進症患者は、洞性頻脈、心房細動、心房粗動、心室性期外収縮などの不整脈の傾向がある。
- 副腎は、糖質コルチコイド、鉱質コルチコイドと補足的に性ホルモンを分泌する。
- アジソン病または一次性副腎機能低下症は、副腎皮質に対する直接的な損傷または副腎皮質の機能不全に起因する代謝性または内分泌性の病気である。
- 急性の副腎不全は、自分の副腎が供給できる以上の糖質コルチコイドと鉱質コルチコイドを必要とする状態

である。
- 副腎機能亢進症またはクッシング症候群は，副腎皮質での産生過剰の結果として，糖質コルチコイド，とくにコルチゾールの循環血清レベルでの過剰な長期曝露に起因する。
- ブドウ糖は臓器，とくに中枢神経系でカギとなる代謝に不可欠な燃料である。
- 細胞の生存はバランスのとれた血清グルコース濃度を維持することにかかっている。身体は3つの代謝過程を通じて血清グルコース濃度を維持することが可能である。
  - 糖新生：ピルビン酸，グリセロール，乳酸とアミノ酸を含む前駆体からの新生ブドウ糖の生成
  - グリコーゲン分解：肝臓でグリコーゲン分解の結果生じるブドウ糖
  - 消化管吸収：小腸を通したブドウ糖の直接の吸収
- 糖尿病はもっとも頻度が高い内分泌障害であり，糖尿病の治療の際に頻繁に起こる合併症である低血糖はこのためもっとも頻度の高い内分泌の救急事態である。
- 糖尿病は不完全なインスリン産生または利用，血糖の高レベル，脂質と炭水化物のアンバランスな代謝に特徴づけられ，未治療のまま放置されると，糖尿病は高血糖に陥る。
- 糖尿病患者の低血糖は，外から投与されたインスリン，ブドウ糖代謝，ブドウ糖摂取の相互依存しあう3つの因子の微妙なバランスの崩壊の結果である。
- 低血糖は経口血糖降下薬のみを服用している患者に起こる場合があるが，救急隊員は新たな腎不全の発症といった隠れた病態の存在に注意しなければならない。
- 1型糖尿病は膵β細胞破壊によって特徴づけられるが，それにより生体の細胞代謝を行うのに必要なインスリンを産生することができない状態になる。
- 2型糖尿病は細胞のインスリン抵抗性と膵性インスリン産生の緩徐な低下によって特徴づけられる。
- 妊娠糖尿病は妊婦に起こる耐糖能異常の型の1つである。
- 健常な細胞機能は，腎臓と肺でバランスを維持している体内の適切な酸・アルカリ平衡と直接関連しており，pHによって測定される。
- ブドウ糖は身体とその臓器，とくに脳の代謝における主要な燃料である。
- 低血糖はインスリン分泌を減らしアドレナリンのような拮抗性ホルモン類の分泌をもたらす。症状には認知機能障害があり，治療しなければ，重大な罹患率と死亡率につながる。
- 非糖尿病患者における低血糖は，食事性インスリン過剰（一般に，胃手術後の患者またはブドウ糖利用と産生のアンバランスの結果認められる）によって特徴づけられる。
- 糖尿病ケトアシドーシスはインスリン欠乏と過剰なグルカゴンレベルが組み合わさって高血糖，アシドーシス，体液減少を来した内分泌の緊急事態である。
- 高浸透圧性高血糖性非ケトン性症候群（HHNS）は，深刻な糖尿病の緊急事態であり，10〜50％の死亡率がある。
- 呼吸性アシドーシスは，二酸化炭素蓄積の結果としてpHが低下する特徴をもつ。
- 分時換気量の増加は，減少した$PaCO_2$と増加したpHによって特徴づけられる呼吸性アルカローシスの原因である。
- 代謝性アシドーシスは，身体の緩衝能力を上回る酸の蓄積に起因する。
- 代謝性アシドーシスでもっとも一般的に深刻な原因は，糖尿病ケトアシドーシス，腎不全，乳酸アシドーシス，急性中毒，アルコール性ケトアシドーシスである。
- 代謝性アルカローシスは，体内の血清炭酸水素レベルが増加するか水素イオンのレベルを低下させる疾患（たとえば，体液，カリウム，クロル喪失を起こす疾患）によって生じる。
- 健常な電解質バランスは細胞機能を営む基本となる。電解質異常は，低ナトリウム血症，低カリウム血症，高カリウム血症，低カルシウム血症，低マグネシウム血症を含む。
- 横紋筋融解症は，細胞内成分，とくにミオグロビンの漏出に特徴づけられる骨格筋傷害であり，急性腎不全と高カリウム血症につながる。
- 体温は主に視床下部を通じて作動する神経フィードバックメカニズムによって調整されている。視床下部は制御機構（体温をセットポイントに維持する）だけでなく，体温変化を検出し対応するのに必要な知覚機構も含む。
- 寒冷緊急事態は，軽い凍傷，凍傷，全身性低体温症を含む。
- 熱中症は熱射病，熱痙攣，熱疲労，熱失神，運動関連失神，悪性症候群を含む。

文献

Hamilton GC, Sanders AB, Strange GR: Emergency medicine, ed 2, St Louis, 2003, Saunders.

Kumar G, Sng BL, Kumar S: Correlation of capillary and venous blood glucometry with laboratory determination, Prehosp Emerg Care 8(4):378, 2004.

Marx JA, Hockberger RS, Walls RM: Rosen's emergency medicine, ed 7, St Louis, 2009, Mosby.

Mistovich JJ, Krost WS, Limmer DD: Beyond the basics: endocrine emergencies, EMS Mag 36(10):123-127, 2007.

Mistovich JJ, Krost WS, Limmer DD: Beyond the basics: endocrine emergencies, Part II, EMS Mag 36(11):66-69, 2007.

Pagan KD, Pagana TJ: Mosby's manual of diagnostic and laboratory tests, ed 4, St Louis, 2010, Mosby.

Sanders MJ: Mosby's paramedic textbook, ed 3, St Louis, 2005, Mosby.

U.S. Department of Transportation National Highway Traffic Safety Administration: EMT-paramedic national standard curriculum, Washington, DC, 1998, The Department.

U.S. Department of Transportation National Highway Traffic Safety Administration: National EMS education standards, Draft 3.0, Washington, DC, 2008, The Department.

確認問題

1. 血圧を測定するためにカフを膨らませるにつれて，患者が手に不快感を訴える。手首の屈曲と彼の指の内転に気づく。どの内分泌障害を疑うか。
   a. アジソン病
   b. クッシング症候群
   c. 副甲状腺機能低下症
   d. 粘液水腫

2. 47歳の女性が，不安と動悸を訴えている。彼女は「甲状腺の異常」と最近診断されたと報告している。診察で眼球突出に気づいた。彼女のバイタルサインは，血圧 108/72 mmHg，脈拍数 128/分，呼吸数 20/分である。治療は以下の投与を含まなければならない。
   a. アミオダロン
   b. アスピリン
   c. 静脈内輸液
   d. メチルプレドニゾロン

3. 粘液水腫の患者ではどの所見を予測しなければならないか。
   a. クボステック徴候
   b. 乾燥した黄色の皮膚
   c. 眼球突出
   d. 反射の亢進

4. 次のバイタルサインを示すアジソン病の病歴をもつ患者にどの治療を予想しなければならないか。血圧 94/58 mmHg，脈拍数 124/分，呼吸数 20/分。
   a. 血液製剤
   b. カテコールアミン
   c. カリウム
   d. ヒドロコルチゾン

5. クッシング症候群の患者の身体観察に関してどの所見を予想しなければならないか。
   a. 血糖 180 mg/dL（10 mmol/L）
   b. 血圧 94/54 mmHg
   c. 脈拍数 50/分
   d. ほっそりした顔と体

6. 血清グルコースが 70 mg/dL（3.9 mmol/L）未満に低下したとき，以下のどれが起こるか。
   a. アドレナリン分泌の増加
   b. グルカゴン分泌の減少
   c. 成長ホルモン分泌の増加
   d. インスリン産生の増加

7. 22歳の男性が2日間の腹痛の病歴を訴えている。彼の皮膚は紅潮し，息が果物臭である。血圧 106/54 mmHg，脈拍数 128/分，呼吸数 28/分，血糖 568 mg/dL であった。最優先の対処は以下のどれか。
   a. グルカゴン筋肉内投与
   b. 気管挿管
   c. 生理食塩液迅速静脈内投与
   d. 12誘導心電図

8. どの患者が炭酸水素ナトリウムの迅速な静脈内投与の適切な候補であるか。
   a. 反応が鈍い，呼吸数 8/分のヘロイン過量服用の 22 歳
   b. 不安，頻拍と頻呼吸の 22 歳
   c. 4 日間の悪心・嘔吐と下痢があり，浅呼吸と軽度の錯乱を有する 34 歳
   d. 胸痛を訴えていたが，現在心停止で，治療に反応が鈍い 45 歳

9. 72 歳の女性が頭痛，抑うつ状態，顔面筋の間欠性痙攣，過去 2 週間にわたる全身衰弱を訴えている。彼女には副甲状腺機能低下症の病歴がある。心電図は QT 延長を示す。搬送中，彼女は痙攣を起こした。どの電解質異常がもっとも考えられるか。
   a. 低カルシウム血症
   b. 高カリウム血症
   c. 高カルシウム血症
   d. 低ナトリウム血症

10. 62 歳の狩猟者が湿地帯で道に迷った。彼のケアをし始めたとき，彼は無気力で，失見当識で，体温が 31℃であった。彼の心電図は徐脈を示している。最優先の治療はどれか。
    a. アトロピン 0.5 mg 静脈内投与
    b. アドレナリンを 2～10 μg/分で点滴静脈内投与
    c. 迅速な復温
    d. 経皮的ペーシング

第7章 腹部症状：消化管，泌尿生殖器の障害

腹部症状の診断と治療には，医療従事者としてのすべてのスキルを利用することが求められる。腹部症状を訴える患者は広範囲な徴候と症状を示すため，幅広い疾患から鑑別しとりあえずの診断に絞り込むことは，多くの臨床家にとってやりがいのあることである。本章では，正確な診断に結びつく手掛かりを検証することによって，医療従事者の専門知識を強化することを目的としている。まず，消化器系を概観しその機能について解説する。その後，医療従事者が臨床現場でもっとも多く遭遇するであろう種々の腹部症状の原因について，その徴候と症状，治療について言及する。最後に，消化器系以外の疾患に由来する腹部症状の原因について概説する。

学習目標　本章のおわりに以下のことができるようになる

1. 心血管系，呼吸器系，消化器系，泌尿生殖器系，神経系，内分泌系の解剖と生理について腹部症状と関連づけて述べることができる
2. 痛みの所見〔部位，関連痛，種類（内臓痛か体性痛か）〕をOPQRST所見から評価し，腹部症状と関連づける
3. 腹部症状と以下の基本的な症状を示す患者のケアにおいて，正しい臨床推論のスキルを適応し，高度な臨床判断を下すことができる
   a．不安定なバイタルサイン
   b．消化管出血
   c．悪心・嘔吐
   d．下痢
   e．黄疸
   f．性器出血
4. 一次，二次，そして進行中の評価の間，生命危機を及ぼす状態でないかを評価することができる
5. 患者のアレルギー歴，服薬リスト，イベント，既往歴，最終経口摂取について効率的に聴取し，これらが診察に関連するかを判断することができる
6. 腹部症状患者の管理，モニタリング，継続的なケアのために適切な治療方法を適用することができる

重要用語

制吐薬：悪心・嘔吐を防止または軽減させる物質

劇症肝炎：肝炎が，肝壊死（肝細胞死）に進行したときに発生するまれな状態であり，古典的な症状は，食思不振，嘔吐，黄疸，腹痛，羽ばたき振戦（フラッピング）

消化管（GI）：消化に関係する一連の臓器。消化管は，栄養素の摂取，消化および排除に関与する臓器をつないでいる。口から始まり，食道に移動し，胸腔を通過して腹部に至り，骨盤帯の直腸で終了する

吐血：鮮紅色の血液の嘔吐で，上部消化管出血を示す

血便：直腸から血液が排出されること

腸重積症：別の腸のセグメントの内腔への別の腸の1セグメントが脱出する状態。腸重積症は，小腸，結腸，または回腸末端および盲腸のセグメントを含むことがある

メレナ（タール様便）：異常な黒色のタール様の便で，特徴的な臭いがあり，消化された血液を含む

関連痛：損傷または罹患している臓器や部位とは異なる部位で感知される痛み

体性（壁側）痛：一般に局在性の痛みで、壁側腹膜や他の深部組織（たとえば、筋骨格系）の神経線維の刺激に起因する。身体所見は、触診での圧痛、患部の筋性防御と反跳痛を伴う、鋭く、はっきりした、局在的な痛み

内臓痛：腸管などの中空器官の壁が引っ張られ、伸展受容器が刺激され生じる、局在性がはっきりしない痛み。この種の痛みは、深部で持続的で、軽度の痛みから、引きつる、焼ける、食いつかれるなどと表現される耐えられないものまである

内臓（複数 - viscera）：体腔内にある臓器で、腹部、胸部、骨盤および、内分泌臓器を含む

捻転：胃が180°以上回転する状態。この捻転により胃は入口と出口で閉塞され、血流と液体と食物の通過が妨害される。急性発症の腹痛、重度の嘔吐、ショックが特徴的である

シナリオ

近隣のバーから救急要請があり、出動した。現着したとき、40歳の女性患者は床に胎児のように膝をかがめて丸くなっていた。彼女の傍に黄色の吐物が溜まり、近くの壁上へも飛び散っていた。既往歴は、鎌状赤血球症、高血圧、高コレステロール血症であった。バーテンダーと客は、彼女の名前を呼び、今夜はいつもと様子が違っていたが、彼女は欠勤を嫌っていたといっている。患者によると「この痛みは経験したことがない最悪の痛みである」とのことである。彼女を回転させ仰臥位にすると、大きな声で呻き、腹部を押さえた。彼女のバイタルサインは、血圧 98/50 mmHg、脈拍数 124/分、呼吸数 24/分であった。救急隊員は彼女の顔色が悪いことに気づき、額の上に小さな汗滴を認めた。

1. 現時点での情報から、どのような鑑別診断を思い浮かべているか
2. 鑑別診断を狭めるために、どのような追加情報が必要か
3. 患者のケアをつづける際に、最初の処置で優先されるものは何か

ドイツの哲学者フリードリヒ・ニーチェは、中年期に胃の症状で悩まされ、「腹部症状があるがゆえに、人は容易には自分が神だと思えない」と述べている。ありふれた胃炎から急性の虫垂炎まで、腹部異常に悩まされた人は、ニーチェが意味することがよくわかるであろう。しかし、腹部疾患は、やっかいなものではすまされない。実際、腹部疾患によって歴史が変わり、われわれから芸術や文学の偉大な傑作を奪ったのは確実である。たとえば、フランスの皇帝ルイ・ナポレオンは、普仏戦争の際に尿路結石による痛みで気が散っていたため拘束されたといわれている。小説家ジェイムズ・ジョイスは、消化管潰瘍穿孔のため58歳で死亡した。栄えあるローマ賞を獲得した作曲家リリー・ブーランジェは、彼女の25歳の誕生日前にクローン病で倒れた。

腹部症状の訴えに対する治療はナポレオン時代から長い道のりであった。しかし、腹痛は現在も医学的ケアがもっとも必要な疾患の1つである。米国疾病管理予防センター（Centers for Disease Control and Prevention）からの2006年の国民健康保険統計報告（本書発刊時点での最新報告）で、腹部症状の訴えは、15歳以上の患者で、胸痛に次いで多いことが明らかになった。15歳未満の小児では、腹部症状の訴えはそれほど頻度が高くない。**消化器**系の解剖や生理が変化に富むため、腹部の徴候と症状の原因は、たいへん多様である。本章ではそれらについて解説する。

解剖と生理

消化管は栄養素の消費・加工・排出にかかわる臓器を結びつけている。口から始まり、胸部では食道となり腹腔に至り、骨盤帯の直腸で終わる。図7-1に腹部臓器の位置を示す。この長い道のりの途中で、いくつもの問題が生じる可能性がある。患者たちの訴えはしばしば非特異的であり、先進的な診断器具を用いてさえ診断を下すことは困難であるがやりがいがある。

■ 上部消化管

消化器系は舌および唾液腺を備えた口に始まる。消化のシステムは咀嚼や咬合に始まる。咀嚼は固形の食物を歯と唾液で粉砕して食道への通過を促進する。次の段階は食道内で起こる。食道は、空洞状の筋肉で構成され気管のうしろに位置して、胸部を突き抜けて横隔膜に達し胃に終わる。食道の筋肉壁は食物を口から胃に進ませる。食道は硬い構造物がないため、容易に伸縮可能である。食道の終末部には胃内容物が食道に逆流しないようにす

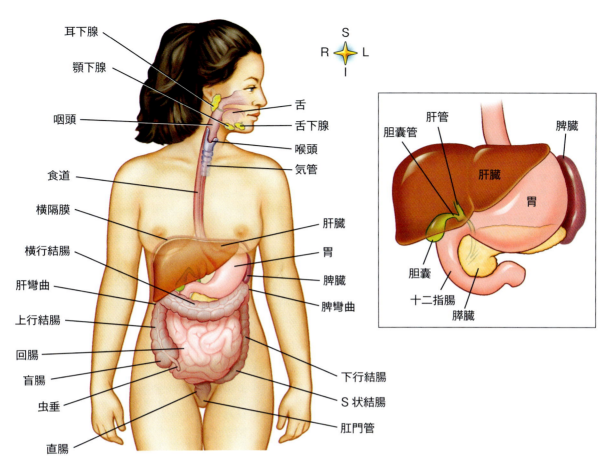

■ 図 7-1　消化器系臓器の位置 (Sanders MJ：Mosby's paramedic textbook, revised ed 3, St Louis, 2007, Mosby. より)

るための下部食道括約筋がある。

　横隔膜下の肝左葉下には胃が存在する。肋骨によって保護されており，内容物がないときは無数の皺や襞があるが，伸展すると 1～1.5 L の食物や液体を貯留することが可能である。三層の平滑筋は壁の伸展や食物の移動を容易にする。胃内の分泌腺からは消化酵素が分泌される。消化酵素の役割は，1 つは消化するためでありもう 1 つは食物と一緒に運び込まれる有害な微生物から身体を守るためである。胃内容排出速度，すなわち，胃がその内容物を下部消化管へ送り出す速度は，1 つには摂取した食物の質や量，もう 1 つにはその人の年齢や医学的状態によって決定される。

■ 下部消化管

　消化は胃に引きつづいて，下部消化管の第 1 番目の構造物である小腸へとつながっていく。体内では比較的小さな腹腔内にきっちりと折りたたまれている小腸は，その部分を伸ばすと約 6.7 m の長さにもなる。小腸は十二指腸，空腸，回腸の 3 つの部分で成り立っている。胃に引きつづいて出てくるのは十二指腸である。ちょうど 30 cm（1 フィート）ほどの部分であり，小腸のもっとも短い部分である。十二指腸は，肝臓と膵臓からの外分泌液に加えて半液体状の部分的に消化された胃内容物であるキームス（粥状液）を受け取る。空腸は約 2.4 m の長さで，化学的な消化と栄養の吸収を主に受け持っている。小腸の最後の部分でもっとも長い部分は回腸であり，3.9 m もある。この部分も同様に栄養の吸収を受けもっている。大腸は盲腸，結腸，直腸からなる。盲腸は小腸からの消化産物を受け取る袋状の部分である。虫垂は盲腸に付属している。大腸は水分の再吸収およびビタミンの吸収を主に担っている。直腸は便の排出を担っている。

副器官

肝臓　肝臓は右上腹部で横隔膜の遠位側に位置している。肝臓は，胆汁の生成，代謝や血液学的な調整を含め，特別な機能を広くもっている。肝臓は体内で 200 以上の機能をもっており，それらのうちいくつかを表 7-1 に列挙した。

　肝臓は密度が高く重い臓器であり，約 1.5 kg の重さがある。右葉と左葉から成り，それぞれはさらに肝臓の基

表 7-1　肝臓の機能

代謝	血液学的	他の主要な機能
血中から栄養素抽出	古くなったあるいは損傷した赤血球の除去	胆汁の分泌
血中から毒素除去	血漿タンパクの合成	ホルモンの吸収と分解
過剰な栄養素の除去と貯蔵（ブドウ糖など）	凝固因子の合成	
正常血糖値の維持		
ビタミンの貯蔵		

本構成単位となる細胞の集団である小葉から成り立っている。非常に血管が豊富な臓器である。実際，体内でもっとも大きな血液貯蔵場所であり，わずかな裂傷でも多量の出血を来す可能性がある。

胆嚢　胆嚢は肝臓の下面にある洋梨状の臓器である。その役割は胆汁を変化させ貯蔵することである。胆汁塩が過量に析出すると痛みを伴う胆石を形成することがある。

膵臓　膵臓は胃の後面で十二指腸の最初の部分と脾臓の間の上腹部中央に位置している。総胆管と結合し十二指腸へと分泌液を排出する。消化においては膵臓は消化酵素，炭酸水素，電解質や水分を分泌する外分泌器官として機能する。消化に直接関与しない内分泌機能を有しており，以下のホルモンを分泌する。

- グルカゴン：血糖値を上昇させる
- インスリン：ブドウ糖の組織への取り込みを促進する
- ソマトスタチン：膵島での他の内分泌細胞を制御する

■ 消化器系の機能

栄養分を効果的に消化するためには，消化器系の4つの主要な役割，すなわち，自動運動，分泌，消化，吸収がすべて正常である必要がある。これらの機能が働くためには，神経系，内分泌系，筋骨格系，心血管系の間で複雑な相互作用が必要である。

自動運動

食物は自動運動と呼ばれる過程によって消化管の中を進んでいく。この過程は，食物成分を混合すると同時に食物が消化され栄養分が吸収されやすいように粒子の大きさを小さくするものである。このためには，蠕動運動と呼ばれる，体系化され協調的な筋肉の運動が必要である。

副交感神経の一部である迷走神経は横行結腸までの消化管に分布する。この神経は消化管の自動運動に影響を及ぼすことによって胃排出において重要な役割を果たす。括約筋と平滑筋の収縮と伸長がこれを支えている。さらに，この神経は分泌機能をもっており，刺激による嘔吐を助ける（迷走神経は心拍数を調節することを補助しているため，患者が吐いたり吐こうとしているときには徐脈がしばしばみられる）。骨盤神経は下行結腸・S状結腸・直腸・肛門管に刺激を与える。迷走神経および骨盤神経は食道上1/3の横紋筋と外肛門括約筋に刺激を与える（図7-2）。

交感神経系は主要神経節（腹腔・上腸間膜・下腸間膜・下腹部）と分泌・内分泌細胞に集中している。

分泌

消化管は，自動運動と消化を助ける液体を分泌する細胞で裏打ちされている。これらの細胞は24時間で9Lにも及ぶ水分・酸や緩衝液・電解質・酵素を分泌している。これらの大部分は再吸収されるが，下痢が起こり，それが重症であったり長期に及ぶ場合には，重大な体液の喪失を来し，脱水・ショックが起こる可能性がある。

消化

消化は食物を構成成分に分解し，身体に対する栄養として細胞レベルで使えるようにすることである。われわれが摂取した食物を機械的・化学的に分解することも消化に含まれる。

吸収

小腸は液体および栄養分の吸収の主要部位であり，大腸は水分および塩類の吸収の主要部位である。

■ 疼痛

消化管のもっとも一般的な訴えは腹痛である。にもかかわらずというべきか，だからというべきか，その訴え

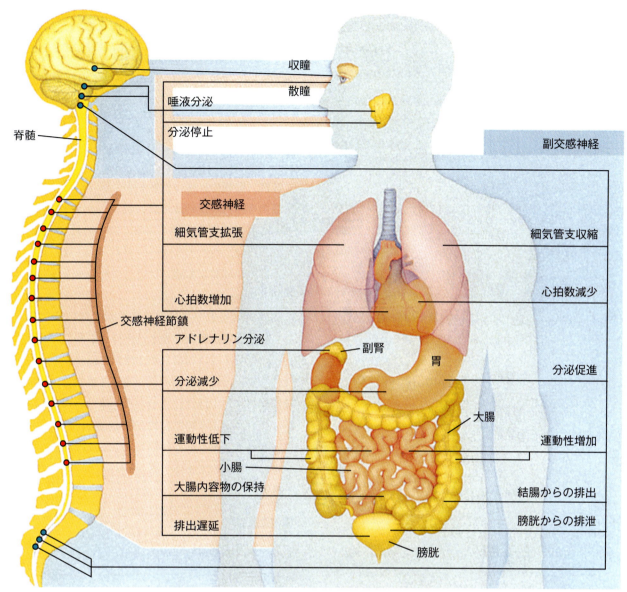

■図 7-2 自律神経系による主要標的臓器のへの刺激。交感神経線維は赤で示され，副交感神経線維は青で示されている（Sanders MJ：Mosby's paramedic textbook, revised ed 3, St Louis, 2007, Mosby. より）

が頻回であるために熟練した医療従事者にとってさえ，その原因を特定することは能力を要する。腹痛の訴えがはっきりせず，おぼろげであることはしばしばある。患者から必要な情報を得て，診断に辿り着くためには，消化器系の病態生理を知り，病歴を聴取する方法を理解し，安心を与えて支えるようなやり方で診察を行わなくてはならない。正確な診断というものは，常にすぐ明らかになってくるわけではないため，患者は不満をもち，まるで医療従事者が彼らを信じていないように感じることもある。信頼関係を整えることができれば，医療従事者は可能性のある診断に辿り着くことを早めるような事実や付随的な症状など，もっとも必要とされる情報を得ることができるのである。

きわめて幼少の者やきわめて年長の患者は，医療従事者に痛みを伝えることに困難を感じるかもしれない。彼らは，痛みに対する理解がそれぞれに違うし，痛みの場所も違う。高齢者は痛みがどこの由来であるか混乱しているかもしれないし，彼らの痛みというものの認識に影響を及ぼすような慢性疼痛を抱えながら生活していることはよくあることである。小児患者は痛みの場所を正確に示すことや，痛みを言葉で表現することが難しいこともある。

腹痛の診断を複雑にするのは，その不快感の認識が非常に広く変化に富むからである。というのも，その腹痛の原因もさまざまで個々の患者の痛みに対する寛容性もさまざまだからである。さらに，腹痛は時間とともに進展し，その疾患が進行するとよりはっきりわかるようになる。腹痛は内臓痛，体性痛，関連痛の3つのカテゴリー

に分けることができる。それぞれをみてみよう。

■ 内臓痛

内臓痛は管腔臓器の壁が伸展され、その結果伸展受容器が活性化されたときに起こる。この痛みの特徴は、深部の持続的な性状で、軽度から耐えがたいものまである。一般的には、痙攣するような、焼けるような、食い破るような痛みと表現される。

腹部臓器は痛覚信号を脊髄の両側に伝えるため、内臓痛は場所の特定が難しい。しかし、典型的には上腹部、臍周囲、恥骨上の部位に痛みを感じる。上腹部の内臓痛は典型的には、胃・胆嚢・肝臓・十二指腸・膵臓から発生する。臍周囲の内臓痛は虫垂・小腸・盲腸に関連している傾向がある。一方、恥骨上の内臓痛は腎臓・尿管・膀胱・結腸・子宮・卵巣から起こる（図7-3）。

患者は楽な姿勢をとることが難しいかもしれない。それゆえ頻繁に身体を移動させ、搬送中に体位を調整する必要があるかもしれない。原因によっては、発汗・悪心・嘔吐・不穏・蒼白などの症状が出るかもしれない。表7-2に悪心・嘔吐を伴った腹部症状のある患者の鑑別診断の概要を示す。表7-3に悪心・嘔吐のある患者に対する制吐薬を列挙する。

■ 体性（壁側の）痛

体性（壁側の）痛は壁側腹膜や筋骨格系のような深部組織の神経線維が刺激を受け起こる。体性痛は内臓痛よりも容易に位置を指摘し得る。身体所見としては鋭い、連続しない、局所的な痛みである。これは影響を受けている部位が触診に敏感に反応して起こるものであり、反跳痛もある。

体性痛は疾患のプロセスのなかで遅い時期に出現する。壁側腹膜が臓器も巻き込みながら取り囲んでいるゆえに、影響を受けた構造物が刺激を受け痛みを感じるようになるまでには比較的長い時間を要する。脊髄後根神経節が腹膜痛を活性化するため、体性痛は典型的には影響を受けた臓器と同じ皮膚分節で同側にある。皮膚分節は脊髄神経とそれらが神経支配する体の部分の間の関係を示しているのである（図7-4）。

■ 関連痛

痛みがその元となる部位以外の部位から生じるとき、それを関連痛という。言い換えれば、その痛みはその元の部位から他の部位へ「転嫁、関連させている」のである。重複した神経路がこの現象の原因である。たとえば、胆嚢炎の患者では関連痛として、通常右肩甲骨部に痛みを感じる。心筋梗塞でも首や顎、腕に関連痛があるのが普通である（第1章の図1-18を参照）。

評価

■ 初期観察

初期観察の間、まず患者の第一印象をまとめる。AMLS評価ではこの初期観察が救急隊員の患者ケアに大いに役立つと助言している。

腹部不快感に関連した搬送情報を受け取ったときから、実は救急隊員の初期観察は始まっている。診療の現場に着いたとき、その情報が救急隊員自身の印象と一致するかを判断することができる。次に、生命危機を及ぼすような緊急事態を示唆する手掛りを探す。そのような

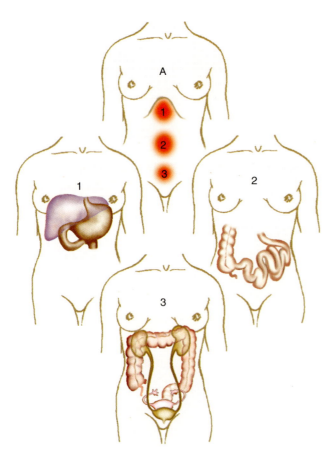

■ 図7-3　内臓痛の局在分布。1，2および3で描かれた臓器領域からの痛みは、Aで示したようにそれぞれ上腹部、中腹部、下腹部で感じられる（Feldman M, Friedman LS, Brandt LJ : Sleisenger & Fordtran's gastrointestinal and liver disease pathophysiology/diagnosis/management, Philadelphia, Saunders, 2006. より）

表7-2 悪心・嘔吐を伴う腹部症状の鑑別診断

病名	定義	病歴	評価	評価ツール	対処
神経学的					
頭蓋内出血	脳組織内での出血	外傷, 脳卒中, 高血圧, 喫煙, アルコール乱用	半身麻痺, 半身不随, 悪心, 頭痛, 意識レベルの変化, クッシングの三徴	CTA, CBC, 凝固機能・電解質・血糖値検査	気道確保 酸素投与 静脈路確保 12誘導心電図装着
髄膜炎	細菌・ウイルスあるいは真菌による髄膜への感染	—	高熱, 頭痛, 項部硬直, 痙攣 インフルエンザに似た症状 2～3日間症状が進行する	CBC, 電解質, 血液培養, 腰椎穿刺	気道確保 酸素投与 12誘導心電図装着 静脈路確保 等張液投与 細菌性感染の場合は抗菌薬投与
心血管系					
急性心筋梗塞	心筋の壊死	冠動脈疾患, 喫煙, 高コレステロール, 心筋梗塞の既往	胸部・上腹部・背部あるいは頸部痛 悪心 呼吸困難	12誘導心電図, CBC, 凝固機能検査, 電解質検査	酸素投与 静脈路確保 ニトログリセリン, ASA（アスピリン）と抗凝固薬の投与 受け入れ病院では血管造影が行われる
消化器系					
ボエルハーベ症候群	食道で自然に起こる破裂	爆発するように激しい嘔吐, 咳, 痙攣, 出産, 喘息重積状態	胸部・頸部・背部や腹部の痛み 呼吸困難, 頻脈, 吐血, 熱発, 皮下気腫	CBC, 凝固機能検査, 血液型およびクロスマッチ	気道の障害, 低酸素血症とショックの治療 受け入れ病院では手術が行われる
マロリー・ワイス症候群	食道粘膜の縦方向の裂創。その結果, 重症の動脈性の出血を起こす	重症の, 長引く嘔吐や出血	重症の, 長引く嘔吐や出血	内視鏡, CBC, 凝固機能検査, 血液型およびクロスマッチ	気道障害とショックの治療, 酸素投与と静脈路確保 受け入れ病院では胃洗浄を行い, 手術となることもある
上部消化管出血	十二指腸と空腸移行部より近位での出血	吐血（鮮紅色またはコーヒー残渣様血液の嘔吐） アルコール乱用, NSAIDsの使用, 肝臓病, 食道静脈瘤	腹痛 赤色またはコーヒー様色嘔吐または便	胸部および腹部X線, 血管造影検査 CBC, Hct, Hb, PTT, 血小板, 血液型およびクロスマッチなど 経鼻胃管, 内視鏡	酸素投与 心電図検査 静脈路確保 ショックの治療 血液製剤の投与
腸管虚血	消化管の壊死	重症の腹部痛, 具合の悪い様子, 過凝固状態, 最近の手術歴, ショック状態	腹部痛, 頻脈, 低血圧, 熱発, 不穏	CBC, 凝固機能検査, 血液型およびクロスマッチ	酸素投与 心電図検査 静脈路確保 ショックの治療 X線とCT検査 受け入れ病院では手術が行われる

表7-2 悪心・嘔吐を伴う腹部症状の鑑別診断—つづき

病名	定義	病歴	評価	評価ツール	対処
内分泌系					
糖尿病ケトアシドーシス	高血糖,ケトーシスおよびアシドーシス	糖尿病,とくに1型で起こるが,状態の悪い場合,2型でも起こり得る	悪心・嘔吐,多飲,多尿,腹痛,代謝性アシドーシス	血糖値,血清電解質,動脈血ガス分析,CBC	酸素投与 静脈路確保 等張液を投与し,必要に応じてインスリンを投与

ASA:アセチルサリチル酸,CBC:全血球算定,CT:コンピューター断層撮影,CTA:CT血管造影法,Hb:ヘモグロビン,Hct:ヘマトクリット,NSAIDs:非ステロイド性抗炎症薬,PTT:部分トロンボプラスチン時間

表7-3 制吐薬

薬剤	投与量	副作用
オンダンセトロン	8 mgを1日3回POまたは0.15 mg/kgを15分以上かけてIV	過敏症,高血圧,頻脈,不安,めまい,頭痛
プロクロルペラジン	5～10 mg(PO, IM, IV)3～4回/日 PRN	錐体外路症状,鎮静状態,悪性症候群
プロメタジン	12.5～25 mg(PO, IM,またはIV)4～6時間ごと,緩徐にIV	口腔内乾燥,目のかすみ,鎮静状態,呼吸抑制
メトクロプラミド	20～40 mg PO	鎮静状態,錐体外路症状
メクリジン	25～50 mg PO 24時間ごと PRN	鎮静状態,口腔内乾燥,目のかすみ

IM:筋肉内投与,IV:静脈内投与,PO:経口投与(口により),PRN:必要に応じて

手掛りが明らかであれば,評価をつづけながら,気道確保,呼吸および循環補助を始める。生命危機を及ぼすような徴候がなければ,主要な訴えをしっかりとらえ腹部症状につながる鑑別診断のリストを作ることができるように評価を集中させる。重篤な状態をまず考慮し,それから現在現れている障害について進めていくようにする。表7-4に重篤,緊急,非緊急といった腹部症状の訴えで起こる徴候をまとめた。

救急隊員の仕事は,評価に値する手掛りを集めそれらを結合させ,鑑別診断を組み立てることである。手掛りを集めるときにはボックス7-1に示したような医療器具から目を離さないようにしておくことである。現場での救急隊員自身の観察と患者の病歴,身体観察所見,検査データに基づき,可能性のある鑑別診断を取捨選択することが必要である。腹部症状を訴える患者の初期評価からまず考えるべきことをボックス7-2に示した。一般的に初期評価で考えるべきことのさらに詳しい内容は,第1章にあるので参照すること。腹部症状を訴える患者で集められるべき検査指標は表7-5に示した。

患者のプレゼンテーション

腹部症状に関連して生命危機を及ぼすもっとも重要なものは,出血,脱水あるいは敗血症によって引き起こされるショックである。以下に述べるような状況がある。

- 動脈瘤破裂,消化管出血,異所性妊娠による内出血
- 各種の原因による嘔吐や下痢により生じる脱水
- 虫垂破裂,留置カテーテルからの感染,腸管穿孔に続発する敗血症

気道,呼吸および循環に対応した時点で,可能性のある診断名を狭めていくと同時に評価を続行する。患者の状態によってはさらなる行動が必要になるときもある。もし,患者の状態を落ち着かせながらさらに詳細観察をできる方法がある場合はそれを実行すること。ただし,この評価は気道,呼吸,循環の安定を妨げてはならない。

生命危機への対応

腹痛の原因を特定する診断は,最新の検査や画像検査を用いても複雑である。現場で下すべきもっとも根本的な判断は,循環の異常や呼吸促迫からわかるような,生命危機を及ぼす状態に患者が置かれているかどうかである。どちらか1つでもあるような患者の場合,すみやかに治療を行うか,または適切な施設に転送すべきである。

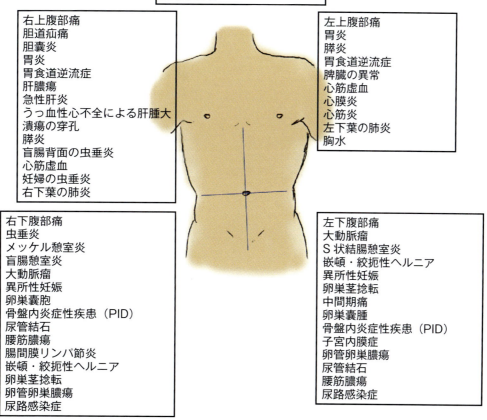

■図7-4　急性腹痛の鑑別診断（Marx JA, Hockberger RS, Walls RM, et al：Rosen's emergency medicine, ed 7, St Louis, Mosby, 2009. より）

生命危機を及ぼすような腹部症状の訴えの取り扱いについてはボックス7-3 にまとめた。表7-6 では，緊急のプレゼンテーションを伴う腹部異常について，現場や病院での処置も含めて，概要をまとめた。表7-7 では腹部異常に対して施行される放射線検査についてまとめた。

患者病歴の収集

　正確で詳細な病歴を収集することは，どの患者に対しても必要であるが，消化管の訴えをもつ患者に対するときはとくに重要である。役に立つ情報を得るには能力が必要であるが，SAMPLER記憶法を覚えておくと患者に適切な質問をする助けとなる（第1章の記憶法④を参照すること）。忍耐強く患者に対する純粋な興味をもてば，患者との信頼関係がよくなる。ボックス7-4 には，腹部症状をもつ患者に対応する場合に考慮すべき事項が記載されている。表7-8 には腹部異常に関連する臨床徴候を列挙している。いかなる腹部症状の訴えであっても，病歴を聴取する際には，食思・便秘治療・尿・月経歴・生殖器からの分泌物について質問するようにする。

疼痛評価

　消化管の訴えを考える際には，患者の痛みについての詳細な評価を含めなければならない。腹痛ははっきりしないことが多く，分類することが難しい。秩序立って文章化することにより洗練された診断に到達することができる。最初の仕事としては，痛みの原因を確認しそして関連する部位を決定することである（図7-5，さらに図7-3, 7-4）。発症時間を把握することにより，痛みがどのように進展していったか評価でき，疾患の重症度の

表7-4 腹部の徴候や症状を伴う，重篤・緊急・非緊急の疾患

疾患	痛み	悪心/嘔吐	出血	便秘	下痢	黄疸	性器出血
重篤							
消化器系							
ボエルハーベ症候群	Y	Y	Y				
腸管虚血	Y	Y			Y		
マロリー・ワイス症候群	Y	Y	Y				
上部消化管出血	Y	Y	Y				
劇症肝炎	Y	Y				Y	
胆管炎	Y	Y				Y	
神経系							
脳内出血		Y					
髄膜炎		Y					
心臓系							
急性心筋梗塞	Y	Y					
バッド・キアリ症候群	Y	Y				Y	
重症うっ血性心不全						Y	
閉塞性大動脈瘤						Y	
内分泌系							
糖尿病ケトアシドーシス	Y	Y					
生殖器系							
子癇前症/HELLP症候群						Y	
胎盤早期剥離	Y						Y
前置胎盤							Y
緊急							
消化器系							
幽門十二指腸閉塞	Y	Y					
腸間膜虚血	Y	Y			Y		
腸閉塞	Y	Y		Y	Y		
腸穿孔	Y	Y		Y			
内臓穿孔	Y	Y	Y				
膵炎	Y	Y					
虫垂破裂	Y	Y					
腹膜炎	Y	Y					
クローン病	Y	Y			Y		
潰瘍性大腸炎	Y	Y			Y		
胆石症	Y	Y					
神経系							
片頭痛		Y					
中枢神経腫瘍		Y					
内分泌系							
副腎不全	Y	Y			Y		
生殖器系							
妊娠悪阻		Y					
泌尿生殖器系							
精巣捻転症	Y	Y					

表 7-4 腹部の徴候や症状を伴う，重篤・緊急・非緊急の疾患— つづき

病名	痛み	悪心/嘔吐	出血	便秘	下痢	黄疸	性器出血
非緊急							
消化器系							
肝炎	Y	Y			Y	Y	
胃腸炎	Y	Y			Y		
過敏性腸症候群	Y	Y		Y	Y		
憩室炎/憩室症	Y		Y	Y	Y		
炎症性腸疾患	Y	Y	Y		Y		

Y：yes

ボックス 7-1　腹部異常の患者に対して使用される家庭用医療器具

医療技術が進歩したため，病院前医療従事者は，家庭で使用される多種多様な医療器具に出くわすようになってきている。もっとも多く遭遇するいくつかのデバイスについてみてみよう。

- **経鼻胃管および経鼻腸管栄養チューブ**。経鼻胃管および経鼻腸管栄養チューブは通常細径で，鼻腔から胃あるいは腸へ通せるように柔軟性に富む。口からでは十分な量を食べることが不可能な患者に，食物または液体を投与するのに使用される。また，これらは薬剤の投与に使用されることもある。これらの器具を使用している患者には癌，胃バイパス術，脳梗塞などの既往があるかもしれない。以下に述べるような多くの合併症が起こり得る。
    - チューブの位置がずれると，患者は肺に液体を吸引してしまう。チューブが迷入して実際に肺の中に直接入ることもある。もし患者が咳き込み始めたり，息苦しくなったり，喋れなくなったり，あるいはチューブの近位側を水中につけたときに泡が出てくるようであればこれらのことを疑う。
    - チューブの壁は一般的に薄く，容易に小さな漏れを生じる。
    - 食物や薬剤を投与したあとに十分な洗浄が行われなければ容易に閉塞してしまう。

  もしこれらの異常が起これば，チューブの使用を中止しなければならない。

- **経腹壁的栄養チューブ**。経腹壁的栄養チューブは外科的に直接胃（胃瘻チューブ，図を参照），空腸（空腸瘻チューブ）またはその両方（胃空腸瘻チューブ）に栄養を流し込む経路を作るものである。経鼻的に留置されたチューブで可能な期間よりも長期にわたって，食物，液体や薬物を投与するときに使用される。

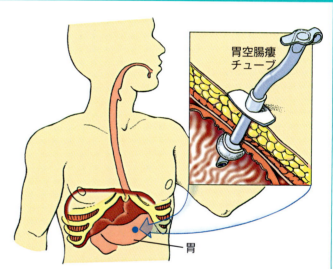

胃空腸瘻チューブは外科的に腹壁を通して胃へ設置される（American College of Emergency Physicians, Pons P, Carson D, editors：Paramedic field care：a complaint-based approach, St Louis, 1997, Mosby. より）

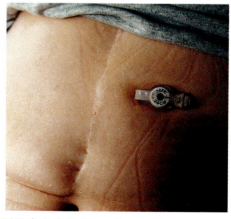

ボタン型胃瘻造設術（Chaudhry B, Harvey D：Mosby's color atlas and text of pediatrics and child health, London, 2001, Mosby. より）

ボックス 7-1　腹部疾患の患者に対して使用される家庭用医療器具—つづき

経腹的栄養チューブは嚥下困難，食道閉鎖，食道熱傷，食道狭窄，慢性の吸収不良や重症の成長障害などをもつ患者に通常使用される。可能性のある合併症としては以下のとおりである。

- 瘻孔部分が感染するかもしれない。膿が出ていないか，周囲の皮膚に発赤や炎症がないかよく確認する
- チューブの径が小さすぎると，瘻孔部から漏れが生じる
- 栄養チューブが閉塞したり位置がずれることがある
- 腹膜炎，胃や結腸の穿孔を起こすかもしれない

どのような異常が起こったときでも，栄養投与は中止する。

- **腸瘻**。腸瘻は外科的に作成された開口部で，腸からの老廃物を排出するためのものである。先天的な腹部異常があったり，癌や重症のクローン病，潰瘍性大腸炎あるいは腹部外傷の場合，一時的あるいは永久的に作成される。腸のどの部分でも腹壁を貫通させて腸瘻とすることができる。腸の開口部が胃に近い部分であれば，便が形成されないため，患者は下痢をする傾向にある。排液を集めるために腸瘻の上に留置された袋は定期的に空にしなければならない。というのも便に長時間触れることによって起こる組織変性をできるだけ少なくするためである
- **血液透析用装置**。血液透析とは，患者の血液を透析装置と呼ばれる機械に通過させる過程のことである。これにより，血液中の老廃物の除去や患者の体液と電解質のバランスを保つことができる。透析を行って血液を浄化し，それを身体に返すために血管との交通（血管アクセス）を得るため，身体のいろいろな部位でさまざまな装置が使用されている
  - シャントは動脈と静脈の間に作る一時的な人工の連結のことである
  - 瘻とは動脈と静脈の間に作る永久的な外科的連結のことである
  - 静脈に留置したカテーテルが血管アクセスとして使用されることがある
  - ボタン型ポートが透析用の刺入部位として設置されることもある

シャントや瘻が開存していることを確認するために，血管の振動音や雑音を評価する。シャントや瘻は通常は腕に作られるが，足に作られる場合もある。シャントや瘻が作られている手や足で血圧を測らないように気をつける。

- **腹膜透析用アクセス装置**。腹膜透析用アクセス装置とは，腹腔内に液体を注入し，次いでその液体を外に排出できるようにするカテーテルのことである。これによって，老廃物の除去や一時的に血液・電解質バランスを安定させることが可能である

ボックス 7-2　腹部症状の訴えの初期評価

- 標準予防策に従う。出血・悪心・嘔吐は腹痛に関連した危険信号であり，救急隊員は体液への曝露から自身を守るために個人防護具を使うようにしなければならない
- どのような訴えが報告されているか。悪心・嘔吐や下痢のように腹部症状に関連した主訴であるか。もしそうであるなら，これらの徴候や症状から，患者状態を不安定にする可能性のもっとも高い状態を除外し，その後に，生命危機を及ぼさないような徴候や症状に移る
- 五感を使う。視覚，聴覚あるいは嗅覚でさえも鋭い観察を行うと大量の情報を集めることができる
  - 現場はどのようにみえるか。家はきれいであるか。汚いボトル・皿や他の物があれば，胃腸炎や食中毒を疑えるのではないか
- 患者はどのようにみえるか。皮膚の色は普通か。患者は蒼白ではないか（これはショック状態であることを示唆する）。患者は黄色がかっていないか（黄疸，肝臓が関与していることを示唆する）
- 患者はゆっくり歩いたり，ベッド上で横向きで丸まっていないか。患者の歩行状態や姿勢を評価することから，可能性の高い診断に辿り着くことができる
- どんな臭いがするか。消化管出血の臭いがあれば，それは患者の生命危機かもしれない
- 吐気や嘔吐の音を聞いたか。もしそうであれば，消化管出血について評価する。そして，出血や脱水によるショックに対する治療を行う準備をする
- これらの情報のいずれかが，腹部症状の原因と示唆されたか。もしそうであれば，適切な対処を開始して，初期観察に基づく評価を続行する

表 7-5 腹部症状の訴えに対する診断に必要な血液検査

構成成分あるいは因子	正常値	結果の解釈	適応
血糖値	70〜110 mg/dL	上昇：DKA，ステロイド使用，ストレス 低下：貯蔵の減少，インスリンの増加	すべてのショック
ヘモグロビン／ヘマトクリット	Hb，男性：14〜18 g/dL （8.7〜11.2 mmol/L） Hb，女性：12〜16 g/dL （7.4〜9.9 mmol/L） Hct，男性：42〜52% （0.42〜0.52 SI） Hct，女性：37〜47% （0.37〜0.47 SI）	低下：多量の血液の喪失 増加：血漿の喪失，脱水	すべてのショック
胃あるいは便ヘモグロビン	陰性	陽性：消化管出血	消化管出血の疑い
乳酸	静脈：5〜20 mg/dL （0.6〜2.2 mmol/L）	上昇：組織の低灌流とアシドーシス，ターニケットの長時間使用時など	すべてのショック
全血球算定（CBS）	全白血球数 5,000〜10,000/mm^3 （5〜10 × 10^9/L）	上昇：白血球上昇は敗血症を示す	敗血症性ショックではさらに重要
動脈血ガス分析	pH 7.35〜7.45 PaCO$_2$ 35〜45 mmHg PaO$_2$ 80〜100 mmHg HCO$_3$ 21〜28 mEq/L	上昇：アルカローシス 低下：アシドーシス，灌流障害 O$_2$ 低下：低酸素を示す 低下：代謝性アシドーシスを示す	すべてのショック
血清電解質	Na 136〜145 mEq/L （136〜145 mmol/L） K 3.5〜5 mEq/L （3.5〜5 mmol/L）	Na 低下：浸透圧利尿の可能性あり K 低下：嘔吐，下痢や利尿薬の使用 K 上昇：アシドーシスや DKA 高 K あるいは低 K では心電図異常を来す	すべてのショック
腎機能	BUN 10〜20 mg/dL （3.6〜7.1 mmol/L） クレアチニン 女性：0.5〜1.1 mg/dL 男性：0.6〜1.2 mg/dL （44〜97 μmol/L）	BUN 上昇：重症の脱水，ショック，敗血症 血清クレアチニン上昇：腎機能障害	すべてのショック
血液／尿培養	陰性	陽性であれば感染と考える	敗血症性ショック
ビリルビン	総ビリルビン： 0.3 mg/dL（5.1〜17 μmol/L） 間接ビリルビン： 0.2〜0.8 mg/dL（3.4〜12 μmol/L） 直接ビリルビン： 0.1〜0.3 mg/dL（1.7〜5.1 μmol/L）	上昇：肝機能不全，黄疸，胆石，肝転移大量輸血，肝炎，肝硬変，鎌状赤血球性貧血。アロプリノール，タンパク同化ステロイド，デキストラン，利尿薬などの薬剤の使用	敗血症性ショック
アルカリホスファターゼ	30〜120 単位/L （0.5〜2 μmol/L）	上昇：肝硬変，胆道系閉塞，肝腫瘍，副甲状腺機能亢進 低下：副甲状腺機能低下，低栄養，悪性貧血，セリアック病，低リン血症	
アミラーゼ	60〜120 ソモギー単位/dL （30〜220 単位/L）	上昇：膵炎，穿通あるいは穿孔性消化性潰瘍，壊死あるいは穿孔した腸，急性胆嚢炎，異所性妊娠，DKA，十二指腸閉塞	―
アンモニア	10〜80 μg/dL （6〜47 μmol/L）	上昇：肝細胞疾患，ライ症候群，門脈圧亢進症，消化管出血または中程度の肝疾患に伴う閉塞，肝性脳症あるいは昏睡，遺伝性代謝病	―

BUN：血中尿素窒素，DKA：糖尿病ケトアシドーシス，Hb：ヘモグロビン，HCO$_3$：炭酸水素，Hct：ヘマトクリット，K：カリウム，Na：ナトリウム，PaCO$_2$：二酸化炭素分圧，PaO$_2$：酸素分圧

指標となり得る。嘔吐など，痛みに決まって随伴する徴候には注意を払うべきである。必要とされる腹痛症候群に伴う徴候を表7-4に示した。

痛みを患者自身の言葉で文章化すべきである。というのも，患者自身の言葉は，専門的医療者が使う言葉よりも意味があるからである。「痛みはどのような感じですか。あなたの痛みを表現してみてくれますか」などといった自由回答形式の質問によって，患者からより率直な発言が出てくる。「痛いよ」から「ずたずたに切り裂かれるようだ」まで答えに幅があるはずである。患者が痛みについてまったく表現できない場合，いくつか表現を促すカギとなる単語を与えてみる。「鋭いですか。切り裂かれるようですか。熱い感じですか。鈍いですか」といったものである。たとえ効果がなかったとしても試された民間療法や救済手段に注目して，どのような活動や動きによって痛みが改善あるいは悪化するか尋ねてみる。

疼痛スケールを用いることによって，時間経過に伴う患者の痛みの比較ができる。各人は，文化的基準や自分の疼痛閾値によって，それぞれにまったく異なった疼痛許容範囲をもっている。もしわれわれがまったく同じ痛みを経験することができたとしても，その痛みをわれわれは個人によってまったくさまざまに受け止めることであろう。このため疼痛スケールの最良の使用方法は，本来主観的なものである痛みの程度を決定することではなく，改善や悪化の傾向を追跡していくことである。痛みを再評価するために患者に頻回に問いかけてみる。そしてその反応を文章にすること，また患者自身による症状についての言葉を頼りにすることに注意を払うべきである。

身体的評価

腹部症状を訴える患者の全体評価の最初の到達目標は，その患者が外科手術を必要とするか否かである（第1章の包括的な患者評価について復習しよう）。患者の全身の外観に注目する。意識レベル，色調，体温，皮膚の湿潤度合いを観察することによって，その問題の重症度を推測するのに役立つ。混迷の状態にあり，蒼白で発汗しているような患者は，他の患者に比べてより重篤な状態にある。痛みによってうろうろしたりする患者もいるし，興奮する者もいる。繰り返すが，気道・呼吸・循環が確保されたらすぐに，患者に腹部症状の訴えに対してより専門的な検査を実施できる。

患者のバイタルサインを分析することは，信頼できる診断を下すために非常に重要である。たとえば，発熱は感染症が存在しているかもしれないという情報をもたらしてくれる。典型的に38℃以上の体温であれば臨床的に意味があると考えられる。しかしこの原則は，高齢者や免疫抑制状態にある患者には当てはまらない。そのような患者では，患者の体温が平常であっても重度の感染症が存在するかもしれない。低血圧と頻脈であれば，循

ボックス 7-3　生命危機を及ぼす腹部症状の訴えに対する管理

患者が腹部症状を訴えるとともにバイタルサインの異常があれば，次のステップに従って，効率的な管理を行う。
- 現場の安全を確認する
- 標準予防策に従い，マスク，ガウン，手袋および眼保護具を必要に応じて用いる
- 必要に応じて一次救命処置（BLS）の手技を用いて気道の管理を行う。適宜，呼吸式マスクを用いた酸素投与や呼吸補助を行って，患者の酸素飽和度を95％以上に保つ
- （救急隊員のトレーニングのレベルに応じた）心臓モニターを装着し，必要があれば12誘導心電図の装着を考慮する
- 明らかな外出血の止血を行う。適応があれば，胃内容の吸引を行う
- 静脈路を確保し，晶質液を投与する。しかし，出血している場合に，急激な輸液負荷を行うと，赤血球濃度の希釈や血餅形成の阻害を来すので注意深く投与する。血圧は重要臓器に十分な血流を保つレベルに維持する。収縮期血圧として80～90 mmHgを目標とする。臓器血流が十分かどうか判断する指標として意識状態を用いる
- 地域のプロトコールに従って薬剤の投与を行う
- 患者を注意深くモニターし，反応をみるために頻回に再評価を行う
- 消化管出血が疑われる場合は経鼻胃管を挿入すべきである。吸引内容に血液が混じっていない場合でも，上部消化管出血を完全に除外できるわけではないが，やはり経鼻胃管は必要である。多くの患者では支持療法だけで十分である
- 病院で行うべき検査としては，末梢血検査，凝固系検査，BUN，クレアチニン，電解質，ブドウ糖，肝機能検査および血液型検査とクロスマッチである。画像検査としては，CTとおそらくは内視鏡検査が必要である。しかし，重篤症状の患者では，蘇生を優先する

表7-6 緊急のプレゼンテーションを伴う腹部異常の鑑別診断

疾患	原因	病歴	所見	病院前の処置	病院での検査・治療
腸間膜虚血	心筋梗塞，心臓弁膜疾患，不整脈，末梢血管疾患，過凝固状態，経口避妊薬の使用，大動脈解離，外傷	重症の中腹部痛の突然の発症，悪心・嘔吐，下痢	重症の中腹部痛，悪心・嘔吐，下痢 腹部の軟らかさと不釣り合いなほどの痛み	酸素投与 患者を楽な姿勢にする 静脈路確保	外科にコンサルト
内臓閉塞	便・異物・腸重積・癒着・ポリープ・腸捻転・腫瘍・潰瘍性大腸炎・憩室炎による閉塞	突然の発症：小腸閉塞を疑う 1〜2日で発症：小腸より遠位の閉塞を疑う 消化管閉塞・腹部手術・癌・放射線治療・化学療法・ヘルニアあるいは腹部疾患の既往を聴取する	痙攣するような腹部痛，便秘，下痢，ガス排出ができない，腹部膨満 無音あるいは甲高い腸音	酸素投与 患者を楽な姿勢にする 静脈路確保 絶飲食	閉塞の部位と程度を診断するための血液検査とX線検査
内臓穿孔	消化性潰瘍，憩室，外傷 NSAIDsの使用，高齢	激しい上腹部痛の突然の発症 嘔吐	上腹部痛，嘔吐，発熱，ショック，敗血症 白血球数とアミラーゼの上昇	酸素投与 患者を楽な姿勢にする 静脈路確保 絶飲食	穿孔部位と程度を診断するための血液検査，X線検査とCT
急性膵炎	アルコール，胆石症，外傷，感染，炎症	アルコールやある種の薬の使用，最近の外傷，胆石症	上腹部中央の痛み，比較的軽い発熱。悪心・嘔吐。	患者を楽な姿勢にする 静脈路確保 絶飲食	アミラーゼ，リパーゼ濃度とCT
虫垂破裂	閉塞，感染	初期には患者はとくに臍周囲にびまん性の痛みを感じる 後期には右下腹部の痛みを感じる	悪心・嘔吐，発熱 ロブシング徴候	患者を楽な姿勢にする 静脈路確保 絶飲食	血液検査，CT，超音波，抗菌薬と外科にコンサルト

CT：コンピューター断層撮影，NSAIDs：非ステロイド性抗炎症薬

環血液量の減少を指摘し得る。体温上昇によって心拍数が増加しているかもしれないが，心拍数を下げるβ遮断薬のような薬剤を服用している患者ではその限りではない。呼吸数の増加は，肺炎，心筋梗塞，敗血症や組織低灌流といった重症病態を予告する危険信号であり得る。

十分で適切な身体観察を得るためには，系統的かつ網羅的に行うべきである。検査を受けることは，患者にとっては辛い経験であるかもしれない。誰だって刺されたり刺激されたくはないが，疾病や外傷に伴う不安のために，患者の不安感や不快感は倍増されている。すでに落ち着かなくなっている患者は，その検査が痛いかもしれないと不安になっている。行う検査について最初に説明して患者に心構えをさせることによって，不安を和らげ，協力が得やすくなる。

身体観察をとる技術には，視診・聴診・打診・触診が含まれる。それらについて簡単に述べていく（それぞれの技術の詳細については第1章を参照すること）。

視診 腹部の診察は常に視診から始めるべきである。というのも，いかなる触診を行っても腹部の全体的な様子を変えてしまうからであり，患者の疼痛を惹起したならば，そのあとでは患者が身を守ろうとするためそれ以上の触診はできなくなってしまうからである。膨満，拍動，出血斑，非対称性，妊娠，傷痕，腫瘤やその他通常と違う点を探す。

表 7-7 腹部異常の診断のための画像検査

検査	解説	適応	利点と欠点
単純 X 線検査	腹部立位 X 線は，鏡面形成がみられる 腹部臥位 X 線は，腹膜の液体や血液または，腸のガスを検出する	一般に最初に行われる 遊離ガス，小腸閉塞，腸虚血，異物をみつけることができる	安価 実行するのが容易 最小の不快感
CT 検査	実質臓器の瘢痕，腫瘍，転移性癌を発見する	憩室炎，膵炎，虫垂炎，大動脈瘤，鈍的外傷，膵嚢胞が疑われる場合に最初に行われる検査	X 線とは異なり，腸内の空気やガスの量によらず，良好な画像を得ることができる 迅速な検査 最小の不快感 24 時間体制では使用できない病院がある
超音波検査	体内の液体，空気，実質臓器に衝突した際の超音波の反射により臓器，組織，体腔の画像を得る	右上腹部痛では最初に行われる検査 胆石症，胆嚢炎，膵腫瘍，胆道拡張を検出することができる 外傷で腹部損傷が疑われるときに使われる	非侵襲的で安価 ベッドサイドで実施できる 正確な所見は術者の技量による

ボックス 7-4　腹部症状の訴えを評価するために器官に関して考慮すべき事項

〔器官系統〕	〔病歴，鑑別診断，その他に考えられる評価〕
神経系	最近，事故や外傷を受けたことがあるか質問する。とくに意識レベルの変化や，悪心・嘔吐があるか質問する
呼吸器系	呼吸に関する問題を示す証拠があるか探す 肺炎に関連して上腹部症状を訴えることもある 食道破裂により，呼吸に関する徴候や症状が現れることがある
心血管系	消化不良や上腹部症状があったなら，急性冠動脈症候群であるかどうかの評価を急ぐべきである
消化器・泌尿生殖器系	慢性あるいは急性の病歴をすべて明らかにする 食事習慣・排便習慣・排尿習慣の変化など診断に役立つことについて質問をする
筋骨格系および皮膚	蒼白，黄疸，尿毒症による変化など腹痛の原因を示唆する皮膚の所見を観察する 傷跡・造瘻・外部器具（ドレナージチューブやポンプなど）など患者の腹部症状の原因の手掛かりとなるものを探す
内分泌・代謝系および環境	既往歴を収集する 血糖値を評価する 発生現場を評価する。もし，患者が置かれていた状況を救急隊員自身で観察できない場合は，患者，家族や目撃者に徹底的に質問する
感染症および血液学的	患者の病歴，腐ったような臭い，尿道カテーテルあるいは他の侵襲的ドレーンからは感染のプロセスを疑う。発熱を評価するために患者体温を計る 腹膜炎ひいては敗血症につながるような腸管への損傷があるか評価する 血液学的診断に有用な検査値を分析する。たとえば，白血球数，ヘモグロビン・ヘマトクリット値，プロトロンビン時間，部分トロンボプラスチン時間などである
毒物学的（核，生物，化学）	被ばくの問題を明らかにする。多くの中毒症候は消化管に所見が現れる。トキシドロームの範囲について熟達していて，常に疑いをもっていれば鑑別診断で見落とすことを防げる

表7-8 腹部異常に関連した臨床徴候

徴候	解説	鑑別診断
吐血	吐物の中の血液	上部消化管出血
コーヒー残渣様吐物	部分的に消化された血液の混じった嘔吐	上部消化管出血
汚物様嘔吐	便のような悪臭のする嘔吐	腸閉塞
血便	直腸から排出された血液	下部消化管出血
メレナ（下血）	消化された血液を含む黒色のタール状の便	上部消化管出血
便中の潜血	肉眼でははっきりとせず検査でのみ判明する便中の血液	下部消化管出血
白色便	白色あるいは白亜色の便	肝臓あるいは胆嚢疾患
血尿	尿中の血液	膀胱内感染 腎臓疾患 外傷

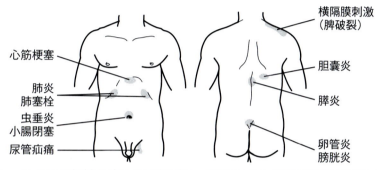

■図7-5　関連痛のパターン。これらの領域の痛みや不快感は，根底にある疾患の過程を理解するカギをしばしば与えてくれる（Hamilton GC, Sanders AB, Trott AT, et al：Emergency medicine：an approach to clinical problem solving, ed 2, Philadelphia, 2002, Saunders. より）

聴診　聴診は身体観察の第2段階である。腹部触診を聴診の前に行ってしまうと，腸をかき回すために音が変わってしまう可能性があるからである。時間と条件が許すのであれば，30秒以内で腹部四半部をそれぞれ聴診してみる。正常な腸音は水でうがいをするような音がする。経験がないと，これらの音が正常か異常かを判定することは難しい。過活動状態になっている腸音は，胃腸炎か早期の腸閉塞の徴候である。腹部四半部の1つで，活動低下あるいは無音であるような腸音ならばイレウスが示唆される。しかし救急車の後部席などの騒音の激しい環境で，異常音を聴き取ることは不可能に近い。腸音を完全に評価するためには，それぞれの腹部四半部に2〜5分というように聴診時間を延ばすことも必要である。これは通常の臨床現場においては実用的ではないので，しばしば時間を短縮して用いられるが，そうなるとまったく腸音が聴こえないこともある。このように聴診時間を短縮して行った場合には，そのときは腸音が聴き取れなかったというだけのことであり，腸音がまったくないということを意味するわけではないのである。

打診　腹部の打診は，ある部位に気体や液体がより多く含まれているかどうかを示す。臓器や塊状物の辺縁も打診を用いて決定することができる。聴診と同じく打診も練習が必要である。腹部の触診や打診を行う前に，患者には何を行おうとしているかしっかり理解させておく。影響の出ていない側から始めて不快感のある側に移っていくと，患者は耐えやすく不安も少なくなる。打診には痛みや圧痛が伴うので，そのことをしっかり認識しておくべきである。

触診　触診の際は患者がリラックスしていることが大切である。というのも，不安から引き起こされる腹部緊張と防御は所見の信頼度を下げるからである。患者にリラックスするように促す。腹部四半部をそれぞれ触診している間，患者の顔をみて反応を確かめ，どのように感じるか問いかける。理想的には，患者の気が逸れている状態で腹部症状の徴候を確かめることが望ましい。患者が顔をしかめたり涙を流したりすれば，口で訴えてくるよりもわかりやすいかもしれない。触診前，触診中，触

診後の痛みの違いを患者から聞き出すように試みる。反跳痛として知られている，圧迫を解除したときの痛みは，腹膜刺激の古典的徴候である。しかし，この徴候はとくに原因のない腹部症状を訴える患者の25%にも存在する。患者がさらなる腹部評価を嫌がる部位では，医療者が反跳痛の検査を控えようと思うかもしれない。踵を叩いたり咳をさせることによって，同様の疼痛を誘発することができる。これらの行為は，刺激状態にある腹膜に刺激を与えるものであるが，疼痛刺激を与えずに行うことができる方法である。

腹部症状の原因

腹部症状の原因は，人体のいずれのシステムからでも生じる。疾患の重症度は無害なものから切迫したものまで幅広いが，現場での処置は限られる。できるだけ早く患者が重篤であるかを同定することが重要である。患者が重篤であると判断するには，高度な診断装置は必要ない。

■ 上部消化管または食道からの出血

急性上部消化管出血は頻度が高く，50〜150/10万人で，25万人/年が入院する。男性と高齢者は非常にリスクが高い。下部消化管出血の頻度はそれよりは低いが，女性ではより発生率が高い。

腹部の出血を評価するときは，出血が急性か慢性かを確認しなければならない。出血と痛みは突然始まったのか，ゆっくり生じたのか。急性発症の消化管出血は，突然の大量出血と循環血液量減少性ショックが特徴である。慢性の出血は，高齢者で，腎不全のような慢性疾患を併存する患者でより多くみられる。疲労と虚弱は患者を徐々に消耗させ，便に血液を認めるようになる。出血が十分に長くつづく場合，貧血の徴候が明らかとなる。消化管出血に特有のいくつかの問いがある（**ボックス7-5**）。たとえ患者が痛みを訴えなくても，OPQRST記憶法は有用である（第1章の記憶法③を参照）。

多くの患者は出血したと訴えるが，なかには，よりあいまいな最初の徴候と症状（たとえば頻脈，失神，血圧低下，狭心痛，虚弱，錯乱，心停止）を示す者もいる。良好な病歴をとることによって初めて，そのような訴えの原因をみつけることができる場合がある。

上部消化管出血の原因は広範で，消化性潰瘍，びらん性胃炎，食道炎，食道・胃静脈瘤，マロリー・ワイス症候群を含む。死亡率を高める因子は，循環が不安定，繰り返す**吐血**や**血便**，胃洗浄でも血液を洗い流せない場合，60歳以上，心血管や呼吸器障害などの併存症の存在である。

消化性潰瘍

消化性潰瘍は米国で約500万人が罹患しており，消化管出血のもっとも頻度が高い原因で，約60%を占める。過去10年間でヘリコバクターピロリ菌（*Helicobacter pylori*）が消化性潰瘍の60〜70%の原因であることが判明したことから，消化性潰瘍はもはや慢性疾患とは考えられていない。

消化性潰瘍には胃，十二指腸，吻合部の潰瘍がある。胃粘膜が塩酸とペプシノーゲンを分泌するため，胃は酸性環境である。この酸性度は，タンパク質の適切な消化のために必要である。十二指腸での炭酸水素ナトリウムの分泌によって，微妙にバランスが保たれている。このバランスが崩れ，酸性に傾くと消化性潰瘍が生じる。潰瘍形成の原因因子として，非ステロイド性抗炎症薬（nonsteroidal antiinflammatory drugs；NSAIDs），喫煙，過剰なアルコール摂取，ストレスがある。

消化性潰瘍の出血は重症のことがあり，救命のための治療が最初に行われる。ショック，蒼白，低血圧，頻拍の徴候を認めたら，ただちに記録し，治療しなければならない。まれな例として，潰瘍穿孔（胃や腸の壁に穴が開く）では，激痛と板状硬の腹部所見を生じる。潰瘍を生じた組織の腫脹によって，急性閉塞が生じる場合がある。病歴の聴取の際に，潰瘍の既往，潰瘍の痛みの出現は食事の前か後か，出血の既往について尋ねる。

患者を安定化させたあと，まだ用いていない場合には，プロトンポンプ阻害薬（proton pump inhibitor；PPI）を開始する。PPIは，胃酸の量を減らすことによって，出血を減らす。PPIは静脈内ボーラス投与後，静脈内点滴投与する。より慢性的な治療では，PPI投与以外にNSAIDsを避ける。というのは，NSAIDsによるプロスタグランジンの抑制により，粘液，炭酸水素塩，胃酸の分泌が低下し，粘膜下組織の血流量を減らすことによって，胃十二指腸潰瘍を生じさせるからである。また，患者は，アスピリン，カフェイン，アルコールを控えなければならない。ヘリコバクターピロリ菌感染の抗菌薬による治療は治癒を促進して，再発を防ぐことが示されたが，喫煙は潰瘍を悪化させ，治癒期間が延びる。ヘリコバクターピロリ菌感染の治療のためには，複数の抗菌薬投与が必要である。抗潰瘍薬は，酸の分泌を抑制し，潰瘍の上にバリアを形成するために用いられる。これらの薬剤は，**表7-9**にまとめた。

ボックス 7-5　消化管出血

Onset：発症	どのようにして出血したのか。それは徐々に生じたか，突然か
Provocation/palliation：増悪／軽快	よくしたり，悪くしたりするものがあるか たとえば，嘔吐などによって，増強するか
Quality：性質	外観の性状は。色は。どれ位出血しているか
Region：部位	どこから出血しているか。上部下部の消化管からの出血について質問する
Severity：重症度	出血の程度は 0 ～ 10 のスケールでどれか。その程度は増加しているか，軽減しているか
Timing：持続時間	どの程度，症状が認められたか。それらは連続的か，間欠的か

表 7-9　抗潰瘍薬

胃酸分泌抑制薬	個々の薬剤	作用機序
H_2 受容体拮抗薬	シメチジン ファモチジン ニザチジン ラニチジン	壁細胞で H_2 受容体に拮抗し胃酸分泌を抑制する
プロトンポンプ拮抗薬	エソメプラゾール ランソプラゾール オメプラゾール パントプラゾール ラベプラゾール	H^+，K^+-ATPase を阻害し，胃酸分泌を抑制する
ムスカリン性拮抗薬 粘膜保護薬	ピレンゼピン スクラルフェート	ムスカリン性コリン受容体遮断によって胃酸分泌を抑制する 潰瘍を覆ってバリアを形成する

H, K-ATPase：水素，カリウム，アデノシン三リン酸ホスファターゼ，H_2：ヒスタミン-2

びらん性胃炎・食道炎

　その名が示すように，びらん性胃炎と食道炎は胃および食道粘膜のびらんと炎症により生じる。急性または慢性で，その原因は非常に多彩である。非特異的な原因には，アルコール，NSAIDs，腐食剤，放射線がある。

　びらん性胃炎と食道炎では，通常，消化性潰瘍より出血は少なく，自然に止血する。主な徴候や症状は，消化不良，胸やけ，消化不良，げっぷである。悪心・嘔吐を呈する患者もいる。症状の重症度は，病変の重症度と相関するわけではない。

　この疾患では，病院前で，行えることはほとんどない。気道，換気，循環を維持して，適切な体位，鎮痛薬，制吐薬などにより苦痛を軽減させる。胃洗浄は，活動性出血を評価するために行うことがある。活動性出血がない場合，苦痛軽減のためにリドカイン粘稠液と制酸薬の混合投与が行われることがある。長期ケアでは，消化性潰瘍と同様に，PPI が投与され，アスピリン，NSAIDs，カフェイン，アルコールを控えるようにアドバイスしなければならない。

食道・胃静脈瘤

　食道および胃静脈瘤とは，高い圧のために損傷され，構造が脆弱化し，拡張した静脈のことである。肝臓に血液が流れにくくなる（門脈圧亢進）と，静脈瘤が生じる。肝血流減少のため血液は食道壁の静脈に逆流し，血管が拡張する。門脈圧亢進（慢性の過剰なアルコール摂取による頻度がもっとも高い）が，もっとも一般的な原因である。静脈瘤は，典型的には症状がなく，破裂し出血すると，大量出血を生じる。静脈瘤から出血した患者では，70％が再出血する。二度目の出血では，死亡率は 30％である。

　治療は，凝血塊形成を促進し出血を制御することが主体である。出血が抑制できない場合は，ゼングスターケン・ブレークモアチューブを使用してバルーンタンポン法によって出血した静脈瘤に直接圧をかけて止血を試みる。これは，応急処置で，頻回なモニタリングを必要と

する。静脈瘤に適切な圧をかけられるように，2つのバルーンを適切な圧に保たなければならない。患者のヘルメットにつないだチューブを 0.5 〜 1.4 kg の圧で牽引する。胃と食道ポートに間欠的な低圧の吸引を接続する（図7-6）。この処置を行う前に，患者に気管挿管を行わなければならない。他の施設に転送する場合，飛行中の高度の上昇による気圧の変化から保護するために特別な予防措置を行う必要がある。通常，壊死のリスクを減弱させるためにバルーンは 24 時間以内に空気を抜くが，最高 72 時間留置することがある。

硬化薬（強い刺激性の溶液）を注入して凝血塊形成を促進するために，内視鏡検査が行われるが，これは硬化療法として知られている。オクトレオチドが投与されることがあるが，静脈瘤出血に対する効果は限定的である。ほかには，バソプレシンも，使用される薬剤の 1 つである。凝血塊形成を促進する別のオプションは，ゴムバンドを用いた静脈瘤結紮療法である。静脈瘤はポリープに似ているため，結紮療法によって出血を防止することができる（図 7-7）。

マロリー・ワイス症候群

マロリー・ワイス症候群（Mallory-Weiss syndrome）は，食道胃接合部，主に胃の高さでの，粘膜の縦の断裂から生じる消化管出血である。重症の，遷延する嘔吐によって断裂を起こし，動脈性出血が生じる。この重症度は多彩で，軽症で自然に停止するものから重症で生命危機を及ぼすものまである。重症例では，血液を嚥下することによってさらに嘔吐が引き起こされる。初期症状の多くは，重症の出血そのもので，吐血は，マロリー・ワイス症候群の 85％で生じる。この症候群には，アスピリン使用，アルコール過剰摂取，過食症（過食後に自己誘発性嘔吐を伴う摂食障害）が伴う。死亡率は，10％未満である。

出血は通常自然に止血するため，初期対応は支持的なものである。止血するまで胃洗浄を行われなければならない。出血がつづく場合，内視鏡検査が必要となることがある。悪心や嘔吐が継続している場合には，制吐薬を考慮する。出血を制御できない場合，患者は入院しなければならない。

内臓穿孔

内臓の穿孔あるいは**破裂**は，緊急事態である。十二指腸潰瘍が漿膜（腸の最外層）にまで達して起こる。腸内容が腹腔に広がり腹膜炎が起こる。穿孔から診断までの時間が長くなるにつれて，死亡率は上昇する。大腸，小

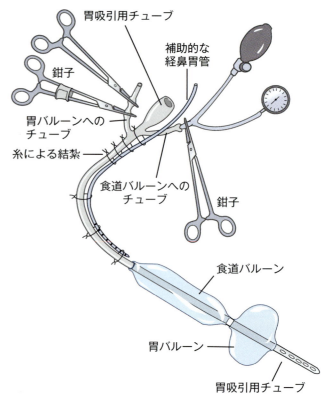

■ 図 7-6　改良型ゼングスターケン・ブレークモアチューブ。食道バルーンより上の分泌物を吸引するための補助的な経鼻胃管（NG チューブ）と，胃バルーンの不注意な減圧を防止する 2 つの鉗子（1 つはテープが貼られている）に注目すること（Townsend CM, Beauchamp RD, Evers BM, et al：Sabiston textbook of surgery：the biological basis of modern surgical practice, ed 18, Philadelphia, 2007, Saunders. より）

腸，結腸憩室，胆嚢の穿孔も生じ得るがまれである。リスク因子は，高齢，憩室，NSAIDs の使用，消化性潰瘍の既往である。

穿孔は，通常，突然発症の心窩部痛を引き起こすが，高齢の患者では苦痛を訴えない場合がある。痛みは広範で，筋性防御と反跳痛を伴う場合がある。硬い腹部は進行した徴候である。患者の約半数で，嘔吐が認められる。腹膜炎に起因する微熱も進行した徴候である。腸音は減弱し，通常頻拍が認められ，大出血と敗血症によるショックを生じる可能性がある。静脈路の確保と，気道，換気，循環のサポートが必須である。

救急部門では術前の血液検査と画像検査を行わなくてはならない。腹膜炎のために白血球増多を生じることがある。潰瘍が穿孔している場合には 70 〜 80％の患者において，立位 X 線でフリーエアを認める。CT 検査によって穿孔の程度について詳しい情報が得られる。

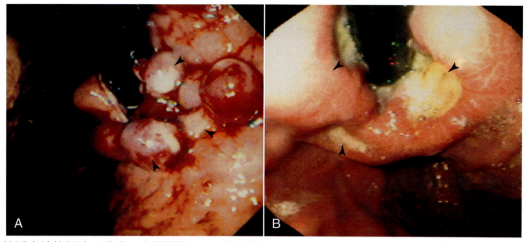

■図7-7　静脈瘤結紮関連の潰瘍の内視鏡像。A：後屈視界（retroflexed view）で，食道胃接合部には，ポリープに似た，結紮後の多発する胃静脈瘤（矢頭）を認める。B：同一患者での4週間後の上部消化管内視鏡では，以前の結紮部位に多発潰瘍（矢頭）を認める（Feldman M, Friedman LS, Brandt LJ：Sleisenger & Fordtran's gastrointestinal and liver disease pathophysiology/diagnosis/management, Philadelphia, 2006, Saunders. より）

■ ボエルハーベ症候群

　ボエルハーベ症候群（Boerhaave's syndrome）は，食道の自然破裂で，妊娠悪阻，分娩，激しい咳，てんかん発作，喘息持続状態，重量挙げ，特定の神経障害，飲食物の過剰摂取の後の爆発的な嘔吐の結果生じる。典型例では，患者は，胸部，頸部，背部，腹部に，重症で気が散るような痛みを広範に感じるとともに，呼吸困難，頻拍，血性嘔吐，発熱を生じる。頸部に破裂が生じた場合，皮下気腫が認められることがある。早期に緊急手術を行わないと死亡率が50％に及ぶため，酸素を投与し，緊急手術の準備を行う。

■ 急性膵炎

　糖尿病は膵臓に関連するもっとも頻度の高い疾患であるが，膵炎も普通にみられる。急性膵炎は膵酵素の活性化によって膵臓自体を消化し始める炎症プロセスで，炎症が広がるにつれて，痛みと壊死が生じる。この疾患は，症例の90％以上で胆石またはアルコール乱用が原因であると考えられている。アルコール性膵炎は，35〜45歳の男性により多く認められる。都会の救急部門では，この疾患を診察することがより多い。さらに，特定の薬物〔たとえばアミオダロン（抗不整脈薬），カルバマゼピン（抗痙攣薬），メトロニダゾール（抗真菌薬），キノロン類（抗菌薬の1種）〕は，薬物性膵炎を生じることがある。

　典型例では，背部に放散する，恒常的で重症な心窩部痛が認められ，通常，摂食によって悪化しない。カレン徴候（Cullen sign，臍周囲の青い変色）とグレー・ターナー徴候（Grey Turner sign，側腹部の青い変色）が，認められることがある。他の症状として，微熱，悪心・嘔吐がある。全身性炎症反応が進行し，ショックと多臓器機能不全に至る。

　確定診断は，病理診断のみで行うことができる。CT，血清アミラーゼとリパーゼは，診断の補助となる。1つの臨床検査のみでは膵炎を診断することはできないが，リパーゼはアミラーゼより感度と特異度が高い。アミラーゼが上昇している時間が短いため，発症36時間以降での感度は高くない。一方，リパーゼは，膵臓により特異的で，数日間上昇する。

　膵炎と診断された，あるいは疑われた患者では，静脈路を確保して，絶食とし，十分な輸液を行い，鎮痛薬と制吐薬を投与する。救急部門で水分を経口摂取できない場合，多くは入院となる。合併症として，膵臓出血と壊死がある。慢性膵炎の治療は，同様で，通常，支持的なものである。

■ 虫垂炎

　虫垂は盲腸の近くの結腸につながる小さい管状構造物で，虫垂炎は典型的には，感染や液体貯留によって生じる。虫垂が膨張して，炎症を生じ，穿孔すると腹部に毒素をばらまき，腹膜炎を誘発する。細菌は血流に入り，敗血症を引き起こす。たとえ虫垂が穿孔しなくても，壊疽が生じ，緊急手術の適応となる。一般集団の7％に発生するにもかかわらず，虫垂炎発症の予測方法はなく，20〜40歳にもっとも多く生じる。

虫垂炎患者の痛みは，右下腹部または右下背部に限局する。痛みは，古典的には臍周囲で始まり，炎症が進行するにつれて右下腹部により限局される。他の徴候や症状には，熱，悪心・嘔吐，虫垂炎に非常に特異的な腰筋徴候がある。この徴候を評価するために，患者を左側臥位にして，股関節で右脚を伸ばす。右下腹部の痛みの増悪は，腰筋徴候陽性である。他の腹部異常を示唆する身体観察を，表7-10にまとめた。

虫垂炎が疑われる患者を治療するために，静脈路を確保し，鎮痛薬と制吐薬を投与し，楽な姿勢で患者を搬送する。受け入れ施設では，超音波またはCTで確定診断がなされる。血球算定法と検尿のような検査が実施される。虫垂炎でなかった場合でも，他の疾患の診断が可能であるため，CTはもっとも有用な検査である。実際に，CTを利用することにより，女性での不要な虫垂切除数を減らすことが示されている。虫垂炎と確定された場合，虫垂切除術が必要である。虫垂穿孔に備え，予防的抗菌薬を手術前に投与する。

幼児，高齢者，妊婦，ヒト免疫不全ウィルス／後天性免疫不全症候群（HIV/AIDS）を有する患者では，虫垂炎の症状が異なり，合併症のリスクが高い。幼児において，虫垂炎の発症は，遅発性で，非特異的である場合がある。幼くまだ話せない場合，症状が非典型的な場合は，誤診が生じやすい。予想できるように，誤診は穿孔のリスクを上昇させる。70歳以上の患者において，誤診率は50％に及び，早期の穿孔がよく認められる。虫垂炎は妊娠中の腹痛のもっとも頻度が高い子宮外の原因であるため，妊婦で腹部症状の訴えがある場合には疑わなければならない。しかしながら，受胎子宮によって虫垂炎の診断が困難となる。放射線被ばくにより，妊婦ではCTを回避することが望ましいため，超音波やMRIで診断を行う。HIV/AIDS患者は他の患者と同じ症状を呈するが，合併症のリスクがよりいっそう高い。彼らは，他の消化器症状の頻度が高いため，虫垂炎の治療が遅れがちとなる。

■ 腸間膜虚血

腸間膜虚血は，腸間膜動脈または静脈の閉塞に起因する。症状は，典型例では，突発的な，悪心・嘔吐，下痢，重症な腹痛で，これは腹部圧痛や身体所見と不釣り合いのようにみえる。

高齢者，そして，心筋梗塞，不整脈，心臓弁膜症，末梢血管疾患の既往歴をもつ人々で発症しやすい。経口避妊薬，凝固亢進，大動脈解離，外傷は，虚血イベントを誘発する。血液検査では診断に特異的なものはないが，高乳酸血症が手掛かりとなる。異常な造影所見は進行した徴候であり，腹痛の原因が不明で，危険因子がある患者では腸間膜虚血を疑うべきである。血管造影検査を行わなければならない。最新のCT検査は解像度が改善され，腹部のコンピューター断層血管造影（CTA）が，最初の画像診断検査となるであろう。腸間膜虚血は，早期に診断されないと梗塞へ進み，腸管壊疽，穿孔，死に至ることとなる。

■ 腸管閉塞

腸管閉塞は，腸の内容物の通過を妨害する便，異物，機械的なプロセスにおける緊急イベントである。腸の圧が増大し，血流量を減弱し，菌血症を伴う敗血症や腸壊

表7-10　主要な腹部異常に関連する身体観察所見

徴候	解説	示唆するもの
カレン徴候	臍周囲の変色または挫傷	腹腔内出血 膵炎
ケール徴候	左肩に放散する腹痛	横隔膜の炎症は，脾臓が関連することが多い
マーフィー徴候	右上腹部をしっかり頭上方へ押し込みながら，患者に深呼吸をするよう求める 痛みのための吸気の停止は，陽性所見である	一般に，胆嚢または肝疾患と関連している 胆嚢炎が考えられる
腸腰筋徴候	患者を左側臥位とし，股関節で右下肢を伸ばす。右下腹部の痛みの増加は，陽性所見である	一般に虫垂炎と関連している
ロブシング徴候	左下腹部を触診する 右下腹部で痛みまたは圧痛が誘発されれば，陽性所見である	虫垂炎が考えられる

死に至る。ショックに陥ると，死亡率は劇的に上昇する。腸閉塞，腹部手術，最近の腹部疾患，癌，放射線療法，化学療法，ヘルニアの既往歴を有する患者では，腸閉塞を来すリスクが高い。

　腸管閉塞では，悪心・嘔吐，腹痛を呈する。さらに，放屁（腸ガス）ができず，便秘と腹部膨満が認められることがある。小腸閉塞を生じていても，通常の腸蠕動はつづくため，間欠痛を生じ，患者は痙攣性や，締め付けるような感じであると表現する。小腸閉塞の機械的な原因は，腸重積，癒着，ポリープ，捻転，腫瘍である。**胃捻転**（胃が180°以上回転する状態）は，米国でわずか400例でしか記録されていないまれな病態である。この捻転は胃を両端で塞ぎ，血流と液体と食物の通過を妨害する。これは，急性発症の腹痛で生じ，重症な嘔吐とショックを伴うことが特徴である。迅速に治療されないと患者は死に至る。

　腸重積は一部の腸が隣接した腸に嵌まり込むときに起こり，腸の内容物の通過を閉塞し，その領域の血流量を低下させる。腸重積は，すべての腸閉塞の7％を占め，成人よりも小児でより多く発症する。成人での腸重積の約80％は小腸で起こる。

　大腸は径が大きいため，大腸閉塞は，小腸閉塞より発症頻度が少ない。大腸閉塞は通常，癌，宿便，潰瘍性大腸炎，捻転，憩室炎，腸重積に起因する。

　いかなる腹部症状の訴えでも，病歴を集める際には，食欲，排便状況について迅速に尋ねなければならない。閉塞患者での腸の聴診では，高音あるいは，消失を示す。音は腹部の1つの部分から他の部分まで響くため，聴診が難しい場合があり，各四半部で数分間ずつ聴診する。打診では，低い淀んだ音を呈する。触診によって痛みを引き起こす可能性があり，膨満し，硬い腹部は重症な閉塞を示唆する。

　現場で小腸閉塞の確定診断を下すことは不可能であるが，疑った場合，患者に適切に対応できる。生命の危険があると判断した場合，患者を安定化させることから始める。その後，静脈路を確保し，地域のプロトコールに沿って制吐薬や鎮痛薬を投与する。緊急手術が必要となる可能性があるため，絶飲食とする。楽な姿勢で患者を輸送する。

　救急部門では，臥位と立位の腹部と胸部のX線が，閉塞を確認するために撮影される。末梢血検査（CBC）と電解質検査が行われる。白血球数の増加は，虚血や切迫した腸壊死を示唆する。経鼻胃管は，手術を待つ間，過剰な圧を軽減するために留置される場合がある。

■ 腹部コンパートメント症候群

　腹部コンパートメント症候群は腹腔内圧上昇に起因して発生し，腹部症状患者にとって重篤な病態である。患者の腹部は緊張し，圧痛があり，膨満し，呼吸促迫，代謝性アシドーシス，尿量低下，心拍出量減少を生じている可能性がある。腹圧が上昇し，心臓への静脈還流が低下し，心拍出量の低下が起こる。

　この病態は外傷患者でよく認められるが，同様に内科患者でも認められる可能性がある。これらの徴候と症状はしばしば循環血液量減少のような他の重篤な病態を合併しているので，コンパートメント症候群は見逃され，悪い転帰を招く可能性がある。搬送中，器材を患者の腹部の上に置くことによって状態をさらに悪化させることがあるので，認識しておくことは不可欠である。

　現場ではこの病態に対する処置は限られるが，衣類がきつい場合には緩め，過剰な輸液を避け，利尿薬を投与し得る。救急部門では，液体をドレナージし腹部を減圧するであろう。

■ ウイルス性胃腸炎

　ウイルス性胃腸炎（米国で2番目に多い疾患）は，水様便，悪心・嘔吐，軽度の腹痛，微熱によって特徴づけられる。多くのウイルスはウイルス性胃腸炎を引き起こすが，ノロウイルス（*Norovirus*）は最大の原因である。ウイルス性胃腸炎は容易に伝播し，大きなアウトブレイクを起こし得る。これらのアウトブレイクは通常，散発性で，冬季に生じる傾向がある。胃腸炎は，細菌や寄生虫によっても同様に起こり得る。治療は対症的で，制吐薬投与，輸液静脈内投与である。

■ 黄疸を伴った腹痛

黄疸

　黄疸は，過剰な（非抱合型の）血清ビリルビンがアルブミンと結合した状態で，眼と皮膚を黄色に変色させ，疲労，発熱，食思低下，錯乱を引き起こす。身体から除去されるためには，ビリルビンは肝臓で抱合されなければならない。過剰な非抱合型ビリルビンが血液脳関門を通過すると，脳症を生じ死に至る。黄疸は早産児とよく関連しているが，どの年齢でも起こり得る。身体観察では，腫大した肝臓，右上腹部の触診による痛みの増悪と腹水を認める。診断のための検査には，CTまたは超音波と，血液検査〔たとえばCBC，血清ビリルビン，ア

表7-11　黄疸を伴う腹部症状を呈する疾患

重篤	緊急	非緊急
肝		
劇症肝炎	意識の低下を伴った肝炎 原発性胆汁性肝硬変 薬剤性	意識が正常な肝炎
心血管		
腹部大動脈瘤 バッド・キアリ症候群 重症のうっ血性心不全	右心系うっ血性心不全 静脈閉塞疾患	
胆道		
胆管炎	胆道閉鎖	
全身		
敗血症 熱射病	サルコイドーシス アミロイドーシス 移植片対宿主病	外傷後血腫再吸収 完全中心静脈栄養
血液		
輸血反応	溶血性貧血 広範囲に及ぶ悪性浸潤 膵頭部癌	ジルベール症候群 生理的新生児黄疸
生殖器		
子癇前症／HELLP症候群 妊娠時の急性脂肪肝	悪阻	妊娠時胆汁うっ滞

ルカリホスファターゼ，プロトロンビン時間／部分的トロンボプラスチン時間（PT/PTT），血清アミラーゼ，アンモニア，妊娠検査，毒物学スクリーニング〕がある。

病歴聴取では，最近の外傷，輸血，ウイルス性疾患，慢性のアルコール摂取，アセトアミノフェン過量服薬，肝炎，妊娠，悪性腫瘍，高熱，脳症を含む。黄疸を伴う腹痛の原因を，表7-11に示す。

劇症肝炎

劇症肝炎は肝炎が肝壊死（肝細胞の死）へ進行するときに生じる。古典的な症状には，食思不振，嘔吐，黄疸，腹痛，羽ばたき振戦（フラッピング）がある。羽ばたき振戦を引き起こしている機序は，不明である。羽ばたき振戦の検査では，患者に腕を伸ばして，手首を背屈し，指を広げるように依頼して，フラッピングを観察する。広範囲な肝壊死は不可逆的で，肝移植でのみ治療できる。B型肝炎とC型肝炎が原因であることが多いが，薬物中毒（アセトアミノフェン過量）と代謝異常でも生じる。肝機能検査は上昇する。

治療は，対症療法のみである。アセトアミノフェン過量の場合，摂取後ただちに発見されたときは，解毒薬としてN-アセチルシステインを投与することによって転帰が改善する。アセトアミノフェンの摂取時刻は，患者が治療基準を満たすかどうか判断するカギとなる。最初に，患者の気道，換気，循環を保つ。その後，静脈路を確保し，必要に応じて制吐薬と鎮痛薬を投与する。

バッド・キアリ症候群

バッド・キアリ症候群は，主要な肝静脈または下大静脈の閉塞によって生じる非常にまれな心血管疾患である。この症候群を特徴づける静脈血栓は，血液病，凝血異常，妊娠，経口避妊薬の使用，腹部外傷，先天性疾患によって生じる。徴候と症状は，急性または慢性の劇症肝不全，急性腹痛，肝腫大，腹水，黄疸である。診断は，通常超音波によってなされる。選択される治療は閉塞の原因によるが，通常，抗凝固薬投与と支持療法は行われる。

胆石症，胆嚢炎，胆管炎

胆管炎と胆石症は，胆嚢（脂肪と脂溶性栄養分の消化を補助するために胆汁を生産する構造）に影響を及ぼす疾患である。胆石症では，胆汁酸によって変えることが

できないほどの高いコレステロール値となると，胆石を形成する。この状態は，高齢者や女性，病的肥満のある人，急速に体重が減った人，胆石の家族歴がある人，特定の薬を服用している人でより一般的である。4つのFは，しばしば，胆石を生じるリスクが高い，女性（female），肥満（fat），40歳以上（forty），多産（fertile）を特徴づけるために引用される。

　結石があっても無症状の人もいる。症状がある場合には，時に右肩に放散する，右上腹部の激痛で，悪心・嘔吐を伴う。この痛みは胆石疝痛と呼ばれ，典型的には周期的で，脂肪の多い食品の摂取で悪化する傾向がある。マーフィー徴候がみられる場合もあり，これは，右上腹部で頭側にしっかり圧迫しながら，患者に深呼吸をするよう命じることによって誘発される。痛みのために吸気が停止すれば，陽性である。胆石疝痛は，入院は不要で，待機的胆嚢摘出術で治療できる。

　胆嚢炎は，胆石，狭窄，悪性腫瘍による総胆管の完全閉塞である。徴候と症状は，持続性の右上腹部痛，悪心・嘔吐，発熱である。緊急の抗菌薬投与と胆嚢摘出（胆嚢除去）で治療される。

　胆管炎は，胆管の上行性感染で，黄疸以外，胆嚢炎と同じ症状を呈する。未治療のままの場合，敗血症に進行する。治療は，循環を維持し，痛みと悪心を抑えて，抗菌薬を投与し，胆管をドレナージすることである。

肝炎

　肝炎は，単に肝臓の炎症を意味する。単純な名前にもかかわらず，肝炎の病因は，複雑であることが多い。原因には，ウイルス，細菌，真菌，寄生虫，中毒，薬剤の副作用，免疫性障害がある。肝炎の症状は種々あるが，非特異的である。それらには倦怠感，発熱，食思不振があり，疾患経過の後半には，悪心・嘔吐，腹痛，下痢，黄疸がつづく。

　肝臓にはアルコールを分解する役割があるため，アルコールは重症な肝疾患，肝炎を引き起こす毒性物質のうちの1つである。慢性のアルコール乱用は，肝疾患，栄養失調症，有毒な代謝産物の蓄積，酵素変性につながる。これらの機序の相互作用が肝炎を引き起こすと考えられているが，研究者はまだ正確な機序を解明できていない。アルコール性肝炎に進行するまで，通常肝疾患は症状がなく，症状が出現した際の徴候と症状は，悪心・嘔吐，腹痛，頻拍，発熱，腹水，起立性低血圧症がある。

　ウイルスは，肝炎のもっともよくある原因である。ウイルス性肝炎はA型，B型，C型と分類されている。すべてのタイプの発生率が低下しているが，これらへの感染はいまだ脅威である。

A型肝炎　A型肝炎ウイルス（hepatitis A virus；HAV）は，典型的には，糞口経路によってヒトからヒトに伝播する。衛生状態が不良な地域，とくに不衛生な調理設備で伝播する。HAV曝露は広範で，実際，世界のいくつかの地域では，集団全員が曝露した。米国での曝露率は，最大50％である。しかしながら，実際に曝露した人々のうち，ごく少数しか発症しない。A型肝炎予防のためにワクチンが投与される。HAVは慢性病ではない。

B型肝炎　感染した人々では，B型肝炎ウイルス（hepatitis B virus；HBV）は唾液，精液，便，涙，尿，腟液を含む大部分の分泌物でみつかる。ウイルスは，通常，感染した血液への曝露や性的活動によって伝播される。罹患率がもっとも高いのは，麻薬を静脈内投与する常用者と，男性と性的関係をもつ男性である。歴史的に，輸血はHBVのよくある原因であったが，血液製剤の厳密なスクリーニングによって曝露のリスクはほぼなくなった。HAVとは異なり，いったんHBVに感染すると，ヒトは常にキャリアとなり，常に伝播させる。HBVに対してもワクチンを利用できる。

C型肝炎　C型肝炎は米国ではよく認められ，輸血との関連がある。他の可能性がある原因としては，危険な針を共有する行為と，感染した患者の血液への医療従事者の曝露である。感染の原因は40～57％でみつかることはない。

■ 下痢や便秘に伴う腹部症状

　大腸は，下痢または便秘を生じるいくつかの疾患の原因である。これまで，大腸閉塞，捻転，腸重積，虚血について記述してきた。ここでは過敏性腸症候群，憩室症，憩室炎，炎症性腸疾患について述べる。

過敏性腸症候群

　過敏性腸症候群は，米国の10～15％に影響を及ぼす慢性疾患である。生命危機は及ぼさないものの，腹痛，下痢，便秘，悪心を生じ，生活の質を非常に損なう。過敏性腸症候群患者では，血液検査所見と放射線画像検査は通常正常であるため，この疾患は当初，精神疾患であると考えられた。しかしながら，最近の生理学的研究によって，この疾患は腸の運動と知覚の障害が原因であることが示唆されている。これはうつ病または不安症の病

歴がある人々でより多く生じ，ストレスのある環境で悪化する。この疾患は女性に顕著であるようである。食習慣の改善をアドバイスし，一般的には，行動療法と支持療法が行われる。

憩室疾患

憩室疾患は，大腸壁が粘膜壁でヘルニアを生じ，憩室と呼ばれる小さい包状の形を成すことが特徴である。憩室疾患は，20世紀になって初めて報告され，繊維が欠乏した現代の食事に起因していると考えられている。研究者は繊維をほとんど含んでいないより小さい便の形成が大腸の圧力を上げ，腸壁が脆弱した部位で囊状に小さく突出すると考えている。この疾患は，若年成人よりも50歳以上の成人にはるかに多い。

憩室症は，憩室炎の前兆である。憩室は，しばしば無症状である。症状を生じると，胃内ガス貯留，痙攣性の痛み，排便習慣の変化を生じる。憩室が感染して憩室炎を生じると，突然の出血，左下腹部の持続的な痛み，びまん性の圧痛，嘔吐，腹部膨満を生じる。

通常，対症的に治療され，抗菌薬を投与され，高繊維食が与えられる。潜在的な合併症としては，腸穿孔とそれに伴う敗血症がある。重症な憩室炎では，結腸切除術または膿瘍ドレナージが必要となる。

炎症性腸疾患

炎症性腸疾患は，消化管の慢性，もしくは予測不可能な炎症が特徴である。米国の100万人以上が，この消耗性の疾患に罹患している。炎症性大腸疾患の2つのタイプは，クローン病と潰瘍性大腸炎である。治療は複雑で，薬物療法と複数回の腹部手術である。

残念なことに，クローン病の炎症は非常に深く，腸管壁全層を含むことがあり，腸狭窄や，隣接臓器との瘻孔を形成する。潰瘍性大腸炎では，炎症と潰瘍は，結腸と直腸全体に認められる。両方の疾患とも，重症な痙攣性腹痛と，軟らかく時に血性の便または下痢が生じる。患者は，長期のprednisoneまたは他の免疫抑制療法で治療されることが多い。合併症として，腹腔内膿瘍と瘻孔形成がある。

■ 腹部症状を来す神経疾患

消化器に直接関連していない幅広い機序により，悪心・嘔吐を引き起こすことがある。これらの機序には，たとえば片頭痛，腫瘍，頭蓋内圧亢進などの神経学的訴えがある。これらの疾患が疑われる場合，より徹底的な神経学的評価を行わなければならない。悪心・嘔吐患者で，腹部症状が現れる原因を表7-12にまとめた。さらに，第2章には神経学的症状に関する詳細な情報を記した。

頭蓋内出血

脳出血によって腹痛が起こらないにもかかわらず，悪心・嘔吐がみられるときには，脳出血を考えなければならない。急性発症の悪心・嘔吐の場合には，この診断を確認するか，除外するために，さらなる評価を行わなければならない。最近の頭部外傷，不全片麻痺，片麻痺，会話や嚥下困難などの既往が認められ，とくに高血圧や高齢のような危険因子が併存するとき，脳出血の可能性は非常に高くなる。詳細は第2章を参照すること。

髄膜炎

髄膜炎は，細菌，ウイルス，真菌による脳髄膜の感染である。消化器症状がないにもかかわらず，患者が悪心または嘔吐を呈するとき，髄膜炎を考えなければならない。細菌性髄膜炎は25〜50%の死亡率で，非常に感染しやすく，強力な抗菌薬治療が必要である。ウイルス性髄膜炎は，支持療法が必要である。病院前で患者がどのタイプの髄膜炎か把握することは実際には不可能であるため，マスクを含む個人防護具を着用することが重要である。詳細は第2章を参照すること。

回転性めまい

回転性めまいは種々の状況，外傷，感染，頭蓋内出血に伴うめまいで，いくつかの名前がつけられている。腹部疾患ではないものの，回転性めまいによって悪心・嘔吐が起こることがあり，末梢である場合と中枢性である場合がある。末梢性めまい（たとえば，迷路炎，良性発作性頭位めまい，前庭ニューロン炎）では，支持療法を行う。患者が頭痛または錯乱のような他の神経症状を呈する場合，頭蓋内出血を疑わなければならない。回転性めまいの詳細については第2章を参照すること。

■ 腹部症状を来す心肺疾患

腹部症状が呼吸促迫を伴うときは，腹部疾患以外の疾患を考慮しなければならない。急性心筋梗塞でよく認められる徴候と症状は，たとえば，腹部あるいは上腹部の痛みと悪心および／または嘔吐である。肺塞栓症と肺炎は，息切れを伴う腹痛の原因である可能性がある。患者の徴候や症状が心肺疾患に起因すると疑った場合，12誘導心電図をとることを考える。

表 7-12　悪心や嘔吐を伴う腹部症状を来す緊急疾患

	解説	症状	治療
脳神経			
片頭痛	再発性頭痛，ときどき前兆を伴う 3〜72時間持続する	片側性か両側性の，拍動性または鋭い頭痛 羞明 悪心・嘔吐	支持療法を行う 救急車の車内灯を調光する 静脈路を確保する 制吐薬を投与する 氷または温熱パックを用いる
脳神経腫瘍	原発腫瘍：脳から生じる 二次性腫瘍：他部位の癌からの転移 65歳以上，頭部に放射線を受けた，喫煙者，HIV患者により多い	再発性の重症な頭痛 悪心・嘔吐 めまいと協調の欠如 視力低下 痙攣	支持療法を行い，悪心・嘔吐を軽減し，痛みを和らげ，痙攣を予防/制御する
頭蓋内圧亢進	脳脊髄液の閉塞や増加によって生じることがある	頭痛 羞明 悪心・嘔吐 痙攣	患者を快適にする 患者を平坦にする 制吐薬と抗痙攣薬を投与する
消化管			
胃排出路閉塞	胃から胃内容物を流すことができない 消化性潰瘍の合併症 内視鏡検査によって診断される	嘔吐 胃内ガス貯留と腹痛 体重減少	胃内減圧
膵炎	膵臓の炎症 膵酵素自体が膵臓を消化する 主な原因は，アルコール乱用と胆嚢疾患である	恒常的な重症の心窩部痛 悪心・嘔吐 発熱	支持療法を行う 静脈路を確保する 制吐薬と鎮痛薬を投与する 絶飲食とする
胆嚢炎	通常，胆石の閉塞に起因する炎症を生じた胆嚢	発熱 腹痛 悪心・嘔吐	静脈路を確保する 制吐薬と鎮痛薬を投与する
腸閉塞/イレウス	腸閉塞，腹部外科，癌，放射線治療，化学療法，ヘルニア，腹部疾患の既往歴 閉塞は，便，異物，腸重積，癒着，ポリープ，捻転，腫瘍，潰瘍性大腸炎，憩室炎によって生じる 血液検査とX線検査によって診断される	痙攣性の腹痛 便秘または下痢 放屁ができない 腹部膨隆 消失あるいは高調な腸音	酸素を投与する 患者を楽な姿勢にする 静脈路を確保する 絶飲食とする
消化管穿孔	消化性潰瘍，憩室，外傷，NSAIDs内服，高齢が誘因となり得る 血液検査，X線検査，CT検査によって診断される	急性発症の腹痛 嘔吐	酸素を投与する 患者を楽な姿勢にする 静脈路を確保する 絶飲食とする
虫垂炎	虫垂の炎症 CT検査で診断される 根本治療としては手術が必要	臍周囲の痛み 悪心・嘔吐 発熱 腸腰筋徴候陽性	患者を楽な姿勢にする 静脈路を確保し，鎮痛薬と制吐薬を投与する
腹膜炎	感染，外傷，腸穿孔に起因する腹膜膜の炎症	発熱 悪心・嘔吐 腹部全体の腹痛	患者を楽な姿勢にする 静脈路を確保し，制吐薬，鎮痛薬，抗菌薬を投与する

表7-12 悪心や嘔吐を伴う腹部症状を来す疾患—つづき

	解説	症状	治療
内分泌			
副腎不全	アジソン病 副腎皮質でのアルドステロンやコルチゾールの産生障害 自己免疫疾患，感染症，遺伝病によって生じる	虚弱と疲労 皮膚の色素沈着 摂食障害 低血糖 悪心・嘔吐 腹痛 下痢	気道，換気，循環を確保する 静脈路から輸液を行う 適応があれば電解質異常を治療する
生殖器			
妊娠悪阻	妊娠の全体を通じて生じ得る重症な嘔吐 入院が必要とされる場合がある	悪心・嘔吐 体重減少 電解質異常	静脈路を確保する 制吐薬を投与する
泌尿生殖器			
睾丸捻転	陰嚢内で精索が捻れる 12ヵ月未満の乳児により一般的 多くは原因が不明であるが，鈍的外傷に起因することがある 迅速に外科的処置を行わないと，精巣は壊死する	1側の精巣の急性発症の激痛 1側の陰嚢の腫脹 精巣の瘤 血性精液 悪心，嘔吐 めまい	患者を快適にする ただちに救急部門に搬送する 鎮痛薬を投与する
代謝			
電解質異常	特異的な障害として，低ナトリウム血症，高ナトリウム血症，低カリウム血症，高カリウム血症，高カルシウム血症，高マグネシウム血症を含む 診断は血液検査と心電図をもとに診断する	悪心・嘔吐	患者を快適にする 制吐薬を静脈内投与する

CT：コンピューター断層撮影，HIV：ヒト免疫不全ウイルス，NSAIDs：非ステロイド性抗炎症薬

腹部大動脈瘤

腹部大動脈瘤は，血管壁の脆弱に起因する大動脈の部分的な増大である。通常，動脈の壁のこれらの膨らみは，はじめは小さいが，数カ月〜数年の経過で大きくなる。このような動脈瘤の大部分は破裂や漏出，解離などは生じない。症状の古典的な三大症状，低血圧，腹痛と背部痛，拍動性腹部腫瘤を認めるのは，腹部大動脈瘤患者の半分以下である。失神患者や，三大症状のいずれかでも認める患者では，この疾患を考慮するようにしなければならない。

大動脈は大きいため，破裂によって大量の失血が起こり，自然に出血を止める生体の能力に依存する。腹部大動脈瘤破裂が疑われる患者は全員重篤患者として扱われなければならない。急速輸液が必要となるかもしれない。大動脈瘤破裂が確認された場合，手術室への迅速な搬送を考慮する。患者が50歳以上で，腹痛か背部痛を訴える場合，たとえ血圧低下や拍動性腫瘤が認められなくても，腹部大動脈瘤を考慮しなければならない。最初の評価ツールとしてベッドサイドで超音波検査を行い，必要に応じてCTを行う。超音波検査は必ずしも後腹膜への漏出や破裂を検出することができないため，安定している患者ではCTを行ってもよい。安定な患者でさえ，いつでも急変が起こり得ることを覚えておくことが重要である。修復術を受けた患者でさえ，動脈瘤破裂のリスクがある。

急性冠症候群

心筋梗塞では，心窩部痛と悪心を訴えることがあり，消化性潰瘍や胃炎などの腹部症状と間違えることがある。消化器と心臓原性の鑑別は難しいので，急性冠症候群の患者とみなし，初期治療にあたることは妥当である。急性冠症候群と心筋梗塞の診断と治療に関しては第5章

を参照すること．

肺塞栓

急性冠症候群と同様に，上腹部痛を訴える患者では肺塞栓を疑うことが必要である．肺塞栓は生命危機を及ぼす疾患で，血栓（血塊，コレステロール粥腫，気泡など）が血流に乗って肺動脈に嵌まり込むことによって生じる．肺の罹患領域は，酸素化された血液が流れなくなり，痛みと息切れが生じる．

大腿骨頸部や長管骨の骨折患者，安静がつづいていた，あるいは，長距離の飛行やドライブをしていた患者，喫煙，避妊薬内服，深部静脈血栓症や癌の既往，妊娠中あるいは最近出産した患者では，肺塞栓を疑わなければならない．肺塞栓に関する詳細は第3章を参照すること．

大葉性肺炎

大葉性肺炎によって腹痛を生じる患者もいる．肺全体に炎症を生じる気管支肺炎よりも，痛みはより限局的である．大葉性肺炎では，通常，発熱，胸痛，呼吸促迫を伴う．肺炎に関する詳細は第3章に記述した．

■ 腹部症状を来す泌尿生殖器疾患

性器出血

胎盤早期剥離 妊娠後期では妊婦の約4％に性器出血を生じる．妊娠後期の出血は，切迫した胎児仮死の徴候であり，致命的であると認識しなければならない．子宮壁から胎盤が早期に剥離してしまう胎盤早期剥離は，妊娠後期の出血の30％を占める．外傷，妊娠高血圧，子癇前症は，剥離を誘発することが多い．他の危険因子には，20歳未満，高齢妊娠，多産や，喫煙，流産の既往，胎盤早期剥離の既往，コカイン使用である．

胎盤早期剥離は，性器出血，子宮収縮，子宮や腹部の圧痛，胎動減少を有する患者で考慮されなければならない．胎盤早期剥離患者の多く（80％）は，性器出血を生じる．血液は，通常暗色である．小さい剥離では，出血は分娩まで気がつかないことがある．出血量には幅があり，微量のものから生命危機を及ぼすものまである．患者は，短時間に安定状態から急激に不安定になることがある．胎児仮死または死亡は，患者の約15％で起こる．評価は，性器出血，子宮収縮，子宮圧痛と子宮底の高さと胎児心音を評価しなくてはならない．胎児心音には幅があり，消失から徐脈であることがある．胎児に異常があると，短時間での心拍の変動性は同様に減少することがある．超音波で前置胎盤が除外されるまで，内診を行っ

てはならない．処置は，出血の重症度によるが，以下のものがある．酸素，大口径の静脈留置針による2ルートからの輸液，輸血，患者がRh（-）の場合のRhグロブリン投与である．

前置胎盤 妊娠によっては，胎盤が子宮頸管口の上に生着する．この異常は，第2，3の三半期の性器出血の主な原因のうちの1つである．妊娠初期に確認されても，子宮が拡大するにつれて治まることが多い．しかしながら，状態が改善されず，胎盤が完全に頸管口を閉塞する場合，患者は出血の危険にさらされている．超音波は，胎盤の位置を同定するために用いられる．高齢妊娠，多胎と，喫煙，帝王切開の既往は，前置胎盤の素因となる．患者は，通常明るい赤色の出血を呈する．出血は通常無痛性であるが，一部の患者（20％）は子宮に刺激を感じる．以前に出血したことがあるか尋ねる．多くの患者では，最初の出血は自然に止まり，妊娠後期にさらなる出血症状が出現する．出血に加えて，ショックの徴候や症状，子宮の緊張度（通常，軟らかく圧痛がない）と胎児心音をモニターする．内診や直腸診は行わない．前置胎盤である場合，腟鏡診は出血を誘発する（さらなる評価情報については第1章を参照すること）．前置胎盤による妊産婦死亡は出血または播種性血管内凝固症候群（disseminated intravascular coagulopathy；DIC）に関連するため，DICのモニターをする．治療は，必要に応じて，酸素，大口径の2つの静脈路，輸液，輸血を含んだ患者の循環動態のサポートが行われる．

- **胎盤早期剥離は腹痛を伴う性器出血を呈するのに対して，前置胎盤は腹痛のない性器出血であることが多い．**

腹痛

子癇前症/HELLP症候群 HELLP症候群（H：溶血，EL：肝逸脱酵素上昇，LP：血小板数低下）を伴う子癇前症は，とくに深刻な妊娠合併症である．妊娠の6〜8％で起こる子癇前症は，高血圧とタンパク尿によって特徴づけられる．子癇前症のリスクは，20歳未満の女性，初回あるいは多胎妊娠，妊娠性糖尿病，肥満または妊娠高血圧の家族歴をもつ人々でより高い．妊娠高血圧は，典型的には分娩後6週間以内に治まる．右上腹部痛，心窩部痛，悪心・嘔吐，視覚障害は，子癇前症の主要な症状である．反射亢進や間代性痙攣もモニターする必要がある．子癇では発作が生じる．これらの患者では硫酸マグネシウムを考慮しなければならない．

一部の専門家は，HELLP症候群は，子癇前症の重症

でまれなタイプであると考えているが，他の専門家は，独自の症候群であるとしている。HELLP症候群の正確な原因は，今まで特定されていない。それは誤診されたり，経過の後期に診断されたりするため，徴候と症状に気づくことはきわめて重要である。HELLP症候群は通常分娩前に生じるが，分娩後に生じることもある（症例の約1/3は，分娩後に生じる）。大部分の患者は，倦怠感，心窩部痛，悪心・嘔吐，頭痛を訴える。診断のカギは，血小板数の低下である。D-dimerの高値は，HELLP症候群の診断の助けとなる。病院前の治療は，支持的なもので，血圧コントロール，輸液，輸血，DICのモニタリングを目指して行う。治療薬としては，コルチコステロイド（胎児肺の発達のため），硫酸マグネシウム，アプレゾリンまたはラベタロール（高血圧対処のため）がある。胎児と母体を保護するために分娩を誘発しなければならないかもしれない。

異所性妊娠　異所性妊娠，子宮外への受精卵（卵子）の着床は，生命危機を及ぼす状態である。異所性妊娠で着床する特徴的な部位は卵管であるが，卵子は腹腔やその他どこにでも着床することがある。受精卵が卵管に着床した場合，胚が分裂し成長するにつれて，卵管は伸展し，痛みと出血を引き起こす。出血は腹腔内または性器出血となる。

異所性妊娠の危険因子は，以前の手術や異所性妊娠，骨盤の炎症性疾患，卵管結紮術，子宮内避妊器具の使用などによる瘢痕や骨盤の炎症である。症状は着床後5〜10週で明らかとなるため，多くの女性は妊娠していることを自覚していない。腹痛の有無にかかわらず性器出血がある妊娠可能年齢のどんな女性でも，異所性妊娠を考慮する。とくに異所性妊娠破裂後は，出血が重症で，ショックのリスクにさらされることとなる。

この患者での主たる目標は，気道と換気を確保し，静脈路を確保することである。救急部門では尿または血清妊娠試験によって，患者の妊娠の有無を判定できる。妊娠が確認された場合，定量的βhCG（ヒト絨毛性ゴナドトロピン）によって妊娠週数を判断しなければならない。妊娠初期ではその進行につれて，βhCGの値は上昇する。次のステップは，経腟超音波によって妊娠が子宮内か，子宮外かを判断することである。後者の場合，外科的対処が必要である。

悪阻　悪阻は妊娠初期，通常第1三半期に生じ，脱水と水分および電解質のバランス不良を起こすことがある。それは，体重減少，飢餓時代謝，遷延するケトン症によって定義される。嘔吐の他の原因が除外されたら，輸液，電解質補充，制吐薬の治療が行われる。

腎不全

腎疾患患者は，しばしば悪心・嘔吐を呈する。生命危機を及ぼす症状を確認するための評価はただちに実施されなければならない。警告のサインとしては，意識レベルの変調，うっ血心不全の徴候，不整脈，電解質異常である。腎臓病患者に関する多くの神話や誤解がある。ボックス7-6に総括した。

腎不全は，典型的には，急性あるいは慢性と分類される。急性腎不全において，腎臓は突然機能しなくなり，廃棄物が急速に蓄積し始める。状態が改善されない場合，慢性腎不全へ進行する。

急性腎不全　急性腎不全には，乏尿期，利尿期，回復期の3つの相がある（表7-13）。乏尿性急性腎不全は，腎前性腎不全，腎性腎不全，腎後性腎不全の3つの原因のうちの1つとなり得る。腎前性腎不全では，不十分な灌流に対して腎臓が液体を保持することで応え，糸球体濾過速度を遅延させ，ナトリウムと水の再吸収を促進する。発症24時間内に治療される場合には，通常可逆的である。急性腎不全の患者を支援するために呼ばれた場合，急性腎不全でもっとも恐れられる合併症，肺水腫と高カリウム血症を確認する方法を把握していなければならない。急性腎不全の原因（出血，敗血症，うっ血心不全，すべてのショック）の積極的な治療は，現場で腎前性急性腎不全を防止する最善の方法である。適切に管理されない場合，腎前性腎不全は慢性腎不全へ進行し，腎臓組織自体が損傷を受ける。

急性腎性腎不全のよくある原因としては，自己免疫疾患，コントロールされていない慢性の高血圧，糖尿病である。重金属，毒，腎毒性薬物投与も，急性腎性腎不全の原因となる。ある特定の状況では，熱中症やクラッシュ症候群は横紋筋融解を生じ，傷害された筋肉から放出されるミオグロビンは腎ネフロンの尿管細部分を閉塞し，迅速に治療されない場合，永続的な損傷を引き起こす。尿中のミオグロビンは尿を茶色に変色させ，これが初期のカギとなる場合がある。

尿の流出量が妨げられると，腎後性腎不全が生じ，尿管と腎臓への尿の逆流を引き起こして，腎臓が腫大する。このプロセスは腎臓機能を損ない，最終的に壊死を引き起こす。逆流が解決されない場合，慢性腎不全に陥る。

腎機能を示す臨床検査には，血液尿素窒素（blood urea nitrogen；BUN）と血清クレアチニンがある。い

ボックス 7-6　神話と誤解

- 輸液投与：輸液による蘇生が必要な腎不全患者では，輸液を控えてはならないが，積極的な輸液蘇生を開始する前に，メディカルコントロール医師にコンサルトしなければならない。適応があれば，血液量減少や低血圧患者では輸液をボーラス投与しなければならない。液体を必要としない患者では，液体を制限するように注意する。一般に，腎不全患者では，静脈路を確保することが困難である。静脈路が適応の場合，単に患者が腎不全というだけで，延期してはならない
- 利尿薬の投与：一部の末期腎不全患者は，腎機能がある程度残存している。これらの患者は正常腎機能の最大20％も残存している可能性があるため，肺水腫患者ではフロセミドのようなループ利尿薬の高用量に反応する可能性がある。患者自身からまだ尿が出るか聞くことができれば，利尿薬が尿量を増加させる効果があるか否かがわかる。腎不全患者は，利尿薬の高用量が必要となることが多く，必要に応じてメディカルコントロール医師にコンサルトする。腎排泄の増加によって体液量を減少させることに加えて，フロセミドには，静脈拡張を生じるため水分過負荷の第2の治療効果がある点に留意することは重要である
- モルヒネの投与：痛みは腎不全患者の75％で治療されていないが，腎不全患者における鎮痛薬の投与は依然激しい論争の的である。コデイン，メペリジン，propoxyphene，モルヒネは，腎臓から排泄される。代謝産物は慢性腎疾患患者で蓄積し，神経毒性を生じることがあり得る。WHOによると，望ましい鎮痛薬はフェンタニルで，慢性腎疾患患者で安全かつ有効であるということが証明された。ヒドロモルフォンも使われるが，注意が必要である。WHOは，コデイン，メペリジン，propoxyphene，モルヒネの使用を推奨していない。別の意見では，緊急時（すなわち，肺水腫，急性心筋梗塞）ではモルヒネ投与は安全ということである。不確かなときは常にメディカルコントロール医師にコンサルトする
- スキサメトニウム（RSIに用いる薬剤の1つ）は，腎疾患患者と知っていれば回避しなければならない。
  記憶にとどめておくとよいことは，すべての透析患者で，薬物動態と薬力学が変化しているため，副作用を生じる可能性が高く，すべての薬物に関して特別な考慮が必要ということである。彼らは，薬物関連の問題を起こすリスクが高い

表 7-13　急性腎不全の段階

段階	特徴の説明	治療
乏尿期	通常，10～20日つづく，尿量が50～400 mL/日と減少する タンパク漏出 低ナトリウム血症 高カリウム血症 代謝性アシドーシス	心電図でテント状T波と幅の広いQRS（高カリウム血症）をモニターする 致死的な値である可能性があるならば，検査室にカリウム測定を依頼する 透析の開始まで，炭酸水素ナトリウムとカルシウムを投与する準備をする うっ血性心不全も発現もする可能性があり，左心および右心不全の徴候をモニターする
利尿期	尿量が24時間で500 mLを超えるときに生じる 尿中にナトリウムとカリウムが失われる 利尿によって24時間で最高3,000 mL失い，血液量不足となることがある	電解質異常と血液量不足の徴候をモニターする 前日の血液量損失の75％までの置換をするために，輸液と電解質の投与の準備をする 消化管出血と呼吸不全を治療する準備をする
回復期	数週間～数カ月つづく場合がある	水分過剰を予防する。 電解質と体液平衡を密にモニターする

ずれかの値が上昇する場合，患者は腎機能障害または腎不全と評価されなければならない。BUNとクレアチニンの正常な比率は，20：1より小さい。比率が20：1を超える場合は，腎前性の原因を示唆する。比率が20：1未満の場合は，腎性腎不全を示す。

慢性腎不全　慢性腎不全は，腎機能の永続的な損失である。腎臓の約100万の腎ネフロンの80％が損傷を受けるか，破壊されるとき，破滅的な代謝障害の閾値に達する。その場合，生存のためには透析または腎臓移植が必要である。慢性腎不全患者のケアをする際には，疾患の

典型的な管理や疾患に関連する合併症やその治療，とくに透析，について理解していなければならない。

輸液のアンバランスは，高血圧，肺水腫，低血圧を来す。体液とナトリウムの貯留に起因する循環血液量の過剰は，高血圧やうっ血性心不全の原因となる。輸液投与に注意を払い，高血圧患者では，カリウム非保持性利尿薬，ACE阻害薬，末梢血管拡張薬の投与を検討する。

急性うっ血性心不全患者は，肺水腫，ラ音，息切れ，頸静脈怒張，肝腫大，圧痕性浮腫が認められる。主たる治療は，硝酸薬投与と持続陽圧呼吸療法（continuous positive airway pressure；CPAP）を用いた陽圧換気またはBiPAP®（bilevel positive airway pressure）デバイスの使用である（第3章を参照）。呼吸をサポートして，患者を楽な姿勢にし，循環をモニターし，12誘導心電図を実施して心臓の障害を評価する。患者が低血圧の場合，適応があれば，200〜300 mLの少量の輸液をボーラス投与する。カリウムを含むため，乳酸リンゲル液を用いてはならない。

腎臓疾患の患者の訴えは，胸部症状や急性冠症候群を呈することもある。多くの腎臓病患者が糖尿病を有することを覚えておくことは重要で，どんな冠動脈症状もマスクされたり，無症状のことがある。必ず12誘導心電図を実施し，循環モニタリングを開始する。心筋梗塞を疑う場合や，心室性期外収縮を呈する場合，酸素を投与する。輸液と抗狭心症薬が適応となり得る。抗不整脈薬投与も，必要かもしれない。輸液と電解質のバランス異常は複雑で多臓器病変の可能性があるため，腎臓病患者に薬物を投与するときは，メディカルコントロールにコンサルトする。

生命危機を及ぼす高カリウム血症の可能性を見落してはならない。腎臓病患者で急速に生じ，脱力が唯一の徴候や症状である場合がある。致命的な不整脈が起こるまで，患者には症状が出ない場合もある。循環モニタリングと早期の血液検査は，この合併症の治療に間に合うタイミングでの診断の助けとなる。高カリウム血症を疑う場合，カルシウム，インスリン，アルブテロール，フロセミド，ケイキサレートを投与しなければならない。グルコン酸カルシウムは心筋を保護し，インスリンとアルブテロールはカリウムを細胞内に移行させ，フロセミドはカリウムの腎排泄を増加させ，ケイキサレートは腸からカリウムを除去する。アシドーシスが認められる場合，炭酸水素ナトリウムも使用される。高カリウム血症に関するさらなる記述は，第6章を参照すること。患者の意識レベルの変化，クスマウル呼吸，異常な動脈血ガスレベルを示す場合，電解質異常，低灌流，糖尿病合併症から生じているアシドーシスを確認する。処置としては，電解質異常に対処するために，換気，輸液投与，炭酸水素ナトリウム投与がある。

透析中の抗凝固薬投与は，出血を来すことがある。この出血は，腎不全患者ではエリスロポエチン分泌が減少し，赤血球産生が減少し，貧血を来しているため，重篤となり得る。患者が息切れや狭心症を呈する場合，出血を疑わなければならない。外傷での血管損傷のように，出血が明らかな場合もあれば，消化管出血のように明らかでない場合もある。病院前の優先すべき処置は，出血制御，十分な酸素化，輸液投与である。

突然発症の呼吸困難，呼吸促迫，胸痛，チアノーゼ，血圧低下は空気塞栓症を示唆する。透析中にこの病像が明白になった場合，高流量酸素を投与し，患者を左側臥位とする。静脈路を維持し，血圧サポートの準備をする。患者を逆トレンデレンブルグ位とすることを考える。この体位は空気を右心室に閉じ込めるために用いられる。

不均衡症候群は，患者が血液透析中や直後に時に経験することのある神経学的な問題である。研究者は，BUNがあまりにも急速に低下するときに発現する脳浮腫に起因する症候群と考えている。軽症では，患者は頭痛，落ち着きのなさ，悪心，筋痙縮，疲労を訴える。重症例での徴候と症状には，高血圧，錯乱，発作，昏睡がある。この合併症は時に致命的となる。しかしながら，ほとんどの場合，症状は自然に軽快し，数時間で治る。患者が痙攣を来した場合には，抗痙攣薬の投与を検討する。これらの患者では予防が優先される。不均衡症候群は，血液透析の間，尿素が身体から除去される速度を減速することで防止することができる。他の評価すべき点は，ボックス7-7に示した。

腎結石

腎結石は，代謝性異常，主にカルシウム蓄積の結果生じる。これらは，男性，腎結石の家族歴，緩下薬乱用，原発性副甲状腺機能亢進症，クローン病，腎尿細管性アシドーシス，反復性尿路感染でよりリスクが高い。

腎結石による完全な尿路閉塞はまれではあるが，腎不全を誘発することがある。結石の大きさと位置によって，尿管を通過するか否かが決まる。患者は一般に，腹部に放散する恒常的な鈍い側腹痛を訴え，尿管平滑筋の蠕動が亢進するときには，鋭い，激しい腹痛を生じる。悪心・嘔吐，血尿がみられる場合がある。発熱は感染の兆しであるが，まれである。

病院前の治療は支持的療法を行う。快適な体位で患者を搬送し，静脈路を確保し，鎮痛薬と制吐薬を投与する。

ボックス 7-7 慢性腎不全患者での評価で考慮すべきこと

慢性腎不全患者は，医療従事者が出会うもっとも難渋する患者である。これらの患者は通常多数の問題があり，その多くは慢性腎不全と末期腎疾患に特有である。病歴はしばしば広範で，多くの併存症を有する。これらの患者に認める可能性があるすべての状況をカバーすることは不可能であるが，より一般的な問題で可能性がある原因は以下のとおりである。

- 過剰な血液量：CHFと肺水腫を引き起こす
- 高血圧
- 低血圧：体液のシフトや敗血症の合併症。通常，透析の間，血圧は低下する
- 尿毒症：心膜液を，まれな例では心タンポナーデを生じる。心音を聴く！
- 電解質異常：高カリウム血症（通常症状がない：CRFやESRDがある患者では必ず，高カリウム血症を考慮する），低ナトリウム血症（意識状態の変化と痙攣），低カルシウム血症（テタニー，知覚障害），高マグネシウム血症（脱力，反射の損失，リズム障害）
- アシドーシス：代償性過呼吸による呼吸仕事量増加から息切れを呈することがある
- 胸痛：胸膜性または心嚢液（末期腎疾患患者で一般的），心筋梗塞に起因する場合がある
- 心電図変化：心筋梗塞，テント状T波，幅広いQRS，低電圧，P波の消失，T波の平坦化，ST低下，顕著なU波
- 感染：感染したカテーテル，瘻孔，糖尿病潰瘍など
- 消化管疾患：虫垂炎，膵炎，憩室炎
- 四肢痛：シャントや動静脈移植片の血栓形成による遠位の四肢の虚血
- 出血傾向：通常，透析の間に使用したヘパリンに起因する
- 神経性疾患：めまい，頭痛，重症例では意識状態の変化（透析平衡障害症候群は，よくある神経性合併症である）

腎不全患者の評価は他の内科患者の評価と類似しているが，特定の領域では特別な注意を払わなければならない。たとえば，不整脈，体内出血，低血糖，意識の変化と痙攣などの問題に遭遇した際に疑わなければならない。透析患者を評価する際に，治療にとって重要な情報は以下のとおりである。

透析スケジュール：
- センターでの透析（通常3日/週）か，家庭透析（通常6日/週または腹膜透析）か
- 前回透析を受けた日と次の予定日
- 透析の期間（いつ透析を受け始めたか，通常の透析時間は）

ドライウェイト（正常な体液平衡の場合の推定体重）
患者は，まだ尿を生産するか
当日の体重：患者が水分過剰（1Lは1kgに等しい）であるかどうか判断することに役立つ
透析のための穿刺をどこから行っているか，感染の徴候はあるか
患者が透析予定を逃していた場合，息切れ，浮腫，胸痛，高血圧を有するか
末梢浮腫，HJR，JVD（必ずしもCHFでは認めない），心雑音，摩擦音，ブリュイ
- 診察では，心音，呼吸音，浮腫のどんな徴候にでも非常に繊細な注意を払う

腎不全患者の治療で起こる合併症が多いため，オンラインメディカルコントロールにコンサルトすることが，強く推奨される。忠告をもらう指導医と治療について協議するとき，腎不全患者で，患者が透析を受けているか否かを必ず知らせる。

（CHF：うっ血性心不全，CRF：慢性腎不全，ESRD：末期腎疾患，HJR：肝頸静脈逆流，JVD：頸静脈怒張）

病院では，血尿をみるために検尿が指示される。BUNとクレアチニンが検査され，CTまたは超音波検査が行われる。

■ 腹部症状を来す内分泌疾患

糖尿病ケトアシドーシス

糖尿病ケトアシドーシスは，生命危機を及ぼす糖尿病の合併症である。それは，多尿，多飲，高血糖，多食，代謝性アシドーシスに加えて，悪心・嘔吐，腹痛によって特徴づけられることが多い。2型糖尿病の患者でも，とくに感染が認められる場合には，糖尿病ケトアシドーシスを起こすことがあるが，1型糖尿病患者においてはるかに特徴的に発症する。詳細な情報については，第6章を参照すること。腹部症状と悪心・嘔吐を来す他の内分泌疾患については，同様に第6章に記した。

■ 腹部症状を来す感染症

敗血症

腹痛は敗血症の典型的な症状ではないが，一部の患者は悪心・嘔吐を呈する。敗血症に関しては，ショックと

関連して第4章に記した．

特別な留意点

患者搬送

腹部症状の患者の適切な搬送手段の選択が，難しい場合がある．最初に，患者が重篤かどうか判断し，患者がどの搬送手段であれば許容できるかについて決断しなければならない．減圧されない限り，飛行中の高度の変化によって激痛が生じることがある．消化器系は，大量の空気を含有する．通常環境では，消化器系の圧は，外環境の圧に等しい．しかしながら，25,000フィート以上の高度では，気圧が減少するにつれて，これらのガスは膨張する．すると膨張したガスは横隔膜に圧力を加え，それによって，肺の拡張力を減弱させる．

直近に腹部外科手術を受けて，高い高度を飛行機で輸送される患者では，胃管かイレウス管を入れて圧を逃す．造瘻バッグはすべて空とし，ガスの過剰な膨張によって新しいバッグが破裂しないように，密に患者をモニターする．航空機搬送での安全上の問題に関する詳細は，第1章を参照すること．

高齢患者

病院前の医療従事者にとって高齢者のケアは，難題である．心臓と肺の予備機能は低下し，胃運動能は変調し栄養は不十分なため，高齢者はより急速に状態が悪化し，また，腹部大動脈瘤，虚血性腸炎，膵炎，胆嚢炎，大腸閉塞などの疾病に罹患しやすい．

高齢になるにつれ一般的になる多くの腹部症状の訴えは，あいまいな症状である．実際に，50歳以上の患者の腹痛の診断での正診率は50％未満である．その割合は80歳以上の患者では30％未満に落ちる．診断をさらに混乱させることとして，高齢者に処方される多くの薬物が重篤な疾患の徴候をマスクすることがよくある．また，記憶欠損，痴呆，聴覚障害，不安があると信頼性が高く，完全な病歴を得ることは，難しくなる．

肥満患者

病的肥満は，BMI（body mass index）が40以上か，45 kg以上の過体重と定義されている．この状態は，米国でよくみられる．2つの手術が，病的肥満患者での体重減少を促進するために行われる．拘束性の処置は，胃または腸の円周を縮小するものである．たとえば，胃のバンディングは，患者の食道から胃への開口部の大きさを制限することによって食べられる食物の量を減らす．これらのバンドは時に調節可能で，適応があれば肥満外科医は胃の収容力を増大したり，減らしたりすることができる．2つ目の選択肢は胃バイパス手術で，食物は卵大の嚢を通して胃から上部小腸に通過する．胃バンディングとは異なり，この処置は可逆的でない．

肥満患者で臨床医が注意しなければならないのは，いつ処置が行われたかである．すべての手術と同様に，両方の手術は，感染，出血，腹痛，腹部ヘルニア，手術から回復期の活動性の低下に起因する下肢深部静脈血栓症を含む合併症のリスクがある．肥満手術を受けた患者に特有の潜在的合併症としては，とくに助言されたとおりに患者がビタミンを摂取しない場合，悪心・嘔吐，下痢，電解質異常，栄養失調症がある．これらの合併症は手術そのものと関係しているだけでなく，進行中のものである．

妊婦

妊娠可能年齢の女性の腹部症状の訴えを評価するときは，妊娠していないと証明されるまでは，彼女が妊娠していると仮定しつづけなければならない．妊娠合併症の多くは腹部症状と間違えられ，腹部症状の訴えは妊娠によって悪化することがある．腹部症状を治療するために投与される薬物が胎児に有害である場合があることを心に留めておく．

妊娠した患者をケアするときには，母子の生存は十分な灌流の維持に依存していることを認識しなければならない．胎児が成長するにつれて，内部臓器，横隔膜，大静脈への圧を増加させる．妊娠中の心拍出量の増加と血管内血液量の増加のため，低灌流の徴候は遅れる可能性がある．妊娠の後半の間，大静脈に圧をかけ血圧低下を誘発することを回避するために，患者の体位に気を配らなければならない．患者を左側に傾けるか側臥位とし搬送する．高リスク出産に適切に対処できる施設への搬送を考慮する．

総まとめ

腹部症状を訴える患者の評価は，患者が重症感があるかを判断するために，初期観察を開始する（第1章参照）．この初期の印象によってただちに対処すべきか，より詳細な観察に進むべきかどうかがわかる．最初は重篤ある

いは緊急な疾患かを評価し，次いで，危険度がより低い状態を検討する。経験的には，より一般的か頻度が高い診断を考え，次いで，より頻度の少ないものを検討する。救急隊員の鑑別診断を構成する条件や除外項目を確認するために，ツール（たとえばSAMPLER, OPQRST）や，身体観察所見，血液検査結果を用いる。患者が不安定になった場合，気道，換気，循環のサポートは常に優先される。患者が安定した時点で，評価に戻る。腹部症状を来す原因は非常に多いため，現場で確定診断を下すことは不可能であることを認識することは重要である。支持療法を行い，徴候と症状を管理し，迅速に搬送することは，多くの腹部症状患者に対する最善の戦略である。

> **シナリオ解説**
>
> **1** この患者の腹痛を来し得る多くの原因がある。彼女はまだ妊娠可能年齢で，異所性妊娠のような産科疾患である可能性がある。彼女は，胆嚢炎を罹患しやすい年齢でもある。彼女がアルコール常習者である場合，膵炎である可能性もある。彼女が鎌状赤血球症や消化性潰瘍である可能もある。
>
> **2** 鑑別診断を狭めるために，現病歴と既往歴を揃える必要がある。彼女の腹部身体検査を行う。彼女の酸素飽和度を評価する。12誘導心電図を得ることを考える。触診を行い，圧痛，腫瘤，筋性防御，拍動性腫瘤を調べる。
>
> **3** 患者は，プレショックの徴候を呈する。酸素を投与すべきである。彼女が再び嘔吐する場合に備えて，気道を吸引する準備をする。静脈路を確保し，輸液を行う。血圧が改善されれば，制吐薬か鎮痛薬の投与を考慮する。さらなる診断検査と最終的な治療を行うためにもっとも近い適切な病院へ搬送する。

サマリー

- 診断しようとする際，腹部症状の原因は無数にあって，圧倒されることがある。
- 最初に生命危機を及ぼすものを同定し，それから，時間と患者の状態が許せば，診断へ進むことが重要である。
- 患者の状態，病歴，身体観察，血液検査結果は，腹部症状の正確な診断に到達するためのカギである。
- 腹部には多臓器系が存在し，単一であるいは複合的に，腹部症状の原因となる。
- 腹部症状は，他の主症状（たとえば悪心・嘔吐，便秘，下痢，消化管出血，黄疸，性器出血）を伴う場合がある。これらの主症状を考慮することは，正確な診断の助けになる。
- 診断自体が，腹部症状患者への対処より優先されてはならない。

文献

Aehlert B: Paramedic practice today: above and beyond, St Louis, 2009, Mosby.

Azer A: Esophageal varicies.
http://emedicine.medscape.com/article/175248-overview. Accessed January 29, 2010.

Becker S, Dietrich TR, McDevitt MJ, Roy L: Advanced skills: providing expert care for the acutely ill, Springhouse, PA, 1994, Springhouse.

Burcurescu G: Uremic encephalopathy.
http://www.medscapecrm.com/article/1135651-overview. Accessed December 18, 2009.

Chronic kidney disease.
www.kidney.org/kidneydisease/ckd/index.cfm.

Chronic renal failure.
www.nephrologychannel.com/crf/index.shtml. Original date of publication: May 2001.

Dean M: Opioids in renal failure and dialysis patients, J Pain Symptom Manage 28:497-504, 2004.

Deering SH: Abruptio placentae.
http://emedicine.medscape.com/article/252810-overview. Accessed May 1, 2010.

Gould BE: Pathophysiology for health care professionals, ed 3, Philadelphia, 2006, Saunders.

Hamilton GC: Emergency medicine: an approach to clinical problem-solving, ed 2, Philadelphia, 2003, Saunders.

Holander-Rodriguez JC, Calvert JF Jr: Hyperkalemia, Am Fam Physician 73:283-290, 2006.

Holleran RS: Air and surface patient transport: principles

and practice, ed 3, St Louis, 2003, Mosby.

Johnson LR, Byrne JH: Essential medical physiology, ed 3, Amsterdam, Boston, 2003, Elsevier Academic Press.

Kidney failure.
www.mayoclinic.com/healty/kidney failure/ds00280. Accessed May 13, 2008.

Ko P, Yoon Y: Placenta previa.
http://emedicine.medscape.com/article/796182-overview. Accessed May 1, 2010.

Krause R: Renal failure, chronic and dialysis complications: multimedia.
http://emedicine.medscape.com/article/777957-media. Accessed December 18, 2009.

Lehne RA: Pharmacology for nursing care, ed 6, St Louis, 2007, Saunders.

McCance KL, Huether SE: Pathophysiology: the biologic basis for disease in adults and children, ed 6, St Louis, 2009, Mosby.

Mosby: Mosby's dictionary of medicine, nursing & health professions, ed 8, St Louis, 2009, Mosby.

National Institutes of Health: Bariatric surgery for severe obesity, publication No. 08-4006. 2009. Weight Control Information Network.
www.win.niddk.nih.gov/publications/gastric.htm#whataresurg. Accessed June 14, 2009.

Padden MO: HELLP syndrome: recognition and perinatal management. Am Fam Physician, 30:829–836, 1999.

Paula R: Compartment syndrome, abdominal: differential diagnosis & workup. Updated February 23, 2009.
http://emedicine.medscape.com/article/829008-diagnosis. Accessed June 30, 2009.

Pitts SR, Niska RW, Xu J, et al: National hospital ambulatory medical care survey: 2006 emergency department summary, national health statistics reports no. 7, Hyattsville, MD, 2008, National Center for Health Statistics.

Rosen P, Marx JA, Hockberger RS, et al: Rosen's emergency medicine: concepts and clinical practice, ed 6, St Louis, 2006, Mosby.

Sanders M: Mosby's paramedic textbook, rev ed 3, St Louis, 2007, Mosby.

Silen W, Cope Z: Cope's early diagnosis of the acute abdomen, Oxford, 2000, Oxford University Press.

Song L-M, Wong KS: Mallory-Weiss tear. Updated April 16, 2008.
http://emedicine.medscape.com/article/187134-overview. Accessed February 10, 2010.

Taylor MB: Gastrointestinal emergencies, ed 2, Baltimore, 1997, Williams & Wilkins.

Treatment methods for kidney failure hemodialysis.
http://kidney.niddk.nih.gov 07-4666. Accessed December 2006.

Wagner J, McKinney WP, Carpenter JL: Does this patient have appendicitis? JAMA 276:1589, 1996.

Wingfield WE: ACE SAT: The Aeromedical Certification Examinations Self-Assessment Test, 2008, The ResQ Shop Publishers.

確認問題

1. 33歳男性が，右下腹部腹痛を訴え嘔吐した。オンダンセトロンを投与した5分後に，勢いよく嘔吐した。バイタルサインは，現在，血圧102/72 mmHg，脈拍数52/分，呼吸数20/分である。バイタルサインの変容は，以下のどれと関係があるか。
   a. 心臓伝導欠損
   b. 体液喪失
   c. 薬物副作用
   d. 迷走神経の刺激

2. 患者は，持続性の臍周囲の痙攣様の痛みを訴えている。これはどこの疾患がもっともらしいか。
   a. 虫垂
   b. 胆嚢
   c. 肝臓
   d. 卵巣

3. 43歳男性は，びまん性の腹痛と嘔吐があり，強膜に黄染がある。これは，血清中の何が過剰か。
   a. アミラーゼ
   b. ビリルビン
   c. フィブリノーゲン
   d. タンパク質

4. 42歳の男性が，背中に放散する，心窩部領域のかじられるような激痛を訴えている。バイタルサインは，38.9℃，血圧94/68 mmHg，脈拍数128/分，呼吸数24/分である。もっとも優先度が高い投薬はどれか。
   a. メトクロプラミド，5 mg 静脈内投与
   b. モルヒネ，2 mg 静脈内投与
   c. 生理食塩液，250 mL ボーラス投与
   d. チアミン，100 mg 静脈内投与

5. レストランで，22歳の患者が腹痛と下痢を訴えている。皮膚は紅潮し，気を失いそうである。バイタルサインは以下のとおりである。血圧98/50 mmHg，脈拍数124/分，呼吸数24/分。SAMPLERのどの所見が，もっともこの患者の鑑別診断に役立つか。
   a. 子宮内膜症の既往がある
   b. 内服薬に，Tegretol と Keppra がある
   c. 摂食の約10分後に疾病が発症した

d．3週間前に正常な月経があった

6．45歳の女性は，右上四半部の腹痛を訴えている。胆嚢炎を疑う場合，鑑別に役立つものはどれか。
   a．右上四半部を上方に押しながら，深呼吸をするよう促す
   b．腸蠕動音を聴診する
   c．腹部の打診をする
   d．踵を軽く叩く

7．18歳，35 kgの女性は，おびただしい量の鮮紅色の血液を吐いている。もっとも可能性のある診断はどれか。
   a．クローン病
   b．食道静脈瘤
   c．マロリー・ワイス症候群
   d．消化性潰瘍

8．88歳の女性が，悪心・嘔吐と便秘を訴えている。腹部は膨張し圧痛がある。肺音は清明で，バイタルサインは，血圧104/76 mmHg，脈拍数120/分，呼吸数20/分。適切な対処はどれか。
   a．炭酸水素ナトリウム 1 mEq/kgを静脈内投与する
   b．翌朝に家庭医に連絡するよう依頼する
   c．生理食塩液を250 mL/時で注入する
   d．便秘を治すために，浣腸を提案する

9．45歳の男性が，背中に放散する激しい上腹部痛を訴えている。数回嘔吐した。既往歴に，有意なアルコール乱用と高血圧がある。胃や関連臓器の炎症性疾患が疑われる。鑑別のために身体観察で行うべきことは何か。
   a．便潜血
   b．腸腰筋徴候
   c．グレー・ターナー徴候
   d．下肢を伸展する際の痛み

10．投薬歴を調べる際に，患者に潰瘍の既往がある可能性を示唆するものはどれか。
   a．アトロピン
   b．ジフェンヒドラミン
   c．ファモチジン
   d．テグレトール

第8章 感染症

医療従事者として，われわれは日々幅広い病気や感染過程をもった患者と接する。患者は自身が伝染力のある疾患をもっているのかいないのかわからないし，またその患者は曝露を避けるべき意識変容状態であるかもしれない。あるいは，このような情報を伝えてこないかもしれない。本章は，救急隊員が現場で遭遇し得る感染症の性質や伝染性をより専門的に理解するために設けられた。多数の感染症の徴候，症状，治療に合わせて，安全対策や標準予防策を検討していく。幅広く時々刻々と変化する感染症の話題を提供することは，本章の範疇を超えるので，最新の情報に注意すること。さらなる内容を知りたいときは章末の参考文献を参考にすること。また最新の動向を知るには，米国疾病管理予防センターのウェブサイトなども利用すること。

学習目標　本章のおわりに以下のことができるようになる

1. 感染症にかかわる専門用語の意味を理解できる
2. 地方や国家，各省庁の規則を通じて，どのように医療従事者や一般人を伝染病や感染症から守るのかについて述べることができる
3. 細菌，真菌，寄生虫，ウイルスそれぞれに起因する感染症の一連の流れを理解できる
4. 病原体の曝露がどのように感染症へ進展するかを述べることができ，どのような相互反応になるかを述べることができる
5. 免疫制御における細胞性免疫やヒト免疫防御の過程について述べることができる
6. HIVやB型肝炎のような血液媒介ウイルス感染について，原因，臓器に及ぼす影響，徴候や症状，患者管理，予防策を含めて議論できる
7. HIV，B型肝炎，C型肝炎，D型肝炎のような血液媒介病原性微生物や，A型肝炎，E型肝炎のような非血液媒介病原性微生物の（原因，臓器に及ぼす影響，徴候や症状，患者管理，予防策を含めて）疫学，心理社会学的側面，病態生理学，感染経路，臨床症状，治療，予防の手順や対策について理解や議論ができる
8. 麻疹，流行性耳下腺炎，風疹，百日咳，水痘・帯状疱疹，RSウイルス感染症のような小児期の感染症の疫学，病態生理学，感染経路，臨床症状，治療，予防の手順や対策について比較や対比ができる
9. ウイルス性髄膜炎や細菌性髄膜炎のような飛沫感染によって生じる感染症の疫学，心理社会学的側面，病態生理学，臨床症状，治療，予防の手順について理解や議論ができる
10. 飛沫感染による感染症（例：重症急性呼吸器症候群，髄膜炎）と，空気感染による感染症（例：H1N1新型インフルエンザ，結核）について，比較や対比ができる
11. インフルエンザ桿菌B型（Hib）性，肺炎球菌性，髄膜炎菌性髄膜炎の病態生理学，臨床症状，治療，予防対策について比較や対比ができる
12. いくつかのタイプのヘルペスウイルス感染症について，病態生理学，臨床症状，治療，予防対策について理解し述べることができる
13. 新興の多剤耐性微生物の問題について調べることができる。結核を含む多剤耐性微生物の病態生理学，臨床症状，治療，予防対策について理解し述べることができる
14. さまざまな個人防護具の論理的根拠を説明でき，医療器具の適切な消毒について述べることができる

15. 伝染病や感染症の予防における医療従事者の責務や，患者の信頼を維持することについて述べることができる
16. 淋病，梅毒，性器ヘルペス，パピローマウイルスのような性感染症の病態生理学，臨床症状，治療，予防対策について理解や陳述ができる
17. 狂犬病やハンタウイルスのような人畜共通感染症の病態生理学，臨床症状，治療，予防対策について理解や陳述ができる
18. 伝染病の報告や資料に関して現地の対策を分析できる
19. ライム病，ウエストナイルウイルス，ロッキー山紅斑熱のような生物媒介感染症の病態生理学，臨床症状，治療，予防対策について理解や陳述ができる
20. MRSA，腸球菌，偽膜性大腸炎のような多剤耐性微生物の病態生理学，臨床症状，治療，予防対策について理解や陳述ができる

重要用語

抗体：細菌，ウイルス，または他の抗原性物質に応答して，リンパ球によって産生される免疫グロブリン

抗原：生体が異物と認識する物質。通常タンパク質であり，免疫応答を引き起こす

血液媒介病原体：ヒトの血液を介して感染し発病させる病原性微生物。B型肝炎ウイルス（HBV）やヒト免疫不全ウイルス（HIV）が例にあげられる

伝染病：ヒトや動物から他のヒトまたは動物へ，排液や体内からの排泄物を介して，または間接的な薬剤や物質（たとえば，汚染された飲料コップ，おもちゃ，水），もしくは，ハエ，蚊，ダニや他の昆虫の媒介生物を介して感染する疾患

汚染された：汚れた，染みの付いた，接触されたもしくは，有害物質にさらされた状態で，治療目的で使用するものを潜在的に危険にさらさせるまたは防護手段なしで使用する危険な状態。たとえなら，清潔環境や無菌環境に，感染性物質や毒性物質が混入することである

除染：血液，体液，または放射性物質などの異物を除去するプロセス。微生物を除去するものではないが，消毒または滅菌に先立つ必要な行為のこと

流行：多数の人々に同時に影響を与える疾患で，人口動態セグメントを通じて急速に広がる

疫学：集団における疾患イベントの決定因子に関する研究

曝露インシデント：ある外力や影響（例：ウイルス曝露，熱曝露）の存在する状態に置かれたり，またはそれにさらされる状態

院内感染（HAI）／医療関連感染：入院後少なくとも72時間経過後に獲得された感染

感染症：生物やウイルスによって引き起こされる疾患。ヒト－ヒト感染もあれば，そうでないものもある

院内感染：院内感染（HAI）を参照

パンデミック：世界中，大規模的にあらゆるところで発生する疾患

非経口：消化器系機能を使わない治療

レトロウイルス：ビリオンに逆転写酵素を有しているリボ核酸のグループ（RNA）属。レトロウイルスの例には，ヒト免疫不全ウイルス（HIV1，HIV2）およびヒトT細胞白血病ウイルス（HTLV）があげられる

標準予防策：血液媒介や病院内の他の病原体の伝播のリスクを減少させるための米国疾病管理予防センター（CDC）が推奨するガイドライン。標準予防策は，①血液，②血液を含むか否かにかかわらず汗を除くすべての部分の体液や分泌物，③異常な皮膚，④粘膜に適応される

病原性：疾患を引き起こす微生物がもつ力

シナリオ

パラメディックは，生活介護住宅で筋力低下し咳き込んでいる45歳男性の救急要請を受けた。彼は，相部屋の自分のベッドに座っていた。黄疸が出ていて，腹部が膨隆し，足は腫れてむくんでいる。ヘロイン中毒から更生中であるといっている。咳は，1カ月間つづいており，咳をすると胸が痛いといっている。両手に振戦がみられる。彼のバイタルサインは，血圧96/54 mmHg，脈拍数118/分，呼吸数24/分。室内気でSpO_2は90％である。

1. この情報に基づき，鑑別診断に何を考えるか
2. 鑑別診断を絞るのに，どのような病歴や身体観察情報が追加で必要か
3. 患者を管理するにあたり，もっとも優先度の高い治療行為は何か
4. この患者のケアにあたり，血液や体液の曝露があるならば，どのように感染のリスクを軽減することができるだろうか

世界のグローバル化や，かつて撲滅できたとされていた疾患の再出現により，伝染病や感染症の発症数は増加している。医療従事者は，患者やその患者が置かれている状況を評価するとき，感染症伝播のリスクに対して注意を払いつづけなければならない。EMS要請に応じ，現場に到着したとき，そこは通常，何ら制御されていない現場である。近接に人が住んでいる状況では，伝染病が伝播していくことがあり得ると留意しておくべきである。

しかしながら，医療従事者は，サービスを求めるすべての人へ，偏見をもつことなく可能な限りの医療を提供しなければならないというその責任感によって，どうしても用心深さを和らげてしまう。20世紀初頭の随筆家ランドルフ・ボーンの言葉に，「私たちは怖がれば簡単に用心の虜になる」がある。疾患経過の基礎知識をもつこと，感染性微生物の伝染性を理解すること，標準予防策を守ることで，自分自身や同僚などに感染症が伝播するという過度な心配をせずに，医療を提供できる。

感染症は，細菌，ウイルス，真菌，原虫，寄生虫のような病原微生物により生じる疾患である。もっとも多い感染症，たとえば風邪や中耳炎は，生命危機を及ぼすものではない。**伝染病**は，ヒトからヒトへ感染するという性質をもった感染症である。それゆえ，伝染病は医療従事者に脅威をもたらす。すべての感染症が，伝染性をもつものではない。たとえば，狂犬病は，感染した動物によってのみヒトに感染し得るものである。ヒトからヒトへの感染は一度も報告されていない。したがって，狂犬病は感染症であって，伝染病ではない。ヒト免疫不全ウイルス（human immunodeficiency virus；HIV），B型肝炎ウイルス（hepatitis types B；HBV），C型肝炎ウイルス（hepatitis types C；HCV），結核症，髄膜炎は，感染症，伝染病双方の側面をもち，職業上罹患し得る。

感染制御は，いつでも熟達した評価による早期発見を中心におく。医療従事者として，患者への医療提供と，自分や他の医療従事者，公共への感染源拡大の制限という慎重なバランスに取り組まなければならない。伝染病を取り扱うにあたっては，感染した患者だけでなく，コミュニティにおける疾患経過の影響を常に考える。以下にあげる簡単な予防策をとることによって，感染のリスクを制限することができる。

- ワクチンを接種すること
- 感染症の徴候，症状に合わせた個人防護具（personal protective equipment；PPE）を使用すること
- 曝露後の健康診断で経過を追うこと
- 典型的な疾患進行経過を幅広く知ることや，患者が求める医療状況に対して推奨される対症療法を知ること

公衆衛生と安全規則

公衆衛生や安全システムは，教育，疾病減少対策，疾病サーベイランス，衛生対策，公害防止によって，集団の全般的な健康を保証することに責任を負う。公衆衛生の重要なところは，疫学であり，それは集団における疾患の原因，分布，制御を研究する医学である。疫学の応用は，公衆衛生当局者が，拡大しつつある感染症を予防したり，理解したり，制御したりするのに役立つ。

公衆衛生を保つには，多方面のプロセスが存在する。

- 予防接種プログラムを立ち上げるなど予防対策を策定する
- きれいな食べ物，空気，水を保証するなど，環境に関連する健康事象を監視する
- 禁煙や肥満減少プログラムのような教育戦略をつづける

第8章　感染症

■ 地方機関

地方規模で，消防署，EMS 隊員，保健局，医療施設，研究室などが，疾患サーベイランス，アウトブレイクの発見，パンデミック（汎流行）に対する計画において，第一線の防御となる。

地方機関はまた，疾病や損傷に関するデータを集めて共有することによって，発生数を減らしたり，感染症の拡大を防ぐために尽力する。地理的地域，人種，年齢，性別，民族性を調べ，最初に行うべきことを行う。

■ 連邦政府関係機関

国際規模で，国連世界保健機関（United Nations World Health Organization；WHO）は，地球規模の健康問題への指導や健康調査における技術面やロジスティック面での支援を提供することによって，国連加盟国のために，世界的に拡大する疾患の防疫を調整している。WHO はまた，健康動向に関連する根拠に基づいた標準策を定める。

米国では，基本的には国家規模の公衆衛生や安全指導は，保健福祉省（Department of Health and Human Services）により実行される。関連機関はその管轄下で行動する。

- ジョージア州アトランタの米国疾病管理予防センター（Centers for Disease Control and Prevention；CDC）は，感染症の死亡率や罹患率を調査したり，低下させたりすることに責務を負っている主要機関である。CDC は国際医学界で，もっとも注目を集めている疫学機関である。CDC は国際感染症のデータをモニターし，すべての医療従事者や地域へ，インターネットや週刊疾病率死亡率報告（Morbidity and Mortality Weekly Report；MMWR）や新興感染症誌（Emerging Infectious Diseases）のような出版物を通して，分け隔てなく情報を提供している。
- 公衆衛生局長官室は，公衆衛生局を監督し，小児期予防接種を促進すること，バイオテロリズムからの準備を整えること，感染症の割合における格差に取り組むこと，さまざまな人種間，民族間，社会経済状況にある患者における治療へ近づくことなど，リスク軽減活動の陣頭指揮をとる。
- 食品医薬品局（Food and Drug Administration；FDA）は，処方薬や一般用医薬品，身体に用いられるカテーテルのような感染症伝播にかかわるような医療機器の安全性を保証することに責務を負っている。

加えて，国土安全保障省（Department of Homeland Security）の連邦緊急事態管理局（Federal Emergency Management Agency；FEMA）は，CDC，公衆衛生局長官室，ハリケーンや地震，さまざまな疾患の急増を助長させるような自然災害への緊急対応準備を調整する他の機関とともに機能する。感染症は，洪水の水，下水道破綻，避難所の混雑した生活に関係する。

規格，指針，制定法

労働省（Department of Labor）の労働安全衛生管理局（Occupational Safety and Health Administration；OSHA）は，順守，施行，調査，追跡，職場における感染制御に関連する報告を監視する。このことは，空気媒介または**血液媒介病原体**の感染伝播を防ぐ指針を設けたり，職業環境で適用される曝露後の計画を作成したりすることにつながる。OSHA 規格 1910.120 は，どの PPE が与えられた職業環境で有用であるかという具体例をあげたり，労働者は常時働く職場で，PPE を用いて遭遇し得る危険から自らを守るのにどのように教育されなければならないかという指示を出したりしている。

医療従事者にとってもっとも重要な OHSA 規則の 1 つは，29 CFR 1910.1030 であり，それは，労働者が仕事中，血液やその他の感染性物質が付着した注射針や，眼や口，他の粘膜，傷のついた皮膚との**非経口**接触を通して伝播する血液媒介病原体の**曝露インシデント**の件数を減らすことを目的にしている。

1990 年に米国議会を通過し，2009 年 9 月に再び適用されたライアン・ホワイト・ケア・アクト（Ryan White Care Act）は，G 法を構成している。緊急対応をするそれぞれの部局は，曝露イベントが発生した場合に通知されるべく感染制御官を指名しておくことが求められる。指名感染制御官は，被災労働者と医療施設間の調整役として，適切な通知，検査，結果の報告を保証するために活動する。

流行とパンデミック

流行とは，ある地域や地方において，多くの人が同じ疾患に感染するという疾患のアウトブレイク（集団発生）であり，その原因として，感染している旅行者など外部から地域内に疾病が持ち込まれる場合や，病原体（この場合は，細菌かウイルス）が免疫反応から逃れるよう突然変異したり，あるいは伝染力が強くなるなどである。

いくつかの流行は，HIVや重症急性呼吸器症候群（severe acute respiratory syndrome；SARS）で起こったように，まったく新しい疾患が発生したときに起こる。ほかには，インフルエンザA型H1N1やH5N1が現れたときなど，従来の疾患の新しい型が再出現したときに起こる。

パンデミックとは，1918年の壊滅的なインフルエンザパンデミックのように，全7大陸に到達し，全世界に瞬く間に広まる流行のことである。当然のことだが，パンデミックは，通例，多くの犠牲者を出す。流行と同じく，パンデミックは，天然痘や腺ペストのような従来の疾患に由来したり，新しい疾患の発生や従来の疾患の新しい型に由来したりするかもしれない。

もし，パンデミックの原因が，毒性の強い新しい病原体であったり，致死率の高い従来の病原体の新しい型であると，もしかしたら幾人かは抗体をもっているだろうが，ほとんどの人々は抵抗力がない。その結果，効果的な予防策がすみやかに開発され行わなければ，罹病や死亡の割合は，壊滅的になるだろう。予防接種はしばしば有効な予防策ではあるが，ワクチンを開発することやそのワクチンのヒトへの安全性と有効性を保証するには，長い経過を要する。予防接種の目的は，ワクチンを受けた個人が疾患に罹患しないよう防御免疫反応を長くつづかせるようにすることである。保健福祉省やCDCが推薦する予防接種スケジュールは，www.cdc.govへアクセスすることによって得られる。技術の発展は，新しいワクチンの開発，製造，普及にかかる時間を短縮し始めている。表8-1は，今日われわれが面している生物学的な国家安全保障問題のリストである。

感染経路

ヒトの身体に常在している発病性のない微生物は，体の正常微生物叢の一員であり，宿主防衛の1つの層を構成している。正常微生物叢は，栄養源を宿主から取るような発病性病原体が寄りつかない環境状態を作ることによって，宿主が罹患しないようにしている。正常微生物叢によって，宿主側に好ましく，病原体側に好ましくないというバランスが保たれる状態を，恒常性という。

■ 保菌者/宿主

病原体は，ヒト，動物宿主，他の有機物の中で生きつづけ，繁殖している。一度感染すると，宿主としてのヒトは，病気の臨床徴候を示すことがあり，また感染していることがわからずに他人へ病原体を伝播させることができる無症状保菌者になることがある。病原体のライフサイクルは，いくつかの要因に依存している；宿主の人口背景（例：年齢），遺伝学的要因，温度，かつて判明した感染症に対して行われた治療の有効性など。

■ 排出門戸

病原体が現宿主から他の宿主へ侵入するには，排出門戸が必要である。微生物は，泌尿生殖路，消化管，口腔，気道，または傷口のような単一もしくは複数の門戸から体外へ排出することができる。

■ 感染伝播

感染の直接的または間接的伝播は，排出門戸と侵入門戸を通して生じる。直接的伝播は，原因（保菌者）と新規感染宿主間での物理的接触の結果生じる。間接的伝播は，微生物が，医療従事者の手のような生体や，ATMのキーパッドやベッドシーツなどの物体（媒介物）に生存しているときに生じる。間接的伝播が生じるとき，微生物はヒト宿主の外に出ても，少なくとも短期間は生存する。表8-2に直接的伝播，間接的伝播の具体的な形態を記した。

■ 侵入門戸

侵入門戸とは，病原体が新たな宿主へ侵入する場である。病原体は，経口的に取り込まれたり，吸引されたり，皮膚を通して注入されたりすることがあれば，粘膜，胎盤そして損傷を受けていない皮膚を通り抜けることもある。病原体が侵入後，新規宿主へ感染が成立し始めるプロセスにかかる時間は，病原体と宿主間の感受性により

表8-1　生物学的脅威と国家安全保障問題
国境を越え，国家間や大陸間で拡大する疾患（例：コレラ，細菌性髄膜炎，麻疹）
ある地域で発生し，世界中に広がるような新たな抗菌薬耐性疾患の出現（例：AIDS，薬剤耐性結核）
地球上に影響をもたらす環境問題（例：環境汚染，生物多様性の喪失，疾患を媒介する虫を増加させることがあり得る地球温暖化）
病気，戦争，飢饉，政局不安定を導き得る人口過剰
バイオテロリズム：テロリストやならず者国家による感染性病原体の計画的放出

（Goldberg J: Our Africa problem, New York Times, March 2, 1997. より改変）

表 8-2　感染症の伝播様式

様式	どのような接触で起こるか	伝播する感染症
直接伝播		
感染者への接触	握手 レスリング	インフルエンザ，水痘 疥癬
経口感染	接吻，感染者が口をつけた飲み物	流行性耳下腺炎，百日咳，伝染性単核症，単純ヘルペス1型
飛沫感染	咳嗽，くしゃみの浮遊粘液粒子を吸い込む	風疹，流行性耳下腺炎，百日咳，水痘，RSウイルス，SARS，細菌性髄膜炎，H1N1インフルエンザ
糞便汚染	デイケア施設で糞便に接触する	ウイルス性髄膜炎，CMV
性的接触	コンドームなしでの性交渉	HIV，単純ヘルペス2型，淋病，CMV，梅毒，HPV
間接伝播		
食物	貝の生食	A型肝炎
水	汚染された都市用水の飲水	大腸菌（*Escherichia coli*）
生物学的物質	針の使い回し，針刺し傷，入れ墨，ピアス穴	HIV，B型肝炎，C型肝炎
	ベッド柵のような汚染された表面への接触	風疹，RSウイルス，HA-MRSA
	タオルやリネンのような媒介物への接触	疥癬
	感染している患者に触れた医療従事者が手を洗わずに他の患者に接触する	クロストリジウム・ディフィシル（*Clostridium difficile*）
土壌/地表	空気 傷のある皮膚が土に触れる	破傷風 CA-MRSA
空気	げっ歯類の糞で汚染された地下室や倉庫を掃除する	ハンタウイルス

CA-MRSA：市中感染型メチシリン耐性黄色ブドウ球菌，CMV：サイトメガロウイルス，HA-MRSA：院内感染型メチシリン耐性黄色ブドウ球菌，HIV：ヒト免疫不全ウイルス，HPV：ヒトパピローマウイルス，SARS：重症急性呼吸器症候群コロナウイルス

異なる．事実，感染症を引き起こすほどに増殖する前に，免疫系が病原体を破壊するため，健康な個体では，通常感染性病原体の曝露で，病気にはならない．曝露期間や宿主に感染を引き起こす病原体の量は各病原体によって異なる．

■ 宿主感受性

疾病を引き起こす病原体に対して，とくに，健康でない状態や衰弱状態であれば，宿主は病原体による感染の影響を受けやすいだろう．もし，宿主が健康な状態ならば，免疫制御が病原体を抑え込み，感染症から宿主を守ってくれる（図8-1）．しかしながら，宿主の免疫制御を弱める要因も存在する．これらの要因をボックス8-1にまとめる．

■ 身体の自然免疫能

生体には病原体の侵入を阻止する巧妙な防衛機構を備えている．侵入門戸（既出を参照）を通り抜けてきた病原体は，免疫制御反応の複雑なカスケード反応を引き起こす．非特異的な免疫反応として，好中球の遊走が起こり，病原体を抑制，不活化させるための免疫物質が放出される．次に，Tリンパ球が病原体の抗原に対する受容体を発達させた特異的な免疫反応が活性化される．これにより，T細胞は病原体に取り付き貪食することができる．Bリンパ球は，活性化され，特異的抗原に親和性をもった**抗体**（浮遊性タンパク）を作り始める．次に，これら循環している抗体は，病原体の抗原に取り付き，病原体を無効化させたり，病原体を不活化または破壊するための他の防御機能が働かせたりする．**抗原**は，ウイルス，寄生虫，イエダニのような病原体，または輸血血液の成分にある構成要素である．抗原は，免疫制御が自分自身として認めていない微粒子である．時に，免疫制御

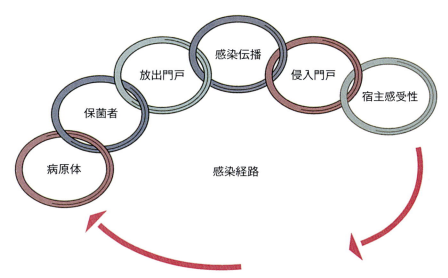

■図 8-1　感染伝播の経路。別の宿主に感染伝播するにはこの経路が成り立つ。この経路のどこかを崩すことで感染伝播を制御できる（Sanders M：Mosby's paramedic textbook, revised ed 3, St Louis, 2007, Mosby. より）

ボックス 8-1　　感染への宿主感受性を上げる要因

- **年齢**：乳幼児や超高齢者は感染症にかかるリスクがある
- **使用薬**：免疫抑制薬，ステロイド，免疫反応に影響を与える薬剤の使用
- **栄養失調**：低栄養は免疫機能を弱らせる
- **慢性疾患**：糖尿病や心疾患のような慢性疾患は身体の防御能を徐々に弱める
- **ショック／外傷**：ショックに陥ったり傷を負ったりすると，臓器機能や傷を回復させるために身体の防御能は動員されるが，脆弱部では感染との戦いになる
- **喫煙**：タバコの生成物は，身体の免疫反応を弱める

は，自己抗原として知られる体内の構成要素に反応することがあるが，第一には外因性の抗原（外部から体内に入ってきたもの）への反応を活性化させる。「自」と「他」を区別する免疫制御能はきわめて重要である。これがないと，身体は見境なく自身の細胞も攻撃してしまうであろう。

いくつかの複製された B 細胞は，記憶細胞となり，再曝露が起こったときに素早く特異的抗体を生成する細胞となる。このことは，再出現した特異的抗原をなくしてしまい，無効化することにより，特定の疾患への免疫を支援している。

ヒトの身体には，ほかにも皮膚や粘膜のような障壁や，病原体を捕らえる線毛のような非特異的防御機構をもっている（図 8-2，8-3）。消化管にある酸性分泌液は，病原体の発育を妨げる。ほかにも免疫に作用する体内機構がいくつかある。ボックス 8-2 で説明した。

感染症

感染性病原体

■ 細菌

細菌は水中，ヒトの身体，有機物，物体表面（媒介物）に生存している単細胞性微生物である。抗菌薬は，多数の細菌性感染症に対して有効である。結核菌やペスト菌のような好気性菌は，酸素存在下にてのみ生存できるが，クロストリジウム（*Clostridium*）属（ボツリヌス菌や破傷風菌）のような嫌気性菌は，無酸素状態でも細胞機能を営むことができる。

ほとんどの細菌は，生育，生殖，繁栄するための特異的な環境を必要とするため，驚くほどに選好性がある。たとえば，ある細菌は，生存のために，狭い気温域に制限されるし，特別な栄養が供給されなければならない。

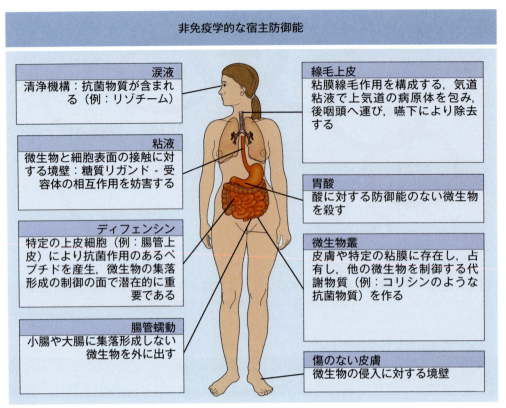

■ 図 8-2　宿主防御（Cohen J, Powderly W：Infectious diseases, ed 2, St Louis, 2004, Mosby. より）

■ ウイルス

　微小病原体の1つであるウイルスは，生きた宿主の細胞内で，生育，繁殖する。ウイルスは感冒のような大したことのない疾患や後天性免疫不全症候群（acquired immunodeficiency syndrome；AIDS）や天然痘のような深刻な疾患を引き起こす。

　ほとんどのウイルス性疾患の治療には，支持療法しかない。一般的に，ウイルスは，抗菌薬の対象ではない。抗ウイルス薬は考案されつつあり，多くの予防接種が，致死的ウイルス感染症を予防するために，また症状の重症度を低減したり罹患期間を短縮させたりするために，開発されている。

■ 真菌

　真菌は，植物のような微生物で，そのほとんどには病原性がない。酵母菌，糸状菌，白カビ，キノコは真菌の形態である。ヒトにとってとくに重要で，疾患を引き起こすものとしては以下がある。

- 皮膚糸状菌（体部白癬のような皮膚感染症，または白癬といわれる）
- アスペルギルス（*Aspergillus*）属（肺アスペルギルス症，外耳道，副鼻腔，皮下組織の感染症）
- ブラストミセス・デルマチチジス（*Blastomyces dermatitidis*，ブラストミセス症，皮膚や皮下組織の膿瘍を引き起こす）
- ヒストプラズマ・カプスラーツム（*Histoplasma capsulatum*，ヒストプラズマ症）
- カンジダ（*Candida*）属（腟カンジダ症，口腔カンジダ症，鵞口瘡といわれる）

　抗真菌薬は，これらの感染症の大半を治療するために開発されている。

■ 寄生虫症

　寄生虫症は，一般的に発展途上国のような衛生環境が悪いところでよく生じるが，米国でもいまだにみかけることがある。ウイルスとは違い，寄生虫は生物である。しかし，ウイルスのように，生存，生殖するために生きている宿主をもたなければならない。寄生虫は，宿主に生存し，生きつづけ，宿主の消費活動で生じる栄養源を供給，消費している。

　寄生虫により，炎症や感染が，局所的または全身的に生じる。治療は，炎症症状を緩和する薬物，発生卵や寄生虫を除去する薬物が主体となる。抗ヒスタミン薬は蕁

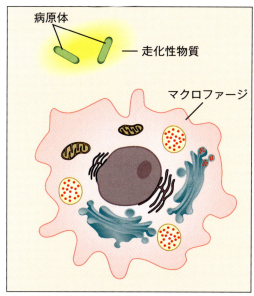
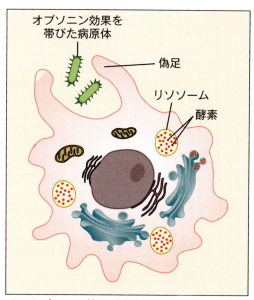
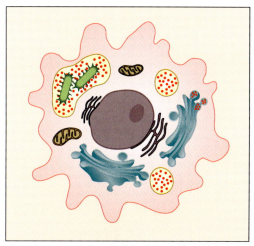
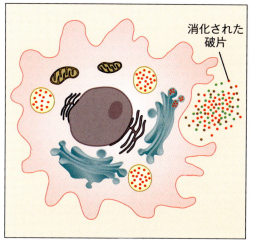

■図 8-3　防御の第 2 段階：炎症反応（Sanders M：Mosby's paramedic textbook, revised ed 3, St Louis, 2007, Mosby. より）

麻疹に効く。駆虫剤，アセチルコリンエステラーゼ阻害剤，殺卵剤，シラミ駆除剤は，効果的である（表8-3, 8-4）。

感染症の成り立ち

疾患の進行は，病原体の量（微生物の数），微生物の病原性，宿主の感受性によるもので，実に多様性がある。いくつかの条件が，感染症の発症に合致することになる。

感染症制御の重要な概念は，病原体への曝露が感染症ということではないということである。それは，単に病原体が宿主に侵入したことに過ぎない。感染症が生じるか否かは，前述した要因による。曝露後予防もまた感染症になる可能性を下げ得る。C 型肝炎は，この大まかな法則から外れるので，本章の後半で議論することにする。

伝染病には，段階や時期があり，それらは感染プロセスの構成要素である。簡単にそれらについてみていこう。

■ 潜在期間

潜在期間（latent period）は，病原体が皮膚や酸性粘液分泌物などのような外側の防御機構を免れて体内に入ったときに始まる。この期間中では，感染症には伝染性がなく，ヒトには症状がない。この期間は，月単位，

ボックス 8-2　身体の免疫機構の役割

系統	役割
皮膚系	免疫機構の第 1 段階は傷のない正常の皮膚である。微生物は正常の皮膚には侵入できず，皮膚の分泌物は殺菌性があり，多くの侵入物を駆除する。他方，傷のついた皮膚は病原体の侵入門戸になる
眼科系	眼結膜は 2 つの方法で守られている。第一に，病原体が眼に入ってくる前に，まばたきすることで払い除ける。第二に，涙液層で微生物の濃度を薄める
呼吸器系	肺における固有の防御能は，吸気時に入ってくる微生物を捕らえる潤った粘膜と線毛機能である。咳嗽反射は，身体から病原体を排出する
消化管系	胃酸や胃分泌液は，消化管内に生きる有用な微生物とともに，防御機能にとって代わる。貪食細胞が細菌を取り込み消化することを促進する
泌尿生殖器系	泌尿生殖器系は多重細胞層や管内粘膜からの酸性分泌液により守られている
免疫系	免疫系の化学物質には，ウイルスや細菌へ防御となる補体系とともに作用するタンパク質のプロペルジンが含まれる。組織細胞にウイルスが存在すると，抗ウイルス作用をもつタンパク質であるインターフェロンが刺激される。白血球は，非特異的炎症反応を引き起こし，T リンパ球や B リンパ球は，侵入微生物に対し特異的に反応する細胞性免疫，液性免疫を引き起こす

表 8-3　微生物により生じる細胞・組織損傷の機序

	機序	例
志賀（Shigella）毒素産生微生物による直接損傷	毒素産生	大腸菌エントロトキシン
	酵素産生	黄色ブドウ球菌（Staphylococcus aureus）産生によるプロテアーゼ，コアグラーゼ，デオキシリボヌクレアーゼ（DN アーゼ）
	アポトーシス	HIV（CD41T 細胞）：シゲラ・フレクスネリ（Shigella flexneri，マクロファージ）
	ウイルス誘導性細胞変性効果	
	細胞融解	サイトメガロウイルス
	合胞体形成	RS ウイルス
	封入体：	
	細胞質内	狂犬病
	核	ヘルペスウイルス
	形質転換	ヒトパピローマウイルス 16 型
宿主免疫反応を介した損傷	細胞傷害性 T 細胞とナチュラルキラーリンパ球	麻疹の発疹の発生
	自己免疫	急性リウマチ熱
	即時型過敏症	蠕虫感染に関連した発疹
	細胞傷害型過敏症	B 型肝炎による細胞壊死
	免疫複合体	マラリアによる糸球体腎炎
	遅延型過敏症	結核性肉芽腫

（Cohen J, Powderly WG：Infectious diseases, ed 2, St Louis, 2004, Mosby. より改変）

表8-4 よく使われている外部寄生虫蔓延予防用の局所薬

種類	薬	用途	毒性	有効性
アセチルコリンエステラーゼ阻害薬	Malathion	疥癬 アタマジラミ ケジラミ		長く効く ケジラミには推奨 睫毛に効く：妊婦にも安全
	Carbaryl	アタマジラミ ケジラミ	動物発癌性：治療域の使用ではヒトでのリスクは低い	英国でのみ処方されている
有機塩素剤	Lindane	アタマジラミ ケジラミ	神経毒性（体内吸収の可能性あり）	耐性増加；英国では有用性なし
自然ピレスロイド	Pyrethrin フェノトリン	アタマジラミ ケジラミ		合成ピレスロイドより効果は低い
合成ピレスロイド	ペルメトリン	疥癬 アタマジラミ ケジラミ	まれに発疹や局所の浮腫	妊婦や授乳婦にはおそらく安全（限られたデータ）
その他	安息香酸ベンジル	疥癬	皮膚掻痒	妊婦への安全性は限られたデータのみ：授乳婦は避ける
	イベルメクチン	アタマジラミ 疥癬		局所ならびに全身的に有用
	クロタミトン	アタマジラミ 疥癬		相対的に効果乏しい 妊婦は避ける
	水銀製剤	アタマジラミ	接触性皮膚炎 全身毒性	いくつかのヨーロッパの国々では市販されている
	モノスルフィラム	疥癬	嫌酒効果（アルコールは避けるべき）	英国では有用性なし
	硫黄軟膏	疥癬	皮膚掻痒	安価，安全，かなりの効果

年単位で長いこともあれば，1日のような短いときもある。この潜在期は，潜在感染や潜在疾患ということと同じではない。潜在感染は，将来的には症状を示すかもしれない非活動性ではあるが伝染し得る感染症である。再燃の間に徴候や症状が減弱するとき，疾患は潜伏性があるといわれる。ヘルペスウイルス属は，しばしば潜在期間をもつ病原体の例である。この期間には，症状は消失しているが，病原体が再活性すると症状が再発する。

■ 潜伏期間

潜伏期間（incubation period）は，病原体曝露から症状が発現するまでの間の期間である。潜在期（latent stage）の長さと同じように，潜伏期間の長さは，病原体によりさまざまで，数時間〜数年と多様である。潜伏期間では，宿主内で病原体が繁殖したり，特定の疾患への抗体を産生させる体内の免疫機構が動員されたりすることが，潜在期と異なる点である。この時点で，抗体が検出できる段階に達したり，感染者の血液検査で，病原体に曝露したことが陽性になったりといったセロコンバージョンが起こり得る。感染後，病原体が体内に存在しているのにもかかわらず，疾患特異性の抗体が検出されない空白期が確認される場合がある。

■ 感染期間

感染性を有する期間は，潜在期のあとに来る。この段階は，体内に病原体が残っている限り存続し，他者へ伝播することができる。この期間は，長さがさまざまであり，伝播された病原体の病原性と数，感染経路，そして宿主の抵抗力によって決まる。年齢や曝露前の個体の健康状態は，感染症罹患への感受性や危険因子に影響する。

■ 疾患期間

疾患期間は，潜伏期間のあとに来る。この期間は特定の病原体によって決まる（表8-5）。この期間は，症状が寛解していたり，発疹や咳のような明らかな症状が出ていたりする。身体は，ついには，病原体を倒すことができ，疾患を克服できることになる。しかし，いくつかの執拗な病原体は，免疫機構が働いているにもかかわらず，排除できない。それらの微生物は，潜伏感染を引き起こし，数量が少ないまましばらく存在するが，HIVやヘルペスウイルスのような病原体は，一度感染を起こ

表 8-5　感染制御の概念

段階	起点	終点
潜在期間	侵入をもって	病原体が出ていくことができるとき
潜伏期間	侵入をもって	疾患の経過が始まるとき
感染期間	潜在期間が終わったとき	病原体が存在するときまでつづき，他者へ拡大する
疾患期間	潜伏期間に次いで起こる	期間はさまざま

すと，無期限に居残りつづける。

AMLS 評価

　患者を評価するにあたり，患者から医療従事者だけでなく，医療従事者から患者への感染症の伝播に対するリスクに細心の注意を払わなくてはならない。患者，現場，状況を評価するときには，感染プロセスが出現している可能性の手掛かりとして，患者の徴候や症状の特徴や重症度に注意しなければならない。評価を始めるとき，自分の治療戦略や自分が選ぶ感染予防策の用具のために，診断的推論をしなければならない。

　感染症に罹患していることが疑われる患者に対するAMLS 評価のプロセスは，緊急性に関連する診断や管理への徹底的で総合的な効率のよい方法に基づく。適切なPPE の選択や他の感染制御策を通して，疾患の伝播のリスクを最小化すると同時に，患者の気道の開通，有効な呼吸運動，適切な灌流を確保しなければならない。

　患者の脈の質や規則性，皮膚の色や温度，湿潤の程度を評価する。AVPU 記憶法を用いて患者の意識状態を評価する。患者の状態が切迫しているのか緊急なのかを決定し，目前で考えられる診断の鑑別，管理を行う。初期に得られた所見と患者がどの程度病的にみえるかという判断に基づき初期治療を行う。

　次にあげる原則にも基づいて，鑑別診断をあげ，それにつづく暫定診断を考えるべきである。

- OPQRST や SAMPLER 記憶法を役に立てて出来事や既往歴を聴取する
- 的を射た身体観察をとる
- 診断所見の解釈をする

　臨床的推論や治療に対する患者の反応は，最終診断に辿り着くために，可能性がある感染症を診断したり除外したりするうえで検査室検査や放射線検査を選ぶ際の助けになる。感染症の幅広い主要なプレゼンテーションを理解していることや，どのようにもっとも効果的に感染症を治療し予防できるかを知っていることが重要である。それらを果たすために，次節では，病院前の設定でよく遭遇するであろう感染症の徴候や症状，診断方法，評価方法や管理方法を述べていく。

感染制御

■ 普遍的予防策 / 標準予防策

　血液媒介性ウイルスの伝播は曝露インシデントによって生じる（既出を参照）。このようなインシデントへの予防には，患者へのケアに対していつでも普遍的予防策（今では**標準予防策**と呼ばれる）の原則がとられている。医療従事者における予防努力は，今やOSHA の血液媒介病原体基準に定められている。

　PPE の使用に加えて安全な業務実践は，曝露から粘膜や損傷された皮膚を守るうえで有用である。これらには，**汚染された**手や手袋が自分の口，鼻，眼，顔を触れないようにすることやしぶきや飛散物が自分の顔にかからないように患者の位置どりを行うことも含まれる。患者に直接接触をする前に注意深くPPE を選び装備することは，PPE を調整する必要性をなくしたり，使用中，顔面や粘膜汚染の危険性を下げたり，患者に接触する前に汚染している手袋を使用する可能性を減らしてくれるだろう。蘇生が必要とされることが想定されなかった現場では，マウスピース，一方弁付き蘇生用ポケットマスクや他の換気器具は，口対口呼吸の代替手段になり，処置中の患者の口や気道の分泌物から救助者の口や鼻への曝露を防いでくれる。

■ 鋭的損傷の予防

　鋭的損傷は，医療従事者への HBV，HCV，HIV の伝播に関与している。鋭的損傷の予防は，常に普遍的予防策・標準予防策の重要事項である。針類や他の鋭器は，

ボックス 8-3　　曝露管理計画の要点

- 健康維持，健康管理の指針
- 政府機関と医療機関との連絡をとる責任者との約束事項
- 病原体への曝露のリスクがあるときの労働機能を識別すること
- PPE の使用，医療従事者への PPE の有用性の指針
- 曝露を識別，評価した手順，曝露後の助言，医療，報告の方法（Ryan White Emergency Response Notification Act, Part G の定めるところにより）
- 職員の除染や消毒薬やその蓄えに関する有効な計画
- 疾患の伝播性，清潔・滅菌処置，PPE の使用，予防接種の目的に関する教育
- 医療廃棄物規制に従った手順
- 遵守監視の方法
- 方針や手順の記録管理

使用者や処置中・処置後の鋭器に触れ得る他者が傷を負わないような方法で取り扱わなければならない。

1991 年，OSHA が血液曝露から医療従事者を守るための血液媒介病原体基準を初めて発表した当初から，取り締まりや立法活動は，リスクを制御する医療器具の開発など鋭的損傷の危険性を取り除く方法を含めた制御手法を採用することに焦点が当てられている。針刺し安全予防法は，2000 年 11 月に法制化され，安全設計された鋭器の使用をより明確に求めることができるよう，OHSA は血液媒介病原体基準を改正した。

針刺しによる曝露に遭遇した場合，非曝露者の感染のリスクは，関与した病原体の種類，非曝露者の免疫状態，針刺し損傷の重症度，患者のもっているウイルス量，そして適切な曝露後予防策の有無とその実施に依存している。1991 年以降，どの消防署も，これらの課題に対する総合的計画を立てることが求められている。曝露管理計画については，ボックス 8-3 にまとめた。

■ 医療従事者の責務

雇用者は，勤務中の職員を守るために特別な方針や手順の策定が要求される。しかしながら，従業員やボランティアも同様に自分自身を守るように役割を果たす。従業員が自分を守るための責務には次のことがあげられる。

- とくに予防接種について十分に考慮すること
- 求められた教育や訓練に参加すること
- 適切に PPE を使用すること
- 曝露した場合はすぐに報告すること
- 部署の曝露管理計画に全面的に従うこと

標準予防策と PPE の適切な使用

手洗い　感染性病原体の伝播を予防する最善の方法とはもっとも基本的なこと：有効な手洗いである。100％有効な境壁（バリア）というのはないので，患者診察の前後，手袋を脱着したあとには，手洗いをすべきである。明らかな汚染が認められない場合や，石けんや水が利用できない場合にはアルコール基材の消毒薬を使用してもよい。

PPE　境壁は病原体侵入を阻むための第 2 の防御手段である。これらの境壁には，手袋，ガウン，マスク，ほかに眼保護具，鋭利なものを入れる箱，針刺しを予防する工学的制御も含まれる。手袋は，手の汚染を減らすことができるが，針や鋭利なものによる鋭的な損傷は防げない。ガウンは，処置中や患者診療中に体液が衣服を濡らしたり，皮膚に接触したりすることを防ぐ。マスク，フェイスシールド，眼保護具は，眼，鼻，口の粘膜が汚染する可能性を減らす。

PPE の選択は業務内容に応じて行われなければならない。たとえば，筋肉内注射や皮下注射を実施するのに手袋は必要とされない。HIV や HBV の感染者に医療を行う場合，さまざまな業務を実施するにあたり必要となる PPE を表 8-6 に示した。地域のプロトコール，政策そして実施方法に従うべきである。

針安全装置　歴史的にみて，ほとんどの針刺し事故は針のリキャップのときに起こっていた。2000 年の針刺し安全予防法の可決は，自動的にキャップする静脈カテーテル針，針無し静脈用チューブ，鞘に収めることができる外科的メス，薬剤投与のための安全なシリンジなど，多くの工学的制御の発展を促した。OSHA は，鋭利なものを廃棄する箱は使用時にはすぐそばに置くことを義

務づけている。

クリーニングおよび除染手順 地域の要件に沿いつつ，CDC指針に準じて，感染した器具を除染する。器具の除染は，しっかりと指定された場所でのみ行われるべきである。これらの各場所では，適切な換気設備や排液設備を備えるべきである。除染の際に，衣服で汚染される可能性がある場合は，常に手袋を装着し，ガウンを着用すべきであり，また血液や他の感染性物質が飛散する可能性があれば，眼保護具やフルフェイスマスクを着用すべきである。

目に見える汚れや残留物を石けんと大量の水をもって除去することにより除染を始める。次に必要に応じて消毒する。保証を無効にしないように，それぞれの物品に対する業者の推奨に従うことが重要である。

曝露後 業務中，伝染性疾患，感染症への曝露を経験した場合には，手続きに従い遅滞なく管理者へその出来事を報告しなければならない。多くの行政機関や公共機関は，即時に検査や評価を行い，その経過観察をすることを勧める権限を明示している。

必要に応じて，患者のケアをつづけるべきである。手を洗うことや汚染物品の適切な処理はつづけるべきである。

感染症に対する身体の生理的反応

■ 呼吸器

さまざまな感染性微生物は，呼吸器系に感染できる。感冒，咽頭炎，扁桃炎，副鼻腔炎，喉頭炎，喉頭蓋炎，クループのような呼吸器感染症は，米国では疾患の主な原因である。それでも，一般的に健康な人の身体では，重症感染症に至ることはない。

表 8-6　医療従事者，公安関係者のための HIV，HBV の感染伝播予防の指針

病院前[1] において HIV，HBV の感染伝播を防ぐ[2] ための推奨個人防護具の例

任務や活動	ディスポーザブル手袋	ガウン	マスク[3]	眼防護具
活動性出血の止血行為	要	要	要	要
微量出血の止血行為	要	不要	不要	不要
緊急出産	要	要	要（飛散を伴いそうなら）	要（飛散を伴いそうなら）
採血	一時的に要	不要	不要	不要
点滴路確保	要	不要	不要	不要
気管挿管，食道閉鎖式エアウエイ使用	要	不要	不要（飛散がなさそうなら）	不要（飛散がなさそうなら）
口・鼻の吸引，手動での気管洗浄	要[4]	不要	不要（飛散がなさそうなら）	不要（飛散がなさそうなら）
微生物汚染のある器具の処理・洗浄	要	不要（汚れがなさそうなら）	不要	不要
血圧測定	不要	不要	不要	不要
検温	不要	不要	不要	不要
注射打ち	不要	不要	不要	不要

[1] 病院や他の医療施設から離れた場所で緊急医療を提供することを定義している
[2] この表にあげている例は，普遍的予防策の適応に基づいている。普遍的予防策は，手洗いや手が汚染しないようにするために手袋を使用するといった決まり切った感染制御の推奨（例：尿や便への接触）よりもいっそう補完することを目的としている
[3] 血液や汚染された可能性のある体液から粘膜への曝露を妨げるための防護マスクを参照すること
[4] 血液を介さなければヒト免疫不全ウイルス（HIV）やB型肝炎ウイルス（HBV）を防ぐ必要性は明らかにはないが，手袋は他の病原体（例：単純ヘルペス）を防ぐのには推奨される

上気道の疾患には，鼻，咽頭，副鼻腔，喉頭の感染症が含まれる。上気道感染症の徴候や症状は，咽頭痛，発熱，悪寒，鼻汁，嚥下痛，会話時痛を含む。もっとも受診が多いものの1つに咽頭炎があげられるが，咽頭炎は中咽頭の炎症症候で，しばしばリンパ組織に限られ，扁桃腫脹や発熱を生じることがあり，時に耳管閉塞による続発性の中耳炎を引き起こす。

下気道感染症には肺炎があり，しばしば抗菌薬療法を要する。免疫機能低下状態にある患者では，呼吸器感染症は肺疾患を悪化させ，重大な感染症に発展することがある。管理としては，換気の補助や水分補給，病原体の拡散を防ぐことに焦点を当てる。

■ 心血管系

感染症に罹患すると，脈拍は著しく増加し，体温は上昇する。発熱すると代謝要求は増加し，生理機能を果たすのに酸素や栄養が必要とされる。敗血症性ショックを来すと，脱水，血管拡張，またはその両者のために，血圧低下も生じる。まれではあるが，心臓弁の感染症（心内膜炎）は，心拍出量を低下し，心原性ショックを引き起こす。

血圧低下は迅速に認識し，積極的に治療する。選択する治療法は病因に基づく。患者の肺が問題なく，脱水，嘔吐，または下痢による血液量減少を疑えば，積極的な輸液療法が示唆される。

ほとんどの細菌性心内膜炎の患者では，3つの発病要因（リウマチ性または先天性心疾患，心内膜炎の既往，静注薬物の乱用）のうちの1つをもっている。心内膜炎の好発部位は，僧帽弁である。患者はしばしば頻脈，頻呼吸，高体温もしくは低体温であり，重症例では，著しい血圧低下を認める。炎症性メディエーターの放出は，血管拡張や高心拍出量状態を引き起こす。患者は，皮膚が紅潮し，四肢が温かく，毛細血管再充満は十分であるようにみえる。敗血症性ショックや心原性ショックの回避は，救急治療の最優先事項である。

感染性微生物の種類や病原性にもよるが，積極的な抗菌薬治療は一般的な治療である。心臓弁が損傷を受けているような場合では，外科的弁置換術も必要になり得る。

■ 泌尿生殖器

カテーテル留置はとくに高齢者では感染症の主な原因である。排尿にかかわる筋力の低下，膀胱排尿障害，括約筋機能の低下といった泌尿機能の低下は留置カテーテル挿入を必要とする要因になる。このような患者が，発熱，悪寒，排尿障害，背部痛，排尿困難，尿色異常，臭い尿，血尿を訴えたときには感染症を疑うべきである。

■ 皮膚器官

皮膚は，病原体や紫外線に対する境壁であり，体液の喪失を防いでいる。皮膚はまた体温調整や体内の恒常性環境を維持する役割を担っている。

熱傷や点滴刺入部のような傷は，皮膚構造の連続性が破壊され感染路ができることによって皮膚感染症を生じやすくさせる。蜂窩織炎のような限局的な感染症は容易に発見され，治療される。感染の徴候としては，発赤，疼痛，熱感，排膿，硬結がある。また感染症は，疥癬やシラミのような寄生虫が感染しやすい皮膚にする。それらは視診やとくに夜間の掻痒感が強いという患者の訴えに基づいて診断される。

特別な状況

■ 高齢者

年齢による免疫制御機能が減退しているため，高齢者は，若年者よりも感染症に弱く，罹患率が高く，感染症による致死率も高い。加齢は，初期抗体反応や細胞性免疫を低下させ，感染症や自己免疫疾患への感受性を増加させる。高齢者にはほかにも感染症のリスクを上げる多くの要因がある。

- 糖尿病や神経疾患など，併発症をもっている頻度が高い
- 介護施設のような集団生活を送っている生活状況である
- この人口層は入院率が高く，それは，**院内感染／医療関連感染**（以前は院内感染と呼ばれた）に接するリスクを明らかに上昇させる
- 免疫反応を直接的に低下させる低栄養の罹患率が上昇している

高齢者の感染症の評価は，正確な病歴聴取は難しく，細菌感染を来していても高齢者の半数近くは発熱を認めないため，困難かもしれない。高齢患者は，体温調整が難しく，免疫制御が衰えているため，感染症による典型的な徴候や症状がわかりづらいかもしれない。侵襲的な機器（例：輸液療法，気管挿管，膀胱留置）は，感染症

に関係している。それらの侵襲的処置の利益が合併症リスクを上回るべきである。肺炎，尿路感染症，敗血症は高齢者ではよく起こり，肺炎はこの年齢層の患者において，死亡や入院のもっとも多い原因の1つである。

■ 肥満状態の患者

肥満状態である患者の治療に重点的に取り組む医学は，肥満医学として知られている。肥満とは，理想体重の30％以上の体重であると定義される。米国人口の1/3近く（およそ7,200万人）にあたる。高血圧症，脳卒中，心疾患，糖尿病といった肥満の合併症は，免疫制御に影響し，感染症にかかったときには疾患が重症になりやすい。

■ 医療技術に依存している患者

今日，多くの患者は在宅で医療を受け，医療，苦痛の緩和，そして生存のために医療技術に依存している。重くのしかかる病院費用，入院日数の保険上の制限，医療関連感染症のリスクを下げるために，在宅設定でのこのような患者の医療は増えている。これらの患者の診療上のニーズは，主に神経筋障害，呼吸器障害に起因するものであり，人工呼吸器，気管切開の管理，薬剤の経静脈投与，栄養チューブの維持管理，酸素投与，そして創傷処置を含む。褥瘡性潰瘍は，自力で動くことができず免疫機能が衰えている患者に多く生じ，感染するリスクを上げる。

■ ホスピスケアを受けている患者

院外での終末期医療は，全国的に一般的な選択肢になりつつある。ホスピス医療は在宅やホスピス施設で提供される。血管アクセス器具，膀胱留置，化学療法による免疫機能低下は，一般的なウイルス感染や細菌感染からの抵抗力を減退させる。解熱や鎮痛の手段や，末期患者の症状緩和をするためにあらゆる取り組みがなされる。このような患者を診るとき，蘇生行為に関するヘルスケアの事前指示書に沿った患者および家族の希望に配慮しなければならない。

血液を介して感染するウイルス

■ ヒト免疫不全ウイルス（HIV）と後天性免疫不全症候群（AIDS）

AIDSを引き起こすウイルスであるHIVは，1970年代後半に初めて米国で同定された。免疫システムを攻撃する二重鎖RNAのレトロウイルスで，感染と戦う能力を低下させる。ヒトはHIV陽性となるとHIVを他人に感染させ得ると一般的に考えられている。しかし，AIDS発症や他人への感染を防ぐ変異遺伝子（CCR5）を先天的にもち，ウイルスを他人に感染させないHIV陽性のヒトもいる。未発症感染者と呼ばれるそのような患者は，HIV陽性の白人の10％を占めるが，非白人での割合はわかっていない。この先天的な遺伝子の変異をもたないヒトがHIVに曝露すると，後々AIDSを発症していくことになる。

徴候と症状

HIVは複数の組織（図8-4）—心血管系，呼吸器系，筋骨格系を攻撃する。HIVやAIDSによる徴候と症状をボックス8-4にまとめた。

病態生理

HIVに感染していない人は通常量のヘルパーT細胞とも呼ばれるCD4細胞をもっている（500〜1,500個/mm^3）。この分化したリンパ球は細胞性免疫の重要な構成要素である。感染してはじめの6週間は，制御不能なHIVウイルスの増幅によりCD4細胞数が減少する。この時期は初期段階（急性感染期）と呼ばれ，この時期に認められるインフルエンザ感染に似た症状は時に急性レトロウイルス症候群と呼ばれる。その後，HIVに対し

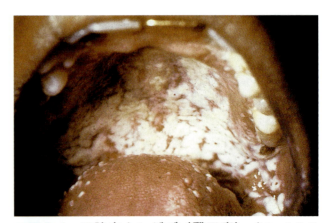

■ 図8-4　口腔内カンジダ（鵞口瘡）（Mandell G, Bennett J, Dolin R：Mandell, Douglas, and Bennett's principles and practice of infectious disease, ed 7, Philadelphia, 2010, Churchill Livingstone. より）

> ### ボックス 8-4　　HIV/AIDS の徴候と症状
>
> **全身症状**
> - リンパ節腫脹，肝脾腫
> - 失明（網膜のサイトメガロウイルス感染を示唆する）
> - 筋萎縮
> - 体重減少
>
> **神経系**
> - 脳症
> - 末梢神経障害
> - 脳圧亢進
> - 行動変化
> - 急速眼球運動
> - 振戦，痙攣
>
> **呼吸器系**
> - 酸素飽和度低下
>
> - 肺炎の徴候
> - 呼吸困難
> - 頻呼吸
> - 遷延する咳嗽
> - 胸痛
> - 喀血
>
> **心血管系**
> - 胸痛
> - 皮膚蒼白
>
> **皮膚**
> - 紫色の病変（カポジ肉腫）
> - 口腔のカンジダ（鵞口瘡）
> - ヘルペス病変

て細胞性および液性免疫が動員される。しかし，ウイルスが自身の増幅のために CD4 細胞を用いるため，ゆっくりと CD4 細胞の供給が抑えられ，CD4 細胞数は正常まで戻ることはない。

感染後 3 年以内に CD4 細胞数は 500 個/mm^3 以下まで低下してくる可能性がある。この時期は患者が依然明らかな徴候や症状を示さないので「無症候期」と呼ばれるが，病状経過の第二期の始まりを意味する節目でもある。

最終的に患者は有症候期に進み，発熱や体重減少などの徴候や症状（ボックス 8-4 参照）を認め始める。CD4 細胞数が 200 個/mm^3 以下にまで低下すると，HIV 陽性患者は AIDS を発症したといわれるようになる。この時期は，低い CD4 細胞数のために，患者は日和見感染にかかりやすくなってくる。CD4 細胞は他のリンパ球よりも早く破壊されるため容易に同定されやすく，CD4 細胞数の低下は病状の進行とともにさらに進んでいく。

治療

抗レトロウイルス薬は，HIV ウイルスの複製を阻害し，免疫系への損害を抑える。これらの薬物は大変効果が高く，多くの患者で血液中のウイルスが陰性になる。HIV 陽性の人は，仕事や普通の生活における他の活動にも問題なく参加し，地域社会のなかで活動的に生きていくことができる。しかしいったん治療を開始してしまうと，抗レトロウイルス薬は一生毎日つづけていかなければならない。服薬を怠れば怠るほど，抗ウイルス薬が無効になるリスクが高まってしまう。

抗レトロウイルス薬には Ziagen，Videx，Emtriva，Epivir，Zerit および AZT がある。これらは個別に処方されることもあるが，単一の錠剤に 2〜3 の薬剤を詰めた合剤として処方されることもある。これらの合剤には，Combivir，Trizivir，Epzicom および Truvada がある。ウイルス量と CD4 細胞数の測定は，患者が薬物治療にどれだけ反応しているのかを判断するのに必須である。

抗レトロウイルス薬に関連する副作用としては，頭痛，下痢，悪心，過敏反応，および末梢神経障害（神経損傷）がある。これらの症状の多くは HIV 感染自体の症状でもあるので，抗レトロウイルス薬治療開始時と比べていつからそれらの症状が始まっているのかを評価することが重要である。

予防

HIV はヒトという宿主外で生きていくことができない。感染は主として性交渉時や，静注薬物の乱用者が注射針を使い回すときに生じるような，感染している血液が非感染者の血流に直接注入される場合に起こる。HIV 感染から身を守るために，患者の傷がある皮膚，粘膜，血液，または他の感染の可能性がある物質と接触するときには，手袋を使用する。針安全装置を使用し，患者に気管挿管や気道の吸引を行う際には眼，鼻，口を防護するものを身につける。

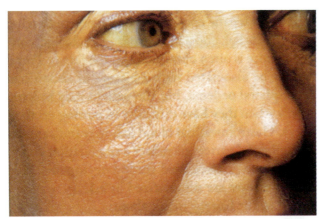

■図 8-5　原発性胆汁性肝硬変患者の胆汁うっ滞性黄疸。長期間にわたる抱合型ビリルビンの高値は，特徴的な暗褐色〜橙色の色素沈着を皮膚および強膜に認める。黄色種や角膜環は，脂質代謝異常の結果として原発性胆汁性肝硬変の患者によく出現する（Forbes CD, Jackson WF：Color atlas and text of clinical medicine, ed 3, London, 2003, Mosby. より）

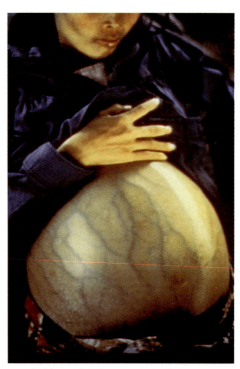

■図 8-6　慢性 B 型肝炎による肝腫瘍のため腹部膨満を呈している女性患者（Centers for Disease Control and Prevention, Patricia Walker, Regions Hospital, Minnesota. の厚意により）

マスクを日常的に使用する必要はない。しかし，しっかりとした手洗いはリスクの低減に重要である。患者の血液への曝露が発生した場合には，医療施設で曝露源の患者への迅速 HIV 検査を施行する必要がある。このような検査は，1 時間以内に結果が出る。HIV ウイルスのライフサイクルの初期に現れるタンパク質を同定するので，迅速検査は正確である。

曝露後の迅速 HIV 検査の施行は，OSHA によって強く求められている。曝露源の患者の HIV 検査が陰性の場合，曝露した医療従事者への検査は必要なく，勧められてもいない。曝露源の患者が陽性であった場合，医療従事者は予防措置として抗レトロウイルス薬の服用を提案されるかもしれない。しかし，これらの薬剤は強い副作用を有するので，CDC によって作られた特定のリスク基準を満たす患者にのみ投与される。曝露した医療従事者は，抗レトロウイルス薬のリスクとメリットについて，カウンセリングを受ける必要がある。

肝炎

■ B 型肝炎ウイルス

B 型肝炎ウイルス（HBV）は HBV 表面抗原と呼ばれるエンベロープタンパクを大量に産生する小さな DNA ウイルスで，血清の検査で容易に検出できる。HBV コア抗原（HBcAg）および e 抗原（HBeAg）が感染性およびウイルス量のマーカーである。これらのマーカーを検査することで，急性および慢性の感染を識別し，モニターできる。

徴候と症状

HBV 感染症の徴候と症状は 2 期からなる。第 1 期では，患者は発熱，悪心，下痢，腹痛などのインフルエンザ様の症状を呈する。この間，大量のウイルスが循環血液中に存在している。第 2 期では，患者の皮膚や眼には黄疸が認められ（図 8-5），便が白っぽくなり，尿もほぼ茶色になる。この段階では，ウイルス量は低下し抗体が血液中に現れる。HBV に感染した人のおよそ 10％が慢性感染となり，肝不全や肝癌（図 8-6）へと進展していく。

感染の両段階において，評価は主に視覚的なものでなされるが，詳細な病歴聴取も重要である。症状の開始時期を尋ね，痛みの性状や部位についても特定しなければならない。

病態生理

HBV の感染は主に血液への曝露や血液製剤，性的接触，または周産期曝露によって起きる。HBV 感染のリスクを伴う行為には，静注薬物の乱用や複数のパートナーとの性的接触などがある。HBV の潜伏期間は 30〜200 日である。成人感染者の 5〜10％は前駆症状期の間に発熱，関節炎，発疹を認める。

診断

症状が現れる2〜7週間前から，HBV感染のマーカー（HBc抗原とHBe抗原）は出現する。症状の出現とともに，アラニンアミノトランスフェラーゼ（alanine aminotransferase；ALT），ビリルビン，およびアスパラギン酸アミノトランスフェラーゼ（aspartate aminotransferase；AST）の値が上昇してくる。これらのマーカーは，その後6カ月程度かけて低下する。

治療

慢性感染に対しては薬物療法がある。インターフェロン療法を受けていないか患者の投薬リストを確認する必要がある。インターフェロンはインフルエンザ様の症状，抑うつ，不安を引き起こすことがある。アデホビルやテノホビルのような他の治療薬は腎不全を引き起こすことがある。

予防

血液または血液が混じっているような液体と接触しなければならないときには，標準予防策に従うことによって，HBV感染から身を守ることができる。しかし，予防接種が広くいきわたっている米国の人々にとっては，HBVワクチンの接種がもっとも大事な予防法である。1991年以降，すべての新生児が，出生後12時間以内にワクチン接種を受けてきた。2000年には，すべての中学，高校，大学生が学校に入学する前にワクチン接種を受けていることが義務づけられた。1982年以降は，ほとんどの医療従事者がワクチン接種を受けている。それゆえHBVのリスクおよび発生率が全米的に急激に減少してきている。ワクチン接種は終生免疫を与えるので，追加接種やルーチンでの抗体価の測定は必要ないし推奨されてもいない。

■ C型肝炎ウイルス

C型肝炎ウイルス（HCV）は，1988年という非常に最近になって同定された。1992年にはHCV検査が利用可能となっている。HCVは一本鎖RNAウイルスで，米国の人口の1.5％が感染していると推定される。しかし2008年には新たなHCV感染症例は877例しか報告されておらず，発生率は低下しつづけている。

徴候と症状

HCV感染の早期の徴候や症状として，疲労，腹痛，および肝腫大がある。腹部の触診と，発熱の有無を確認する。HCV感染患者の20％のみが肝炎の第2期に関連した症状，すなわち黄疸，白っぽい便，および暗褐色の尿を呈する。このような患者の約20％が慢性肝炎に移行し，30％はキャリアとなる。

病態生理

HCVには少なくとも6つの遺伝子型および50種類以上のサブタイプがあり，培養は困難である。遺伝子型（ジェノタイプ）1型（Genotype 1）は，もっとも一般的であるが，治療に対しては反応がもっとも悪い。感染は，主に注射針を使い回す静注薬物の乱用者の間で汚染された血液の注入により発生するが，時折次のような状況でも発生し得る。

- 入れ墨やボディピアス
- 針刺し
- 臓器移植
- 輸血または血液製剤の使用
- 性的接触

潜伏期間は6〜7週間であるが，輸血によって感染した場合にはより短期間になる。

診断

検査は近年改善されてきており，現在では実際のウイルスタンパク質であるHCV-RNAを検出することができるようになっている。2003年には，CDCはすべての医療機関の検査室に，曝露後4〜6週間を経過した患者においてHCV感染を検出することができるHCV-RNA検査を実施できるようにすることを求め始めた。逆転写ポリメラーゼ連鎖反応（reverse transcription-polymerase chain reaction；RT-PCR）による検査は，より速く，曝露後1〜2週間でも結果を得ることができる。酵素免疫測定法は偽陽性の割合が高く，その結果は組換え免疫ブロットアッセイ（recombinant immunoblot assay；RIBA）で確認する必要がある。HCV-RNA検査での抗体の確認は曝露後の感染を検出できる。

治療

HCVに感染していることが判明したヒトは，24週間にわたる投薬を受けることになる。インターフェロンαにしばしば抗ウイルス薬を加えた投与が，治療法として考慮されることになる。

予防

患者の血液または他の感染源になり得る物質と接触する際に、しっかりとした手洗いなどの標準予防策に従うことによって、HCV に感染するリスクを減らすことができる。曝露した際にはすみやかに報告をすることにより、曝露源の患者の検査を行うことができる。もし曝露源の患者の検査結果が HCV 陽性であった場合は、被曝露者は曝露 4 週間後に HCV-RNA 検査を行うべきである。

現時点では、曝露後の感染予防のために使用可能な薬剤は存在せず、HCV ワクチンは開発されていない。曝露後 4 週間での HCV 検査が陽性であった場合、リバビリンの投与でウイルスを除去することになる。

■ D 型肝炎ウイルス

D 型肝炎ウイルス（hepatitis D virus；HDV）、またはデルタ因子は、1977 年に初めて同定された。HDV は感染に際して HBV に依存しなければならない RNA ウイルスである。したがって、HDV はしばしば HBV に寄生している、といわれる。このウイルスは多くの場合、静注薬物の乱用者にみられるが、HBV に対するワクチン接種の影響で、米国では HDV の感染率がきわめて低い。

徴候と症状

発熱、腹痛、悪心および嘔吐など HBV 感染の徴候や症状を評価する必要がある。多くの場合、食思不振などもみられる。

病態生理

感染は経皮的曝露によって起こるが、それに加えて、感染率は下がるが性的接触によっても感染が起こり得る。潜伏期間は 30 〜 180 日間である。

診断

血清学的検査は、活動性感染の徴候としての HDV 抗原および HDV IgM 抗体の存在を評価するために行われる。HDV は 2 つの D 型肝炎抗原を特性として有している。これらの抗原は感染の初期の段階で同定され、ウイルスの複製を阻害することに関与している。

治療

HDV に対しての抗ウイルス薬使用の有効性を見出す知見は出されていないため、保存的治療を行うこととなる。

予防

HDV 感染は HBV に対してのワクチンにより防ぐことができる。患者の血液または他の感染源になり得る物質と接触する際には、しっかりとした手洗いなどの標準予防策に従う必要がある。

非血液感染性の肝炎ウイルス

■ A 型肝炎ウイルス

A 型肝炎ウイルス（hepatitis A virus；HAV）は、感染者の糞便中から検出される一本鎖 RNA ウイルスである。このウイルスは肝臓内で増殖するが、通常肝臓を直接的に傷害することはない。実際、本疾患は良性といわれることが多い。

米国での感染率は、HAV に対するワクチンが使用されるようになった 1995 年頃からおよそ 90％も低下している。2008 年には 2,585 例の感染が米国で報告されているが、これは米国歴代でもっとも低い値であった。

徴候と症状

HAV 感染した患者は初期には、倦怠感、食思不振、悪心・嘔吐、下痢、発熱、腹部症状などを呈する。本疾患の第 2 期の徴候および症状は黄疸や暗褐色の尿、白色の便など、他の型の肝炎と同様である。患者に最近の米国外への渡航歴を尋ね、生のエビ、カニなど汚染された水や食品を摂取した可能性がないか聴取する必要がある。

病態生理

HAV は糞口感染により伝播する。HAV は消化管でコロニー形成し、症状が出現する 4 週間ほど前から血液中で検出される。潜伏期間は 2 〜 4 週間である。HAV による慢性感染は起きず、抗体の産生により終生免疫が獲得される。

診断

曝露後 3 週間ほどで、抗 HAV 抗体および IgM 抗体を検出できるようになる。

治療

治療は保存療法であり、十分な栄養を与え、輸液をすることになる。

予防

患者の糞便と直接接触する際には、しっかりした手洗いなどの標準予防策に従う必要がある。HAVに対するワクチンは医療従事者には推奨されていない。

■ E型肝炎ウイルス

E型肝炎ウイルス（hepatitis E virus；HEV）は、腸管感染性の非A非B型肝炎（enterically transmitted non-A, non-B hepatitis；ET-NANBH）とも呼ばれる、肝細胞や末梢血単核球で増殖する小さなRNAウイルスである。1つの遺伝子型のみ同定されている。このウイルスは、途上国やロシア、南アジア、アフリカ、メキシコ、中央アメリカなどの世界のさまざまな場所で、もっとも多くみられる肝炎の原因であるが、米国ではきわめてまれである。

徴候と症状

HEV感染が疑われる患者を評価する際には、出身国と渡航歴を尋ねる必要がある。腹痛や腹部の圧痛、発熱、悪心、倦怠感の有無を評価する。

病態生理

このウイルスの保有宿主はブタ、ニワトリ、ネズミといわれている。潜伏期間は2〜9週間である。

診断

米国のような本疾患の罹患率が低い地域では、HEVに特異的なIgMの検出が感染を示す。

治療

HEVに対する治療は、保存的療法に限られている。

予防

患者の糞便と直接接触する際には、しっかりとした手洗いなどの標準予防策に従う。

空気感染，飛沫感染する小児の疾患

ワクチン接種は小児および成人の伝染病を劇的に減少させはしたが、依然存在している。適切なPPEを行ったり対処したりするためには、これらの疾患の臨床プレゼンテーションを理解することが重要である。

麻疹，流行性耳下腺炎，風疹

麻疹、流行性耳下腺炎、風疹（MMRとMMRV）ワクチンは、幼少期に罹患するこれら3つの疾患に対する免疫を付与するために、生きてはいるが弱毒化させたウイルス株を使用する。1971年に混合ワクチンとして認可され、MMRはもっとも安全で効果的な各ワクチンを含む。患者固有の病歴や背景となる医学的な要因をもとに、どのワクチン接種が適切であるかを決める。ワクチン接種は免疫をもたないすべての医療従事者に推奨されている。しかしながら、妊娠中の女性には推奨されない。MMRワクチンを接種された妊娠可能年齢の女性は、ワクチン接種後3カ月間は妊娠しないように指導される。

■ 麻疹

麻疹は感染者の血液、尿、咽頭分泌物に含まれる麻疹ウイルスによって引き起こされる疾患である。

徴候と症状

麻疹のカギとなる徴候がコプリック斑（Koplik spot，頬粘膜上にみられる灰白色の斑）の存在である。麻疹の他の徴候や症状は下痢、発熱、結膜炎、咳、鼻感冒（鼻閉と鼻汁）、および染みのような赤い発疹（図8-7）である。中耳炎、肺炎、心筋炎、および脳炎などの合併症は、報告されている麻疹症例のおよそ20％に起こる。

病態生理

麻疹ウイルスは、感染者の鼻や喉の粘液に存在する。ヒトがくしゃみや咳をすると、飛沫が空気中に散布される。ウイルスは2時間は感染した表面上で生きつづけ、感染性を維持する。罹病期間はおよそ9日間である。ウイルスは、感染した気道分泌物との接触を介して、直接または間接的に播種される。重症例では、痙攣が起こったり、また致死的となったりすることもある。深刻な合併症は5歳未満の小児と20歳以上の成人でより頻繁にみられる。

診断

麻疹ウイルスと抗原に対しての血清学的検査は、診断と治療のために有用である。IgM抗体検査が陽性であればウイルス培養が行われる。IgMは免疫応答の最初に産生される抗体である。

予防

麻疹患者のケアを行う際、もし救急隊員がワクチン接

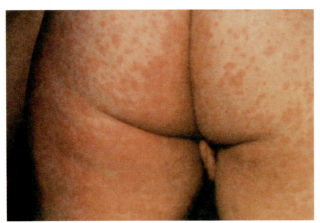

■ 図 8-7　第 3 病日の麻疹による皮疹（Centers for Disease Control and Prevention, 1990. の厚意により）

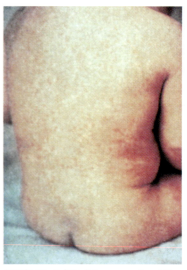

■ 図 8-8　風疹の小児（Centers for Disease Control and Prevention, 1990. の厚意により）

種を受けていないか，麻疹に対する免疫がない場合には，患者にサージカルマスクを着用させる必要がある。免疫があるかどうかわからない場合は，血清学的検査を行うべきである。結果が陰性の場合，ワクチン接種を検討しなければならない。

■ 風疹

風疹（または三日はしか）もまた，気道分泌物に含まれるウイルスによって引き起こされる。罹病期間は約 3 日間である。妊娠中の風疹感染は流産，早産，低出生体重児を引き起こすことがある。風疹が妊娠初期に母親から胎児に感染した場合，精神発達の遅滞，難聴，先天性心疾患や生後 6 カ月以内の敗血症のリスクの増加を含め胎児の発達の異常を引き起こすことがある。これらの発達の異常は先天性風疹症候群として知られている。

徴候と症状

風疹の徴候および症状には軽度の発熱，発疹，耳介後部や頭蓋底部のリンパ節腫脹がある（図 8-8）。

病態生理

風疹は非常に感染性が強く，発疹出現の 4 日前から発症後 4 日までのあいだ感染性を維持している。

診断

血清学的検査は抗体を同定するために行われる。PCR はウイルスを単離するために行われる。

治療

風疹患者の管理の中心は保存療法である。

予防

風疹患者にサージカルマスクを着用させるなどの呼吸器系の予防措置をとることによって風疹感染のリスクを減らすことができるが，医療従事者にとっての感染リスク低減のカギはワクチン接種である。

■ 流行性耳下腺炎

流行性耳下腺炎（おたふく風邪）はムンプスウイルスによって引き起こされる急性，感染性の全身疾患である。

徴候と症状

おたふく風邪の特徴は頸部の片側もしくは両側の耳下腺の腫脹と圧痛である。患者は発熱も呈する。まれな合併症として水頭症，難聴，ギラン・バレー症候群，膵炎，および心筋炎があげられる。

病態生理

ムンプスウイルスは患者の唾液の飛沫を吸入することによって感染する。冬から春にかけて年長児に多く発生する。潜伏期間は 12 ～ 26 日間で，発症の 1 週間前から発症後 9 日までのあいだは感染性を有する。

診断

耳下腺腫脹の評価を行う。血清学的検査は，おたふく風邪のためには必ずしも必要ない。

治療

鎮痛および解熱薬による保存療法が行われる。

予防

おたふく風邪の感染が疑われる患者を搬送する際は，飛沫感染予防策（患者にサージカルマスクを着用させる）をとる必要がある。ワクチン接種は，医療従事者間のリスク軽減のカギとなる。

■ 百日咳

WHOによると，2005年には，世界中で5,000万例の百日咳が発生しており，そのうち30万人が死亡した。米国だけでなく途上国でも，百日咳は再興感染症として問題となっている。疾患の発生率は1980年以降年々増加している。

徴候と症状

百日咳患者に曝露したかについて尋ねる必要がある。カタル期として知られている百日咳の第1期の徴候と症状には，発熱，倦怠感，くしゃみ，食思不振がある。この段階は数日つづく。病気の第2段階，咳嗽発作の時期は本疾患を特定するためのカギとなる。患者は，1日50回以上の痙攣性の咳嗽（痙咳）発作のエピソードを認めることがある。毎回痙咳発作が治まるたびに，笛吹様の吸気音が出現する。嘔吐，酸素飽和度低下，痙攣，および昏睡がないかを評価する。回復期である第3期では，咳嗽が改善し始め，頻度，強度ともに低下する。症状が数週間つづくこともある。

病態生理

百日咳の原因微生物は，グラム陰性菌である百日咳菌（*Bordetella pertussis*）である。この微生物は呼吸器系以外の場所ではほんの短時間しか生存できない。呼吸器系に侵入する際には線毛に取り付き，それらを動かなくさせる。全身症状を引き起こす毒素を産生する。潜伏期間は7〜10日間であり，感染は経口または鼻分泌物との直接接触によって起こる。リスクの高いグループは，小児期および思春期の小児である。しかし成人の百日咳の発生率上昇が報告されてきている。

診断

抗体価の上昇などの検査結果に基づいて診断が行われる。

治療

治療の中心は抗菌薬であり，通常エリスロマイシンが用いられる。

予防

百日咳ワクチンは1940年に利用可能となり，小児のワクチン接種は本疾患の予防と管理のためにもっとも重要である。百日咳の疑いがある患者のケアに際しては飛沫に対しての予防策を講じる必要がある。サージカルマスクまたは酸素マスクを患者に着用させて，標準予防策に従う必要がある。

ワクチン接種はこれまで考えられていたような百日咳の終生免疫を付与しないことがあるため，医療従事者は追加のワクチン接種（破傷風，ジフテリア，百日咳）を受ける必要がある。どんな曝露であってもできるだけ早く報告し，14日間の抗菌薬投与を受けなくてはならない。

■ 水痘帯状疱疹ウイルス

水痘はヘルペスウイルス属である水痘帯状疱疹ウイルス（図8-9）によって引き起こされる非常に感染性の強い病気である。水痘は世界中で発生していて，すべての人種，年齢，性別が感染し得る。しかしながら，主に小児期の疾患であり，大部分の感染は10歳未満に発生している。毎年全世界で約6,000万件発生していると推定されている。

一度水痘に罹患したら，大部分の人が終生免疫を獲得すると考えられており，患者は再度水痘に罹患することはない。しかし，罹患歴にかかわらず，免疫力が低下している場合には感染しやすくなるため，もし患者がウイルスに曝露されるようなことがあれば，予防策や疾病に対しての対応が必要になってくる。

通常，水痘帯状疱疹ウイルスは，感染の後，生体から排除される。しかし，一部の人においては，ウイルスは

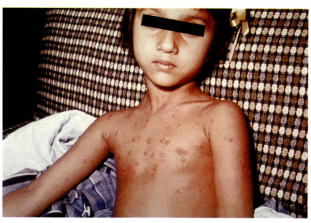

■図8-9　水痘（Marx J, Hockberger R, Walls R：Rosen's emergency medicine, ed 7, St Louis, 2009, Mosby. より）

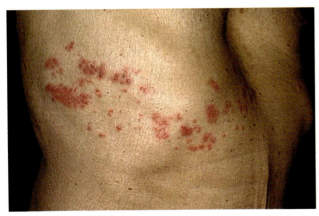

■図 8-10　帯状疱疹（Marx J, Hockberger R, Walls R: Rosen's emergency medicine, ed 7, St Louis, 2009, Mosby. より）

脊髄後部の神経根ガングリオンに残存しつづけ、帯状疱疹感染症（図 8-10）として後に再び現れることになる。このウイルスの再活性化は、身体的もしくは精神的なストレスを受けている間に起こることがある。帯状疱疹からは生きているウイルスが排菌され、とても強い痛みを引き起こす。

徴候と症状

水痘の前駆症状は、熱、倦怠感、食思不振、頭痛である。次に掻痒感を伴う水疱や発疹が現れる。伝染性膿痂疹、蜂窩織炎、壊死性筋膜炎、関節炎の重複感染の徴候がないか評価しなければならない。他者、とくに水痘に罹患していることが判明している小児との最近の接触がないか尋ねる必要がある。罹患した患者が成人であれば、彼らの免疫不全の状態についても尋ねる必要がある。

病態生理

このウイルスは飛沫の吸入または水疱から排泄されたウイルスとの接触という 2 つのうちのどちらか 1 つの経路で感染する。進入門戸は通常結膜か上気道粘膜である。ウイルスの複製はその後 2 〜 4 日の間に所属リンパ節で起こり、そのあとに第一次のウイルス血症がみられる（感染後 4 〜 6 日）。それから肝臓、脾臓そして、おそらく他の器官でもウイルスの複製が行われる。最初の曝露から 14 〜 16 日後にこの第二次のウイルス血症が起こる。これは典型的な水疱状の発疹を引き起こす皮膚へのウイルス小片の拡散を特徴とする。発疹はまず体幹部に現れて、その後顔、頭皮、時に口腔や性器の粘膜にまで広がる。浅い水疱はより深い膿疱に発達していく。皮疹は軽快するにつれ、乾燥し痂疲に覆われる。水痘帯状疱疹ウイルスの潜伏期間は通常 10 〜 21 日間である。皮疹出現の 1 〜 2 日前からすべての皮疹が乾いて痂疲化するまでの間、患者は感染性を有していると考えられる。

診断

検査は一般的には行われない。診断は臨床症状に基づいて行われる。

治療

水痘患者への治療は対症療法である。経口の抗ヒスタミン薬やローションが掻痒感軽減のために処方されることがある。小児ではライ症候群（Reye's syndrome）の発症を予防するために、アスピリン以外の薬剤で解熱を図るべきである。掻破によって皮膚を傷つけるために指の爪は切っておいたほうがよい。抗ウイルス薬や副腎皮質ステロイドが有症状期間を短縮するために処方されることがある。

予防

ワクチン接種が、患者にとっても医療従事者にとっても水痘帯状疱疹ウイルスを予防するための重要な方法である。可能であれば、患者にサージカルマスクを着用させ、飛沫感染に対しての予防策をとる。それが困難なときには医療従事者側がマスクを着用する。排菌している皮疹に直接触れるときには手袋を着用する。救急車両のルーチンでの消毒は適切であるが、車内の換気は必要ない。曝露後の治療が必要となることがあるため、曝露した際には指名感染制御官に報告を行う。曝露後にワクチン接種を受けた場合には、曝露後 10 〜 28 日間の就労制限がなされなければならない。

■ RS ウイルス

RS ウイルスは呼吸器系を侵す RNA ウイルスで、肺や気道に感染する。米国では本ウイルスによる感染は季節性で、秋、冬、早春に発生する。赤道近郊の国々では通年性である。

たいていの健康な成人は RS ウイルス感染から 1 〜 2 週間で回復するが、乳児、若年小児、高齢者では、本ウイルス感染は呼吸器疾患の主な原因の 1 つとなっている。米国では、1 歳未満の小児の、細気管支炎（肺内の小さな気道の炎症）と肺炎のもっとも多い原因となっている。

徴候と症状

RS ウイルス感染の症状は、発熱、くしゃみ、喘鳴、

咳嗽，食欲減退，鼻閉である。低酸素血症と無呼吸はRSウイルス感染の乳児ではよくみられ，入院の主な原因となっている。ウイルスへの曝露歴を確認し，患者の呼吸状態や呼吸音を評価する必要がある。

病態生理

RSウイルスの感染は飛沫や汚染された部分との直接接触により起こる。本ウイルスの進入門戸は通常，眼，鼻，口である。RSウイルスは90 cm以下しか飛散できない大きなウイルスである。飛散距離は限られているが，生存能力で補っている。本ウイルスの潜伏期間は2～8日間である。

診断

検査は中等症から重症の症状を呈していたり，下気道感染を起こしたりしている患者の診断補助のためにRSウイルスの流行期に行われる。検査は主に6カ月～2歳までの小児，高齢者，既存の肺疾患をもっていたり，臓器移植を受けたりした患者など免疫系が抑制状態にあるヒトに行われる。

治療

治療はβ作動薬の投与と対症療法に限られており，酸素投与，補液，分泌物の吸引，呼吸の補助，必要があれば気管挿管が行われることもある。

予防のためにしっかりとした手洗いなどの標準予防策に従う必要がある。環境保護庁（Environmental Protection Agency；EPA）に認可されている消毒薬で表面を消毒する。

予防

抗RSウイルス免疫グロブリン静脈注射はRSウイルス感染に対しての高リスク小児の下気道感染を予防するためのFDA認可の治療法である。

飛沫感染する疾患

飛沫による伝染病の伝播は，90～183 cmほどしか飛散しないものの，キスをしたり，抱きあうこと，その他の体の接触，もしくは食器の共有，90 cm以内の距離での他者との会話という，近距離の人と人の接触の際に，感染した患者の飛沫物が拡散して起こる。空気感染と異なり，飛沫によって運ばれる粒子はより大きくそれほど遠くまでは飛散しない。重いウイルス粒子はエアロゾル化できず，長時間空気中に漂うことができない。

飛沫感染する疾患への曝露というものは，患者の口腔，鼻腔分泌物との直接接触と定義され，たとえば感染予防策を講じていない口対口人工呼吸や，吸引，顔面の感染予防策を講じない状態での気管挿管の際の分泌物の飛散などで起こり得る。

■ 重症急性呼吸器症候群（SARS）

SARSコロナウイルス（severe acute respiratory syndrome coronavirus；SARS-CoV）には短いが複雑な歴史がある。2003年に初めて同定された。発生源である中国のある地域から始まって，アジアを席巻したこの新種のウイルスのアウトブレイクはすぐに世界中に広まった。しかしながら，出現した際と同様に，このウイルスは急速に消えてしまった。世界的な大災害になるのではという恐ろしい予測は幸い現実のものとはならなかった。2003年以降，SARSは1例も報告されていない。

短期間の流行のあいだ，本疾患は人と人が近距離で接触した際に，呼吸器系の大きな粒子の飛沫によって拡散していった。本ウイルスは，汚染された表面との接触によっても拡散した。

■ ウイルス性髄膜炎

90％以上の髄膜炎がウイルスによるものである。本疾患は世界中で発生している。ウイルス性髄膜炎は医療従事者にとってはリスクとなり得ないが，患者にとっては脅威である。

徴候と症状

ウイルス性髄膜炎の徴候と症状には，突然発症の頭痛，光に対しての過敏，発熱，項部硬直および嘔吐がある。ウイルス性髄膜炎を起こすいくつかのウイルスは発疹を呈し，その場合ほぼ全身に生じることもあれば，単に腕や脚だけに出ることもある。発疹は赤く，部位によっては隆起していることもあるがたいていは平坦である。全身を覆う小さく鮮紅色でピンポイントの発疹が特徴的である髄膜炎菌性髄膜炎にみられる発疹とは異なる。

ウイルス性髄膜炎の臨床症状は，とくに問題とならないこともある。患者は典型的には，熱，頭痛，悪心・嘔吐を呈する。羞明と項部硬直の頻度は少なく，中枢神経感染症の決定的な徴候ではない。意識障害は，緊急対処と安定化の必要性があることを示している。評価の初期段階に，頭蓋内圧の亢進と痙攣の徴候を確認しなければならない。絶えず患者の痙攣，播種性血管内凝固症候群，

不整脈と頭蓋内圧亢進をモニターする必要がある。

病態生理

　ウイルス性髄膜炎は，感染した糞便や鼻咽頭分泌物との直接接触によって感染する，よくみられる比較的軽い疾患である。潜伏期間は2〜10日間である。幼児の間や集団生活を行っている人の間でもっとも速く広がる。通常，夏と初秋に流行を迎える。高校および大学では，季節性の大流行がよくみられる。大部分の小児と成人は，10〜14日以内に完全にウイルス性髄膜炎から回復する。誰しも感染の可能性はあるが，40歳以上の大部分の人々はウイルス性髄膜炎に対する免疫をもっている。

診断

　最近の旅行歴は，原因の特定に役立つかもしれない。前傾姿勢をとったとき，くしゃみをしたとき，咳をしたときに頭痛が悪化する患者は，頭蓋内圧亢進を来しているかもしれない。

　脳神経を含む詳細な神経学的診察を行う必要がある。神経毒を作るブドウ球菌や連鎖球菌などの細菌は，ウイルス性髄膜炎患者に類似した意識障害を引き起こすことがあり得るので，それらも鑑別診断に含めておかなければならない。これに加えて，髄膜の炎症は，カンジダ・アルビカンス（Candida albicans）とクリプトコッカス・ネオフォルマンス（Cryptococcus neoformans）のような真菌によっても，そして腫瘍やくも膜下出血によっても起こされることがある。

　ウイルス性と細菌性または真菌性との鑑別のために，血液および脳脊髄液（blood and cerebrospinal fluid；CSF）の培養を行わなければならない。濁った外観のCSFは，白血球（WBC）数の上昇を示す。CSF中のWBCの大きな増加は，細菌性髄膜炎または脳膿瘍を示唆する。グラム染色は原因微生物を特定することができ，よりターゲットを絞った抗菌薬治療を可能にする。

　腰椎穿刺施行前に，血糖値を測定する。CSF中の細菌数が増加すればするほど，より多くのブドウ糖が代謝により利用されるため，血糖値は診断の手掛かりとなる。低いCSFブドウ糖値〔血糖値の60％未満（＜3.3 mmol/L）〕は髄膜炎を示唆する。これに加えて，心電図，CTまたはMRIのような診断検査は，潜在的に深刻な合併症に関して有用な診断的情報を提供してくれる可能性がある。

治療

　髄膜炎の治療可能な原因の特定は，予後の改善につながる。より早く状態を正確に把握することで，より効果的な治療管理を迅速に開始することができる。気道，呼吸と循環を安定させて，綿密な病歴聴取と身体観察を行うことは，髄膜炎を引き起こしている可能性のある潜在的な病態を特定するカギとなる。

　抗菌薬，抗真菌薬や抗ウイルス薬のような薬物は，通常決定的な治療となる。支持療法として，十分な補液と解熱剤，鎮痛薬の投与が行われる。痙攣が確認されたら，抗痙攣療法を始める必要がある。地域の髄膜炎発病率上昇の早期発見を可能にするための公衆衛生当局への届け出に関して，地域のプロトコールに従う必要がある。重症例では，回復過程で，リハビリテーションや理学療法が必要となるかもしれない。

予防

　ワクチン接種を通しての予防は，髄膜炎を予防する理想的な方法である。しっかりとした手指衛生を含む標準予防策に従う。ウイルス性髄膜炎の疑いがある患者を診療するときには，適切なPPEを使用する必要がある。

細菌性髄膜炎

　細菌性髄膜炎は，脳と脊髄の周囲にある液体の重症の感染症である。細菌性髄膜炎は世界中でみられる。細菌性髄膜炎は，通常インフルエンザ桿菌B型（Haemophilus influenzae type b；Hib），髄膜炎菌（Neisseria meningitidis）または肺炎連鎖球菌（Streptococcus pneumococcus）という3種類の細菌のうちの1つによって引き起こされる。

　Hibと肺炎球菌による細菌性髄膜炎は，ワクチン接種によって防ぐことができる。これらの細菌が髄膜炎の一般的な原因であったため，とくに米国では，細菌性髄膜炎の発病率は小児のためのワクチン接種プログラムにより大いに減少した。

■ インフルエンザ桿菌B型による髄膜炎

　インフルエンザ桿菌は，ヒトのみに感染する病原体とみられている。乳幼児において，Hibは菌血症，肺炎，急性細菌性髄膜炎を起こし，時には蜂窩織炎，骨髄炎，喉頭蓋炎や関節炎を引き起こすことがある。ワクチン接種が可能になった1985年より以前では，小児の200人に1人は生後2カ月までにHib髄膜炎にかかっていたと考えられていた。世界的には毎年200万人がHibに感染し，30万人が亡くなっていた。ワクチン接種プログラムは，現在北米，西ヨーロッパ，日本とラテンアメ

リカのいくつかの国で行われている。

徴候と症状

Hib髄膜炎は，他のタイプの髄膜炎とほぼ同様である。徴候は以下のようなものがある。

- 発熱
- 重症な頭痛
- 項部硬直
- 易刺激性，啼泣
- 倦怠感，傾眠や覚醒困難
- 嘔吐
- 飲食物を拒絶
- 痙攣発作
- 意識消失

Hib喉頭蓋炎（髄膜炎に合併する可能性のある危険な感染症）では雑音を呈する呼吸困難を起こし，6～8歳の間の小児においてはしばしばクループと誤診される。

病態生理

Hibによる髄膜炎の潜伏期間は不明であるが，2～4日間ほどである。

診断

Hibによる髄膜の確定診断のための検査は，血液や脳脊髄液の培養による病原菌の分離である。

治療

症状があるのであれば，痙攣のコントロールやショックの治療のための補助的な酸素の投与や薬剤の静脈内投与を行う。できるだけ早く抗菌薬の静脈内投与を行うべきである。

予防

小児は生後2カ月から始まる一連のHibに対するワクチン接種を受ける。使用するワクチンの種類によっては2カ月，4カ月と6カ月，そしてさらに12カ月と15カ月に接種を受ける。細菌性髄膜炎の疑いがある小児をケアする際には，手指衛生に努めるべきである。成人に対しての曝露後の予防内服は必要なく，推奨もされていない。

■ 肺炎連鎖球菌（肺炎球菌）による髄膜炎

肺炎連鎖球菌〔しばしば肺炎球菌（pneumococcus）と呼ばれる〕は，多くの健康な人の鼻咽頭から分離される細菌である。鼻咽頭に肺炎球菌が存在する状態は，キャリアと呼ばれる。大部分の人々は，人生のうちのどこかでは肺炎連鎖球菌のキャリアであるといわれている。キャリアは幼児でより多くみられ，一般に疾病を引き起こさない。

世界的にみて，肺炎連鎖球菌は肺炎球菌，市中肺炎，菌血症および中耳炎においてもっとも一般的な原因となっている。肺炎連鎖球菌においては90以上の血清型が確認されている。アラスカの原住民を含む米国の特定のヒトは，肺炎球菌感染症に対して高い罹患率を呈している（図8-11, 8-12）。

徴候と症状

肺炎球菌性髄膜炎の徴候と症状は，呼吸困難，異常な呼吸音，発熱，易刺激性と耳感染症などがあげられる。

病態生理

肺炎連鎖球菌はヒトのみに感染する病原体で，飛沫感染（既出を参照）によって広がる。肺炎球菌のキャリアは一般的に健康であるが，他人にしばしば感染を起こさせる。肺炎球菌は時に，定着している人の鼻咽頭から，中耳（中耳炎），鼻腔（副鼻腔炎），肺などの他人の身体に広がることによって疾病を起こす。髄膜炎は細菌が脳と脊髄に定着した結果である。細菌が血流に達すると，菌血症が起こる。

診断

高感度の迅速診断検査は肺炎球菌感染症の大部分の種類に対して利用できないが，新しい尿中抗原検査は成人には有用なことがある。喀痰培養は施行可能であるが，グラム染色が感染の診断にはもっとも迅速な方法である。

治療

ペニシリン，セファロスポリンおよびマクロライド（例：アジスロマイシン）が肺炎球菌性感染症を治療するための第一選択の抗菌薬であるが，肺炎球菌の多くの種が一般に処方されている抗菌薬に耐性である。

予防

肺炎球菌性髄膜炎の疑いがある患者を治療するときに

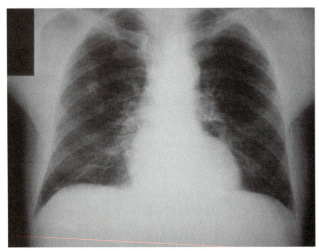

■ 図 8-11　右上葉の肺炎の患者（Centers for Disease Control and Prevention, Thomas Hooten. の厚意により）

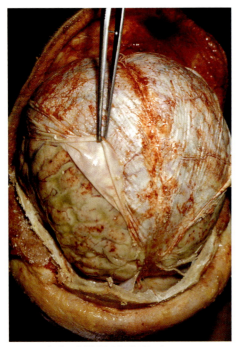

■ 図 8-12　肺炎球菌性髄膜炎（Centers for Disease Control and Prevention, Edwin P. Ewing, Jr. の厚意により）

は，患者にサージカルマスクを着用させるか，自分自身でサージカルマスクを着用しなければならない。しっかりとした手洗いなどの標準予防策に従わなければならない。年長児および成人のために今日使われている多価の肺炎球菌多糖（polyvalent pneumococcal polysaccharide；PPS）ワクチンは「23 価」すなわち 23 種の肺炎球菌に対して効果的である。したがって，本ワクチンは重症感染症を引き起こす肺炎球菌の種の 85 ～ 90％に対して有効である。65 歳以上の成人と，慢性疾患を持っている 65 歳未満の成人は，Pneumovax という商標名のもとで製造されているこの PPS 23 価のワクチン（PPS 23-valent；PPSV23）を受けなければならない。

乳児には，肺炎球菌の 7 価複合の（pneumococcal conjugate 7-valent；PCV7）ワクチンが生後 2，4，6 と 12 ～ 15 カ月に 4 回の一連のワクチン接種として投与される。

■ 髄膜炎菌（髄膜炎菌性髄膜炎）

髄膜炎菌は，多くの人の鼻咽頭常在菌の一部であるグラム陰性の細菌である。特定の状況，たとえば宿主の抵抗力が低下した状態で細菌は血流に進入し，髄膜を含む中枢神経系に入り込み，髄膜炎菌性髄膜炎を引き起こす。この病気は季節性で，初春と秋に起こる傾向がある。世界中で起こり得るが，とくにサハラ以南のアフリカでは多い傾向にある。米国では毎年，2,500 ～ 3,500 例の髄膜炎菌感染が診断され，その 10 ～ 14％が致死的となっている。髄膜炎菌性髄膜炎の感染のリスクが高いのは，乳児と幼児，混み合っていたり不衛生な環境で暮らしたりしている難民，軍隊の新兵，初めて寄宿舎に住む大学 1 年生，高校生，そしてこの疾患をもつ人と家庭内で接触がある人である。

徴候と症状

髄膜炎菌性髄膜炎の典型的な症状は，高熱，頭痛，髄膜刺激症状を伴う急速に紫斑に進展する点状出血である。下肢痛，手足の冷感と蒼白は病状が敗血症性ショックにまで進展していることを示唆している場合がある。意識障害，痙攣，昏睡などの髄膜炎菌性髄膜炎の神経症状は，発症から 24 ～ 48 時間以内に出現してくることがある。疼痛，皮疹やインフルエンザ様の症状など，感染初期の症状に注意を払わなければならない。

病態生理

髄膜炎菌性髄膜炎の伝播は感染している患者の口腔や咽頭からの分泌物の飛沫との直接接触によって起こる。この病原体は空気感染では伝播しない。本菌は A, B, C, Y と W-135 という 5 つの基本的なサブタイプがある。A と C は基本的にはアジアとアフリカでみられる。

診断

脳脊髄液のグラム染色は診断に重要で，30 分以内に施行されるべきである。脳脊髄液の培養は 24 ～ 72 時間を要する。

治療

髄膜炎菌性髄膜炎に感染した患者には抗菌薬が投与される。セフォタキシムやセフトリアキソンなどの第3世代セフェムが最初に投与される。シプロフロキサシン抵抗性の菌が米国のいくつかの州で報告されている。ペニシリンに感受性のある菌もある。

予防

2～18歳の小児，寄宿舎に住む大学1年生そして軍隊の新兵などのリスクの高い人にはワクチン接種が推奨されている。曝露後の治療としては2日間の経口リファンピシンか経口シプロフロキサシンの1回投与が行われる。予防投与は曝露後24時間以内に開始すべきである。

■ 新型 H1N1 インフルエンザ

H1N1ウイルスはメキシコでとくに集中して発生が認められているA型インフルエンザの再流行である。本感染症は発生地として疑われているメキシコから広がり，2009年5月にWHOからパンデミックの宣言が出された。しかしながら，WHOはH1N1のパンデミックはそれほど深刻ではないとしている。実際に，年配者と異なり本感染症に感染しやすい小児，若年者，妊娠女性を除いて，H1N1は普通の季節性のインフルエンザと同様の症状を呈していた。

徴候と症状

患者が下痢も呈するという以外は最初の徴候と症状は普通の季節性のインフルエンザと類似している。重症の徴候や症状は以下を含む。

小児：
- 呼吸促迫
- 皮疹を伴う発熱
- 水分摂取の低下
- 青色の皮膚変化
- 易刺激性
- 傾眠，昏睡

成人：
- 息切れ
- 胸痛，胸部圧迫感
- めまい
- 混乱
- しつこい嘔吐

これらの徴候や症状は呼吸促迫を引き起こし，人工呼吸器の補助が必要になることもある。

病態生理

H1N1は飛沫により伝播する大きな粒子のウイルスである。潜伏期間は1～7日間で，解熱後24時間はウイルスを排出すると考えられている。

診断

特異的な血清検査が感染の診断に用いられる。インフルエンザ迅速診断検査も新型インフルエンザA（H1N1）の検出に用いられる。

治療

患者が呼吸不全の徴候を呈さない限り治療は対症療法でよいが，呼吸促迫の際には人工呼吸器の補助が必要になることがある。呼吸困難を呈するすべての患者に渡航歴を聴取する必要がある。入院となった患者には抗ウイルス薬（タミフル®やリレンザ®）を投与する。

予防

可能であればサージカルマスクを患者に着用させる。それができなければ医療従事者がマスクを着用する。現在のところ飛沫感染する疾患に対してのN95マスクの必要性は科学的に認められていない。WHOのH1N1感染患者のケアに関する指針では，N95の着用を求めてはいない。予防接種がH1N1の拡大を遅らせるカギである。曝露後の抗ウイルス薬による予防治療は適応とされていない。

空気感染する病原体による疾患

感染性の肺疾患の伝播は一般的に空気感染する病原体を吸入することによって起こる。免疫不全の患者や人口密度の高い環境で生活したり労働したりしている人はこれらの疾患に感染するリスクが高い。医療従事者はこれらの類の疾患の潜在的なリスクに注意深く気を配り，適切なPPEを装着し換気のよい場所で働くようにしなければならない。

■ 肺結核

結核は結核菌（*Mycobacterium tuberculosis*；TB）によって引き起こされる。TBは人類を何世紀にもわたって苦しめ，いまだに世界中に苦しんでいる人がいる。歴

史的には，30〜40年に1度流行を認める。世界的なTBの発生を抑えるためにWHOは「Stop TB Global Strategy（ストップ結核世界戦略）」という計画を発表した。TBの感染率はアフリカと東南アジアで高く，毎年全世界で少なくとも200万人がTBにより亡くなっている。一方で，2008年の米国ではこれまででもっとも低いTB感染率が報告された。

　本疾患を論じる際には，TB感染とTB疾患を区別する必要がある。TB感染はTBへの曝露が起こったということのみを意味している。曝露された患者は活動性のある疾病をもっているわけではなく，一生発症しないかもしれない。TB感染の患者は他者の脅威とはならない。曝露，感染の特質や薬剤耐性の内容によって，患者はイソニアジド（INH）などの単剤の内服を行ったり，INHやリファンピシンなど多剤の内服を行ったりする。TB疾患は，検体検査と胸部X線（図8-13）によって証明された活動性のある疾病の状態をいう。活動性のあるTB疾患の患者には数種類の薬剤が処方される。

多剤耐性結核　多剤耐性結核（Multidrug-resistant tuberculosis；**MDR-TB**）は1985年に初めて米国で同定され，少数ながら発生しつづけている。MDR-TBでは，結核菌は疾患の最初の治療に用いられる経口薬剤のうち2剤に抵抗性を示す。イソニアジドやリファンピシンを含む他の経口薬剤の多くは，この菌に有効であるので，MDR-TBは治療可能な疾患である。MDR-TBは薬剤非耐性のTBほど感染性は高くない。

　TB治療に用いられる薬剤の耐性は，もともと備わっているか後天的に獲得したかのどちらかである。後天的な耐性はより一般的で，以前にTB治療を経験した患者に発生する。これらは再治療結核と呼ばれる。先天的な耐性とは以前にいっさい服用していないTB治療のための薬剤に対して耐性を示すことをいう。

　MDR-TBの多くは国外で出生した患者に認められ，WHOは増加しつづける世界的なMDR-TBの流行を報告している。

　MDR-TBの発生を抑制する取り組みのプロセスで，米国とWHOは薬物治療の完全なコンプライアンスを保証する方法として対面服薬治療を始めた。この方法においては，医療従事者は患者が服薬するのを直接観察する。内服のために患者が毎日クリニックに来院するようにいわれることもある。介助を受けながら生活している環境においては，ケアの提供者が内服を観察して確認する。米国においては，本プログラムは地域の公衆衛生当局の管轄下にある。

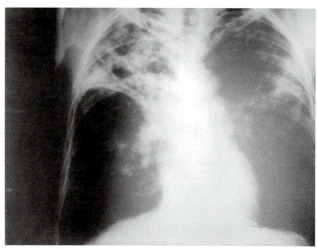

■図8-13　**両側肺結核患者のX線写真**（Centers for Disease Control and Prevention. の厚意により）

広範囲薬剤耐性結核（XDR-TB）　2006年，また新たな世界的問題が南アフリカのクワズルナタルで発見された。広範囲薬剤耐性結核（extensively drug-resistant TB；XDR-TB）はイソニアジド，リファンピシンとセカンドラインの薬剤のうち中心となる6剤（アミノグリコシド，ポリペプチド，フルオロキノロン，チオアミド，シクロセリン，パラアミノサリチル酸）のうち少なくとも3剤に耐性を示す。

　XDR-TBは通常のTBやMDR-TBほど感染性は高くなく，米国では治療可能な疾病である。XDR-TBは免疫不全の患者，とくにHIV陽性患者にみられ，治療の選択肢がないことから100％近い致死率といわれている。XDR-TBの有病率はMDR-TBよりも低いが，XDR-TBがWHOによって初めて報告された。2007年XDR-TBの2症例が米国で報告された。

徴候と症状

　TB疾患（薬剤耐性の種も含む）の徴候と症状には2〜3週間遷延する咳嗽，夜間の発汗，頭痛，体重減少，血痰および胸痛などがある。もし患者がTBの徴候や症状を呈しているようであれば，患者のTB治療歴について尋ね，呼吸音をチェックする必要がある。酸素投与が必要なときもある。移動のときには患者にサージカルマスクを着用させる。服用薬剤をチェックする。すでに患者が治療中なのであればもはや感染性を有していないかもしれない。

病態生理

　結核は伝染性の高い疾病ではない。伝播は治療されていない活動性結核をもつ患者が咳をした際の空気中に浮

遊する粒子を吸入することによって起こる。一般的にそのような曝露は，感染している患者との持続的で密接な曝露，主に患者と同居している場合などに起こる。病院外で活動している医療従事者にとって，そのような濃密な曝露は，治療されていない活動性のある結核の患者に口対口人工呼吸を行ったときぐらいにしか起こらない。新規の薬剤による2日間の治療後には，10%の患者はもはや感染性を有していない。残りの患者も12カ月間は服薬をつづけなければならないが，治療開始後14日目には感染性を有しなくなる。潜伏期間は4日～12週間である。結核には3つのタイプがある：感染性を有しない非典型結核と肺外結核（骨結核，腎結核，リンパ節結核など），そして感染性のある典型結核である。

診断

ツベルクリンテストは結核への曝露を調べるもっとも一般的なスクリーニング検査である。5 mm以下の硬結は曝露に関して陰性とみなされる。喀痰培養と胸部X線は検査が陽性であった場合に行われる。

医療従事者への結核検査は，労働環境のリスクしだいである。前年に3人以上の治療されていないアクティブな結核患者と接触するような職場でなければ検査はしなくてもよい。そして検査は新規に雇用された際と，結核に曝露されたと認められる医療従事者にのみ行われる。しかし救急医療の現場では，毎年の検査がしばしば必要とされる。

治療

酸素飽和度が低下し呼吸困難の徴候がある場合には，結核患者に酸素投与が必要になるかもしれない。イソニアジド（INH）やリファンピシンのような抗結核薬による最初の処置が必要となる。感染性を有する患者には隔離が必要となる。

予防

患者にサージカルマスクを着用させる。マスクが手元になかったり，患者にマスクを着用させることが不可能な場合は，医療従事者自身がマスクを着用する（図8-14）。N95マスクを着用してもよいが，車両には強制換気システムと排気ファンがあり，搬送時間は一般的に短時間であるため，必ずしも必要とはされていない。

活動性のある結核が疑われる患者の搬送後でも，特別な消毒法や消毒液，車両の換気は必要とされていない。

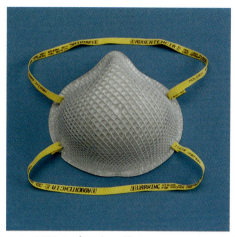

■図8-14　HEPA (High-efficiency particulate air) レスピレーター（Sanders M：Mosby's paramedic textbook, revised ed 3, St Louis, 2007, Mosby. より）

ヘルペスウイルス感染症

■ 伝染性単核球症

単核球症（「mono」）はエプスタイン－バールウイルス（Epstein-Barr virus）というヘルペスウイルスによって引き起こされる。エプスタイン－バールウイルスは，病因はまだはっきりと確立されていないが，似たような徴候や症状を起こす慢性疲労症候群と呼ばれる状態も引き起こすと考えられている。エプスタイン－バールウイルスは咽頭の表皮で増殖し，唾液の中に広まる。これが単核球症がしばしば「キス病（kissing disease）」と呼ばれる所以である。

徴候と症状

徴候と症状には咽頭痛，発熱，咽頭分泌物の増加，リンパ節腫脹などがあり，時として倦怠感，食思不振，頭痛，筋肉痛，肝脾腫などを認めることがある。

病態生理

感染は，患者の唾液との直接接触で起こる。汚染された血液や血液製剤の輸血による感染もある。潜伏期間は4～6週間である。感染性を有している期間は長い。咽頭からの伝播は感染後1年以上長引くこともある。

診断

典型的な症状を呈する患者にはヘテロフィル抗体検査「モノスポット（Monospot）」が診断に有用であるが，感染後2～3週間経過しなければ陽性にならないこともある。検査は陰性であるが強く本症を疑う場合にはエプ

スタイン–バールウイルスに対する特異的な抗原の検査を行うことができる。エプスタイン–バールウイルスのDNA検査も可能である。

治療

治療は多くの場合，対症療法である。免疫不全患者には抗ウイルス薬が処方されることもある。

予防

患者の口腔内分泌物と直接接触した際には，手袋としっかりとした手洗いなどの標準予防策に従う必要がある。単核球症が疑われる患者を搬送したあとには，特別な消毒液は必要ないし推奨されてもいない。曝露後の予防治療も必要ないし推奨されない。

■ 1型単純ヘルペス

1型単純ヘルペス（herpes simplex type 1；HSV-1）は通常口唇ヘルペスと呼ばれている（図8-15）。本疾患は世界中でみられる。生後6カ月〜5歳の小児では，HSV-1はヘルペス性歯肉口内炎として発症する。これは時に，高熱，咽頭痛，リンパ節腫脹を伴う重症感染症になり得る。青年期や若年者では，ヘルペス性咽頭炎として現れることがある。

徴候と症状

患者は掻痒感や焼けるような感じを訴えたり，水疱形成を認めたりすることがある。患者に以前の口腔周囲の病変について尋ねる。HSV-1の発症に関してはストレスと関連があるといわれているので，患者のストレスレベルを評価する必要がある。

病態生理

HSV-1はヒリヒリ感や掻痒感を特徴とする前駆症状期で始まり，つづいて6〜24時間以内に水疱形成を認める。病変は2〜10日間ほど持続する。HSV-1の病変の再発はよく起こる。破綻した水疱と直接接触した手をよく洗浄しないとウイルスは身体の別の部位にも移り，自己感染と呼ばれる。皮膚に傷があるにもかかわらず手袋をせずに，ウイルスを排出している患者の吸引を行ったときには，医療従事者は"ヘルペスひょう疽"と呼ばれる指のヘルペスウイルス感染にかかる。

診断

HSV-1は病変部のスワブから得られた検体を間接蛍

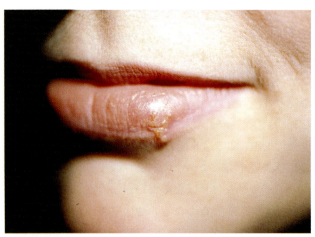

■図8-15　1型単純ヘルペス（Rakel R：Textbook of family medicine, ed 7, Philadelphia, 2007, Saunders. より）

光免疫染色することにより迅速に診断可能である。

治療

アシクロビルやバラシクロビルのような抗ウイルス薬が通常，初感染や再発の際に処方される。局所製剤も使用可能である。

予防

標準予防策に従い，しっかりとした手洗いを行う必要がある。ヘルペス感染の患者をケアする際には創部を覆っておかなくてはならない。

■ サイトメガロウイルス

ヒトサイトメガロウイルス（Cytomegalovirus；CMV）は分類上β-ヘルペスウイルス（beta-herpesvirus）とされ，もっとも大きいヘルペスウイルスのうちの1つである。サイトメガロウイルスには多くの種があり，米国では精神発達遅滞の主要な原因ではないかと考えられている。サイトメガロウイルスはHIV/AIDS患者の失明の主な原因である。

徴候と症状

CMVに感染した大部分の健康な小児や成人は症状を呈さず，患者は感染したことさえも気づかないこともある。CNV感染が疑われる患者を評価する際には，CMV感染は聾や失明，精神症状，小頭症，運動調整障害や痙攣などの慢性の医学上の問題となり得るので，出生時に何らかの感染がなかったかどうか尋ねる必要がある。HIVやAIDSの患者には，最近失明したかどうかについて尋ねる必要がある。

病態生理

CMV に感染した妊娠女性の 60% 近くが血清学的に陽性で，子宮頸部や母乳からウイルスを排出しており，新生児に感染をさせている可能性がある。CMV は性行為で感染する。CMV は輸血や血液製剤の投与でも感染する可能性があり，移植の提供臓器も汚染し得る。免疫不全患者はとくに感染のリスクが高い。

診断

現在は妊娠女性に CMV の検査をルーチンに行うことは推奨されていないが，IgG 抗体の検査は CMV に過去感染したことがあるかどうかを決定することができる。

治療

現在 CMV 感染に対して行われている治療はない。

予防

CMV 感染を予防する目的で抗ウイルス薬をあらかじめ投与することはある。CMV に対したワクチンに関する予備研究が進行中である。CMV は医療従事者にとって職務遂行上のリスクとはみなされていないが，感染が確認されている患者のケアをする際には標準予防策に従う。

性行為感染症

■ 淋病

淋病は米国で報告が 2 番目に多い疾患である。世界的には，6,000 万件以上が毎年報告されている。淋病は莢膜形成性のグラム陰性双球菌である淋菌（*Neisseria gonorrhoeae*）によって起こされる。

徴候と症状

淋病は男性と女性で異なる臨床症状を呈する。淋病の疑いのある患者を評価する際には，腟や尿道分泌物の増加，排尿時の痛みがないかどうか尋ねる必要がある。

男性 男性では淋病は陰茎に限局する（図 8-16）。不快感とともに濃い白色，黄色，緑色の分泌物が陰茎の先から分泌される。男性の場合感染は，前立腺，精嚢，精巣や膀胱に広がり，膿瘍に進展したり，排尿障害や精巣の腫脹を引き起こしたりすることもある。

女性 淋菌に感染した女性の 50% 以上がとくに感染の

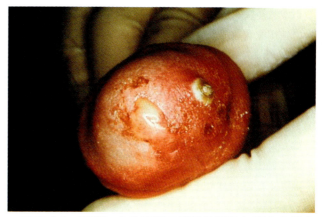

■図 8-16　淋菌による陰茎の膿性分泌物と膿皮症様病変を有する男性。淋菌の性行為感染により陰茎に膿皮形成がみられる（Goldman L, Ausiello D：Cecil medicine, ed 23, Philadelphia, 2007, Saunders. より）

初期段階では無症状である。症状は排尿時痛や頻尿，黄色の腟分泌物，性器の発赤や腫脹，腟の痛みや搔痒感などがある。治療しなかった場合には，淋病は卵管や卵巣の炎症を伴う重症の骨盤内感染を引き起こすことがある。卵管の淋菌感染は骨盤感染症〔骨盤腹膜炎（pelvic inflammatory disease；PID）〕として知られる危険で痛みを伴う骨盤の感染を起こし得る。PID は腟から膿のような分泌物を出すことがある。骨盤の感染を評価するために腹痛や圧痛を調べる。

病態生理

肛門直腸や口腔の淋病も多い。肛門周囲への感染も起こり得るが，基本的な感染様式は感染している相手との濃厚な性行為である。淋菌の潜伏期間は 2 〜 10 日間である。

診断

診断は病変からの分泌物の検査で行われる。男性では，尿道分泌物のグラム染色がスクリーニング検査として行われることがある。

治療

合併症のないケースでは，経口のセフィキシムが処方されるか，セフトリアキソンの筋肉内投与が単回で行われる。

予防

分泌物や病変と接触する際には，しっかりとした手洗いなどの標準予防策に従う。車両や機材に関しては特別な消毒は必要ない。患者の治療に関しては交際相手への

通告が大事である。患者に疾患についておよびコンドームの使用を含む予防法について教育する。

■ 梅毒

ここ10年間ほどで，梅毒は米国，とくに南部の州で増加してきており，国際的にも梅毒の数は急速に増加してきている。梅毒は20～35歳の若年者を襲う傾向にあり，とくに都市部では高い罹患率を呈している。新規感染のおよそ60％は男性と性交渉をもつ男性に起きている。2006年の5月にCDCは，エビデンスに基づく診療およびターゲットを絞った調査活動を行い，2015年までに米国で梅毒を撲滅するというゴールを定めた指針を発表した。

HIVもしくはHCVに感染しているヒトの多くが梅毒にも感染している。OSHAは医療従事者が本疾患に関する教育とトレーニングを受け，曝露後の検査とフォローアップの一部に組み込むように求めている。

徴候と症状

梅毒の初発感染では軟性下疳という感染した皮膚や粘膜の無痛性，潰瘍性の病変を認める（図8-17）。感染場所は通常陰部であるため，通常の身体所見では梅毒が疑われないこともある。第3期梅毒の徴候と症状には以下のようなものがある。

- 皮疹
- 斑状の脱毛
- リンパ節腫脹
- 心臓，眼，耳もしくは中枢神経合併症
- 軟部組織や骨の病変

梅毒の徴候や症状を認めた場合には，患者にリスクの高い行為がなかったかについて尋ねる。

病態生理

梅毒はらせん状の梅毒トレポネーマ（*Treponema pallidum*）によって起こされる。感染は一般的に性行為など排菌している病変との直接接触によって起こる。梅毒は感染した母親から胎児への経胎盤感染でも伝播し得る。輸血によって感染することもある。梅毒トレポネーマの潜伏期間は10日～3カ月間である。感染性を有する期間はさまざまであり，いまだにはっきりとは判明していない。

診断

梅毒の診断はRPR検査もしくはVDRL検査によって確定する。

治療

梅毒の通常の治療はペニシリンGの投与である。患者が妊娠している場合には，2回目の投与は1週間後である。もし患者にペニシリンアレルギーがある場合には，経口のドキシサイクリンか経口のテトラサイクリンを毎日28日間処方する。

予防

しっかりとした手洗いなどの標準予防策に従う。特別な消毒は必要なく，推奨されてもいない。もし汚染された針で針刺しを起こしてしまった場合には指名感染制御官に報告する必要がある。実際に曝露が起こった場合には，曝露源の患者の検査を行う。梅毒の治療を受けている人は，病変が完全に治癒するまでは新しいパートナーとの性行為は控えなければならない。患者の性行為のパートナーに対して，彼ら自身も感染に関する検査を受けることができると伝える必要がある。

■ 陰部ヘルペス

陰部ヘルペスは2型単純ヘルペスウイルス（herpes simplex type 2；HSV-2）によって引き起こされる慢性再発性の疾患である。水疱性の病変が本疾患の特徴である。

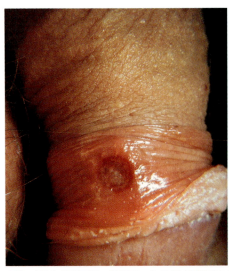

■ 図8-17　第1期梅毒。梅毒による軟性下疳は非膿性の底部とスムーズ，整ではっきりとした輪郭をもつ潰瘍性病変である（Habif T：Clinical dermatology, ed 5, St Louis, 2009, Mosby. より）

徴候と症状

女性では水疱は外陰部，下肢，臀部にも出現し得る。男性では病変は陰茎にもっともよくみられ，男性と性交渉をもつ男性では肛門周囲にも出現する。オーラルセックスの結果として口に病変が現れることもある。陰部ヘルペスが疑われる患者を評価する際には，局所の疼痛，焼けるような感覚，圧痛，発熱や頭痛について尋ねる。

病態生理

HSV-2の潜伏期間は3～14日間である。

診断

HSV-2に関する検査はHSV-1に関する検査と同様である（前項参照）。

治療

抗ウイルス薬が処方されることもあり，その際もっとも使用されるのは経口アシクロビルの連日服用である。

予防

感染している患者の陰部のウイルス粒子と接触することを防ぐため，コンドームを使用することによって陰部ヘルペスの感染は予防可能であるとアドバイスをする。

■ パピローマウイルス

世界的にみて，ヒトパピローマウイルス（human Papillomavirus；HPV）は成人でもっとも多い性行為感染症である。たとえば，疫学者は80％以上の米国人女性は50歳までに1種類以上のHPVに感染すると推定している。

パピローマウイルスは20世紀初頭に同定され，皮膚の疣贅や乳頭腫はヒトからヒトへ感染することが示された。HPVは子宮頸癌の前駆状態であるということが判明した。オーストラリア，カナダ，ヨーロッパ，米国の公衆衛生当局は子宮頸癌や陰部疣贅を予防したり，HPVによってしばしば起こされる前癌状態である子宮頸部の異形成に対する痛みを伴い費用もかかる治療の必要性を減らすために若い女性にHPVに対するワクチン接種を行うように薦めている。

徴候と症状

HPVは陰部疣贅が出てくるまでは視診では同定できない。疣贅がなければウイルスの存在を確定するために病理学的な検査を行わなければならない。HPV感染が疑われる患者を評価する際には，性交歴と女性であればHPVに対しての予防接種を行ったかどうかについて尋ねる必要がある。

病態生理

パピローマウイルスの遺伝子は，遺伝学的に安定した二重鎖DNAによってできている。パピローマウイルスは皮膚の最外層と頬粘膜内側，腟壁のような粘膜でしか増殖しない。

診断

パパニコロー（Papanicolaou）スメアとHPV DNA検査が女性のHPVの同定に有用であるが，男性用の検査はない。

治療

腫瘍性の細胞増殖を止めるために化学的予防を行うことがある。インターフェロン療法の導入もあり得る。凍結療法（冷却），レーザー療法（熱），侵襲的手術（例：子宮摘出術）などが適切な対処として行われる。

予防

女性 ワクチンは子宮頸癌，陰部疣贅および何種かの低頻度の悪性腫瘍の発現とかかわりのある特定のHPV種の感染を予防する。2種類のHPVワクチンが現在使用可能である（ガーダシル®とサーバリックス®）。これらのワクチンは子宮頸癌を起こし得る2種類のHPV（HPV-16とHPV-18）を予防し，さらに他の陰部の悪性腫瘍も予防する。ガーダシル®は陰部疣贅を起こす2種のHPVも予防することができる。

男性 陰茎癌をもっている男性との性交渉はパートナー女性の子宮頸癌のリスクを増加させる可能性がある。

■ 疥癬

寄生性のダニであるヒゼンダニ（*Sarcopetes scabiei*）によって引き起こされる疥癬は性行為感染症とも称されることがある。しかしながら，疥癬の「感染」は実際は生物自身の寄生であって，疥癬を起こすダニは他の感染性微生物を伝播するベクターではない。

米国やヨーロッパでの疥癬の症例数はここ数年増加してきている。疥癬は，患者の家族や子ども，性交渉のパートナー，慢性疾患をもっている患者や入院患者，グループホームに入居しているヒトに影響を与える。

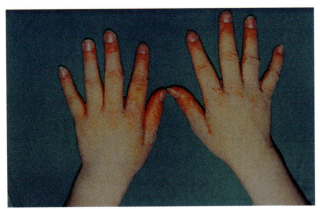

■図8-18 疥癬 (Marx J, Hockberger R, Walls R : Rosen's emergency medicine, ed 7, St Louis, 2009, Mosby. より)

徴候と症状

疥癬の徴候や症状には夜間の掻痒感および以下の部位における皮疹がある（図8-18）。

- 手や指間
- 手関節部の屈側
- 腋窩
- 足関節やつま先
- 陰部
- 殿部
- 腹部

病態生理

レスリングや性行為などの肌と肌が直接触れ合うような接触行為によって伝播が起こる。下着やタオル、リネンのような汚染された媒介物との接触でも起こり得る。感染の既往のないヒトの潜伏期間は2～6週間である。治療によってダニやその卵が完全に死滅するまでは、伝播する可能性がある。

診断

顕微鏡による鏡検でダニを確認することで診断がつく。皮膚の中に穴を掘って潜んでいるダニを針やメスを使って切り出して標本とする。

治療

ペルメトリンが疥癬の局所治療である。小児の疥癬を効果的に治療するためには何回か治療する必要がある。添付文書の指示に従って慎重に本クリームを使用しなければならない。Lindane ローションが二番手薬として処方されることもあるが、過剰使用による Lindane（シラミや疥癬の治療薬）の毒性も報告されている。

予防

予防のために手袋の装着やしっかりとした手洗いが必要である。車両内のリネンは、温水（50℃、10分）での通常の洗濯で構わない。患者搬送後の車両の消毒は通常のもので十分である。曝露したかどうか不安であるならば、上司に報告し曝露の有無を確定する。もし曝露されていたのであれば、治療を開始し、患者ケアの業務の制限が必要となることがある。

■ シラミ症（シラミ）

陰部シラミ（*Phthirus pubis*）は灰色の寄生虫で、疥癬と同じく真の感染というよりは侵入である（図8-19）。シラミはグループホームの居住者、非衛生的なヒト、複数の性交渉パートナーをもっているヒトなどによくみられる。

徴候と症状

陰部シラミの徴候と症状には軽度から重度の掻痒感や、肉眼的に見える陰部・肛門周囲・会陰周囲の毛に付着した虫卵などがある。陰部シラミは睫毛、眉毛、腋窩や頭部やその他の有毛部にもみられる。

病態生理

物理的もしくは性的な接触により伝播する。潜伏期間は卵が孵化したあと8～10日間である。治療によって衣類も含めてすべてのシラミや卵が死滅するまでは伝播する可能性がある。シラミにとってはヒトが唯一の保有宿主である。

診断

診断は毛に付着したシラミの虫卵（白色）を肉眼的にみつけることで確定する。

治療

用手的なシラミの除去とシラミ除去剤の使用が治療法である。1% Lindane シャンプーを幼虫が死ぬまで7～10日間使用する。指示どおりに使用しないとこのシャンプーは毒性を示すことがあるので、年少の小児には Nix のような1%ペルメトリンクリームが使用される。クリームはシラミと虫卵の両方を単剤で死滅させる。

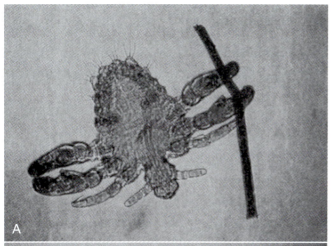
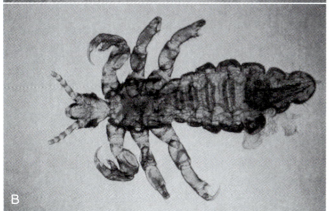

■ 図 8-19　A：陰部シラミもしくはケジラミ。B：アタマジラミの雄（Sanders M：Mosby's paramedic textbook, revised ed 3, St Louis, 2007, Mosby. より）

予防

予防には手袋の装着と，しっかりとした手洗いが必要である。患者搬送後の車両の消毒は通常のもので十分である。曝露があればペルメトリンでの治療を開始し，場合によっては患者ケアの業務の制限が必要になるかもしれない。

神経感染症

　神経感染症はウイルスや細菌のどちらによっても起こり得るし，重症度もほぼ無症状から生命危機を及ぼすものまである。中枢神経系のウイルス感染症の症状は流行性耳下腺炎のように軽症で自然軽快するものから，狂犬病や HSV に伴う脳症のように深刻な脳組織障害を引き起こすものまである。脳組織障害は永久的な神経障害を起こすことがあるので，患者がよりよい転帰をとることが可能であるならば，早期の診断と治療が重要となる。

■ クロストリジウム・テタニ感染症（破傷風）

　破傷風は，嫌気性のグラム陽性菌（破傷風菌，*Clostridium Tetani*）であるによって引き起こされる。破傷風は世界中で発生しすべての年齢層で起こるが，新生児と若年者でもっとも多くみられる。破傷風は WHO のワクチン拡大プログラムの対象疾患のうちの 1 つである。全体としては，年間 50 〜 100 万件の発生がある。およそ 60％以上の症例が 60 歳以上の人である。通常，動物の排泄物などとの接触が日常的にあり，ワクチン接種が不十分な地域にみられる。破傷風菌はウマや他の動物の腸管や，汚染された土壌の中にみられる。静注薬物の乱用が原因となるケースもある。

徴候と症状

　徴候と症状は傷口から始まり，有痛性の頸部や体幹筋の筋収縮がその後出現する。破傷風の指標となる症状は腹部の硬直であるが，硬直は創傷部に限定されることもある。

病態生理

　感染は破傷風の芽胞が動物の糞便，道路の粉塵や土壌で汚染された穿通創を介したり，汚染された路上薬物の注射を通して体内に侵入したりすることで起こる。時に術後や治療されずに放置された軽症外傷でも起こる。潜伏期間は汚染への曝露からおよそ 14 日間と考えられているが，3 日間という短期間も報告されている。短期間の潜伏期間は汚染の強さと相関している。破傷風は，ヒト–ヒト感染しないため，感染期間というものはない。

診断

　診断は徴候と症状に基づいて行われ，今のところ破傷風の検査というものは開発されていない。

治療

　創部の洗浄およびデブリドマンが必要となる。メトロニダゾールが処方されることもある。破傷風に感染をしたということは将来の感染に対する免疫を付与することにはならないので，破傷風に感染した患者は破傷風のワクチン接種を受けるべきである。

予防

　排液のある創をもつ患者をケアする際には手袋を装着する。破傷風の予防は小児期のワクチン接種と 10 年ごとのブースター投与からなる。破傷風の患者を搬送した

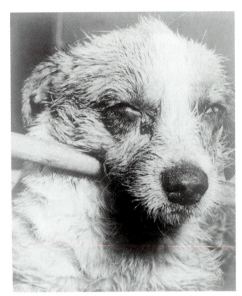

■図 8-20　麻痺性狂犬病晩期のイヌの顔（Centers for Disease Control and Prevention, Barbara Andrews. の厚意により）

あと，車両の特別な消毒は必要ない。

人畜共通感染症

■ 狂犬病

狂犬病ウイルスは弾丸型の一本鎖 RNA ウイルスで末梢神経を通して中枢神経に達する。感染は進行性の脳脊髄炎を起こし，ほぼ確実に死に至る。米国で狂犬病はスカンク，アライグマ，コウモリ，キツネ，イヌ，ネコなどの野生動物や飼育されている動物によくみられる（図8-20）。しかしながら，動物のワクチン接種プログラムにより，狂犬病とそれによる死亡を年間1, 2例にまで減少させてきている。ハワイは唯一狂犬病が発生していない州である。世界的には，不十分な公衆衛生状態，予防措置が十分いきわたっていない，診断施設が不足している，狂犬病調査プログラムが存在しないような国々で多くの狂犬病による死亡が発生している。

徴候と症状

狂犬病に感染した動物から咬傷や擦過傷を受けたあとは，ヒトは狂犬病ウイルスにとても感染しやすい。狂犬病感染の致死率は，創の重症度と部位およびウイルス種の病原性などいくつかの要因によって決まる。患者に，最近の動物との接触について尋ねなければならない。初期の症状は，発熱，頭痛，全身倦怠感など非特異的である。病状が進行するにつれ，不眠，不安，混乱，ごく軽度もしくは部分的な麻痺，興奮，幻覚，不穏，過剰な唾液分泌，嚥下困難などの神経症状が出現する。一般的に信じられていることと異なり，狂犬病患者は水を怖がったりはしない。しかし，飲水はつらい咽頭の筋の痙攣を誘発するので，患者は飲水を嫌がるようになる。これは恐水症と呼ばれ，狂犬病とほぼ同義である。症状出現後数日で死亡することもある。

病態生理

狂犬病は基本的には動物に感染する急性ウイルス性の中枢神経感染症であるが，感染した動物のウイルスが混入した唾液を通して人にも感染し得る。狂犬病のヒト-ヒト感染は一度も確認されていない。普段の生息地域から外れた場所で発見されたり，異常であったり攻撃的であるような仕草をしている動物はすべて感染しているものとして扱われるべきである。

診断

診断は患者の病歴，曝露歴そして臨床症状をもとにして行われる。

治療

創部を徹底して洗浄する必要がある。現行の指針に基づいてワクチン接種を開始する。通常，受傷の当日か10日以内の投与から始まり，3日目，7日目，14日目，28日目とつづく一連の筋肉内投与を受ける。狂犬病免疫グロブリン（rabies immunoglobulin；HRIG）も最初のワクチン接種時に投与される。投与量は体重をもとにして決定される。

予防

狂犬病ウイルスの潜伏期間は9日〜7年間である。飼育している動物のワクチン投与は重要である。狂犬病に曝露したと疑われる患者のケアをする際は，手袋の装着としっかりとした手洗いなどの標準予防策に従うべきである。狂犬病のワクチンは地域の公衆衛生担当当局で入手可能である。本ワクチン接種の投与基準は，品不足により変更された。医療従事者の予防を目的としたワクチン接種は推奨されていない。

■ ハンタウイルス

げっ歯目を通して感染するウイルスに属するハンタウイルス（Hantavirus）は世界中に分布し，ハンタウイルス肺症候群や腎症候群を伴う出血熱などのハンタウイル

ス関連疾患を引き起こす。普通の都市部のネズミだけでなくウマネズミ，シロアシネズミ，コットンラットによって広められる。

ハンタウイルスは，アジア，ロシア西部，ヨーロッパ，米国，中南米でみられる。世界中では15〜20万件の報告が毎年ある。本疾患は1950年代初頭に韓国で初めて報告された。ほぼすべてのハンタウイルス疾患には，春の小さな流行と秋のより大きなピークの2つの季節性の流行がある。疫学者は，これらの流行は農耕のサイクルと，ウイルスを運ぶネズミの感染率の季節性の上昇と一致すると考えている。

徴候と症状

徴候と症状は3〜8日間ほど持続する突然発症の発熱から始まる。発熱とともに頭痛，腹痛，食思低下，嘔吐を認める。顔面紅潮は本疾患に特徴的で，点状出血もよくみられる（一般的には腋窩に限局する）。発症およそ4日目での突然でかつ極度のアルブミン尿は重症ハンタウイルス感染の主要な徴候である。患者は紫斑や強膜の充血（血走った眼）を呈することもある。他の症状としては血圧低下，ショック，呼吸促迫や呼吸不全，腎障害や腎不全がある。腎髄質への特徴的な障害は，ハンタウイルス感染固有のものである。

ハンタウイルス肺症候群は発熱性の疾患である。発熱，筋肉痛，咳嗽，悪寒，腹痛，下痢や倦怠感などインフルエンザ様の症状が特徴である。それに引きつづく症状として，息切れ，頻呼吸，頻脈，めまい，関節痛，発汗，背部痛，胸痛などが起こる。ハンタウイルス感染症に一致する症状がみられた場合，ネズミや他のげっ歯目の糞への曝露がなかったかどうかを患者に尋ねなくてはならない。

病態生理

感染はエアロゾル化されたげっ歯目の糞の吸入によって起こる。ウイルスは慢性的に感染しているげっ歯目の尿，糞，唾液に排出される。潜伏期間は通常約12〜16日間であるが，5日間ほどの短期間であったり，42日間ほどの長期にわたったりすることもある。アルゼンチンやチリでハンタウイルスのヒト-ヒト感染が報告されたが，本疾患がヒト-ヒト感染することはまれで感染期間というものはない。

診断

診断はIgM抗体反応やIgG抗体価の上昇，PCR検査で確定する。ハンタウイルス肺症候群の鑑別診断には，重症肺炎，間質性肺炎，好酸球性肺臓炎がある。胸部X線ではびまん性の間質への浸潤影を認めることがある。

治療

酸素投与や呼吸のモニタリング，体液と電解質バランスの管理，血圧維持の補助などの保存療法以外には特異的な治療法は存在しない。

予防

ハンタウイルスはヒト-ヒト感染を起こさないので通常の標準予防策に従う。車両は通常の消毒で十分である。公衆衛生担当者は，げっ歯目の侵入地域の除染の必要性を判断しなければならない。

生物が媒介する疾患

疾患のベクター（媒介者）とは，それ自体は運ぶ病原体からまったく病的な影響を受けることなく他の種に疾患を伝播する生物のことである。

■ ライム病

ライム病は米国でもっともよくみられるマダニが媒介する疾患である。報告される症例数は米国内の報告システムが確立した1982年以降増加している。本疾患は基本的に大西洋岸や中西部の北部と太平洋岸に限定されている。しかしながら，ライム病は世界中で起こっており，温暖な地域でもっともよくみられる。本疾患はウイルスではなくボレリア・ブルグドルフェリ（*Borrelia burgdorferi*）という名のスピロヘータという細菌によって起こる。10歳未満の小児と中年の成人にもっともよくみられる。

徴候と症状

ライム病は基本的に皮膚，心臓，関節，神経系を侵す。患者が無症状のこともある。疾患は通常3期に分けられる。

1. 早期限局期。早期限局期においては遊走性紅斑という円形でわずかに不整な赤い皮膚病変がマダニ咬傷の後，3〜32日でみられる。この病変は中心の壊死性の部分が何もない部分に囲まれ，さらにその周りに周辺が淡い紅斑を伴う暗赤色の円形の病変に囲まれることからしばしばウシ眼病変と呼ばれる。皮疹は通常直径5cm以上にもなる。皮疹は陰部，大腿，腋窩の皮膚にみられるが，しばしば見逃される。皮

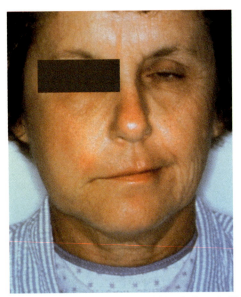

■図 8-21　**ライム病による顔面神経麻痺の患者**（Centers for Disease Control and Prevention. の厚意により）

疹は触ると熱感があり，時に水疱形成を伴ったり，かさぶたに覆われたりすることがある。

2. 早期播種期。次に早期播種期が数日以内に発症する。このステージは二次病変と，発熱，悪寒，頭痛，倦怠感，筋肉痛のようなインフルエンザ様の症状を特徴とする。患者は，乾性咳嗽，咽頭痛，脾腫やリンパ節腫脹を呈することもある。男性患者は精巣腫脹を認めることもある。神経系の症状は 2〜8 週間以内に，治療されなかった患者の 15〜20％にみられる（図 8-21）。治療されなかった患者のおよそ 10％に心臓への浸潤を認める。
3. 晩期。第 2 期の数日〜数年後から始まる本疾患の最終段階である晩期では，治療されていない患者のおよそ 60％に関節炎が認められる。約半数の患者に数日〜数カ月持続する間欠性の関節痛を認める。慢性の神経症状は一般的ではない。米国では記憶障害，抑うつ気分，重症の疲労感がもっともよくみられる症状である。

病態生理

ライム病はマダニ咬傷で感染する。マダニの成虫は宿主としてシカを好むので，成虫はヒトにライム病を伝播することはあまりない。流行期は 6〜8 月で，初秋には減少してくる。潜伏期間は 3〜32 日間である。ヒト－ヒト感染は起こさないので，感染時期というものはない。

診断

皮膚病変の培養でボレリア-ブルグドルフェリ細菌を確認することで診断できる。抗体価検査のほうがより一般的に行われている。しかし，慎重な病歴聴取，病変の観察，関連症状などがもっとも重要である。

治療

患者は経口ドキシサイクリンかアモキシシリンを 10〜21 日間内服する。

予防

常に手洗いは重要であるが，ライム病はヒト-ヒト感染を起こさない。マダニの生息地域で活動する際には，長袖長ズボンを着用する。ジエチルトルアミド（DEET）のような虫除けはマダニなどを防ぐことが可能であるが，このような化学物質は毒性を示し得るので，とくに年少の小児の周囲では慎重に使用すべきである。抗菌薬による曝露後の予防投与は必要なく，推奨されてもいない。

■ ウエストナイルウイルス

ウエストナイルウイルスはフラビウイルス（*Flavivirus*）で米国にとっては比較的新しい部類に属する。本疾患はナイル川沿いの本疾患が初めにみつかった場所の名前に由来する。ウエストナイルウイルスは 1930 年代にウガンダで初めて発見されたが，西半球では 1999 年にニューヨークに初めて出現し，蚊が媒介する疾患の最初の大流行として米国の歴史に名を残した。ウエストナイルウイルスの他の流行はロシア，イスラエル，ルーマニアでも報告されている。多くの症例では，軽症で大きな問題は起こらない。実際，感染者のおよそ 80％は自身が感染したことに気づかない。

徴候と症状

ウエストナイルウイルスに感染した人のおよそ 80％が無症状である。残りの 20％の人が，発熱，頭痛，皮疹，リンパ節腫脹のような軽度の徴候と症状を呈する。およそ 150 人に 1 人が，神経学的な合併症や死につながり得る脳炎や髄膜炎のような重症の徴候や症状を起こす。

当該地域で感染が報告されていれば，患者に最近蚊に刺されたことがないかを尋ねる。仕事や渡航歴のような曝露のリスクについても尋ねる。意識消失，混乱，項部硬直，筋力低下のような髄膜炎や脳炎を示唆する重症の徴候や症状がないかを観察する。

病態生理

ウエストナイルウイルスを運んでいる蚊によって刺されると感染する。蚊のわずか1%だけが病原体を媒介する。本疾患はヒト−ヒト感染は起こさない。ウエストナイルウイルスは，輸血，臓器移植，ウイルスを扱う実験室での針刺しでも感染する。潜伏期間は蚊に刺されたあと，2〜14日間であり，その間ウイルスは血流に進入する前にリンパ節内で増殖する。症状は典型的には3〜6日間持続する。

診断

病状初期には，徴候や症状の詳細な観察が診断のカギとなる。亜急性期・回復期には酵素免疫法やIgM抗体検査が有用となる。

治療

支持療法が行われる。ウエストナイルウイルスには定められた治療法はない。

予防

汚染された針刺し損傷を避けるために針安全装置を使用する。針刺しによる曝露が起こっても特段の医学的なフォローアップは推奨されていない。加えて，ウエストナイルウイルス感染が疑われている患者を搬送したあとも，車両や機材の特別な消毒は必要なく，推奨されてもいない。

一般市民も溜まったままになっている水を排水したり，虫除けを使用したり，日没後には長袖を着用したりすることによって感染の広がりを抑えることができる。これらの措置により蚊の繁殖と曝露のリスクを減らす。

■ ロッキー山紅斑熱

ロッキー山紅斑熱は リケッチア−リケッチイ（*Rickettsia rickettsii*）という宿主の細胞内で成長する小さな細菌が引き起こすマダニが媒介する疾患である。本疾患は1896年にアイダホ州のSnake River Valleyで最初に発見された。当初は「黒麻疹」という縁起の悪い名前がつけられた。ロッキー山紅斑熱は米国では1920年代から報告が義務づけられている。その命名にもかかわらず，本疾患はワシントンDCや大西洋岸南側（デラウエア，メリーランド，ヴァージニア，ウエストヴァージニア，ノースカロライナ，サウスカロライナ，ジョージア，フロリダ），太平洋岸（ワシントン，オレゴン，カリフォルニア），中西部南側（アーカンソー，ルイジアナ，オクラホマ，テキサス）を含む米国全土でみられる。世界的にはリケッチア−リケッチイによる感染はアルゼンチン，ブラジル，コロンビア，コスタリカ，メキシコ，パナマで報告されている。

ロッキー山紅斑熱の約2/3の症例は15歳未満の小児にみられ，5〜9歳にピークがある。しばしばイヌの近くにいたり，森林地帯や背の高い草原に近い場所に居住している人も感染のリスクが増す。ロッキー山紅斑熱と診断された患者のおよそ60%しかマダニ咬傷があったことを思い出せない。

徴候と症状

ロッキー山紅斑熱の初期症状は，発熱，悪心・嘔吐，重症の頭痛，筋肉痛，食思低下である。皮疹は発熱出現後2〜5日で出現する（図8-22）。小さく平坦なピンク色の掻痒感のない皮疹（斑）がはじめに手関節部や前腕，足関節部に現れる。

リケッチア−リケッチイは全身の血管細胞に感染するためロッキー山紅斑熱は生命危機を及ぼす疾病となり得る。本疾患の重症の症状は呼吸器系，腎，中枢神経系，消化器系にも現れることがある。入院を必要とする重度の病態は以下のような長期的な影響がある。

- 下肢の部分的な麻痺
- 指，足指，腕や足の切断が必要な壊疽
- 聴力低下
- 膀胱直腸障害
- 運動や言語障害

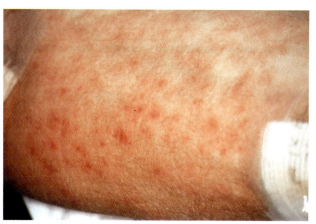

■図8-22　急性期後期のロッキー山紅斑熱。腕の末梢側の赤みがかった点状出血斑（Mandell G, Bennett J, Dolin R : Mandell, Douglas, and Bennett's principles and practice of infectious disease, ed 7, Philadelphia, 2010, Churchill Livingstone. より）

マダニ咬傷の可能性のある皮疹について患者に尋ねる。患者の発熱をチェックする。

病態生理

20種以上がリケッチア（*Rickettsia*）属に分類されているが、すべてがヒトに疾患を起こすかについてはわかっていない。紅斑熱を起こすリケッチアは宿主細胞の細胞質や核の中で増殖する。リケッチアは増殖しながら、細胞を障害もしくは破壊し、血管壁の小さな穴を通して血液を近傍の組織へ漏出させる。このメカニズムが本疾患に特徴的な皮疹の元になっている。潜伏期間はマダニ咬傷後3～14日間である。本疾患はヒト-ヒト感染を起こさない。

診断

診断は主に徴候と症状に基づいて行われるが、IgGやIgM抗体を検出する間接免疫蛍光法も使用することができる。他の細菌感染もリケッチアIgM抗体価を上昇させ得るので、IgG抗体のほうがより特異的で信頼性が高い。

治療

ドキシサイクリン（成人には100 mgを12時間ごとに、45 kg以下の小児には4 mg/kg/日を1日2回に分けて）がロッキー山紅斑熱の薬物療法である。治療は解熱後少なくとも3日、はっきりとした臨床症状の改善を認めるまでは継続し、通常は最短でも5～10日間はかかる。重症であったり合併症を伴っていたりする症例ではより長い治療期間が必要となる。

予防

医療従事者にとってはしっかりとした手洗いが必須である。マダニへの曝露を減らすことで本疾患感染のリスクを制限することができる。マダニに曝露した人は、注意深く観察し、這っているもしくは付着しているマダニを除去することが単純ではあるが感染予防においては重要である。

マダニの存在を認めた際は除去しなければならない。ヒトや動物の皮膚に非常に近いところにあるマダニの口器を同定し、鑷子でつまむことで簡単に除去できる。マダニ全体を丁寧に除去する。さらなる汚染を防ぐために、マダニの体を押し潰さないようにする。創部を洗浄し、抗菌薬を塗布する。

消化管疾患

■ 急性胃腸炎

胃腸炎は細菌、ウイルス、寄生虫、化学物質、アレルギーや免疫疾患によって起こる。炎症は消化管粘膜層の出血やびらんを起こし、水分と栄養の吸収に影響を与える。

いわゆる「急性胃腸炎」や「胃腸かぜ」とは胃や腸のウイルス感染で、痙性の腹痛、嘔吐、下痢を呈する。これがもっとも頻度が高い胃腸炎の原因で、1～3日ほどで症状が自然軽快する。もっとも重要な治療は体液量の維持である。

■ 大腸菌感染症

大腸菌（*Escherichia coli*；*E.coli*）の種の大部分は無害であるが、他の種は食事を媒介とした疾患を引き起こす。大腸菌は、食物を汚染する家畜においてコロニー形成や感染を引き起こす主要な原因であると考えられている。O157：H7による初めての深刻な流行は1993年にワシントン州のファーストフード店で起こった。疫学者は大腸菌が毎年75,000人の発症、そのうち3,000件の入院、そして60人の死亡例を出していると推定している。疾患は主に年少の小児と高齢者に発生している。

徴候と症状

O157：H7大腸菌感染は、腹痛と圧痛、筋肉痛、頭痛から始まる。嘔吐とそれに引きつづいての肉眼的血便を伴った出血性の腸炎が起こることもある。大部分は65歳以上の人に発症し、3～7日間持続する。本疾患の深刻な合併症は、O157：H7感染のおよそ10％に発生する生命危機を及ぼす合併症である溶血性尿毒症症候群である。その結果、現在溶血性尿毒症症候群は乳児と年少の小児の急性腎不全のもっとも頻度の高い原因であると認識されている。青年期の人および成人も感染する可能性があり、高齢者はしばしば本疾患で不幸な転帰を辿る。

未調理もしくは調理が不十分な肉を食さなかったか、患者に尋ねる。患者の便の性状についても聴取する。水溶性、黄緑色、血便、膿性の便などは本症の手掛かりとなる。脱水やショックの徴候がないか調べる。

病態生理

大腸菌は腸内細菌（Enterobacteriaceae）科に属するグラム陰性桿菌である。30以上の血清型が同定されて

いる。そのなかでO157：H7は最近とくに注目されている。本菌は十分に調理されなかった肉，水道水，牛乳，生野菜，殺菌されていないアップルサイダー，レタス，家畜の排泄物に汚染された食品にみられる。本菌の潜伏期間は1〜9日間である。大腸菌は志賀赤痢菌1型（*Shigella dysenteriae* type 1）として知られる志賀毒素産生細菌のDNAと互いに影響し合う。志賀赤痢菌のDNAがバクテリオファージ（ウイルスに感染された細菌）によって大腸菌に運ばれO157：H7大腸菌ができる。元来それほど強くない菌であることを考えると，この強化された遺伝子が人にとってもっとも強力な毒素を産生するのに必要であることがわかる。

診断

診断は便培養をもとになされる。血便の培養の90％が大腸菌陽性である。

治療

O157：H7の大腸菌には抗菌薬は有効でないため，保存的治療が行われる。貧血が重症になった場合には輸血が適応になることもある。急性腎不全には透析が行われることもある。

予防

衣類を保護するガウンの使用を含む標準予防策に従う必要がある。いつでもしっかりとした手洗いを行う。車両や器具は，地域のプロトコールに従ってしっかりと消毒する。

■ 赤痢

赤痢は大腸および小腸を侵す感染性の高い急性細菌性腸炎である。たった10〜100個ほどの少量の細菌で感染が成立する。世界では毎年60万人の死者を出しているとされている。ほとんどの感染症例と死亡例は10歳未満の小児である。

徴候と症状

赤痢菌は，消化器毒性，細胞毒性そして神経毒性をもつ3種のエンテロトキシンを産生することができる。本症に感染した患者は，水溶性下痢，発熱，嘔吐や痙性の腹痛を呈する。補液が必要になるかもしれない。年少の小児では時折痙攣発作を合併する。症状は4〜7日間ほど持続する。軽症では，水溶性の下痢が唯一の徴候であることもある。他の症状としては，悪心，高熱，痙性の腹痛や圧痛がある。

病態生理

赤痢菌は，大腸菌やサルモネラ菌と近い関係にある芽胞を形成しないグラム陰性桿菌である。

赤痢菌種は糞口感染によって伝播する。排便後，手洗いをしないか不十分な場合に本感染は簡単に広がる。潜伏期間は12時間ほどの短時間であることもあるが，96時間ほどまでになることもある。感染したヒトは4週間ぐらいまで排菌し得る。

診断

診断は，病歴，徴候や症状，便検体の培養に基づいてなされる。

治療

補液と抗菌薬治療開始後3日ほどで改善がみられてくる。

予防

しっかりとした手洗いなどの標準予防策に従うことで，赤痢菌に感染するリスクを低減することができる。安全な飲用水の供給があり，排泄物の処理に対して適切な施設があることを確認する。塩素を使用した水も感染のリスクを低減する。

新興・再興感染症：多剤耐性菌

■ メチシリン耐性黄色ブドウ球菌（MRSA）

メチシリン耐性黄色ブドウ球菌（methicillin-resistant *staphylococcus aureus*；MRSA）は単に医療関連感染としてだけでなく，市中感染も起こす病原体として出現してきた。MRSA感染は通常複数の臓器系を侵し，ナフシリン，オキサシリン，セファロスポリン，エリスロマイシン，アミノグリコシドを含む，複数の抗菌薬に耐性をもつ。

徴候と症状

患者は発熱，発赤，局所的な疼痛，小さな赤い腫瘤，深部膿瘍を呈し，骨，関節，心臓の弁や血流が侵される。市中MRSAは異なった遺伝子型をもち，膿瘍や蜂窩織炎のような軟部組織感染と主に関連している。膿瘍に対しては切開排膿を行い，通常抗菌薬は必要ない。

病態生理

　医療関連 MRSA と市中 MRSA は異なる病原体によって引き起こされる。市中 MRSA は飼育されているペット，汚染されたジムの器具，芝生と傷のある皮膚との接触，手洗いをしないか不適切なときに感染し得る。

診断

　MRSA の診断は，グラム染色と培養で確定する。MRSA の迅速検査は 2 時間ほどで結果が出る。培養は 48 〜 72 時間かかる。

治療

　排膿している創を扱う際には，手袋を使用し，しっかりとした手洗いを行う。MRSA 曝露後に特別な治療は必要ない。指名感染制御官に報告し，記録を残しておく。難治性の MRSA 感染に使用される薬剤には，バンコマイシン，クリンダマイシン，cotrimoxazole，キヌプリスチン，dalfopristin，チゲサイクリンがある。

予防

　MRSA は発育速度の遅い細菌であり，EPA に認可されている通常の洗浄液で簡単に破壊できる。使用後に，車両と器具の消毒を行う。運動のあとにはシャワーを浴びたり，運動器具の使用前には消毒したりする必要がある。創がある場所は覆っておく。

■ バンコマイシン耐性腸球菌

　腸球菌（Enterococcus）は，腸管，尿路，泌尿器の常在菌層を形成する一般的な細菌である。本菌の属には 400 を超える種があり，その多くはしばしば抗菌薬に耐性である。本菌は酸素が欠乏もしくは豊富のどちらの環境下においてよく繁殖する。本菌がバンコマイシンというかつて腸球菌感染症の治療に主に使用されていた薬剤に耐性となったとき，患者はバンコマイシン耐性腸球菌（vancomycin resistant enterococcus；VRE）に感染したといわれる。本症は基本的に医療関連感染症である。

徴候と症状

　患者に病歴について，とくに手術のための入院や長期間の抗菌薬投与などについて尋ねる。他の徴候や症状には創部感染，発赤，圧痛，発熱，悪寒，尿路感染症（通常とは異なる尿の色，臭いそして排尿時痛によって示唆される）などがある。

病態生理

　本菌は尿路感染症や血流感染症の患者から分離されることがある。VRE は家畜の排泄物や不適切に処理された鶏肉からもみつかる。農場や加工工場で働いているヒトは曝露される可能性が高い。病院外で VRE が同定される患者は，療養施設に入所していたり，血液透析を受けていたりする。VRE は物の表面で長期間にわたって生き延びることができるので，医療関連に使用された機器のしっかりとした消毒は重要である。

　本菌は汚染された表面や医療器具との直接接触，排液している開放創との直接接触で伝播する。本疾患はオキサゾリジノン類と呼ばれる新規の抗菌薬のグループに属す合成抗菌薬，linezolid で治療可能である。

診断

　診断は，創部，尿，血液，便の培養によってなされる。

治療

　linezolid や培養で本菌に感受性を示した他の抗菌薬を使用した抗菌薬治療がなされる。

予防

　創からの排出物に直接触れる際には，手袋の装着やしっかりとした手洗いなどの標準予防策に従う。創からの排出物が着衣に接触する可能性があるときにだけガウンを着用する必要がある。特別な消毒液は必要ないが，患者が接触したすべての場所を消毒する。開放創と VRE 感染している体液とが直接接触した場合は上司に報告する。曝露の報告は必要であるが，曝露後の医療処置は必要ない。

　MRSA および VRE をもっている患者は米国障害者法（the American with Disabilities Act；ADA）で保護されているということを銘記しておく必要がある。そのため配慮をして，場合によっては差別と受け取られる不必要な PPE の使用を行わないようにすることが重要である。

■ クロストリジウム・ディフィシル菌（偽膜性腸炎）

　クロストリジウム・ディフィシル菌（Clostridium difficile，略して C. ディフィシル）は多剤耐性菌ではないが，それに似た形で治療がなされる。米国での C. ディフィシル菌感染の率は 2000 年から 3 倍に達し，死亡率も上昇している。毒性の異なった株が，現在北米とヨーロッパで広まっている。

本疾患は抗菌薬処方の直接的な結果であり，抗菌薬が腸管の正常細菌叢を抑え，C. ディフィシル菌を優位にしてしまったためである。それゆえ，本疾患は医療関連感染症に分類されるが，外来での抗菌薬使用とも関連している。急性期および長期療養施設が，本疾患のリスクの高い環境である。

徴候と症状

本疾患に感染した患者は，血便ではないが特徴的な異臭を放つ下痢を呈する。時に間欠的な腹痛は患者のおよそ22％にみられる。これらの徴候があれば，最近の入院や抗菌薬使用歴について尋ねる。便臭をチェックし，発熱の有無を確かめる。

病態生理

C. ディフィシル菌はグラム陰性，芽胞形成性の嫌気性細菌で2種の大きな毒素，トキシンAとBを産生する。芽胞形成は環境にある物の表面の深刻な汚染を引き起こす。結果として，医療従事者の手洗いを行っていない手がC. ディフィシル菌の主要な伝播手段となっている。

診断

診断は，詳細な病歴，ポイントを絞った身体観察，診断のきっかけとなるような患者の主要なプレゼンテーションなどに基づいてなされる。加えて，白血球の上昇，便培養，酵素免疫法による毒素の同定がある。

治療

不必要な抗菌薬治療を中止することが本疾患を解決するために十分であることもあるが，通常10日間の経口メトロニダゾールや経口バンコマイシンが必要となる。同じ株のC. ディフィシル菌によって30日以内に症状が再燃することもある。

予防

石けんを用いて十分に手を擦り合わせるなどしっかりとした手洗いを含む標準予防策に従う。アルコールベースのゲルの使用だけでは芽胞を死滅させることはできない。C. ディフィシル菌は芽胞形成菌であるため器材の洗浄には塩素系の液体を使用しなければならない。不必要な抗菌薬の使用を避けることが重要であり，全世界的な教育プログラムを呼びかけていかなければならない。

予防策およびリスク低減の対策

予防およびリスク低減には，ワクチン接種，殺菌対策，より衛生的な状態での生活，より健康的なライフスタイルへの取り組み，しっかりとした手洗いの実施があげられる。感染性病原体の伝播予防には，それぞれの疾患の感染様式に対応した感染制御対策を選ぶ必要がある。

専門部署のメンバーが，疾患，技術，器具の改定，曝露率，感染症の伝播数，前年中のTB接触に関する新しい情報を毎年更新する。この情報はリスクを正しく把握するのに役立つ。疾患の感染性のリスクは存在するが，医療従事者が正しく把握するとリスクは低くなる。OSHAはそのようなリスク低減，「知る権利」問題としての教育要件を策定している。

総まとめ

さまざまな感染症プロセスの疫学や病態生理学を理解することは，疾患の原因を早期に特定するうえで，不可欠である。加えて，主要なプレゼンテーションが類似した患者の発生が急激に増加していることに気づけば，自身や公衆衛生担当の同僚が，適切な地方当局，州当局，連邦当局に報告を要する可能性のある地理的流行を特定する一助となるであろう。

病歴や身体観察を通じて患者の主要なプレゼンテーションを識別することや診断的所見の評価をすることは，伝染病や感染症を認知するうえで有用である。早期の気づきは，患者と接触する際，早期に適切なPPEを選択することを可能とし，疾患の拡大の予防ができる。医療チームによる評価と早期の対処は，感染症の伝播を予防するうえで重要な対策である。しかしながら，医療現場はしばしば予測できないところであり，診療を開始したあとであっても，疾患の特定がなされないこともあり得る。幸運にも，研究の努力は，伝染病や感染症を特定すべく，また新しいワクチンや薬剤，治療方法を開発するべく，進められている。

シナリオ解説

1 鑑別診断に，アルコール性肝硬変，肝炎，HIV 感染症をあげる。日和見感染からの続発性肺感染症，肺炎，結核，うっ血性心不全についても留意する。

2 鑑別診断を絞るために，十分な既往歴や現病歴の聴取が必要である。体温の測定を行う。日和見感染や脱水症の徴候を診るための口腔所見，頸静脈怒張を診るための頸部所見，左右差やラ音を聴くための聴診所見，肝脾腫を診るための腹部所見，脈拍は浮腫を診るための四肢所見といった身体観察を行う。

3 患者には肝機能障害と低酸素血症の徴候がある。高流量酸素を投与すべきである。自分が行った身体観察をもとに輸液を始めるべきである。適切な機関へ搬送すべきである。

4 すべての患者において，標準予防策をとるべきである。もし，この患者の血液や血性体液にさらされたら，何らかの曝露にあったときと同じ行動をとるべきである。即座にそのことを受け入れ先の医療従事者に報告すべきである。感染制御担当者に知らせる必要がある。必要な報告と経過観察をしっかりと行うべきである。患者は静注薬物の乱用者であったことから，HIV，B 型肝炎ウイルス，C 型肝炎ウイルスの高リスク患者である。

サマリー

- 感染性病原体の曝露は，必ずしも疾患にかかることや，他者へ伝染させるということを意味しない。
- PPE は身体の防御における二次的な境壁である。
- ライアン・ホワイト告示法（Ryan White Notification Law）は 2009 年 9 月 30 日に再整備された。
- 医療の現場では，予防接種はリスク軽減に不可欠である。
- PPE は，曝露が想定される疾患の伝播様式を理解して選ぶべきである。
- 髄膜炎は通常，飛沫の吸入，または感染者の気道分泌物や鼻汁への直接接触によって拡散する。髄膜炎菌性髄膜炎のみ予防的抗菌薬が必要である。
- 標準予防策や手洗いによって，医療従事者は，感染症の曝露のリスクを減少させる。
- 地方公共団体や連邦政府は，医療従事者や勤務する地域の感染するリスクを減らすための基準や方針を作成する。
- 伝染病や感染症の病態生理学，臨床症状，治療法を理解することが，感染症の伝播を防ぐ。

文献

2007 Guideline for isolation precautions: preventing transmission of infectious agents in healthcare settings.
29 CFR 1910.1020 Medical records standard.
29 CFR 1910.1300 Bloodborne pathogens standard.
Aehlert B: Paramedic practice today: above and beyond, ed 1, St Louis, 2009, Mosby.

Alter MJ, Kuhnert WL, Finelli L, et al: Guidelines for laboratory testing and result reporting of antibody to hepatitis C virus, MMWR Recomm Rep 52(RR-3):1-13, 2003.

American Academy of Pediatrics Committee on Infectious Diseases and Committee on Fetus and Newborn: Revised indications for the use of palivizumab and respiratory syncytial virus immune globulin intravenous for the prevention of respiratory syncytial virus infection, Pediatrics 112(6Pt1): 1442-1446, 2003.

Association for Professionals in Infection Control and Epidemiology, Inc: APIC text of infection control and epidemiology, Washington, DC, 2009, APIC.

CDC Division of Bacterial and Mycotic Diseases: *Streptococcus pneumoniae* disease prevention and control of meningococcal disease: recommendations of the Advisory Committee on Immunization Practices (ACIP), MMWR, Morb Mortal Wkly Rep, May 27, 2005.

Centers for Disease Control and Prevention: Controlling tuberculosis in the United States, 2005. http://www.cdc.gov/mmwr/preview/mmwrhtml/rr5412a1.htm. Accessed December 24, 2009.

Centers for Disease Control and Prevention: Fight the bite! www.cdc.gov/ncidod/dvbid/westnile/index.htm. Accessed December 24, 2009.

Centers for Disease Control and Prevention: Guidance on H1N1 influenza A. www.cdc.gov/h1n1. Accessed December 24, 2009.

Centers for Disease Control and Prevention: Guideline for hand hygiene in health-care settings: recommendations of the Healthcare Infection Control Practices Committee and the HICPAC/SHEA/APIC/IDSA Hand Hygiene Task Force, 2002. http://www.cdc.gov/Handhygiene. Accessed December 24, 2009.

Centers for Disease Control and Prevention: The national plan to eliminate syphilis from the United States, May 2006. http://www.cdc.gov/stopsyphilis/SEEPlan2006.pdf. Accessed December 24, 2009.

Centers for Disease Control and Prevention: Rabies. www.cdc.gov/ncidod/dvrd/rabies.http. Accessed January 12, 2010.

Centers for Disease Control and Prevention: Updated U.S. public health service guidelines for the management of occupational exposures to HBC, HCV, and HIV, recommendations for postexposure prophylaxis, 2005. http://www.cdc.gov/mmwr/preview/mmwrhtml/rr5011a1.htm. Accessed December 24, 2009.

Cohen J, Powderly WG: Infectious diseases, ed 2, St Louis, Mosby, 2004.

CPL 2-2.69, Enforcement procedures for the occupational exposure to bloodborne pathogens, Occupational Safety and Health Administration, November 27, 2001.

Cross JR, West KH: Clarifying HIPAA and disclosure of disease information, JEMS, August, 2007.

Global tuberculosis control, WHO Report, 2008. http://data.unaids.org/pub/Report/2008/who2008globaltbreport_en.pdf. Accessed December 24, 2009.

Centers for Disease Control and Prevention: HPV vaccination. http://www.cdc.gov/vaccines/vpd-vac/hpv/default.htm. Accessed January 12, 2010.

Kretsinger K, Broder KR, Cortese MM, et al: Preventing tetanus, diphtheria, and pertussis among adults: use of tetanus toxoid, reduced diphtheria toxoid, and acellular pertussis vaccine: recommendations of the Advisory Committee on Immunization Practices (ACIP) and recommendation of ACIP, supported by the Healthcare Infection Control Practices Advisory Committee (HICPAC), for use of Tdap among health-care personnel, MMWR Recomm Rep Dec 15;55(RR-17):1-37, 2006.

Mast EE, Weinbaum CM, Fiore AE, et al: A comprehensive immunization strategy to eliminate transmission of hepatitis B virus infection in the United States: recommendations of the Advisory Committee on Immunization Practices (ACIP) part II: immunization of adults, MMWR Morb Mortal Wkly Rep 56(42):1114, 2007.

McCance KL, Huether SE: Pathophysiology: the biologic basis for disease in adults and children, ed 5, St Louis, 2006, Elsevier.

Needlestick Prevention Act, U.S. Congress, March 2000.

Patient care checklist for H1N1, World Health Organization, August 2009.

Personal communication, Dr. Paul Jensen, CDC, January, 2006; no need for N95s for TB in fire/EMS setting.

Recommended antimicrobial agents for treatment and postexposure prophylaxis of pertussis, MMWR Recomm Rep 54(RR-14):1-16, 2005.

Respiratory protection for healthcare workers in the workplace against novel H1N1 influenza A: a letter report, Institute of Medicine, 2009. http://www.iom.edu/Reports/2009/RespProtH1N1.aspx. Accessed December 24, 2009.

Roome AJ, Hadler JL, Thomas AL, et al: Hepatitis C virus infection among firefighters, emergency medical technicians, and paramedics—selected locations, United States, 1991-2000, MMWR Morb Mortal Wkly Rep 49(29):660-665, 2000.

Ryan White CARE Act, S. 1793, part G, section 2695, notification of possible exposure to infectious diseases, September 30, 2009—reauthorization.

Sanders MJ: Mosby's paramedic textbook, ed 3 revised, St Louis, 2007, Mosby.

Siegel JD, Rhinehart E, Jackson M, et al: 2007 Guideline for isolation precautions: preventing transmission of infectious agents in healthcare settings, www.cdc.gov/ncidod/dhqp/pdf/guidelines/Isolation2007.pdf. Accessed December 24, 2009.

Trends in tuberculosis–United States, 2008, MMWR Morb Mortal Wkly Rep 58(10):249-253, 2009.

U.S. Department of Transportation National Highway Traffic Safety Administration: EMT-Paramedic National Standard Curriculum, Washington, DC, 1998, The Department.

U.S. Department of Transportation National Highway Traffic Safety Administration: National EMS Education Standards, Draft 3.0, Washington, DC, 2008, The Department.

West KH: Infectious disease handbook for emergency care personnel, ed 3, Cincinnati, 2001, ACGIH.

Workowski KA, Berman SM: Sexually transmitted diseases treatment guidelines, CDC, 2006. http://www.cdc.gov/mmwr/preview/mmwrhtml/rr5511a1.htm. Accessed December 24, 2009.

確認問題

1. 職場における血液媒介病原体の伝播予防について，遵守性，追跡調査，報告，手順を監督している当局はどれか。
   a. 保健省
   b. 食品医薬品局
   c. 疾病管理予防センター（CDC）
   d. 労働省労働安全衛生局（OSHA）

2. 単純ヘルペス1型と診断された患者を治療中である。このとき，徴候や症状はとくに認めなかった。伝染病のどのような段階にあるか。
   a. 潜在的疾病
   b. 潜伏期間
   c. 感染期間
   d. 疾患期間

3. 次のなかでどれが，職業上の曝露インシデントであるか。
   a. 電話後，前腕の傷のない皮膚に血液が飛び散っているのに気づいた
   b. 兄弟の家で，汚染しているメスで自分の指を突いた
   c. 顔面裂傷のある小児がくしゃみをしたとき，自分の顔に血液が飛んだ
   d. 診療中の患者がHIV陽性と報告を受けた

4. リンパ球から産生される抗体はどのような種類の免疫か。
   a. 液性
   b. 細胞性
   c. 自己免疫性
   d. 人工性

5. A型肝炎の伝播様式はどれか。
   a. 空気媒介
   b. 飛沫
   c. 糞口
   d. 血液媒介

6. 職業上の曝露で感染するC型肝炎ウイルスのリスクを下げるためにもっともよい方法はどれか。
   a. 予防接種をする
   b. 曝露したら免疫グロブリンを投与する
   c. 処方された曝露後薬剤を飲む
   d. 標準予防策をとる

7. どのような徴候や症状が，髄膜炎菌性髄膜炎による頭痛と診断の助けになるか。
   a. 発熱
   b. 光に対する感受性
   c. 点状出血発疹
   d. 項部硬直

8. 肺炎，脳炎，心筋炎を評価すべき感染症はどれか。
   a. 感染性耳下腺炎
   b. 百日咳
   c. 風疹
   d. 麻疹

9. 外傷患者を治療中，医療従事者が自身の手を切ってしまった。出血している手が，患者の血液と接触してしまった。適切な経過観察の機会のためにもっとも重要な行動はどれか。
   a. HIV，B型肝炎ウイルス，C型肝炎ウイルスに感染しているか，患者へ質問する
   b. インシデントの報告を完成させ，次の勤務日に上司に会いに行く
   c. 1週間以内に労働衛生に診てもらう約束をとりつける
   d. 即座に受け入れ先と指名感染制御官へ通達する

10. 医療従事者が診ている若年の患者が発熱，倦怠感，発作性の痙性咳嗽を呈している。どのような感染症を疑うか。
    a. 結核
    b. 風疹
    c. 肺炎
    d. 百日咳

第9章 中毒，有害物質，大量破壊兵器

　本章では，人体における天然毒および人工毒の深刻な影響について検討する。従来どおり，系統的なAMLSアプローチに基づいて学習し，その中心はひととおりの診察，熟達した評価，そして迅速な生命危機の安定化である。本章は節足動物毒やヘビ毒，植物毒を含む大陸および海洋の環境毒で始まる。毒としての薬物と，薬物乱用について詳述する。そして家庭や職場での中毒について述べ，有害物質への曝露に対して，安全かつ効果的に認識し，対応する方法の要点についても言及する。規制機関への通告，医療搬送拠点の立ち上げ，除染，個人防護具について考察する。最後に，テロリズムの兵器による生物剤，化学剤，放射性物質汚染について，爆発物およびそれに伴う火災と化学的な危険を含めて取り上げる。

学習目標　本章のおわりに以下のことができるようになる

1. 中毒患者や過量服薬患者に対する基本的なアプローチを理解する。
2. もっとも一般的なトキシドロームを同定し，述べることができる。
3. 中毒患者のなかでも呼吸抑制や不整脈を生じるリスクがある者を認識する。
4. 医学的な緊急事態にある中毒患者の主要な所見，評価，治療について論じることができる。
5. 重篤な中毒患者の治療における毒物管理の有用性について説明できる。
6. 各種の有害物質および大量破壊兵器に曝露した患者に対する評価および管理について，一般原則の概略を述べることができる。
7. 中毒により誘発された不整脈の治療について理解する。
8. 化学，生物，放射性物質により汚染された患者の徴候と症状，評価，治療について述べることができる。
9. 有害物質や大量破壊兵器に曝露する可能性のある医療従事者と患者の安全上の注意点について，明細に述べることができる。
10. 毒物に汚染された患者および医療従事者に対する一般的な除染方法について述べることができる。

重要用語

生物由来物質：人体に疾患や傷害を生じさせる目的で兵器として使用される，病原体や毒物

安全区域〔コールド（グリーン）ゾーン〕：通常のトリアージ，患者状態の安定化，疾患や外傷の管理を行うためのサポートゾーン。患者と非汚染者はこのゾーンに立ち入ることができるが，グリーンゾーン内にいる医療従事者は必ず防護装備を装着し，立ち去る際にはあらかじめ取り決めた場所でそれを正しく脱装しなければならない

汚染：故意に標的を危険にさらす目的で，もしくは防護器材を装着していない状態で，浴びたり，触れたりするなどして有害な物質に曝露した状態。たとえば，それまでは清潔または無菌の環境に感染性や毒性の物質が入れられること

せん妄：急性の精神障害で，錯乱，失見当識，多動，意識混濁，支離滅裂，恐怖感，不安感，興奮，そしてたびたび幻覚を呈することを特徴とする

ダーティーボム：放射性物質をまき散らすために使用される，従来型の爆発装置

緊急除染：危険物に曝露した，もしくは汚染された可能性のある人々を除染するプロセスで，完全な除染は二の次とし，曝露を減らして生命を助けるために汚染物質を迅速に取り除くことを焦点にしている

劇症：危険な環境を生み出す，突然の強烈な事象の表現

消化管の除染：患者の消化管内の中毒物質の吸収を制限し，除去を促進する試み．活性炭の投与，胃洗浄，腸洗浄などがある．これらの方法は中毒学における役割が小さく，必ず推奨されているわけでもないため，中毒情報センターやトキシコロジストと検討すべきである

汚染区域〔ホット（レッド）ゾーン〕：有害物質が存在し汚染が生じる領域．このエリアへの立ち入りは制限されるため，救助隊員および患者はさらなる曝露から防護されなければならない．よく訓練された人のみが特定の防護器材を装着して立ち入ることができる

huffing：通常は自分の意識状態を変化させるために，布または袋に吸入剤を注ぎ，物質を吸入する行為

中毒：薬物または他の毒性物質を投与された状態．過度のアルコールの暴飲により，酩酊したような状況

50％致死濃度（LC50）：曝露した動物集団の半数を死に至らせる作用物質の大気中濃度．濃度およびその集団への曝露時間の長さの両方を意味する

50％致死量（LD50）：経口もしくは経皮的に曝露した動物集団の半数が2週間後に死に至る量

メトヘモグロビン血症：血液中にメトヘモグロビンが存在し，ヘモグロビンの組織への酸素運搬能力を妨げるもの．ヘモグロビンは窒素酸化物およびサルファ剤によってメトヘモグロビンに変換される

全国防火協会（NFPA）：国内外のボランティアによる会員制の組織で，防火の改善および防災を促進し，火災による人命や資産の喪失から守ろうとするもの．米国国内の自発的合意基準を作成し発行している

北米緊急対応ガイドブック：米国政府印刷局によって出版された本であり，ファーストレスポンダーのための有害物質の緊急事態へのクイックリファレンスを提供している

労働安全衛生局（OSHA）：労働者の安全を統制する米国連邦政府関係機関

パッカー：密輸目的で，丁寧に袋詰めされたドラッグを大量に飲み込んだ人．このように慎重に準備された袋詰めは，スタッファーと呼ばれる人々が摂取したものと比較して破裂しにくいようにみえるが，薬剤の体内所持量は大量なので，万が一破裂した場合には重症な中毒を起こし得る

プラカード：危険物の存在を明示するためコンテナに掲載される，ひし形標識

前駆症状：疾患の発症を知らせることになる，早期の症状

精神病：現実検証における全体的な障害によって特徴づけられる主要な精神疾患で，自分の認知や思考が的確であるかを正確に判断できずに，外在する現実に関して誤った言及を行うことを特徴とする．しばしば退行行動や疎外感，不相応な情動，衝動調節機能の低下が認められる．幻視や妄想も症状としてみられる

窒息剤：その気体や蒸気を吸入することで死に至らしめる兵器として使用される工業化学物質で，肺傷害により窒息を生じる．choking agentという呼び名でも知られる

放射性：原子核の分裂の結果として放射線を放出していること

有害廃棄物の取り扱い及び緊急対応に関する標準（HAZ-WOPER）：（米連邦規則集 1910.120）米労働安全衛生局（OSHA）および環境保護庁（EPA）が，有害危険物の貯蔵および廃棄に関与する緊急事態に対応する雇用者の安全を守る目的で統制する基準

スタッファー（stuffer）：逮捕やドラッグの押収を回避するために，不十分に梱包されたドラッグの小さな包みを軽率に摂取した人．パッカーよりもドラッグ量ははるかに少ないが，小分けのパッケージは患者の胃内や腸内で開きやすいため，パッカーに比べて中毒を生じる可能性が非常に大きい

トキシドローム：投与された毒への曝露に関連した，症候群に似た特定の症候群

除染区域〔ウォーム（イエロー）ゾーン〕：汚染された汚染区域の外周を囲むエリア．切迫した状態や致死的状態を迅速に評価し管理するために，適切に防護した医療従事者が立ち入ることが許可されている．この区域で除染が行われる

> **シナリオ**
>
> 24歳，男性。四肢麻痺を呈し，不安とわずかに好戦的な態度を示す。バイタルサインは血圧188/104，脈拍数136/分，呼吸数28/分。仕事から帰ってきた彼のルームメイトがこの状態でいる彼を発見した。
>
> 1. 現時点で判明している情報に基づいて考えられる鑑別診断は何か（トキシドロームや考え得る特定のドラッグを含む）
> 2. 鑑別診断を絞っていくために必要な追加情報は何か
> 3. この患者への治療として何を考えるか

中毒による救急疾患は重要であり，病院前およびその他の医療従事者が直面する疾病のなかでも高頻度にみられる領域である。意図的な過量服薬や偶発的な中毒，職業上の被ばく，環境公害，咬傷による中毒，生物化学戦争，放射線障害などが含まれる。早期に毒性を認識して原因物質を同定することは，適切な管理を開始し，医療従事者自身と患者，そして公衆の安全な状態を維持し，あらゆるレベルで同僚にもっとも重要な情報を提供する際に役に立つ。

このような緊急の状態は幅広い疾患を引き起こす。原因物質にかかわらず，まず危険な環境および致死的な患者状態の早期認識と管理を行い引きつづき秩序立てた確固たる一連の基本原則に則った行動をとる必要がある。中毒による障害を効率的に診断し加療するためには，神経系，循環器系，呼吸器系の生理的状態を確実に把握している必要がある。そこで本章では，多数ある特定物質の分析よりも，薬物および毒物の種類によって異なる人体への影響（トキシドローム）に焦点をあてることにした。さらに，医療従事者とその患者に脅威を与える有害物質についても説明する。曝露したものの原因物質は未特定であることが多いため，対症療法が妥当である場合にはそれを推奨する。頻回に直面する中毒について概説し，まれにしか認めない，もしくは生涯関与することがないかもしれない中毒についても，心得ておくべき内容を説明する。ここでは，以下の事柄を強調する。

- 病歴の聴取
- 毒物の同定
- 毒性の病態生理の理解
- 予備的評価の実施
- 一般的な治療概念の適応
- 特定の治療の選択

さまざまな毒物および有害物質に曝露した患者の早期からの適切な診療は，依然として救急医療の根本として変わらない。

概要

偶発的および意図的な曝露に起因する中毒救急疾患は，米国における罹患率および死亡率の主要な原因である。2006年にCDCの国立傷害予防管理センター（National Center for Injury Prevention and Control）により，23,618件の偶発的な中毒が報告された。37,286人の死亡が中毒に起因した。2005年のデータで，意図的でない中毒による死亡は自動車事故に次いで外因性死亡原因の第2位と報告された。2006年には，米国中毒情報センター協会（American Association of Poison Control Center）の全米中毒情報システムにより，中毒の83%が非意図的で，その半数以上が6歳未満の小児であったことが示された。2007年には，250万件近くの毒物および薬物による中毒が米国中毒情報センター（U.S. poison control centers）に報告された。

すべての内科的救急疾患や外傷性疾患と同様に，中毒救急疾患の診断と加療も一貫性のある，信頼性の高いアプローチを必要とする。病院前と初期対応者の安全が最初の懸念事項である。すべての救急対応時には，内科的救急疾患が考えられる場合においても，有毒，有害物質への曝露の可能性を認識する必要があると心得たうえで現場に向かう。化学物質，生物由来物質，または放射性物質に患者が曝露されていた場合，安全な救急対応のためには体系的なプロセスに則って行動することが非常に重要となるためである。

AMLSのサーベイにより，効率的でありながら総合的な中毒患者の評価が可能となる。場合によっては，致死的な後遺症の回避が気道確保や心臓作用薬投与などの治療の即時開始を意味する。まず，患者が緊急に必要としている処置を行ったあと，より詳細な病歴聴取，観察，検査を行うことで多くの場合に診断は有意に絞られ，救命を可能にし得る治療方法を遅滞なく開始することができるようになる。

AMLS アプローチ

■ 病歴聴取

多くの場合，病歴の情報は中毒の診断および治療を行ううえで非常に重要である．家人や目撃者からの情報収集は，とくに患者が小児である場合や意識状態の変化を来している場合にきわめて重要である．問題となる物質が同定された場合は，同時摂取物の有無を考慮して聞き取りを行い，以下の事柄を確認する．

- 摂取時刻
- 考えられる摂取量
- 患者が薬物や化学物質へ近寄ったり，使用した可能性
- 患者の体位や位置，周囲の麻薬道具の有無，中毒患者が複数かどうかなど，状況についての情報

現場で対応する医療従事者は，もっとも正確な情報を収集する立場に立つことも多い．不運なことに，さまざまな理由によって病歴に関する情報は信用できないことがよくある．身体観察時に認められる所見は手掛かりとしてより確実であり，この点において，医療従事者が被毒した患者の迅速かつ詳細な評価を体系的に行うにあたって，AMLS サーベイが役に立つ．

■ 初期観察

現場に入る前に，その場が安全であることを確認する必要がある（第1章および本章後半の説明を参照すること）．数々のガスや毒物によって，医療関係者が傷害や機能障害を被る潜在的可能性が存在する．通信指令官は，現場の安全性について徹底的な質問を行い，対応するすべての医療従事者にその情報を引き渡す必要がある．複数の患者が発生している場合，その情報はとくに重要である．実際に，患者が2人以上の場合，急速に症状を誘発し得るガス毒性に起因する可能性が示唆される．多くの場合曝露した原因物質は不明である．有害物質が疑われる場合には，危険物質（HazMat）対応チームの要請を検討する．有毒物質を同定し，それらを安全に取り扱う際に参考となる資料は，本章の「有害物質」に記した．

現場に到着したら，最初に多くの有用な情報を収集することが可能である．患者の物理的な位置は，中毒が主な病因である可能性を示唆することがある．たとえば，意識状態の変化を呈した患者の発見場所がヘロイン乱用で知られる家であった場合，その患者を適切に管理する

> **記憶法⑫**
>
> **ABCDEE 評価記憶法**
>
> A　Airway：気道
> B　Breathing：呼吸
> C　Circulation：循環
> D　Disability：中枢神経障害
> E　Exposure：衣類除去
> E　Environment：環境管理，保温
>
> 気道，呼吸，循環の ABC をチェックすることに加え，循環の影響によって意識の変化を来すこともあるため，中枢神経障害の D も覚えること．意識変容は血清グルコース濃度異常が原因である可能性もあるため，神経症状を示す患者において血清グルコース値を測定することはきわめて重要である．また，E を衣類除去と記憶すること．皮疹，腫脹，または針痕などの皮膚異常を可視化するために患者肌を露出させる．加えて，環境管理の E は，患者が寒すぎたり（低体温を来す），暑すぎたり（高体温を来す）しないように確認を促すものである．

方針が導かれる．また，患者の体勢や周囲の状況によっては，潜在的な中毒の可能性と予測への手掛かりとなる．たとえば，部屋の中や家庭内で簡単に手の届く場所に薬瓶を見つけた場合，観察前であったとしても有益な情報となり得る．

切迫した状況においては常に，気道，呼吸，循環，灌流の評価が骨子となる．記憶法⑫に ABCDEE 記憶法の概説を記載した．

■ 第一印象

各患者に対して，その患者の重症感があるかを第一印象として感じるであろう．ここでいう「重症感がある」とは，患者の全身状態が悪く，ただちに対処しないと生命危機を及ぼすようにみえることである．弱いもしくは不安定なバイタルサイン，低下した意識レベルは，通常この印象を与える一因となる．中毒により危機的状況にある患者が呈する精神状態の変化は，不穏や**精神病様症状**から昏睡までと幅広い．どちらの極端な状態も大いに危険である．昏睡は呼吸抑制と気道閉塞を生じ得る．不穏と**せん妄**は重大な代謝異常を示し，危険行動を招いたり，致命的となり得る．急性で重症な心血管系障害を誘発する．

「バイタルサインは命にかかわる」という格言は，中毒救急においても真実である。異常なバイタルサインを評価し，安定化させることは初期管理として重要である。逐次，継続的な評価を行うことが，中毒患者における毒性の本質および重症度を判断する一助となる。具合の悪い患者に対しては，遅滞なく気道確保を行い，二次救命処置（Advanced Cardiac Life Support；ACLS）のプロトコールを開始する。

鑑別診断と対処

プライマリサーベイとセカンダリサーベイは，中毒に関連する，生命危機を及ぼす危険な状態を特定し管理することに焦点を当てている。患者の意識状態の変化および循環障害の治療を行うことを対処の目的としている。有毒物質と特異的治療の範囲は広大であるが，緊急治療をただちに開始できるように，AMLS評価手順が鑑別診断を暫定的診断へと絞り込む一助になる。治療に対する患者反応の継続的なモニタリングが不可欠であり，早期から受け入れ施設とコミュニケーションをとることにより途切れのない連続したケアが確保される。

■ 昏睡

昏睡は，患者が任意の外部刺激によっても覚醒することができない，意識のない状態，または深く鎮静された状態であり，中毒に一般的な症状である。**中毒**（intoxication）という用語は，意識レベルの変化に関する意味を特別に含むことはなく，単純に体内の毒物や毒素の存在を意味するが，しばしば意識障害や抑うつ状態を有する患者を表現するために使われることがある。

意識不明の患者では病歴を聴取することができないため，目撃者や家族，身体観察からの情報のみが病院前診断へ導いてくれる。したがって，環境変化の認識，傷害のメカニズム，患者の姿勢，そして患者の体調を洞察するヒントになり得る臭いに熟達することが不可欠である。

昏睡状態の患者の治療は主に対症的であり，高度な気道管理を行うこともある。現在は，まず気道，呼吸，循環を管理したあと，薬物治療を考慮することがもっとも推奨されている。昏睡を改善するために使用される治療薬には，チアミン，ブドウ糖，ナロキソン，そして場合によりベンゾジアゼピン拮抗薬であるフルマゼニルなどがある。

ナロキソン

ナロキソンは，昏睡状態の患者の管理において重要な役割を果たしている。ナロキソンは，オピオイド系の作用を打ち消すμオピオイド受容体拮抗薬である。使用の主な適応は呼吸抑制であり，進行とともに呼吸数の減少や高二酸化炭素血症，低酸素血症などを認めるようになる。ナロキソン治療のエンドポイントは，適切な酸素化と換気の回復である。ナロキソンの過剰投与は，オピオイド依存症患者における急性オピオイド離脱の原因となる。ナロキソンはまた，おそらく急なオピオイド離脱に関連するカテコールアミンの放出によって，高血圧症および急性肺傷害と関連している。オピオイド依存症患者やその可能性が高いと考えられる患者では，これらの合併症を誘発することを避けるために，ナロキソンの投与は少量とする。初回投与が有効でない場合は，迅速に投薬量を増やすことが推奨されている。

フルマゼニル

フルマゼニルは，鎮静を効果的に改善する，γアミノ酪酸（γ-aminobutyric acid；GABA）ベンゾジアゼピン受容体拮抗薬である。ただし，その使用に関連した危険性に留意する必要がある。過量服薬で治療される患者の多くは，ベンゾジアゼピン系と一緒に他の薬剤も摂取している。その場合，ベンゾジアゼピン系はしばしば保護的に作用する。患者が三環系抗うつ薬とともにベンゾジアゼピン系を摂取している場合にはとくにそうである。このような場合，フルマゼニルでの拮抗が中毒や患者の転帰を悪化させる場合がある。GABA受容体に結合する薬物からの離脱は，深刻なバイタルサインの異常，痙攣発作，せん妄，そして死と関連している。ベンゾジアゼピン系過量服薬患者の多くは慢性的にそれらを内服しており，そのような患者にフルマゼニルを投与すると急性離脱症候群に陥ることがある。

■ 低血糖

低血糖は，意識状態の変化を来す原因の1つであり，加療によるすみやかな回復が可能で，時に生命危機を及ぼす状態である。ブドウ糖の投与前に，ベッドサイドにおいて迅速検査用試薬紙を使用した血糖値測定を行うことにより，低血糖の検査を迅速に行うことが可能である。50％ブドウ糖水溶液（D_{50}）の静脈内投与が，安全で推奨される。

■ チアミン（ビタミンB_1）欠乏

チアミン（ビタミンB_1）欠乏は慢性的な栄養失調患者，主にアルコール依存症患者において，ウェルニッケ脳症を引き起こす可能性がある（ウェルニッケ・コルサコフ症候群の詳細については，第2章を参照すること）。チアミン欠乏は珍しいが，チアミンの単回投与はいくつかの利点をもたらし，また標準用量である100 mgの静脈内投与や筋肉内投与にはまったく危険性がない。広く流布されている事柄ではあるが，ブドウ糖の投与前にチアミンを与える必要はない。チアミン欠乏症による脳症が慢性的な低血糖によって悪化することはあるが，それまで健康であった人に急性期の状況下でブドウ糖を投与することによってウェルニッケ・コルサコフ症候群が誘発されるということは示されていない。チアミン欠乏の懸念のために，低血糖の治療を遅らせるべきではない。

■ 不穏

多くの薬物および毒物は，中枢神経系の興奮，不穏，ならびに精神障害を引き起こす可能性がある。しかしながら，原因にかかわらず初期管理は同じである。不穏患者における治療の目標は，不穏に関連した代謝異常，心血管毒性による組織損傷，および自傷行為から患者を保護するために，中枢神経系の興奮を鎮めることである。

ベンゾジアゼピン系

ベンゾジアゼピン系は，不穏患者治療の中心的存在である。ベンゾジアゼピン系は，良性の安全性プロファイルと広い治療域を有しているため，中毒患者および彼らをケアするスタッフへの傷害を防ぐために広く使用されている。ベンゾジアゼピン系はまた，痙攣発作を予防する利点があり，交感神経活動の亢進を減衰させ，しばしば重度の不穏に関連する合併症罹患率を減らすことができる（例：横紋筋融解症）。

ベンゾジアゼピン系は中枢神経系の興奮を抑制するが，投与のために物理的な拘束が必要な場合もある。しかし，身体拘束は代謝性アシドーシス，横紋筋融解症，時には呼吸異常の悪化と関連しているため，化学的抑制を選択して身体拘束を最小限に抑えるよう細心の注意を払う必要がある。

救急医療の現場で急に不穏を呈した患者に対してもっとも一般的に使用するベンゾジアゼピン系は，ロラゼパムおよびジアゼパムである。ミダゾラムには静脈内投与製剤，筋肉内投与製剤，および経口製剤があり，ジアゼパムには経口，静脈内投与製剤，および経直腸製剤がある。適切に患者を鎮静するために必要な薬剤の量は，体の大きさ，不穏の程度，ベンゾジアゼピン系耐性歴，興奮剤の摂取量によって大きく異なる。ベンゾジアゼピン系は気道の反射を鈍化させ，呼吸抑制を引き起こす可能性もあるため，患者の厳密な監視および必要に応じた気道確保のサポートができない限り，投与すべきでない。

抗精神病薬

抗精神病薬，とくにハロペリドールおよびジプラシドンもまた，不穏患者を治療するために救急医療現場で一般的に使用されている。ハロペリドールは強力にドパミンD_2受容体に拮抗する抗精神病薬である。副作用としての鎮静作用を期待して投与する。ジプラシドンは，統合失調症患者における急性不穏に対して承認されている。ジプラシドンによる抗精神病活性の作用機序は不明であるが，ハロペリドールのように主にドパミンD_2受容体における拮抗作用によって媒介されるとする仮説がある。

ベンゾジアゼピン系の迅速な利用が可能でない場合，身体拘束よりも抗精神病薬の使用が好ましい。ベンゾジアゼピン系投与後の抗精神病薬の使用は，有害な副作用を生じる可能性はあるものの，不穏患者の治療において中心的な役割を担っている。過剰なドパミン作動性の刺激を受けた患者は急性の精神障害を呈し，多くの場合，視覚と触覚における幻覚や，いわゆる「crack dancing」と呼ばれる舞踏病アテトーシス様運動を生じることで周囲に認識される。不穏および心血管不安定性改善のためにベンゾジアゼピン系を1回投与したあとは，こうした特定の中毒作用を治療するのにハロペリドールが有効である。

■ 痙攣発作

中枢神経系の興奮は痙攣発作を生じることがある。例外（イソニアジド毒性など）もあるが，ほとんどの中毒誘発性発作は一般的な強直間代性発作であり，てんかん重積状態に進行することはまれである。痙攣発作の際には，必ず患者の血糖値を評価するか，または予防的にブドウ糖を投与する。低血糖の可能性を除外したうえで，ベンゾジアゼピン系を予防目的および発作治療目的の両方に使用する。患者に振戦を認め，とくに頻脈や不安を伴っている場合には，発作を予防するためにベンゾジアゼピン系を投与すべきである。いったん発作が生じたあとは，ベンゾジアゼピン系の高用量投与が必要となる。

痙攣発作にベンゾジアゼピン系が無効の場合，バルビツール酸塩，一般的にはフェノバルビタール20 mg/kgを投与する。非常に激しい不穏患者であっても挿管不要の場合もあるが，バルビツール酸系薬剤の負荷用量を必要とする患者に対しては，気道に関する懸念や低血圧の是正に対処するための準備があらかじめ必要である。その他に，GABA作動薬およびN-メチル-D-アスパラギン酸（NMDA）拮抗薬であるプロポフォールが強力な鎮静薬として急速滴下投与できるが，投与にあたり挿管が必要である。フェニトインおよび他の典型的な抗痙攣薬は，中毒誘発性の痙攣発作治療において無効である。

最後に，難治性の痙攣発作に対する治療ではピリドキシン（ビタミンB_6）を検討する。典型的には，ピリドキシンはイソニアジド毒性によって引き起こされる痙攣発作のための解毒薬として使用されてきたが，他の原因による痙攣重積状態における補助薬としても使用することができる。少なくとも1 gの静脈内投与が経験的用量として一般的に推奨されている（最高用量は70 mg/kg）。自発運動の明らかな停止にもかかわらず痙攣発作が持続する場合は，連続脳波モニタリングを考慮する。

■ 体温変化

とくに病院前でよく見落とされがちであるが，中毒患者の緊急対応の際には正確な体温を測定することが非常に重要である。高体温を伴う覚醒剤中毒や薬毒物中毒は，死亡率の増加と関連している。セロトニン症候群，神経遮断薬性悪性症候群，および悪性高熱症などの診断では，体温変化が主要事項である。このような患者のための治療目標は，体外冷却技術と投薬管理による体温の迅速な正常化である。

低体温症は，鎮静催眠薬またはオピオイド系の摂取後に発生する可能性がある。患者体温の上昇や下降を認めしだい，重度の体温変化に対する治療を開始する必要がある。

■ 心拍数の異常

中毒により危機的状態に陥っている際に多く発生するリズム異常や不整脈は，患者の状態を判断し，初期治療を選択するのに役立つ。患者の脈拍数が正常値から大きく外れることもあるが，脈拍数異常だけに捉われるのではなく，患者の状態を包括的に考える必要がある。リズム障害によって末梢循環不全，臓器障害を呈しているのでなければ，多くの場合，軽度の頻脈や除脈は積極的に治療する必要がない。

頻脈

中毒救急では，循環血漿量の減少よりも薬物作用によって頻脈が直接引き起こされる。中毒性の交感神経興奮，血管拡張により反射性頻脈を生じるドパミン受容体作動薬やカルシウムチャネル遮断薬を含め，薬理学的なさまざまなメカニズムにより心拍数が上昇し得る（表9-1）。多くの中毒物質は複数の受容体部位で作用するため，治療アルゴリズムは複雑である。これらの薬理学的作用に加えて，薬物，植物，化学物質による中毒では経口摂取量の低下，長期臥床，嘔吐，下痢，またはそのような要因の組み合わせの結果として，循環血漿量の減少を引き起こす。

原因物質に関係なく，初期治療として等張液の静脈内投与が必要であり，またそれだけで十分なこともある。多くの患者では，頻脈は不穏および振戦を伴う。これらの患者におけるベンゾジアゼピン系の投与は交感神経系の遮断をもたらし，バイタルサインの改善や不穏の鎮静化に貢献する。それ以外では，心拍数，血圧，および特定の薬毒物の性質によって治療方法を選択する。たとえば，エスモロールなどのβ遮断薬はβアドレナリン毒性を治療するために用いることができるが，コカイン中毒を有する患者において低血圧または冠動脈攣縮を悪化させることがある。

患者の血圧がコントロールされ，対症療法が強化されていれば，ある程度の頻脈は許容される。ただし，基礎疾患として冠動脈疾患または心筋虚血を有する患者では特別な配慮が必要であり，そのような患者集団においては心拍数および血圧のより積極的なコントロールを要する。

徐脈

さまざまな植物や薬物，化学物質による中毒で徐脈を認めることがある（表9-2）。多くの患者では治療を必要としない。そのような患者における管理目標は，臓器灌流を維持することである。患者の状態を厳密に監視する必要があり，中心静脈カテーテルや肺動脈カテーテルの留置といった侵襲的な技術を使用することもしばしばある。尿量，意識状態，腎機能，および酸-塩基のバランスは，灌流のマーカーとなる。

中毒を原因とした徐脈の管理は複雑な場合がある。アトロピンの欠点は少ないが，中毒物質によっては無効なこともあり，そして多くの場合に効果は一過性である。グルカゴンは，とくに既知のβ遮断薬中毒を治療する場

表9-1 中毒物質誘発性頻脈のメカニズム

毒性のメカニズム	例	治療
交感神経興奮毒性	コカイン，アンフェタミン，エフェドリン，フェンシクリジン	静脈内輸液，ベンゾジアゼピン系
末梢α遮断薬	抗精神病薬，三環系抗うつ薬，ドキサゾシン	静脈内輸液，フェニレフリン
末梢カルシウムチャネル遮断薬	ジヒドロピリジン系カルシウムチャネル遮断薬（ニフェジピン，アムロジピン）	静脈内輸液，フェニレフリン
ムスカリン受容体遮断薬	三環系抗うつ薬，ジフェンヒドラミン，cyclobenzaprine，抗精神病薬	静脈内輸液，ベンゾジアゼピン系，+/−フィゾスチグミン
ニコチン受容体の活性化	タバコ，ドクニンジン，ビンロウの実，カルバミン酸塩，有機リン	静脈内輸液，ベンゾジアゼピン系
セロトニン受容体の刺激	選択的セロトニン再取り込み阻害薬（SSRI），三環系抗うつ薬，コカイン，トラマドール，meperidine	静脈内輸液，ベンゾジアゼピン系，+/−シプロヘプタジン
ドパミン受容体の活性化作用	アマンタジン，ブプロピオン，ブロモクリプチン，アンフェタミン，コカイン	静脈内輸液，ベンゾジアゼピン系，+/−ハロペリドール
GABA受容体作動薬の離脱作用/GABA受容体拮抗作用	エタノールまたはベンゾジアゼピン系の離脱，ドクゼリ，フルマゼニル	静脈内輸液，ベンゾジアゼピン系，バルビツール酸塩
アデノシン受容体の拮抗作用	メチルキサンチン系（たとえば，テオフィリン，カフェイン）	静脈内輸液，ベンゾジアゼピン系，エスモロール
β受容体の活性化作用	Albuterol，クレンブテロール，テルブタリン	静脈内輸液，エスモロール

表9-2 中毒物質誘発性徐脈のメカニズム

毒性のメカニズム	例	治療
心臓ナトリウムチャネルの開口	シュロソウ属（veratrum）のアルカロイド，トリカブト，グラヤノトキシン，シガテラ	アトロピン，ドパミン
心臓ナトリウムチャネルの遮断	三環系抗うつ薬，カルバマゼピン，イチイ属（yew）の植物，プロプラノロール	炭酸水素ナトリウム，高張食塩液，昇圧薬
βアドレナリン受容体の遮断	アテノロール，プロプラノロール，メトプロロール	アトロピン，グルカゴン，アドレナリン，インスリン
カルシウムチャネルの拮抗作用	ベラパミル，ジルチアゼム	アトロピン，カルシウム塩，アドレナリン，インスリン
Na^+/K^+-ATPaseの不活化	ジゴキシン，ジギタリス（キツネノテブクロ），セイヨウキョウチクトウ，スズラン	アトロピン，抗ジゴキシン特異抗体フラグメント（FAB）
ムスカリンおよびニコチン受容体の活性化	カルバメート，カヤタケ属（Clitocybe）のキノコ，有機リン	アトロピン，昇圧薬，+/−プラリドキシム
末梢α受容体作動薬	イミダゾリン（たとえば，クロニジン初期活性）	支持療法，+/−フェントラミン，ニトロプルシド
中枢α受容体作動薬	イミダゾリン（たとえば，クロニジン二次活性）	アトロピン，ドパミン
オピオイド系	オキシコドン，ヘロイン，フェンタニル	まれに必要：支持療法，+/−昇圧薬

合は合理的な選択肢であるが，その有効性は限られている。多くの場合にドパミンやアドレナリンなどの強心薬が必要となる。これらの薬剤の詳細については後述する。高血圧を伴う徐脈を有する患者において心拍数を増加させることは，頭蓋内出血などのメカニズムによる二次的臓器障害を引き起こし，血圧のさらなる上昇を促進することがある。

■ 心調律異常

患者の心拍数を監視することに加えて，リズムおよび心拍間隔の変化を認識することは，正確な診断や中毒患者の初期安定化にきわめて重要である。中毒起因性の心室性不整脈は，過剰な交感神経賦活化や心筋感受性の増高，心筋活動電位およびイオンチャネル活性変化の結果により生じることがある。

心筋細胞の急速な脱分極は，速効性ナトリウムチャネルに流入するナトリウム電流により生じる。この脱分極は，心電図上のQRS間隔に対応している。カリウムチャネルの開口は，心電図上にT波として現れるカリウムの流出および再分極を可能にする。ナトリウムチャネル遮断薬はQRS延長をもたらし，最終的に徐脈，低血圧，心室性不整脈，そして死をもたらす。三環系抗うつ薬を含めて，多くの薬物および毒物はナトリウムチャネルの遮断を誘導する。そのような薬剤の具体例を表9-2にあげた。

治療の適応には，幅の広いQRS群（＞100 ms，新しい右脚ブロック）や重大な心血管毒性のエビデンスも含まれる。治療は血清のアルカリ化であり，炭酸水素ナトリウムおよび高張食塩液（1～2 mEq/kg）を数分以上かけてボーラス投与する。監視モニタ上の心電図はしばしばQRS幅の減少を示すが，反復ボーラス投与が必要となることがある。炭酸水素ナトリウムの投与が必要な状態にいったん陥ると，通常はその注入が必要となる。

さらに，カリウムの移動およびアルカリ化によって引き起こされる細胞外のカリウム濃度低下（図9-1）に対し，塩化カリウムを投与する場合がある。多くの薬物や毒物は，カリウムチャネル遮断特性を有している。カリウムイオン流入の阻害は，補正QT間隔（QTc間隔）の延長をもたらし，最終的には多形性心室頻拍〔トルサードドポアンツ（Torsades de Pointes）〕を引き起こす。QTc間隔が＞500 msの場合には，硫酸マグネシウムの

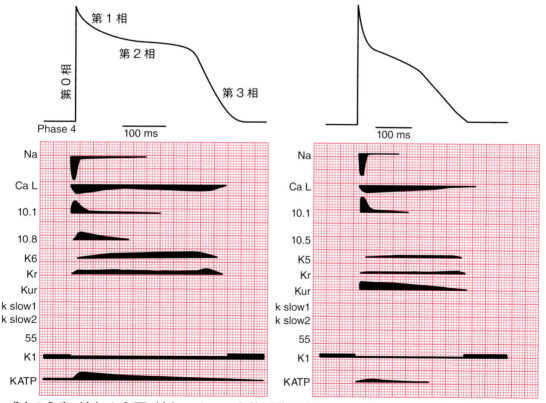

■図9-1　成人の心室（左）と心房（右）における心筋活動電位波形およびそれを構成する心筋細胞のイオン電流。ヒトの心房筋および心室筋細胞で発現される電位依存性内向きNa^+（Nav）およびCa^{2+}（Cav）電流の時間依存および電流依存特性は類似している。対照的に，複数の種類のK^+電流，とくにKv電流，は心房および心室活動電位の再分極の一因となる。さまざまなKv電流はそれぞれに異なる特性があり，内向き電流とは対照的に，心筋全体にわたって個々の筋細胞に複数のKv電流が，発現される（Nerbonne JM, Kass RS：Molecular physiology of cardiac repolarization. Physiol Rev 85：1207, 2005. より）

静脈内投与で予防的治療を考慮する。患者に不安定なトルサードドポアンツを認める場合には，硫酸マグネシウムの投与に加えて除細動を行う。心拍数の増加によりQTc間隔は短くなるため，トルサードドポアンツを再発した患者に対しては，イソプロテレノールや（経静脈または経皮的）機械的ペースメーカーによるオーバードライブペーシングが推奨される。

中毒患者，ことに心血管系の不安定性を示す患者において，QRSおよびQTcの間隔の評価は非常に重要である。患者がQTc間隔延長を有する場合には，頻脈を誘発するために硫酸マグネシウムを投与する。標準的治療単独では有効性が低いため，中毒により誘発されたあらゆる種類の心室性不整脈を呈する患者に対しては十分に炭酸水素ナトリウムを投与する。それ以外の場合は，ACLSプロトコールに従う。

中毒学領域におけるACLSガイドライン中の注目すべき例外は，中毒誘発性心室性不整脈においてアミオダロン投与を避けること，および **huffing**（幻覚剤などの吸入）や薬物乱用，薬物吸入の疑いのある患者ではアドレナリン投与を回避することである。他の作用機序も持ち合わせているものの，アミオダロンはカリウムチャネル遮断薬である。多くの毒物がカリウムチャネルに影響を与えるなかで，治療薬自体によるさらなるQTc間隔の延長は中毒患者における不整脈を増悪させる。したがって，リドカインが代替として推奨されている。

吸入されたハロゲン化炭化水素は心筋のカテコールアミンに対する感度を高め，吸入突然死症候群を誘発することがある。この症候群では，死亡原因は患者の内因性カテコールアミンの放出によって誘発される心室性不整脈である。このような不整脈は，おそらくアドレナリンの外因性投与によっても増悪すると考えられ，患者はβ遮断薬の投与により利益を得る可能性がある。しかし，その心血管毒性がハロゲン化炭化水素によるという正確な診断は大変困難である。ハロゲン化炭化水素を吸入したという明らかな証拠がない限り，標準ACLSプロトコールに従って心血管系の安定化を実行する必要がある。

■ 血圧異常

正常血圧はベースラインに大きな個人差があり，また潜在する高血圧の可能性も異なるため，急性中毒を血圧というパラメータで判断しようとすると誤診につながりかねない。それでもなお，中毒を識別し，管理を導くにあたって，血圧の大きな変動はきわめて重要である。薬毒物によっては，中毒物質への曝露が極端な低血圧または高血圧を誘発する可能性がある。場合によっては（たとえば，α_2作動薬），摂取時刻がどの程度前であるかによって，高血圧と低血圧の両方が認められることもある。血圧変動の程度によっては，加療を要する。

高血圧

中毒誘発性高血圧症は，多様な薬毒物に起因する可能性がある。コカインやアンフェタミンなどの交感神経刺激薬の毒性によることがもっとも多い。これらの薬剤は，α_1およびα_2サブタイプの両方の末梢α受容体を刺激することによって，高血圧を誘発する。また，心拍出量および全身血管抵抗を増加させ，さらに血圧を上昇させる傾向がある。

α_2作動薬による中毒の病初期でみられるように（例として，クロニジンとオキシメタゾリンの経口摂取），単独のα受容体刺激は高血圧や反射性徐脈をもたらす。抗コリン薬や幻覚剤といった他の薬剤は軽度の高血圧の原因となることはあるが，重症高血圧の原因となることは少ない。

中毒誘発性高血圧の治療は，重症度および高血圧のメカニズムの両方に依存する。高血圧が軽度の場合は，交感神経興奮毒による中毒で不穏を有する患者にしばしば投与されるベンゾジアゼピン系を含め，対症療法に反応することが多い。しかしながら，患者が著しい高血圧を呈した場合には，血管作動薬によるさらなる治療が必要になる。

治療が必要とされる厳密な血圧は明らかでないが，患者ごとに異なる。多くの患者は有害な影響なしに有意な血圧上昇を許容することができるが，高齢患者および潜在的な高血圧患者は高い血圧での自己調節メカニズムを欠く。このような患者は，頭蓋内出血，脳梗塞，心筋梗塞または腸虚血，不整脈などの重大な合併症を発症する恐れがある。高血圧による末梢臓器損傷の徴候は，迅速な治療開始の適応となる。医療従事者の裁量によるが，180 mmHg以上の収縮期血圧または110 mmHg以上の拡張期血圧は治療の相対的な適応とみなされ，少なくとも，血圧を下げるよう検討すべきである。

βアドレナリン拮抗薬は一般的に，無拮抗のαアドレナリン作動性刺激を生じて高血圧症を悪化させ，末梢臓器損傷をもたらす可能性があるため，中毒誘発性高血圧の治療には適していない。α_1拮抗薬や，ジヒドロピリジン系カルシウム拮抗薬（たとえば，ニカルジピン），または直接血管拡張作用を有するニトログリセリンやニトロプルシドといった，短時間作用型の血管拡張薬が一

表9-3 中毒物質誘発性高血圧

薬物分類	例	臨床症状	治療
交感神経刺激薬	コカイン，アンフェタミン，エフェドリン，モノアミン酸化酵素阻害薬，メチルフェニデート，フェンテルミン	頻脈，散瞳，発汗，高血圧，興奮，振戦，痙攣，せん妄	ベンゾジアゼピン系，バルビツール酸塩，フェントラミン，硝酸塩，カルシウムチャネル遮断薬
α_1作動薬	麦角アルカロイド，フェニレフリン	高血圧，反射性頻脈，四肢の虚血	フェントラミン，硝酸塩，カルシウムチャネル遮断薬
α_2作動薬	クロニジン，オキシメタゾリン，テトラヒドロゾリン	初期に高血圧を伴う意識障害，縮瞳，徐脈 その後に徐脈と低血圧	初期の高血圧に対し，必要に応じてニトロプルシドやニトログリセリン
α_2拮抗薬	ヨヒンビン	頻脈，高血圧，散瞳，発汗，流涙，流涎，悪心・嘔吐，顔面紅潮	ベンゾジアゼピン系，クロニジン，硝酸塩
抗コリン薬	ジフェンヒドラミン，シクロベンザプリン，ベンズトロピン，ドキシラミン	頻脈，顔面紅潮，散瞳，乾燥，尿閉，せん妄	支持療法：まれに血管拡張薬が必要
幻覚剤	デキストロメトルファン，リゼルグ酸ジエチルアミド（LSD），メスカリン	散瞳，頻脈，軽度の高血圧，幻覚	支持療法：まれに血管拡張薬が必要

般的に好ましい．このような薬剤は，根本にある中毒を悪化させずに，血圧コントロールのために必要に応じて点滴投与することが可能である．通常，対症療法と適切な鎮静で血圧をコントロールすることができるが，中毒誘発性高血圧は重度の組織損傷を引き起こす可能性があり，短時間作用型で点滴投与可能な血管拡張薬（表9-3）を使用する必要がある．

低血圧

中毒誘発性低血圧の治療はしばしば複雑である．その状態は，複数の毒性メカニズムのうち，いくつか個別に，または組み合わせて働くことによって引き起こされ得る（表9-4）．多くの場合，中毒物質を直接解毒する治療法が中毒誘発性低血圧の治療に好ましいアプローチではあるが，一般的な治療原則も同様に適用可能である．

中毒患者における低血圧の一般的な原因は，経口摂取の減少，嘔吐，下痢による胃腸からの喪失，発汗による過剰な不感蒸泄，頻呼吸，浸透圧利尿など，さまざまなメカニズムに関連した体液量の減少であり，アルコール中毒の際に認められるものと同様である．低血圧を治療するうえでの重要な最初のステップは，昇圧薬投与よりも前に，生理食塩液などの等張液を積極的に投与し蘇生することである．中毒誘発性心不全の患者においても，晶質液投与を初めに試みることは合理的である．ただし，慎重に点滴総投与量を考え，とくに徐脈や低血圧の患者では肺水腫を悪化させるリスクに留意する必要がある．

一般的に，頻脈および低血圧の患者のほうがより大きな水分負荷に耐えることができる．

中毒誘発性低血圧を治療する薬剤の選択肢として，ノルアドレナリンおよびフェニレフリンがある．フェニレフリンは重度の頻脈および低血圧を有する患者で好ましく，ノルアドレナリンは徐脈から正常な心拍数までの患者で使用することができる．著しい徐脈および付随した低血圧を呈する患者には，アドレナリンの点滴で治療することができる．

昇圧薬の使用に際してよくあるピットフォールは，過少投与である．中毒誘発性低血圧では，患者が過剰摂取した薬剤の中毒作用と競合するために，高用量の昇圧薬がしばしば必要となる．薬剤の規定最大投与量よりも多く投与する場合もある．いわゆる最大用量を投与した場合，予想される臨床効果が得られていないのであれば，それを昇圧薬治療の失敗と捉えてはならない．代替薬への切り替えを行うのではなく，投与中の昇圧薬の点滴投与を続けるべきである．

その他によくみられるピットフォールは，ドパミンの単独療法である．ドパミンは，主にシナプス前取り込みおよびその後の内因性ノルアドレナリンの放出に依存して昇圧作用を呈する，混合作用型交感神経刺激薬である．低用量でのドパミン受容体の活性化は心拍数と心収縮性を高めるが，内臓血管を拡張し，低血圧を助長することがある．多くの薬物（たとえば，三環系抗うつ薬）はシナプス前取り込みチャネルを遮断するため，薬物過剰摂

表 9-4 **中毒物質誘発性低血圧**

薬物分類	例	臨床症状	治療
ナトリウムチャネル開口薬	シュロソウ属のアルカロイド，グラヤノトキシン，トリカブト	悪心・嘔吐，徐脈，低血圧，感覚異常，意識障害，麻痺，痙攣	静脈内輸液 アトロピン ドパミン，アドレナリン，またはノルアドレナリン
ナトリウムチャネル遮断薬	三環系抗うつ薬，ジフェンヒドラミン，カルバマゼピン，キニーネ，タキシン	悪心・嘔吐，徐脈，QRSの延長，低血圧，昏睡，痙攣（多くは抗コリン作用も有する）	静脈内輸液 炭酸水素ナトリウム 高張食塩液 アドレナリン，ノルアドレナリン，またはフェニレフリン
α_1拮抗薬	プラゾシン，ドキサゾシン，三環系抗うつ薬，抗精神病薬	意識障害，低血圧，反射性頻脈	静脈内輸液 ノルアドレナリンまたはフェニレフリン
α_2作動薬	クロニジン，テトラヒドロゾリン，オキシメタゾリン	初期に高血圧を伴う意識障害，縮瞳，徐脈 その後，徐脈，低血圧	静脈内輸液，アトロピン，ドパミン，アドレナリン，またはノルアドレナリン yohimbineとナロキソンの投与が有益であったという症例報告がある
β遮断薬	メトプロロール，アテノロール，ソタロール，ラベタロール，プロプラノロール	意識障害，徐脈，低血圧	アトロピン，グルカゴン，アドレナリン，またはインスリン
β作動薬	アルブテロール，テルブタリン，クレンブテロール	上室性頻拍，低血圧	エスモロール+/−フェニレフリン
アデノシン拮抗薬	テオフィリン，カフェイン	上室性頻拍，低血圧，異常な精神状態，振戦，痙攣	ベンゾジアゼピン系，エスモロール+/−フェニレフリン，血液透析
カルシウム拮抗薬	ジルチアゼム，ベラパミル，ニフェジピン，アムロジピン，フェロジピン	徐脈を伴う低血圧（ジルチアゼム，ベラパミル，高用量の-pineと付く薬剤）または反射性頻脈（-pineと付く薬剤）	静脈内輸液 アトロピン カルシウム塩 アドレナリン，ノルアドレナリン，またはインスリン
鎮静催眠薬およびオピオイド系	ヘロイン，モルヒネ，バルビツール酸塩	鎮静，縮瞳（オピオイド系），呼吸抑制	まれに静脈内輸液，支持療法，昇圧薬が必要
Na^+/K^+-ATPase阻害薬	ジゴキシン，ジギタリス（キツネノテブクロ），セイヨウキョウチクトウ，スズラン，ヒキガエル属のカエル，センソ（ガマの油）	悪心・嘔吐，房室結節ブロック，心室性期外収縮，心室性不整脈	アトロピンまたは抗ジゴキシン特異抗体フラグメント（FAB）
電子伝達系阻害毒	シアン化物，シアン配糖体（たとえば，アミグダリン），一酸化炭素，サリチル酸	低血圧，反射性頻脈，重度の代謝性アシドーシス，高体温（脱共役剤），異常な精神状態，痙攣	ブドウ糖，静脈内輸液，炭酸水素ナトリウム，亜硝酸アミル+亜硝酸ナトリウム+チオ硫酸ナトリウム対，ヒドロキソコバラミン（CN），高圧酸素療法（CO），アドレナリン対ノルアドレナリン対フェニレフリン
血管内皮障害/血液分布異常性ショックを生じる物質	界面活性剤含有除草剤（たとえば，グルホシネート），フェノール，腐食性物質	低血圧，頻脈，肺水腫，間質への水分貯留，異常な精神状態，痙攣	静脈内輸液 ベンゾジアゼピン系 ノルアドレナリンまたはフェニレフリン

取時には，とくに留意すべきである。ドパミンは，ナトリウムチャネル開口薬やα_2作動薬による軽度低血圧および徐脈に対して有効な場合があり，またβ遮断薬やカルシウム拮抗薬により誘発された心不全に対して，より強力な昇圧薬を併用することで有効な場合がある。

■ 呼吸数の異常

呼吸数は，しばしば見落とされたり，不正確に記録されがちなバイタルサインである。呼吸数は，中毒患者を診断し，治療を導くうえで重要な手掛かりとなる。徐呼吸（呼吸数の減少）や減呼吸（1回換気量の低下）は，複数の中毒物質への曝露の際にみられることがある。たとえば，オピオイド系は一般的に呼吸抑制に関連しているが，β遮断薬中毒，重度の鎮静催眠薬中毒，およびα_2作動薬中毒もまた，呼吸抑制と関連している。身体観察，血液ガス分析，カプノグラフィによる低換気の早期認識は，中毒患者の適切な治療において重要である。オピオイド系の作用の拮抗については，本章で前述した。さらに，換気補助や気管挿管などの支持療法が必要になることがある。

動脈血または静脈血ガス測定は，呼吸性代償変化を伴う代謝性アシドーシスと，代謝性アシドーシスおよび呼吸性アルカローシスの共存とを区別するために使用できる。一般的に，中毒誘発性代謝性アシドーシスではアニオンギャップが生じる。なかには，炭酸脱水酵素阻害薬（例：アセタゾラミドおよびトピラマート）など，非アニオンギャップ代謝性アシドーシスを引き起こす薬剤もある。しかし，高アニオンギャップ代謝性アシドーシスを生じるほうが一般的であり，幅広い鑑別診断を要し，慎重な病歴聴取とさらなる臨床検査によって鑑別は迅速に絞られ得る。この鑑別診断を覚える古典的な記憶法は「Mudpiles」であり，さらに広範囲の中毒学的原因を含め補足された「Cat Mudpiles」というものもある。第6章の記憶法⑩を参照のこと。

頻呼吸

頻呼吸は，肺炎や肺臓炎などの重大な代謝性アシドーシスまたは急性呼吸器疾患の指標となり得る。代謝性アシドーシスの際にみられる呼吸数の増加は，二酸化炭素分圧（PCO_2）を低下させ，全身のpHを上昇させる代償機構である。一部の患者では，呼吸の実際の速度が著しく加速しないかもしれないが，1回換気量および分時換気量の増加が同じ効果をもたらす。

過呼吸

呼吸の深さの増加は，過呼吸と呼ばれている。代謝性アシドーシスが基礎にある場合，頻呼吸，過呼吸，またはその両方を呈することがある。患者は，変化の重症度によって，自分の呼吸パターンの変化を認識しない場合がある。過呼吸のもう1つの原因は，患者の呼吸中枢の直接の活性化である。一般的に，サリチル酸の毒性は代謝性アシドーシスを生じずに頻呼吸や過呼吸の原因となる。実際，中毒の初期には独立した呼吸性アルカローシスを伴うことがある。

■ 酸素飽和度異常

酸素飽和度は，いずれの急性疾患の患者においても測定されるべきである。正常な酸素飽和度であれば安心できるが，肺疾患，ヘモグロビン機能障害，または身体各組織への酸素運搬障害の可能性を排除し得ない。たとえば，深刻な一酸化炭素中毒の場合，身体各組織への酸素供給が妨げられているにもかかわらず，非侵襲的なパルスオキシメトリによって測定される酸素飽和度は正常なことがある。緊急事態にある中毒患者を治療する場合，誤嚥が頻繁に発生する。経口摂取に関連した中毒の緊急事態の場合には，誤嚥の危険因子である嘔吐の発生率が高い。非心原性肺水腫と肺臓炎はオピオイド中毒や離脱，サリチル酸中毒，薬毒物吸入の場合と同様に，低酸素血症およびびまん性の肺胞病変を引き起こすことがあるため，それらの経過を複雑にする可能性がある。喫煙患者や毒物吸入患者で気胸の報告もみられる。しかしながら，酸素飽和度と，より重要である酸素分圧（PO_2）は，中毒患者診療に役立つ。

異常なパルスオキシメトリの読み取り値は，時にはメトヘモグロビン血症やスルフヘモグロビン血症などの異常ヘモグロビンの存在に伴うことがある。メトヘモグロビン血症はスルフヘモグロビン血症より多くみられる。通常，メトヘモグロビンは酸化ストレスによってヘモグロビン中の第一鉄（Fe^{2+}）が第二鉄の状態（Fe^{3+}）へ変換されて生じ，ヘモグロビンの酸素運搬能力が低下することにより，結果的に組織への酸素供給が不十分となる。チアノーゼまたは皮膚の青色変化が一般的な所見である。パルスオキシメトリは，酸素含有量に関係なく80％台後半から90％台前半の値を示すことが多い。還元剤であるメチレンブルーを用いた治療により，第二鉄が還元され，結果として酸素運搬能力および組織への酸素供給能力の回復が可能となる。メトヘモグロビン血症患者におけるメチレンブルーの使用方法の詳細について

は，章の後半に記述されている一酸化炭素の項を参照すること。

　各種の毒物はまた，有意なヘモグロビンの結合変化を来すことなく相対的な組織低酸素を生じることがある。脱共役剤および酸化的リン酸化阻害剤は，アデノシン三リン酸（adenosine triphosphate；ATP）合成のために酸素が使用される電子伝達系において，その機能を妨げる。その結果，エネルギー産生障害および細胞傷害が生じる。サリチル酸塩などの脱共役剤は電子伝達系を活性化させ，酸素消費量を増加させるが，一方でATP合成は成立させない。そのため，産生されたエネルギーは熱として浪費される。高体温は，脱共役剤中毒の後期で認められる所見である。通常，動脈血酸素飽和度は正常であるが，細胞における酸素需要が増大した結果，静脈血液中の酸素含有量は大幅に減少する。一方で，シアン化物などの酸化的リン酸化阻害剤は細胞内の酸素需要を抑制するため，静脈血液中の酸素含有量は上昇し，ATP産生は低下する。脱共役剤と酸化的リン酸化阻害剤はいずれも，代謝性アシドーシス，意識状態の変化，痙攣発作を惹起し，最終的には循環虚脱を引き起こす。いずれのシナリオでもアシドーシスを緩衝するために炭酸水素ナトリウムで患者を治療することが必要であり，サリチル酸塩の場合にはさらに組織分布および毒性を減少させる目的でも必要である。

　シアン化物毒性はシアン化物解毒薬キットで治療する。歴史的に，患者には一連の治療が施行される。吸入亜硝酸アミルおよび静脈内亜硝酸ナトリウムは，メトヘモグロビン血症を誘発することにより，シアン化物を細胞外に汲み出す。引きつづきチオ硫酸ナトリウムの静脈内投与を行うことにより，腎臓で排泄されるチオシアン酸塩を生成する。最近では，ビタミンB_{12}前駆体であるヒドロキソコバラミンがシアン化物中毒の治療のために承認されている。ヒドロキソコバラミンに含まれるコバルトはシアン化合物と結合してシアノコバラミンを形成し，腎臓で排泄される。シアン化物中毒の詳細な情報は，化学窒息の項を参照すること。

　従来のパルスオキシメトリおよび血液ガスの評価を行うことにより，中毒患者体内において解剖学的および生理学的変化に伴う動脈および静脈血液中の酸素含有量の変化を捉えることがある。根本的な原因を認識し，特定して，低下した血液酸素含有量と組織への酸素供給を迅速に改善させることは，有効な中毒治療を行ううえで重要である。呼吸異常や異常な酸素飽和度を呈す患者には，必ず高流量酸素を投与すること。

トキシドローム

　特定のトキシドロームを広く認識していれば，中毒患者を早期に同定できる可能性が高い。**トキシドローム**（toxin：毒素とsyndrome：症候群の短縮）は，一般的に，特定の毒物への曝露に関連した症状，バイタルサイン，および検査所見の一群である。患者の病歴とトキシドロームの両者が揃うことは，しばしば薬物の種類の同定に役立ち，なかには患者の疾病の原因である特定の毒物を同定するのに役立つ。一般的に，同種毒物に対する治療は同じであるため，毒物の種類が識別されれば，毒物の明細な特定は重要ではない。表9-5にさまざまなトキシドロームを概説した。

■ 消化管除染

　患者の初期評価および安定化を完了したら，摂取された毒物の消化吸収の制限を試みる治療戦略を検討する必要がある。トコンシロップと活性炭による**消化管除染**に関しては，何十年も研究され，議論されてきた。現在の標準治療では，あらゆる患者におけるトコンの投与は不要であり，まれに活性炭の投与が必要とされるにとどまる。活性炭の投与は，毒物へ曝露されたと考えられる時間が確認され，活性炭投与までの時間経過が1時間未満となる場合にのみ推奨される。それでも，意識に変容を来している場合や，悪心・嘔吐を呈している場合には，文書上重大な誤嚥の危険性が記載されており，禁忌である（酸素飽和度の項を参照すること）。

　スタッファー（stuffer）では，活性炭使用の禁忌に対する特別な1つの例外であることが指摘されている。不十分に包まれた薬物の袋を摂取後に，よい精神状態が保たれている場合は，活性炭の単回投与が推奨される。活性炭は，摂取薬物（たとえば，サリチル酸）の治療において役割を果たしつづけているが，その使用に伴うリスクは，治療の利点を上回ることがある。活性炭の複数回投与が考慮される場合もあるが，そのような治療を開始する前に，トキシコロジストまたは中毒情報センターに相談する。腸洗浄は，パッカーや，残留管腔内毒物（たとえば，リチウム，鉛，または他の重金属）を有する患者の治療によく用いられる。

自然毒

　自然界に存在する毒および刺咬症による毒は多種多様であり，時にヒトに対して有害に作用することがある。

表9-5 主要な一般的トキシドローム

	交感神経興奮性	抗コリン性	コリン作用性	オピオイド系	鎮静催眠
所見	頻拍 高血圧 散瞳 発汗 興奮 振戦 せん妄	頻拍 散瞳 興奮 せん妄 もごもごとした話し方 腋窩部／粘膜の乾燥	DUMBELS： Diarrhea：下痢 Urination：排尿 Miosis：縮瞳 Bronchorrhea：気管支漏／ 　Bradycardia：徐脈 Emesis：嘔吐 Lacrimation：流涙 Salivation：唾液分泌／ 　Seizures：痙攣	CPR： Coma：昏睡 Pinpoint pupils： 　ピンポイント 　縮瞳 Respiratory depression：呼吸抑制	意識障害 正常バイタル
原因物質の例	コカイン アンフェタミン／メタンフェタミン エフェドリン モノアミンオキシダーゼ阻害剤（MAOI） 離脱症状（たとえば，エタノール，ベンゾジアゼピン系）	抗ヒスタミン薬 三環系抗うつ薬 胃腸鎮痙薬 市販の睡眠薬 筋弛緩薬の一部（たとえば，Flexeril）	有機リン カルバメート ニコチン ピロカルピン メスチノン（ピリドスチグミン）	ヘロイン ヒドロモルフォン フェンタニル オキシコドン Hydrocodone Diphenoxylate／アトロピン トラマドール	ベンゾジアゼピン系 バルビツール酸塩 アルコール類 一部の筋弛緩剤（たとえば，carisoprodol） ガンマヒドロキシ酪酸（GHB）
入院前治療戦略	ベンゾジアゼピン系 静脈内輸液	ベンゾジアゼピン系 静脈内輸液	アトロピン 気道管理	酸素投与 ナロキソン（0.4 mg/回を静脈内投与／筋肉内投与）	ベッドの頭部挙上 鼻咽頭または口咽頭エアウエイ 酸素投与

自然毒による心血管系および神経系への作用の多くは，前項に記したその他の中毒を治療する方法と同様に加療される。しかし，いくつかの特定の毒性メカニズムと臨床症状は，特化した治療を必要とする。

節足動物の刺咬症による中毒

米国では，ゴケグモ属 *Latrodectus*〔クロゴケグモ（black widow spider）〕，イトグモ属 *Loxosceles*〔ドクイトグモ（brown recluse spider）〕，またはキョクトウサソリ科 *Buthidae*〔サソリ（scorpion）〕の刺咬症による中毒患者を診療することがある。これらの節足動物による刺咬症では痛みを伴うことがあるが，死亡はまれである。治療の要は，オピオイド系および抗不安薬による対症療法である。表9-6は，刺咬症を来す節足動物ごとに毒性，作用機序，および推奨治療をまとめたものである。

■ クロゴケグモ

クロゴケグモは米国本土全体に生息しており，通常は材木の山や藪，納屋，ガレージなどの屋外でみられる。薪やクリスマスツリーなど屋外に保存された物に紛れて，住宅内に一緒に取り込まれることがある。

識別

メスのクロゴケグモは，球状で光沢のある黒い腹部をもち，腹側にある砂時計型の赤色模様によって認識可能である（図9-2）。体長は通常2.5 cm以下であり，強力な神経毒をもつ。オスのクロゴケグモは茶色で，メスの約半分の大きさであり，無毒である。

徴候と症状

クロゴケグモ毒の徴候と症状は，筋痙攣，圧痛のない腹部硬直，および患部に急激に生じる限局した重度の疼痛，発赤，丘疹形成を伴う腫脹である。咬まれた際，患者はハチに刺されるのに似た感覚を覚える。受傷部には，

表9-6　節足動物毒性

節足動物	毒素	毒性のメカニズム	臨床症状	治療
クロゴケグモ (*Latrodectus mactans*)	アルファラトロトキシン	複数の血管作動性および筋作動性の神経伝達物質の放出を伴うシナプス前カルシウムチャネルの開口	悪心・嘔吐，発汗，頻脈，高血圧，筋痙攣	ジアゼパム，フェンタニル 重篤な毒性のため抗毒素の使用を検討
ドクイトグモ (*Loxosceles recluse*)	スフィンゴミエリナーゼ-D ヒアルロニダーゼ	スフィンゴミエリナーゼ-D：局所組織の傷害，血管内凝固 ヒアルロニダーゼ：組織透過性の促進	局所：組織壊死および潰瘍形成 全身：発熱，嘔吐，横紋筋融解を含むロクソスセレス症，播種性血管内凝固症候群，溶血	局所の創傷治療，破傷風予防，および鎮痛 全身毒性に対する支持療法
バークスコーピオン (*Centruroides exilicauda*)	神経毒Ⅰ～Ⅳ	繰り返す脱分極および神経伝達物質の放出を伴うナトリウムチャネルの開口	局所の感覚異常，頻脈，高血圧，流涎，発汗，筋攣縮，眼球クローヌス，眼球彷徨	破傷風予防，創傷治療，不安寛解，鎮痛 重篤な毒性のため使用可能な場合は抗毒素投与

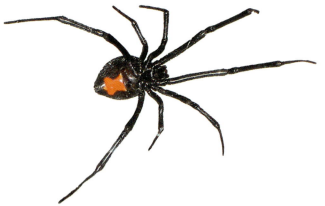

■図9-2　腹部の下側に赤い砂時計模様があるメスのクロゴケグモ（Habif TP：Clinical dermatology：a color guide to diagnosis and therapy, ed 5, St Louis, 2009, Mosby. より）

1mm間隔の2つの小さな牙痕が観察されることがある。注入された毒による全身作用として，悪心・嘔吐，発汗，意識レベルの低下，痙攣発作，脱力などがある。

処置

病院前　院外での処置は，主に対症療法である。筋痙攣に対して，ジアゼパムやグルコン酸カルシウムなどの筋弛緩作用を有する薬剤を使用する。バイタルサイン監視のモニタを装着し，高血圧性クリーゼを予防するために積極的な高血圧症の処置を行う。クロゴケグモ毒注入に対して抗毒素が使用可能であるが，使用にあたってはクモが識別され，施設へ迅速に搬送されることが重要となる。

救急部門　救急部門で抗毒素を投与できる。

■ ドクイトグモ

ドクイトグモは，家屋の中も含め，比較的温暖な気候の，暗い，乾いた場所に生息している。米国では，ハワイ，南部，中西部，南西部でみられる。ほとんどの咬傷中毒は，国の南中央部の州で発生している。

識別

ドクイトグモは茶色で，背側にあるバイオリン型の模様が特徴的である（そのため，「バイオリンクモ」や「弦楽器クモ」という通称で呼ばれることもある，図9-3）。体長は約2cmである。識別のためのもう1つの特徴は，ほとんどのクモの眼が8つであるのに対し，このドクイトグモは6つの眼をもつことである。6つの眼は，3つずつ半円形に並んでいる。

徴候と症状

ドクイトグモ毒による全身症状は，倦怠感，悪寒，発熱，悪心・嘔吐，関節痛などである。生命危機を及ぼす症状の1つに，播種性血管内凝固症候群や溶血性貧血などの凝固障害がある。承認された抗毒素がないため，処置は対症的である。咬創部を洗浄して包交し，毒物注入部位に保冷剤を当て，患者を診療施設まで搬送する。

病態生理

ドクイトグモの毒には，さまざまな細胞毒性を有する

自然毒 371

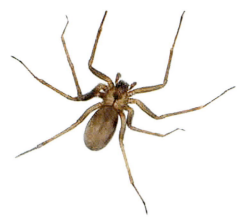

■図 9-3　ドクイトグモ。背側にある濃いバイオリン型の模様に注意する（Habif TP：Clinical dermatology：a color guide to diagnosis and therapy, ed 5, St Louis, 2009, Mosby. より）

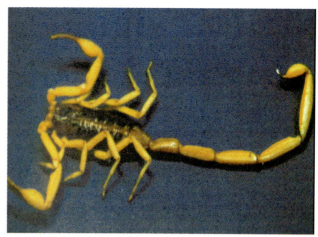

■図 9-5　アリゾナバークスコーピオン（Arizona bark scorpion, *Centruroides exilicauda*）（Marx JA, Hockberger RS, Walls RM, et al：Rosen's emergency medicine, ed 7, St Louis, 2009, Mosby. より）

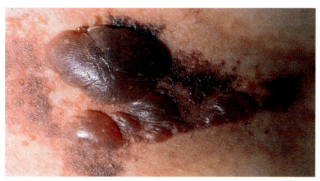

■図 9-4　ドクイトグモの咬傷。発生した梗塞，出血，および水疱による重症反応（Habif TP：Clinical dermatology：a color guide to diagnosis and therapy, ed 5, St Louis, 2009, Mosby. より）

少なくとも 11 種類のペプチドが含まれている。細胞壊死を引き起こす毒液は，注入部位に古典的なウシ眼病変を形成する。夜間就寝中に咬まれ，毒を注入されることが多い。咬まれること自体は無痛であり，初期に小さな水疱（丘疹）が形成され，時として白いハローに囲まれることもある。次の 24 時間で，局所の痛み，発赤，腫脹が進行する（図 9-4）。その後，数日または数週間の間に，組織の壊死が局所で進行し，発赤や腫脹が進展し始める。壊死は創傷治癒を遅延させ，受傷から数カ月経っても傷が残る可能性がある。

処置

病院前のケアは，気道管理や疼痛管理に焦点を当てるべきである。この中毒治療の場合に選択すべきオピオイド系はフェンタニルである。フェンタニルは，他のオピオイド系と異なり，ヒスタミン放出を惹起しない。これまでドクイトグモの毒への特異的な解毒剤も研究されてきたが，血清病のような深刻で潜在的な副作用があるため，重症の場合に限り投与が推奨されている。

■ サソリ刺傷

2003 年には 14,000 件以上のサソリ刺傷（死者数は 0）が報告された。米国には 600 種以上のサソリがいるが，唯一人間にとって危険なのは南西部の砂漠地帯のバークスコーピオン（Bark scorpion, Sculptured scorpion）である。サソリは夜行性であり，日中は物陰や建物の下に隠れている。とくに夜間に住居に入り込むことがある。

識別

サソリは，黄褐色で，時に縞模様を有し，約 2.5 〜 7.5 cm の長さである（図 9-5）。サソリは尾の端にある毒針で刺し，針の基部にある毒嚢に蓄えた毒を注入する。通常，少量の毒のみを注入する。バークスコーピオンは 4 〜 8 月にかけて活発に行動し，冬の間は冬眠する。

徴候と症状

全身性の作用として，構音障害，落ち着きがなくなる，流涎，腹部痙攣，悪心・嘔吐，筋線維束攣縮（筋痙攣），および痙攣発作などがある。症状は通常，毒の注入から 5 時間以内にピークを迎える。バークスコーピオンの毒は限局された炎症を誘発しないため，発赤や腫脹が刺傷部位に存在する場合には他の種類のサソリによる刺傷が考えられる。

病態生理

バークスコーピオンの毒は神経毒であり，最初は灼熱

感やヒリヒリ感を生じ，じきに感覚鈍麻を来す。毒素は，電位依存性イオンチャネル，とくに神経シグナル伝達に関与するナトリウムチャネルに影響を与えるタンパク質およびポリペプチドの混合物である。毒物注入の二次的影響は，交感神経ニューロンを介した中枢神経系の刺激である。

処置

病院前 処置はまず，気道，呼吸，循環の管理，そして患者を落ち着かせることから始める。呼吸抑制がある場合には呼吸補助を必要とする。刺創部を洗浄して保冷剤で圧迫し，手足の指趾を含めて四肢を固定する。搬送時間が長くなることが予想される場合には，毒物注入部位より中枢側にリンパ液の流れを制限するためのバンドを巻く。バンドは，5 cm 以上の幅のあるものを使用すべきである。腕時計のバンド以上にきつく巻くことは避けるべきで，固さの目安としては，足関節捻挫のために使用される弾性包帯程度に加減する。しかし，この技術は議論の余地があることに留意する必要がある。このバンドは，緊縛するためのものではなく，止血帯の適用と混同することがあってはならない。

呼吸器症状を悪化させる可能性があるため，鎮痛薬の投与は控える。患者を病院へ迅速に搬送する必要がある。

救急部門 抗毒素は，とくにアリゾナ州で，サソリに刺された場合に使用可能となる場合がある。

ヘビ咬傷による中毒

毎年，何千件ものヘビ咬傷が報告されるが，その多くは致死的なものである。毒ヘビは米国本土およびアラスカに広く生息している（図9-6）。毒ヘビの科は2つある。

1. マムシ亜科 *The Crotalidae*〔クサリヘビ科のヘビ（pit vipers）〕：ガラガラヘビ Rattlesnakes (Pygmy Rattlesnake と Massasauga Rattlesnake を含む)，ヌママムシ cottonmouths〔ウォーターモカシン（water moccasins），およびカパーヘッド（copperheads）を含む科〕
2. コブラ科 *The Elapidae*〔サンゴヘビ（coral snakes）〕

ヘビ毒の毒性と作用機序は，属する科によって異なる。どのように異なるかについては以下に詳述する。

■ クサリヘビ科マムシ亜科のヘビ

米国におけるヘビ咬傷による中毒は，そのほぼすべて

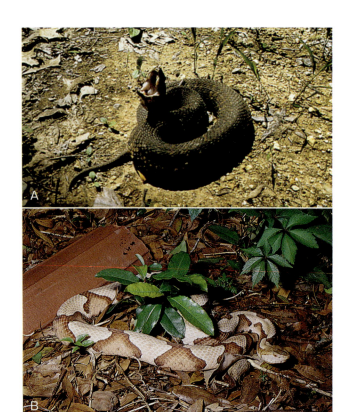

■図 9-6　**A**：ヌママムシ（ウォーターモカシン）。**B**：Southern copperhead (*Agkistrodon contortrix contortrix*) は落ち葉に横たわったときにほぼ可視不能になる模様を有している（**A**：Michael Cardwell and Carl Barden, Venom Laboratory. の厚意により，**B**：Sherman Minton, MD. の厚意により）

が pit vipers と呼ばれるマムシ亜科のヘビによるものである。マムシ亜科のヘビはメイン州を除く米国本土内のすべての州に生息している。

識別

米国での通称である「pit vipers」は，その三角形の頭部の両側にある，上顎骨の溝としてみられる独特の頬窩（ピット器官）にちなんで命名されている。垂直楕円形の瞳孔と大牙をもっている。

徴候と症状

マムシ亜科のヘビ毒による徴候と症状には，毒注入部位における特徴的な牙痕や，コンパートメント症候群に先行することもある，発赤，疼痛，腫脹が含まれる。以下のような全身性の症状がみられることがある。

- 喉の渇き
- 発汗
- 悪寒
- 易疲労感

- めまい
- 頻脈
- 悪心・嘔吐
- 下痢
- 低血圧
- 凝固障害による循環血液量減少性ショック
- 呼吸促迫
- しびれと頭部周囲のヒリヒリ感

マムシ亜科のヘビの毒は餌となる小動物を麻痺させ消化する目的で作られているため、呼吸困難や頭部のチクチク感はマムシ亜科のヘビ毒による典型的な症状である。

病態生理

マムシ亜科の毒は、毒物注入部位に組織壊死を生成する酵素と溶血作用をもつ血液毒との複合した混合液である。毒はまた、赤血球の破壊（溶血）、凝固障害、血管内凝固、および腎不全などの全身作用のカスケードを誘導する。症状の重症度は、注入された毒の量に比例する。重症な咬傷の場合、主として敗血症性ショックの結果として、30分以内に患者が死に至ることがある。一方、咬傷の約20〜25％は、咬まれた際にほとんどあるいはまったく毒が注入されない乾性の咬傷と考えられている。

処置

処置は、気道、呼吸、循環の管理、および毒の吸収を遅くすることから成る。

病院前のオプション1　受傷肢を心臓の高さより下に置き、患者を安静に保つ。スプリントで受傷肢を固定するが、吸引や切開、創傷へのアイシングを行ってはならない。サソリ刺傷の項で前述したように、病院前対処として、搬送時間が長くなることが予想される場合には、リンパ液の流れを制限するために毒物注入部位より近位にバンドを装着することが含まれる。バンドは、5 cm以上の幅があるものを使用すべきである。腕時計のバンド以上にきつく巻くことは避けるべきで、堅さの目安としては、足関節捻挫のために使用される弾性包帯程度に加減する。繰り返しとなるが、この技術は議論の余地があることに留意する必要がある。このバンドは、緊縛するためのものではなく、止血帯や駆血帯の適用と混同することがあってはならない。

マムシ亜科のヘビ毒に対する抗毒素が使用可能である

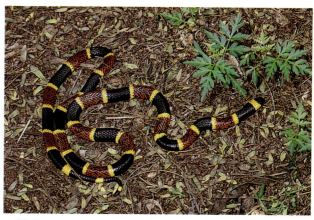

■図9-7　テキサスサンゴヘビ（*Micrurus tener*, 以前は *M. fulvius tenere*）は非常に強力な毒を有するが、あまり発さず咬むことはまれである（Michael Cardwell and the Gladys Porter Zoo. の厚意により）

ため、適切な医療機関への迅速な搬送が非常に重要である。

病院前のオプション2　処置オプション2の主な目的は、長期障害を引き起こす可能性のある局所的な組織損傷を制限することである。応急処置として、注入されリンパ流に乗った毒を近位四肢や体幹などの大きな区画にドレナージするために、咬傷部位を挙上し固定する。圧迫により局所的な組織損傷が悪化するため、狭窄帯または止血帯を使用してはならない。

ヘビ咬傷キットの使用や、毒を「吸い出す」ことの有効性は証明されていない。鎮痛のために、必要に応じてフェンタニルを投与する。

救急部門　医療機関に到着後、明らかに局所または全身毒性の根拠がある場合は、トキシコロジストと相談して抗毒素を投与することができる。抗毒素に対するアレルギー反応を生じる可能性があるため、注意深く患者を経過観察しなければならない。

組織損傷や四肢の機能不全は、消退するまで数週間〜数カ月間かかる場合があり、理学療法が必要になる場合もある。まれに、コンパートメント症候群や他の合併症を治療するために、外科的対処や筋膜切開を必要とすることもある。

■ コブラ科のヘビ

米国では、サンゴヘビと呼ばれるコブラ科のサンゴヘビ属（*Micrurus*）のヘビが南東部（東部種）と南西部（アリゾナ種）に生息している。

識別

サンゴヘビはマムシ亜科またはクサリヘビ科の毒ヘビよりも小さく，頭部に丸い眼，小幅の頭，小さな固定牙をもつ。頬窩はもたない（図9-7）。黒，淡黄色や白，濃いオレンジ色や赤色の独特の横縞模様によって識別される。無毒ヘビのなかにもこのような色調を模すものがいくつかいる〔キングスネーク（the king snake）など〕が，模倣は不完全である。「黄色地に赤は，仲間を殺す。黒地に赤は，毒に欠ける」という古いことわざがあり，サンゴヘビとそれを模倣する無毒ヘビとを区別する際に参考となる。しかしこれは，米国自生のサンゴヘビにのみ適用される。

徴候と症状

サンゴヘビは，そのおとなしい性質と短い固定歯，小さな体格から，咬傷による中毒はまれではあるが，重症の中毒では呼吸筋および骨格筋の麻痺を引き起こす可能性がある。徴候と症状は，牙痕や腫脹，発赤，および毒注入部位の局所的なしびれなどである。全身的な影響を以下に列挙する。これらのなかには，12〜24時間後に出現するものもある。

- 易疲労感
- 眠気
- 構音障害，または流涎
- 運動失調
- 舌と喉頭の麻痺
- 眼瞼下垂
- 散瞳
- 腹痛
- 悪心・嘔吐
- 痙攣
- 呼吸促迫
- 低血圧

病態生理

サンゴヘビの毒は，加水分解質の毒とアセチルコリン受容体を遮断する神経毒が含まれた混合液である。マムシ亜科のマムシ毒よりも有害な神経学的作用をもち，筋麻痺から呼吸不全を来す可能性があるが，咬傷のわずか40％が毒物注入を伴うとされる。

処置

病院前 コブラ科のヘビ咬傷による中毒の初期管理は，マムシ亜科のヘビ咬傷による中毒のそれとは異なる。コブラ科のヘビ毒注入後に主に注意を払うべき点は，四肢の限局した組織損傷よりも，むしろ全身性の神経毒性であるため，リンパドレナージを妨げるための圧迫固定が推奨される。しかしながら，四肢虚血の危険性があるため，止血帯や駆血帯を使用してはならない。水または生理食塩液で汚染された創部を洗浄し，受傷肢を心臓より低い位置に保ち，患者を安静にしているよう促す。受傷肢をスプリントで固定して，緩い狭窄帯（既出を参照のこと）を巻き，細胞外液である晶質液の点滴静脈内投与を開始する。切開や創傷へのアイシングを行ってはならない。抗毒素が利用可能であるため，適切な医療機関への迅速な搬送が不可欠である。

救急部門 サンゴヘビ毒は毒性が高く，また特有の症状もないため，皮膚を咬まれたという何らかの根拠があれば，特定の抗毒素療法を行う。あるいは，入院管理とし，遅発性に生じる神経毒の徴候を，24時間にわたり経過観察することもある。神経毒の症状は，進行した場合，数日または数週間つづくことがある。

海洋生物中毒学

多くの海洋生物は咬傷や刺傷によって毒をもたらし，毒物注入部に激しい疼痛を引き起こす（図9-8）。なかでもクラゲ，アナサンゴモドキやイソギンチャクといった生物は，刺胞と呼ばれる刺すための細胞を用いて毒素を注入する。ウニやアカエイなどは，組織内に深く毒を注入するための棘をもち，毒物注入だけでなく外傷をも引き起こす。

■ クラゲ刺傷

多くのクラゲ刺傷はわずかな局所の皮膚の炎症や痛みを引き起こすが，そのうちオーストラリアウンバチクラゲ〔*Chironex fleckeri*〔ハコクラゲ（box jellyfish）〕〕のようないくつかの種は，より重度の症状や全身毒性を引き起こす。激しい痛みにより身動きがとれなくなった被害者が，岸まで泳ぐことができずに溺死する例も複数報告されている。

徴候と症状

クラゲ刺傷による中毒は，以下の徴候や症状を引き起こす可能性がある。

- 激しい局所の疼痛
- 触手に接触した部位にみられる線状の腫脹や皮膚の変

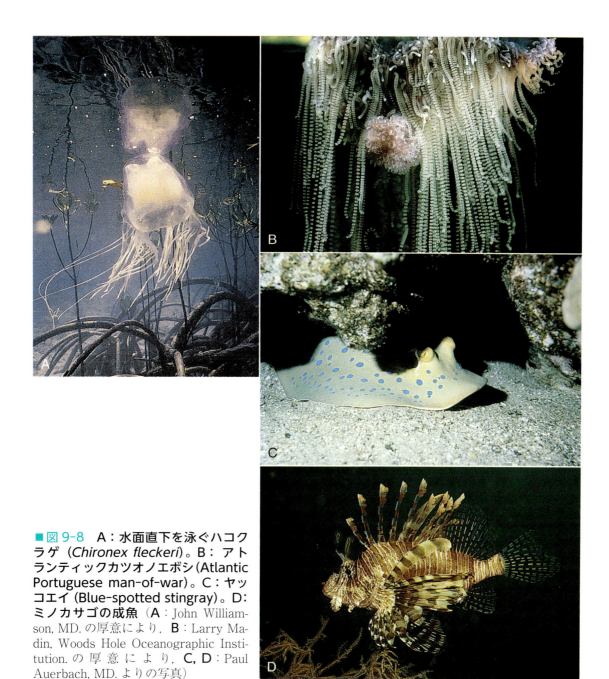

■ 図 9-8　A：水面直下を泳ぐハコクラゲ（*Chironex fleckeri*）。B：アトランティックカツオノエボシ（Atlantic Portuguese man-of-war）。C：ヤッコエイ（Blue-spotted stingray）。D：ミノカサゴの成魚（A：John Williamson, MD. の厚意により，B：Larry Madin, Woods Hole Oceanographic Institution. の厚意により，C, D：Paul Auerbach, MD. よりの写真）

色
- 悪心・嘔吐
- 呼吸困難
- まれに不整脈や死をもたらす心血管毒性

病態生理

クラゲは刺胞を備えた長い触手をもっており，これが皮膚と接触すると放電と毒放出が起こる。

治療

クラゲ刺傷を治療するための主な推奨事項は，オピオイド系および抗ヒスタミン薬を投与し，塩水を掛け流し，43〜45℃のぬるま湯に患部を浸すことである。

研究者たちは，水や酢，尿，エタノールで創部を洗い流したり，StingEze などの市販品を利用するなど，刺胞を取り除くのためのさまざまな方法を検討してきた。（塩水と比較して）浸透圧の差が埋没した刺胞を刺激するため，真水を使用してはならない。酢は，いくつかの種において有益であるが，その他の種の場合には症状が増強する。抗毒素の有益性は不明であり，どのような場合であっても，ハコクラゲ刺傷に限っては，オーストラリアでのみ使用可能である。

■ 海洋生物の刺傷による中毒

多くの魚種や棘皮動物は毒棘をもっている。そのよう

な棘をもつ海洋動物からの毒は，さまざまな重症度で似た症状を生じるが，中毒に対する治療は標準的である。

徴候と症状

棘をもつ海洋動物からの毒性は，近位に拡散する可能性のある，重度の局所の炎症や疼痛を引き起こす。全身症状として，悪心・嘔吐，循環器系の不安定性などがある。中毒は，時折致命的となる。

病態生理

アカエイの尾は，外皮下にある鋸歯状の背骨で武装されているため，毒を放出するだけでなく，重度の外傷性損傷を引き起こし得る。尾は反射的に背側に鞭のようにしなり，組織中に深く侵入し，時としてダイバーにとって致命傷となる胸腔内損傷および腹腔内損傷を与える。

ウニや他の棘皮動物は，長さの不揃いな棘をもっており，一般的に人間がそれを踏むことで毒物が注入される。フサカサゴ科（fish of the Scorpionida）に属する魚も同様に毒棘をもっている。この科には，カサゴ（the scorpionfish），ミノカサゴ（the Lionfish），もっとも重症な中毒の原因となるオニダルマオコゼ（the stonefish）が含まれる。

治療

棘生物からのすべての毒は熱に対して不安定であり，それは熱によって中和されることを意味している。熱湯への長時間の浸漬は，中毒の改善と関連している。湯温と浸漬時間は，患者の許容範囲によってのみ制限されるべきである。アカエイ刺傷後，外傷性損傷を修復するために外科的対処が必要となる場合がある。

すべてのこれらの魚やエイの棘と針は脆く，しばしば受傷時や除去中に折れてしまう。通常，すべての断片が完全に除去されたことを確認するために，単純X線撮影が提唱されている。棘による挫創を処置する。破傷風予防を追加し，正常皮膚細菌叢と曝露した可能性のある海洋細菌（腸炎ビブリオ；*Vibrio parahaemolyticus* など）をカバーする抗菌薬の投与を検討する。抗毒素療法は，その毒が強力であるオニダルマオコゼなど，ほんの数種の場合に限り利用でき，また推奨される。

■ 海洋生物の咬傷による中毒

ウミヘビ（sea snakes），イモガイ（cone snails），ヒョウモンダコ（the blue-ring octopus）は，どれも咬みついて毒を注入することが可能である。ウミヘビ毒は，主に筋毒性および神経毒性を有するいくつかの毒素を含んでいる。重度の横紋筋融解症や麻痺が発生することがある。

対症療法および抗毒素投与は，海洋生物中毒の際に推奨される主な治療法である。毒は主に神経毒であることから，コブラ科のヘビ中毒と同様，圧迫固定を行うことが望ましい。具体的な推奨事項は以下のとおりである。

- ヒョウモンダコ毒は，感覚異常，運動麻痺，および重症中毒の場合に呼吸抑制の原因となる，末梢神経系のナトリウムチャネル遮断作用をもつテトロドトキシンで構成される。治療は対症療法である。
- イモガイ刺傷では重度の局所の疼痛のほか，筋力低下，昏睡，心血管虚脱といった全身作用を引き起こす可能性がある。この場合も，対症療法がなされている。
- 特定の魚の摂取は全身性の中毒を引き起こす可能性がある。表9-7 は，海産物食品に起因する毒性をまとめたものである。

植物毒性

ほとんどの植物やキノコには毒性がなく，またはあってもわずかである。しかし，植物の摂取はさまざまなメカニズムを介して消化器系，心血管系，および神経系に中毒性の障害を引き起こす可能性がある。毎年数千人に上る中毒患者のうち，植物やキノコにより死亡するケースはまれである。

ほとんどの植物中毒は偶発的であり，子どもによる家庭用植物や観賞植物の摂取も含まれる。植物中毒の分類は，胃腸障害型，皮膚炎誘発型，およびシュウ酸含有植物の摂取である。関与する特定の毒素として，青酸配糖体，強心配糖体，およびソラニンなどがある。

北米のすべての有毒植物やキノコに精通することは不可能であり，それらがそれぞれに引き起こす異なる症状の組み合わせを熟知することも不可能である。しかし，有毒な植物やキノコを摂取した疑いのある患者に対するアプローチの方法を知っておくことは役に立つ。植物中の刺激性の化学物質は接触部位に発赤や炎症を起こすので，まず患者の口腔咽頭を調べ，発赤，炎症，腫脹，水疱の有無を確認する。過度の流涎，流涙，および発汗が存在することもある。腹部への影響として悪心・嘔吐，腹痛，下痢などがみられる。重症の中毒では，患者の意識レベル低下または昏睡を誘発する可能性がある。

有毒植物やキノコの摂取では，患者の十分な病歴の聴取と，後の識別や実験室分析のために摂取された材料の

表9-7 海産物媒介性中毒のメカニズム

毒素	原因	メカニズム	説明	臨床症状	治療
ブレベトキシン	貝	神経筋のナトリウムチャネル開口	神経毒性貝中毒	胃腸障害,知覚異常,温度感覚異常	支持療法
シガトキシン	サンゴ礁の魚(たとえば,アジ科ブリ属の魚,オニカマス,ハタ,フエダイ)	神経筋のナトリウムチャネル開口	(渦鞭毛藻類が生成した毒に)汚染された魚を摂取した魚をさらに摂取した魚介類中毒	知覚異常,胃腸障害,温度感覚異常,徐脈,低血圧	支持療法 (?) マンニトール 神経障害の遷延に対する三環系抗うつ薬
サキシトキシン	貝	神経筋のナトリウムチャネル遮断	麻痺性貝中毒	しびれ,感覚異常,筋力低下,麻痺,呼吸不全	支持療法
テトロドトキシン	フグ	神経筋のナトリウムチャネル遮断	神経細胞活動電位を遮断する神経毒	胃腸障害,感覚異常,しびれ,上行性麻痺,呼吸不全	支持療法
ドウモイ酸	ムール貝	グルタミン酸やカイニン酸類似体	健忘を生じる貝中毒	胃腸障害,記憶消失,昏睡,痙攣	支持療法
ヒスチジン	マグロ,サバ,カツオ	不適切な冷却によるヒスタミンの産生	サバ科の魚による中毒	上半身紅斑,掻痒,気管支痙攣,血管浮腫	抗ヒスタミン薬

サンプルを収集することが非常に重要である。中毒情報センターや野外医学リソース(wilderness medicine resources)の利用は,特定の種を同定し,毒性のレベルを評価する際の助けとなる。

植物摂取の治療は,主に対症的である。胃腸障害型の中毒には,必要に応じて,輸液,制吐薬投与,および電解質補正を行う。心血管毒および神経毒は,神経伝達物質,受容体,およびイオンチャネルの活性を変化させることによって媒介される。臨床所見と管理は,毒素の特定の活性に依存する。以下に詳しくまとめた。

■ キノコ

キノコ中毒は,偶発的または意図的に生じる。子どもは時に未知のキノコを摂取し,大人は食用キノコ採取の際に誤ることがある。マジックマッシュルーム(Hallucinogenic mushrooms)も誤ってまたは故意に摂取される。とくに,もっとも頻繁に影響を受ける年齢層は6〜19歳の子どもや若年成人たちであるといわれている。しばしばテングタケ属(the *Amanita*)とケコガサタケ属(the *Galerina*)を含むシクロペプチド群のキノコは,強力な肝細胞毒性(肝毒性)を含有し,致死例のトップを占め

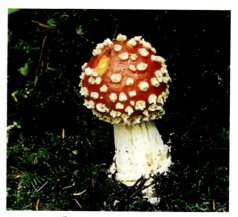

■ 図9-9 テングタケ属のキノコ(Auerbach P:Wilderness medicine, ed 5, St Louis, 2007, Mosby. より)

る(図9-9)。

■ 強心配糖体植物やジギタリス毒性

強心配糖体植物はジゴキシン〔ジギトキシン(digitoxin)やジギタリス(digitalis)としても知られており,Digitek と Lanoxin という独自の名称で販売されている〕に類似した毒素を自然に作り出し含有している。これらの植物の摂取後の中毒は,ジゴキシン摂取後の急性中毒に

似ている。

植物に誘導された強心配糖体中毒の発生率は低く，植物中毒のわずか1％が強心配糖体植物に起因する。強心配糖体を含有する植物中毒による死亡はまれで，医薬品のジギタリス中毒に関連する死亡率よりもはるかに低い。

識別

ジゴキシン類似の配糖体毒素が含まれている一般的な植物の例を次に示す（図9-10）。

- キツネノテブクロ（Foxglove, *Digitalis purpurea*）
- スズラン（Lily of the valley, *Convallaria majalis*）
- セイヨウキョウチクトウ（Oleander, *Nerium oleander*）
- アカネカイソウ（Red squill, *Urginea maritima*）
- キバナキョウチクトウ（Yellow oleander, *Thevetia peruviana*）

症状と徴候

強心配糖体を含む植物の急性中毒は，多くの場合，数時間以内に腹痛，悪心・嘔吐などの非特異的な胃腸症状を引き起こす。また，高カリウム血症のほか，意識状態の変化や易疲労感といった非特異的な神経系の症状も誘発する可能性がある。慢性中毒では，同様に非特異的な胃腸症状が現れるだけでなく，体重減少，下痢，食思不振，低カリウム血症，低マグネシウム血症を引き起こす可能性がある。

急性および慢性の両方の中毒では，患者は通常，動悸，立ちくらみ，めまい，息切れ，胸部の圧迫感を含むさまざまな循環器症状を覚えるという。いずれかのリズム障害が生じる可能性があり，急速に生命の危機を及ぼす心室頻拍に移行することがある。

病態生理

ジギタリスはキツネノテブクロに由来する強心配糖体の循環器薬である。スズランなどの強心配糖体を含む植物は，観賞用の花として人気があり，とくに子どもによって，時に誤って摂取される。これらの植物のジゴキシン類似の性質は心筋収縮力を増加させ，房室結節の伝導率を低下させる。

診断

強心配糖体中毒の診断は，状況と患者からの正確な情報収集に依存する。身体観察中に不整脈を検出した場合，周囲の環境に強心配糖体植物が存在する場合は，その中毒の疑いを喚起する必要がある。曝露が偶発的なものか意図的なものであるのか，他の人も曝露したかどうかを確認する。中毒は，自殺企図により生じることもあり，その場合には聴取される患者の病歴が信頼できないこともある。

身体観察では，患者は弱い，不整な徐脈や頻脈を示すことがある。皮膚は通常，蒼白で，冷たく，湿っている（冷汗）。肺音は一般的に正常である。吐物の検査では，原因植物片が明らかになることがある。神経学的検査により，意識状態の変化を明らかにする。

治療

強心配糖体植物中毒を治療するうえでの一般的な手順は，対症療法の施行，毒素の吸収を最小限に抑えること，解毒薬を使用して吸収された毒素の中和，合併症の治療などである。

病院前　病院前の設定での強心配糖体中毒の管理は，主に，対症療法と，さらなる評価と検査のために病院へ搬送することである。徐脈の患者にアトロピンを投与する。意識のある患者において，気道を確保したうえで，活性炭で胃内の除染を開始することを検討する。

救急部門　気道，呼吸，循環をサポートするためのACLS手順に従う。活性炭，胃洗浄，および排泄促進により，さらなる曝露や吸収を防止する必要がある。強心配糖体中毒はジゴキシン特異的抗体Fab断片（抗原結合断片）で治療できる。

中毒を起こす薬剤

医師からの処方薬や，一般用医薬品の多くは，不適切な使用により，中毒の原因となり得る。とくに，年小児や，肝障害や腎障害などにより薬物代謝機能が低下している非健常者などで中毒を起こしやすい（表9-8）。

■ アセトアミノフェン

アセトアミノフェン〔*N*-acetyl-*p*-aminophenol（APAP）〕は使用頻度の高い，一般用医薬品の解熱鎮痛薬である。この薬剤は治療量での安全性が高いため，いろいろな処方薬や，一般市販の鎮痛薬や鎮咳薬，風邪薬や抗アレルギー薬などに配合されて使用されており，広く利用でき，入手も容易な薬剤である。

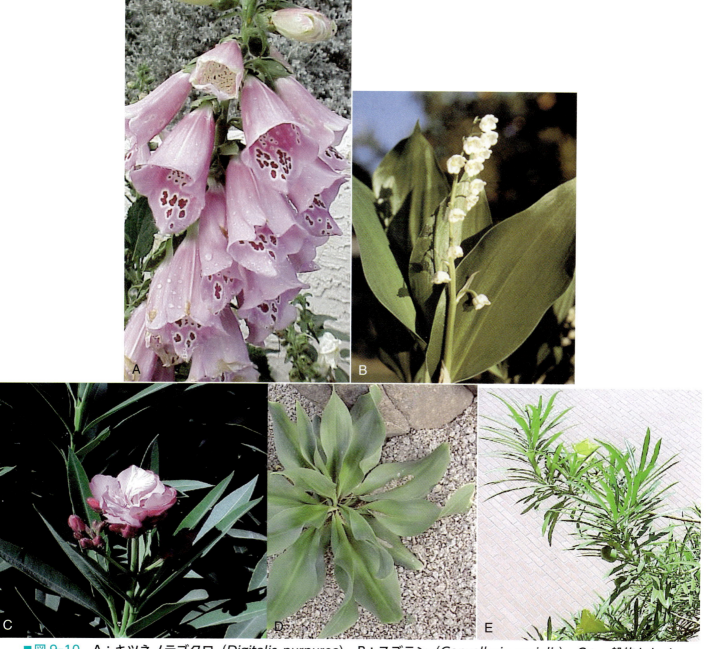

■図 9-10　A：キツネノテブクロ（*Digitalis purpurea*）。B：スズラン（*Convallaria majalis*）。C：一般的なセイヨウキョウチクトウ（*Nerium oleander*）。植物は，白またはピンクの花と細長い鞘を有する。D：*Urginea* 種〔海葱（squill または sea onion）〕は幅広い葉と赤い地中球根（いくつかの種類では白い球根）を有する。E：キバナキョウチクトウ（*Thevetia peruviana*）は，黄色い花と固く茶色い種を囲む緑色の果肉を構成する「幸運のナッツ」として知られる滑らかな鞘を有する（A：Kimberlie Graeme, MD. の厚意により，B：Donald Kunkel, MD. の厚意により，C, D, E：Kimberlie Graeme, MD. の厚意により）

治療濃度での安全性は高いが，アセトアミノフェンの過量服薬は危険性を有しており，主なものは肝毒性である。実際には，アセトアミノフェン関連の肝障害は，米国における急性肝不全の原因のトップで，急性ウイルス肝炎による肝不全をはるかに上回るものである。2007年の米国中毒情報センターへのアセトアミノフェン中毒に関する問い合わせ件数は10万件近いものであった。

徴候と症状

アセトアミノフェン中毒の臨床症状は，服用量と服用からの経過時間によりさまざまである。1回の服用量が150 mg/kgを超える場合は中毒が考慮されるが，過量服用の病歴で申告されている服用量は信用できないことも多く，治療量の上限値では，連続的に服用した場合や，故意ではないにしても，治療量を上回る服用を繰り返したような症例の解釈は容易ではない。それでも，どの程度が注意すべき1回服用量なのかについての情報にはなる。70 kgの人が10.5 gのアセトアミノフェン，つまり，強力タイプの錠剤21個を服用した場合には中毒が想定される。服用からの時間も，症状と血中濃度解釈（次項

表9-8 薬物と毒物

薬物あるいは毒物	中毒の際の臨床症状	特異的な治療
アセトアミノフェン	軽症例/早期 無症状の場合もあり 食思不振，悪心・嘔吐 発汗 低血圧 顔色不良 12時間〜4日 肝毒性を示唆する所見が起こり得る 肝酵素，ビリルビン，PTの上昇，右上腹部痛 しだいに正常に戻る場合がある 後期：肝不全を示唆する所見 食思不振，悪心・嘔吐 黄疸 肝脾腫 出血傾向 低血糖 急性腎不全になる場合あり 不整脈，ショックに陥る場合あり	服用後2時間以内の場合に限り，胃洗浄 服用後4〜6時間以内に到着した場合に限り活性炭を投与（活性炭はアセチルシステインを吸着するため，ピークの血中濃度が下がるが，アセチルシステインの初回投与量を増やす必要はない） アセチルシステイン140 mg/kgを最初に投与し，4時間ごとに70 mg/kgを17回，合計1,330 mg/kgを投与する 経口投与する場合にはジュースや炭酸水で希釈して与える 胃管などで経腸投与する場合には，水で希釈する 副作用として，食思不振や悪心・嘔吐が出現する場合があり，嘔吐した場合には，1時間以内であれば，再度同量を投与する とくに，肝障害が出現する場合にはビタミンKを投与する。5%糖液や，抗不整脈薬の投与を必要とする場合がある
アンフェタミン類	頻脈 高血圧 頻呼吸 不整脈 高体温，発汗 瞳孔散大かつ，対光反射あり 口渇 尿貯留 頭痛 被害妄想行動 幻覚 多動，不安 深部腱反射亢進，振戦，痙攣 精神錯乱状態，昏迷，昏睡	静かな場所で管理する 患者に対する過剰な刺激を避ける 大声で話しかけたり，素早い動きを避ける うしろから近づかない 患者に話しかけてから接触すること。安全であると納得させる 胃洗浄，活性炭投与を行う 不穏状態にはジアゼパム 高血圧に対してはフェントラミン 痙攣に対しては抗痙攣薬（ジアゼパム，フェニトイン，フェノバルビタールなど） 心室性不整脈に対しては抗不整脈薬（リドカインなど） 急性の精神症状に対してはハロペリドール 高体温に対しては冷却用ブランケット，氷，氷水などを使用 悪性高体温症にはダントロレンを考慮

表 9-8 薬物と毒物—つづき

薬物あるいは毒物	中毒の際の臨床症状	特異的な治療
バルビツレート類，鎮静薬，睡眠薬，抗不安薬	徐脈，不整脈 低血圧 呼吸抑制，呼吸停止 頭痛 眼振，非共同眼球運動 構語障害 運動失調 精神錯乱状態，昏迷，昏睡 血性水疱 胃刺激症状（抱水クロラール服用時） 肺水腫（メプロバメート服用時） 筋緊張亢進，反射亢進，ミオクローヌス（メタカロン服用時）	胃洗浄，活性炭複数回投与，瀉下薬 フェノバルビタールの場合，炭酸水素ナトリウム投与により，尿アルカリ化とバルビツレート排泄速度の促進を図る。pH＞7.5 を維持する 血中 K，Mg，Ca 濃度をモニタリングする 血液透析，血液灌流の必要性を考慮
ベンゾジアゼピン系	低血圧 呼吸抑制 腸蠕動音低下あるいは消失 深部腱反射減弱 精神錯乱，嗜眠，昏迷，昏睡	胃洗浄，活性炭複数回投与，瀉下薬 フルマゼニルなどベンゾジアゼピン受容体拮抗薬を考慮するが，三環系抗うつ薬の同時服用時は禁忌。ベンゾジアゼピン系の長期使用歴がある場合に使用時には注意が必要 フルマゼニルには痙攣，不穏，顔面紅潮，悪心・嘔吐などの副作用あり 気管挿管，人工呼吸が必要な場合がある
β遮断薬	洞性徐脈，洞停止，ブロック 上室性不整脈，房室ブロック 脚ブロック（通常は右脚） 低血圧 心不全 心原性ショック 心停止 意識レベル低下 痙攣 呼吸抑制，無呼吸 気管支痙攣 高血糖あるいは低血糖	胃洗浄，活性炭，瀉下薬 徐放製剤服用の場合には小腸洗浄 グルカゴン 3〜5 mg 静脈内，筋肉内，皮下投与後 1〜5 mg/時で持続静脈内投与 徐脈，低血圧時はアドレナリン，ドパミン，イソプレテレノール，ペーシングも考慮 低血糖時には 50％ブドウ糖液 痙攣時は抗けいれん薬（ジアゼパム，フェノバルビタールなど，フェニトインは禁忌）
カルシウムチャネル遮断薬	洞性徐脈，洞停止，ブロック 洞房ブロック（ジルチアゼム服用時） 房室ブロック（ベラパミル服用時） 低血圧 心不全 精神錯乱，不穏，めまい，嗜眠，呂律障害 痙攣 悪心・嘔吐 麻痺性イレウス 高血糖	胃洗浄，活性炭，瀉下薬 徐放製剤服用時は小腸洗浄 10％塩化カルシウム 5〜10 mL（500〜1,000 mg） グルカゴン 3〜5 mg 静脈内，筋肉内，皮下投与後 1〜5 mg/時で持続静脈内投与 痙攣時は抗痙攣薬（ジアゼパム，フェニトイン，フェノバルビタールなど） 徐脈時はアトロピン，イソプロテレノール，ペーシング
一酸化炭素 注：一酸化炭素のヘモグロビンとの親和性は酸とヘモグロビンの 200 倍である	不整脈 難聴，視力障害 顔面蒼白，皮膚色が鮮紅の場合もある 10〜20％：軽い頭痛，顔面紅潮，呼吸苦，運動時胸痛，悪心，めまい 20〜30％：拍動性頭痛，頻脈，胸痛，失神 50〜60％：胸痛，呼吸不全，ショック，痙攣，昏睡 60〜70％：呼吸不全，ショック，昏睡，死亡	汚染地域から避難させる 酸素化：まず 100％酸素マスク，CPAP マスクを利用してもよい 気管挿管と人工呼吸時には CO-Hb＜5％まで行い，PEEP をかけてもよい 高圧酸素療法（2〜3 気圧）：次の場合，可能な限りできるだけ早く行う CO-Hb＞25％ CO-Hb＞15％で心疾患の既往あるいは急性の心電図変化あり，あるいは中枢神経症状あり ミオグロビン尿がみられる場合，輸液，利尿薬，尿アルカリ化 痙攣時，抗痙攣薬（ジアゼパム，フェニトイン，フェノバルビタールなど）

表 9-8　薬物と毒物—つづき

薬物あるいは毒物	中毒の際の臨床症状	特異的な治療
腐食性物質 　酸（バッテリー液，下水管洗浄液，塩酸など） 　アルカリ（下水管洗浄液，冷却液，肥料，現像液など）	口腔，咽頭，食道の灼熱感 嚥下障害 呼吸促迫，呼吸困難，上気道狭窄音（ストライダー）頻呼吸，嗄声 粘膜の石けん様白色変化 酸：口腔内潰瘍や水疱形成 アルカリ：食道穿孔の徴候（胸痛，皮下気腫）	希釈：口腔内を大量の水で洗う，水あるいは牛乳を飲ませる（250 mL 程度） 催吐や胃洗浄はしない 食道胃内視鏡で損傷状態を評価 アルカリの場合にはステロイドを考慮
コカイン（「クラック（crack）コカイン」を含む）	頻脈，不整脈 高血圧あるいは低血圧 頻呼吸 顔面蒼白・チアノーゼ 頭痛 高体温，発汗 悪心・嘔吐，腹痛 瞳孔散大（対光反射あり） 精神錯乱，昏迷，幻覚 痙攣 昏睡 呼吸停止	鼻からの吸引の場合には，残存薬物を除去するため，鼻腔の内側を拭き取る 内服した場合は，胃洗浄，活性炭複数回投与 「ボディパッカー」には腸洗浄 痙攣時は抗痙攣薬（ジアゼパム，フェニトイン，フェノバルビタール） 抗不整脈薬としては通常はリドカインを使用するが，カルシウム拮抗薬でもよい（冠動脈攣縮予防にもなる） 抗高血圧薬としては，α，β遮断薬（ラベタノールなど），血管拡張薬（ニトロプルシドなど） 高体温には，冷却用ブランケット，氷水など 悪性高熱症にはダントロレン ミオグロビン尿がみられる場合には輸液，利尿薬，尿アルカリ化
青酸	早期は不安症状，落ち着きのなさ，過呼吸 徐脈のあと，頻脈 高血圧のあと，低血圧 不整脈 呼気のほろ苦いアーモンド臭 鮮紅色の粘膜 悪心 呼吸困難 頭痛 めまい 瞳孔散大 錯乱状態 昏迷，痙攣，昏睡，死亡	最初は 100％酸素マスク 高圧酸素療法の必要性を考慮 気管挿管，人工呼吸が必要となることが多い 不安症状，落ち着きのなさ，過呼吸のみであれば，支持的治療 原因物質の除去（ニトロプルシドなど） さらに重篤であれば，解毒薬を投与 亜硝酸アミル吸入 亜硝酸ナトリウム静脈内投与 チオ硫酸ナトリウム静脈内投与 青酸を飲んだ場合は胃洗浄，活性炭投与 眼，皮膚などに付着した場合は，眼，皮膚を水でよく洗う。着衣は除去し，隔離する 血圧維持には輸液，昇圧薬 痙攣には抗痙攣薬（ジアゼパム，フェニトイン，フェノバルビタールなど） 心室性不整脈には抗不整脈薬（リドカインなど），徐脈性不整脈にはアトロピン ビタミン B_{12} 投与

表9-8 薬物と毒物—つづき

薬物あるいは毒物	中毒の際の臨床症状	特異的な治療
ジギタリス製剤	食思不振 悪心 嘔吐 頭痛 落ち着きのなさ 視覚異常 洞性徐脈，洞停止，ブロック 房室ブロックを伴うPAT 上室性頻脈 房室ブロック（1度，2度，3度） PVC，2段脈，3段脈，4段脈 心室頻拍，とくに両方向性 心室細動	活性炭，コレスチラミン 低酸素に対する治療，電解質異常の補正（とくにK） 不整脈治療 症候性徐脈性不整脈やブロックにはアトロピン，ペースメーカー 症候性頻脈性不整脈にはリドカイン，フェニトイン，低マグネシウムや高カリウムの場合にはマグネシウム 有効性のある最低のエネルギーでのカルディオバージョン（致死性不整脈のときのみ） 心室細動の際には除細動 上室性頻拍時はベラパミル 抗ジゴキシン抗体 　＞10 mg 服用時（成人）または 　血中ジゴキシン濃度＞10 mg/mL　または 　血清K＞5.0 mEq/L ジギタリス治療中であった場合には症状悪化に注意
エタノール	血中エタノール濃度（mg/dL） ＜25　温かい感じ，多幸感，多弁，自信に満ちている，軽度の協同運動障害 25〜50　多幸感，判断力と自制の喪失 50〜100　知覚鈍麻，共同運動障害，運動失調，反射低下，反応時間延長 100〜250　悪心・嘔吐，運動失調，複視，呂律障害，視覚異常，眼振，情緒不安定，錯乱状態，昏迷 250〜400　昏迷あるいは昏睡，失禁，呼吸抑制 ＞400　呼吸筋麻痺，防御反射消失，低体温，死亡 注：これらの徴候/症状と血中エタノール濃度は大きな個人差がある。上記は非アルコール依存症患者の徴候/症状である さらに： 呼気アルコール臭 低血糖 痙攣 代謝性アシドーシス	服用1時間以内であれば，胃洗浄 輸液，電解質補充（K, Mg, Caなど必要であれば） 低血糖時にはブドウ糖を複合ビタミン製剤（チアミン，葉酸を含んだもの）とともに投与 注：脳でのブドウ糖利用にあたり，チアミンが必要であるが，慢性アルコール中毒患者ではチアミン欠乏があり，ウェルニッケ脳症を起こす場合がある 血液透析が必要な場合がある
エチレングリコール	服用後最初の12時間 酔っているようにみえるが，呼気エタノール臭がない 悪心・嘔吐，吐血 痙攣，昏睡 眼振，腱反射低下，テタニー 眼振，アニオンギャップ開大性アシドーシス 服用後12〜24時間 頻脈 軽度の高血圧 肺水腫 心不全 24〜72時間後 側腹部痛，肋椎部圧痛 急性腎不全	胃洗浄（服用後2時間以内であれば，とくに有用性が高い） 10%エタノール入りの5%糖液点滴により，血中エタノール濃度100〜200を保つ ホメピゾールをエタノールの代わりに使用できる 補液，電解質補正（とくにCaだが，KやMaも必要） 重症代謝性アシドーシスに対し，炭酸水素ナトリウム 低血糖時にはブドウ糖と複合ビタミン製剤（チアミン，葉酸，ピリドキシンを含むもの） 注：脳でブドウ糖が利用されるためにチアミンが必要。アルコール依存症患者でチアミン欠乏の場合，ウェルニッケ脳症を起こす場合あり 痙攣に対し，抗痙攣薬（ジアゼパム，フェニトイン，フェノバルビタールなど） 血液透析が必要な場合あり

表9-8 薬物と毒物—つづき

薬物あるいは毒物	中毒の際の臨床症状	特異的な治療
幻覚剤（LSDなど）	頻脈，高血圧 高体温 食思不振，悪心 頭痛 めまい 異常興奮，不安 判断力低下 知覚異常，知覚過敏 精神病様症状 瞳孔散大 散漫な会話 多尿	安心させる 明るい光を避けた，静かな場所で管理 経口摂取の場合には活性炭の使用を考慮 不安症状や興奮に対しては，ベンゾジアゼピン系（ジアゼパムなど） 痙攣には抗痙攣薬（ジアゼパム，フェニトイン，フェノバルビタールなど） 患者の保護が必要な場合のみ，抑制を使用すること
イソプロピルアルコール	消化器症状（悪心・嘔吐，腹痛など） 頭痛 中枢神経抑制症状，反射消失，運動失調 呼吸抑制 低体温，低血圧	胃洗浄（服用後2時間以内であればとくに有用） 低灌流症状には輸液と昇圧薬 血液透析が必要な場合あり
リチウム	軽症： 嘔吐，下痢 嗜眠，脱力 多尿，口渇 眼振 細い振戦 重症： 低血圧 激しい口渇 耳鳴 反射亢進 粗大な振戦 運動失調 痙攣 錯乱状態 昏睡 希釈尿，腎不全 心不全	胃洗浄 補液，水分補給 痙攣には抗痙攣薬（ジアゼパム，フェニトイン，フェノバルビタールなど） 血液透析が必要な場合あり
メタノール	悪心・嘔吐 呼吸亢進状態，呼吸困難 視覚異常（ぼやける程度から全盲まで） 会話困難 頭痛 中枢神経抑制症状 運動機能の異常（筋硬直，痙縮，運動機能低下） アニオンギャップ開大性代謝性アシドーシス	胃洗浄（服用後2時間以内であればとくに有用） 10％エタノールを5％糖液で希釈し，血中エタノール濃度を100〜200に維持する 重症代謝性アシドーシスには炭酸水素ナトリウム 視覚低下，塩基欠乏（base deficit）＞15，腎不全，血中エタノール濃度＞30 mmol/Lの場合には血液透析
亜硝酸薬，硝酸薬，サルファ薬その他の薬物などによるメトヘモグロビン血症	頻脈 倦怠感 悪心 めまい 酸素投与で改善しないチアノーゼ 暗赤色〜茶色の血液 メトヘモグロビン値上昇 頭痛，脱力，呼吸困難（30〜40％） 昏迷，呼吸抑制（60％）	酸素投与 原因物質の除去 ニトログリセリン，ニトロプルシド，サルファ薬，麻酔薬，その他の原因薬物の中止 経口摂取した場合は，胃洗浄，活性炭，瀉下薬 メチレンブルー 昏迷，昏睡，狭心痛，呼吸抑制症状あるいは，血中濃度30〜40％以上の場合には2 mg/kgを5分以上かけて投与し，その後まだ有症状なら1 mg/kgを30〜60分後に繰り返す 大量の中毒時にはアスコルビン酸投与を行うこともあり

表9-8 薬物と毒物—つづき

薬物あるいは毒物	中毒の際の臨床症状	特異的な治療
モルヒネ様物質，アヘン剤	徐脈 低血圧 意識レベル低下 呼吸抑制～呼吸停止 低体温 縮瞳 腸蠕動音低下 注射痕，膿瘍形成 痙攣 肺水腫（とくにヘロインの場合）	経口摂取の場合，胃洗浄，活性炭，瀉下薬 「ボディパッカー」の場合，腸洗浄 ナロキソン0.4～2 mg静脈内，筋肉内あるいは経気管内投与あるいはnalmefen 0.5 mg静脈内投与 ナロキソンの効果持続時間は1～2時間でnalmefeneは4～8時間である（ヘロインやモルヒネは4～6時間，メペリジンは2～4時間効果が持続する）
有機リン，カーバメート（コリンエステラーゼ阻害物質）	徐脈 悪心・嘔吐，下痢 腹痛，疝痛 口腔内分泌増加 呼吸困難 構語障害 縮瞳 視覚異常 歩行困難 尿失禁 運動失調 筋の不随意性収縮 痙攣	経口摂取の場合，胃洗浄，活性炭，瀉下薬 着衣の除去と隔離 皮膚汚染の場合は，エタノール清拭後石けんと水で洗う アトロピン1～2 mg静脈内または筋肉内投与，必要に応じ，繰り返し使用 有機リンの場合は，塩化プラリドキシム（PAM）1～2 gを15～30分かけて静脈内投与し，10～20 mg/kg/時持続静脈内投与 痙攣時は抗痙攣薬（ジアゼパム，フェニトイン，フェノバルビタールなど）
石油製品	皮膚紅潮 高体温 嘔吐 下痢 腹痛 頻呼吸 呼吸困難 チアノーゼ 咳嗽 呼吸音の異常（ラ音，水泡音，呼吸音減弱など） 異常歩行 錯乱状態 中枢神経抑制症状，興奮症状	胃洗浄，活性炭，瀉下薬の適応が考慮されるが，意識レベルの状態が悪い場合は，胃洗浄の前に気管挿管を行うべきである 皮膚の付着がある場合には，石けんと水で皮膚をよく洗浄し，着衣は除去し，隔離する 酸素，人工呼吸が必要な場合がある
フェンシクリジン（phencyclidine；PCP）	頻脈 高血圧緊急症 高体温 異常興奮，多動 眼振 うつろな眼つき 低血糖 暴力的，精神病様行動 運動失調 痙攣 ミオグロビン尿，腎不全 嗜眠，昏睡 心停止	静かな場所で管理する 服用後1時間以内であれば，胃洗浄，活性炭複数回投与，瀉下薬 胃内容物吸引 不安症状や異常興奮状態にはベンゾジアゼピン系（ジアゼパムなど） 統合失調症様症状にはハロペリドール 強制利尿のために輸液と利尿薬 不整脈に対してはβ遮断薬 降圧薬，血管拡張薬（ニトロプルシドなど） 高体温に対しては，冷却用ブランケット，氷水など 悪性高熱症に対しては，ダントロレン 痙攣に対しては抗痙攣薬（ジアゼパム，フェニトイン，フェノバルビタールなど） 急性精神病様反応に対しては，ハロペリドール ミオグロビン尿に対しては輸液と利尿薬。尿のアルカリ化を行うと，PCPの排泄が阻害されるため，炭酸水素ナトリウムは禁忌

表9-8　薬物と毒物―つづき

薬物あるいは毒物	中毒の際の臨床症状	特異的な治療
サリチル酸	初期： 高体温 口や喉の粘膜の灼熱感 意識レベルの変化 点状出血，発赤，皮疹 その後： 過換気（呼吸性アルカローシス） 悪心・嘔吐 口渇 耳鳴り 発汗 後期： 聴力喪失 脱力 血管拡張と低血圧 呼吸抑制〜呼吸停止 代謝性アシドーシス	胃洗浄，活性炭，瀉下薬 腸溶錠のサリチル酸服用の場合は腸洗浄 糖含有の輸液（5%糖液＋1/2生理食塩液など） 高体温に対しては冷却用ブランケット，氷水など 悪性高熱症に対してはダントロレン 炭酸水素ナトリウムにより，尿をアルカリ化してサリチル酸排泄を促進する尿のpH＞7.5に保つ 血中K，Ca，Mgをモニタリングする ビタミンKが必要な場合あり 痙攣に対しては，抗痙攣薬（ジアゼパム，フェニトイン，フェノバルビタールなど） 血液透析が必要な場合あり
三環系抗うつ薬（TCA）	抗コリン作用： 頻脈，動悸 不整脈 高体温 頭痛 落ち着きのなさ 瞳孔散大 口腔内乾燥 悪心・嘔吐 嚥下障害 腸蠕動音低下 尿閉 深部腱反射低下 多幸感 幻覚 痙攣 昏睡 抗αアドレナリン作用： 低血圧 QT延長とキニジン様不整脈（トルサードドポアンツ，房室ブロック，脚ブロックなど） 心不全	胃洗浄，活性炭複数回投与，瀉下薬 炭酸水素ナトリウムを投与して尿アルカリ化し，TCA排泄を促進する。尿pH＞7.5に保つ 血中K，Ca，Mgをモニタリングする 過呼吸を促してアルカローシスにしてもよい フィゾスチグミンを使用してもよい 不整脈に対しては，カルディオバージョン，除細動，ペースメーカーの使用が考慮される。キニジン，リドカイン，ジギタリスの使用は避ける。フェニトインまたは，β遮断薬はQRS時間を短縮するので使用できる。トルサードドポアンツにはオーバードライブペーシング 痙攣には抗痙攣薬（ジアゼパム，フェニトイン，フェノバルビタールなど） 低血圧には輸液と昇圧薬 尿閉にはベタネコール

（Dennisson RD：Pass CCRN, St Louis, 2007, Mosby. より）

で解説)のうえで重要である。臨床症状は，ボックス9-1に記すように，服用からの経過時間に基づき，段階を追って要約した。

　腎毒性（腎障害）は肝障害の有無にかかわらず発症する可能性がある。血液透析を必要とするような腎不全は一般的には重篤な肝障害を生じた患者にのみ起こる。血液透析を必要としない症例では，補液を行うことで時間とともに改善がみられる。長期腎障害は，急性アセトアミノフェン中毒で予測される続発症ではない。

　その他の臨床像を複雑化させる因子は，同時服用した薬剤の存在である。アセトアミノフェンは抗コリン薬やオピオイド系（例，hydrocodone）の配合薬として使用されていることが多い。他の薬剤の毒性のために，アセトアミノフェンによる中毒症状がわかりにくくなっていることもある。さらに，過量服用のケースでは（どのような薬剤の場合にも），アセトアミノフェン中毒を常に考慮し，アセトアミノフェンについては特異的な質問を行うほうがよい。というのも，アセトアミノフェンは入手が容易で，初期には比較的無症状であるためである。故意ではない過量服用のケースには，患者が難治性の疼

ボックス 9-1　アセトアミノフェン中毒の臨床症状

- ステージ I（＜24時間）：症状は非特異的で悪心・嘔吐，倦怠感など。重篤な過量服用では，意識障害やアシドーシスがみられる場合がある。中毒量摂取後でも，非常に軽い症状あるいは無症状の場合もある
- ステージ II（24～36時間）：この段階で，肝障害症状が発症する。腹痛，悪心・嘔吐の悪化と肝酵素の上昇と凝固機能の悪化が特徴的である
- ステージ III（48～96時間）：肝障害がピークになる。肝不全の劇症化などはこの期間に起こる。肝酵素は一般に著明に上昇するが，患者の凝固機能や，意識状態，アシドーシス，腎機能などのほうが臨床的な重要性は高い。敗血症性ショックに類似した SIRS が起こり得る。多臓器不全，ARDS，敗血症，脳浮腫による死亡が起こり得る（Makin, 1994）
- ステージ IV（＞96時間）：患者が生存した場合，すみやかな肝細胞の再生が起こる。慢性的な障害にはなりにくい

痛をやわらげようとして治療量以上の服用を繰り返している場合がある。正確で，完全な病歴を聴取することが肝毒性の進行を防止するために非常に重要なカギとなる。

病態生理

アセトアミノフェンの代謝経路は数種類あり，その代謝産物のほとんどに毒性がない。しかし，治療量以上の服用後には，主な代謝経路が飽和してしまい，毒性代謝産物，つまり N-acetyl-p-benzoquinoneimine（NAPQI）が過量に生成される結果となる。グルタチオンの貯蔵量が不十分な場合（正常の30%未満）には，NAPQI は細胞死をもたらすような一連の反応を引き起こす。Cyt P450 酵素系（肝細胞，腎細胞）を有する細胞が主に障害され，その結果，肝臓では小葉中心性壊死や腎臓では近位尿細管壊死が起こる。

診断

救急部門に到着後，アセトアミノフェン血中濃度，肝機能検査，凝固機能検査（PT/INR），電解質，BUN，クレアチニンを含む検査を行う。重篤な中毒症例では代謝性アシドーシスの程度が重症度や死亡率を予測する指標となり得るため，動脈または静脈の血液ガス分析も行うのがよい。

血清アセトアミノフェン濃度は服用時間をもとに解釈する。重篤な肝障害（ここでは AST ＞ 1,000 IU/L と定義する）発症の可能性を予測するにはルーマック・マシュー（Rumack-Matthew）ノモグラムを使用する。ノモグラムには要治療を示す境界線が記されているので，服用からの時間と血中濃度をもとに個々の患者のデータをグラフ上に書き入れ，その患者の値が治療境界線より上に位置する場合，治療が必要な患者と解釈され，境界線より下に位置する場合，治療は要しないということになる。服用後4時間の時点で血中濃度 150μg/mL を超える場合に治療を開始することがゴールドスタンダードである。ただし，この数値は一度に同時に過量服用した症例でのみ有効であることを認識しておく必要がある。つまり，慢性服用者や数回にわたり服用した症例には適用されないということである。

治療

治療の決定には服用からの経過時間が重要となるため，できる限り完璧で正確な病歴聴取を行う。

病院前　意識状態に基づき，必要とされる気道管理を含む，症状に応じた処置や積極的な輸液を行う。まれではあるが，評価の時点で服用から1時間以内で，患者が覚醒しており，見当識が良好で悪心がない場合には，活性炭の服用を考慮してもよい。対症的処置として制吐薬の静脈内投与を行ってもよい。

救急部門　アセトアミノフェン中毒の治療は，アセチルシステイン（N-acetylcystein；NAC）の静脈内または経口投与である。NAC は体内で枯渇したグルタチオンの補充，炎症性の中毒作用の軽減，アセトアミノフェンの無毒性物質への代謝促進など，複数の経路に作用して NAPQI を解毒する。服用から8時間以内に投与すれば，グルタチオンが体内で枯渇する前であるため，重篤な肝障害を回避できる可能性がある。繰り返すが，そのような理由で服用時間を正確に特定することが非常に重要となる。しかしながら，服用からの経過時間に関係なく，NAC にはプラセボと比較した有益性がある。NAC による治療は次の3つのうち1つが達成されるまでは継続する。

1. 症状と血液検査所見の改善
2. 肝移植

3. 患者の死亡

患者の中毒症状が進行しない場合には，治療プロトコールは最短で20時間以降で終了する。NACの副作用は，通常は軽微なもので，頻度も低く，治療も容易である。経口投与のNACは，腐った卵のような臭いがするため，悪心・嘔吐の合併も多い。NACを静脈内投与する場合には，アナフィラキシー様反応がみられることがある。これは厳密にはIgEを介した真のアレルギー反応ではない。通常みられる症状は，皮疹，掻痒感，時に喘鳴や上気道浮腫である。添付文書によると，掻痒症の発生頻度は10%，低血圧4%，気管支痙攣6%，血管性浮腫8%とある。これらの症状が出た場合には，NAC治療を一時中断し，必要に応じ，抗ヒスタミン薬，気管支拡張薬やアドレナリンで治療を行う。その後のNAC静脈内投与は速度を緩めて行う。もし症状が再燃したら，経口NACを使用してもよい。

特別な配慮が必要な患者　小児は，アセトアミノフェンを無毒化する代謝機能が高いため，成人と比較するとアセトアミノフェン中毒を起こしにくい。妊婦の中毒患者の診断や治療は標準的な治療と同様である。慢性アルコール中毒者や低栄養（おそらくグルタチオンの体内貯蔵量が減少している）患者では肝毒性を発症するリスクが増大している。しかしながら，治療に変更を加えることを支持するエビデンスはなく，このような患者群にもルーマック・マシューノモグラムとNAC治療を同様に適用して治療を行う。

■ サリチル酸

サリチル酸はアスピリン（アセチルサリチル酸）に代表されるが，一般用医薬品の日常的な鎮痛薬である。その中毒量（300 mg/kg）がアセトアミノフェンの2倍と高値であるにもかかわらず，多くの中毒緊急症例の原因にもなっている。サリチル酸過量服用は，他の薬物の同時服用症例が多いこともあり複雑化していることがある。

徴候と症状

急性サリチル酸中毒の初期症状は，胃の刺激症状と疼痛である。サリチル酸による慢性中毒もみられる。その理由として，サリチル酸が鎮痛薬としての有効性が非常に高いこと，また，最近では心疾患予防薬として毎日少量服用する分の処方が行われていることなどがあげられる。胃の刺激症状と疼痛などの，慢性中毒の症状は，急性中毒の初期症状と類似している。アスピリンの誤用については，「少量でよいのであれば，大量ならもっとよいだろう」といった考えが広まっているようである。

病態生理

サリチル酸は，シクロオキシゲナーゼ（COX-1，COX-2）をアセチル化することによりプロスタグランジン合成を阻害して，治療効果を発揮する。大量服用時には，サリチル酸は酸化的リン酸化を脱共役する。この作用により，生体の酸塩基平衡が乱され，アニオンギャップ開大性の代謝性アシドーシスが起こる。

診断

血清サリチル酸濃度測定は，来院時と，その後少なくとも6時間ごとに行う。このようにすることで治療方針の決定に有用なサリチル酸の半減期を決定することができる。測定値をダン（Done）ノモグラム上に書き入れて，急性中毒時の管理の参考にすることが可能である。ただし，ダンノモグラムは慢性中毒に関しては正確性に欠けることを留意すべきである。

治療

サリチル酸中毒には解毒薬はない。もっとも有効な治療は活性炭であるが，服用から1時間以内に投与する必要がある。

病院前　輸液処置が中心となる。代謝性アシドーシスが進行する場合には，炭酸水素ナトリウムを積極的に投与する。とくに気道管理を中心とした支持的処置が重要である。低血糖の鑑別のために血糖測定を行う。

救急部門　炭酸水素ナトリウム投与と5%ブドウ糖液の点滴によるアルカリ利尿を促し，サリチル酸の腎排泄を促進する。カリウム投与も有益である。腎不全，サリチル酸高値，重篤な代謝性アシドーシス，重篤な中枢神経抑制症状，循環不全症例では，血液透析の適応となる。

■ β遮断薬

β遮断薬は高血圧や冠動脈疾患，うっ血性心不全，不整脈，片頭痛予防や不安障害などに対する治療薬として高頻度に処方されている。日常的に処方されているβ遮断薬には，メトプロロール，カルベジロール，プロプラノロールやアテノロールなどがある。点眼薬のチモロールは緑内障に対する処方薬である。これらの薬剤の経口やその他の使用により，全身性の中毒症状が報告されて

故意による大量服用や，誤用によるβ遮断薬の中毒症例は高頻度に報告されている。2007年のβ遮断薬服用についての中毒情報センターへの問い合わせ件数は2万件近くにのぼり，その結果，3,600件以上が医療機関を受診した（Bronstein, 2008）。大量服用の報告件数がこれだけ多いにもかかわらず，2007年のβ遮断薬中毒による死亡は3件のみであるが，β遮断薬大量服用は病院前治療の段階ではしばしば危険な病態として観察されている。

徴候と症状

　他の中毒症例同様，β遮断薬中毒疑いの患者も，今回の服用歴，おおよその服用量，服用時間，さらに，同時服用の可能性のある薬物についての病歴を聴取する必要がある。現在処方を受けているβ遮断薬を大量服用した患者の場合には，β遮断薬処方の対象となった基礎疾患の情報収集も治療に有用と考えられる。たとえば，重篤な冠動脈疾患やうっ血性心不全，不整脈などでは，患者自身の長期の治療方針に影響する可能性がある。気管支喘息やCOPDなどの呼吸器疾患の既往についての質問も忘れずに行う。

　β遮断薬大量服用後の患者の典型的な症状は徐脈と低血圧である。徐脈は洞性徐脈のことが多いが，1度，2度，あるいは3度房室ブロックを呈することもある。意識レベルの低下がみられるかどうかは，服用した薬物そのものの作用や心臓毒性の程度による。意識レベルの低下がみられる場合は，脳の低灌流が原因となった場合や，プロプラノロールのような脂溶性薬物による直接の中枢神経抑制作用によるものと考えられる。とくに，プロプラノロール中毒では痙攣を起こす患者もいる。中枢神経抑制のみられる患者では呼吸抑制を同時に呈することがある。

病態生理

　β遮断薬は，個々の薬剤の薬理学的な構造に基づき，β_1遮断薬，非選択的β遮断薬のように分類されることが多い。β_1遮断薬には，アテノロール，メトプロロールなどがあり，プロプラノロールは非選択的β遮断薬である。一般的には，β_1受容体阻害は，Gタンパク結合性二次情報伝達物質系を介して，心収縮力の抑制や心拍数の減少を惹起する。β_1受容体は主に心臓の組織に分布する。末梢のβ_2受容体作動薬の作用は血管拡張である。β遮断薬は，喘息やCOPDなどの気管支収縮を起こしやすい患者で，呼吸促迫を起こすこともある。

診断

　β遮断薬中毒疑いの患者では，心血管系に注目して身体所見をとり，呼吸数の減少や，急性肺水腫から生じる両側性の湿性ラ音，喘鳴などにも注意する。組織灌流の状態評価の付加的な方法として，毛細血管再充満時間を測定する。β遮断薬中毒は，軽度の低血糖や低カリウム血症などの代謝異常を起こすこともあり，これらは，とくに小児では臨床的な問題となり得る。血糖が低め，あるいは正常の場合には，カルシウムチャネル拮抗薬中毒が原因の徐脈や低血圧との鑑別が可能である。次項で述べるが，カルシウムチャネル拮抗薬中毒では通常高血糖が伴うからである。

　β遮断薬中毒を疑う患者の評価の際には，臓器不全や組織の低灌流の有無に注目して診察を進める。意識状態，呼吸・循環機能，毛細血管再充満時間，尿量の評価のほかに，さまざまな補助的な検査を行うことが多い。動脈あるいは静脈血ガス分析は，ガス交換の状態の迅速な評価手段であり，また，組織の低灌流や低酸素によって生じる代謝性アシドーシスの指標でもある。心電図は心拍数の評価や心筋虚血の鑑別に有用である。心筋酵素（トロポニンなど）の上昇は，低血圧あるいは心筋の酸素欠乏による心筋障害を示唆するものである。

　HCO_3低値やBUN高値，クレアチニン高値は組織低灌流の指標となる。尿道カテーテルを留置し，尿量を記録することは，現時点での組織灌流の状態を即時に把握できる最良の指標となる。中毒の重症度によっては，動脈ライン，中心静脈路や肺動脈カテーテルなどを挿入し，モニタリングを考慮する。

治療

病院前　適切な気道管理と，輸液路を確保した後，β遮断薬服用から1時間未満，かつ，患者が意識清明で悪心・嘔吐症状がない場合には，活性炭投与を考慮する。喘鳴が聞かれる場合にはalbuterolなどのβ作動薬の吸入の適応がある。βアドレナリン阻害薬には心筋に対する陰性変力作用があるため，低血圧を呈する患者に生理食塩液を急速輸液する場合には注意が必要で，輸液の過剰投与により，肺水腫を起こす恐れがある。意識レベル低下，毛細血管再充満時間の延長，虚血マーカーの上昇などを呈している場合には低灌流が遷延している徴候であり，循環状態の改善を目的とした薬物治療を行うべきである。アトロピンは低灌流に伴う徐脈に対する選択肢ではあるが，効果は小さく，一過性であることが多いため，その他の治療が必要となることが多い。カルシウム投与は動物実験である程度の有効性が示されているため，考

慮してもよいが，決定的な治療有効性はまれにしかみられない。

グルカゴンはβアドレナリン阻害薬による中毒の解毒薬と説明されていることが多い。心臓のグルカゴン受容体はβアドレナリン受容体同様，Gタンパク質と結合し，細胞内cAMPを増加させる。同時にグルカゴンにはホスホジエステラーゼ阻害作用がある。動物のモデルにおいては，この2つの作用によって，心収縮力，心拍出量，心拍数の増加をもたらすことが示されている。グルカゴンそのものは血管拡張薬であるため，血圧上昇が伴わない場合がある。グルカゴンの有効性に関するヒトのデータは症例報告などに限定されている。グルカゴンの副作用は，嘔吐，高血糖，あるいは軽度の低血糖などである。

これらの治療が奏功しない場合には，カテコールアミン系の昇圧薬の投与あるいは，その他の実験的治療も試みるべきであろう。心臓のペーシングはこれらの患者で有効性がみられることはまれである。

救急部門　救急部門での初療は病院前治療と同様のアルゴリズムで行う。最初の治療戦略がうまくいかない場合には，血管作動薬の投与が必要となる。l-イソプレナリンのような純粋のβアドレナリン作動薬が効果を示すかもしれないが，，そのβ作用により，末梢血管拡張を惹起して低血圧を悪化させる場合がある。その他のβ作動薬である，ドブタミンも，心機能を改善し，l-イソプレナリンよりも末梢血管拡張作用が弱い。アドレナリンは心機能を改善し，末梢血管収縮作用がある。血管収縮薬であるノルアドレナリンやフェニレフリンは後負荷を増大させるが，相対的に心機能改善作用が弱いため，他の薬剤と比べ有効性は小さく，心不全増悪と肺水腫の危険性がある。使用するカテコールアミンの種類にかかわらず，服用した薬物に拮抗するためには，非常に高用量，推奨治療量の最大を超える量が必要とされることが多々ある。

最近注目されている（動物実験で有効性が示唆されたデータであるが，ヒトでは限定されたデータという意味で）新しい治療法として，インスリン大量投与がある。高インスリン－正常血糖値療法〔hyperinsulinemia-euglycemia（HIE）therapy〕と呼ばれている方法であるが，中毒の治療法としての正確な機序は不明である。この治療法により，心筋のブドウ糖利用とエネルギー産生が改善する，あるいは，（心筋細胞の）脂肪酸代謝やカルシウム感受性を変化させるとの仮説が立てられている。HIE療法はヒトに対しては，主にカルシウムチャネル拮抗薬中毒に対しての研究が行われているが，動物ではβ遮断薬中毒でも有効性が示されている。この治療の間は血糖値のチェックを行い，最初は30分ごとの補正，その後は患者の反応性に応じた頻度で血糖値の補正が必要である。

治療上の特別な留意点　β遮断薬中毒治療における基本的な概念は，すべてのβ遮断薬で一般化することができるが，薬剤固有の性質により，治療戦略に変化を加える必要のある薬剤がある。たとえば，プロプラノロールはβ遮断薬のなかでももっとも強力な膜安定作用を有する薬剤であるため，その結果，中毒時にはナトリウムチャネルが遮断され，QRS時間が延長し心室性不整脈を起こす（ナトリウムチャネル遮断については三環系抗うつ薬の項でより詳細に解説する）。したがって，標準的な治療に加え，炭酸水素ナトリウムの投与が必要とされる。プロプラノロールはもっとも脂溶性の高いβ遮断薬でもあり，中枢神経への中毒作用が他のβ遮断薬に比べて強く，痙攣の原因にもなる。プロプラノロール中毒による痙攣に対しては，ベンゾジアゼピン系が第一選択薬となる。

■ カルシウム拮抗薬

カルシウム拮抗薬は米国中毒情報センター協会の報告のうち，心血管作動薬中毒の40%に上り，心血管作動薬服用による死亡の65%以上を占めている。米国で一般的に処方されているカルシウム拮抗薬のうち3つを以下にあげる。

1. フェニルアルキルアミン類（例，ベラパミル）
2. ベンゾジアゼピン系（例，ジルチアゼム）
3. ジヒドロピリジン類（例，アムロジピンベシルおよびフェロジピン）

ベラパミルとジルチアゼムはしばしば同一系統の薬剤として分類されており，非ジヒドロピリジン系と呼ばれている。これらはジヒドロピリジン系とは心血管系に対する作用が異なるためである。

徴候と症状

カルシウム拮抗薬による中毒の徴候と症状は，服用したカルシウム拮抗薬の種類により異なるが，胸痛，息切れ，めまい感，失神，低血圧，徐脈，頻脈などがみられる。1度～3度まで各種の房室ブロックもみられる。前項で述べたように，高血糖が特徴的であることが，β遮断薬中毒との鑑別のポイントとなる。

病態生理

カルシウムチャネルは心臓の細胞や血管平滑筋，膵臓のβ島細胞に存在する。カルシウムチャネルが開くと，心筋収縮と血管平滑筋の収縮が起こり，膵臓の細胞では，カルシウムが細胞内に流入してインスリンが放出される。心筋や，冠動脈，末梢血管の平滑筋の細胞内カルシウムが減少するため，心収縮力と心拍数が減少し，末梢血管収縮が抑制される。細胞の静止膜電位の相違があるため，ジヒドロピリジン系のカルシウム拮抗薬は，治療量では，末梢血管のカルシウムチャネルにより強く作用し末梢血管抵抗を低下させるが，心筋細胞のカルシウムチャネルにはほとんど影響がない。この種類のカルシウム拮抗薬は一般的に血管拡張によって血圧を下げ，反応性の頻脈を伴う。

診断

病歴や身体所見はβ遮断薬服用後のものと類似している。既往疾患，とくに心血管系の病歴や服用量・時間，同時服用した薬物などについての正確な情報収集が重要である。

気道確保と呼吸状態を安定化したのち，心血管系の評価を行う。血圧や全身の灌流状態を評価するためには，しばしば侵襲的な手段〔動脈ライン，スワンガンツカテーテル®など（図9-11参照）〕を使ってのモニタリングが必要となる。意識状態の変化や，咽頭・咳嗽反射の低下がみられる患者では，胸部X線撮影を行い，肺水腫や誤嚥性肺臓炎の有無を評価する。両側の肺野で湿性ラ音が聴取されたり，経皮的酸素飽和度が低下している場合には急性肺水腫に陥っていることがある。カルシウム拮抗薬は，通常意識レベル低下の直接の原因にはならないが，脳血流低下を起こすと意識レベルの変化を引き起こすことがある。β遮断薬中毒と同様，四肢の毛細血管再充満時間は血流状態の評価に有用である。中毒が明らかな患者の場合には，尿道カテーテルを留置し，尿量を測定し，記録することで，腎血流状態の指標として利用できる。脈の異常や虚血の評価のために，心電図を記録しておく。電解質，BUN，クレアチニン，心筋酵素を経時的に測定し，腎障害や代謝性アシドーシス，心筋虚血をもたらすような臓器の低灌流の指標とする。動脈あるいは静脈血ガス分析も酸塩基平衡の迅速な評価に有用であるが，必要でないことが多い。意識障害の（刺激に反応しない）状態で発見された，あるいは長期間動けない状態であったことがわかっている患者では血清CPKの測定による横紋筋融解，また，コンパートメント症候群の評価をする必要がある。

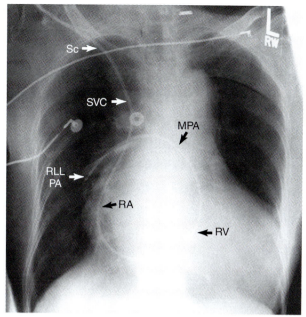

■図9-11　スワンガンツカテーテル®の通常の挿入経路。スワンガンツカテーテルは右側の鎖骨下静脈（Sc）から挿入され，上大静脈（SVC），右心房（RA），右心室（RV）を通って主肺動脈（MPA）まで，さらに，この症例では，肺動脈の右下葉枝（RLL PA）に到達している（Mettler F：Essentials of radiology, ed 2, Philadelphia, 2005, Saunders. より）

治療

病院前　β遮断薬中毒と同様，カルシウム拮抗薬中毒の処置の中心となることは，気道と呼吸を適切に管理することである。適応のある患者には，活性炭の使用を考慮する。低血圧症例には生理食塩液の急速投与を行ってもよいが，カルシウム拮抗薬中毒による心収縮力の低下や，結果的に肺水腫を生じることもあるため，効果は限られている。有症状の徐脈にはアトロピンを投与してもよいが，無効あるいは一時的にしか効果がないことが多い。β遮断薬中毒時の治療量のグルカゴン静脈内投与ではあまり一定の効果が得られているとはいえない。カルシウム塩の投与が予後を改善する可能性があるが，高カルシウム血症の症状が出現することもあり，効果は限られている。グルコン酸カルシウムが危険性が少なく，とくに数アンプルであれば有益であるかもしれない。塩化カルシウムはグルコン酸カルシウムの3倍以上のカルシウム元素を含有しているが，末梢静脈から投与する場合には，血管痛の原因になったり，その他の副作用を生じる可能性がある。ジゴキシンを内服している患者では，ジギタリス中毒を発症する危険性があるため，カルシウム塩の投与は禁忌とされている。

救急部門　輸液負荷，カルシウム塩，アトロピンあるいはグルカゴンの投与を行ったあと，通常は昇圧薬の投与

が行われる。β遮断薬中毒のように，昇圧薬の選択に関してはさまざまな考え方があり，いろいろな薬剤での成功例や無効例が報告されている。ドパミンは間接的な交感神経刺激作用があるため，あまりよい選択肢とは考えられていない。

すでに述べたように，動物実験では，昇圧薬，カルシウム，グルカゴンよりも HIE が良好な結果を示している。ヒトでのデータは限られたものであるが，カルシウム拮抗薬中毒症例における HIE 療法の成功例も報告されている。報告されたデータに基づき，昇圧薬での治療抵抗性の重篤なカルシウム拮抗薬中毒患者に対しては，正常血糖を維持しつつインスリン投与を行うことが推奨される。

ジヒドロピリジン系のカルシウム拮抗薬の重症中毒は徐脈や低血圧の原因となるが，非ジヒドロピリジン系のカルシウム拮抗薬では中毒時の典型的な症状として，末梢血管拡張による低血圧と反応性頻脈がみられる。結果として輸液負荷を行ったあとの治療の選択肢は，ノルアドレナリンやフェニレフリンなどの末梢血管収縮薬である。

標準的な治療で効果が得られない場合には大動脈内バルーンパンピングや経皮的心肺補助による，一時的な循環状態の維持を考慮する。限定的ではあるが，成功例の症例報告がある。

■ 三環系抗うつ薬

歴史的な意味で，三環系抗うつ薬は，とくに故意の大量服薬による中毒救急の主な原因薬物であった。この種の薬物は治療域が狭い，すなわち，無効量と過量服用の間が狭い。皮肉にも，処方量が少なすぎることが過量服用（自殺企図）の原因になり，処方量が多すぎることにより，飲みすぎ事故の原因となることもある。新しく開発された，安全性の高い，他の抗うつ薬が導入されてきたことにより，三環系抗うつ薬の使用自体は減少している。

徴候と症状

三環系抗うつ薬中毒では，心筋細胞のカリウムの流出とナトリウムチャネルが阻害される。初期の症状と徴候としては，古典的な抗コリン薬中毒症状である唾液の枯渇，尿閉，便秘，眼のかすみなどがみられる。その後にみられる徴候と症状には，呼吸抑制，意識混濁，幻覚，高体温，不整脈（トルサードドポアンツや QRS 開大を伴う不整脈），痙攣などがある。

病態生理

三環系抗うつ薬は治療においては中枢神経系におけるノルアドレナリンとセロトニンの利用量を増加させることにより効果を発揮している。つまり，神経終板でのこれらの神経伝達物質（ノルアドレナリンとセロトニン）の再取り込みを阻害し，その作用をより長く持続させることで上記の効果が発揮される。また，細胞のイオンチャネルを阻害したり，αアドレナリン受容体，ムスカリン受容体，ヒスタミン受容体を阻害する作用がある。心臓に対する毒性が三環系抗うつ薬の特徴である。

診断

血中薬物濃度は中毒の重篤性とはあまり相関していない。しかし，アセトアミノフェンのような薬物を同時服用している可能性などを調べるために，薬物スクリーニングを行うべきである。故意に服用したものの場合には，とくに，同時服用薬のスクリーニングが重要となる。その他に行うべき検査には，電解質，BUN，クレアチニン，酸塩基平衡，血算，動脈血ガス分析などがある。尿中薬物の定性分析も可能であるが，cyclobenzaprine を内服している場合には偽陽性が出やすい。誤嚥やその他の呼吸器系の症状が認められる場合には，胸部の画像診断も必要である。

治療

三環系抗うつ薬中毒を疑う症例では，死亡例の主因は心臓に関連する合併症であるため，心電図モニタリングが必須である。三環系抗うつ薬に解毒薬はないが，服用から1時間以内であれば活性炭の投与が通常有効である。

病院前 支持的処置を行うが，とくに心機能のモニタリングが重要である。輸液路確保，炭酸水素ナトリウムの急速投与あるいは，静脈内投与を行う。

救急部門 経過観察は少なくとも6時間は行う。心臓の刺激伝導系に対する中毒作用に拮抗するため，炭酸水素の投与により，アルカリ血症（pH 7.50〜7.55）の状態を保つ。この治療は QRS 開大性の頻脈や心室性期外収縮が認められる場合に行う。

■ リチウム

リチウムは双極性障害，すなわち躁うつ病に用いられる治療薬である。リチウムは効果的な治療薬である反

面，治療域が狭いため，偶発的な中毒も故意による中毒も発症する可能性が高い。治療に伴う偶発的な中毒事故を防止するには，患者へのリチウム投与量調節のために，頻繁に血中濃度の検査を行う必要がある。

薬物の毒性に影響する因子はさまざまで，急性服用に対する慢性服用，もともとの血中濃度に比較した処方量，大量服用時にはその服用量などが影響する。リチウムは抗うつ薬であるため，自殺企図に使用されることも珍しくないことは驚くべきことではない。脱水や，利尿薬の服用，腎機能障害の合併例では毒性が増大する。

徴候と症状

リチウム中毒の徴候と症状は服用量との関連が強い。血中濃度が低めの場合（< 1.5 mEq/L），悪心・嘔吐，下痢のような非特異的な消化器症状を呈する傾向がある。中等度の中毒であれば（1.5 〜 3 mEq/L），さらに症状が重くなり，消化器症状のみならず，中枢神経症状を呈するようになる。多尿や，（多尿による）尿・便失禁などもみられる。筋肉の脱力症状がさらに進行するとミオクローヌス様の痙攣や，筋硬直を呈する。神経症状としては，落ち着きのなさ，構語障害，眼のかすみ，めまいなどがあげられる。血中濃度高値（> 3 mEq/L）の場合には低血圧，痙攣，不整脈，昏睡などを呈する。

病態生理

リチウムは分子量の小さい陽イオンである。ナトリウムに類似するため，作用部位は同じであるが，生体での作用が異なる。リチウムが薬理作用を発揮する正確な機序はまだ解明されていないが，神経細胞の細胞膜機能や，細胞内ナトリウムとエネルギーのバランスや，ホルモンに対する生体反応を変化させると考えられている。これらにより，中枢神経系に不可逆的な障害をもたらす場合がある。リチウムは腎機能を低下させることがあり，また，そのほぼすべてが腎臓から排泄される。このため，リチウムの再吸収量が気がつかないうちに増加していることがある。

診断

リチウム中毒を疑う症例では，尿検査，および，症状が回復するまでの血中リチウム濃度の経時的な測定が必須項目になる。慢性リチウム中毒ではST低下がみられるため，心臓のモニタリングも必要である。正確な結果を得るためには血液検体はリチウムを含有していない試験管で採取されなければならない。甲状腺機能検査，アセトアミノフェン濃度，腰椎穿刺なども他の病態の鑑別に有用である。また，他の薬物の同時服用による中毒もいつも可能性として考慮に入れる必要がある。

治療

病院前　現場では気道・呼吸・循環の維持など，主に支持的な処置を行う。リチウム中毒では，脱水による循環や腎臓への影響が強いため，輸液路を確保して現場から輸液を開始することがとくに重要である。ナトリウムの投与がリチウムの腎排泄を促進するという報告もある。

救急部門　輸液負荷を数時間かけて行う。胃や小腸結腸を含めた，全消化管洗浄は服用から1時間未満であれば適応となる。重症中毒（血中リチウム値が高値の場合），腎不全，重篤な循環不全，重篤な神経症状などを呈する場合は血液透析の適応となる。

■ アンフェタミン類

アンフェタミン類にはさまざまな種類の頻繁に乱用される合法的な薬物や違法薬物があり，重篤な中毒の原因となる。アンフェタミン類は，とくに注意欠陥多動性障害（attention deficit hyperactivity disorder；ADHD）の治療薬でもあり，最近思春期の若者への処方数が増加していることもあって，乱用が日常的になっている。1980年代以来，ADHDに対する中枢神経刺激薬の処方数は4倍に増加している。米国の高校3年生の生徒に対して匿名で行ったある調査によると，15％がアンフェタミン類の処方薬を乱用したことがあると認めていた。

警察の目から逃れるために違法薬物が入った袋を丸飲みする人を俗語で**スタッファー**というが，重篤な中毒症状を呈する場合がある。というのも，袋にはかなり大量の薬物が入っていて，その袋は消化管を通過させる目的で造られたものではないからである。スタッファーは，袋を飲み込むところを目撃されるなど，早期に警察に発見されることが多い。このような場合には，中毒症状の発現を防止するために活性炭投与が推奨される。必ずしも中毒症状を発症していなくても，その後，時間が経ってから薬物が吸収され，中毒症状を呈する場合があるため，しばらく救急部門での経過を観察する必要がある。その他に関しては，評価と治療は他の毒物服用と同様である。

パッカーは，大量の薬物を飲み込んで（体内に隠して）運ぶ，違法薬物の運び屋であるが，発見した場合にはICUに入院させる必要がある。薬物の袋が破損している危険性は低いが，消化管内には大量の薬物が存在して

表 9-9　日常的に乱用されている麻薬の俗称

薬物	俗称
メタンフェタミン	crank, speed（経口または注射の形態） ice, crystal meth（煙にして吸う）
Methylenedioxymethamphetamine（MDMA）	ecstasy, E, X, XTC, Adam, 007, B-bomb, care bear, Deb, go Jerry Garcia, love pill, playboy, wafer, white diamond
Methcathinone	cat, khat, Jeff, ephedrine

おり，もし，薬物が漏れ出た場合には重篤な中毒症状を引き起こし，消化管虚血を起こしたり，治療できないような病態により死に至ることがある。このような患者では中毒症状が少しでもみられるようなら，薬物の袋を外科的な除去を適応する。

その他の違法アンフェタミン類使用と密売にかかわる事実として，薬物自体に混入している有害物質がある。多くのアンフェタミン類は一般的な化学反応で合成されるが，化学反応による外傷も起こり得る。実例としては，鉛や水銀による中毒事案の多発がメタンフェタミンの混入物に起因したものであった。さらに，アンフェタミン類はコカイン，ヘロイン，マリファナのような他の薬物と同時に使用されることもあり，これらにより中毒症状が修飾されている場合がある。

薬物の同定

一般に処方されるアンフェタミン類にはメチルフェニデート，メタンフェタミン/dextroamphetamine, phentermine アトモキセチン，や dexmethylphenidate がある。これらの薬剤は通常 ADHD の治療に用いられるが，痩せ薬として使用される場合もある。さらに，パーキンソン病の治療薬であるセレギリンは体内で代謝されて，l-メタンフェタミンになる。

さまざまな非合法的なアンフェタミン類が乱用の対象になっており，代表的なものは，amphetamine, メタンフェタミン, methylenedioxymethamphetamine（MDMA，あるいは「ecstasy」）や methcathinone（「cat」あるいは「Jeff」）などである。ほとんどの使用者は単に精神的な高揚状態を求めているだけだが，身体能力を高めようとして使用する者もいる。メタンフェタミンには強力な作用があるため，乱用はとくに危険である。2002～2005年の間に13歳以上のおよそ140万人が過去1年間でメタンフェタミンを使用したといわれている。メタンフェタミンの違法使用は南西部に多い。

Methcathinone は，カート（khat）の葉に含まれる有効成分であるカチノンの誘導体である。カートは，中枢神経刺激作用があり，西アフリカでは，咬みタバコとして日常的に使用されている。methcathinone はメタンフェタミンと同様の作用を有する。methcathinone は，主に西ヨーロッパで乱用されているが，米国中西部での報告もある。

処方されるアンフェタミン類も非合法のアンフェタミン類も乱用の方法はさまざまである。経口摂取，破砕したうえでの，経鼻吸入，注射，純度が低い場合には煙にして吸う方法などがある。これらの薬物の俗称のいくつかを表 9-9 に掲載した。

徴候と症状

アンフェタミン類の乱用は交感神経刺激による中毒症状をもたらす。頻脈，高血圧，異常興奮，振戦などが典型的である。重篤な中毒では痙攣，頭蓋内出血，心筋梗塞，心室性不整脈などを起こし，死亡することもある。疼痛感覚が鈍くなったり，非常に強い力を発揮することもある。アンフェタミン類によって，大量のドパミンが放出されるため，幻覚や舞踏病様の不随意運動が誘発されることもある。

病態生理

アンフェタミン類は構造的には内因性カテコールアミン類に類似している。アンフェタミン類は，シナプス前神経終末に作用して生物活性アミン類（ノルアドレナリン，ドパミン，セロトニン）のシナプス裂隙からの再取り込みを抑制し，神経伝達物質の放出を促進する。結果的にシナプス後神経に対する過剰な刺激となり，薬物使用に伴う多幸感その他の臨床的な中毒症状が発現する。化学的に合成されたアンフェタミン類では，薬理作用が変化しており，毒性にも多少の差がある。たとえば，MDMA は，セロトニン様作用が強いが，それが薬物の臨床的作用の特徴でもある。

診断

服用の量や時間に関する病歴の聴取は有用ではある

が，この種の情報は治療にはおそらくあまり影響しない。薬物の同定がもっとも重要である。薬物の俗称を知っておくことも役に立つだろう（表9-9参照）。心血管系疾患，痙攣性疾患や脳卒中の既往歴に関する情報収集も治療に有用である。

身体観察ではしばしば瞳孔散大や発汗がみられる。これらは薬物による交感神経の刺激作用である。MDMAを使用した患者ではしばしば歯を食いしばる様子が認められる。MDMA使用患者が，暴れているような場合には低Na血症が合併していることもあり，これによって意識の変化や痙攣を来していることもある。すべてのアンフェタミン類の中毒においても，腱反射亢進や過度の運動により，横紋筋融解を起こしてミオグロビン尿による腎不全を引き起こす可能性がある。高体温は後期にみられる症状で，悪い徴候である。実際に，すべてのバイタルサインのなかで，高体温がみられる場合に，アンフェタミン類中毒の患者の死亡率や重篤な合併症の発生率が高いことが予測できる。

治療

ベンゾジアゼピン系投与，輸液負荷，冷却が中心的な治療となる。

病院前 交感神経刺激薬の中毒患者の病院前処置は，適切な気道管理と継続した心臓のモニタリングを最初に行う。意識状態の変化と頻脈の原因として低血糖を鑑別するために血糖値の測定が重要である。低血糖が除外できれば，輸液路を確保し，輸液負荷を開始する。発汗，多動，不感蒸泄などのため，脱水状態であることが多く，大量の輸液負荷が必要となる。さらに，十分な補液は横紋筋融解による腎損傷に対する保護効果もある。

不穏状態で攻撃的な患者の場合にはベンゾジアゼピン系を投与する。鎮静に必要な量は患者によって違うが，目標は鎮静が得られて，多動を抑制できることである。ベンゾジアゼピン系は交感神経を抑制的に調節する作用もあり，頻脈や高血圧の治療としても効果がある。時に，適切な鎮静にもかかわらず，患者に反復性あるいは舞踏病様のアテトーゼ運動がみられる場合があるが，これは，ドパミン作動性ニューロンの過度な刺激の結果である。この種の不随意運動性の病態にはハロペリドールが使われることもあるが，使用する場合には，痙攣の恐れがあるため，可能な限りベンゾジアゼピン系の投与後まで待つほうがよい。

胸痛の訴えがある患者や中毒症状のある患者には12誘導心電図を行う。アスピリンやニトログリセリンを考慮するが，意識状態の変化がある場合には脳CTを撮影して頭蓋内出血を除外するまでアスピリンの投与は控える。ベンゾジアゼピン系で中毒症状を治療することは，心臓血管系の病態の治療にもつながる。心筋虚血は血管の閉塞性の病態よりも血管の攣縮性の病態に関連するほうが多い。最後に，高体温の患者は体表から冷却を行う。

救急部門 初療で全身状態の安定を図った後，救急部門での評価は，アンフェタミン類中毒による臓器障害を検索することが中心となる。もっとも影響を受けやすいのが中枢神経系と心血管系である。脳単純CTスキャンでは，出血，脳浮腫，虚血の初期の鑑別が多くの場合に可能である。心筋虚血や心室性不整脈のリスクもあるため，心電図と心筋酵素の検索も必要である。

血液検査には，血算や腎機能検査，電解質，CPKを含める。重篤な交感神経刺激薬中毒では，心身とも活動性が亢進し，代謝性アシドーシスが認められることが多いため，全身状態が不良の患者には，動脈または静脈のガス分析を行う。臨床症状に基づき，その他の検査が必要になることもある。

尿検査による薬物検出でアンフェタミン類の存在を確認できるが，急性期の管理の方針を変えるものではない。患者の臨床症状が交感神経ストームとして矛盾しないのであれば，治療開始のための情報としては，十分である。さらに，処方薬や一般用医薬品（例，pseudoephedrine）にも，尿スクリーニング検査で偽陽性が出る薬物があることにも注意が必要である。

救急部門での治療は病院前処置と同様である。重症例では，気管挿管や，プロポフォールやフェノバルビタールによる鎮静が必要となることもある。ST上昇のある心筋梗塞発症例など，心筋虚血の疑われる症例では循環器科に相談する必要があるかもしれない。しかし，これらの患者に対し，冠動脈カテーテル検査を施行することを支持するエビデンスはない。一般に，急性の薬物中毒症状は患者の循環動態が安定すれば，心臓に関するフォローアップを行いながら治療する。血管系への毒性，高血圧，血栓形成を支持するエビデンスの欠如により，血栓溶解薬は交感神経刺激薬中毒の患者には投与されない。患者は初期の安定化のあとICUでの管理が必要であろう。

■ バルビツレート類

バルビツレート類は1903年以来，臨床的に使用されるようになった薬物である。フェノバルビタールは新し

い抗痙攣薬が開発される前に，痙攣性の病態の治療に広く使用されていた。また，今でも治療困難な痙攣の治療に使用されている。何年にもわたり，フェノバルビタールでうまくコントロールされている患者もいる。プリミドンは代謝されてフェノバルビタールになる薬剤で，やはり抗痙攣薬として使用されている。カフェインやアスピリンあるいはアセトアミノフェンとの合剤であるButalbitalは鎮痛薬として使用されているバルビツレート類の1つで，主に片頭痛の治療に使用されている。他のバルビツレート類は，「barbs」として一般に知られており，入手が可能だが，めったに処方されない。バルビツレート類は治療域が狭く，鎮静催眠薬のなかでも合併症や致死性の点で，危険性がもっとも高い（Baltarowich, 1985）。

徴候と症状

鎮静はバルビツレート類中毒の主な臨床作用である。バルビツレート類過量服用の症状には，低体温，徐脈，低血圧，昏睡などがある。次項で解説するベンゾジアゼピン系とは異なり，バルビツレート類は単独で低換気や呼吸抑制，時に無呼吸を誘発する。他の鎮静催眠薬やアルコール，オピオイド系などを同時服用していると，呼吸ドライブの抑制に相乗的に作用する。

低酸素，低血圧，組織の低灌流が原因になり，バルビツレート類服用後に二次的な臓器障害がしばしば生じる。血液検査では腎機能障害や肝酵素の上昇を示す異常がしばしば観察される。低酸素脳症が起こることもある。バルビツレート中毒で頻繁にみられる合併症に，気道反射の消失による誤嚥性肺炎があり，重篤な場合にはARDSを呈する場合がある。さらに，昏睡となっている間，長時間，臥床のまま動かなかったために起こる，皮膚の圧挫損傷，横紋筋融解，コンパートメント症候群などが生じる。バルビツレート過量服用の患者にこの合併症が歴史的に多かったことから，昏睡患者にみられる圧挫による皮膚の水疱は今でも「barb blisters」と表現されているのだが，俗称は誤解である。この種の水疱は臥床中に皮膚が圧迫されていたことによって生じる皮膚症状であり，バルビツレート類の直接の毒性によって生じたものではない。

病態生理

バルビツレート類はGABA$_A$受容体の結合部位に作用する。GABA$_A$受容体が刺激を受けると塩素イオンの流入時間が延長し，細胞膜を過分極させる。したがってGABA$_A$作動薬は神経系に抑制的に作用し，結果的に鎮静作用を発揮する。この機序がバルビツレート類の治療効果でもあり，中毒作用でもある。鎮静作用は，興奮性神経伝達物質であるグルタミン酸のNMDA受容体での作用を抑制することで増強される。

診断

意識レベルの低下により，正確な病歴聴取が困難になることが多い。刺激に反応しない状態で発見された患者の場合には，発見時の状態や中毒発症からの推定時間が，治療方針の決定や，予後の予測に有用となる。通常は友人や家族からこれらの情報を聴取する。

初期に気道と呼吸，バイタルサインの評価を行ったあと，脳神経や深部腱反射も含めた神経学的な診察を行う。深部腱反射の消失は重症中毒を意味する。また，腸蠕動音の低下や腹部の膨隆が観察されることもある。徐呼吸がみられ，肺雑音は聴取される場合もされない場合もある。中等度の中毒であれば，呼吸に関する所見は正常のこともある。筋骨格系の診察時には皮膚の水疱などに注意し，上下肢の筋肉のコンパートメントの触診を行う。コンパートメント症候群の症状を早期に発見することは，患者の予後改善につながる。

治療

病院前 病院前の段階でのバルビツレート類中毒の管理は支持的な処置が主となる。呼吸抑制症状があり，高流量の酸素投与にも反応しない低酸素血症，呼気終末CO_2計で高二酸化炭素血症のみられる患者や気道を維持できない患者には，補助換気や気道管理が必要である。気道が開通しており，換気も適切であれば，酸素を投与し，誤嚥防止のため，頭部を挙上し，上気道の軟部組織の閉塞が認められ，患者が（鼻咽頭エアウエイに）耐えられるようであれば，鼻咽頭エアウエイの留置も考慮する。経口摂取できなかったことによる脱水や低血圧，横紋筋融解に対し，輸液路を確保し，生理食塩液の投与を行う。

救急部門 バルビツレート類中毒患者の救急部門での評価は，気道と呼吸状態の評価より開始する。すなわち，動脈あるいは静脈の血液ガス分析で，高二酸化炭素血症やアシドーシスの有無を検索し，胸部X線写真を撮影して誤嚥性肺炎の検索を行う。呼吸状態の安定を図ったあと，尿中の薬物スクリーニングを施行し，バルビツレート類使用の有無を確認する。たいていの病院で，血清フェノバルビタール濃度の測定が可能であるが，結果は必ずしも中毒の重症度と相関しない。慢性使用や薬物耐性のある患者で違う点は，薬物濃度ではなく，臨床的な状態

が治療方針の決定に重要になるということである。一般的には，フェノバルビタール濃度が 80 mg/L を超えている場合には致死的と考えられる。

中毒の続発症の評価には腎機能・肝機能検査や心電図，心筋酵素や低酸素障害の鑑別のための脳の画像検査などが含まれる。筋肉の崩壊とその結果である横紋筋融解症も中毒の合併症で，CPK 値の上昇がその指標となり，腎障害を伴う場合もある。CPK と腎機能検査を経時的に行い，経過観察の必要がある。脳波には高度の異常がみられることもあり，脳死で観察されるような深鎮静の際の波形に類似していることもある。しかし，脳死に関する評価はバルビツレート類の影響が消失するまで行うべきでない。

明らかな中毒症例では，気管挿管を含む気道管理が必要となることが多いが，軽症から中等度の中毒では酸素飽和度のモニタリングと酸素投与で十分なことも多い。低血圧に対しては，まず，生理食塩液を急速負荷し，血圧上昇がみられない場合には，昇圧薬の投与を考慮する。昇圧薬の選択は担当医に任されているが，ノルアドレナリンあるいはドパミンが使用されることが多い。ただし，バルビツレート中毒患者に対する無作為比較試験では，他と比較してとくに有益性が高いことが証明された昇圧薬はなかった。呼吸・循環の補助に加え，一般的な支持的治療（補液，頭部挙上，創傷治療，再発予防）が治療の根幹となる。

バルビツレート類の体外への除去を促進する方法として，炭酸水素の点滴投与によるアルカリ利尿の効果が示されている。実際に補液を作成する際の実例としては，100〜150 mEq の炭酸水素（2〜3 アンプル）を 1 L の 5％ブドウ糖液に加えたものを準備する。炭酸水素液投与時に合併することの多い重篤な低カリウム血症を予防するために 30 mEq の塩化カリウムを追加するとよい。治療の目標は薬物の血中濃度を低下させることではなく，意識状態の改善である。重篤な中毒症例などで，標準的な治療への反応が悪い場合には，血液透析が回復を早めるのに有効である。

特別な配慮が必要な患者　著しく不穏が強い患者の場合には，バルビツレート離脱症状も考慮しておく必要がある。他の GABA 受容体作動薬の離脱症候群でみられるように，頻脈，高血圧，振戦，痙攣，せん妄などの状態がみられる場合がある。原因薬剤にかかわらず，治療は同様で，長時間作用性のバルビツレート類（例，フェノバルビタール）やベンゾジアゼピン系（例，ジアゼパム，ロラゼパム）が離脱症状の予防と治療に使用される。長

表 9-10　代表的なベンゾジアゼピン系の作用時間と半減期

作用時間	ベンゾジアゼピン系/ベンゾジアゼピン様薬	半減期（時間）
短時間	ゾルピデム	1.4〜4.5
	トリアゾラム	1.5〜5.5
中時間	オキサゼパム	3〜25
	temazepam	5〜20
	アルプラゾラム	6.3〜26.9
	ロラゼパム	10〜20
長時間	クロルジアゼポキシド	5〜48
	クロナゼパム	18〜50
	ジアゼパム	20〜80

時間作用性のバルビツレート類は半減期が長いため，離脱症状が起こることはあまりない。

■ ベンゾジアゼピン系，鎮静催眠薬，精神安定薬

鎮静催眠薬にはバルビツレート類に加え，さまざまな種類の薬剤が含まれる。これらの薬剤は類似点が多いため，すべての鎮静催眠薬を含め，ベンゾジアゼピン系として解説する。

ベンゾジアゼピン系は 1960 年代に臨床使用されるようになった薬剤で，より安全性が高いことや依存性が少ないことからバルビツレート類に代わるものとなった。薬剤群としては，これらの薬剤は頻繁に処方され，大量服薬による中毒症例も多いが，ベンゾジアゼピン系服用のみが原因となった重篤な合併症や死亡はまれである。ベンゾジアゼピン系が他の中枢神経抑制物質（アルコールや麻薬，バルビツレート類など）とともに服用された場合には，合併症や死亡の危険性が高まる。ベンゾジアゼピン系は単独では呼吸抑制の原因とはならないが，気道保持能の低下に影響する場合がある。前述した他の中枢神経抑制物質は呼吸に関して同様の作用を有する。

ベンゾジアゼピン系は製剤の半減期や，効果持続時間，活性代謝産物の有無などが薬剤によってそれぞれ異なる。表 9-10 に使用頻度の高いベンゾジアゼピン系を選択してこれらの情報を記載した。このなかにはベンゾジアゼピン様物質であるゾルピデムも列挙した。

徴候と症状

ベンゾジアゼピン系過量服薬の患者の臨床像はさまざまである。もっとも注意すべきことは，ベンゾジアゼピ

ン系単独服用の場合には，大量服用であっても，呼吸数の低下は通常起こらないということである．軽度の徐脈を呈する患者もあるが，臨床的に問題となる低血圧はめったに生じない．しかし，誤嚥性肺炎や他の鎮静薬や麻薬の同時服用などで，低酸素がみられることがある．COPDのような呼吸器疾患が既往にある患者では，呼吸器系の合併症を起こすこともある．長時間動かずに臥床していたために褥瘡ができていることもあるが，「barb blister」同様，ベンゾジアゼピン系に特異的な現象というわけではない．筋コンパートメントが固くなっている場合には筋損傷（横紋筋融解症）や，コンパートメント症候群の可能性を考慮しなければならない．

神経学的な所見は鎮静の度合いによって異なる．中等症の中毒症状では運動失調や，呂律障害，嗜眠，眼振などがみられる．重症中毒では深い鎮静状態に陥っている以外は，バイタルサインは通常正常である．その際，反射は低下し，脳神経反射が鈍化していることがある．強い疼痛刺激で少し反応がみられることが多いが，まったく反応しない場合もある．

病態生理

ベンゾジアゼピン系は$GABA_A$受容体に作用し，塩素イオンチャネルの開放の回数を増加させる．この機序が中枢神経抑制効果を発揮し，抗不安的に作用する．最近では，ベンゾジアゼピン系に代わる睡眠障害の治療薬として，ゾルピデム，ザレプロンやエスゾピクロンなどの非ベンゾジアゼピン系の睡眠導入剤が処方されることが増えたが，これらの抗不安作用は，ベンゾジアゼピン系に比べると弱い．これらすべての薬剤の主な作用は$GABA_A$刺激作用である．

診断

バルビツレート中毒同様，中毒患者からの病歴聴取は通常困難である．薬剤が入手できること，発見された現場の調査などが診断に有用となる．患者に現在ベンゾジアゼピン系の処方歴があれば，薬を入手できたことが確認できるため，服用の可能性は明らかに高いといえる．

意識の変化の原因が明確でない場合，他の原因も考慮した検索を行うべきである．頭部CTや血中アンモニア，肝機能検査，血算，尿中の薬剤スクリーニングなどが含まれる．たいていの尿の薬剤スクリーニング検査にはベンゾジアゼピン系が含まれているが，偽陰性が出ることもあるので注意を要する．確認には，薬剤服用の病歴や，他の鎮静薬を服用していないとしても，ベンゾジアゼピン中毒であることに矛盾しない臨床経過が必要になる．

治療

ベンゾジアゼピン中毒の治療は主に支持的治療となる．輸液路の確保，補液，頭部挙上，酸素投与，CPKや腎機能の経時的な検査により，たいていの患者が良好な経過を辿る．

病院前 もっとも重要な病院前対処は，適切な体位を保持して誤嚥を予防することである．必要に応じ，酸素も投与する．いびき様呼吸や呼気CO_2濃度が上昇していて，上気道閉塞が疑われるようであれば，口咽頭または鼻咽頭エアウエイを留置する必要もある．しかし，多くの患者はエアウエイの留置をいやがる仕草をみせる．

輸液路を確保し，生理食塩液を投与する．これはとくに血圧が低め，あるいは長時間臥床していたと思われる患者に有益である．軽度の低血圧は，一般には輸液負荷に反応し，昇圧薬を必要としない場合が多い．活性炭を投与する場合には十分な注意が必要である．ベンゾジアゼピン中毒の場合には，意識障害が経時的に進行し，誤嚥のリスクを伴うため，活性炭の投与は通常は推奨されない．患者の意識がすでに低下している場合は活性炭は禁忌である．

救急部門 気道の評価と循環動態の評価を済ませたあと，とくに，アセトアミノフェンやサリチル酸などの薬物同時服用について調査し，中毒による二次的な臓器障害の有無を評価する．他の鎮静薬と同様，横紋筋融解による腎障害に注意を払う．CPK値，電解質，BUN，クレアチニンの検査をすることや，低換気の可能性を疑う場合には血液ガス分析を行う．

気道保護のための気管挿管が必要とされることもあるが，長期の人工呼吸が必要とされることはめったにない．GABA拮抗薬であるフルマゼニルのルーチン使用は推奨されない（この薬剤の解説は前述したので，そちらを参照されたい）．

特別な留意点

病院前処置に携わる者が認識しておくべき重要な症状として，ベンゾジアゼピン離脱症候群がある．徴候や症状はアルコール離脱と類似していて，頻脈，高血圧，発汗，振戦，痙攣，せん妄などがみられる．この状態は，短時間〜中等度の持続時間の作用性のベンゾジアゼピン系（とくにアルプラゾラムなど）に慢性的に依存していた患者にもっとも多くみられるものである．この病態の治療には，投与量を漸減したあとに，長時間作用型のベンゾジアゼピン系の投与が行われる．

古いタイプの非ベンゾジアゼピン系鎮静催眠薬中毒にはめずらしい特徴がある。カリソプロドールは中枢性筋弛緩薬として処方されているが，GABA作用による鎮静効果に加え，中毒となると，洞性頻脈やミオクローヌス様の筋痙攣を呈することがある（Roth, 1998）が，正確な中毒の機序は明確にされていない。抱水クロラールは，他のハロゲン化炭化水素と同様に，内因性カテコールアミンに対する心筋の感受性を高める結果，心室性不整脈のリスクが高まる。このような病態には β遮断薬が適応となる。ゾルピデム，ザレプロンやエスゾピクロンはGABA作動薬であるが，ベンゾジアゼピン系ではない。しかし，その中毒症状は同様であり，フルマゼニルで拮抗することができる。一般に，これらの薬剤では重篤な中毒や離脱症状が起こらない。

■ アヘン様物質，アヘン

アヘン剤やアヘン様物質（合成麻薬，合成アヘン剤）は中枢神経抑制物質である。フェンタニル，モルヒネ，メサドン，オキシコドン，meperidine，propoxyphene，ヘロイン，コデイン，アヘンなどがこの種の薬物に含まれる。ヘロインは苦みがあり，白またはオフホワイトの粉状である。通常粉砕されて，砂糖，重曹，小麦粉などのいろいろな物質に混入されている。中枢神経抑制作用により，大量服用時には呼吸不全の危険性が高くなる。

アヘン剤は経口摂取，経鼻吸入，皮内注射，静脈注射，煙吸入（喫煙），などさまざまな方法で摂取される。「speed ball」はヘロインとコカインを混合して静注することを意味する。「トラックマーク（track marks）」は薬物を静脈内に注射する乱用者によくみられるが，明らかなトラックマークがない場合にもヘロインやその他のアヘン剤中毒を除外できない。

徴候と症状

アヘン剤過量使用の症状や身体所見には次のようなものがある。

- 多幸感あるいは易刺激性
- 発汗
- 振戦
- 縮瞳
- 腹痛
- 悪心・嘔吐
- 高体温
- 中枢神経抑制
- 呼吸抑制
- 低血圧
- 徐脈あるいは頻脈
- 肺水腫

これらの症状に対しては，一般的に支持的処置を行う。中枢神経抑制，縮瞳，呼吸抑制はいわゆるアヘン剤中毒三徴（opiate triad）といわれる古典的なサインである。重篤な中毒では呼吸停止，痙攣，昏睡を呈することもある。アヘン中毒は多幸感，縮瞳，低血圧などの特徴から，他の物質による中毒と鑑別される。

病態生理

アヘン様物質は脳内にあるアヘン受容体に作用し，中枢神経抑制作用を発揮する。この作用は中毒物質の性質により，促進的にも，拮抗的にも作用する。

診断

中毒の原因を決定するためには，詳細な身体観察と病歴聴取が重要である。とくに重要なのが，アヘン剤のタイプ，服用量，服用の時間，同時服用した他の中毒物質の有無である。血液検査の指示も行う。薬物スクリーニングは単純な中毒には特別な有用性はないが，より複雑な中毒については中毒物質の同定のために有用なことがある。重症例では，代謝機能の検査，血算，CPK，血液ガス分析を行う。患者が薬物の袋を飲み込んでいる（薬を運ぶためあるいは，警察の目を逃れるため）疑いがある場合には，画像検査も有用である。

治療

アヘン剤，あるいはアヘン様物質中毒の治療は支持的治療と拮抗薬，つまりナロキソンの投与である。この薬物はアヘンに類似した構造をもつが，拮抗的な性質のみを有している。ナロキソンはアヘン受容体に結合したアヘン剤の分子と置換し，薬物の作用を減弱させる。ナロキソンは，縮瞳，呼吸抑制，意識状態の変化や昏睡状態さえ拮抗できる。ナロキソンはほとんどすべてのアヘン剤あるいはアヘン様物質中毒に有効であるため，ナロキソンに反応があれば，アヘン剤あるいはアヘン様物質中毒と考えられる。ナロキソンは通常は少量から投与する。投与の目的は呼吸抑制を改善し，かろうじて反応ができる程度に覚醒させることである。アヘン剤の使用者は，薬物の作用が予想外に弱まってきたり，制服を着た人に対して異常興奮状態になったり，暴力的になったりすることがある。副作用として痙攣が生じる場合があるため，

ナロキソンは呼吸抑制のある患者に限って使用すべきである。

病院前 支持的ケア，つまり，気道管理，呼吸・循環管理などが重要となる。アヘン剤には中枢神経抑制作用があるため，気道管理にはとくに注意を払う必要がある。重篤な中枢神経抑制が明確であれば，早期にナロキソンを投与するが，その場合には十分注意すべきである。患者を過度に覚醒させると，好戦的となることがある。投与前の抑制帯の装着，処置や輸送中には警察官の付き添いを考慮する。

救急部門 アヘン剤拮抗薬（ナロキソン）の効果が切れてきた場合の，予期しない中枢神経抑制症状を防止するために，支持的治療とモニタリングが非常に重要である。ナロキソンの作用時間は30～120分であるが，アヘン剤は一般には3～6時間作用が持続する。とくに，重症中毒例での心臓のモニタリングは重要である。

乱用される薬物

臨床使用のため合法的に処方される薬物の多くが，故意の誤用や薬物乱用の対象となるのだが，本章では臨床使用されることがない，あるいはほとんど臨床使用されない薬物について解説する。分類の都合上，主に乱用の対象となる薬物も考慮される。したがって，本章にはエタノールも含む。当然，多くの人々がアルコール飲料を理性を保って飲用しているが，その反面，アルコールが多くの人々に乱用されている物質であることも否めない事実である。人体に有毒なアルコール類，つまりエチレングリコール，イソプロピルアルコール，メタノールなどについては，家庭や職場にある毒性物質の項で述べる。

■ メタンフェタミン製造所

メタンフェタミン製造所はEMS医療従事者にとって，とくに危険な場所である。メタンフェタミン製造に使用される化学物質は非常に気化しやすいうえ，合成の過程でホスフィンのような有毒の気体が副産物として発生している。これらの化学物質への曝露により，粘膜への刺激，頭痛や化学熱傷が生じたり，死亡することもある。さらに懸念されることは，製造所内に簡易爆弾が設置されている危険性である。メタンフェタミンの違法製造者は間に合わせのように作った製造所内やその周囲に泥棒や警察官が侵入しないように簡易爆弾の仕掛けをしていることも多い。このような施設には警察官のサポートなしに入ってはならない。メタンフェタミン製造所と知らずに入ってしまったときには，すぐに同じ道を辿って脱出することである。脱出時に患者に遭遇した場合は，できるだけ早くその患者を連れて出るようにする。

■ コカイン

コカインは南米国原産の植物であるコカから抽出される。コカインは強力な中枢神経刺激物質で，カテコールアミン放出量の増加によって強力な交感神経刺激作用を発揮する。大人に対する平均的な致死量は約1,200 mgと推定される。たいていの死亡例は致死性不整脈によるもので，これは個体によってははるかに少ない量でも生じる場合がある。

現在，一般的に使用されているコカインの形状には2種類ある。
1. 粉状のコカインで，白い細粒状の結晶で純度が高い。通常吸入や，鼻からの吸入で使用する。
2. 純化コカイン（「crack」）は白い固形の塊状あるいは，石のような結晶状である。この形状の薬物は粉状のものよりもさらに強力である。塊のコカインを加熱し，その蒸気をタバコの煙を吸うように吸い込んで使用する。

徴候と症状

コカインは，使用者を多幸感とエネルギーに溢れる感じ，いわゆる「ハイ」な状態にする。コカインは中枢神経刺激物質であるため，コカインで「ハイ」になった者は，はっきりと覚醒し，多弁である。アヘン剤とは異なり，交感神経系を刺激するため，瞳孔散大，対光反射鈍化，頻脈，血管収縮と高血圧がみられる。血管収縮と活動性の上昇により高体温を呈することもある。ドパミンの再取り込みを制限するため，痙攣を誘発することもある。脳卒中の危険性も有意に増加する。心臓に対する刺激や高血圧やその他多くの原因により，コカイン使用者が突然死することは珍しくない。

病態生理

コカインは人体に対し，さまざまな作用がある。局所麻酔薬としての作用は，ナトリウムチャネルを可逆的に阻害し，神経伝達を停止させることに起因している。心筋においては，脱分極の頻度と活動電位電流を低下させる。コカインはさらに，交感神経節前線維の神経終末でノルアドレナリンとドパミンの再取り込みを抑制するこ

とにより，中枢と末梢でのアドレナリン刺激を増強（結果的に脳の快楽中枢を活性化）する。カテコールアミンの再取り込みが抑制されているため，シナプス後終末にカテコールアミンが蓄積する。このため，細胞内カルシウムが増加し，神経伝達物質の活動電位が維持され，血管収縮，高血圧，頻脈が惹起されて心筋の酸素消費が増加する。つまり，これらによって心臓に対する負荷が高まり，心室細動が誘発されることもある。

診断

コカイン大量服用を疑われる患者の診断は病歴聴取に始まる。これには，使用物質の種類，使用手段，量，使用した時間などが含まれる。病歴にあまり目立ったものがなく，症状が軽い場合には，血液検査などは通常必要ない。病歴が得られない場合や，臨床的に重要な中毒症状が認められる場合には，血算，血糖値，カルシウム，BUN，クレアチニン，電解質，トロポニン（またはCPK），妊娠反応，尿検査，毒物スクリーニングなどの検査を行うべきである。CPKのスクリーニングは横紋筋融解症を除外診断するのに有用である。血中コカイン濃度は，薬物の半減期が短い（30～45分）ために，信頼性がなく，臨床的には有用でない。胸痛を訴える患者に対しては，通常の心疾患の診断プロセスに従って診察を進める。

画像検査は，頭部外傷や呼吸器症状のある患者の鑑別に有用である。また，慢性的な薬物乱用者の所見（薬物注射の常習者にみられる，肉芽性増殖など）が認められたり，患者が薬物の袋を飲み込んでいたりしていないかを検査することができる。

治療

支持的治療，つまり，気道確保，呼吸，循環のサポートが主体となる。酸素投与，輸液路確保，心臓のモニタリングや酸素飽和度のモニタリングを行う。

アドレナリンは，心臓血管に対する作用がコカインと類似するため，可能な限り使用を避けるべきである。バソプレシンがよい代替薬として使用できる。また，非選択的β遮断薬は避けるべきとするエビデンスがある。

病院前　コカイン常習者はとくに大量使用後には，常軌を逸した行動に出たり，暴力的になる場合がある。治療に携わる者の安全がもっとも重要であるため早期に警察官の出動を要請し，患者の行動を注意深く観察しなければならない。

血糖測定を行い，低血糖を除外する。不整脈が観察される患者には，積極的な心臓に対する治療が必要となる。12誘導心電図の装着を行い，冠動脈攣縮による虚血の有無を評価する。患者を落ち着かせたり，中枢神経の興奮を静めたり，痙攣の治療を行う必要があれば，ベンゾジアゼピン系を使用する。

救急部門　高体温は積極的に治療すべきである。低血糖，心臓の症状，外傷などは，それぞれに対応する標準的なプロトコールに従う。コカインの作用持続時間は通常短時間であるため，患者に2～6時間症状がないことが確認されれば，帰宅可能である。

■ エタノール

ビールやワイン，蒸留酒などが合法的に飲用できることで明らかなように，エタノールは少量ではとくに有毒の化学物質ではない。しかし，慢性的な大量飲酒は，肝硬変やさまざまなタイプの癌などの病態の原因となる。ほとんどの地域で入手可能で，食品に分類されていることもあって，エタノールは他の種類のアルコールと比較し，中毒救急の原因としてもっとも多い。アルコール飲料に含まれているため，ほとんどは自ら飲用したものである。エタノールは工業的に溶剤としても使用されている。

徴候と症状

エタノール中毒の徴候と症状は血中アルコール濃度により異なり，多幸感，酩酊，混乱，嗜眠，中枢神経抑制症状，運動失調（と転倒による外傷など），昏迷，呼吸抑制，低体温，低血圧，昏睡，循環虚脱などである（表9-11）。

重症中毒では，意識レベル低下，重症な呼吸困難症状，あるいは死亡することもある。既往疾患がある場合にはエタノールの影響によってさらに悪化することが多い。血管拡張により，低血圧，低体温となる。低体温は，患者の状態と環境温にもよるが，重症低体温症となる場合もある。既往疾患のある患者では，血管拡張の影響により，心拍出量が危険なレベルまで低下する場合もある。

病態生理

エタノールは主に小腸と胃より吸収され，すみやかに血液中へと移行する。摂取されたアルコールの大部分が1時間以内に吸収される。エタノールは血液脳関門を通過するため，エタノール中毒の影響は中枢神経症状として反映されやすい。このエタノールの作用の正確な機序

表 9-11　血中濃度によるアルコールの作用

アルコール血中濃度（%）	作用
0.02	はっきりした作用はほどんどない 軽度の気分高揚
0.05	感情的抑制消失，温かい感じ，顔面紅潮，軽度の判断力低下
0.10	軽い呂律障害，巧緻運動障害，情緒不安定
0.12	協調運動障害，平衡障害，意識状態と判断力の低下
0.20	呼びかけに対する反応性あり，呂律障害，歩行困難，複視，立位困難，記憶消失
0.30	疼痛刺激で覚醒，いびき様呼吸
0.40	昏睡，失禁，低血圧，不規則呼吸
0.50	無呼吸，低血圧，吐物誤嚥などによる死亡

（Aehlert B：Paramedic practice today：above and beyond, St Louis, 2009, Mosby. より）

は不明であるが，おそらく GABA などの神経伝達物質の機能に作用すると考えられている。

診断

検査室への検査オーダーは以下の項目を含む。

- 血糖値
- 血中エタノール値
- 電解質（カルシウム，マグネシウム）
- 血清浸透圧（浸透圧ギャップを計算）
- アニオンギャップを計算するために電解質を測定
- 妊娠反応
- 同時服用の可能性のある薬物（アセトアミノフェン，サリチル酸，メタノールなど）の血中濃度
- 重篤な意識障害患者や外傷の可能性のある患者に対する画像検査

治療

正確な病歴聴取を行い，摂取したアルコールの種類や時間を明確にする。支持的治療，つまり，気道，呼吸，循環の管理で，輸液路確保などを行う。心疾患の既往のある患者には心臓のモニタリングを行う。アヘン剤摂取や低血糖を鑑別するために，ナロキソンの投与や血糖測定を行う。大量（常習的）飲酒者には，エタノール代謝に必要とされる補酵素であるチアミンも適応となる。重篤な中毒には血液透析も考慮される。

病院前　エタノールの中枢神経抑制作用により，自力での気道開通保持が困難となりやすい。したがって，重篤な中毒の場合には，気道管理が必要となる場合がある。

救急部門　救急部門では，体温のモニターを行うべきである。重症中毒者では気管挿管がしばしば必要となる。摂取から 1 時間未満であれば，胃洗浄も適応となる。活性炭はエタノールには有効でないが，アセトアミノフェンなどを同時摂取していれば，有効な場合がある。中枢神経抑制のリスクのため，催吐薬は推奨されない。

■ 幻覚剤

幻覚剤は視覚的な混乱（幻覚）を引き起こし，現実への感覚を変容させる。この種の物質とは L-リゼルグ酸ジエチルアミド（L-lysergic acid diethylamide；LSD），ペヨーテ，メスカリン，マジックマッシュルーム psychedelic mushrooms などである。幻覚剤は大きく 4 つに分類される。

1. インドールアルカロイド類〔例，LSD，リゼルグ酸アミド（LSA），サイロシン，サイロシビン〕
2. ピペリジン類（例，PCP，ケタミン）
3. フェニルエチラミン類〔例，メスカリン，MDMA，メチレンジオキシアンフェタミン（MDA），メトキシメチレンジオキシアンフェタミン（MMDA）〕
4. 大麻類〔例，マリファナ，テトラヒドロカンナビノール（THC）〕

徴候と症状

幻覚剤を服用した患者は危険行為や，奇妙な行動をとることがある。意識状態の変化や，攻撃的な言動，幻覚妄想様の思考，視覚的な幻覚などの行動異常がみられる。中枢神経作用としては，薬物の種類と量，服用からの経過時間により，刺激症状，抑制症状のいずれもみられることがある。その他には，高血圧や頻脈がみられる場合もある。幻覚剤による中毒は，行動異常や幻覚がみられることで，他の薬物中毒と鑑別ができる。

病態生理

幻覚剤の薬理作用は完全に解明されているわけではないが，薬物の主な作用は中枢神経に集約されている。一般には，幻覚剤は脳内のセロトニンとノルアドレナリンの濃度を変化させると考えられている。インドールアミン類はセロトニン受容体に作用し，ピペリジン類はセロ

トニン・ドパミン・ノルアドレナリンの再取り込みを阻害すると考えられている。フェニルエチラミン類は，セロトニンとノルアドレナリンの再取り込みを阻害し，さらに，シナプス前線維からのこれらの放出量を増加させる。

大麻類の場合には，Δ(9) THCの成分が薬理作用の源である。この化学物質の血中濃度は数分以内にピークに達し，2〜3時間で向精神作用を発揮する。

診断

幻覚剤中毒では検査はとくに有用性がない。他の原因によるものと鑑別するために，特定の検査が必要になる場合がある。同時に使用した薬物の鑑別や診断に疑問がある場合には，薬物スクリーニングを行う適応がある。画像検査は，患者の症状から他の原因について検索する必要があるときのみ有用である。

治療

幻覚剤の常習者が病院を訪れるのは，幻覚剤使用に関連する外傷の処置や，薬剤によって生じた不快な作用や精神的な苦痛症状－いわゆるbad trip（恐ろしい幻覚体験）を和らげることが目的である。通常，幻覚剤の急性の副作用は非常に少ない。患者によっては暴力的になったりするため，身体的な抑制や，薬剤による鎮静，警察官などによる診療の補助が必要となる場合がある。主な治療は，患者を落ち着かせ，薬剤の効果が一時的であることを患者に理解させることである。

LSDは経皮吸収性であるため，接触による汚染を避けるような配慮が必要である。

病院前 外傷がある場合には外傷診療のプロトコールに従って行う。正確な病歴を聴取し，どのような幻覚剤を使用したのか明確にする。

救急部門 徹底した評価を行った後，LSD中毒の患者であれば，落ち着かせるために隔離するのがよい。鎮静のためにベンゾジアゼピン系の使用が必要になる場合がある。精神症状が強い場合にはハロペリドールを使用する場合もある。LSDの毒性の持続時間は8〜12時間程度であるが，精神症状は数日つづくこともある。

■ フェンシクリジン

もっとも日常的にみられることが多い幻覚剤はフェンシクリジン（PCP）で，当初は全身麻酔薬として開発さ

れたが，後に動物用の鎮静薬として使用されるようになった。乱用の可能性が明らかになり，より安全な代替薬に替えられたという経緯がある。PCPは中枢神経興奮作用と抑制作用をもつ。白色の結晶様の粉や，液体，錠剤の形で入手される。

徴候と症状

低用量（10 mg以下）では，PCPは，多幸感，見当識障害，混乱などの精神症状と突然の気分変調（発作的に激怒するなど）が組み合わさったような状況を作り出す。PCPによる徴候としては，顔面紅潮，発汗，唾液分泌過多，嘔吐などもみられる。対光反射は通常保たれる。顔をしかめる，眼振，眼球の不随意運動などは，低用量PCP使用者に特徴的な症状である。

PCP使用者は，疼痛に対する感覚が鈍化していて，超人的な力を得たような気分になり，活動をつづけすぎることがある。実際に，低用量のPCP使用者の致死例はPCPの鎮痛効果と中枢神経抑制作用に関連した自己破壊的な行動に関連したものである。幻覚剤の影響下の患者は，自損行為のみならず，現場に駆けつけた医療従事者を含む他者への暴力行為の危険性があることを忘れてはならない。

高用量のPCP（10 mgを超える量）を摂取すると，昏睡などの著しい中枢神経抑制作用が生じる。呼吸抑制，高血圧，頻脈が観察されることが多い。高血圧は心不全や脳症，脳内出血，痙攣の原因となる。高用量中毒患者は呼吸停止，心停止，痙攣重積の治療が必要となるため，迅速に病院へ搬送されるべきである。

低用量のPCPでも急性の精神症状が発症することがある。このような状態はまさに精神科的な救急病態であり，数日〜数週間このままの状態が持続することもある。中毒による行動パターンは，無反応から暴力行動，興奮状態までさまざまである。このような患者は非常に危険であるため，適切な医療施設への搬送時には警察官の随行を求めるべきである。

病態生理

PCPは催幻覚作用のある解離性麻酔薬で，中枢神経に対し，興奮的にも抑制的にも作用する。PCPの交感神経様作用はおそらくドパミンとノルアドレナリン再取り込み阻害によるものである。PCPは，ニコチン受容体とオピオイド受容体にも作用し，コリン作動性と抗コリン性の作用をもたらし，さらにNDMA受容体ではグルタミン拮抗性に作用し，ドパミン系に影響を及ぼす。明らかなのは，PCPには，生体に対する，非常に複雑

な作用があり，これは，まだ研究者たちによって完全に解明されていないということである。PCPは肝臓で代謝され，その半減期は15～20時間である。

診断

PCP中毒の診断には病歴聴取が重要である。尿中毒物スクリーニング，代謝機能検査，血糖値，血算，動脈血ガス分析などを含む検査を行う。白血球数増多やBUN・クレアチニン値の上昇もPCP中毒患者でしばしばみられる異常である。横紋筋融解についてもCPKや尿中ミオグロビン値などで鑑別する。

治療

最優先すべき治療は患者を落ち着かせることと，薬物の効果が一時的であることを患者に理解させることである。正確な病歴を聴取することで，患者の症状や所見の原因を明確にし，幻覚剤使用の事実確認を行うべきである。使用した薬物の種類，時間と量を明確に聴取する。重症中毒の患者には気管挿管が必要となる可能性が高い。

病院前　主に，支持的処置で，気道管理，呼吸管理，循環管理，輸液路確保などを含む。外傷については，外傷プロトコールに従って治療する。

救急部門　心疾患の既往のあるPCP中毒者では心臓のモニタリングが必須である。患者を落ち着かせ，急な体動や明るい光，大きな音などの刺激を避ける。患者が興奮状態であったり暴力を振るうような場合には，身体的な抑制や薬物による抑制の必要性も考慮する。このような場合にはベンゾジアゼピン系が有効である。ハロペリドールなどの向精神薬は不整脈や痙攣誘発作用があるため，PCP中毒の患者には投与すべきではない。アヘン剤の使用や低血糖の可能性を除外すべきである。

家庭や職場にある有毒物質

本項では家庭や職場で発生することの多い中毒について解説する。一酸化炭素のような吸入性の毒物や，不凍液などのような，経口的な毒物もある。殺虫剤や腐食剤のような毒物は皮膚から吸収されたり，皮膚の炎症や化学熱傷の原因となる。当然，多くの毒物に，重要な工業用の用途があり，多数傷病者の発生する災害（例：列車脱線事故など）の原因となる場合もある。しかし，病院前救急隊員としての日常業務では，家庭や職場で起こる中毒事故として，これらの有毒物質に遭遇する機会が多いはずである。

有毒アルコール類

■ エチレングリコール

エチレングリコールは有毒のアルコール類で，車の不凍液，ウインドシールドウォッシャ液，解凍液，車のエレメントのオーバーヒートや凍結防止目的などに使用されている。甘い味がするため，子どもやペットが間違って大量に飲んでしまうことも多い。しかし，エチレングリコール中毒の70％が大人によるもので，たいていは誤って服用したものである。毒性を有しているのはその代謝産物である。米国中毒情報センター協会の米国毒物データシステムの2007年の報告によると，900例程度が軽症例，約150例が重篤な中毒で，16例が死亡であった。

摂取手段としては飲用が主である。エチレングリコールは皮膚からはほとんど吸収されず，気化しづらいため，気体として吸い込むことも少ない。

徴候と症状

エチレングリコールの毒性は通常3段階で生じる。

- ステージ1（服用後1～12時間）　中枢神経作用が特徴的。呂律障害，運動失調，傾眠，悪心・嘔吐，痙攣，幻覚，昏迷，昏睡など
- ステージ2（服用後12～36時間）　循環器系，呼吸器系の症状が特徴的。頻脈，チアノーゼ，肺水腫，心停止など
- ステージ3（服用後24～72時間）　腎臓への影響がみられる。側腹部痛や乏尿，タンパク尿，無尿，血尿，結晶尿，尿毒症など

すべての患者が上記の全段階の経過を辿るわけではない。患者の生理的状態，既往疾患，摂取した量などにより，早期に生命危機を及ぼす症状へと陥る場合がある。生命危険を及ぼす症状は，頭痛，中枢神経抑制症状，呼吸困難，代謝性アシドーシス，循環虚脱，腎不全，痙攣，昏睡などである。

病態生理

エチレングリコールは，肝臓に存在するアルコール脱水素酵素により代謝され，グリコール酸，シュウ酸となる。この2つの代謝産物が毒性の原因で，エチレングリ

コール中毒時にみられるアシドーシスや腎障害を引き起こしている。シュウ酸は蓄積するとカルシウムと結合して，体内でシュウ酸カルシウムとなり，結晶を形成する。この過程は，さらに2つの増悪作用をもっている。1つめは低カルシウム血症で，不整脈のリスクを増大させる。2つめは結晶が沈着し，激しい関節痛を引き起こすのである。シュウ酸の結晶は肝臓や腎臓の組織を破壊することもあるが，通常，十分量の毒性代謝産物が蓄積するまで腎組織や肝組織の破壊は明確にならない。エチレングリコールは1～2 mL/kg 以上で毒性が報告されている。

診断

エチレングリコールを摂取した患者は，摂取後，初期には大した身体所見や症状はなく，十分量の毒性代謝産物が蓄積してきて初めて症状を示すようになる。（エチレングリコール濃度を算出するために）血清浸透圧を使って，浸透圧較差を計算する。それに代わるものとして，比色反応を利用した定性反応により血清中のエチレングリコールを検査する方法もある（Long, 2008）。さらに，尿検査や血中カルシウム濃度，血液ガス分析を行う。尿検査ではシュウ酸カルシウム結晶が出る場合があるが，これは摂取後，後期（ステージ3）になってから出現する所見である。

治療

支持的治療，解毒薬の投与，血液透析がエチレングリコール中毒の治療の中心となる。支持的治療では，とくに気道管理に重点をおく。解毒薬としては，エタノール，またはホメピゾールを使用する。両者ともアルコール脱水素酵素の競合的阻害薬としての作用がある。ピリドキシン（ビタミンB_6）やチアミン（ビタミンB_1）などの補酵素を投与し，エチレングリコールの代謝を促進することも考慮する。最終的な治療としては血液透析を行う。

病院前 基本的な処置に加え，詳細な病歴（とくに服用の時間）を聴取する。輸液路を確保して補液を開始し，重症例には解毒薬の投与を行う。服用から1時間以内の場合には，とくに禁忌はないため活性炭の投与も有益性があるかもしれない。代謝性アシドーシスに対しては重曹を投与し，痙攣に対してはジアゼパムを必要に応じて使用する。患者は血液透析のできる病院へ迅速に搬送する。

救急部門 エチレングリコール中毒の解毒薬は，従来よりエタノールといわれ，投与経路は経静脈が通常とされているが，経口投与でもよい。より新しい解毒薬としては，ホメピゾールがあり，エタノールと同様の機序で作用する。エタノールはアルコール脱水素酵素の競合的阻害作用があり，毒性代謝産物の生成を妨げる。エチレングリコールそのものは腎臓から無害の状態で排泄される。体内でのエチレングリコールの半減期は通常5時間であるが，エタノール治療を行うと17時間になる。治療により排泄時間を延長しているからである。適切なエタノール投与量を保つために血中エタノール濃度をモニタリングしながら行う。

マグネシウムやピリドキシンがエチレングリコール中毒の解毒の際の補酵素として作用する。補酵素療法は，グリコール酸を無毒性アミノ酸であるグリシンに変えることによって，エチレングリコール中毒の重症度を軽減できることが報告されている。

重症中毒例では，体内の遊離カルシウムが毒性代謝産物であるシュウ酸と結合し，不溶性のシュウ酸カルシウムを形成するため，治療介入が必要な低カルシウム血症に陥ることがある。

腎不全症例や血中濃度高値，重篤なアシドーシス例などでは，血液中から毒性代謝産物を除去するため決定的な治療として血液透析の適応がある。

■ イソプロピルアルコール

イソプロピルアルコールは有毒アルコール類に分類されるが，メタノールやエチレングリコールと比べると毒性は有意に低い。イソプロピルアルコール（イソプロパノール，あるいは拭き取り用アルコール）は家庭や工業用溶剤として日常的に使用されており，多くの中毒事故の原因になっている。家庭で使用する日用品でもあり，マウスウォッシュ，スキンローションや手指消毒剤などにも使用されている。年間に数千件のイソプロピルアルコールの事故が報告されているが，死亡例はほとんどない。イソプロピルアルコールはエタノールの代用とされて乱用されることも多い。大量服用すると重症な低血圧や心筋虚血を起こすことがある。

徴候と症状

通常，中毒は経口摂取によるものである。大量に服用すると，アセトン血症（血中にアセトンが蓄積する）やケトン尿症（尿中にケトンが蓄積する）を引き起こす。意識混濁，嗜眠，中枢神経抑制，呼吸抑制，ケトン血症，軽度低体温症，低血圧，昏睡などの徴候や症状が観察される。アセトン産生の結果として，呼気に糖尿病ケトア

シドーシスの患者に類似するような甘い口臭が観察される場合もある。

病態生理

イソプロパノールは胃からすみやかに吸収され、代謝されてアセトンになるが、アセトンにはとくに毒性はない。イソプロピルアルコールの毒性はエタノールの毒性に類似している。エタノールと比較すると、中枢抑制作用は2倍強く、血管拡張作用もある。低血圧は末梢血管拡張によるものであるが、たいていは補液や昇圧薬への反応が悪い。

診断

中毒の原因を決定するために、詳細な身体観察と病歴聴取が必要とされる。身体所見により検査が選択されるべきだが、重症な中毒の場合には動脈血ガス分析、電解質や血中アルコール濃度、炭酸水素濃度などの測定を行うべきである。

治療

他の薬物中毒同様、他の原因を除外するためにも血糖値測定を行う。同時に麻薬（アヘン剤）を服用している場合もあるため、呼吸抑制がみられる場合にはナロキソンの投与を考慮する。イソプロピルアルコールの代謝産物は、毒性が強くないため、解毒薬としてのエタノール投与は適応でない。実際には、エタノール投与により、中枢神経抑制や低血圧などの、イソプロピルアルコール中毒の致死的な合併症を増悪させる場合がある。

病院前 現場での治療は主に支持的処置である。つまり、気道確保、呼吸・循環の維持、輸液路の確保などである。服用が1時間以内であれば、活性炭の投与を考慮する。

救急部門 病院での治療は病院前の治療と同様である。支持的治療がもっとも重要であるが、胃洗浄を開始したり、昇圧治療を必要に応じて行う。血液透析は重症中毒症例、治療抵抗性の低血圧症例に適応がある。

■ メタノール

メタノール（メチルアルコールまたはウッドアルコール）は家庭用の溶剤で、ウインドシールドウォッシャ液の成分、ガソリントリートメント液、Sternoのような卓上ストーブ用の缶入り燃料などに使用されている。メタノールは工業用の溶剤や試薬としても広く用いられている。中毒は通常、経口摂取後に起こり、一口飲み込んだ程度でも高度の毒性を発揮し得る。メタノールによる多くの中毒事故は偶発的なもののようではあるが、メタノールがエタノールの代用品として故意に飲用されて起こる中毒事故もある。メタノールは、多少ではあるが、皮膚からも吸収される。さらに、非常に気化しやすいため、吸入されやすい。

徴候と症状

メタノールは、摂取後早期には酩酊様の症状を起こすが、他のアルコール類に比べると程度が軽い。早期にみられる徴候や症状は、エタノール中毒に類似し、呂律障害、運動失調、傾眠状態、悪心・嘔吐などである。さらに重症の中毒症状には、鎮静、運動失調、頭痛、めまい、悪心・嘔吐、腹痛、呼吸不全などである。眼がかすむなどの視覚的な訴えは、早期のメタノール中毒の症状の特徴である。早い場合は摂取後30分で症状が出るものもあるが、摂取後30時間経ってから初めて症状が出る場合もあり、服用した量と服用経路によってさまざまである。摂取後の早期症状のあと、症状は摂取から10～30時間後につづいて一連の症状がみられることがある。完全に眼が見えなくなる状態、視野が真っ白になる症状、アシドーシスや、とくに、エタノールの同時服用がある場合には、呼吸不全がみられる場合もある。長時間の無症状期のあとにも、後期の中毒症状が起こらないとはいえない。死亡例は重症のアシドーシスや脳浮腫に関連して起こる。

視覚障害がみられる場合には眼科的な検査の適応となる。瞳孔は散大し、対光反応は鈍化している。視神経乳頭浮腫となっていることもあり、乳頭浮腫が改善するまで失明状態が数日つづくことがある。

病態生理

メタノールは毒物の前駆体で、肝代謝によって毒物に変換されなければ、腎臓から問題なく排泄される。メタノールは、肝臓でアルコール脱水素酵素によりホルムアルデヒドに変換され、この物質が毒性の主体をなし、代謝性アシドーシスや失明の原因となっている。通常は、摂取後12～24時間経って毒性代謝産物が蓄積してきて初めて、中毒症状が発現し始める。

診断

詳細な身体観察と病歴聴取が、中毒の原因を特定するために必要である。検査については得られた所見に応じて行う。重症中毒の場合には、血中アルコール濃度、電

解質，動脈血ガス，炭酸水素値などを測定する。血清中メタノール濃度は直接測定可能な施設も多数あるが，浸透圧較差とアニオンギャップからの計算値でも概算できる。

治療

他の薬物中毒同様，他の原因を除外する目的で血糖値を測定する。麻薬（アヘン剤）の同時服用によると思われる呼吸抑制がみられる場合には，ナロキソンの投与を考慮する。

病院前 気道確保，呼吸，循環を維持すること。気道確保がとくに重要である。活性炭はメタノールを吸収しないため，使用すべきではない。

救急部門 病院での治療は，支持的治療，解毒薬の投与，適応があれば血液透析からなる。支持的治療では気道管理に重点をおく。エタノールあるいはホメピゾールの静脈内投与により，毒性代謝産物の生成を最小限に食い止めることができる。エタノールとホメピゾールは，アルコール脱水素酵素の競合的阻害薬である。テトラヒドロ葉酸を含む補酵素投与には，蟻酸の除去を促進する効果がある。メタノール服用から1時間以内の場合には，胃洗浄も有用である。血液透析の適応は，大量服用した患者で，視覚障害の訴えがある場合，重篤なアシドーシスを示す場合，血中メタノール濃度が高値の場合である。葉酸は，メタノールの毒性代謝産物を解毒する酵素反応の補酵素として作用し，死亡率を減少させると報告されている。

■ 一酸化炭素

米国では，一酸化炭素が中毒による有病率，致死率における原因としてもっとも多い。疾病管理予防センター（Center for Disease Control and Prevention；CDC）の報告書によると，2,500人以上の米国人が毎年一酸化炭素中毒で死亡し，医療機関の受診数は年間4万人に上る。一酸化炭素は無色，無臭の気体で，有機燃料の不完全燃焼によって発生する。発生源としては，家庭用暖房器具，小型ヒーター，発電機，ガスストーブ，自動車，火事の煙などがある。車のエンジンだけではなく，ガソリンやプロパン燃料のエンジンであればなんでも一酸化炭素を発生する可能性がある。

さらに，塗装除去剤，油取り剤，工業用溶剤に使われる塩化メチレンも，肝臓で代謝されると一酸化炭素を生成する。したがって，塩化メチレンの吸入も，遅延性に一酸化炭素中毒を発症する可能性がある。

徴候と症状

一酸化炭素中毒の症状は軽症から致死的なものまでさまざまで，重症度は吸入した気体の濃度と吸入していた時間によって異なる。患者は倦怠感や頭痛，筋肉痛，悪心・嘔吐を訴えることが多い。重症中毒では胸痛，息切れ，失神，運動失調，痙攣，昏睡などを呈する。高濃度では，一酸化炭素はノックダウン物質，つまり急激な毒性により意識を消失させる物質，と考えられている。一酸化炭素は，細胞毒性に加え，複合的な中毒作用により，心筋虚血，心収縮力低下，血管拡張，低血圧を引き起こす。既往に心臓血管系の病歴がある患者ではこの有害作用がより増強される危険性が高いため，詳細な既往歴を聴取しておくことが重要となる。

一酸化炭素中毒の患者のバイタルサインは正常のこともあるが，頻脈や頻呼吸，低血圧を呈する場合もある。酸素飽和度は通常正常であるが，その理由は経皮酸素飽和度計ではCO-HbとO_2-Hbを区別することができないためである（第3章参照）。血圧や末梢の灌流状態は毛細血管再充満時間で推測することができる。皮膚の色が鮮やかな赤色であることが，典型的な身体所見とされているが，これは，ヘモグロビン分子が酸素を遊離できないことと，末梢組織が酸素を取り込めないために，静脈血が酸素化されたままであるためと解釈されている。しかしながらこのような身体所見がみられるのはまれで，実際にはこれは中毒の後期にのみみられる所見である。通常，皮膚色は蒼白であることのほうが多い。胸部所見の診察により，心不全あるいは，一酸化炭素の肺への毒性が原因で生じた肺水腫が観察されることもある。腹部所見では，悪心や嘔吐がみられる以外は，あまり目立った所見がないのが一般的である。

神経学的所見では，歩行や平衡感覚に軽度の異常がみられる場合には，一酸化炭素への曝露が示唆される。また，意識状態の変化や痙攣がみられる場合には重篤な中毒が示唆される。患者に，神経学的巣症状がみられる場合は，一酸化炭素中毒が原因となった脳卒中を考える。一酸化炭素中毒の患者では，一連の細胞障害性作用，遅発性の損傷によって，遅発性神経障害が生じることがある。一部の組織に限局した低酸素であれば，巣症状を呈するが，この遅発性神経障害症状の場合には，記憶や人格や行動の異常が観察されることが多い。これらの症状は，中毒急性期から回復後数週間では発症しないかもしれない。意識を消失したり，一時的に低血圧を呈した患

者では，このような遅発性の神経障害を生じる危険性があるといえるが，はたしてそれが起こるのか，あるいは，その重症度を予測することは不可能である。

病態生理

一酸化炭素はいろいろな経路で毒性を引き起こす。もっとも顕著なものは，ヘモグロビンの機能に対する作用である。一酸化炭素はヘムタンパク質の酸素結合部位に対して，酸素よりも親和性が高い。また，ヘモグロビンに結合した酸素の放出を阻害する。この作用が合わさり，血中に溶解した酸素分圧が正常の場合にも，組織への酸素供給が減少するという結果となる。一酸化炭素は，ミトコンドリア内のチトクロームオキシダーゼとも結合し，細胞活性を低下させ，酸化的リン酸化によるエネルギー生成の過程を阻害する。一酸化炭素の中毒作用は青酸に類似している。一酸化炭素が心筋のミオグロビンと結合すると，心筋細胞の酸素取り込み能が低下し，それが心筋への毒性として作用する。結局，一酸化炭素中毒は，フリーラジカル生成，炎症物質放出，遅延性脂質過酸化反応，細胞死などの組織損傷を一斉に引き起こすのである。

診断

軽症の一酸化炭素中毒の症状は，非特異的で，感冒様でもあることから，気がつかないまま経過していることもあるかもしれない。暖房器具の使用や，ウイルス性疾患の流行が多い寒い季節に，偶発的な一酸化炭素曝露が起こりやすいこともあって，その診断はさらに複雑である。一酸化炭素は無色，無臭のため，発生していても，気がつかれないことが多いことも診断を困難にする理由となっている。

したがって，一酸化炭素中毒の診断は現場からの正確な情報収集が非常に重要となる。自動車，その他のエンジンが回っていた事実などが有力な証拠となるのは明らかである。患者がガレージなどの閉鎖された空間にいて，暖房機，あるいは発電機，その他の器具のモーターが回っているような場合もある。暖房器具の故障による家庭内での中毒事故では，一度に数人の家族に症状が出る場合もある。患者の症状が部屋から出ると消失し，再度入室すると再燃するなどの病歴も手掛かりとなる。同じ発生源から発生した一酸化炭素に対し，動物は，人間よりも早く，重症な中毒症状を発生することが多い。ペットが奇妙な行動をしていたという情報を患者から聞き出せるかもしれない。たいていの消防署は一酸化炭素測定機を持っており，現場で，一酸化炭素濃度が危険域である場合には検知可能であるため，診断や治療を早期に行うことが可能となる（第3章参照）。現場で患者の一酸化炭素濃度を測定できる，新しいタイプの経皮酸素飽和度計も使用できるようになっている。

身体観察のほかに，血液検査や画像検査を行う。一酸化炭素ヘモグロビン（CO-Hb）値を経皮酸素飽和度計で測定し，動脈あるいは静脈血ガス分析の値と比較して確認することも可能である。CO-Hb値の上昇は診断に有益であるが，さまざまな理由により，特定の値から，必ずしも中毒の重症度や予後を正確に予測することはできない。重症の一酸化炭素中毒の患者でも，診察前に高流量の酸素を長時間投与されている場合には，CO-Hb値が正常の値を示す場合があり，症状が軽くても，相当な高値を示す患者もいる。事実，慢性的な喫煙者であれば，CO-Hbは10％程度の場合もある。非喫煙者ではCO-Hb値（の正常値）は0〜5％である。

一酸化炭素に直接曝露された患者の場合，CO-Hb値の測定は1回で十分である。その理由は，患者を一酸化炭素の発生源から離せば，値が上昇する可能性はないからである。しかし，塩化メチレンを吸入した疑いのある患者では，しばらく観察し，何度か検査して，いつが中毒のピークなのかを確かめる必要がある。なぜなら，塩化メチレンが体内で代謝されると，CO-Hb値が上昇するからである。

一酸化炭素中毒が疑われる患者でその他に評価すべきことは，酸塩基平衡の状態である。（中毒患者では）末梢組織への酸素供給が阻害され，嫌気代謝が進行した結果，代謝性アシドーシスと乳酸値の上昇が認められる。中毒症状がみられる場合には，心筋虚血の評価のため，12誘導心電図をとったり，複数回の心筋酵素検査を経時的に行う。頭部単純CTあるいはMRIを行っておくのもよい。とくにCTでみられるときは，早期の変化が神経学的予後不良を意味する。MRIは，一酸化炭素中毒後の脳の変化についてはCTより感度が高く，虚血や梗塞病変を明確にするために有用である。

治療

病院前　患者にとってもっとも重要な処置は，有毒ガスの発生源からできるだけ早く離すことで，これは救助者にも同様にいえることである。有毒ガスの濃度が十分高い場合には，ごく短時間の曝露でも中毒を起こす可能性がある。安全な場所に患者を移したら，高流量の酸素を非再呼吸式マスクで投与する。吸気の酸素分圧（F_IO_2）を上げることで，一酸化炭素の（ヘモグロビン）結合の半減期を短縮させ，吐き出させることができる。室内気

ではCO-Hbの半減期はおおよそ5時間であるが，100% F_1O_2 であれば，半減期は1〜2時間に短縮される。

標準的な気道管理を行う。気管挿管が必要な場合にも，100% F_1O_2 を維持する。不整脈に対しては，酸素投与を開始したあとで，通常どおりの治療を行う。低血圧は生理食塩液負荷に反応することが多いが，昇圧薬が必要になる場合もある。その他に関しては，支持的処置と対症療法を行う。重篤な一酸化炭素中毒であることが明らか（意識消失，神経学的な巣症状，心筋虚血など）であれば，可能な限り，高圧酸素療法が行える医療施設に搬送すべきである。

救急部門 救急部門では，高流量酸素投与を継続し，ヘモグロビンからの一酸化炭素の放出を促進する。気道確保，呼吸・循環の管理を継続する。

循環動態が安定したら，高圧酸素療法の適応を考慮する。高圧酸素室は一度に入室可能な人員数により，1人用（monoplace），あるいは複数人用（multiplace）と呼ばれるものがある。1人用のものは，だいたい棺桶程度の大きさで，一度に1人しか使用できない。複数人用のものは小さな部屋程度で，数人の患者あるいは，医療従事者が入って一緒に治療を受けることができる。この装置の中に高圧の酸素が入れられる。高圧酸素が使用されるため，患者の身体を注意深く調べ，燃えやすいものはすべて，取り除いておく。

高圧酸素は一酸化炭素の半減期をさらに20分程度まで短縮する。動物実験で示されているように，このような治療は一酸化炭素中毒に関連して生じる細胞障害を防止する。限られてはいるが，ヒトでも行われた試験がいくつかあり，報告された結果は一様ではない。最近の無作為前向き比較試験では，精神神経学的なテストの一部に有益性が示されたが，日常生活上での能力に差はみられなかった。別の前向き試験では，有益性において有意差がみられなかった。これらすべての研究には制限事項があって，多くについては比較対象がない，つまり，ベースラインのデータがない研究であった。実在するデータをもとにしたうえで，重症一酸化炭素中毒に対する高圧酸素療法が推奨されているが，あまり重症度が高くない患者に対する有益性は明確ではない。

高圧酸素療法の必要性を決定する特異的なクライテリアは，明確に定義されていない。推奨の基準はさまざまで，出典によって違う。重篤なもの，遷延性の症状があるもの，つまり，意識状態の変化や昏睡，痙攣，巣症状，低血圧などが高圧酸素療法の適応条件として広く容認されている。一過性の意識消失のような症状は，あまり明確な適応とはいえない。軽症の中毒では，症状が消失するまで高流量酸素を投与する。

高圧酸素療法で，合併症としてもっとも頻度が高い気圧障害は，副鼻腔の痛みと鼓膜刺激症状あるいは，鼓膜穿孔である。高圧酸素療法を行う患者で，自力で鼓膜の減圧（いわゆる「耳ぬき」）ができない患者は，一時的に鼓膜切開術を受ける。

治療上の特別な留意点 一酸化炭素曝露の患者を治療するうえで，妊婦は特別な配慮が必要な患者群である。胎児ヘモグロビンは，母体のヘモグロビンよりも一酸化炭素に対する親和性が高いため，胎児ではCO-Hb濃度が上がり，母体からの酸素供給が減少してしまう。母体のCO-Hbが胎児のCO-Hbを反映しないのである。母体の一酸化炭素曝露で，胎児の重篤な中毒症状，つまり，長期間の神経症状，胎児死亡などの報告がある。これらの予後不良例は，母親のほうでも相当の中毒症状を呈していた場合にもっとも多くみられている。軽症の一酸化炭素中毒の母親から生まれた子どもは予後良好である。

高圧酸素療法は胎児にとって理論的には危険といわれるが，そのリスクは実証されていない。一酸化炭素中毒の妊婦で有意な中毒症状があれば，高圧酸素療法を行うべきである。妊婦でない場合の高圧酸素療法の適応基準となるようなCO-Hb値も明らかではないが，20%という提案もある。

■ 腐食性物質

腐食性物質にはさまざまな化学物質があり，金属を腐食させたり，接触した組織を破壊する性質がある。連邦運輸省（Department of Transportation；DOT），環境保護庁（Environmental Protection Agency；EPA）のような米国の公的機関では，腐食性物質の正確な定義づけを行っている。物質の腐食性とは，接触した物質を酸化し化学的に分解する力で，pHで測定するとしている。pHは，酸性の0から，アルカリ性の14までで，中性はpH7.0である。酸もアルカリも腐食性物質である。酸はpHが低い物質で，DOTではpH2未満の液体を強酸と定義している。塩基（アルカリ）とはpHが高い物質で，DOTの定義では，pH12.5を超える液体を強塩基としている。これらのpHの境界はもちろん概算である。pH4の液体は厳密には強酸の定義を満たさないが，それでも眼に入ってすぐに洗い流されなければ，非常に強い破壊性を発揮する。

酸と塩基は配合禁忌である。ということは濃縮された

ボックス 9-2　特定の酸と塩基

酸	アルカリ（塩基）
バッテリー液	水道管洗浄液
水道管洗浄液	冷却液
塩酸	肥料
フッ化水素酸	無水アンモニア
硫酸	強アルカリ液
亜硝酸	水酸化ナトリウム
リン酸	ブリーチ
酢酸	次亜塩素酸ナトリウム
クエン酸	石灰
蟻酸	酸化カルシウム
トリクロル酢酸	炭酸ナトリウム
フェノール	水素化リチウム

酸と塩基が接触すると，激しい反応が起きることを意味する。そして，通常は熱が産生されるが，反応時に，有毒ガスを発生することもある。たとえば，家庭用ブリーチ（次亜塩素酸）とアンモニア系洗剤を混ぜると塩素ガスが発生する。酸と塩基の例は**ボックス 9-2**に列挙した。

酸は日常生活のいたるところに存在する。家庭では，詰まった下水管を開通させるために使用したり，水泳用のプールに入れたり，金属を磨いたり，トイレから車のタイヤの掃除まで，いたるところに使用されている。酸は食品としても存在する。たとえば，酢は5～10％の酢酸から成り，多くのソフトドリンクはリン酸を含んでいる。

工場などでは，酸は化学反応物質，溶媒，工業用洗剤，中和剤などに使用される。硫酸は大量に使用されるため，国によっては硫酸の年間の生産量と使用量で国内総生産（gross domestic product；GDP）を設定している。

アルカリ溶液は苛性アルカリ溶液または，塩基とも呼ばれていて，酸同様，いたるところにある。家庭や工場などで酸の溶液と同じような用途で使用されている。家庭ではトイレ洗浄液，水道管掃除，家庭用ブリーチ，アンモニア系洗浄液などとして使用される。工場などでは，化学反応物質，中和剤，洗浄剤などとして使用されている。

アンモニアは広く使用されており，腐食性と可燃性をもつ化学薬品である。農業では肥料として，工業では冷却液（液化ガスの形で）や化学反応物質として使用されている。これらの合法的な使用に加え，アンモニアはメタンフェタミン合成における，主原料でもある。アンモニアの違法所有と使用によって発生する外傷は年々増加してきている。メタンフェタミン製造中にアンモニアの可燃ガスに着火したことで発生する化学熱傷で死亡する者もいる。疑わしい環境下で発生したアンモニアによる外傷に対応する際には，医療従事者は十分注意しなければならない。このような要請事案を例にあげると，真夜中の郊外に発生した化学物質関連の外傷や，住宅地内での化学物質関連の外傷があげられる。警察官に現場の安全確保を依頼し，行動を起こす前に他の化学物質による危険性の存在を除外する必要がある。

症状と徴候

フッ化水素はもっとも危険な酸と考えられている。なぜなら，フッ化水素は腐食性のある強酸であるというだけでなく，急性の全身に対する毒性を有しているからである。フッ化水素による熱傷は他のほとんどの酸と比べてもはるかに深い組織まで浸食する。フッ素イオンは体内でカルシウムやマグネシウムと強力に結合する。フッ化水素熱傷患者の皮膚の下層には白色から黄白色のフッ化カルシウムの沈着が形成されることがある。重症のフッ化水素曝露では，低カルシウム血症や低マグネシウム血症が起こり得る。たいていのフッ化水素中毒による死亡は，心筋組織の低カルシウム状態によって惹起される不整脈に直接起因するものである。

アルカリ誤飲による胃の熱傷は通常，酸による熱傷よりも重症である。その理由は，アルカリ物質は胃の保護作用のある粘膜層を溶解することで，潰瘍形成や穿孔を起こしやすくするためである。

病態生理

さまざまな酸やアルカリへの曝露による病態にはいろいろなものがある。最初に，酸による熱傷とアルカリによる熱傷はまったく異なる。酸は，タンパク質を変性させて組織壊死に陥らせ，酸の浸透部位に限局した焼痂を形成する。このプロセスを凝固壊死と呼ぶ。それに対し，塩基は液化壊死を形成する傾向が強い（フッ化水素酸は例外的に，アルカリのように液化壊死を起こす傾向がある）。液化壊死は，より深く穿孔する傾向が強い損傷で，その過程において細胞膜を破壊しながら溶解し，実質的には石けんのような状態を形成する。結果として，アルカリ液への曝露の特徴の，皮膚がぬるぬるになる現象が発生する。この過程を鹸化というが，結果的にさらに深い熱傷となると，除染はより困難な状況となる。この種の曝露の場合に，疼痛の発症も遅延することが多い。

次に，熱傷の重症度はいろいろな因子によって異なっ

てくる。たとえば，pH，接触面，接触時間，濃度，物質の性状（固体，液体，気体）などである。アルカリの固体のペレットを食べたような場合には，ペレットが長時間，胃粘膜と接触するため，重症熱傷を引き起こす。全層性，全周性食道熱傷は熱傷の治癒期に狭窄を形成する場合がある。

診断

たいていの腐食性物質への曝露を確認するために，検査が必要となる。どの程度までの検査を行うかは，物質の種類や，熱傷の部位，曝露の方法に依存する。限られた部位のみに発生した熱傷の場合には，通常，検査は必要ではない。しかし，重症な熱傷の症例では，ヘモグロビン，ヘマトクリットなどを含む血算，血糖値，電解質，クレアチニン，BUN，CPK，凝固機能検査，尿検査などの検査を施行すべきである。フッ化水素酸による熱傷では，重症症例で適応となるスクリーニング検査に加え，カルシウム，マグネシウム，カリウム値を測定し，毒性の程度の評価や，全身への影響を明確にする必要がある。フェノール曝露の場合には，血算，電解質，クレアチニン，肝機能検査，尿検査が必要である。

さらに，患者が呼吸器症状を訴えている場合には，経皮酸素飽和度計や動脈血ガス分析を行う。腐食性物質誤飲の際には，口腔粘膜に熱傷所見がみられない場合にも相当の食道損傷が生じている可能性があるため，内視鏡検査（とくに，食道内視鏡や胃内視鏡）を行うべきである。最後に，呼吸器症状のある患者には胸部X線写真，腹膜炎様の所見がみられる患者には腹部X線写真の撮影の適応がある。

治療

病院前 酸は接触した部分に化学熱傷を引き起こす。皮膚や眼，消化管などで，酸の接触時間が長ければ長いほど，その部位に生じる熱傷が重症化する。酸を除去するには，外表からの除染が効果的である。酸は水と反応することが考慮されるが，もっとも除染に効果的な物は，石けんと水，あるいは，水のみでも十分である。比較的少量の酸であれば，大量の水で洗い流すことができるため，このような除染の方法が安全である。化学反応によって発生する熱も，冷水で吸収される。除染に数分以上を要する場合には，低体温症を起こさないように気を配る。

風通しがよく，適切な場所を選んで除染を行う。洗浄に費やす時間は腐食性物質の種類，濃度，曝露された部位の面積により異なる。眼球の除染については，典型的には2つの方法があり，化学物質による損傷の可能性の程度によって決定する。(1) 水または，生理食塩液によって15分間眼を洗う。(2) 洗浄時間は30〜60分，局所麻酔薬使用下に，モーガン洗浄レンズあるいは，点滴様の回路を使って，洗浄する。除染後に視力を確認する。

皮膚の場合には少なくとも5分間水で流す。除染後の汚染された水を膿盆などの容器に回収できるのであれば，輸送中も除染を継続してもよい。除染が完了したかどうかの決定には，曝露された部位をリトマス試験紙などで検査するのがもっともよい方法である。

体腔内の除染については，意見が分かれている。腐食性物質を経口摂取した患者に，催吐薬の投与は禁忌である。毒性の強い酸や，アルカリ服用後に，嘔吐を誘発すると，吐物も腐食性があるため，食道や口腔粘膜の熱傷を起こす。さらに，催吐により，患者が腐食性の液体を肺に誤嚥する危険性もある。活性炭は腐食性物質を吸着しないばかりか，後の内視鏡検査の際に観察を妨げる。腐食性物質の中和も試みるべきでない。その理由は，中和により発生した熱が有害となる可能性があるからである。メディカルコントロールのアドバイスに従い，患者に牛乳や水を飲ませて，酸を希釈する場合がある。胃洗浄の適応となる場合もあるが，誤嚥の危険性があるため，現場で行われることはまれである。

除染がただちに完了しなかった場合には，酸の場合には，接触部位に鋭い疼痛を生じるようになる。この接触部位は壊死性の潰瘍となり，痂皮化する場合があるが，その結末は曝露の性質により異なる。眼にかかった場合には，ただちに激しい痛みを生じる。角膜上皮の薄い細胞層が，すぐに破壊され，酸による角膜のタンパク変性が始まり，永久的な視力障害につながる場合がある。酸を飲むと，口腔，食道，胃の粘膜損傷を生じる。重症度は大部分は接触時間に依存し，通常は，消化管の中で，胃がもっとも重症な障害を受ける部分である。損傷は軽症例では接触部位に限局した熱傷から，重症例では，潰瘍や胃・食道穿孔で激しい腹痛を生じる。酸は血管内へ吸収され，アシドーシスを呈する場合もある。

フッ化水素酸による熱傷には特別な配慮が必要である。フッ素イオンはカルシウムやマグネシウムに結合するため，フッ化水素酸による熱傷の場合にはグルコン酸カルシウムあるいは塩化カルシウムやマグネシウムを投与し，心臓への悪影響を予防する必要がある。フッ化水素酸による皮膚熱傷に対する治療は，水による徹底的な除染と，その後のグルコン酸カルシウムゲルの局所塗布である。フッ素熱傷は浸透性が強いため，グルコン酸カルシウムゲルを熱傷部位に繰り返し塗布し，除染後や治

療の完了後も塗布しつづける必要がある。深い熱傷の場合には，グルコン酸カルシウムの皮下注射を行う。創部は乾いた滅菌ガーゼで覆う。

フッ化水素酸が眼にかかった場合，グルコン酸カルシウムを溶解した生理食塩液で眼を洗う。軽いフッ化水素熱傷や，熱傷を疑う程度であっても，状態を適切に評価できる医療機関へ搬送すべきである。疼痛の緩和とカルシウム使用はフッ化水素酸熱傷自体の治療であり，疼痛緩和にもなるため，病院前の段階では，患者には鎮痛薬は投与しない。

アルカリ熱傷の場合には救急部門への搬送中も大量の流水で継続的に洗浄する必要がある。アルカリ曝露は組織に対する浸食が長時間継続し，深い組織まで浸透するため，組織の損傷範囲が大きくなる。典型的なアルカリ性物質，組織破壊性が強いものには，下水管洗浄剤，アンモニア水，家庭用ブリーチなどがある。

救急部門 どのような腐食性物質への曝露の際にも，第一に行うべきことは，徹底的な除染である（詳細は「有害物質」に記載）。さらに，多くの腐食性物質は揮発性であるため，気道確保に気を配る必要がある。経口服用あるいは，顔面熱傷の場合には，気管挿管が適応となることがある。体表の広い部分に及ぶ腐食性物質による熱傷は，火傷後の輸液療法に準じた輸液療法が必要となる。ほとんどの皮膚の損傷について，感染が長期回復期の合併症になり得る。

特別な留意点

単体のリチウム，カリウム，ナトリウム，マグネシウムは水と反応するとアルカリ溶液となる。したがって，これらが付着した場合には水で洗ってはならない。その代わりに，付着した部位には鉱物油をつけ，腐食性物質は鑷子で用手的に取り除く。

■ 亜硝酸塩，サルファ剤などのメトヘモグロビン血症の原因物質

亜硝酸塩や硝酸塩のような化合物はヘモグロビンの鉄イオンを酸化することにより，**メトヘモグロビン血症**の原因となる。この種の中毒はいろいろな種類の化学物質に起因する。このような物質を**ボックス 9-3**に列挙した。

ニトロプルシドやベンゾカインスプレーを大量に使用するとメトヘモグロビン血症を発症する場合がある。田舎の地域では，穀物でいっぱいになったサイロなどで，発酵のような生物学的反応が起こると，亜硝酸塩が合成される場合がある。農業用水の亜硝酸アンモニウム肥料による汚染は，乳児のメトヘモグロビン血症によるチアノーゼの原因になる。中西部の州でみられる blue baby syndrome がそれである。

徴候と症状

亜硝酸や硝酸中毒によるメトヘモグロビン血症の患者では，不安症状，意識混濁，昏迷のような意識障害が認められる。皮膚色は，メトヘモグロビンのために，青味がかった灰色のチアノーゼを呈する。悪心・嘔吐，めまい，頭痛がみられることが多い。重症な徴候や症状としては，脳虚血，低血圧，呼吸促迫などがあり，その結果，循環虚脱や低酸素となる。

病態生理

メトヘモグロビン血症の病態生理は解毒薬であるメチレンブルーから推測できる。メチレンブルーは1960年代初期にケンタッキー州のアパラチア山脈で Madison Cawein 博士が最初に使用した。自然界において，酸素と他の酸化剤は，少量のヘモグロビンをメトヘモグロビンに常に変化させる働きがある。ジアホラーゼという酵素が，この逆方向の反応を司っており，メトヘモグロビンをヘモグロビンに戻すことができるため，ジアホラーゼ活性を有する人は軽いメトヘモグロビン血症さえ発症しない。「ケンタッキーブルー」といわれる人々は，Fe^{3+}のメトヘモグロビンを Fe^{2+}のヘモグロビンに戻すジアホラーゼIに変異を有する。有症状の人は肌は，青っ

ボックス 9-3　メトヘモグロビン血症の原因となる代表的な化学物質

アニリン染料	亜硝酸塩（亜硝酸ブチル，亜硝酸イソブチル）
芳香族アミン類	
ヒ化水素	ニトロアニリン
塩素酸塩	ニトロベンゼン
クロロベンゼン	ニトロフラン
重クロム酸塩	ニトロフェノール
爆発物	ニトロソベンゼン
ジメチルトルイジン	亜硝酸化窒素
ナフタレン	レソルシノール
亜硝酸	硝酸化銀
一酸化窒素	トリニトロトルエン

ぽいチアノーゼのような肌をしているが，この青っぽい色調は酸素欠乏によるチアノーゼではなく，メトヘモグロビンによるもので，暗い，青味がかった茶色ともいえる。Cawein博士は，経験的に，これらの患者にメチレンブルーを投与していたが，メチレンブルーが電子の供与体（還元剤）として作用することによって，メトヘモグロビンをヘモグロビンに変換し，青っぽい肌の色調がなくなるだろうという推測は正しかった。

診断

メトヘモグロビン血症に気がつくことは難しい。というのも，患者の症状はごく軽い。経皮酸素飽和度計の計測値は，メトヘモグロビンがオキシヘモグロビンの測定を妨害するため（両者の波長が類似しているため），不正確な値となる。一酸化炭素中毒の項で述べているように，メトヘモグロビンを感知できる酸素飽和度計も使用可能となってきている。正確な病歴聴取と身体診察が正しい原因究明に重要である。重症例では，血中メトヘモグロビン濃度や動脈血ガス分析が必要となる。

メトヘモグロビン血症は，現場では，blood-drop testで迅速に診断できる。10 × 10 cmのガーゼに血液を1滴落とす。血液のチョコレートのような茶色の色調が，大気に接触してから数分で赤く変わらなければ，自信をもってメトヘモグロビン血症の診断を下してもよい。というのも，カルボキシヘモグロビンは酸化されると赤くなるが，メトヘモグロビンは赤くならないからである。

治療

先に述べたように，亜硝酸や，硝酸中毒の解毒薬はメチレンブルーすなわち，2番目の酵素であるジアホラーゼⅡの作用を促進することによってメトヘモグロビンをヘモグロビンに還元するチアジン色素である。しかし，逆に，メチレンブルーは高濃度においては酸化剤として作用する。体内ではメチレンブルーはまず，生物活性型であるロイコメチレンブルーに変換されなければならない。高用量の場合には，人体はこの変換過程に追いつかないからである。

病院前 気道，呼吸，循環の維持など支持的治療を行う。必要に応じ酸素投与なども行う。さらなる中毒源への曝露が起こらない環境に避難させ，除染を行う。除染は，救助者の汚染を防止するうえでも重要である。

救急部門 治療は症状の重症度をもとに選択・決定する。体表と，体腔内の除染は，持続的な中毒の進行や，医療従事者や救急部門の汚染を防止するために重要である。ほとんどのメトヘモグロビン産生物質の中毒で，胃洗浄と活性炭投与が適応となる。

少量の曝露であれば自然に解決するが，大量の曝露に対しては，積極的な支持的治療と解毒薬投与が必要である。残存している正常のヘモグロビンを完全に酸素で飽和させるために，酸素投与を行うことが非常に重要となる。メチレンブルーが禁忌の患者については，高圧酸素療法が有益かもしれない。

■ コリンエステラーゼ阻害物質（有機リン，カーバメート類）

有機リンやカーバメート類は，広く殺虫剤として使用されている。ボックス9-4に代表的なものを掲載した。液体としてはスプレー状の殺虫剤，固体としてバラ用の散布薬，広い場所に散布する噴霧剤などの形で使用されている。これらの物質による危険度はさまざまで，殺虫剤の化学構造や，その殺虫剤の溶剤によっても異なる。ほとんどの殺虫剤は不溶性（水に溶けない）で，その溶剤に炭化水素が使用されている。これらの2つの性質により，ほとんどのものが皮膚から非常によく吸収されるようになっている。ほとんどの有機リン系殺虫剤は，散布者に対する危険性を減少させるため，吸入時の毒性よりもむしろ，飲用や接触で毒性が強くなるように作られている。さらに，家庭用に調合されたものは，一般には

ボックス 9-4 代表的な有機リンとカーバメート類

有機リン	カーバメート類
アセフェート	セビン
アジンホスメチル	アルディカーブ
クロルピリホス	カルバリル
デメトン	カルボフラン
ジアジノン	メトミル
ジクロルボス	プロポクスル
エチルパラニトロフェニルチオノベンゼンホスホネイト（EPN）	
エチオン	
マラチオン	
パラチオン	
ロンネル	
テトラエチルピロリン酸	

さらに希釈されており，含有されている化学物質はあまり強力でないことが多い。商業的な使用目的の殺虫剤は，高濃度で，致死性も高い。

有機リンは，当初は，第二次世界大戦中のドイツで神経毒として開発された。そして，最初は化学兵器として作られ，後になり，殺虫剤として農業的な使用に応用されるようになった。化学兵器としての神経毒は人間に対する毒性を有するように作られたが，殺虫剤用に調合されたものは，ハチやアブラムシなどの害虫を対象とした毒性をもつように作られている。キノコ類のなかにも同様の作用をもつものがある。

徴候と症状

有機リンとカーバメート類中毒の徴候や症状は同一である。ウェット型（Wet）な患者の症状とは，SLUDGE BBM という記憶法にまとめられ，後述の**記憶法⑬**に列挙した。Mは縮瞳（miosis）で殺虫剤や神経毒に特異的である。これは鑑別診断を絞るために，非常に強力な決め手の1つにもなる。その他の症状として，発症早期の非特異的な感冒様症状，発汗，筋肉の線維性痙攣がみられる。重症な中毒は呼吸停止を起こす場合もある。DUMBBELS は，これらの中毒によってもたらされるムスカリン徴候の覚えかたで，MTWtHF はニコチン作用の覚えかたである。これら2つの記憶法についても記憶法を参照されたい。その他の徴候や症状としては，中枢神経抑制作用，意識混濁，痙攣，昏睡などがある。

病態生理

有機リンやカーバメート類は，主要な神経伝達物質であるアセチルコリンに干渉することにより，副交感神経系を過度に刺激する。神経伝達信号は，ニューロンに沿って電気化学的に伝えられ，神経間裂隙であるシナプスで停止する。シナプスでは化学的神経伝達物質（この場合にはアセチルコリンをさす）がニューロンからの信号として，裂隙（シナプス）の対側へ放出される。標的細胞では，アセチルコリンはコリン作動性受容体に結合し，電気化学的な信号が次のニューロンに継続的に伝えられ，筋肉細胞で収縮が始まる。

いったん信号が伝えられると，神経伝達物質は除去されなければならない。この重要な代謝過程にかかわるタンパク質が酵素であり，細胞内で常に働いている。アセチルコリンエステラーゼは，信号伝達終了後のアセチルコリンを酢酸とコリンに分解する酵素である。有機リンは，カルボキシルエステルヒトラーゼと，アセチルコリンエステラーゼを特異的に阻害する。

記憶法⑬

有機リン・カーバメート類中毒の徴候・症状の記憶法

SLUDGE BBM：
- **S** Salivation：唾液分泌過多
- **L** Lacrimation：流涙
- **U** Urination：排尿
- **D** Defecation：排便
- **G** Gastrointestinal distress：消化器症状
- **E** Emesis：嘔吐
- **B** Bradycardia：徐脈
- **B** Bronchoconstriction：気管支収縮
- **M** Miosis：縮瞳

DUMBBELS：
- **D** Diarrhea：下痢
- **U** Urination：排尿
- **M** Miosis：縮瞳
- **B** Bradycardia：徐脈
- **B** Bronchorrhea：気管支分泌過多
- **E** Emesis：嘔吐
- **L** Lacrimation：流涙
- **S** Salivation：唾液分泌過多

MTWtHF：
- **M** Muscle weakness and paralysis：筋肉の脱力，麻痺
- **T** Tachycardia：頻脈
- **W** Weakness：全身脱力
- **tH** Hypertension：高血圧
- **F** Fasciculations：線維性痙縮

有機リンとカーバメート類は，アセチルコリンエステラーゼを多少異なった方法で阻害する。有機リンや神経毒は有機リン基を含み，カーバメート類には有機リン基がない。殺虫剤などのリン酸基はアセチルコリンエステラーゼに結合し，酵素による有機リン化合物の分解を妨げる。つまり，リン酸基が結合すると，アセチルコリンエステラーゼの活性が失われる。これら殺虫剤とアセチルコリンエステラーゼは不可逆的な結合（共有結合）を形成する。アセチルコリンエステラーゼの劣化時間が短ければ短いほど，解毒薬，つまり，PAM を早く投与しなければならない。

ボックス 9-5　殺虫剤（有機リン／カーバメート類）曝露時の治療

- 患者の曝露と治療者への二次曝露を最小限に抑えるために，適切な除染が非常に重要である
- 気道を開通させる。意識障害で重症な肺水腫や呼吸促迫の患者の気道管理には経口あるいは経鼻挿管を考慮する
- 必要に応じて換気する。バッグマスクでの陽圧換気が有用である
- 肺水腫に注意し，必要に応じ治療する
- 脈のモニタリングを行い，不整脈時には治療を施す
- 静脈路を確保し，輸液を 30 mL/ 時で開始する。循環血液量低下による低血圧に対しては，注意して補液を行う。正常な循環血液量で低血圧の場合にはプロトコールに従い昇圧薬を考慮する。輸液過多の徴候に注意する
- プロトコールに従い，アトロピンを投与する。アトロピンを投与する前に，低酸素を補正する
- 瞳孔散大をアトロピン投与の目標として使用すべきでない。アトロピン投与の目標は，気道分泌物の減少である
- プロトコールに従い，PAM を投与する
- 適度なアトロピン投与と酸素化とともに痙攣の治療をする。まれではあるが，ジアゼパムやロラゼパムが必要となる
- スキサメトニウム，その他のコリン作動物質，アミノフィリンは禁忌である
- 眼が汚染されている場合には，即座に眼を水で洗い流す。搬送中も両方の眼を持続的に生理食塩液で洗う

Currance PL, Clements B, Bronstein AC：Emergency care for hazardous materials exposure, ed 3, St Louis, 2005, Mosby. より転載

診断

有機リンや，カーバメート類による中毒は，主に徴候や症状で認識可能である。コリンエステラーゼ測定も診断を助ける情報となるが，再生不良性貧血のような既往歴や，抗マラリア薬などを使用している患者などでも，異常値を示す場合があるため，必ずしも，中毒の重症性を反映するわけではない。コリンエステラーゼには 2 つのタイプ〔赤血球（RBC）と中枢神経系（CNS）〕がある。RBC コリンエステラーゼ法はより正確だが，施行が難しい。可能であれば，PAM を投与する前に採血して検査を施行するのが望ましい。

治療

有機リン中毒患者を処置する際には，患者からの汚染に十分注意しなければならない（ボックス 9-5 参照）。患者の着衣は除去し，（袋の中に入れたり，離れた場所に移すなどして）隔離しなければならない。救助者は防護用の服装（すなわち，手袋，ガウン，ゴーグルなど）を着用すべきである。さらに，有機リン系物質やカーバメート類などのなかには揮発性のものもあるため，気道の防護も必要となる。吐物も相当量の毒物を含んでいるので，隔離し，注意深く扱う必要がある。

気道管理，呼吸・循環管理などの支持的治療が重要である。コリン性作用のために気道分泌の亢進や，筋肉の麻痺症状が起こるため，気道管理が第 1 優先事項となる。心臓のモニタリングも必要である。曝露からの経過が 1 時間未満の場合には，胃洗浄や活性炭投与も適応となる。

病院前　病院前処置には，支持的処置と解毒薬の投与が含まれる。有機リン製剤中毒に対する解毒薬はアトロピンとプラリドキシム（2-PAM）である。アトロピンは分泌過多症状を治療し，2-PAM はアセチルコリンエステラーゼを再活性化する。アトロピンは，症状に応じて 5 分ごとに 1 〜 5 mg，最高 100 mg まで投与することができる。この場合のアトロピンの使用量が，心臓の病態に使用する際に比べはるかに大量であることに注意されたい。コリンエステラーゼの解毒薬として，アトロピンはアセチルコリン受容体に結合し，有機リンやカーバメート類により生じる副交感神経刺激症状を阻害する。アトロピン投与による治療目標は分泌過多を治療し，徐脈を回復させることである。

2-PAM は，最大の効果を得るためには，劣化が起こる前に投与されるべきである。それに対し，カーバメート類（殺虫剤の Sevin など）は有機リン基がないにもかかわらず，アセチルコリンエステラーゼに結合する。カーバメート類は有機リン基がないため，解毒薬として 2-PAM を必要としない。SLUDGE（記憶法⑬参照）症状に対してはアトロピンで治療する。酸素投与や輸液などの一般的な支持療法を行う。

救急部門　痙攣が起こったときにはベンゾジアゼピン系

0.1～0.2 mg/kgの静脈内投与が適切である。成人に対しては，2-PAM 8 mg/kg/時を投与する。初期治療が終了したら1 g/kg（最大50 gまで）の活性炭投与を考慮する。

■ 石油製品

炭化水素は油から抽出される可燃性の液体でさまざまな種類のものがある。これらの液体は水には不溶で，通常は水に浮く。炭化水素は家庭での使用は少量だが，工場などでは大量に使用されている。家庭には，ガレージや倉庫などに，たいてい，少量のガソリンや画溶液，ペンキの薄め液（シンナー），その他の溶剤などがある。工場においては，大量の炭化水素を燃料（ジーゼルオイルなど）や，溶剤，化学反応物質（とくにプラスチック工場で）として使用されている。その他の石油製品の例としては，トルエン，キシレン，ベンゼンやヘキサンがある。

huffingとは，最近みられる化学薬品乱用行為のことで，乱用者が多幸感で「ハイ」な気持ちになる目的で，故意にさまざまなハロゲン化炭化水素や芳香族炭化水素の液体を吸入する行為のことをいう。これにより，急激な中枢神経抑制や呼吸抑制を発症することがある。

徴候と症状

石油製品中毒の徴候・症状は物質特有の性質，摂取の方法，摂取の量によって大きく異なる。幸い，たいていの炭化水素中毒はあまり重症ではなく，医療行為を必要とする者は1%未満といわれているが，なかには，非常に危険で命取りになるものもある。

病態生理

炭化水素は一般に，中枢神経に対する作用がある。炭化水素は経皮吸収されやすく，溶解の過程で中枢神経ニューロンの細胞膜の性質（流動性など）を変化させると考えられている。発癌性があるものや，毒素の前駆物質で代謝産物が有害となるものもある。物質の揮発性が蒸気圧として数値化されていて，呼吸器系に対する危険性の程度と解釈されている。蒸気圧が高いほど，空気中の物質の濃度は高く，より揮発性が高いといえる。揮発性が高いということは引火しやすいということでもある。

炭化水素の粘性は経口摂取した場合の誤嚥しやすさに影響する。粘性が低いものは，粘性が高いものに比べ，誤嚥しやすい。例をあげると，ガソリンはモーターオイルよりも肺損傷を起こしやすい。フェノールのような石油系物質では麻酔作用を有しているものもある。そのため，フェノールによる化学熱傷は長時間気がつかれないことがあり，全身に影響するような重症な熱傷になることもある。

有害物質への曝露事案に関連するリスクを決定するには，現場の状態を正しく評価することが非常に重要である。多くの炭化水素関連の事故では，患者に接近するためには，個々の隊員が特殊な個人防護具（personal protective equipment；PPE）を着用する必要がある。特定の炭化水素の人体（医療従事者や患者）への危険性の程度を決定するためには，国立労働安全衛生研究所（National Institute of Occupational Safety and Health；NIOSH）の指針を参照するとよい。

診断

石油系製品の中毒は，血液などの検査を行う必要がある。慢性的なベンゼン中毒では白血病や再生不良性貧血を発症するため，血算を行うべきである。基本的な代謝機能検査，つまりブドウ糖，BUN，クレアチニン，電解質なども適応となる。肝酵素やCPK（横紋筋融解を鑑別するため）も同様である。胸部X線写真は石油系製品の誤嚥が疑われる場合には必要である。

治療

病院前 正確な病歴聴取と徹底的な外表からの除染が重要である。患者観察で重要なことは，炭化水素の種類，摂取した量に注目することである。一般に，もっとも顕著に中毒の影響が出るのは，中枢神経系である。活性炭はすべての炭化水素に効果的に吸着するわけではないが，ケロセンやターペンタインには非常によく結合するという報告がある。カンフル（c）やハロゲン化炭化水素（h），芳香族炭化水素（a），重金属含有の炭化水素（m）や殺虫剤含有の炭化水素（p），（この4種類の炭化水素名の頭文字を並べて「CHAMP」として覚える）を服用した患者には胃洗浄の適応がある。

救急部門 正確な患者の病歴を聴取し，炭化水素の種類，量，服用時間を決定する。さらに，同時服用した物質（薬剤）や，誤嚥の可能性について的を絞って質問する。気道確保，呼吸や循環のサポートなどの全身管理，酸素投与，輸液路確保などを行う。気道は誤嚥しやすくなっている。

身体観察を行う際には，脳神経検査を含む徹底的な神経学的所見をとり，外傷の鑑別も行う。一般にエタノールは消化管より迅速に吸収されるため，活性炭の投与は

適応ではない。

有害物質

有害物質への曝露は、医療に従事する地域社会にとっての脅威である。たとえば、有害物質は、地域においては、精油所、工場やさまざまな化学物質の生産工場などに存在する。このような有害物質は近隣の高速道路や鉄道、空港を経由し、国中で輸送されている。危険物質は、また、一般の住宅街や郊外のメタンフェタミン製造所などで違法に製造されている。

われわれは、危険な現場に向かう際、あるいは、患者の状況から有害物質への曝露が示唆される場合には、警戒を怠らないようにしなければならない。医療従事者に対する継続的な教育が、近隣の地域に生じているリスクに関する情報取得、処置に関する地域プロトコールや国で定められたガイドラインの周知に有用である。AMLS評価に示した、系統的なアプローチの実践により、能率的で正確な病歴の取得、その結果、生命危機を及ぼす物質曝露や、関連病態の迅速な判断、処置が可能となる。

有害物質とは、人体そのものや、安全性・環境に対し、とてつもない脅威をもたらす物質すべてのことである。このなかには、腐食性物質、**放射性**物質、引火性物質などが含まれている。有害物質は吸入、経口摂取、経皮吸収される。曝露された患者の主な状態は、その物質の種類、曝露ルート、毒性の強さによって千差万別である。患者自身の既往疾患、免疫抑制状態や高齢などは、すべてその危険性を増大させる因子となる。多くの患者は、曝露に関連した内科的緊急病態に加え、外傷を負っていることもあり、現場での評価や治療に困難を招く要因にもなっている。

生命危機を及ぼすような状態を迅速に見極め、管理を行うための、能率よいプライマリサーベイが非常に重要であり、救助者側の安全確保のみならず、患者の病態の重篤化や死亡率を低下させることにもつながる。AMLS評価の過程を通じ、緊急性が高いものと生命危機を及ぼさない病態の診断を迅速に見極めて、診断に応じた治療を行っていく。

■ 関係当局への連絡

状況を把握したら、できるだけ早く、患者の収容を依頼する施設と、その地域・州・国の危険物と大量殺戮兵器を管理する公的機関へ連絡することが重要である。これら公的機関の中心となる組織は、**労働省労働安全衛生局**（Occupational Safety and Health Administration；**OSHA**）とEPAである。これらの機関は、救急隊員の訓練と地方・州・国における救急計画を開発し、施行している。OSHAの規則は**有害廃棄物作業および緊急対応**（Standard on Hazardous Waste Operations and Emergency Response；**HAZWOPER**）として知られているが、安全プロトコールの手技の開発と遵守についてのガイドラインを、有害物質の生産、貯蔵、廃棄や、有害物質除去の初期対応にかかわる政府職員、非政府職員向けに提供している。消防士や救急隊員やパラメディックなどのファーストレスポンダーに対しては、**全国防火協会**（National Fire Protection Association；**NFPA**）が、現場の管理に関連する安全基準を示している。

■ 事故の認識

一般に、内科的救急患者の症状はごく軽微なものや、非特異的なものであることが多い。有害物質の事故発生も同様で、状態の特定が困難な場合がある。病院前救急隊員に対しては、救急要請時の情報のなかで、患者の数や、患者たちにみられる症状の類似点に関する情報から、安全確保に関する注意事項や追加の医療資源の必要性を迅速に判断できる場合がある。

現場において、雲が低く立ち込めていたり、煙あるいは、普通ではない霧あるいは濃い空気が観察される場合には、有害物質による事故が発生している可能性に十分留意すべきである。皮膚や眼の刺激症状、呼吸困難、異臭は、すべて特別な警戒意識を要する状況である。患者に接触する前に現場が安全ではないと判断される場合には、双眼鏡で周囲を観察して、有害物の存在を探さなければらない。このような行為を常に実践することで、救急隊員が汚染を避け、効率よく、必要な資源を動員させることが可能となる。

現場、あるいは患者が有害物質に曝露されたということを認識したらすぐに、個人防護衣を着用し、適切な機関に連絡する。搬送先は患者の数や収容できる医療資源により、変更される可能性がある。

■ 同定とラベル付け

有害物質の存在は、有害物質のタイプや性質、曝露時に起こり得る徴候や症状について、掲示したり、船積み書類、ラベル、絵文字に記載して明確に表示する。すべての医療従事者が有害物質に関する記載内容を理解でき、物質の同定が必要な場合に援助が得られる機関とた

だちに連絡できる状態でなければならない。有害物質に関する表示を認識できない救急隊員がいると，誤って汚染区域に入ったり，最初に適切な除染を完了することなく患者の治療を始めてしまうような危険がある。

米国では，DOT が危険物の輸送に関する規則を管理しており，これらの物質の輸送中のラベル表示の規則を設けている。DOT が定めている基準には以下のものがある。

- 種々の有害物質の輸送に使用すべき容器のタイプ
- 容器にどのようにラベル付けを行うべきか
- 使用できる輸送手段
- 輸送容器に添付すべき書類

実験室や精油所，工場など，輸送先となる場所では，物質の到着前に安全対策を講じるために，初期対応者にかかわるが対応可能な状態でなければならない。有害物質の曝露事故が発生する危険性がある場合には，すべての人員が適切な個人防護具（PPE）を着用しなければならない。

危険物の存在を示すダイヤモンド型の**看板**を輸送車両に貼る（**図 9-12**）。その看板は，有害物質を，可燃物，引火物，毒物，放射性物質，気体，爆発物，酸化剤，感染物，腐食性物質のように色のコードで明記している。看板には 4 桁の ID 番号が表記されており，その物質を印刷物やオンラインの資料で迅速に調べることが可能になっている。

OSHA は化学物質の製造者に対し，米国で開発，貯蔵，使用されているすべての化学物質について，化学物質等安全データシート（Material Safety Data Sheets；MSDS）を作成するように求めている。MSDS には，化学物質の安全な取り扱いと貯蔵に関する説明書と，曝露時に取るべき処置についての概説が掲載されている。MSDS は常にその化学物質とともに置いておくことが義務づけられている。

多くの指針や書籍で，さまざまな有害物質の安全な取り扱い説明書や輸送に関する詳細な取り扱い説明書が提供されている。

- DOT より『北米緊急時対応ガイドブック』が出版されている
- 中毒センターは 1-800-222-1222 の番号で電話対応している。毒物のリストと適切な医療対処についての情報提供を行っている
- 米国化学製造業者協会（Chemical Manufacturers As-

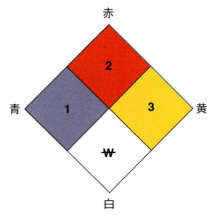

■図 9-12　全国防火協会の表示用看板で，大きなダイヤモンド型の中に 4 つのダイヤモンドが描かれている。赤色（可燃性物質）のダイヤモンドが 12 時方向，黄色（不安定性物質）のダイヤモンドは 3 時方向，白色（特殊な有害物質）のダイヤモンドは 6 時方向，青色（健康被害物質）のダイヤモンドは 9 時方向に描かれている。有害性の強さは 0 〜 4 の数字で示し，4 がもっとも有害性が強いもの，0 は有害性がないものとしている。特殊な有害物質は白色で示し，水（W）と反応する化学物質，酸化作用がある（OX）化学物質のように表示する（Shannon M, Borron S, Burns M：Haddad and Winchester's clinical management of poisoning and drug overdose, ed 4, Philadelphia, 2007, Saunders. より）

sociation）は化学輸送緊急センター（CHEMical TRansportation Emergency Center；CHEMTREC）という名称で知られているサービスを提供しており，有害物質の同定に関し，現場アドバイスを提供している。CHEMTREC には，800-424-9300 に電話でアクセス可能である

- カナダ運輸省（Transport Canada）の CANUTEC（電話番号 1-613-996-6666）のよい情報源である
- インターネット上のサービスには緊急時対応者のための無線情報システム（National Library of Medicines Wireless Information System for Emergency Responders；WISER）などがある。WISER はインターネット上で無料で参照することができ，ラップトップや PDA（www.webwiser.nlm.nih.gov）に情報をダウンロードできる

もし，有害物質の事故が予測される，あるいは発見した場合などには，上記の情報源を利用するのがよい。**ボックス 9-6** や**表 9-12** には有害物質の分類システムを提示，**ボックス 9-7** には有害物質による事故の際，援助を要請できる機関を掲載した。

ボックス 9-6　有害物質の国際分類法

分類と小分類番号は表示カードの下に表示するか，有害物質の船積み書類に表示する。船積み書類では，分類または小分類番号の代わりに有害物質分類の説明を記載することがある。分類と小分類の番号は以下のような意味をもつ。

分類 1	爆発物
小分類 1.1	大規模な爆発を起こす爆発物
小分類 1.2	発射性物質を伴う爆発物
小分類 1.3	火災危険を伴う爆発物
小分類 1.4	爆発による有害性のない爆発物
小分類 1.5	非常に低感度の爆発物
小分類 1.6	きわめて低感度の爆発物

分類 2	ガス，気体
小分類 2.1	可燃性ガス
小分類 2.2	不燃性ガス
小分類 2.3	有毒ガス
小分類 2.4	腐食性ガス（カナダ）

分類 3	可燃性の液体
小分類 3.1	引火点　−18°C 未満
小分類 3.2	引火点　−18〜23°C
小分類 3.3	引火点　23〜61°C

分類 4	可燃性の固体，自然発火性物質，濡れると危険な物質
小分類 4.1	可燃性の固体
小分類 4.2	自然発火性の物質
小分類 4.3	濡れると危険な物質

分類 5	酸化作用のある物質と有機過酸化物
小分類 5.1	酸化作用のある物質
小分類 5.2	有機過酸化物

分類 6	有毒性物質と感染性物質
小分類 6.1	有毒性物質
小分類 6.2	感染性物質

分類 7	放射性物質

分類 8	腐食性物質

分類 9	その他の有害物質

U.S. Department of Transportation, National Highway Traffic Safety Administration：EMT-Paramedic national standard curriculum, Washington DC, 1997, The Department. より

■ 現場への派遣

派遣の時点や有害物質の事故現場へ向かう行程で情報を評価し，必要な物品を準備する。

- 天候や風向に注意する
- 曝露された地域と人口密集地帯の立地状態を把握する
- 受け入れ施設の数や場所を把握する
- 曝露した有害物質のタイプ，量を見直す
- 曝露した人数と，曝露のリスクがある人数を見積もる

屋外の曝露現場に向かう際には，より高い場所，風上からアプローチする。現場の安全確保を確実に行う。現場へ近づく前に，援助してくれる適切な部隊を派遣してもらう。

■ 事故対応拠点

緊急時総合調整システムが事態をコントロールし，除染，患者トリアージ，処置のため安全確保された適切な拠点まで，対応する救助隊員を向かわせる。この拠点は明示され，さらなる汚染を避けるため周囲から十分隔離され，患者のアクセスは組織的なアプローチがとられるように維持されている。対応拠点は以下のように明示する。

- **汚染区域〔ホット（レッド）ゾーン〕** これは有害物質が存在し，汚染が発生した区域を示す。このゾーンへの進入は救助者と患者をさらなる曝露から保護する目的に限られる。進入に際しては，特別な防護衣を着用した訓練された救助員が必要とされる
- **除染区域〔ワーム（イエロー）ゾーン〕** これは，通常，

表9-12 有害物質の分類

分類／小分類	注意点
分類1：爆発物 小分類1.1：大規模爆発物 小分類1.2：粉砕片を伴う大規模爆発物 小分類1.3：火災の危険を伴う小規模爆発物，あるいは発射性物質 小分類1.4：重大な危険を伴わない爆発物 小分類1.5：非常に低感度の爆発物 小分類1.6：きわめて低感度の爆発物	爆発物用の表示やラベルはオレンジ色で，上部には粉々に爆発した爆弾の絵，下部には小分類番号（1.1〜1.6）が記載されている。「explosive」という単語あるいは4桁のIDが表示物の中心部に記載されている
分類2：ガス，気体 小分類2.1：可燃性ガス 小分類2.2：不燃性ガス 小分類2.3：有毒ガス	圧縮あるいは液化ガス用の表示やラベルは赤色（可燃性），緑色（不燃性）あるいは白色（有毒）で，上部に，それぞれ，火，ガスボンベ，ドクロのシンボル，下部に小分類の番号（2.1〜2.3）が記載されている。中心部には「flammable gas」，「nonflammable gas」または「poison gas」という単語あるいは4桁のID番号が記載されている
分類3：引火性，可燃性の液体 小分類3.1：引火点＜−18℃の液体 小分類3.2：引火点−18か23℃の液体 小分類3.3：引火点23〜61℃の液体 可燃性の液体	引火性，あるいは可燃性の液体用の表示やラベルは赤色で，上部に炎のシンボル，下部に小分類番号（3.1〜3.3）が記載されている。中心部には「flammable liquid」または，「combustible liquid」という単語あるいは4桁のID番号が記載されている
分類4：引火性の固体 小分類4.1：引火性の固体 小分類4.2：自然発火性，あるいは自燃性の固体と液体 小分類4.3：濡れると危険	引火性の固体用の表示やラベルは赤色と白色の縦縞模様（引火性固体），白色の上に赤（自然に発火する固体と液体），青色（濡れると危険）の背景で，上部に炎のシンボル，下部に小分類番号（4.1〜4.3）が記載されている。中心部には「flammable solid」，「spontaneously combustible」あるいは「dangerous when wet」という単語あるいはID番号が記載されている
分類5：酸化作用のある物質 小分類5.1：酸化作用のある物質 小分類5.2：有機過酸化物	酸化作用のある物質用の表示やラベルは黄色で，上部に「O」と炎のシンボル，下部には小分類番号5.1〜5.2が記載されている。中心部に「oxidizer」あるいは「organic peroxide」という単語あるいは4桁のID番号が記載されている
分類6：有毒性物質と感染性物質 小分類6.1：毒物 小分類6.2：感染性物質	有毒性の液体と固体や，感染性物質用の表示やラベルは白色で，上部にドクロのシンボル，生物医学的なシンボルあるいは穀物にX印をつけたシンボル（物質による），下部に小分類番号6.1〜6.2が記載されている。中心部には「poison」，「infectious material」，「keep away from foodstuffs」という単語あるいは4桁のID番号が記載されている
分類7：放射性物質	放射性物質用の表示やラベルは白色の上に黄色で，上部に原子炉のプロペラのシンボルが，下部に数字の7が記載されている。ラベルには放射性核種の種類と量を明示しなければならない。中心部にはローマ数字のⅠ，Ⅱ，Ⅲのいずれかで危険度のレベル，容器のタイプを明示し，特異的な情報を書き込むスペースがある。Ⅰ，Ⅱ，Ⅲの番号により，パッケージの外部から検知できる放射線量が示され，中心部には「radioactive material」という単語あるいは4桁のID番号が記載されている
分類8：腐食性物質	腐食性物質用の表示やラベルは黒色の上に白色で，上部には，試験管からこぼれた液体が人の親指と金属の上にかかる絵がシンボル，下部に数字の8が書かれている。中心部に「corrosive」という単語あるいは4桁のID番号が書かれている
分類9：その他の有害物質	その他の有害物質用の表示やラベルは白色の上の黒色と白色の縦縞模様で，下部に数字の9が記載されている。中心部には4桁のID番号が記載されている

（Aehlert B：Paramedic practice today：above and beyond, St Louis, 2009, Mosby. より）

ボックス 9-7　有害物質関連の事故時に援助を要請できる機関*

連邦機関
疾病管理予防センター
運輸省
環境保護庁
連邦航空局
国家対応センター
各種軍組織（陸軍，海軍，空軍，海兵隊）
米国沿岸警備隊
米国エネルギー省

地域・州機関
州兵
州救急管理機関
州環境保護庁
州保健省
州警察

地方機関
救急管理機関
消防隊（有害物質ユニット）
警察組織

中毒センター
公共事業体（ガス，電気，水道，など）
下水処理施設

私的機関
米国石油協会
米国鉄道協会危険有害性システム
化学製造者協会
シェブロン（Chevron）：石油会社，（シェブロン製品についての助言，援助を要請できる）
HELP（the Union Carbide Emergency Response System for company shipments）
地方産業
地方建設業者
地方運送業者
鉄道会社

*このリストはあくまで例であり，すべてを網羅しているわけではない
Sanders MJ：Mosby's paramedic textbook, ed 3, St Louis, 2005, Mosby. より

汚染された汚染区域を囲む区域をさす。適切な防護衣を着用した医療従事者が入ることができ，患者の迅速な評価と，緊急性の高い生命の危機を及ぼす状態に対する管理が行われる。除染を行う場所でもある

- **安全区域〔コールド（グリーン）ゾーン〕**　ここは内因性の病態や外傷に対する一般的なトリアージ，状態の安定化，治療のための支持的な拠点である。患者と汚染されていない救助員がこの拠点に入ることができる。しかし，医療従事者は，この拠点にいる間は防護衣を着用し，この拠点から出るときにはそれを廃棄しなければばらない。

有害物質による事態は，救助員や医療従事者にとって，精神的にも肉体的にも多大なストレスとなり得る事象である。救助にかかわる者は，事故対応拠点に入る前に，健康状態やバイタルサインの評価を受けておくべきである。多くの患者や医療資源がかかわるようなイベントでは，救助員が，重く，身体拘束のある防護衣を着用したまま，現場に残ったり，長時間輸送車両にとどまったりすることも多い。救助員が脱水や暑さ，あるいは寒さのために疲労しきってしまうこともある。すべての医療従事者が事態収拾後，あるいは，各勤務の終了後にメディカルチェックを受け，適切な水分補給を行うことが望ましい。

■ 除染

有害物質による事態の管理における最終的な安全確保手段は除染である。汚染地域の段階的な除染については，現場や対応医療機関の緊急時総合調整員が，明示すべきである。除染は患者，救助員，装備に対して行われる。

除染には乾性と湿性の方法がある。乾性除染は小規模の曝露に対して行われる。乾性除染とは，すべての着衣の，注意深く系統的な方法による除去と破棄である。湿性除染とは，大量の温水（32〜35°C）と刺激の少ない石けんで，曝露された装備や着衣を洗浄することである。着衣と身の回り品を取り除き，明確にラベルをつけた袋の中に収納する。除染後の水が一般の下水路に混入しないようにする。小さな行水用のプールあるいは，家庭用に市販されている貯水用の容器などを使用する。

一次除染の際には，有害物質が完全に除去されるように注意して行う。二次除染は患者受け入れ機関で行われ

るもので，輸送車両の中に汚染が残ったり，救助員の着衣に汚染物が付着していた場合などに行われる。事故後には，汚染した着衣を適切に廃棄する。救助車両や輸送車両の除染を徹底的に行う。ボックス9-8に毒性の計測方法の説明，ボックス9-9に曝露危険度のレベルのリストを掲載した。

■ 個人防護具（PPE）

OSHAとEPAは防護衣を，皮膚の被覆の程度に基づいて分類し，保護レベル別に分類している。

レベルAとは最大レベルでの皮膚と気道保護をさす。完全に被覆された状態である必要があるため，空気の漏れがまったくない外衣と自給式呼吸器（self-contained breathing apparatus；SCBA）を備え，装着者を外界から完全に隔絶する。NIOSH認定の陽圧呼吸器を装備する。このレベルの防護衣は，汚染地域に入るファーストレスポンダーが装着するものである。

レベルBでは気道に対する最大レベルの保護を行う。防護衣とSCBAを含む。このレベルの防護衣は除染を担当するスタッフが装着する。

レベルCはろ過式呼吸用防護具と防護衣を含む。

レベルDはあまり心配のない曝露に対して使用する

ボックス9-8　毒性の測定法

50％致死量（LD50）：曝露された動物の50％が2週間後に死亡する経口的あるいは経皮的な曝露量

50％致死濃度（LC50）：曝露された動物の50％が死亡する物質の空気中の濃度。これは日常的にはLCt50と表記される場合もある。これは，その物質に曝露された動物の50％が死亡した濃度と曝露時間を表している

Aehlert B：Paramedic practice today：above and beyond, St Louis, 2009, Mosby. より

ボックス9-9　曝露による危険性のレベル

限界許容量：ほとんどすべての労働者が毎日繰り返し曝露されても悪影響が生じないと考えられている物質の空気中の濃度

曝露許容量：労働環境で許容できる物質の濃度で，OSHAが定めたもの。この値が法的に順守を求められている値である

生命あるいは健康に対して短時間に危険が生じる濃度（IDHLs）：30分以内に避難できれば，状態の悪化や不可逆的な健康被害が生じない空気中の物質の最大濃度

Aehlert B：Paramedic practice today：above and beyond, St Louis, 2009, Mosby. より

ボックス9-10　個人防護具（PPE）の着用手順

PPEのタイプは必要とされる警戒レベルによって異なる（標準予防策，接触，飛沫，空気感染，隔離など）。

1. ガウン
   - 体幹部は首から膝，腕は手首の端までを完全に覆い，背部を包み込む
   - 首と腰のうしろでしっかり結んで固定する
2. マスク，呼吸器具
   - 頭部と首の中心部で紐あるいはゴムで止める
   - バンドなどで鼻橋の部分にぴったりと沿うように着用する
   - 顎の下まで，顔にぴったりと沿わせて着用する
   - 呼吸器を装着，作動を確認する
3. ゴーグル，あるいはフェイスシールド
   - 顔，眼を覆うように着け，適切な装着状態にする
4. 手袋
   - 手首部まで伸ばし，ガウンの手首部を覆う
   自分自身の防護と汚染の拡大を最小限に抑えるため，安全な手技を励行する
   - 顔に手を近づけない
   - 接触は最小限にする
   - 手袋が裂けるもしくは濃厚に汚染された場合は取り替える
   - 手指衛生を遂行する

Centers for Disease Control and Prevention, Atlanta. In Pons：PHTLS. Box 20-2. より

ボックス 9-11　個人防護具（PPE）の除去手順

呼吸器以外のPPEは病室の出口あるいは前室で除去する。呼吸器の除去は患者の病室を出て，ドアを閉めた後に行う。

1. 手袋
- 手袋の外側は汚染されている
- 手袋の外側を，反対側の手袋をはめた手でつかんで，外す
- 手袋をはめた手で，外した手袋をつかむ
- 手袋を外した方の手の指を，はめている方の手袋の下に手首のほうから滑らせる
- 手袋を最初に外した手袋にかぶせるように外す
- 手袋を廃棄物用容器に入れて捨てる

2. ゴーグル
- ゴーグルやフェイスシールドの外側は汚染されている
- 除去するには，頭部の固定用バンドか，耳にかけた部分を持つ
- 再生用の指定された収納容器あるいは，廃棄物用容器に入れる

3. ガウン
- ガウンの前面や袖は汚染されている
- ガウンの紐をほどく
- 首，肩から脱ぐ，その際，ガウンには内側のみから触れる
- ガウンを裏返しにする（内側が外にくるようにする）
- 折りたたむか，丸めて束状にし，廃棄する

4. マスク，あるいは呼吸器
- マスク/呼吸器の前面は汚染されている―触れてはならない
- 最初に下，それから上の紐（またはゴム）をつかみ，外す
- 廃棄物容器に捨てる

Centers for Disease Control and Prevention, Atlanta. In Pons：PHTLS. Box 20-3. より

ものである。このレベルでは，標準的な仕事衣，手袋，ゴーグルあるいはフェイスマスクなどが適宜必要とされる。

PPEの着用順番は**ボックス 9-10**に，除去手順は**ボックス 9-11**に掲載した。

■ 曝露の重症度と症状

有害物質曝露の重症度を決定するにはいくつかの因子がある。物質のタイプ，化学物質の成分，人体曝露の経路，患者自身の一般的な健康状態などすべてが症状の重症度に影響する。症状のなかには即時に出現するものもあれば，遅延して発症してくるものもあり，患者の正確な病歴を把握することを困難にしている。有害物質曝露による一般的な症状には以下のようなものがある

- 呼吸困難，胸苦
- 悪心・嘔吐
- 下痢
- 唾液分泌過多，流涎
- 手足のしびれ，麻痺したような感覚
- 意識障害
- 皮膚の変色

有害物質曝露のタイプ

■ 経口薬と吸入

OSHAは，EPAとNIOSHと共同で，さまざまな有害物質の危険と考えられる曝露量を確認するために動物試験を行ってきた。この曝露量は，「**50％致死量（LD50）と50％致死濃度（LC50）**」として知られている測定基準を使用して表される。LD50は，曝露した動物集団の50％が2週間以内に死亡する，経口的あるいは経皮的な曝露量のことである。LC50は，曝露した動物集団の50％が死亡する，有害物質の空気中の濃度のことである。LD50は経口摂取したり経皮吸収されたりすると有害な物質に適用され，LC50は吸入すると有害性を発揮する物質に適用される。

水溶性の低い物質への曝露は，肺組織に深刻な損傷を与え，その結果，不可逆性肺水腫と長期の慢性肺疾患を引き起こす。たとえばアンモニアのような水溶性の高い物質による曝露では，そのような物質が肺に達する前に粘膜に吸収されるので上気道に良性の症状を生じるに過ぎない。患者は，眼刺激症状，皮膚熱傷，気道刺激症状と乾性咳嗽を訴えるだろう。

最初の身体所見において，いかなる呼吸仕事量の増加も確認して管理すること。もし患者に喘鳴があれば，

albuterolのような気管支拡張薬を投与する。血圧低下時には輸液と昇圧薬を投与する。肺水腫の可能性がある場合は，過剰輸液とならないように静脈内輸液をモニターする。除染手順が完了したら，ルーチンの支持療法を開始する。

■ 経口摂取

有害物質の摂取はまれに，汚染除去が完全でない場合に起こる。もし有害物質がまだ存在する状態で，コーヒーを飲むなどして救急隊員または患者が口の近くに手を置くと，汚染が発生することがある。

■ 注射

投薬においては，静脈内投与が筋肉内注射や皮下注射と比較してもっとも速い吸収速度を示す。ただし，汚染された皮膚組織を貫通することにより有毒物質が吸収され，内臓を損傷する可能性がある。注入された物質の多くは肝臓で代謝され，消耗性の損傷を引き起こす恐れがある。この曝露ルートにおける患者や医療従事者のリスクを確認することは，汚染防止にとって必要不可欠である。

大量破壊兵器

生物剤・化学剤・放射性物質を含むテロ行為は，軍事関係者だけでなく民間人にも等しく脅威にさらす。このようなタイプの災害では，医療従事者や救急隊員に重大な安全上のリスクを引き起こす。医療従事者は，しばしば地震，雪崩，洪水などの自然災害，ビルの倒壊や大量輸送車両を巻き込んだ事故による多数傷病者発生事故に対応するが，次項で，一般的なカテゴリーAのテロ兵器と患者と医療従事者にかかわりのあることについての認識を高められる。

テロ攻撃による生物学，化学，放射性物質による**汚染**では，災害現場は犯罪現場となる。そのため，テロ行為の疑いのあるすべての事象は米国国土安全保障省（Department of Homeland Security）に通知されなければならない。有害物質の場合と同様，大量破壊兵器は生物学的，化学的，発火性あるいは爆発性の物質または装置でなり得る。違いは，テロリストによってこれらの物質が使用されるときは吸入，経口摂取，吸収によって，破壊することを意図するか，加害あるいは殺人を引き起こすかである。2000年に，CDCは致死的な薬物を特定するために役立つバイオテロリズム物質のカテゴリーを確立した（表9-13）。

表9-13 危険な生物由来物質（公衆衛生に備えて）

生物由来物質	疾患
カテゴリA	
大痘瘡	天然痘
ペスト菌	ペスト
ボツリヌス菌（ボツリヌス毒素）	ボツリヌス菌中毒
野兎病菌	野兎病
フィロウイルス，アレナウイルス（例：エボラ，ラッサ熱）	ウイルス性出血熱
カテゴリB	
Q熱コクシエラ	Q熱
ブルセラ菌	ブルセラ症
鼻疽菌	鼻疽
類鼻疽菌	類鼻疽
アルファウイルス属（VEE, EEE, WEE）	脳炎
発疹チフスリケッチア	発疹チフス
毒素（例：リシン，ブドウ球菌エンテロトキシンB）	中毒性症候群
オウム病クラミジア	オウム病
食品の安全の脅威（例：サルモネラ菌，大腸菌O157：H7）	
水安全性の脅威（例：コレラ菌，クリプトスポリジウム）	
カテゴリC	
新生の脅威薬剤（例：ニパウイルス，ハンタウイルス）	

EEE：東部ウマ脳炎ウイルス，VEE：ベネズエラウマ脳炎ウイルス，WEE：西部ウマ脳炎ウイルス
（Rotz L, Khan A, Lillibridge SR et al : public health assessment of potential biological terrorism agents（website）. Published 2000. より転載
http://www.cdc.gov.Accessed August 9,2008）

生物由来物質

バイオテロリズムの物質それ自体に注意が向けられることはない。劇的な爆発はなく，焼けつくような火柱もなければ，その存在を主張する雨あられと飛ぶ爆弾の破片もない。この知らない間に進む性質が**生物由来物質**を

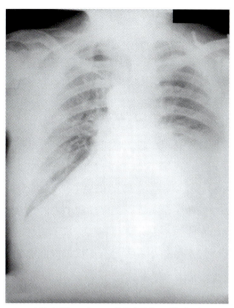

■図9-13　炭疽菌による呼吸促迫，敗血症
(Habif TP：Clinical dermatology：a color guide to diagnosis and therapy, ed 5, St Louis, 2009, Mosby. より)

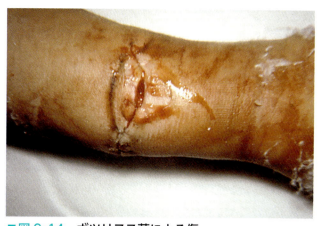

■図9-14　ボツリヌス菌による傷
(Sanders M：Mosby's paramedic textbook, revised ed 3, St Louis, 2005, Mosby. より)

ますます恐ろしいものにしている。時間をかけて広い地理的範囲にいる多くの人々に，衛生当局がその病気のパターンを認識する前に感染してしまうからである。公衆衛生当局は最終的には，ある徴候と症状または同様の主だった訴えの高い発生率を既定の地理的範囲内で認め始める。おそらく異常な病気の発生，限られた範囲内の重い症状または通常とは異なる感染経路の報告によってひっそり情報を得ている。

どのようにその事態が最終的に明らかになるかにかかわらず，生物学的汚染が発生している認識はほぼ毎回遅れてしまう。医療従事者は，想定していない患者の到来または他の普通ではない患者の傾向を報告することにより，汚染から認識までの時間を短縮することに役立つことができる。生物由来物質に最大限の関心を払おう。

■ 炭疽病

炭疽病（anthrax）は，グラム陽性，芽胞形成バクテリア炭疽菌による感染性の病気である。もっとも一般的な感染経路は直接的な皮膚の接触および胞子の吸引であり，局所的に赤くなる，痒みを伴う潰瘍（皮膚炭疽）を引き起こす。動物に直接触れる労働者および農業従事者はこの汚染経路から感染する可能性が高い。2週間以内に，皮膚が壊死し始め，黒く痂皮形成し始める。また炭疽胞子が吸引され（炭疽菌吸引，図9-13），最初は主に一般的な風邪の症状に似た良性の症状を引き起こすと考えられている。この初期の**前駆症状**の段階では，患者は乾性咳嗽，熱および悪心を訴える。疾患が**劇症**の段階に進み，高熱，紫藍症，ショック症状，過剰な発汗および重症の呼吸促迫の特徴がある。

治療

病院前　酸素補給，補給液の静脈内療法および創傷の乾燥，消毒した包帯の使用による対処療法が適切である。感染の受け入れ施設に報告もしなければならない。もし汚染が発生していなければ，**緊急除染**の必要はない。感染個所に直接触れた場合のみ危険である。

救急部門　病院での治療は，毒素の特定および適切な抗菌薬を決定するための血液培養を含む。炭疽病の研究をしている科学者，兵士は炭疽病を防ぐためワクチン接種を受けなければならない。

■ ボツリヌス中毒症

ボツリヌス菌（*Clostridium botulinum*）はボツリヌス症の原因となる細菌性物質であり，神経毒を作り麻痺を引き起こす。汚染のタイプは汚染された食物の摂取および創傷への細菌の汚染が含まれる（図9-14）。すべての症状は緊急医療と考えられ死につながる恐れがある。バイオテロリズムの場合，食料源または水への侵入で多くの人が病気にかかってしまう恐れがある。少量のバクテリアでさえも大規模な住民のいる地域を壊滅させることができる。

ボツリヌス症患者は通常悪心，視力障害，疲労感，不明瞭な発語，筋力衰弱および麻痺がある。症状は汚染後数時間～数日で発症することがある。同様の症状の訴えをもつ患者の増加を適切な受け入れ施設，機関に報告す

ること。

治療

病院前 通常の医療処置を行う。呼吸器の筋肉麻痺による呼吸促迫の徴候を継続的に確認すること。感染が広がらないように傷を覆う。

救急部門 毒素のタイプを決定するための血液培養がもっとも有効な抗毒素を特定する。病院に利用できる抗毒素がないことも考えられ、局所的な治療方法には適切な治療を得るための手順を含んでいなければならない。呼吸不全の患者には人工呼吸器も必要となることがある。

■ ペスト

ペスト菌（*Yersinia pestis*）はペストの原因となる細菌である。ネズミ、ウッドチャック、リスおよびシマリスのようなげっ歯類が媒介するノミ咬傷で感染する。テロ行為においては、細菌を空気中にばらまき、肺などへ曝露（肺ペスト）させることを目的としている。評価は呼吸困難、喀痰を伴う咳、血痰および胸の痛みの訴えに関連するもので行う。治療されなければ、症状は呼吸器および心血管の虚脱へ進む。

腺ペストは、げっ歯類によって感染されたノミに刺された場合に発生する。このタイプのペスト（腺ペスト）患者は、リンパ節腫大、意識状態の変化、興奮、無尿、頻脈と血圧低下を呈する。未治療の腺ペストは、敗血症ペストとして知られているペストの第3のタイプに進行する場合がある。このタイプの病気の患者は、悪心や嘔吐、下痢、壊死性皮膚病変や壊疽を認める。

治療

患者と接触した人は全員症状を診てもらうべきである。

病院前 初期のルーチンの対処療法を行う。PPEを使用し、空気中の飛沫への接触を避ける。

救急部門 抗菌薬および抗菌製剤による初期の対処が適切である。医療従事者はN95マスクを使用し、事前に呼吸器系への予防措置をとらなければならない。

■ リシン

リシン（ricin）はトウゴマ（*Ricinus communis*）の種子から分離した細胞毒のタンパク質である。テロリストはこの毒素をエアロゾル、パウダーまたはペレット状に抽出し使用する。吸引後8時間以内に、曝露した人は重度の呼吸異常を発現する。曝露後36〜72時間以内に低酸素症が現れる。症状はインフルエンザのようでありはっきりとしないが、一般的に悪心・嘔吐、咳、衰弱、発熱および低血圧がある。この症状のあいまいさのために、集団のなかで不安の種と評価を示す同様の症状を呈する患者の数が多くなるまで、症状の傾向を簡単に見落としてしまう恐れがある。

治療

病院前 汚染された衣服を取り除き、袋に入れ閉じる。必要に応じ患者、救助員の装備および救助員自身を除染する。吸引による曝露が生じた場合は、移送中の乗り物の換気は十分に確保すべきである。気道、呼吸および血液循環の継続的な評価と確保は最初の対処行為である。患者の呼吸器および心血管の異常をモニターする。

救急部門 リシン曝露に対する解毒薬は存在しないので、病院での対処は毒素の除去および二次的汚染の防止を目的とする。

■ ウイルス性出血熱

フィロウイルス（filoviruses）、フラビウイルス（flaviviruses）、アレナウイルス（arenaviruses）はすべてウイルス性出血熱として分類できる。節足動物および他の動物がこの高感染性ウイルスの一般的な宿主である。感染したげっ歯類の尿、糞または唾液への接触およびノミまたはダニのような感染した節足動物による咬傷が一般的な感染経路である。感染した人は熱、疲労および筋肉の痛みがある。汚染に気がつかなければ、耳、鼻および口からの出血のような重症の症状および内臓からの出血を発現する。意識障害および心血管ならびに腎臓系の衰弱が生じる恐れがある。

治療

病院前 定期的な支持療法を行い、気道、呼吸、循環、および灌流の状態を継続してモニターする。感染管理のために、適切なPPEを着用する。

救急部門 黄熱病の診断以外に現在利用できるワクチンまたは解毒薬はない。初期および継続的な対処は生命機能を維持することに注力する。感染した患者の部屋は隔離すべきである。すべての直接的な医療従事者は空気を浄化する呼吸マスクを装着すべきである。

放射性物質由来兵器

核放射線は，原子が壊れる（分裂）か，結合（融合）する際に放出される粒子とエネルギーから成る。電離放射線は，電子を原子または分子から剥ぎ取るのに十分なエネルギーをもった放射線（アルファ線，ベータ線，ガンマ線と中性子）をさす。基本的に，原子核からの放射線のすべてのタイプは，イオン化している。非イオン化性放射線は，可視光，マイクロ波，電波，超音波，その他を含む。大量破壊兵器として利用可能な電離性放射線に限定して議論する。

■ 電離放射線のタイプ

電離放射線は，アルファ，ベータ，ガンマ，中性子に分類することができる。それぞれをみていこう。

アルファ線

アルファ粒子（陽子と中性子）は，通常皮膚を通過しない。実際に，たった数十cmしか届かないし，1枚の紙のような簡単な障壁によって遮断されてしまう。放射性物質として吸入されるか，経口摂取される場合に，重大なバイオハザードとなる。

ベータ線

ベータ粒子（電子）は，アルファ粒子より小さく速いため，約8 mmの深さまで組織を貫通しより遠くまで届く。ベータ線は皮膚表面に重大な熱傷を引き起こすが，この熱傷は通常曝露の直後にはみられない。衣類は覆われた領域を効果的に保護するので，初期の危険は露出した皮膚にある。標準の皮膚・洗浄手順は，ベータ粒子から大部分の汚染を除く。汚染検出の唯一の手段は「ガイガー・ミュラー計数管」と呼ばれる放射線検知装置であり，これはすべての医療機関へ設置されることが望ましい。ベータ線曝露が持続する場合，ガンマ線への重大な曝露が生じることがある。これはほとんどの放射性同位元素が，ベータ線を放出することにつづいてガンマ線も放出しながら壊変するためである。

ガンマ線

ガンマ線は，原子の核から放出される光子である。これらは素早く届いて，皮膚・軟組織・骨など深い部分まで透過する電磁波である。ガンマ線は，外部被ばくを含むほとんどすべての事故に関与する。X線は，比較的低いエネルギーの光子で，産業・医療機器の不適切な使用に起因する放射線事故のときに関与することがある。ガンマ線はベータ崩壊後の放射性同位元素から発されて，急性放射線症候群の主因である。急性放射線症候群は，表9-14で概説される。晩発性障害は，症候群としてまとめられる（表9-15）。

中性子

第4の分類である中性子は，容易に表面を貫通して，身体組織に重大な損傷を与える（図9-15）。中性子は特徴的である。放出後に停止もしくは「捕捉」されると，それらは安定した原子となり放射能をもつようになる。これが放射性降下物の源である。核兵器の地表面爆発は瞬時に何トンもの土を蒸発させ，強烈な中性子の放出によってそれを高放射性物質へ変える。この雲，われわれが核爆弾を連想するいわゆるきのこ雲，は火球とともに上昇し，高高度で卓越風によって運ばれる。その放射性粒子は，最終的に放射性降下物として下降する。原子炉は，エネルギーを生成するために制御された持続中性子連鎖反応を起こすことにより，この放射線の同じ強力な形状を利用する。

ガンマ線曝露は，中性子曝露と同時に起こることがある。中性子照射によって発生する放射性物質の定量化は，中性子曝露と，時には間接的に，ガンマ放射線の用量を推定するのに有効である。発生する放射能は主にナトリウム24である。これはガイガー・ミュラー計数管で，または，血液サンプルで検出することができる。中性子曝露が疑われる場合は，すべての便と尿を保存し冷蔵保存すること。さらに，中性子によって誘発される放射性同位元素の分析のために，すべての衣類（とくにベルトのバックルなどの金属を含む部品）を保存すること。

■ 放射性被ばく

テロリストによって使用される放射性物質は，簡単に手に入り，研究室，病院，X線撮影機能のある施設，工業団地などでみられる。爆発物と組み合わされる放射性装置はテロ兵器として使用される。

表 9-14　急性放射線症候群における被ばく量と症状

	線量別の外部放射線による全身照射・体内吸収の影響 （単位：rad，1 rad = 1 cgray：100 rad = 1 gray）					
特徴	0〜100	100〜200	200〜600	600〜800	800〜3,000	> 3,000
前駆期						
悪心・嘔吐	なし	5〜50%	50〜100%	75〜100%	90〜100%	100%
発症の時間		3〜6時間	2〜4時間	1〜2時間	< 1時間	数分
期間		< 24時間	< 24時間	< 48時間	48時間	適用なし
リンパ球数	無影響	最小限減少する	24時間で1,000以下	24時間で500以下	数時間以内に減少	数時間以内に減少
中枢神経系(CNS)機能	機能障害なし	機能障害なし	単調な作業成果 6〜20時間の機能障害	単純，単調な作業成果 24時間未満の機能障害	急速な全身虚脱 数時間の意識清明期がある可能性がある	
潜伏期						
症状なし	> 2週間	7〜15日	0〜7日	0〜2日	なし	なし
顕性疾患						
徴候/症状	なし	中等度の白血球減少	重症な白血球減少，紫斑，出血，肺炎，300 rad後の脱毛	下痢，熱，電解質異常	痙攣，運動失調，振戦，嗜眠	
発症の時間		> 2週間	2日〜4週間			1〜3日
臨界期		なし	4〜6週間：効果的な医学的対処のための最大の可能性	2〜14日	1〜46時間	
器官系統	なし		血液生成：呼吸（粘膜）システム	消化管粘膜システム	CNS	
入院期間	0%	< 5% 45〜60日	90% 60〜90日	100% 100+日	100% 数週間〜数カ月	100% 数日〜数週間
死亡率	なし	軽微	低い 積極的治療による	高い	非常に高い：有意な神経症状は致死量を示す	

(Armed Forces Radiobiology Institute：Medical management of radiological casualities, Bethesa, Md, 2003. より修正)

表 9-15　放射線被ばくの遅発影響による症状

1	2	3	4
頭痛 疲労 虚弱	摂食障害 悪心 嘔吐 下痢	部分的および全層肥厚による皮膚損傷 脱毛 潰瘍	リンパ球減少 好中球減少 血小板減少 紫斑 日和見感染

放射線のタイプ	記号	通常の線源	外部障害の透過率		主な相互作用のタイプ
X 線 ガンマ線	x γ	X 線器具・促進剤多くの放射性同位元素はガンマ線をベータ崩壊につづいて放射する	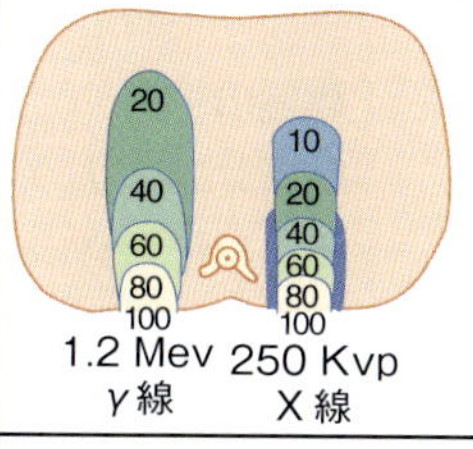20 40 60 80 100 10 20 40 60 80 100 1.2 Mev γ線 250 Kvp X線	X 線およびγ線は細胞の各層に反応する線の一部であるため深く浸透する	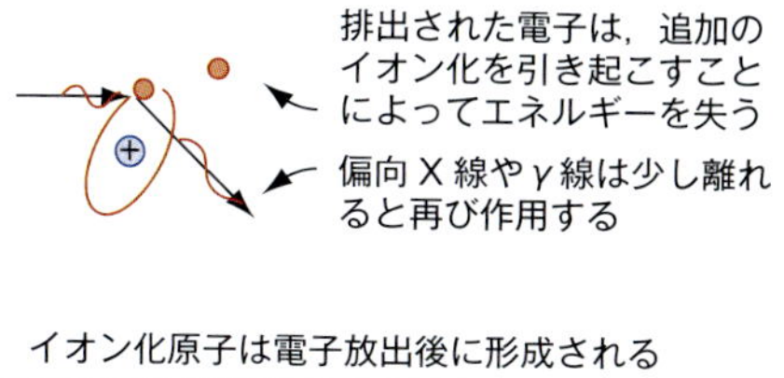排出された電子は，追加のイオン化を引き起こすことによってエネルギーを失う 偏向 X 線やγ線は少し離れると再び作用する イオン化原子は電子放出後に形成される
中性子	n	中性子は，一般に臨界集合体，原子炉，または原子核加速器によって製造される	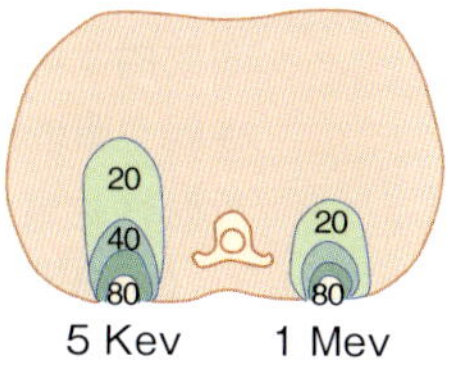20 40 80 20 80 5 Kev 1 Mev	中性子は組織の各層に反応する中性子の一部であるため深く浸透する	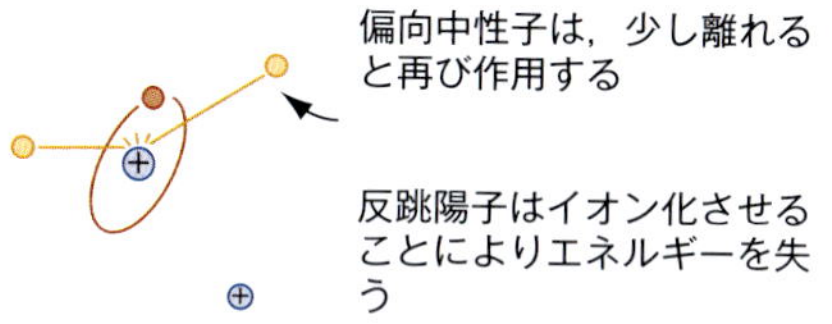偏向中性子は，少し離れると再び作用する 反跳陽子はイオン化させることによりエネルギーを失う
ベータ粒子	β	ベータ粒子の放出によるほとんどの放射性同位元素の崩壊は，通常，ガンマ線放射につづく	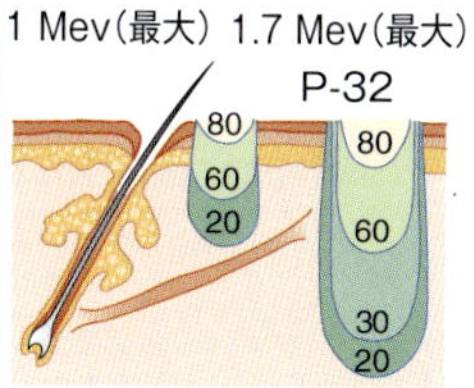1 Mev（最大） 1.7 Mev（最大） P-32 80 60 20 80 60 30 20	浸透は，ベータ粒子（線）のエネルギーに依存するが，通常の組織で 8mm 未満に制限される	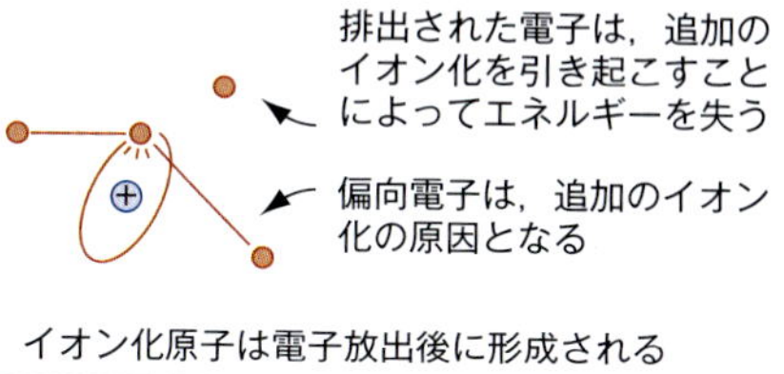排出された電子は，追加のイオン化を引き起こすことによってエネルギーを失う 偏向電子は，追加のイオン化の原因となる イオン化原子は電子放出後に形成される
アルファ粒子	α	プルトニウムのような放射性重元素の多くはα粒子を放出して崩壊する	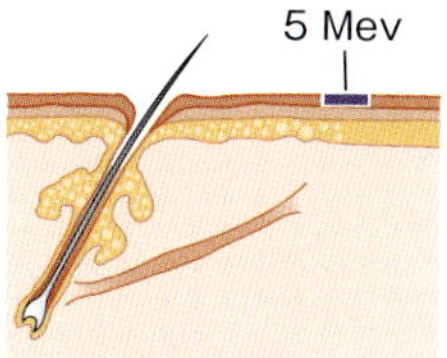5 Mev	浸透は表皮の厚さ程度に制限される	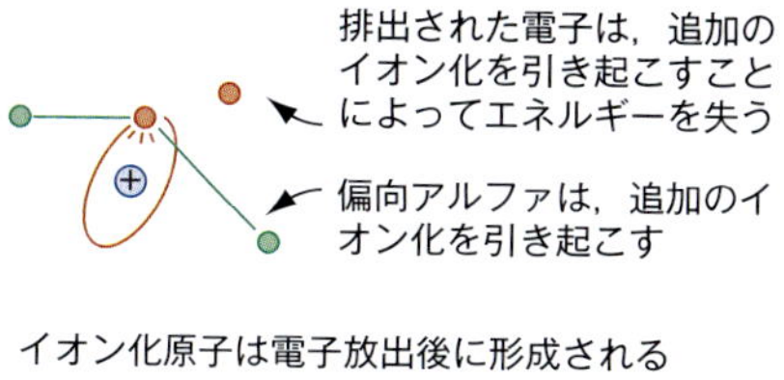排出された電子は，追加のイオン化を引き起こすことによってエネルギーを失う 偏向アルファは，追加のイオン化を引き起こす イオン化原子は電子放出後に形成される
陽子	p	エネルギー陽子は粒子加速器付近でのみみつかる	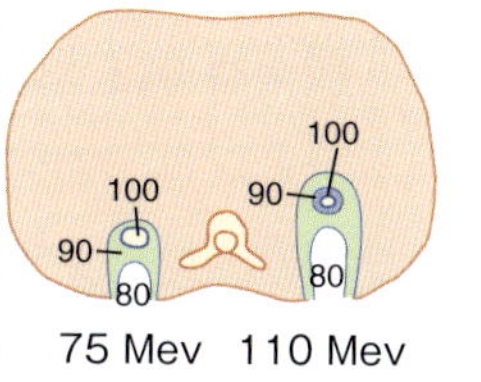100 90 80 100 90 80 75 Mev 110 Mev	浸透は，陽子のエネルギーに依存する	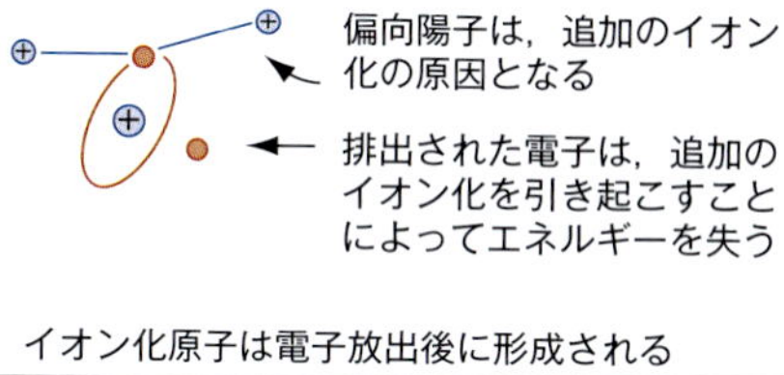偏向陽子は，追加のイオン化の原因となる 排出された電子は，追加のイオン化を引き起こすことによってエネルギーを失う イオン化原子は電子放出後に形成される

■図 9-15　**放射線のタイプおよび考え得る外部障害**（Gould A, Cloutier RJ：Arch Environ Health 10：499, 1965. より再編成）

時間，距離と遮蔽

放射性装置の最初の爆風による損傷と疾患の範囲は，曝露の期間（時間），爆発または爆風からの距離，その人が有していた遮蔽や防護の量に依る。曝露した人物は，身体や衣服に付着した気体・液体・塵埃粒子を他者に接触させ他者を汚染させる可能性がある。初期対応にかかわる者にとって，距離・時間・遮蔽に関する正確な情報の確認は不可欠である。ボックス 9-12 に，電離性放射線を含むテロ行為への対応に重要な情報を追加して示す。

ダーティーボム

テロリストは，非常に高い人口密集地域で，いわゆる**ダーティーボム**（dirty bomb）と呼ばれるような爆発装置を意図的に爆発させることがある。コバルト 60 やラジウム 226 のような放射性物質が散布されるとき，人，動物，建造物，そして環境への汚染は起こる。最初の爆発は外傷を引き起こす。放射性物質の散布を伴う爆発を早期に認識できなければ，長期被ばくによって新たな健康問題が生じる。放射性粒子の吸入によって呼吸促迫を生じ，経口摂取すると胃腸の不快感を引き起こす。

核兵器

現実的に大量破壊用核兵器を作るのに必要な構成物，すなわち，プルトニウム，ウラニウムは，容易に手に入るダーティーボムの構成物よりもはるかに手に入れにくい。

ボックス 9-12　電離性放射線によるテロ：一般的な指針

診断

以下に気をつけること。

1. 大量被ばくや大惨事による急性放射線症候群は予測可能なパターンをとる（表9-14 参照）
2. 地域内の汚染源から発症する可能性があり，特異的な症状に基づきより長い期間にわたって特定されることがある
3. 懸念される特定の症候群（とくに2～3週間前の悪心・嘔吐の既往）は次のとおりである

   - 熱傷のような皮膚症状（熱曝露の特徴がない）
   - 二次感染による免疫学的な機能障害
   - 出血傾向（鼻出血，歯肉出血，点状出血）
   - 骨髄抑制（好中球数減少，リンパ球減少，血小板減少）
   - 脱毛

曝露の把握

曝露は次のようなメカニズムを通じて認識されたり，あるいは秘密裏に生じることがある。

1. 核爆弾や原子力発電所の損害のように広く知られている曝露
2. 持続的にガンマ線を放射し，集団や個々に慢性かつ間欠的な曝露を生じる小規模な放射線源（例：医療機器や環境，水，食品汚染）
3. 放射性物質の吸収・吸入・経口摂取による内部被ばく（内部汚染）

Department of Veterans Affairs pocket guide produced by Employee Education System for Office of Public Health and Environmental Hazards. This information is not meant to be complete but to be a quick guide；please consult other references and expert opinion. In Pons：PHTLS. Box 20-6. より修正

AMLS 評価

吸収された電離性放射線は，rad という単位で表される。1 rad は，0.01 gray（Gy）の吸収線量に等しい。電離性放射線を浴びた患者の評価で，吸収した線量を決定する必要がある。吸収された線量が大きいほど，深刻な疾病や損傷の可能性は増大する。

- 1 gray：曝露後数時間以内に悪心・嘔吐と腹部疝痛
- 6 gray：脱水と胃腸炎：数日以内の死亡
- 10 + gray 以上：心血管および神経性合併症，意識障害，運動失調，不整脈，循環虚脱とショック

完全な AMLS 履歴を得ることに加えて，関連した障害を除外するために頭の先からつま先まで全身評価を行わなければならない。放射能攻撃中に実行可能な管理原則は，ボックス 9-13 に記載した。

治療

病院前　初期対処は，現場の安全性の確保と適切な PPE の着用に集約される（ボックス 9-13）。放射性物質への直接の接触を避ける。爆発物に混入していた液体や気体に曝露した患者だけを除染する。汚染が疑われる，または不確定な場合は患者を毛布またはシートで包み，できるだけ他者への汚染を最小化する。到着時に適切な予防措置を取るために，現場から受け入れ施設に汚染情報を伝えること。爆風による突然の激しい損傷や疾患による継続する心理的影響について心にとどめておく。

多数傷病者の発生状況では，地域の医師対策チームの医療資源は，容易に圧倒されてしまう。言語コミュニケーションは，効率的に汚染を最小化しかつ，効果的に複数患者を評価し管理するための重要な要素である。

救急部門　除染と適切な多数傷病者に対するプロトコールが実施されれば，最初の患者対処が開始できる。炭酸水素ナトリウム，グルコン酸カルシウムまたは塩化アンモニウムの投与を考慮する。キレート剤およびヨウ化カリウムを投与する。

焼夷兵器

テロリストは，非常に人口の多い地域でパニックを引き起こすために爆弾のような焼夷兵器を使用する。このタイプの装置は甚大な大火をもたらす。

焼夷装置

焼夷装置の典型例は火炎瓶（瓶または他の容器に入れた燃料に浸したぼろ布切れから成る）である。布切れに点火し，容器ごと人の多いエリアや建物の中に投げ込まれる。爆発によって火事が起きる。そして，パニックと

ボックス9-13　放射線関連災害の管理原則

1. 安全のために現場を評価する
2. 放射線障害を考慮する前に，すべての患者の外傷を治療し安定させる．次に，患者の外部（放射線）被ばくと汚染について評価する
3. 外部被ばくの放射線源が十分に大きい場合は，組織損傷を生じる恐れがある．しかし患者自身を放射化するわけではない．致死量の外部被ばくを受けた患者であっても，医療従事者を脅かすことはない
4. 皮膚や衣服の上に付着した放射性物質によって，患者が汚染される可能性がある．90％以上の表面汚染は，衣服の除去により取り除くことができる．残りは石けんと水で洗い流すことができる
5. 最低限の標準予防策（防護服・手袋・マスク）と観察によって放射性汚染から身を守ること
6. 曝露後4時間以内に悪心・嘔吐，皮膚紅斑を呈する患者は，高線量の外部被ばく線量を受けた可能性がある
7. 放射性汚染のある外傷部位は汚染創として扱い，できるだけ早期に洗浄すること．いかなる金属製の異物も処理してはならない
8. ヨウ化カリウムは放射性ヨウ素の放出があるときだけ価値を発揮する．ヨウ化カリウムは一般的な放射線解毒薬ではない
9. 時間／距離／遮蔽の概念は放射線曝露からの悪影響を防ぐカギとなる．影響区域の滞在時間を減らす，放射線源からの距離をとる，金属やコンクリートの遮蔽物を用いることによって放射線曝露を最小化させる

Department of Homeland Security Working Group on Radiological Dispersion Device Preparedness/Medical Preparedness and Response Subgroup, 2004. より修正

外傷を引き起こす．どのような火災でもシアン化物中毒は救急医療上問題となる（既出を参照）．

治療

病院前　適切なPPEの着用を含め現場の安全に注意を払うことは，焼夷装置の犠牲者を治療する際に欠かせない．安全が確保されれば，複数の患者を搬送することを現場から受け入れ施設に通知すること．初期ケアは，気道，呼吸，循環の安定と関連する損傷の処置から成る．

救急部門　多数傷病者に備えるために施設内プロトコールの制定を検討すること．

化学物質

■ 窒息性化学剤

窒息性化学剤への曝露は，吸入・吸収・経口摂取によって起こる．もっとも一般的な窒息性化学剤は，シアン化水素（AC）である．固体状ではアーモンド臭がすることで有名であるが，液体や無色の気体の形態をとることもある．金属の加工にしばしば利用され，ガス燃焼の副産物でもある．兵器として使われる窒息性化学剤にはほかに，塩化シアン（CK）がある．いったんこれらの薬剤が血流に侵入すると，細胞が酸素を吸収しATPを生成する能力を低下させる．初期曝露は呼吸促迫・頭痛・頻脈を引き起こす．曝露が不確定もしくは長引く場合，結果的に発作と呼吸不全が起こる．

一酸化炭素はヘモグロビンと結合して，赤血球の酸素運搬能力の低減および低酸素症を誘発する吸入窒息性化学剤である．詳細は，本章のはじめに述べた「一酸化炭素中毒」を参照のこと．

治療

呼吸および心血管の状態評価は，治療対処の決定のカギとなる．ルーチンの医療ケアには，酸素供給・輸液治療の提供・心電図のモニターが含まれる．シアン化毒物は，シアン化物解毒薬キットかヒドロキソコバラミンを使用する必要がある．痙攣が起きたら，ベンゾジアゼピン系薬を投与すること（ボックス9-14）．窒息性化学剤曝露の患者は酸素濃度の数値が不正確になることに留意する．

病院前　汚染が，知られている液体である場合は，除染の作業をすみやかに行うこと．気道・呼吸・循環を安定させ，現存している徴候と症状を治療することが，初期の医療対処となる．シアン化物解毒薬キットをその薬剤に曝露した各患者に使用する．これらのキットには亜硝酸アミル，亜硝酸ナトリウム，チオ硫酸ナトリウムが含まれている．この最初の2つの薬品はヘモグロビンと結

ボックス 9-14　窒息性化学剤曝露の治療

- 一酸化炭素に曝露した患者は通常除染を必要としない。シアン化物の毒性があれば，患者は除染したほうがよい。液体もしくは固体シアン化物曝露では，十分な除染が不可欠である
- 気道を確保する。意識不明，重症な肺水腫，重症な呼吸促迫の患者の気道確保のため，経口もしくは経鼻気管挿管を考慮する
- 必要に応じて換気する。バッグマスクによる陽圧換気が有益となる可能性がある
- 嘔吐の誘導，催吐薬の使用は行ってはならない
- 必要に応じて肺水腫をモニターし，治療する
- 必要に応じて心拍をモニターし，リズム障害を治療する
- 静脈路を確保し 30 mL/時で輸液を行う。血液量不足の徴候に伴う血圧低下に対して，地域のプロトコールに従って慎重に輸液をする。患者が通常の輸液量で低血圧を呈する場合は，昇圧薬の使用を考慮すること。水分過負荷の徴候に注意する
- シアン化物曝露の徴候をもった患者には，地域のプロトコールに従ってシアン化物解毒キットを使用する
- ジアゼパムか，ロラゼパムを地域のプロトコールに従って発作の治療に使う
- 眼の汚染には，すみやかに水で眼を洗浄する。搬送中に，通常生理食塩液で両眼の洗浄を継続的に行う
- これらの曝露において，酸素測定は正確でない可能性がある
- 高圧酸素が最適治療のために必要となることがある

Currance PL, Clements B, Bronstein AC：Emergency care for hazardous materials exposure, ed 3, St Louis, 2005, Mosby. より転載

合し，メトヘモグロビンを形成する。メトヘモグロビンはシアン化物イオンに付着し，それらをシアンメトヘモグロビンに結合させる。3つ目の薬物療法であるチオ硫酸ナトリウムは，シアンメトヘモグロビンを，簡単に腎臓から排出されるチオシアン塩酸に変換する。最近承認されたより簡単な治療薬は，ヒドロキソコバラミンである。

救急部門　患者を観察し，支持療法を継続すること。

■ 神経剤

化学兵器戦争においてもっとも有毒な薬剤は，神経剤である。これらの薬剤は，阻害アセチルコリンエステラーゼ放出によって，中枢および末梢神経系伝達を混乱させ，刺激的なコリン作動性応答および過副交感神経系を刺激する。些細な被ばくは，長期壊滅的な結果にならないが，多量および長期間曝露すると，死亡率および罹患率の高さに影響が出る。神経剤は，有機リンに類似している「家庭や職場にある有毒物質」を参照のこと）が，はるかに強力で破壊的である。神経剤は，G剤とV剤に分類できる。

G剤は，タブン，サリン，ソマン，シクロヘキシルメチルホスがあげられる。英国で開発されたVXは，もっともよく知られたV剤である。G剤は燃えやすく揮発性があり，限定的に作用する，無色の液体である。エアロゾル化もしくは温かい環境や密室に放出されると，それらはより揮発性を高める。液体のV剤は通常揮発性はなく，より長く作用する。

初期対応として，現場の安全を確保する必要がある。神経剤の気体は空気よりも重いので，車両は風上の上り坂に駐車するのが賢明である。二次汚染の防止が必要不可欠であるため，適切なPPEが必要になる。除染処置による汚染の除去が必要となることがある。なぜならば，化学物質は曝露後，衣服に30～40分間とどまる可能性があるからである。よく換気された空間に患者を移動させる必要がある。現症を特定するために，記憶法⑬で示したSLUDGE BBM記憶法を使うこと。気道・呼吸・循環の支持療法が初期の医療対処になる。継続した血圧管理を行うこと。米国心臓協会（AHA）のACLSプロトコールに沿って，不整脈を治療管理すること。

アトロピンおよびプラリドキシム（図9-16）を含む

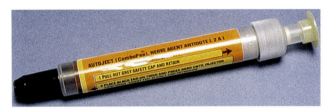

■ 図 9-16　Mark I antidote kit
（Miller R, Eriksson L, Fleisher L, et al：Miller's anesthesia, ed 7, New York, 2009, Churchill Livingstone. より）

Mark 1 antidote kits という神経剤自動注入解毒キットを使用する。DuoDote kits という新しいキットは，1つの自動注入装置の中で2つの薬剤を混ぜ合わせる。これらの薬剤が毒性を除去させるためにどのように作用するかについての詳細な説明は前に述べたとおりである。痙攣発作が進行した場合は，ジアゼパムか，ロラゼパムを投与すること。

サリン

液体の状態で，サリンは無色・無臭・無味である。水路に溶け込み，入浴用の水や飲料水を毒性レベルに至らせることができる。サリンはまた，気体となって大気中に蒸気として放出され，広域を汚染する。サリンに曝露した人は，頭痛，唾液分泌の増加，腹部疝痛痙攣，喘鳴を伴う呼吸促迫を訴える。症状は，曝露後数分〜数時間後に現れる。

ソマン

ソマンも透明・無色・無味の液体で，メンソールを含んだ軟膏やのど飴に似た樟脳臭がする。サリンよりも揮発性が高いこの液体は，曝露後数時間よりも，むしろ数秒〜数分のうちに症状を引き起こす。徴候と症状は，サリン曝露関連と類似している。

タブン

タブンも透明・無色・無味の液体で，弱い果実臭がする。気化することがあるため，吸入される。曝露は，経口摂取あるいは吸収により発生する。液体は容易に水と混合するため，経口摂取により，胃腸の不快感が起こる。吸収により，皮膚や眼の刺激症状を引き起こす可能性がある。衣服に液体が残っていると，それに触れた人に二次汚染が起こる可能性がある。症状は，蒸気に曝露して数秒，液体のタブンに曝露して数時間で発症する。患者は，意識障害・発作・流涙・咳・多汗の症状を呈する。不整脈が起こることもある。

VX

VXはV剤，無臭で琥珀色をした液体である。この液体は，経口摂取したときよりも，吸入または皮膚から吸収されたときのほうが毒性が高い。容易に水と混ざり，経口摂取すると腹部の不快感を引き起こす。徴候と症状は，数秒〜数時間以内の曝露によって生じ，他の神経剤によって引き起こされるものと類似している。被害者は筋攣縮肉の痙攣との縮瞳を呈することがある。認識されず，治療されないと，痙攣は重積状態となり止めることが困難になってしまう。

■ 窒息剤

窒息剤として知られている有毒ガスは，ファーストレスポンダーと病院前医療従事者の安全に対し重大な脅威を与える。これらのガスは容易に手に入れることができ，犠牲者は吸入することによって即座に汚染されてしまう。残念ながら解毒薬は存在しない。汚染された衣類については脱衣を行い，施設内プロトコールに従って適切に保管しなければならない。除染作業は，訓練された者によって迅速に行われなければならない。

塩素

塩素は黄緑色のガスで，トウガラシとパイナップルの組み合わせのような臭いが少しする。一般にプラスチックや溶剤の製造工場でみられ，加圧されると塩素は容易に気化してガスとなる。塩素は吸入されやすく，皮膚からも吸収され，水が汚染されていれば経口摂取も可能となる。眼や咽頭の刺激症状，皮膚曝露からの熱傷，吸入による呼吸促迫などの徴候や症状がみられる。肺水腫のような重症な呼吸合併症が，曝露後20〜24時間以内に露呈する。

ホスゲン

ホスゲンは，新鮮な干し草のほのかな匂いのする灰白色雲のような気体状のガスを呈する。この薬剤は，農薬，医薬と染料においてよくみられる。冷やされると液体に姿を変え大気にさらされると急速に気化する。徴候と症状は，塩素曝露のあとにみられるものと類似しているが，この薬剤は重大な心血管病変と血圧低下を引き起こす可能性がある。曝露が認識されず，治療が行われなければ，数日以内に死に至る。

無水アンモニア

無水アンモニアは無色透明のガスで，肥料として使用されるため農業環境でみられる。生産工場では，このガスを食肉や家禽肉の冷却や冷凍に使用する。無水アンモニアは揮発性があり，高濃度で存在するときには白い雲の形状をとる。症状は曝露後数時間以内にみられる。

総まとめ

中毒原因物質に曝露した患者や有害物質が存在する状況，または大量破壊兵器使用の可能性がある状況におけ

るファーストレスポンダーとなった場合，初期現場評価や患者評価を行う勇気を失う可能性がある。安全性に問題を抱える状況や患者へ高いレベルの注意を向けることができれば，AMLSトレーニングとスキルによって秩序立った医療計画を作ることができる。まずは，自身と患者に対する中毒物質への曝露の脅威の程度を知る必要がある。そして，患者への救急医療の提供に加えて，適切な安全予防措置を実現できるようにしなければならない。

このような状況下において支援提供が可能な，地方，地域，州および連邦機関に精通しておくこと。相互援助が必要とされる場合，それを実現するためにただちにこれらの機関に連絡すること。いつものように，AMLS評価は患者の基本的なプレゼンテーションから始め，現状の徴候と症状を評価，もっとも可能性のある診断の決定，有効な治療計画に到達するために段階的に臨床的推論を行う。とくに中毒学的な救急領域において，病歴情報は患者を安定させ予後を改善するカギとなる手掛かりとなる。

> **シナリオ解説**
>
> **1** 鑑別診断には，交感神経刺激中毒（コカイン，アンフェタミン，エフェドリン，フェンシクリジン），脳卒中，自律神経過反射アルコール離脱などがある。
>
> **2** 鑑別診断を絞りこむために，既往歴と現病歴についてより詳細に聴取する必要がある。飲酒やドラッグ使用について患者のルームメイトから聴取すべきである。身体診察を行い，バイタルサイン，脳卒中スケール，瞳孔，心音・呼吸音の評価，心電図のモニタリング，12誘導心電図・SpO_2・カプノグラフィ・血糖値の分析をすべきである。自律神経反射亢進を疑うのであれば，問題の原因となる膀胱充満などの誘因を探す。
>
> **3** 本患者は交感神経系の反応が誇大になっている。必要であれば酸素投与を行う。静路を確保し，心電図モニタリングをつづける。残りの所見をどう評価するかによってその後の治療が決まる。交感神経様作用を来す薬物の過剰摂取やアルコール離脱を疑うのであれば，ベンゾジアゼピン系と静脈内輸液で治療する。脳卒中の徴候があれば，近く適切な医療機関へ搬送する。自律神経反射亢進が疑わしいと判断され，問題の原因がただちに解決されない場合は搬送すべきである。

サマリー

- 汚染された現場に立ち入る際は安全を確保し，浮遊毒物が危険となり得ることに留意すること。
- 入手可能な薬物／毒物，摂取時刻，量を含め病歴をすべて聴取すること。目撃者から追加の情報を得ること。
- 昏睡状態の患者に対して，気道管理，ブドウ糖とチアミン投与，また必要に応じて少用量のナロキソン投与などの支持療法を継続すること。
- 正確な深部体温を計り，必要に応じて体温の正常化を図ること。
- 意識状態，尿量，血圧，CRT，酸塩基平衡をモニタリングすることで還流状態を測定すること。時間に余裕があれば侵襲的モニタリングを開始する。
- 診断初期に中毒センターに連絡し，毒物学上の疾患はすべて治療すること。
- 有害物質や生物学的物質，化学物質，放射性物質に汚染された環境の現場評価を行うことは，医療従事者と患者の安全確保のためのカギとなる。
- 現場を統制し安全を確保するためにホットゾーン，ウォームゾーン，コールドゾーンを設定すべきである。
- 医療従事者と患者の安全を確保するために，また毒物や有害物質の拡散を阻止するために，不安定な現場や患者に接触する際には適切な防護具を身につけることが必要である。
- ホットゾーンに入る前には除染作業が必須である。受け入れ施設に搬送する前後も同様である。
- 医療従事者と患者全員の安全確保や二次汚染の予防のためには，対応者，患者，装備の除染に関するさまざまな手順を理解することが重要である。
- 有害物質の可能性があるものを同定するために資料を活用することで曝露の可能性が減る。このような資料からは，万が一曝露が発生した際に起こり得る徴候と症状，治療手順の概略も知ることができる。
- 毒物，有害物質，化学的・生物学的・放射性物質兵器に曝露した可能性のある患者と現場を緊急で評価し管理するためには，災害に対応する準備が重要である。
- 化学剤・生物剤・放射性物質を同定し主要な情報提示

と，安全管理戦略は個人の罹患率と死亡率を減少させ，曝露リスクも減少させることができる。
- 徹底的な評価を行いすべての記録を得ておくことは，早期に汚染を同定することによる二次曝露の予防につながる。
- 汚染物質とその揮発度，持続時間，曝露ルートによって曝露の徴候と症状は異なる。
- 有害物質とバイオテロリズムを早期に認識することで，曝露を減少させ，すべての関連機関で早期の治療戦略を推進することができる。
- 有害物質やバイオテロリズムの可能性があると判断したら，災害対策プロトコールを実行するために適切な地方，州，連邦の機関に通報すること。
- 大量破壊兵器には，生物兵器，核兵器，焼夷兵器，化学兵器，放射性物質などが含まれる。

文献

Auerbach P: Wilderness medicine, ed 5, St Louis, 2007, Mosby.

Bailey B: Glucagon in beta-blocker and calcium channel blocker overdoses: a systematic review, J Toxicol Clin Toxicol 41:595-602, 2003.

Baltarowich L: Barbiturates, Top Emerg Med 7:46-53, 1985.

Brent J, Wallace K, Bukhart K: Critical care toxicology, St Louis, 2004, Mosby.

Bronstein AC, et al: 2006 annual report of the American Association of Poison Control Centers National Poison Data System, Clin Toxicol 45:815-917, 2007.

Bronstein AC, et al: 2007 Annual Report of the American Association of Poison Control Centers National Poison Data System: 25th Annual Report. American Association of Poison Control Centers, Clin Toxicol 46:927-1057, 2008.

Buchanan JF, Brown CR: "Designer drugs": a problem in clinical toxicology, Med Toxicol 3:1-17, 1988.

Budisavljevic MN, et al: Hyponatremia associated with 3,4-methylenedioxy-methylamphetamine ("ecstasy") abuse, Am J Med Sci 326:89-93, 2003.

Cai Z, McCaslin PP: Acute, chronic, and differential effects of several anesthetic barbiturates on glutamate receptor activation in neuronal culture, Brain Res 611:181-186, 1993.

Campbell NR, Baylis B: Renal impairment associated with an acute paracetamol overdose in the absence of hepatotoxicity, Postgrad Med J 68:116-118, 1992.

Caravati EM: Hallucinogenic drugs. In Medical toxicology, ed 3, Philadelphia, 2004, Lippincott, pp 1103-1111.

Cater RE: The use of sodium and potassium to reduce toxicity and toxic side effects from lithium, Med Hypotheses 20:359-383, 1986.

Chan P, et al: Fatal and nonfatal methamphetamine intoxication in the intensive care unit, J Toxicol Clin Toxicol 32:147-155, 1994.

Chance BC, Erecinska M, Wagner M: Mitochondrial responses to carbon monoxide, Ann NY Acad Sci 174:193-203, 1970.

Chandler DB, Norton RL, Kauffman J: Lead poisoning associated with intravenous methamphetamine use—Oregon, 1988, MMWR Morb Mortal Wkly Rep 38:830-831, 1989.

Chyka PA, Seger D: Position statement: single-dose activated charcoal, J Toxicol Clin Toxicol 35:721-741, 1997.

Coburn RF, Mayers LB: Myoglobin oxygen tension determines from measurements of carboxyhemoglobin in skeletal muscle, Am J Physiol 220:66-74, 1971.

Coupey SM: Barbiturates, Pediatr Rev 18:260-264, 1997.

Cumberland Pharmaceuticals, Inc.: Acetadote package insert. Nashville, Tenn, March 2004.

DeWitt CR, Waksman JC: Pharmacology, pathophysiology, and management of calcium channel blocker and beta blocker toxicity, Toxicol Rev 23:223-238, 2004.

Doyon S, Roberts JR: The use of glucagon in a case of calcium channel blocker overdose, Ann Emerg Med 22:1229-1233, 1993.

Eddleston M, et al: Multiple-dose activated charcoal in acute self-poisoning: a randomised controlled trial, Lancet 371:579-587, 2008.

Emerson TS, Cisek JE: Methcathinone ("cat"): a Russian designer amphetamine infiltrates the rural Midwest, Ann Emerg Med 22:1897-1903, 1993.

Fingerhut LA, Cox CS: Poisoning mortality, 1985-1995, Public Health Rep 113:218-233, 1998.

Finkle BS, McCloskey KL, Goodman LS: Diazepam and drug-associated deaths. A survey in the United States and Canada, J Am Med Assoc 242:429-434, 1979.

Flomenbaum NE, Goldfrank LR, Hoffman RS, et al: Goldfrank's toxicologic emergencies, ed 8, New York, 2006, McGraw-Hill.

Frierson J, et al: Refractory cardiogenic shock and complete heart block after unsuspected verapamil—SR and atenolol overdose, Clin Cardiol 14:933-935, 1991.

Garnier R, et al: Acute zolpidem poisoning—analysis of 344 cases, J Toxicol Clin Toxicol 32:391-404, 1994.

Graham SR, et al: Overdose with chloral hydrate: a pharmacological and therapeutic review, Med J Aust 149:686-688, 1988.

Greenblatt DJ, et al: Acute overdosage with benzodiazepine derivatives, Clin Pharmacol Ther 21:497-514, 1977.

Hariman RJ, et al: Reversal of the cardiovascular effects of verapamil by calcium and sodium: differences between electrophysiologic and hemodynamic responses, Circulation 59:797-804, 1979.

Hendren WC, Schreiber RS, Garretson LK: Extracorporeal bypass for the treatment of verapamil poisoning, Ann Emerg Med 18:984-987, 1989.

Hesse B, Pedersen JT: Hypoglycaemia after propranolol in children, Acta Med Scand 193:551-552, 1973.

Hoegholm A, Clementson P: Hypertonic sodium chloride in severe antidepressant overdosage, J Toxicol Clin Toxicol 29:297-298, 1991.

Horowitz AL, Kaplan R, Sarpel G: Carbon monoxide toxicity: MR imaging in the brain, Radiology 162:787-788, 1987.

Kaim SC, Klett CJ, Rothfeld B: Treatment of the acute alcohol withdrawal state: a comparison of four drugs, Am J Psychiatry 125:1640-1646, 1969.

Kerns W II, et al: Insulin improves survival in a canine model of acute beta-blocker toxicity, Ann Emerg Med

29:748-757, 1997.

Kitchens CS, Van Mierop LHS: Envenomation by the eastern coral snake (*Micrurus fulvius fulvius*), J Am Med Assoc 258:1615-1618, 1987.

Kline JA, et al: Insulin is a superior antidote for cardiovascular toxicity induced by verapamil in the anesthetized canine, J Pharm Exp Ther 267:744-750, 1993.

Kunkel DB, et al: Reptile envenomations, J Toxicol Clin Toxicol 21:503-526, 1983-1984.

Lange RA, et al: Potentiation of cocaine-induced coronary vasoconstriction by beta-adrenergic blockade, Ann Intern Med 112:897-903, 1990.

Leonard LG, Scheulen JJ, Munster AM: Chemical burns: effect of prompt first aid, J Trauma 22:420-423, 1982.

Lindberg MC, Cunningham A, Lindberg NH: Acute phenobarbital intoxication, South Med J 85:803-806, 1992.

Long H, Nelson LS, Hoffman RS: A rapid qualitative test for suspected ethylene glycol poisoning, Acad Emerg Med 15:688-690, 2008.

Love JN, et al: A potential role for glucagon in the treatment of drug-induced symptomatic bradycardia, Chest 114:323-326, 1998.

Lundborg P: The effect of adrenergic blockade on potassium concentrations in different conditions, Acta Med Scand Suppl 672:121-126, 1983.

Makin AJ, Williams R: The current management of paracetamol overdosage, Br J Clin Pract 48:144-148, 1994.

Marques I, Gomes E, de Oliveira J: Treatment of calcium channel blocker intoxication with insulin infusion: case report and literature review, Resuscitation 57:211-213, 2003.

McCarron MM, et al: Acute phencyclidine intoxication: clinical patterns, complications, and treatment, Ann Emerg Med 10:290-297, 1981.

Mitchell JR, et al: Acetaminophen-induced hepatic necrosis. I. Role of drug metabolism, J Pharmacol Exp Ther 187:185-194, 1973.

Miura T, et al: CT of the brain in acute carbon monoxide intoxication: characteristic features and prognosis, AJNR Am J Neuroradiol 6:739-742, 1985.

Monitoring the Future: 2003 Data from in-school surveys of 8th, 10th, and 12th grade students. Drug and alcohol press release: trends in use of various drugs. Available from www.monitoringthefuture.org/data/03data/pr03t1.pdf. Accessed August 20, 2010.

Moon RE, DeLong E: Hyperbaric oxygen for carbon monoxide poisoning, Med J Aust 170:197-199, 1999.

NAEMT: PHTLS Prehospital trauma life support, ed 7, St Louis, 2010, Mosby.

Ostapowicz G, et al: Results of a prospective study of acute liver failure at 17 tertiary care centers in the United States, Ann Intern Med 137:947-954, 2002.

Palmer BF: Effectiveness of hemodialysis in the extracorporeal therapy of phenobarbital overdose, Am J Kidney Dis 36:640-643, 2000.

Pena BM, Krauss B: Adverse events of procedural sedation and analgesia in a pediatric emergency department, Ann Emerg Med 34:483-491, 1999.

Pentel PR, Benowitz NL: Tricyclic antidepressant poisoning—management of arrhythmias, Med Toxicol 1:101-121, 1986.

Peterson JE, Stewart RD: Absorption and elimination of carbon monoxide by inactive young men, Arch Environ Health 21:165-171, 1970.

Prescott LF: Paracetamol overdosage: pharmacological considerations and clinical management, Drugs 25:290-314, 1983.

Raphael JC, et al: Trial of normobaric and hyperbaric oxygen for acute carbon monoxide intoxication, Lancet 1989:414-419, 1989.

Reith DM, et al: Relative toxicity of beta blockers in overdose, J Toxicol Clin Toxicol 34:273-278, 1996.

Roth BA, Vinson DR, Kim S: Carisoprodol-induced myoclonic encephalopathy, J Toxicol Clin Toxicol 36:609-612, 1998.

Seger DL: Flumazenil—treatment or toxin? J Toxicol Clin Toxicol 42:209-216, 2004.

Sieghart W: Structure and pharmacology of gamma-aminobutyric acid$_A$ receptor subtypes, Pharmacol Rev 47:181-234, 1995.

Stewart R, et al: Carboxyhemoglobin levels in American blood donors, J Am Med Assoc 229:1187-1195, 1974.

Vale JA: Position statement: gastric lavage, J Toxicol Clin Toxicol 35:711, 1997.

Van Hoesen KB, et al: Should hyperbaric oxygen be used to treat the pregnant patient for acute carbon monoxide poisoning? A case report and literature review, J Am Med Assoc 261:1039-1043, 1989.

Vollenweider FX, et al: Psychological and cardiovascular effects and short-term sequelae of MDMA ("ecstasy") in MDMA-naive healthy volunteers, Neuropsychopharmacology 19:241-251, 1998.

Wason S, Lacouture PG, Lovejoy FH: Single high-dose pyridoxine treatment for isoniazid overdose, J Am Med Assoc 246:1102-1104, 1981.

Weaver LK, et al: Hyperbaric oxygen for acute carbon monoxide poisoning, N Engl J Med 347:1057-1067, 2002.

Wiley CC, Wiley JF II: Pediatric benzodiazepine ingestion resulting in hospitalization, J Toxicol Clin Toxicol 36:227-231, 1998.

Yildiz S, et al: Seizure incidence in 80,000 patient treatments with hyperbaric oxygen, Aviat Space Environ Med 75:992-994, 2004.

Zuvekas S, Vitiello B: Recent trends in stimulant medication use among U.S. children, Am J Psych 163:579-585, 2006.

確認問題

1. 患者は興奮して汗をかいている。女性で，バイタルは血圧 170/108 mmHg，脈拍数 132/分，呼吸数 20/分である。瞳孔は散大しており，手は震えている。これらの徴候と一致するものはどれか。

   a. アルコール離脱
   b. カルバミン酸
   c. ジアゼパム
   d. トラマドール

2. 危険物についての情報を得るうえでもっとも重要なものはどれか。
   a. 非常時の場所
   b. 化学物質等安全データシート
   c. 絵文字（ピクトグラフ）
   d. プラカード

3. 2歳男児，スズランの実を噛んでいたところを発見された。バイタルサインを予想せよ。
   a. 血圧 130/72，脈拍数 128/分
   b. 血圧 100/60，脈拍数 100/分
   c. 血圧 70/50，脈拍数 128/分
   d. 血圧 70/50，脈拍数 70/分

4. 24歳女性がジフェンヒドラミンを24錠摂取した。バイタルサインは，血圧 86/54 mmHg，脈拍数 110/分，呼吸数 20/分であった。ほかにどのような徴候や症状があると考えられるか。
   a. 流涎
   b. 皮膚蒼白
   c. ピンポイント縮瞳
   d. 痙攣発作

5. 家族が72歳男性の父のことを心配している。血糖値は 80 mg/dL（4.4 mmol/L）である。呼吸は速く深い。彼はメトホルミンを飲んでいる。徴候と症状に関係するものとして次のものを疑った。
   a. 糖尿病ケトアシドーシス
   b. 非ケトン性高浸透圧性高血糖性昏睡
   c. 乳酸アシドーシス
   d. 肺塞栓

6. 農夫が納屋で農薬を散布中に体調を崩した。脈拍数は 60/分，血圧は 88/50 mmHg である。涙が頬を伝い落ち，嘔吐をしている。どのトキシドロームとして臨床像が一致するか。
   a. 抗コリン作用性
   b. コリン作用性
   c. オピオイド系
   d. 交感神経刺激性

7. 以下のうち麻痺を含む深刻な神経症状を引き起こすものはどれか。
   a. ボツリヌス中毒症
   b. ペスト
   c. リシン
   d. ウイルス性出血熱

8. 22歳女性がパーティーで反応がなく，呼吸数が約 8/分であるところを発見された。肌は灰色である。どの徴候と症状が，緊急事態に陥れた原因がオピオイド中毒症候群であるという救急隊員の疑いを濃厚にするか。
   a. 血圧 170/110 mmHg
   b. 瞳孔径 2 mm 左右差なし
   c. QRS 間隔が 0.24 秒
   d. 振戦あり

9. 担当患者が過量服用したと報告された。彼女は不安障害とうつ病を既往歴にもっている。反応はなく，バイタルサインは血圧 100/70 mmHg，脈拍数 128/分，呼吸数 20/分である。心電図は右脚ブロックを示している。飲んだものとして以下のものを予想した。
   a. アミトリプチリン
   b. ロラゼパム
   c. パロキセチン
   d. クエチアピン

10. 倉庫で発生した「呼吸困難を訴えた多数の患者」に対応することとなった。廊下から見ると，部屋には呼吸をしていないようにみえる2人の隣に患者が見える。息ができないといって，救急隊員に助けを求めている。最初にすべきことは何か。
    a. 非再呼吸式マスクを使って酸素を投与する
    b. 部屋から引っ張り出す
    c. 積荷書類を確認する
    d. 安全な距離をとる

APPENDIX

A AMLS 評価手順

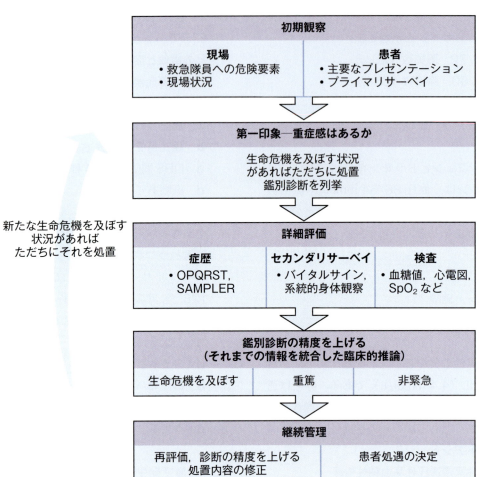

APPENDIX B　12誘導心電図　レビュー

心電図から何がわかるか

- 判断する：
    - リズム異常
    - 伝導障害
    - 電解質異常
- 情報に寄与する：
    - 心房・心室のサイズの推定
    - 心臓の胸郭での位置の推定
- 診断のツールとして：
    - 心筋梗塞
    - 心筋虚血
    - 心膜炎
    - 人工ペースメーカの機能
- モニターする：
    - 薬物の効果
    - 治療の効果

心電図の限界

- 患者の状態に応じて判断する必要がある
- 健常人にも異常な心電図を認めることがある一方，重大な心疾患をもつ患者で正常心電図のこともある
- 心電図は単に心臓の電気的な活動を示したものに過ぎず，心臓の機械的活動そのものを示してはいない

正常な脱分極・再分極のサイクル

- 安静状態において，心筋は「分極」している
    - 細胞内は陰性の電荷をもつ
    - 細胞外：ナトリウムイオン
    - 細胞内：カリウムイオン
- 種々の刺激により，イオンの移動が生じ，細胞を「脱分極」させる
- ナトリウムチャネルはすみやかに細胞内に流入し，細胞内の陰性の電荷はすみやかに消失させる

安静状態（図 B-1）

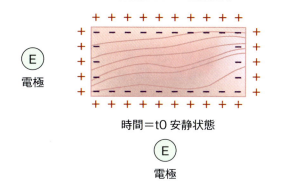

■図 B-1　安静状態

脱分極（図B-2）

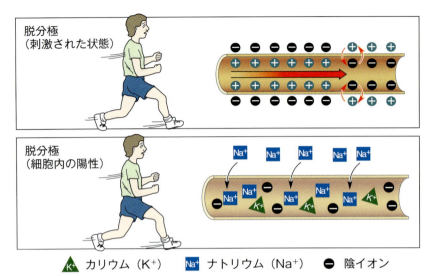

■図B-2　脱分極はイオンが細胞膜を越えて移動することにより生じ，細胞内は陽性の電荷をもつようになる（Aehlert B：ECGs made easy, ed 3, St Louis, 2006, Mosby. より）

再分極（図B-3）

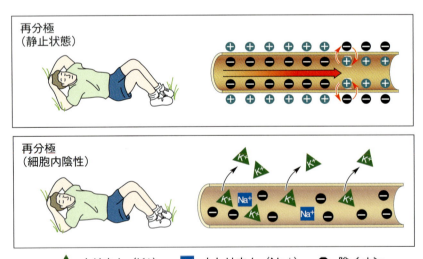

■図B-3　再分極は電荷した粒子が細胞膜を越えて移動することにより生じ，細胞内は再び元のような陰性の電荷をもつようになる（Aehlert B：ECGs made easy, ed 3, St Louis, 2006, Mosby. より）

刺激伝導系（図 B-4）

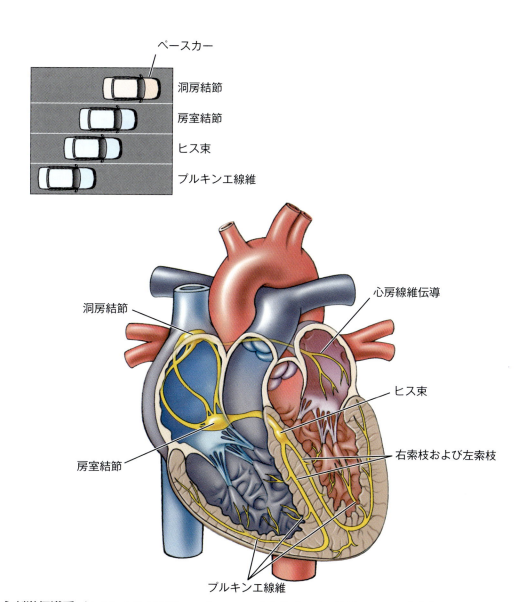

■図 B-4　心刺激伝導系（Aehlert B：ECGs made easy, ed 3, St Louis, 2006, Mosby. より）

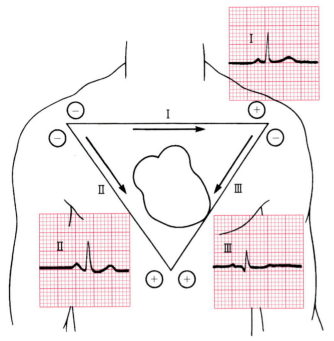

■図 B-5　四肢誘導の正常波形（Aehlert B：ECGs made easy, ed 3, St Louis, 2006, Mosby. より）

心電図の誘導の装着（図 B-5, 6）

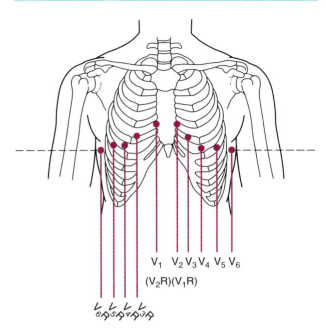

■図 B-6　左右胸部誘導の装着位置（Aehlert B：ECGs made easy, ed 3, St Louis, 2006, Mosby. より）

- V_1：右第 4 肋間
- V_2：左第 4 肋間
- V_3：V_2 と V_4 との中間点
- V_4：左第 5 肋間，鎖骨中線
- V_5：左第 5 肋間，前腋窩線
- V_6：左第 5 肋間，中腋窩線

正常心電図（図 B-7）

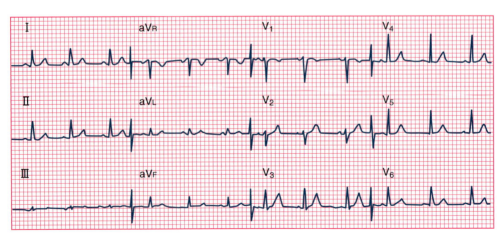

■図 B-7　正常 12 誘導心電図例（Zipes DP, Libby P, Bonow R, Braunwald E：Braunwald's heart disease：a textbook of cardiovascular medicine, ed 7, Philadelphia, 2005, Saunders. より）

心電図の記録用紙と記録（図B-8）

- 標準記録方法
  - 小マス（1mm）= 0.04秒
  - 大マス = 0.2秒
- 電位の確認
  - 標準：1 mV = 10 mm に通常セッティングする
- 紙送りスピードの確認
  - 標準：25 mm/秒に通常セッティングする
- 12誘導を確認する

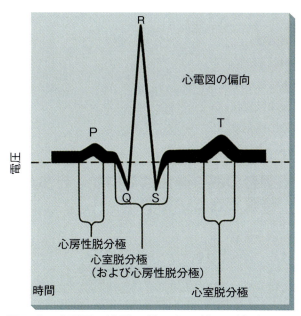

■図 B-8　心電図の波形：P波，QRS波，T波（Aehlert B：ECGs made easy, ed 3, St Louis, 2006, Mosby. より）

正常 P 波（図B-9）

- 心房の脱分極を示す
- QRSに先行する
- 高さ＜2〜2.5 mmの高さ
- 通常丸く上向き

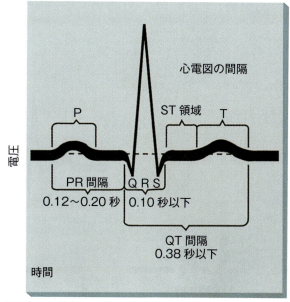

■図 B-9　心電図の区分と間隔：PR間隔，QRS幅，ST領域，QT間隔（Aehlert B：ECGs made easy, ed 3, St Louis, 2006, Mosby. より）

正常 QRS 群（図B-10）

- 心室の脱分極を示す
- 正常QRS幅 ≦ 0.12秒
- 波形は選択した誘導により異なる

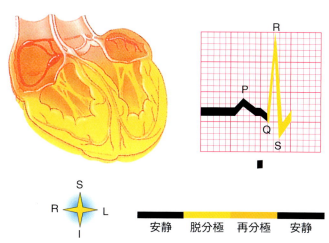

■図 B-10　QRS群は心室の脱分極を示す（Aehlert B：ECGs made easy, ed 3, St Louis, 2006, Mosby. より）

正常 T 波（図 B-11）

- 心室の再分極を示す
- T 波の頂点は相対的不応期の開始を示す
- 正常な高さ
  - 四肢誘導：≦ 5 mm
  - 胸部誘導：≦ 10 mm
- 多くの誘導で上向き（aV_R では下向きのこともある）

解釈への一般的アプローチ

- まず，心電図に何が記録されているのか，正確に診断を下す
  - 記述分析と報告
- つづいて，臨床状況と関連づける
  - 臨床的印象／意味づけ

システマティックな解析法

- 患者の取り違えはないか，きちんと検査できているか
- 心拍数とリズムは
- 間隔は
- 軸は
- 電位は（心肥大は）
- 虚血性変化は
- 他の所見は

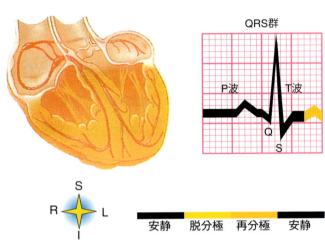

■ 図 B-11　T 波は心室の再分極を示す（Aehlert B：ECGs made easy, ed 3, St Louis, 2006, Mosby. より）

患者の取り違えはないか，きちんと検査できているか

- 名前を確認
- 変わった軸や形態ではないか

　下記の所見は，右胸心であるか，四肢の誘導の間違いがあることを示唆している（後者が圧倒的に多い）：
  - Ⅱ誘導における陰性 P 波
  - Ⅰ誘導において P 波，QRS，T 波がすべて陰性
  - QRS が aV_R 誘導において上向き

正常 ST 領域（図 B-12）

- 心室の脱分極と再分極の間を示す
- 通常等電位である

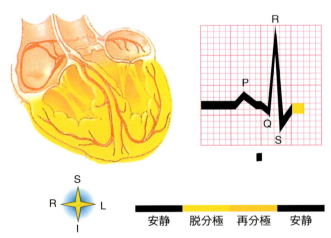

■ 図 B-12　ST 領域は左右の心室の再分極初期部分を示す（Aehlert B：ECGs made easy, ed 3, St Louis, 2006, Mosby. より）

右胸心における心電図（図B-13）

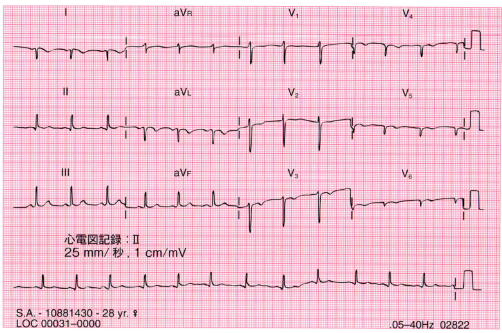

■図B-13　右胸心の例：Ⅰ誘導およびaVL誘導における陰性QRS波と陰性P波，陰性T波。aVRにおける等電位，すべての胸部誘導における陰性QRS波と陰性T波を認める（Rakel RE：Textbook of family medicine, ed 7, Philadelphia, 2007, Saunders. より）

心拍数（図B-14）

- 整か不整か
  - 6秒間記録のQRS波形の数を数え，10倍する
- 整の場合のみ，このルールが使用できる。

2つのQRS波の間の大マスの数	心拍数
1	300
2	150
3	100
4	75
5	60
6	50

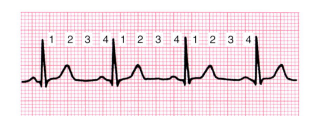

■図B-14　心拍数は，2つのQRS波の間の大マス（0.2秒）の数で300を割ると概算できる。たとえばこの例では，心拍数は300÷4＝75と概算できる。QRS波が1マス離れていれば心拍数は300，QRS波が2マス離れていれば心拍数は150，QRS波が3マス離れていれば心拍数は100，QRS波が4マス離れていれば心拍数は75，QRS波が5マス離れていれば心拍数は60，QRS波が6マス離れていれば心拍数は50，と概算できる（Goldberger AL：Clinical electrocardiography：a simplified approach, ed 7, St Louis, 2006, Mosby. より）

リズム

- QRSパターンは：整か，規則正しく不整か，無規則に不整か
- P波とQRS波との関連は
- すべて同一波形か，変化しているか
  - QRS波は常にP波の後にあるか
  - P波は常にQRS波の前にあるか

洞調律（図B-15）

- 正常洞調律（normal sinus rhythm；NSR）：心拍数＝60〜100
- 洞（性）頻脈：心拍数＞100
- 洞（性）徐脈：心拍数＜60
- 洞（性）不整脈：呼吸性変化による不整

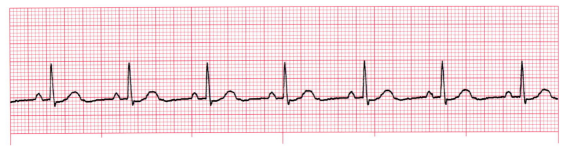

■図 B-15　正常洞調律：心拍数＝ 70/ 分（Aehlert B：ECGs made easy, ed 3, St Louis, 2006, Mosby. より）

リズム異常

- 心房性，上室性
  - 心房細動，心房粗動
  - ワンダリング・ペースメーカ，多源性心房頻拍（multifocal atrial tachycardia；MAT）
  - 発作性心房頻拍（paroxysmal atrial tachycardia；PAT）
  - 房室結節リエントリー性頻拍〔(atrioventricular nodal reentry tachycardia；AVNRT)，多くの上室性頻拍（supraventricular tachycardia；SVT）はこれである〕
- 房室ブロック
  - 1度
  - 2度（タイプⅠ，タイプⅡ）
  - 3度（完全房室ブロック）
- 心室
  - 心室性固有調律
  - 心室頻拍
  - 心室細動

刺激伝導系（図 B-16）

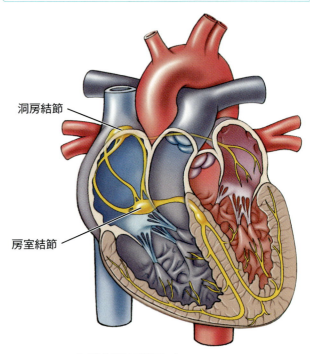

■図 B-16　心臓刺激伝導系（Aehlert B：ECGs made easy, ed 3, St Louis, 2006, Mosby. より）

心房細動（図 B-17）

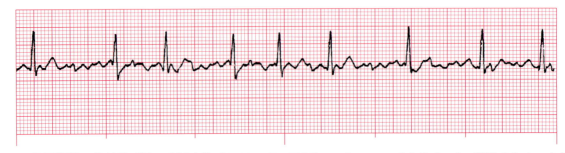

■図 B-17　心房細動：心拍数 67 〜 120/ 分（Aehlert B：ECGs made easy, ed 3, St Louis, 2006, Mosby. より）

心房細動（図 B-18）

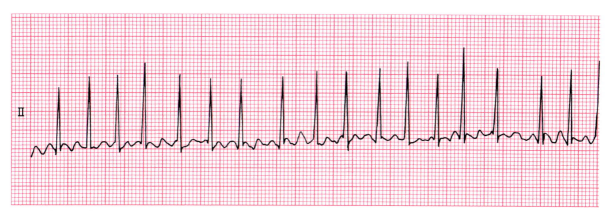

■図 B-18　頻拍を伴う心房細動の例：甲状腺機能亢進症例（「速い心房細動」というのは誤ったネーミングである。というのも，「速い」というのは通常心房よりも心室の脈拍数をさしているからである。したがって，「遅い心房細動」というのも誤りである）。ここに示す心房細動波は粗い形状をしている（Goldberger AL：Clinical electrocardiography：a simplified approach, ed 7, St Louis, 2007, Mosby. より）

心房粗動（図 B-19）

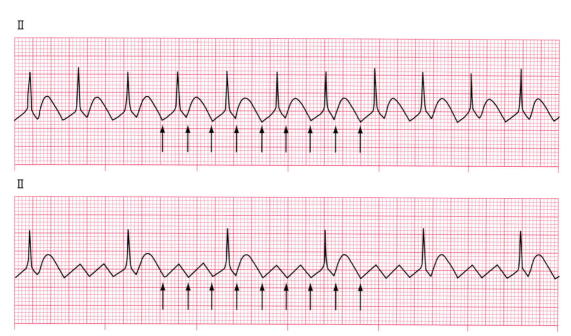

■図 B-19　心房粗動。A：2：1 伝導の心房粗動（心房レート＝300/分，心室レート＝150/分）。心房波（矢印）は QRS 波の前後に陰性波として認められる。B：4：1 伝導の心房粗動（心房レート＝300/分，心室レート＝75/分）。心室レートが遅いため，心房波が鋸歯状波（矢印）として認められる（Aehlert B：ECGs made easy, ed 3, St Louis, 2006, Mosby. より）

心房粗動（2：1伝導）（図B-20）

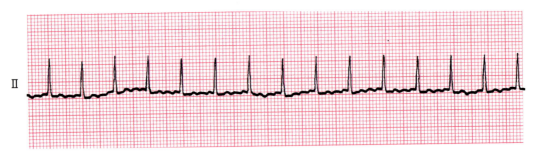

■図B-20　2：1伝導の心房粗動（Goldberger AL：Clinical electrocardiography：a simplified approach, ed 7, St Louis, 2007, Mosby. より）

ワンダリング・ペースメーカ，多源性心房頻拍（MAT）（図B-21）

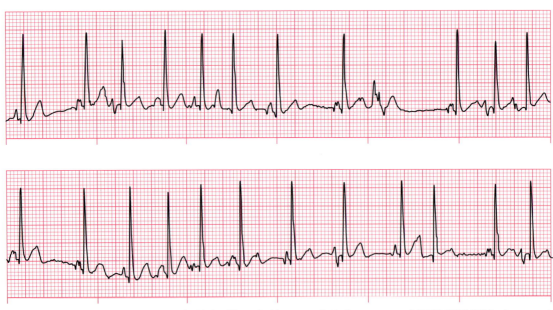

■図B-21　多源性心房頻拍（MAT）は無秩序型心房頻拍として知られている。心房性期外収縮（premature atrial complexes；PAC）がいろいろな周期でいろいろな形態をとり出現する（Aehlert B：ECGs made easy, ed 3, St Louis, 2006, Mosby. より）

発作性心房頻拍（図B-22）

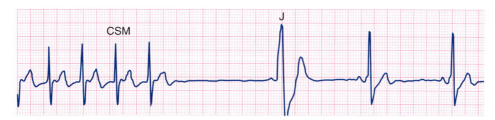

■図B-22　発作性心房頻拍。頸動脈マッサージにより不整脈は停止するかもしれないが，その後一定時間，洞機能が抑制され接合部調律（J）が出現することがある。洞機能の回復を待つ医師にとって心静止が継続すると不安になるかもしれない（Silverman ME：Recognition and treatment of arrhythmias. In Schwartz GR, Safar P, Stone JH, et al, editors：Principles and practice of emergency medicine, vol 2, Philadelphia, 1978, Saunders. Reproduced by permission. より）

房室結節リエントリー性頻拍（AVNRT）（図B-23）

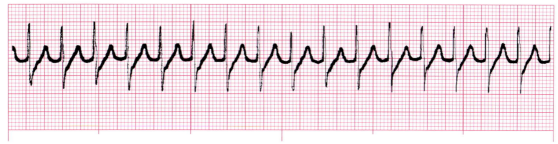

■図B-23　房室結節リエントリー性頻拍（AVNRT）（Aehlert B：ECGs made easy, ed 3, St Louis, 2006, Mosby. より）

- AVNRTはもっともよくある上室頻拍（SVT）である
- 房室結節を電気的経路として含むリエントリー回路を形成する
- 逆行性のP波（陰転化している）を認めることがあるが，しばしばQRS波に隠れている

- α伝導路は不応期が長いので，期外収縮を伝導させることができない
- β伝導路は不応期が短いので，期外収縮を伝導させることができるが，伝導スピードが遅い
- 刺激（興奮）がこの2つの伝導路の接合部に達したときには，α伝導路はすでに再分極しており逆行性の伝導が可能となっており，リエントリー回路またはループを形成することが可能となる
- 刺激（興奮）はリエントリー回路から心房・心室の双方に伝導する

リエントリーのメカニズム（図B-24）

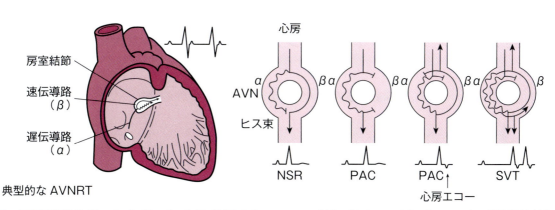

■図B-24　房室結節のリエントリーによるSVTのシェーマ。AV：Atrioventricular node（房室結節），NSR：normal sinus rhythm（正常洞調律），PAC：premature atrial complex（心房性期外収縮），SVT：supraventricular tachycardia（上室頻拍）（Aehlert B：ECGs made easy, ed 3, St Louis, 2006, Mosby. より）

PR 間隔

- 正常＝0.12〜0.20 秒
- 短縮＝早期再分極症候群〔例：ウォルフ・パーキンソン・ホワイト（Wolff-Parkinson-White；WPW）症候群〕
- 遅延＝刺激伝送系の障害，1 度の房室ブロックと定義

1 度房室ブロック（図 B-25）

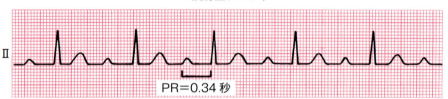

■図 B-25　1 度房室ブロック。PR 間隔は一様にそれぞれ延長しており，0.2 秒を超えている（Goldberger AL：Clinical electrocardiography：a simplified approach, ed 7, St Louis, 2007, Mosby. より）

洞徐脈，1 度房室ブロック（図 B-26）

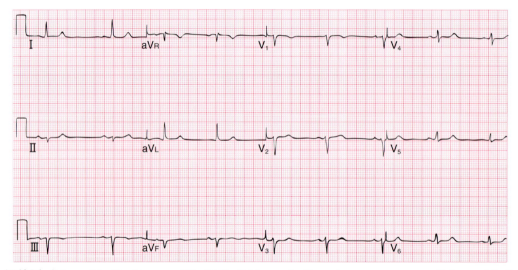

■図 B-26　洞徐脈（Marx JA, Hockberger RS, Walls RM, et al：Rosen's emergency medicine, ed 7, St Louis, 2010, Mosby. より）

2 度房室ブロック〔タイプ I，ウェンケバッハ（Wenckebach）型〕（図 B-27）

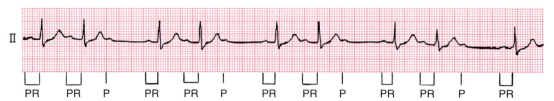

■図 B-27　注意してみると，P 波とそれにつづく QRS 波の間隔，すなわち PR 間隔が段階的に延長しているのがわかる。2 度房室ブロック（タイプ I，ウェンケバッハ型）は特徴ある一群の QRS 集団（group beating：集団収縮）を作り出す（Goldberger AL：Clinical electrocardiography：a simplified approach, ed 7, St Louis, 2007, Mosby. より）

2度房室ブロック（タイプⅠ）（図B-28）

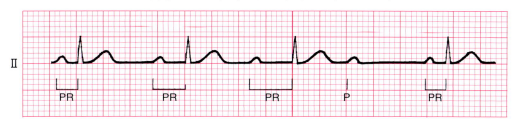

■図B-28　PR間隔が段階的に延長し，最終的にはP波の心室伝導が消失する．その後このサイクルは繰り返される．伝導しないP波の直後のPR間隔はその直前のものに比べてPR間隔が短縮していることに注意する（Goldberger AL：Clinical electrocardiography：a simplified approach, ed 7, St Louis, 2007, Mosby. より）

2度房室ブロック（2：1）（図B-29）

- 注意：タイプⅠとタイプⅡの鑑別は不可能
- QRS幅が狭く，PRが延長していればタイプⅠが考えられる（伝送障害の多くは房室結節内で生じ，正常に回復しやすい）
- タイプⅡは房室結節より末端での伝導障害であり，回復しにくい

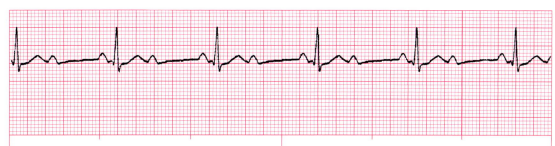

■図B-29　2度房室ブロック（2：1），おそらくタイプⅠ（Aehlert B：ECGs made easy, ed 3, St Louis, 2006, Mosby. より）

2度房室ブロック（タイプⅡ）（図B-30, 31）

- 少なくとも引きつづく2拍以上PR間隔が一定であったのちに，次のP波のあとのQRS波が突然脱落する
- ブロックはほぼ脚枝で起こるため，QRS波はしばしば幅広となる（逆にQRS幅が狭ければタイプⅠといえる）

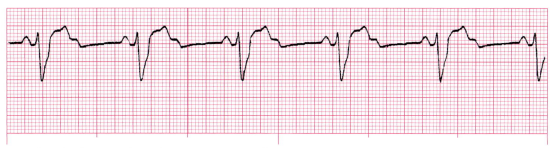

■図B-30　2度房室ブロック（2：1），おそらくタイプⅡ（Aehlert B：ECGs made easy, ed 3, St Louis, 2006, Mosby. より）

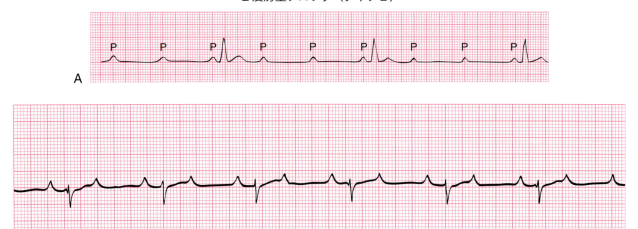

■図 B-31　A：2度房室ブロック（3：1），タイプⅡ。B：2度房室ブロック（2：1），タイプⅠかタイプⅡかの鑑別はこの心電図記録のみでは困難である（Marx JA, Hockberger RS, Walls RM, et al：Rosen's emergency medicine, ed 7, St Louis, 2010, Mosby. より）

3度房室ブロック（完全房室ブロック）（図 B-32, 33）

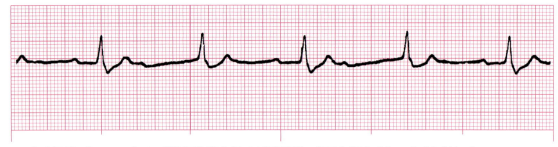

■図 B-32　完全房室ブロックおよび房室結節よりの補充調律（QRS 幅 0.08～0.10 秒）（Aehlert B：ECGs made easy, ed 3, St Louis, 2006, Mosby. より）

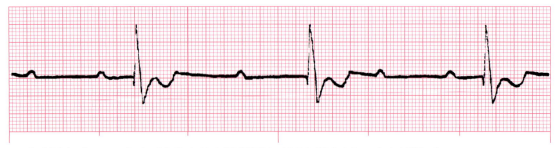

■図 B-33　完全房室ブロックおよび心室よりの補充調律（QRS 幅 0.12～0.14 秒）（Aehlert B：ECGs made easy, ed 3, St Louis, 2006, Mosby. より）

3度房室ブロック（完全房室ブロック）（図 B-34）

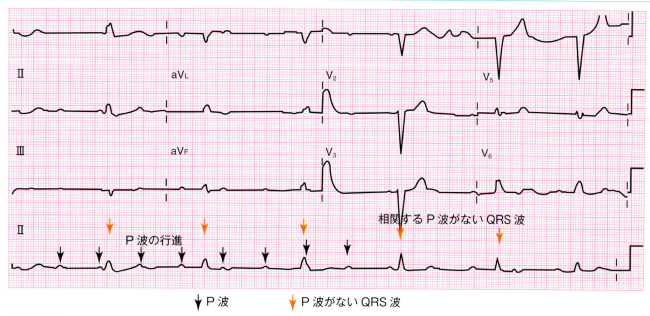

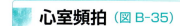

■図 B-34

注意：
- 心電図上の注意点：P 波，QRS 波ともに等間隔であるが，P 波と QRS 波とが同期していない。
 QRS 幅が短ければ，房室結節の補充調律であり，QRS 幅が長ければ，房室結節よりの末梢の補充調律である
  - QRS 幅が短ければアトロピンを試してもよいが，一般的には無効で，血行動態が不安定な場合にはペーシングが必要である
- 臨床上の注意点：治療は患者の症状や状態（低血圧，胸痛，意識状態の変化）により決定する
  - しばしば永久ペースメーカー植え込みが必要となる

心室頻拍（図 B-35）

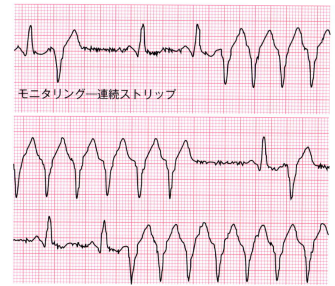

■図 B-35　心室頻拍（Goldberger E：Treatment of cardiac emergencies, ed 5, St Louis, 1990, Mosby. より）

心室頻拍（単形性）（図B-36）

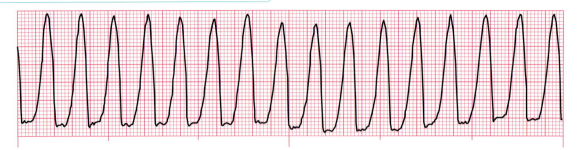

■図B-36　心室頻拍（単形性）（Aehlert B：ECGs made easy, ed 3, St Louis, 2006, Mosby. より）

心室頻拍（多形性）（図B-37）

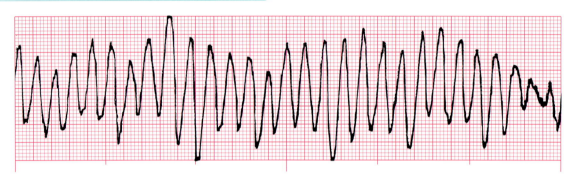

■図B-37　心室頻拍（多形性）：心筋梗塞発症3日後の77歳男性の心電図記録。主訴は胸痛であった。既往歴は陳旧性心筋梗塞，腹部大動脈瘤への手術。リドカインを投与し，除細動を数回行ったが不成功であった。血液検査上，低カリウム血症（2.0）を認め，カリウムの補正を行ったのち除細動を行い洞調律に復帰した（Aehlert B：ECGs made easy, ed 3, St Louis, 2006, Mosby. より）

心室細動（図B-38）

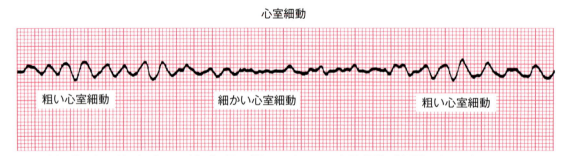

■図B-38　心室細動は粗い波形や細かい波形も取り得る。すみやかな除細動が必要である（Goldberger AL：Clinical electrocardiography：a simplified approach, ed 7, St Louis, 2007, Mosby. より）

QRS 幅

- 正常：0.08 〜 0.12 秒
- 右脚ブロック
- 左脚ブロック
- 非特異的心室内伝導遅延

右脚ブロック（図 B-39, 40）

- QRS 幅≧ 120 ミリ秒
- V_1 誘導で RR′ 型
- I，V_6 誘導で幅広い S 波

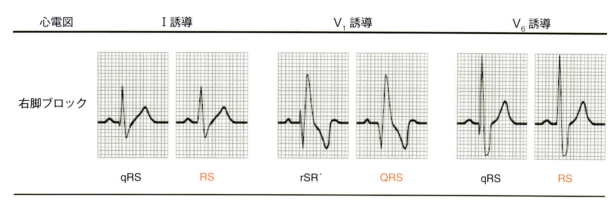

■図 B-39　黒：心室中隔の伝導性は保たれている，赤：心室中隔の伝導性は保たれていない（Huszar R：Basic dysrhythmias：interpretation and management, ed 3, St Louis, 2007, Mosby. より）

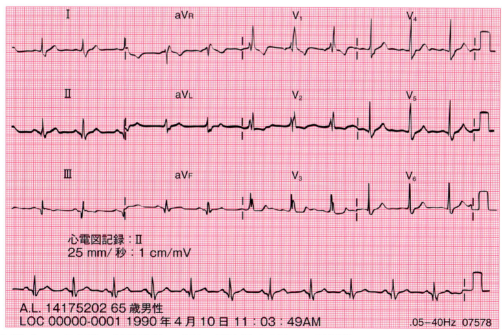

■図 B-40　右脚ブロックの例。QRS 軸は＋ 60°。T 波軸は 30°。四肢誘導では QRS の末端が不明瞭である。V_1 誘導では R-R′ パターン，V_2・V_3 誘導では QRS にノッチを認め，V_6 誘導では QRS の末端が不明瞭である（Rakel RE：Textbook of family medicine, ed 7, Philadelphia, 2006, Saunders. より）

左脚ブロック（図B-41, 42）

- QRS幅≧120ミリ秒
- V_1誘導でQRSは下向き
- I，V_6誘導でQRSは上向き
  - 心筋梗塞でない限りQ波は認めない

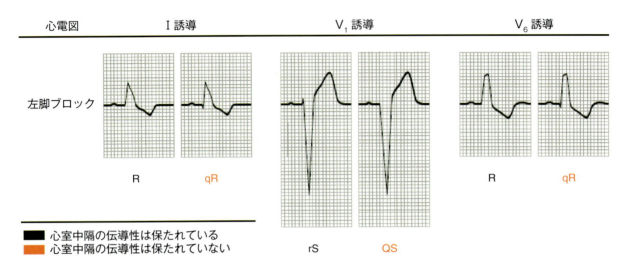

■図B-41　黒：心室中隔の伝導性は保たれている，赤：心室中隔の伝導性は保たれていない（Huszar R：Basic dysrhythmias：interpretation and management, ed 3, St Louis, 2007, Mosby. より）

- 左心室の脱分極の遅れにより，遅れて側壁および後壁方向への陽性ベクトルが生じる
- 左脚ブロックでの正常なST-T波はQRS波終末のフォースと反対方向に向かう．すなわち，QRS波終末のRもしくはR'のフォースの誘導において，ST-T波は下向き，QRS波終末がSの誘導では，ST-T波は上向きである．もしST-T波が通常QRS波終末のフォースと同じ向きであれば，それはST-T波自体の異常を示す．上記の心電図は，左脚ブロックでのST-T波は通常の形態である．すなわち心室の脱分極陽性における変化による二次的なものである

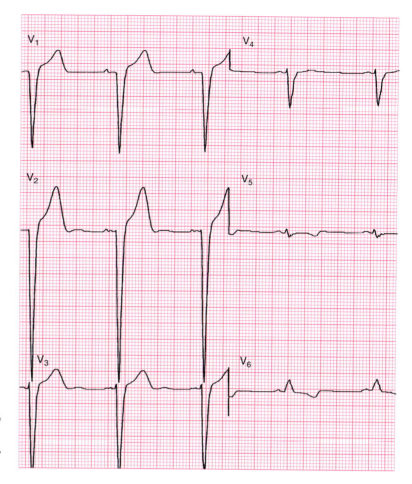

■ 図 B-42　V_1 から V_4 にかけて poor R であり，QRS 幅は 0.12 秒未満である。左脚ブロックといえる（Aehlert B：ECGs made easy, ed 3, St Louis, 2006, Mosby. より）

QT 間隔

- QTc：心拍数により補正された QT

$$QTc = \frac{QT}{\sqrt{RR}}$$

- 正常 QTc ＜ 0.44 秒
  - 年齢，性別により多少のばらつきがある
- QTc の延長は心室細動のリスクがある

軸 （図 B-43, 44, 45）

- 正面四肢誘導にて計算
- 正常：0 〜 90°
- 左軸：-1 〜 -90°
- 右軸：90 〜 180°
- 中間軸：180 〜 270°

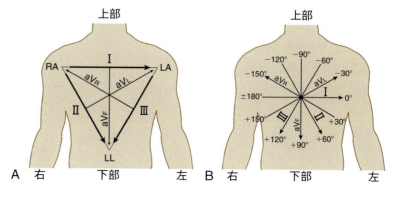

■ 図 B-43　電気活動軸。A：正面四肢誘導のベクトル。B：正面軸を決定するための六軸参考。Ⅰ，Ⅱ，Ⅲ誘導のベクトルは A と同一であることに注意すること。しかしながら，今では増高四肢誘導のように，標準四肢誘導ベクトルを動かし，それらが図の中心から放射する形としている（Goldman L, Ausiello D：Cecil medicine, ed 23, Philadelphia, 2008, Saunders. より）

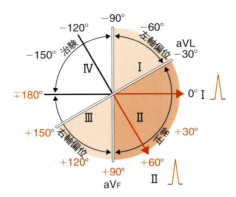

■ 図 B-44 軸 （Huszar R：Basic dysrhythmias：interpretation and management, ed 3, St Louis, 2007, Mosby. より）

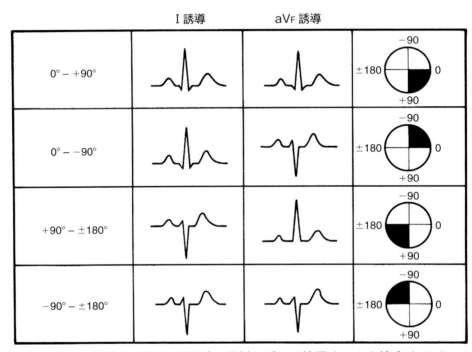

■ 図 B-45 I 誘導および aVF 誘導の平均 QRS 軸が 4 分割のどこに位置するかを決定する（Park MK, Guntheroth WG：How to read pediatric ECGs, ed 4, Philadelphia, Saunders, 2006, p 17. より）

電位（心肥大）（図 B-46, 47, 48）

- 左心室肥大
  - R in aVL ＞ 12 mm
  - S in V_1 or 2 + R in V_5 or 6 ＞ 35 mm
  - LV ストレインパターンがもっとも一般的

- 右心房肥大
  - 高い P 波（II 誘導）
- 左心房肥大
  - 幅広い P 波（II 誘導），陰性 P 波（V_1 誘導）

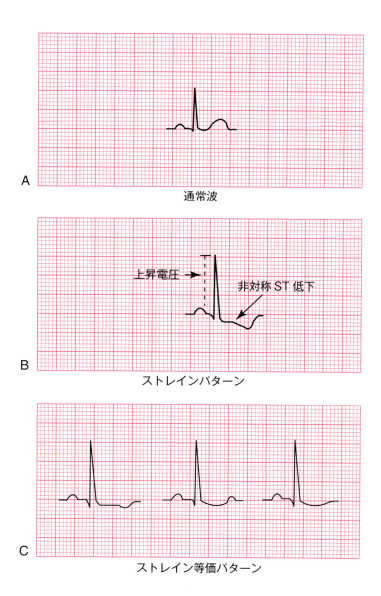

■ 図 B-46

	II誘導	V₁誘導
正常	⌒	⌒ または ⌄ または ⌒⌄
右房異常	△ 2.5 mm	
左房異常	⌒⌒ ←0.12秒→	⌄ ⌄□ ボックス1つの深さおよび幅

■ 図 B-47　P波の形態

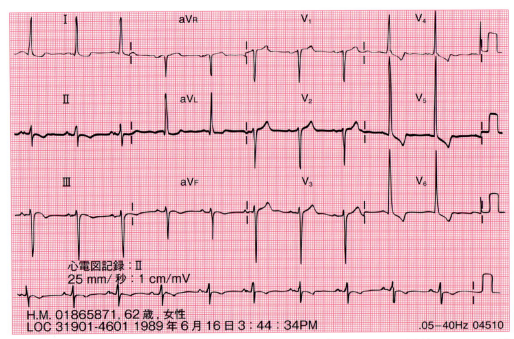

■ 図 B-48　左室ストレインを伴う左心室肥大の例。QRS軸：四肢誘導で－30°。T波軸：－120°。胸部誘導で，$S_1 + R_5 = 5.5$ mV であり，V_4，V_5 および V_6 誘導で陰性T波を認める。僧帽弁性P波を認める（Rakel RE：Textbook of family medicine, ed 7, Philadelphia, 2006, Saunders. より）

急性心筋虚血・急性心筋梗塞（図 B-49, 50）

- 虚血
  - 冠動脈支配領域に従ったST低下
  - T波異常
- ST上昇型心筋梗塞（STEMI）
  - 経時的に変化する
    - 尖鋭T波
    - 冠動脈支配領域に従ったST上昇（四肢誘導：＞1 mm，胸部誘導＞2 mm）
    - T波陰転およびQ波形成

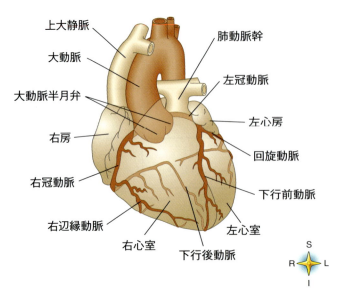

■ 図 B-49　冠循環系の前面図（Aehlert B：ECGs made easy, ed 3, St Louis, 2006, Mosby. より）

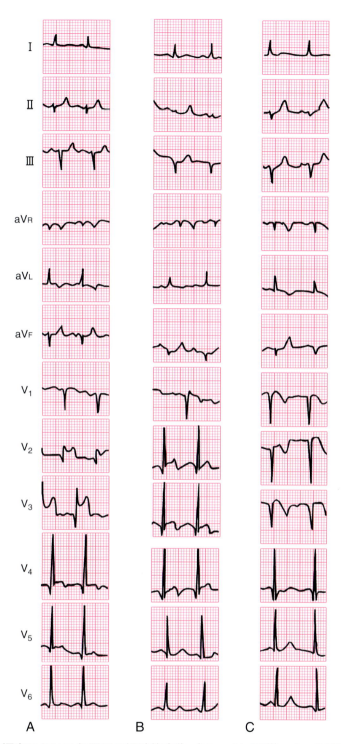

■図 B-50　前壁中隔の心筋梗塞における心電図の経時的変化（V_2〜V_4 誘導）。A：入院時，超急性期で ST 上昇を認める，B：24 時間後，C：48 時間後，異常（病的）Q 波を認める（Aehlert B：ECGs made easy, ed 3, St Louis, 2006, Mosby. より）

血管支配領域（図B-51）

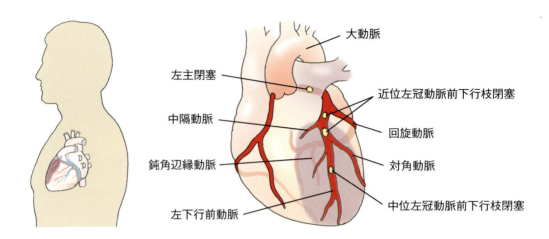

■図 B-51　前壁心筋梗塞。左前下行枝（left anterior descending；LAD）の中間部が閉塞し前壁心筋梗塞を生じた。LAD 近位部閉塞の心筋梗塞では，中隔枝閉塞を伴うと前壁中隔梗塞となり，辺縁枝閉塞を伴うと前側壁梗塞となる。LAD 近位部閉塞の心筋梗塞で，中隔枝および辺縁枝閉塞を伴うと広範前側壁梗塞（前側壁中隔梗塞）となる（Aehlert B：ECGs made easy, ed 3, St Louis, 2006, Mosby. より）

急性心筋虚血（図B-52）

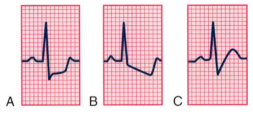

■図 B-52　水平な ST 低下（A）と，下向きの ST 低下（B）は心筋虚血を示唆する。上向きの ST 低下（C）は正常所見であるかもしれない（Miller RD, Eriksson LI, Fleisher LA, et al：Miller's anesthesia, ed 7, New York, 2010, Churchill Livingstone. より）

下壁梗塞（図B-53）

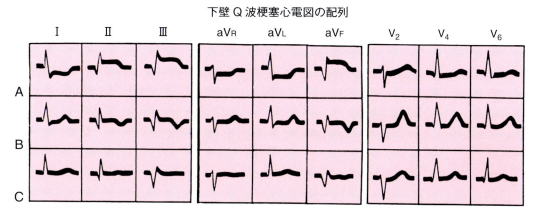

■図B-53　A：下壁梗塞急性期：ST上昇と新しいQ波の出現を認める。B：進行期：T波の深い陰転化。C：回復期：ST変化（およびまれにQ波）が一部，もしくはほぼ回復している。AとBでは，前誘導のSTの相互変化に注意すること（I，aV_L，V_2）（Goldberger AL：Clinical electrocardiography：a simplified approach, ed 7, St Louis, 2007, Mosby. より）

急性心筋梗塞：下壁および右室梗塞（図B-54, 55）

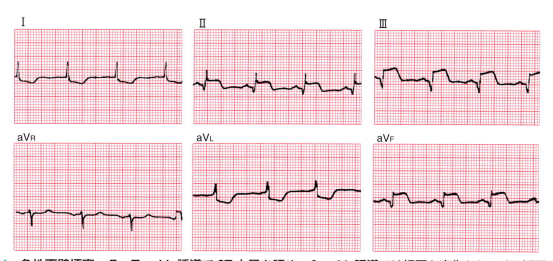

■図B-54　急性下壁梗塞。II，III，aV_F誘導でST上昇を認め，I，aV_L誘導では相互な変化としてST低下を認める。II，III，aV_F誘導で異常Q波を認める（Aehlert B：ECGs made easy, ed 3, St Louis, 2006, Mosby. より）

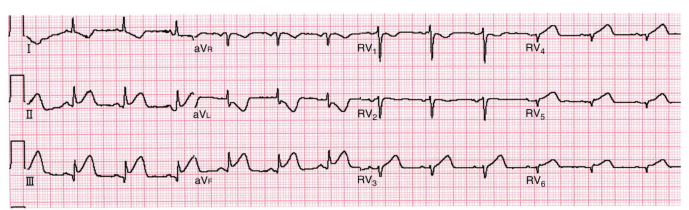

■図 B-55　右室梗塞における右側胸部誘導（V_1R〜V_6R）。下壁梗塞による ST 上昇を認め，I，aV_L 誘導では相互な変化として ST 低下を認める。胸部誘導は右側胸部誘導であり，比較的低電位である。V_3R〜V_6R 誘導で ST 上昇を認め，右室梗塞に典型的である（Marx JA, Hockberger RS, Walls RM, et al：Rosen's emergency medicine, ed 7, St Louis, 2010, Mosby. より）

注意：

シナリオ：66歳女性，胃部不快感，首と背中の痛み

II，III，aV_F 誘導で超急性期の ST 上昇（下壁領域）を認め，V_1〜V_2 誘導では ST 低下を認める（下壁の障害を示唆）。右側胸部誘導（V_1R〜V_6R）では V_3R 近傍の誘導で ST 上昇を認め，I，aV_L 誘導では相互な変化として ST 低下を認める

臨床上の注意点：ニトログリセリンで低血圧となる恐れがあるため，補液の準備をする

診断・治療：標準的 STEMI，迅速な再灌流が最優先させるゴールである

前壁梗塞（図 B-56）

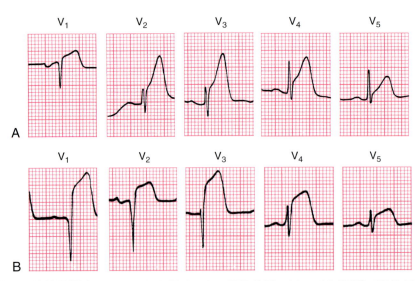

■図 B-56　胸部誘導は急性前壁梗塞であることを示す。A：超急性期，V_2〜V_5 誘導で陽性 T 波を認める。B：数時間後。同じ誘導（最近の外傷パターン）で著しい ST 上昇を認める，そして異常な Q 波が V_1，V_2 の誘導でみられる（Goldberger AL：Clinical electrocardiography：a simplified approach, ed 7, St Louis, 2007, Mosby. より）

後壁梗塞（図B-57）

- $V_1 \sim V_3$ ではR波が増高し，STが低下している〔前壁梗塞のミラーイメージである：(anterior wall myocardial infarction；AWMI)〕
- しばしば下壁梗塞を伴う

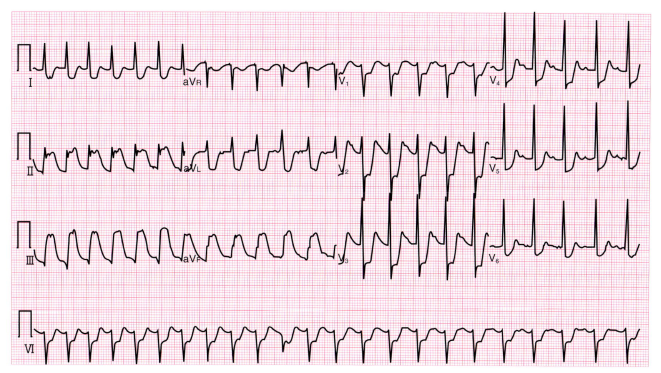

■図B-57　後下壁梗塞急性期の心電図所見　（Goldman L, Ausiello D：Cecil medicine, ed 23, Philadelphia, 2008, Saunders. より）

他の心電図異常

- PR低下/QT上昇　　　心外膜炎
- QRS形態の変化
  - J波，オズボーン波　低体温症
- ST変化
  - Jポイント上昇　　早期再分極
  - びまん性上昇　　心外膜炎
  - 非特異的低下
- T波，U波　　　　　電解質異常

急性心外膜炎（図B-58）

```
25 mm/秒          診療：                          特徴的な洞性不整脈と正常洞調律
10 mm/mV          年齢：    身長：   体重：       急性心膜炎
100 Hz            性別：男   人種：白人           異常な心電図
Pgm 010C/v78      Loc：2    病室：225
カート：  2       オプション：40
                  心拍数           79/分
                  PR間隔          152 ms
                  QRS時間          88 ms
                  QT/QTc     372/421 ms
Tech.：40         P-R-T軸      6  3  55  47
                          参照：275910800              未確定
```

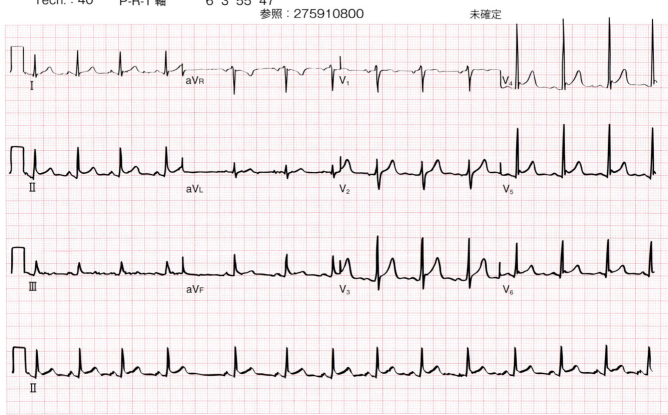

■ 図 B-58　急性心外膜炎の心電図（Ohio Chapter of the American College of Emergency Physicians. の厚意により）

電気的心室ペースメーカー（図B-59）

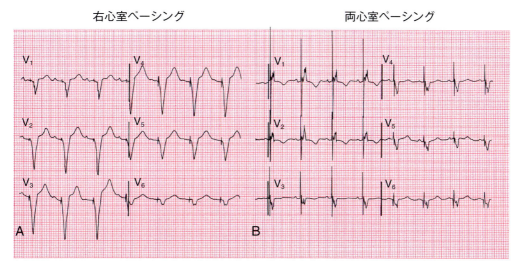

■図B-59　右心室および両心室ペースメーカーの心電図。A：心不全患者。デュアルチェンバーペースメーカー（右房および右室）植え込み後の心電図。B：心機能改善のため，両心室ペースメーカー植え込み後。右心室ペーシング（A）では心電図は左脚ブロックとなっている。正常洞調律によるP波が心房リードによりセンスされている。一方両心室ペーシング（B）ではQRSは右脚ブロックを示し，QRS幅はいくらか短くなっている。これらcardiac resynchronizationでは，心室を自然に近い形でペーシングするように試みられている（Goldberger AL：Clinical electrocardiography：a simplified approach, ed 7, St Louis, 2007, Mosby. より）

低体温症（図B-60）

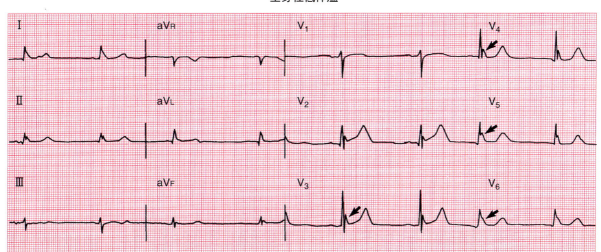

■図B-60　全身性の低体温症は特徴的なJ点の膨らみと関係している（STのごく初期成分に認められる）。低体温症でのJ波（矢印）のことをオズボーン波ともいう（Goldberger AL：Clinical electrocardiography：a simplified approach, ed 7, St Louis, 2007, Mosby. より）

- 低体温症における心電図変化
  - J波（オズボーン波）— 低体温症に特徴的（QRS終末のノッチでⅡ，V_4，V_5誘導によく認められる）
  - PR延長
  - QRS幅増加
  - QT延長

- 以下のリズム異常もよく認められる：
  - 心房細動
  - 心室頻拍
  - 心室細動
  - 電動収縮解離
  - 心静止

高カリウム血症（図B-61）

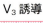
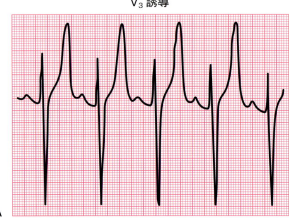
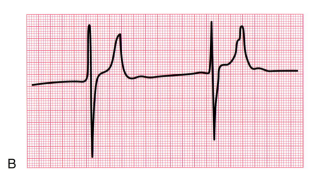
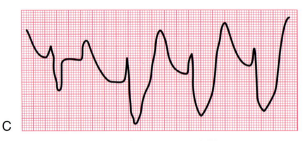

■図 B-61　高カリウム血症の進展に伴う心電図変化（すべて V_3 誘導）。A：血清カリウム＝ 6.8 mEq/L；尖鋭 T 波を伴う，正常洞調律。B：血清カリウム＝ 8.9 mEq/L；尖鋭 T 波，P 波消失。C：血清カリウム＞ 8.9 mEq/L；P 波消失，サイン波，QRS 幅延長，尖鋭 T 波（Goldman L, Ausiello D：Cecil medicine, ed 23, Philadelphia, 2008, Saunders. より）

- QRS幅の著しい拡大，増高，尖鋭したT波は，著しい高カリウム血症を示唆する．Pは消失し，接合部調律である．注意しなければならないのは，高カリウム血症ではたとえ洞調律でも心筋が麻痺していることがあり，洞結節から房室結節へと刺激が伝導しても心房筋は収縮していないことがある
- さらに進行すると，すべての波が幅広くなり，サイン波様の形態となる
- 他の薬剤と同じく，ACE阻害薬やNSAIDsが高カリウム血症の原因として有名である

ブルガダ症候群（図B-62）

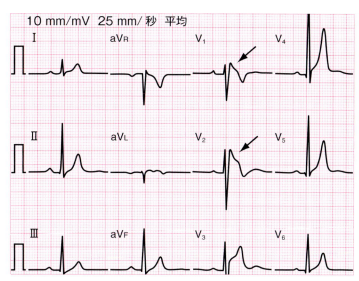

■図B-62　ブルガダ症候群。V_1〜V_2誘導にcoved型のST上昇を認める。ST上昇はへこみ（上部，A），または鞍状にへこみ〔「サドルバック」（下部，B）〕，一時的なこともある（Marx JA, Hockberger RS, Walls, RM, et al：Rosen's emergency medicine, ed 7, St Louis, 2010, Mosby. より）

- ブルガダ型心電図，偽性右脚ブロックおよびV_1〜V_3誘導での持続性ST上昇
- 典型的心電図を有し，下記のいずれかを満たせばブルガダ症候群の診断となる：
  ・心室細動の既往
  ・自然停止した多形性心室頻拍の既往（VT）
  ・45歳未満での突然死の家族歴
  ・タイプIブルガダ型心電図の家族歴
  ・電気生理学的検査にてVT脈が誘発される
  ・頻脈性不整脈を示唆する説明できない意識消失発作
  ・夜間の死戦期呼吸
- 治療は，心停止，失神，心室細動，もしくは他の危険因子を有している場合は植え込み型除細動器（ICD）である

副伝導路（図 B-63）

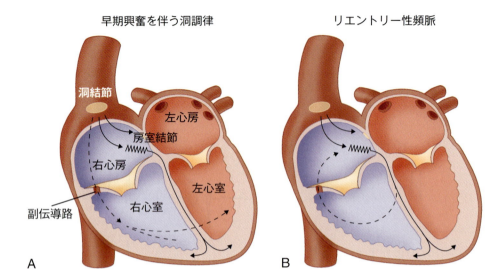

■図 B-63　洞調律における副伝導路と順行性リエントリー性頻脈（Basson CT：A molecular basis for Wolff-Parkinson-White syndrome. N Engl J Med 344：1861, 2001. Copyright © 2001 Massachusetts Medical Society. All rights reserved. より）

- 早期興奮症候群を来す数多くの副伝導路が発見されている
  - 筋房室線維（muscular AV fiber；AVF）：ケント（Kent）束として有名。房室間溝を貫き，ほとんどの WPW 症候群の原因となる
  - ローン・ガノン・レヴァイン（Lown-Ganong-Levine；LGL）症候群や房室結節の伝送性の異常亢進の原因とされている伝導路としては，以下がある。結節内副伝導路（intranodal bypass tract；INBT），房室結節管（atrionodal tracts；ANT）：ジェームス（James）線維として知られる。
  - マハイム（Mahaim）線維：これまで結節心室（nodoventricular fiber；NVF）や束枝心室間線維〔fasciculoventricular（FVF）fiber〕であるといわれてきた。しかしながら近年房室束枝間線維（atriofascicular fiber；AFF）が本当の原因といわれてきている。AFF は，弁輪近傍の右房より発し，右脚の脚枝近傍の右心室心尖部につながっている

WPW 症候群（図 B-64）

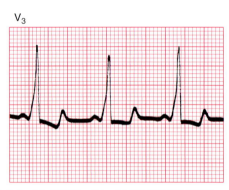

■図 B-64　V_3 誘導において PR 間隔は短縮し，デルタ波が出現し，QRS 幅は拡張し，二次性の ST および T 波の変化など典型的な WPW 症候群の心電図変化を認める（Aehlert B：ECGs made easy, ed 3, St Louis, 2006, Mosby. より）

- 臨床上の注意点：房室結節をバイパスするケント束の存在により頻脈性不整脈を呈しやすい。順行性（QRS幅が狭い）および逆行性（QRS幅が広い）のリエントリーを生じ得る。心房細動の際に心室にrapid responseが生じやすい
- 急性の頻脈性不整脈の治療：正方向性：AV結節のSVT/レート制御のための標準的な薬剤
- 逆行性：プロカインアミド；AV結節を阻害する薬剤を避ける
- 不整脈を伴うWPWの決定的な治療はアブレーションである

WPW症候群に合併した心房細動（図B-65）

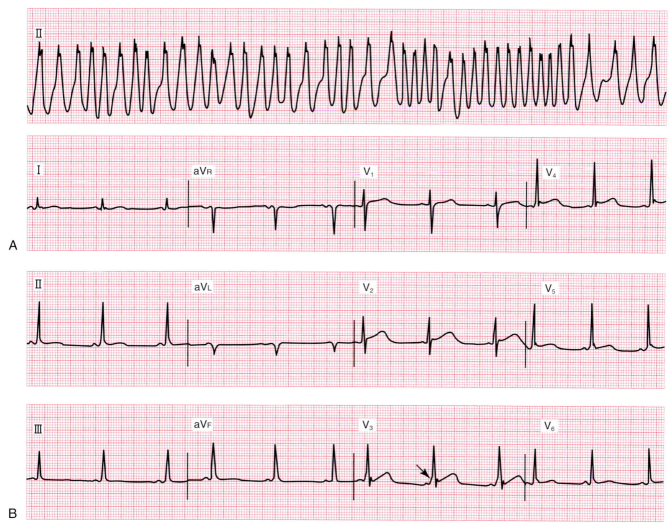

■図B-65　A：WPW症候群に合併した心房細動：QRS幅の広い頻脈を呈する。R-R間隔が0.2秒未満の箇所もあることに注意する。脈の不整は心房細動であるからである。B：洞調律へ復帰後の心電図。WPW症候群を認めるが，典型的な心電図所見は軽微である：PR間隔の短縮，QRS幅の延長，デルタ波（V₃誘導の矢印部分）（Goldberger AL：Clinical electrocardiography：a simplified approach, ed 7, St Louis, 2007, Mosby. より）

APPENDIX C 臨床検査の基準値

PART I 血液学的検査

	一般的な単位	国際単位*
酸溶血試験（Ham）	溶血なし	溶血なし
白血球アルカリフォファターゼ	トータルスコア 14～100	トータルスコア 14～100
血球数		
赤血球		
男性	$4.6 \sim 6.2 \times 10^6/mm^3$	$4.6 \sim 6.2 \times 10^{12}/L$
女性	$4.2 \sim 5.4 \times 10^6/mm^3$	$4.2 \sim 5.4 \times 10^{12}/L$
小児（年齢により変化）	$4.5 \sim 5.1 \times 10^6/mm^3$	$4.5 \sim 5.1 \times 10^{12}/L$
白血球		
総数	$4,500 \sim 11,000\ mm^3$	$4.5 \sim 11.0 \times 10^9/L$
像　　　　　　　　　　%	血球数	血球数
骨髄球　　　　　　　0	$0/mm^3$	$0/L$
桿状核好中球　　　3～5	$150 \sim 400/mm^3$	$150 \sim 400 \times 10^6/L$
分葉核好中球　　54～62	$3,000 \sim 5,800/mm^3$	$3,000 \sim 5,800 \times 10^6/L$
リンパ球　　　　25～33	$1,500 \sim 3,000/mm^3$	$1,500 \sim 3,000 \times 10^6/L$
単球　　　　　　　3～7	$300 \sim 500/mm^3$	$300 \sim 500 \times 10^6/L$
好酸球　　　　　　1～3	$50 \sim 250/mm^3$	$50 \sim 250 \times 10^6/L$
好塩基球　　　　　0～1	$15 \sim 50/mm^3$	$15 \sim 50 \times 10^6/L$
血小板	$150,000 \sim 400,000/mm^3$	$150 \sim 400 \times 10^9/L$
網状赤血球	$25,000 \sim 75,000/mm^3$（赤血球の 0.5～1.5%）	$25 \sim 75 \times 10^9/L$
凝固系検査		
出血時間	2.75～8.0 分	2.75～8.0 分
凝固時間	5～15 分	5～15 分
D-dimer	$< 0.5\ \mu g/mL$	$< 0.5\ mg/L$
VIII 因子および他の凝固因子	50～150%	0.5～1.5
フィブリン分解産物（Thrombo-Welco test）	$< 10\ \mu g/mL$	$< 10\ mg/L$
フィブリノーゲン	200～400 mg/dL	2.0～4.0 g/L
部分トロンボプラスチン時間（PTT）	20～35 秒	20～35 秒
プロトロンビン時間（PT）	12.0～14.0 秒	12.0～14.0 秒
クームス試験		
直接	陰性	陰性
関節	陰性	陰性
赤血球の正常		
平均赤血球ヘモグロビン（MCH）	26～34 pg/cell	26～34 pg/cell
平均赤血球容積（MCV）	$80 \sim 96\ micrometer^3$	80～96 fL
平均赤血球ヘモグロビン濃度（MCHC）	32～36 g/dL	320～360 g/L
血沈（ESR）		
ウィントローブ管		
男性	0～5 mm/時	0～5 mm/時
女性	0～15 mm/時	0～15 mm/時
ウェスターグレン法		
男性	0～15 mm/時	0～15 mm/時
女性	0～20 mm/時	0～20 mm/時
	20～165 mg/dL	0.20～1.65 g/L
ハプトグロブリン	26～185 mg/dL	260～1,850 mg/L

PART I 血液学的検査―つづき

	一般的な単位	国際単位*
ヘマトクリット		
男性	40～54 mL/dL	0.40～0.54 体積分率
女性	37～47 mL/dL	0.37～0.47 体積分率
新生児	49～54 mL/dL	0.49～0.54 体積分率
小児（年齢により異なる）	35～49 mL/dL	0.35～0.49 体積分率
Hb		
男性	14.0～18.0 g/dL	2.17～2.79 mmol/L
女性	12.0～16.0 g/dL	1.86～2.48 mmol/L
新生児	16.5～19.5 g/dL	2.56～3.02 mmol/L
小児（年齢により異なる）	11.2～16.5 g/dL	1.74～2.56 mmol/L
ヘモグロビン-F	＜1%	＜0.01
ヘモグロビン A_{1c}	3～5%	0.03～0.05
ヘモグロビン A_2	1.5～3.0%	0.015～0.03
血清ヘモグロビン	0.0～5.0 mg/dL	0～0.8 μmol/L
メトヘモグロビン	30～130 mg/dL	4.7～20 μmol/L

*国際単位系（SI）

PART II 生化学検査

	一般的な単位	国際単位*
アラニンアミノ基転移酵素（ALT, SGOT），血清	1～45 U/L	1～45 U/L
アスパラギン酸アミノ酸転移酵素（AST, SGOT），血清	1～36 U/L	1～36 U/L
塩基過剰，動脈血，計測	0±2 mEq/L	0±2 mmol/L
βカロテン，血清	60～260 mcg/dL	1.1～8.6 μmol/L
炭酸水素イオン		
静脈血	23～29 mEq/L	23～39 mmol/L
動脈血	18～23 mEq/L	18～23 mmol/L
胆汁酸，血清	0.3～3.0 mg/dL	3～30 mg/L
ビリルビン，血清		
直接ビリルビン	0.1～0.4 mg/dL	1.7～6.8 μmol/L
総ビリルビン	0.3～1.1 mg/dL	5.1～19 μmol/L
カルシウム，血清	9.0～11.0 mg/dL	2.25～2.75 mmol/L
イオン化カルシウム，血清	4.25～5.25 mg/dL	1.05～1.30 mmol/L
CO_2（血清または血漿，総量）	24～30 mEq/L	24～30 mmol/L
二酸化炭素分圧（PCO_2），血液	35～45 mmHg	35～45 mmHg
セルロプラスミン，血清	23～44 mg/dL	230～440 mg/L
Cl，血清または血漿	96～106 mEq/L	96～106 mmol/L
コレステロール，血清またはEDTA血漿		
推奨値	＜200 mg/dL	＜5.18 mmol/L
LDLコレステロール（推奨値）	＜100 mg/dL	＜1,000 mg/L
HDLコレステロール（推奨値）	≧60 mg/dL	≧600 mg/L
銅	70～140 mcg/dL	11～22 μmol/L
血清ACTH，血漿（8:00 AM）	10～80 pg/mL	2～18 pmol/L
血清コルチゾル		
8:00 AM	6～23 μg/dL	170～635 nmol/L
4:00 PM	3～15 μg/dL	82～413 nmol/L
10:00 PM	8:00 AM値の＜50%	8:00 AM値の＜0.5
クレアチン，血清		
男性	0.2～0.5 mg/dL	15～40 μmol/L
女性	0.3～0.9 mg/dL	25～70 μmol/L
CK，血清		
男性	55～170 U/L	55～170 U/L
女性	30～135 U/L	30～135 U/L
CK MB，アイソザイム，血清	0～4.7 ng/mL	0～4.7 μg/L
Cre，血清	0.6～1.2 mg/dL	50～110 μmol/L

PART II　生化学検査—つづき

	一般的な単位	国際単位*
エストラジオール 17-β，成人		
男性	10 ～ 65 pg/mL	35 ～ 240 pmol/L
女性		
卵胞期	30 ～ 100 pg/mL	110 ～ 370 pmol/L
排卵期	200 ～ 400 pg/mL	730 ～ 1,470 pmol/L
黄体期	50 ～ 140 pg/mL	180 ～ 510 pmol/L
フェリチン，血清	20 ～ 200 ng/mL	20 ～ 200 µg/L
フィブリノーゲン，血漿	200 ～ 400 mg/dL	2.0 ～ 4.0 g/L
葉酸	1.8 ～ 9.0 ng/mL	4.1 ～ 20.4 nmol/L
赤血球内葉酸	150 ～ 450 ng/mL	340 ～ 1,020 nmol/L
FSH，血漿		
男性	4 ～ 25 mU/mL	4 ～ 25 U/L
女性	4 ～ 30 mU/mL	4 ～ 30 U/L
閉経後	40 ～ 250 mU/mL	40 ～ 250 U/L
γ-グルタミントランスフェラーゼ（GGT），血清	5 ～ 40 U/L	5 ～ 40 U/L
ガストリン，血清	0 ～ 110 pg/mL	0 ～ 110 ng/L
空腹時血糖，血清	70 ～ 115 mg/dL	3.9 ～ 6.4 mmol/L
成長ホルモン（hGH），血清または血漿，成人，空腹時	0 ～ 6 ng/mL	0 ～ 6 µg/L
ハプトグロブリン，血清	20 ～ 165 mg/dL	0.20 ～ 1.65 g/L
インスリン（血清，空腹時）	5 ～ 25 µU/mL	36 ～ 179 pmol/L
血清鉄	75 ～ 175 µg/dL	13 ～ 31 µmol/L
鉄結合能		
TIBC	250 ～ 410 µg/dL	45 ～ 73 µmol/L
%	20 ～ 55%	0.20 ～ 0.55
乳酸		
静脈血	5.0 ～ 20.0 mg/dL	0.6 ～ 2.2 mmol/L
動脈血	5.0 ～ 15.0 mg/dL	0.6 ～ 1.7 mmol/L
乳酸脱水素酵素（LDH），血清	110 ～ 220 U/L	110 ～ 220 U/L
リパーゼ，血清	10 ～ 140 U/L	10 ～ 140 U/L
ルトロピン（LH），血清		
男性	1 ～ 9 U/L	1 ～ 9 U/L
女性		
卵胞期	2 ～ 10 U/L	2 ～ 10 U/L
中間期ピーク	15 ～ 65 U/L	15 ～ 65 U/L
黄体期	1 ～ 12 U/L	1 ～ 12 U/L
閉経後	12 ～ 65 U/L	12 ～ 65 U/L
マグネシウム（Mg），血清	1.8 ～ 3.0 mg/dL	0.75 ～ 1.25 mmol/L
浸透圧	286 ～ 295 mOsm/kg water	285 ～ 295 mmol/kg water
酸素（O_2），血液，動脈，室内気		
酸素分圧（PaO_2）	80 ～ 100 mmHg	80 ～ 100 mmHg
酸素飽和度（SaO_2）	95 ～ 98%	95 ～ 98%
pH，動脈血	7.35 ～ 7.45	7.35 ～ 7.45
無機リン，血清		
成人	3.0 ～ 4.5 mg/dL	1.0 ～ 1.5 mmol/L
小児	4.0 ～ 7.0 mg/dL	1.3 ～ 2.3 mmol/L
カリウム（K）		
血清	3.5 ～ 5.0 mEq/L	3.5 ～ 5.0 mmol/L
血漿	3.5 ～ 4.5 mEq/L	3.5 ～ 4.5 mmol/L
血清プロゲステロン（成人）		
男性	0.0 ～ 0.4 ng/mL	0.0 ～ 1.3 mmol/L
女性		
卵胞期	0.1 ～ 1.5 ng/mL	0.3 ～ 4.8 mmol/L
黄体期	2.5 ～ 28.0 ng/mL	8.0 ～ 89.0 mmol/L
血清プロラクチン		
男性	1.0 ～ 15.0 ng/mL	1.0 ～ 15.0 µg/L
女性	1.0 ～ 20.0 ng/mL	1.0 ～ 20.0 µg/L
血清タンパク，電気泳動		
総タンパク（TP）	6.0 ～ 8.0 g/dL	60 ～ 80 g/L
アルブミン（Alb）	3.5 ～ 5.5 g/dL	35 ～ 55 g/L
$α_1$ グロブリン	0.2 ～ 0.4 g/dL	2 ～ 4 g/L
$α_2$ グロブリン	0.5 ～ 0.9 g/dL	5 ～ 9 g/L
β グロブリン	0.6 ～ 1.1 g/dL	6 ～ 11 g/L
γ グロブリン	0.7 ～ 1.7 g/dL	7 ～ 15 g/L

PART II 生化学検査—つづき

	一般的な単位	国際単位*
ピルビン酸，血液	0.3 ～ 0.9 g/dL	0.03 ～ 0.10 mmol/L
リュウマチ因子	0.0 ～ 30.0 IU/mL	0.0 ～ 30.0 kIU/mL
ナトリウム（Na），血清または血漿	135 ～ 145 mEq/L	135 ～ 145 mmol/L
テストステロン，血漿		
成人男性	300 ～ 1,200 ng/dL	10.4 ～ 41.6 nmol/L
成人女性	20 ～ 75 ng/dL	0.7 ～ 2.6 nmol/L
妊娠期女性	40 ～ 200 ng/dL	1.4 ～ 6.9 nmol/L
サイログロブリン	3 ～ 42 ng/mL	3 ～ 42 mcg/L
甲状腺刺激ホルモン（hTSH），血清	0.4 ～ 4.8 μIU/mL	0.4 ～ 4.8 mIU/L
甲状腺刺激ホルモン放出ホルモン（TRH）	5 ～ 60 pg/mL	5 ～ 60 ng/L
サイロキシン，フリー（FT_4），血清	0.9 ～ 2.1 ng/dL	12 ～ 27 pmol/L
サイロキシン（T_4），血清	4.5 ～ 12.0 μg/dL	58 ～ 154 nmol/L
TBG	15.0 ～ 34.0 μg/mL	15.0 ～ 34.0 mg/L
トランスフェリン	250 ～ 430 mg/dL	2.5 ～ 4.3 g/L
中性脂肪（食後12時間），血清	40 ～ 150 mg/dL	0.4 ～ 1.5 g/L
サイロキシン結合タンパク（T_3），血清	70 ～ 190 ng/dL	1.1 ～ 2.9 nmol/L
トリヨードサイロニン摂取率，レジン（T_3RU）	25 ～ 38% uptake	0.25 ～ 0.38 uptake
尿酸		
男性	2.5 ～ 8.0 mg/dL	150 ～ 480 μmol/L
女性	2.2 ～ 7.0 mg/dL	130 ～ 420 μmol/L
尿素，血清または血漿	24 ～ 49 mg/dL	4.0 ～ 8.2 nmol/L
尿素窒素，血清または血漿	11 ～ 23 mg/dL	8.0 ～ 16.4 nmol/L
粘度（血清）	1.4 ～ 1.8 times water	1.4 ～ 1.8 times water
血清ビタミン A	20 ～ 80 μg/dL	0.70 ～ 2.80 μmol/L
血清ビタミン B_{12}	180 ～ 900 pg/mL	133 ～ 664 pmol/L

IU：国際単位，U：単位
*国際単位系（SI）
一部の検査の参考値は実際に選択した検査法による

PART III 尿検査

	一般的な単位	国際単位*
アセトン・アセトン酸（定性）	陰性	陰性
アルブミン		
定性	陰性	陰性
定量	10 ～ 100 mg/24時間	0.15 ～ 1.5 μmol/日
アルドステロン	3 ～ 20 μg/24時間	8.3 ～ 55 nmol/日
デルタアミノルブリン酸（δ-ALA）	1.3 ～ 7.0 mg/24時間	10 ～ 53 μmol/日
アミラーゼ	＜ 17 U/時	＜ 17 U/時
アミラーゼ・クリアチニンクリアランス比	0.01 ～ 0.04	0.01 ～ 0.04
ビリルビン定性	陰性	陰性
カルシウム	＜ 250 mg/24時間	＜ 6.3 mmol/日
カテコールアミン		
アドレナリン	＜ 10 μg/24時間	＜ 55 nmol/日
ノルアドレナリン	＜ 100 μg/24時間	＜ 590 nmol/日
総遊離カテコラミン	4 ～ 126 μg/24時間	24 ～ 745 nmol/日
総メタネフリン	0.1 ～ 1.6 mg/24時間	0.5 ～ 8.1 μmol/日
クロール（Cl）（摂取量により変動）	110 ～ 250 mEq/24時間	110 ～ 250 mmol/日
銅	0 ～ 50 μg/24時間	0.0 ～ 0.80 μmol/日
コルチゾル，遊離	10 ～ 100 μg/24時間	27.6 ～ 276 nmol/日
クレアチン		
男性	0 ～ 40 mg/24時間	0.0 ～ 0.30 mmol/日
女性	0 ～ 80 mg/24時間	0.0 ～ 0.60 mmol/日
クレアチニン	15 ～ 25 mg/kg/24時間	0.13 ～ 0.22 mmol/kg/日
クレアチニンクリアランス（内因性）		
男性	110 ～ 150 mL/分/1.73 m^2	110 ～ 150 mL/分/1.73 m^2
女性	105 ～ 132 mL/分/1.73 m^2	105 ～ 132 mL/分/1.73 m^2
シスチン，システイン	陰性	陰性

PART III 尿検査—つづき

	一般的な単位	国際単位*
デヒドロエピアンドロステロン（DHEA）		
男性	0.2〜2.0 mg/24時間	0.7〜6.9 μmol/日
女性	0.2〜1.8 mg/24時間	0.7〜6.2 μmol/日
エストロゲン		
男性	4〜25 μg/24時間	14〜90 nmol/日
女性	5〜100 μg/24時間	18〜360 nmol/日
尿糖，還元物質として	＜250 mg/24時間	＜250 mg/日
ヘモグロビン・ミオグロビン，定性	陰性	陰性
ホモゲンチジン酸，定性	陰性	陰性
17-ヒドロキシコルチコイド（17-OHCS）		
男性	3〜9 mg/24時間	8.3〜25 μmol/日
女性	2〜8 mg/24時間	5.5〜22 μmol/日
5-ヒドロキシインドール酢酸（5-HIAA）		
定性	陰性	陰性
定量	2〜6 mg/24時間	10〜31 μmol/日
ケトン性ステロイド（17-KGS）		
男性	5〜23 mg/24時間	17〜80 μmol/日
女性	3〜15 mg/24時間	10〜52 μmol/日
17-ケトステロイド（17-KS）		
男性	8〜22 mg/24時間	28〜76 μmol/日
女性	6〜15 mg/24時間	21〜52 μmol/日
マグネシウム（Mg）	6〜10 mEq/24時間	3〜5 mmol/日
メタネフリン	0.05〜1.2 ng/mg creatinine	0.03〜0.70 mmol/mmol creatinine
浸透圧	38〜1,400 mOsm/kg water	38〜1,400 mOsm/kg water
pH	4.6〜8.0	4.6〜8.0
フェニルピルビン酸，定性	陰性	陰性
リン	0.4〜1.3 g/24時間	13〜42 mmol/日
ポルホビリノーゲン		
定性	陰性	陰性
定量	＜2.0 mg/24時間	＜9 μmol/日
ポルフィリン		
コプロポルフィリン	50〜250 μg/24時間	77〜380 nmol/日
ウロポルフィリン	10〜30 μg/24時間	12〜36 nmol/日
カリウム（K）	25〜125 mEq/24時間	25〜125 mmol/日
プレグナンジオール		
男性	0.0〜1.9 mg/24時間	0.0〜6.0 μmol/日
女性		
卵胞期	0.0〜2.6 mg/24時間	0.0〜8.0 μmol/日
黄体期	2.6〜10.6 mg/24時間	8〜33 μmol/日
閉経後	0.2〜1 mg/24時間	0.6〜3.1 μmol/日
プレグナントリオール	0.0〜2.5 mg/24時間	0.0〜7.4 μmol/日
タンパク		
定性	陰性	陰性
定量	10〜150 mg/24時間	10〜150 mg/日
タンパク・クレアチニン比	＜0.2	＜0.2
ナトリウム（Na）	60〜260 mEq/24時間	60〜260 mmol/日
比重	1.003〜1.030	1.003〜1.030
随時尿	1.003〜1.030	1.003〜1.030
24時間蓄尿	1.015〜1.025	1.015〜1.025
尿酸	250〜750 mg/24時間	1.5〜4.4 mmol/日
ウロビリノーゲン	0.5〜4.0 mg/24時間	0.6〜6.8 μmol/日
バニリルマンデル酸（VMA）	1〜8 mg/24時間	5〜40 μmol/24時間

*国際単位系（SI）
一部の検査の参考値は実際に選択した検査法による
（O'Toole MT, editor：Miller-Keane encyclopedia and dictionary of medicine, nursing, health, ed 6, Philadelphia, 1997, Saunders, pp 1843-1845, 1847-1848. より改変）

APPENDIX D 迅速導入気管挿管

評価

教科書や指導者たちは「ABCを評価して対応すべきである」と事もなげにいう。皆は文献を読み気道の評価と管理はとても重要だといっている情報を重んじる。このような意見は書くのはやすく，読むのもたやすい。しかし多くは実行することが難しい。

■ 気道評価

「見て，聞いて，感じて」だけでは実際には気道評価とは関係しない。これら3つの評価項目は呼吸の評価にもっともふさわしく用いられる。気道評価は患者を観察する診察室の向こう側（もしくは現場の向こう側）から始まる。

診察室の向こう側にいる患者が医療従事者を見上げ，異常な気道雑音は聴かれないはずである。しかし，もしそうでなければただちに患者のそばに赴き迅速な初期評価を2つの理由で行う必要がある：気道の開存性と気道の保護（意識状態）である。

気道評価のプライマリサーベイでは患者の意識レベルを確認する必要がある。患者は現在覚醒しているか。患者は自身で気道確保ができるか。この患者に今すぐにもしくはこれからの数分で気道確保のための気道確保手技が必要になるか。

気道開通性を評価するときは口腔内をみる。分泌物，血液，吐物，外れそうな歯，その他吸引が必要となる開口部付近の残渣はあるか。すべてのエアウエイツールのなかでもっとも大事なものはグローブを付けた手と良好な吸引デバイスである。

重症患者搬送の領域では，患者の多くがすでに気道管理デバイスを挿入されている。口腔内の残渣があると判断した時点で，気道評価を上気道の異物除去に移行する。もし患者がすでに気道管理されている場合は，そのデバイスの気道開通性と効果を評価する。そのデバイスをよりよいデバイスに変更する必要があるか。古い格言に「If it ain't broke, don't fix it（触らぬ神にたたりなし）」というものがある。元のデバイスから別のデバイスに変更するかどうかの決断については本項の後半で述べる。

リマインダ：外傷患者の気道管理は患者を常に中立の仰臥位にすることも含む。患者の外耳道が胸骨上切痕と一直線上になるようにすべきである。施設のプロトコールに従って中立体位固定デバイスを用いる。脊椎固定ボードは搬送に先立って使用してもよい。

■ 咳と気道評価

咳嗽を伴う喀痰を認めることは患者の気道保持能力の邪魔になる。嚢胞性線維症，気管支拡張症，肺膿瘍，肺癌のいずれも膿性喀痰を産生する。喀痰の量とその性質は気道クリアランスに影響する。大量に分泌物があれば，除去はより困難になる。もし患者が咳をできないのであれば，患者の気道確保の代替手段は必須である。気道をきれいにするための吸引器具の使用は，とくに人工気道をもつ患者では，使用できるようにしておくべきである。呼吸状態に問題が生じたときに備えてバッグマスクとともに，酸素もまた利用できるようにすべきである。

もし患者が自発的な咳ができないまたは，気道分泌物を除去できないのであれば，気道維持は無菌操作的（挿管されていない患者の場合），または滅菌吸引手法（挿管もしくは気管切開された患者）を必要とする人工的な手技で行う。挿管されていない患者での下気道の吸引は経鼻から行うのがもっともよいが，盲目的な吸引テクニックは慎重に行う。手技によって喉頭痙攣や気管粘膜表面の損傷が起こる可能性があるためである。挿管された患者では吸引はより簡単に行えるがやはり注意を要する。気管分岐部と気管下部の表面に吸引カテーテルの先端が当たると気管分岐部に「ニキビの痕」を残し，粘膜層の一部が剥がれてしまうと，肺の正常な防御能を邪魔してしまう。「閉鎖システム」吸引カテーテルの出現は換気の間の下気道感染の発生率を顕著に減少させ，PEEPのレベルを一定に保つのにも役立っている。

気道および呼吸器系の障害

■ 気道への脅威，または気道の障害

クリティカルケアチームが患者の評価を行ったらすぐに，いくつかの決定をしなければならない。患者はすぐに気道確保が必要か。搬送中気道は保たれるか。人工気

道をもつ患者であれば，適切に機能しているか，もしくは別のデバイスに格上げすべきか．

　患者の呼吸器系と気道を統合して維持することは救急とクリティカルケアの領域でもっとも重要なスキルである．しばしば救急現場よりも時間を要することが多いクリティカルケアの搬送中において，医療従事者は患者の気道と呼吸状態を維持するだけでなく，搬送中に起こり得る，そして救急現場よりもはるかに多くの時間を要するあらゆる変化の可能性も予測しなければならない．優れた気道および呼吸管理のスキルが患者の予後を変え得るのである．

エアウエイツール：基本

　患者が自身の気道を保てない（意識障害），もしくは気道閉塞の可能性がある場合には地域のヘルスケアチームやクリティカルケアスタッフによって最終的（決定的）な気道確保が行われるべきである．誰もが認める最終的な気道確保は挿管チューブである．1〜3％の患者は困難気道と呼ばれる状態を呈し，挿管が不可能でないとしても，困難になる．

　他の気道補助器具を橋渡し（一時的に）として挿管，もしくは挿管に失敗したときの緊急補助として使用する場合のどちらでも，これらすべてのデバイスは気道確保の成功のための重要なものになるかもしれない．これらの気道補助器具の分類は，位置が声門上か下にあるかによって分けられる．

　よい医療者は問題を解決するのにツール（道具）を使用する．クリティカルケア搬送チームの道具箱には知識，適切な意思決定，そして，仕事を行うための技術と器具が入っている．時に気道管理が困難となるため，多くのツールをもてば，患者の気道管理をよりよく行うことができるようになるだろう．それではエアウエイ管理の基本的なツールについて学習していこう．

基本的な位置

　頭部後屈，あご先挙上もしくは頭部正常位，下顎挙上位は行うのが簡単で一般的に確実である．しかし気道保護されていない患者を仰臥位とすることは誤嚥のリスクとなる．回復体位（側臥位）は気道開通保護と誤嚥予防にとっても優れていることを忘れてはならない．この体位のみに依存する問題は意識状態が変化した患者の誤嚥に対して声門下の保護にはならないことであり，通常は1人が気道管理だけのために必要となることである（図D-1〜3）．

鼻咽頭・口咽頭エアウエイ

　嘔吐反射が保たれている覚醒/半覚醒の患者に対してデザインされている鼻咽頭エアウエイは，クリティカルケアの環境ではその適応は限られている．抜管直後の患者や全身性の痙攣の最中における最良のデバイスの1つと考えられているが，可能な場合は必ず遠位端斜めにカットされたエアウエイ開口部を内側に向けて，潤滑剤を塗布した鼻孔底に沿ってエアウエイをやさしく挿入する．このことはつまり，このデバイスは一般的にその形状により右鼻腔から挿入することを意味している．右鼻孔が閉塞している場合は左鼻孔を用いるが，この場合はデバイスをその先端が**鼻甲介**を通過するまでは逆さまにして挿入する．とくに鼻咽頭エアウエイが患者にとってあまりに大きい場合や長い場合には鼻出血，咽頭痙攣，嘔吐が起こる可能性がある（図D-4）．

　口咽頭エアウエイは咽頭内で舌を前方に移動するように作られており，その部位がゆえに通常，嘔吐反射を誘発する．使用前に適切なサイズを測るのと同時に嘔吐反射の有無を評価すべきである．口咽頭エアウエイの端のつばは中切歯のあたりに，バイトブロックとともに硬口蓋と平行に位置する．挿入における2つのテクニックは図D-5に記した．2つのテクニックは舌を下方咽頭に押し込み，さらなる問題を生み出すことを予防している．このデバイスのもう1つの適応は，適切に位置した挿管チューブが患者自身の口の中で噛まれることを予防するというものである（バイトブロック：図D-5）．

声門上／声門外エアウエイデバイス

　1880年の最初の挿管チューブの開発から，気道管理は大きな進歩を遂げている．新たな声門上エアウエイデバイス（現在は声門外エアウエイデバイスと呼ばれている）は年に1つないし2つ開発されており，気道と換気の業界でそれらすべてをどのように分類し表現するかを躍起になって決定している．この議論は声門外エアウエイデバイスと声門内エアウエイデバイスに体系化されるだろう．また，スタイレットやファイバーによるリアルタイムのビデオ画像の使用を通した挿管を導入，交換，

> **ご存知でしたか**
>
> 気道において有効な新たな分野として声門上という用語がある．これは気道管理器具を声門上の適切な位置に置くことに言及している．この分野には市場で多くの新しいデバイスが出ている[7]．

APPENDIX D　迅速導入気管挿管

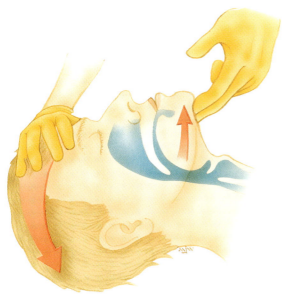

■図 D-1　（Sanders M：Mosby's paramedic textbook, revised ed 3, St Louis, 2007, Mosby. より）

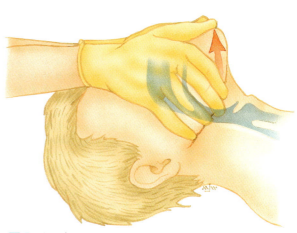

■図 D-2　（Sanders M：Mosby's paramedic textbook, revised ed 3, St Louis, 2007, Mosby. より）

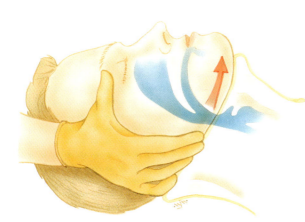

■図 D-3　（Sanders M：Mosby's paramedic textbook, revised ed 3, St Louis, 2007, Mosby. より）

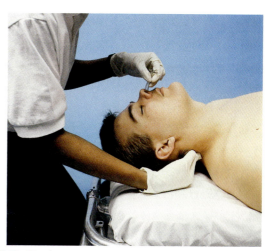

■図 D-4　（Sanders M：Mosby's paramedic textbook, revised ed 3, St Louis, 2007, Mosby. より）

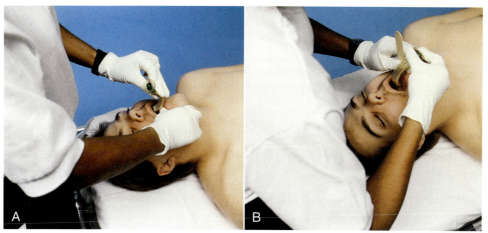

■図 D-5　（Sanders M：Mosby's paramedic textbook, revised ed 3, St Louis, 2007, Mosby. より）

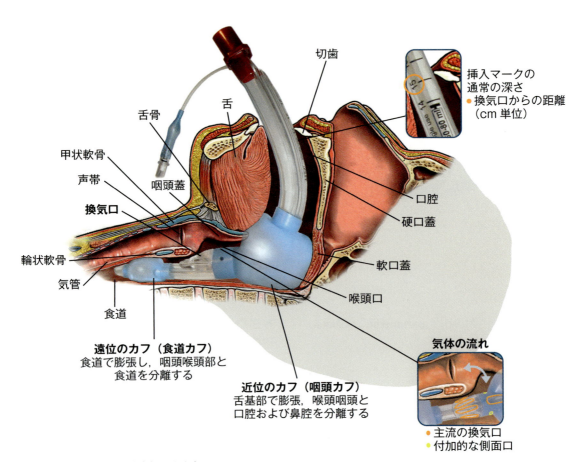

■ 図 D-6 （King Systems. の厚意により）

促進させるような価値あるツールに関する情報もあるであろう。

　声門外の分類においては，カフ付きあるいはカフなしの通常経鼻または経口から挿入されるデバイスがある。これらのデバイスはカフ付きとカフなし口咽頭ラリンジアルエアウエイと，カフ付きとカフなし経鼻の喉頭咽頭エアウエイ，そしてカフ付きとカフなし咽頭下エアウエイに分類することができる。次の項目でこれらの咽頭下に挿入され挿管への橋渡しまたは通り道になり得る声門外エアウエイについて取り上げる。

　一般的に声門外エアウエイは盲目的に挿入し，舌の根元と声門の間に配置する。この部位のために，これらのデバイスは胃内容物の誤飲を起こすかもしれない。上述のとおり，これらは最終的なエアウエイとはならないが，失敗した場合の気道プロトコールにおいては現時点で標準的なバックアップとなっている。

　図 D-6 にみられるように，声門外エアウエイの位置は間接的な換気を可能とする。それらは手袋をはめた手で比較的容易に挿入できる。

　これらのエアウエイは声門が開通している患者のあらゆる状況に使え，そして間接的な挿管の通り道にすることができる。これはエアウエイを通して気管に入るスタイレットまたはチューブ交換用カテーテル（エクスチェンジャー）を挿入することで達成される。声門外エアウエイは抜去され，気管チューブ（endotracheal tube；ETT）はチューブ交換用カテーテル（エクスチェンジャー）を通って挿管される。

　食道咽頭気管コンビチューブ（ETC）は声門外エアウエイデバイスの分野に含まれる。これは EMS のエアウエイとして長らく発達してきており，現在では旧式の食道閉鎖式エアウエイに基づいて 2 本のチューブ構造となっている。大きなラテックスの咽頭カフは固定が少し難しく，とくにコンビチューブ周囲より ETT を用いて挿管を試みているときには難しい（図 D-7）。表 D-1

> ### ご存知でしたか
>
> 声門上エアウエイという用語はこれらのデバイスが咽頭下のさまざまな領域を占めるようになっていくほど紛らわしくなっている。声門下領域に位置するデバイスや声門上と声門下領域の両方に位置するデバイスがある。声門外―声門の外に位置する―という新たな用語は皆にとってより好ましい。

に一般的に入手可能な声門外エアウエイデバイスを表記した。

声門内気道デバイスと手技

軟らかく彎曲した気管チューブを3つの異なった角度があり，そしてまれに珍しい解剖学的構造のあるヒトの気道に挿入するという技術は難しいものになり得る。ツールという用語は以前から用いられていた。気管挿管を行っているとき，そのような困難への備えとして可能な限り多くのツールを準備しておくべきである。

挿管の基本的な適応は4つある。

1. 気道保護
2. 肺**洗浄**
3. 陽圧換気の供給
4. 酸素化の維持

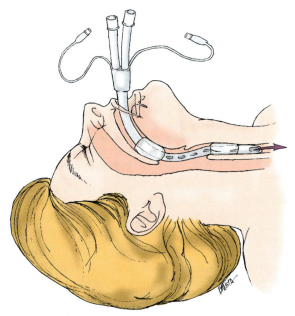

■ 図 D-7 （Sanders M：Mosby's paramedic textbook, revised ed 3, St Louis, 2007, Mosby. より）

表 D-1　声門外（声門上）エアウエイデバイス

デバイス名/メーカー名	解説	特徴と臨床適応
LMA クラシック™（LMA North America Inc., San Diego）	卵型の可膨張性のカフと呼吸器に接続するチューブ	挿管困難や換気困難に対する，気管挿管までの架け橋。チューブエクスチェンジャーでデバイスを通して挿管チューブを挿入され得る
LMA フレキシブル®	強化されたより細めのチューブ	チューブはあまり捻れず，カフはより安定性がある
LMA ユニーク®	ディスポーザブル	クラシックと同じデザイン
LMA プロシール™	修正したカフと2つのチューブ（消化管，呼吸）にバイトブロックが内蔵	消化物のドレナージのための2本目のチューブ。よりよく密封するための2個目のカフ。挿管へのつなぎでもあり，挿管への移行もできる
Dr. Brain LMA スプリーム®	プロシールと同じ形状であるが，ディスポーザブルタイプ	プロシールのディスポーザブル版
LMA ファーストラック SU®	気管チューブを挿入できる曲がったチューブに，ステンレス製の鋼とLMA マスクが付着している	大きめの挿管チューブで，盲目的もしくはファイバーガイド下挿管を容易にする。挿管へのつなぎでもあり，挿管への移行もできる
LMA C-Trach screen and found	ファイバーシステムが内蔵されたファーストラック。これにより挿管行為中も声帯の目視と換気を同時に可能とする	「挿管困難」とすでに評価されているか，前回そうであった患者に使用される。再利用可能。挿管へのつなぎでもあり，挿管への移行もできる
ソフトシール・ラリンゲルマスク®（Smiths Medical, Kent, UK）	ラリンジアルマスクに似るが，カフがより軟らかく，喉頭蓋の嵌入を予防するバーがない	気管支鏡やビデオ咽頭鏡を用いて 7.5 mm ETT を挿管できる。挿管へのつなぎでもあり，挿管への移行もできる
TOKIBO-Ambu ラリンゲルマスク®（Ambu Inc., Glen Burnie, MD）	ディスポーザブルで，清潔，解剖学的なカーブが付いている。成型品で，バーがない。再利用可能	解剖学的なカーブで挿入が容易であり，ラリンジアルマスクで起き得るマスクの捻れを予防するかもしれない。挿管へのつなぎでもあり，挿管への移行もできる
Ambu Aura 40	TOKIBO-Ambu ラリンゲルマスク® のディスポーザブル版	
Air-Q® ラリンジアルマスク（Cookgas LLC, St. Louis, MO）	ディスポーザブル版と再利用可能版がある。過度にカーブしており，ユニークなマスクと付属のスタイレットがある	過度のカーブしたデザインにより捻れに強い。陥没した前部を含んだ大きなマスク。付属のスタイレットで挿管チューブの挿入が可能である。挿管へのつなぎでもあり，挿管への移行もできる
CobraPLA Perilaryngeal Airway（Engineered Medical Systems, Indianapolis, IN）	大きな内径で軟らかいチューブ，「コブラ」の頭のような三角形と膨張する遠位カフ。小児と成人用がある	ディスポーザブル版。大きな内径のチューブで，挿管チューブが通る。披裂喉頭蓋ひだに隣接し，声帯の上に位置する「グリル※」と離れてカフが膨らみ，組織を支える。挿管へのつなぎでもあり，挿管への移行もできる

※コブラ様の尖端の換気口が網目状になっているバーがある

表 D-1　声門外（声門上）エアウエイデバイス—つづき

デバイス名／メーカー名	解説	特徴と臨床適応
CobraPLUS	モニタリング機能が付いたコブラ	すべてのサイズで深部体温が測定可能なコブラ。小児用では CO_2 濃度を測定できる
SLIPA Streamlined Liner of the Pharynx Airway（SLIPA Medical LTD., London, UK）	LMA ユニーク®に似たデザイン，甲状軟骨の横幅でサイズが決まる。カフはない	（遠位は，Toe, Bridge, Heel, Hollow chamber で構成される）Hollow（くぼみ）があり消化液を 50 mL まで貯蔵し誤嚥を防ぐ。6 つのサイズがある。靴と似ており，Toe（つま先）が食道に，Bridge（ブリッジ）が舌基部に Heal（かかと）が上咽頭に位置する
コンビチューブ®（Tyco Healthcare/Mallinckrodt, Pleasanton, CA）	ディスポーザブル。気管挿管チューブのルーメンと食道ルーメンのダブルルーメン。大きなラテックス製の咽頭カフがあり，身長が約 122 cm 以上なければならない。2 つの成人用サイズ	現在では旧式の食道閉塞式エアウエイと挿管チューブを結合させた，盲目的に挿入するエアウエイ。大きなラテックス製のカフと，その遠位に標準の挿管チューブのカフがある。8 つの換気口が声帯の前にある。誤嚥に対しいくらか保護する
Elisha Airway Device；EAD（Elisha Medical Technologies Ltd., Katzrin, Israel）	成型デバイスで，3 つの経路があり，1 つは 8.0 mm 内径の挿管チューブが挿入できる。2 つのカフがある	3 つのそれぞれの経路により，換気，挿管，胃管挿入できる。3 つの別々のチャネルがある。挿管中，換気ができる
Chou Airway（Achi Corp., San Jose, CA）	調節可能な 2 つの経口エアウエイで構成される。成人用のみ	外側のチューブは内側チューブを保護する。内側チューブは柔軟性があり，声帯への通気路となる。再利用可能
インターサージカル i-gel®	非膨張式の声門外デバイス，再利用可能で成人用のみ。喉頭周囲の解剖に合うように設計されている	他のデバイスに似ており，さらに胃管のための経路がある。ラリンジアルエアウエイでしばしばある声門の保持を最小限にした。挿管へのつなぎでもあり，8.0 mm 内径の挿管への移行もできる
ラリンゲルチューブ LT；King LT（King Systems Corp., Noblesville, IN）	非ラテックス製，1 つのルーメンで 2 つのカフ。小児用，成人用がある	再利用可能。盲目的に挿入するデバイスで，挿管へのつなぎでもあり，挿管への移行もできる。LMA プロシール™ と類似しているがマスクの必要はない。最小のサイズが 2（12 kg 以上が対象）で，2.5, 3, 4, 5 のサイズがある。チューブのサイズに合う色で投与量を符号された専用のシリンジで，2 つのカフを膨らませる。経口・咽頭チューブとして FDA で作成された
King LT-D	ディスポーザブル版の King LT	King LT のディスポーザブル版
King LT-S	ダブルルーメンの King LT	2 つ目のルーメンは，換気口の背側に位置し，吸引のため胃内へのアクセスを可能にする。LMA プロシール™ に似る。遠位端はより挿入しいやすいように細くなっている
King LTS-D	King LT-S のディスポーザブル版。成人用のみ	King LT-S のディスポーザブル版

ETT の一般的な構造としては内径と外径（inside diameter；ID と outside diameter；OD），（先端から）目印までの距離，マーフィ・アイ，X 線不透過性の目印が含まれる。すでに記したように，ETT はカフ付きとカフなしがある。カフの用途はチューブと気管壁を塞ぐことを促進し，下部に液体が誤嚥することを予防し，そして他の方向へのエアリークを予防する。カフはまたチューブが気管の中央に位置し，そして粘膜内層の刺激を予防する。カフなしチューブは救急での小児患者用に設計されているが，人工換気中の小児ではカフ付きチューブが有益である。これらのカフにはカフ圧を測定する特別な計器が盛り込まれているものもある。特別な計器が付いていても，カフは気管壁の損傷を起こし得るので定期的に空気を抜くべきである。

気管チューブのメンテナンス　気管チューブのカフは患者にとって注目すべき利点と欠点がある。それはカフに

> **ご存知でしたか**
>
> 10〜12 mL の空気を気管チューブのカフに入れると，組織周囲に 90 cm H_2O を超える圧がかかり得る[9]。

よってチューブ位置が確保されるが，そのために粘膜の障害を引き起こし，粘膜線毛輸送を阻害することである。このような理由のため，気管チューブの膨張したカフ圧は 25 cm H₂O 以下に保つべきで，それは空気をいくらか逃がせられるが上部から誤嚥を予防するレベルである。カフ圧を測定する特別な圧力計は市販されているが，別の手段でも適切に維持できる。それには**最大閉塞テクニック**と**最小リークテクニック**の２つの方法がある。ともに単純で手早く，驚くぐらい正確である。

最小リークテクニック：最大閉塞テクニックはカフを抜いて行われる。ほんのわずかなエアリークは気管上皮を健全に保つためにも許容される。気管内径に準じた正しいチューブのサイズはよりこのプロセスをさらに単純化する。適切なサイズのチューブを選べば，人工換気の気道を覆うために必要となる４〜５mL の空気が必要となることはまれである。これは将来的に気道を保護する適切な咳嗽が確実にある健康な気管粘膜が必要となるような，抜管後の患者においては不可欠となる。

繰り返すが，適切なカフ圧は誤嚥から気道を守るのに必要となる。異物に対して体が反応するため，チューブの存在に反応して口腔内分泌物は絶えず産生される。これらの分泌物は通常胃腸に飲み込まれ処理されるが，人工呼吸の患者では喉頭蓋谷か気管に入ってカフか声帯の上部に溜まる。貯留した分泌物は口腔からの細菌を運ぶため，下気道と肺の脅威となる。気管チューブのカフ周囲からのこのような分泌物の受動誤嚥は**人工呼吸器関連肺炎**（ventilator-associated pneumonia；**VAP**）と関連している。人工呼吸を必要としている患者のおおよそ 12%に VAP が発生し，ほとんどの場合最初の数日で起こる。このため，人工呼吸患者は積極的な口腔ケア，口と口咽頭だけでなく喉頭蓋谷と声門上領域までの口腔分泌物の除去が頻繁に必要となる。**高度な気道管理されている患者の搬送前に口腔内と後咽頭の吸引をすることはよい考えである。**

気管切開チューブの維持管理　気管切開チューブのカフでも気管チューブのカフと同じ予防措置がとられるべきである。医師がいないときは人工呼吸患者のカフの空気を決して抜くべきではない。患者のなかにはコミュニケーションのために気管切開チューブのカフを抜いた状態で用いるかもしれない。小径のチューブのカフの空気を抜くと空気が声帯を通るためである。他の患者ではカフを抜いて使用する気管切開チューブの呼気閉塞弁を用いるかもしれない。この弁は一方向弁であることが不可欠で，気管切開チューブを通して気管に空気が入ることができ，声帯を通して空気を上部に送り上気道に出て押し込むことを塞ぐ。空気が入っていても入っていなくても，パイロットバルーンはカフ付きチューブを用いた患者すべてにおいて目につく場所に置くべきである。

気管切開チューブは患者ケアを困難にするいくつかの特徴がある。もっとも一般的なのが内側にカニューレのついている「チューブ付きチューブ」である。外側のカニューレは気管切開チューブである。それに対して内側のカニューレは細い壁のチューブでより小径で，気管切開チューブ，スクリュー式メカニズムあるいはスナップロック式のいずれかが用いられ内側に固定されている。内側のカニューレはエアウエイを外さずに清潔を保つために取り外せるよう設計されている。他の特徴としては孔がついていることである。孔はチューブ後壁に開いており肺から上気道へ空気が流入することができる。有孔式チューブは通常有孔カニューレ，無孔カニューレ，オブトレーターとともに１つのパッケージにされている。オブトレーターは気管切開チューブを気管切開部の瘻孔に挿入するときに使用する盲端の栓である。有孔式チューブは孔の中での肉芽の発達による長期間留置によって気管粘膜を障害するおそれがある。これにより出血，炎症，狭窄を引き起こし得る。分泌物による孔の閉塞もまた避けるべきである（表 D-2）。

チューブの形状を問わず，搬送中の注意は重要視してやり過ぎということはない。チューブは動いてしまう。患者の頭部の動きとともに移動する。簡単な搬送中でも

表 D-2　重篤患者の搬送におけるチェックリスト

項目	はい	いいえ
1. 気管チューブもしくは気管切開チューブであるか	☐	☐
2. チューブはしっかりと固定され，正中位であるか	☐	☐
3. 中咽頭と上気道には分泌物はないか	☐	☐
4. カフ圧は適切か	☐	☐
5. カフ漏れの音が聴こえるか	☐	☐
6. ４カ所すべてで呼吸音を聴取するか	☐	☐
7. 患者は起きているか，鎮静されているか	☐	☐
気管切開患者に対して：		
8. 気管切開チューブの接続部は閉塞していない	☐	☐
9. スピーキングバルブは正しく装着しているか	☐	☐
10. もし 8 の質問が「はい」なら，カフは空気が抜かれているか	☐	☐
11. オブトレーターは使用可能か	☐	☐

手技 D-1　吸引：気管チューブもしくは気管切開チューブ

概要

チューブが存在するだけで患者の咳嗽と分泌物除去能力を阻害する。これらのチューブは多くの分泌物で占有され、閉塞した気道を生じさせ得るかもしれない。

吸引の利益は、細菌を呼吸器系に持ち込んだり、吸引手順の間の無酸素/無呼吸といった潜在的な不利益に勝るだろう。

これらの吸引デバイスには2つのテクニック：開放もしくは閉鎖式が用いられる。開放式吸引の欠点はのちに議論する。閉鎖式吸引もしくはライン内吸引が好まれる。

適応
- チューブ内分泌物の洗浄
- 胃もしくは上気道分泌物の誤嚥が疑われるとき
- 副呼吸音が気管から気管支にわたってよく聴取されるとき
- 陽圧換気中の最大気道内圧が上昇しているとき
- 咳嗽や呼吸数、その両方が増加しているとき
- 酸素化レベルが減少しているとき（PaO_2, SaO_2, または SpO_2）
- 突然の呼吸切迫の発症時
- 気管気管支からのサンプル採取時

禁忌
- チューブ内吸引の絶対禁忌はない
- 吸引に耐えられないハイリスクでは、リスクと利益を考慮すべきである

吸引の合併症
- 呼吸停止もしくは/かつ心停止
- 心不整脈
- 高血圧もしくは低血圧
- 低酸素
- 頭蓋内圧亢進
- 喉頭痙攣
- 肺胞出血（上皮露出，表 D-3）

手技－開放テクニック
1. 適切なサイズの滅菌された吸引カテーテル、滅菌された潤滑剤もしくは生理食塩液、滅菌手袋、滅菌された廃棄物容器もしくは洗面器を集める
2. 組み立て式のチューブを接合し、吸引機のスイッチを入れ確認する（100～120 mmHg）。接合したチューブを準備してスイッチをつけたままにする
3. 酸素リザーバのついたバッグマスク、陽圧弁、結合したチューブを準備する
4. 顔の保護を装着する：患者の呼吸分泌物の噴霧を開放吸引する
5. 患者の顔の付近で滅菌吸引カテーテルを清潔操作で開ける。あなたの清潔野として包装紙を使用する
6. 清潔な容器を開けて、滅菌下で水を一部浸す
7. 滅菌手袋を装着する。患者を過酸素状態にするように要求する
8. 清潔操作で、チューブとカテーテルを接合する。試しに洗面器の水を少量吸引してみる
9. 適切なサイズの滅菌吸引カテーテルをチューブに抵抗があるまで挿入し、あれば少しだけ引き戻す
   注意：粘膜面への障害を予防するため、気管チューブ内のカテーテル挿入の深さを事前に測定して、吸引は気管内にとどめ気管支末梢には達しないようにする
   注意：左右主気管支を直接吸引する特別なカテーテルがある。通常のカテーテルはたいてい右の主気管支に入る
10. 利き手ではない手で吸引ポートを持ち、利き手の母指と示指でカテーテルを引いて回す。吸引は引いてくるときだけ行い、この時間は10秒間行う
11. 患者を再度、過酸素化する。患者を注意深くモニターする
12. 分泌物がまだ残っていた場合には、ステップ9，10，11を行い再度吸引する。吸引は2～3回まで試み、患者を休ませる。吸引を試みる間にカテーテルを滅菌水に浸して吸引し、すすぐ
13. 一度下気道を吸引し、再度患者に人工呼吸を行ったら、同じカテーテルを用いて上気道（鼻腔と口腔）を吸引する。そして上気道を吸引したら、使用したカテーテルは非滅菌として扱い、廃棄しなければならない
14. 患者の体位を戻す。人工呼吸器のパラメーターをすべて再設定する。手を洗う。患者にどのように行ったかの手技を記録する

手技：吸引前後での過酸素療法

少なくとも吸引前後の30秒間は、患者を過酸素状態とする。
1. 人工呼吸器のボタンを押し過酸素化するもしくは
2. F_iO_2 を上昇させ、人工呼吸器を100％にするもしくは
3. 人工呼吸器を外し介助者がバッグバルブマスク（15 L O_2, PEEP）で患者を5～6回換気する

手技 D-1　吸引：気管チューブもしくは気管切開チューブ―つづき

表 D-3　気管チューブや気管切開チューブ吸引時のカテーテルサイズのガイドライン*

年齢	気管チューブのサイズ（mm）	気管切開チューブのサイズ（mm，内径）	吸引カテーテルのサイズ（F，フレンチ）
幼児（2〜5歳）	4.0〜5.0	3.5〜4.5	6〜8
学童児（6〜12歳）	5.0〜6.0	4.5〜5.0	8〜10
青年期〜成人	7.0〜9.0	5.0〜9.0	10〜16

*本ガイドラインは，サイズを予想するためにのみ使用すべきである．実際のサイズは，患者のサイズや必要性で決定する
（Henneman E, Ellstrom K, St. John RE：Airway management. In AACN protocols for practice：care of the mechanically ventilated patient series, Aliso Viejo, California, American Association of Critical-Care Nurses. より）

注意：ルーチンに気管と気管支樹を滅菌生理食塩液で浸すことは避けるべきである．5〜10 mL の滅菌生理食塩液で浸すことは分泌物を薄めず，低酸素を引き起こしかねない．また下気道感染のリスクとなる（図参照）

手技－閉鎖テクニック

1. 手を洗い標準予防策を行う
2. 閉鎖式吸引を推奨されている吸引圧まで変える
3. 吸引を閉鎖式ポートのチューブに接合する
4. 患者を過酸素状態にする
5. 抵抗があるまでチューブをやさしく，素早くカテーテルを挿入し，抵抗があれば少し引いて戻す（吸引をオフにして）
6. 利き手ではない手で吸引を嵌め込み，母指と示指で吸引を引いて（袖に入れて）回す．10秒以上吸引しない
7. 患者を過酸素化する．患者を注意深くモニターする
8. ステップ5，6，7を繰り返してもよい．1回の吸引は2〜3回の周期までにすべきである
9. 患者の上気道を吸引するためのカテーテルを別に開ける．カテーテルをチューブと接合し手技を成し遂げる
10. ディスポーザブルの器具を適切に廃棄する．手を洗う．患者にどのように行ったのか手技を記載する
    注意：過酸素療法を行っても患者の一部は吸引に耐えられない．もし合併症が出現した場合は下記を行う．

- 100%酸素投与を確実に行う
- 開放手技を行っている場合は，人工呼吸器を外さない閉鎖手技に切り替える
- 吸引の間の時間をより長くし患者を休ませる
- 患者が人工呼吸器でPEEPを受けている場合は，PEEPを吸引の間維持する
- 吸引のために人工呼吸器を外している場合は，バッグマスクでPEEPを維持する

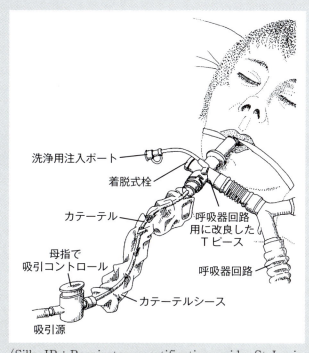

(Sills JR：Respiratory certification guide, St Louis, 1991, Mosby. より)

手技 D-2　気管切開チューブのケア—つづき

概要
気管切開チューブには患者のチューブの開通を維持する独特の機能をもつさまざまなパーツがある。気管切開チューブは気管チューブよりも一般的に径が小さく，短い。一部のものには遠位にカフが付いており，誤嚥，人工換気中の患者のエアリークを防ぐ。

適応
- 損傷や炎症によって原発が閉塞したときの気道の待期的手術
- 急性気道閉塞が起こったときの気道の緊急手術
- 長期換気療法（2〜3週後に気管チューブから置き換える：図参照）

気管切開チューブのパーツ
1. 外側カニューレ：チューブの体部で，カフが付いていることもある。（小児，喉頭切除した成人患者，抜管した患者ではカフは使用しない）
2. 頸部のつば：外側のカニューレをつなぎ，頸部前方の皮膚に固定し，さらに固定するために布の紐で固定できるようになっている
3. 内側カニューレ：外側カニューレに挿入する（任意の）透明なチューブと人工呼吸器に接続する標準15 mmのアダプタがある
4. オブトレーター：先端が鈍化して，デバイスを挿入するときに用いる腰のあるスタイレットである。これらは気管チューブの再挿入に備えてベッドサイドに置いておくべきである
5. パイロットバルーン：（オプション）デバイスにカフに空気が注入されたら，パイロットバルーンは挿管チューブカフと同様の圧がかかる

手技
1. 手を洗い標準予防策を行う。吸引する，大量の分泌物が予測される，もしくは／かつ咳をするときに患者が瘻孔を塞げない場合は顔の保護も行う
2. 新しい紐：綾織りの紐を患者の首の2倍の長さになるように切る
3. 過酸素化し必要に応じて患者の吸引を行う
4. 汚れた包帯を外し適切に廃棄する
5. 非滅菌手袋を外し手を洗う
6. 清潔野を準備し物品—滅菌生理食塩液，過酸化水素溶液，容器を用意する。滅菌生理食塩液と過酸化水素溶液を50：50の割合で混合し滅菌容器に入れておく
7. 滅菌手袋をはめる
8. 内側カニューレを外しそこに過酸化水素水/生理食塩液を入れる。必要に応じて小さな滅菌ブラシで内側カニューレを洗ってもよい
9. 消毒した内側カニューレを滅菌生理食塩液ですすぎ，再挿入し，固定する
   注意：内側カニューレを洗浄中に，酸素投与や換気

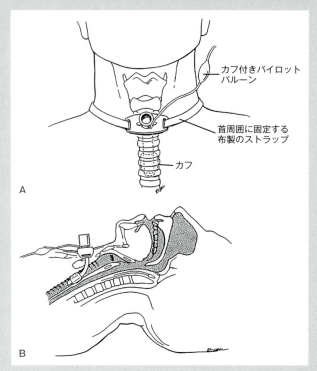

(Eubanks DH, Bone RC：Comprehensive respiratory care, ed 2, St Louis, 1990, Mosby. より)

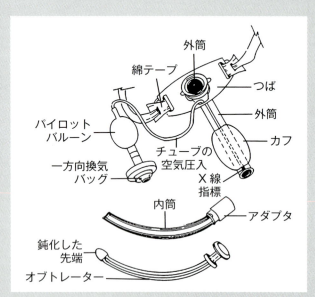

(Eubanks DH, Bone RC：Comprehensive respiratory care, ed 2, St Louis, 1990, Mosby. より)

手技 D-2　気管切開チューブのケア—つづき

　　　　　　　　　は外側カニューレより行う
10. 瘻孔を消毒する。瘻孔部を生理食塩液で浸した 10 × 10 cm ガーゼで消毒し，10 × 10 cm ガーゼを乾かす
11. 外側カニューレを消毒する。生理食塩液で浸した 10 × 10 cm ガーゼを用い，外側カニューレを綿のスワブで洗う。乾いた 10 × 10 cm ガーゼで軽く叩く
12. 介助者を呼んで，古い頸部の紐を外して廃棄する間に頸部の平板の部位を保持してもらう
   注意：気管切開の瘻孔の形成が 48 時間以内の場合はとくに重要になる。気管切開チューブが偶発的に除去されてしまうと，新しい瘻孔が閉じてしまうためである
13. 面板を通して片側に新しい紐を装着し半分までの長さをスロットに通す。患者の頸部のうしろに二重になった紐を滑り込ませ，反対側のスロットに通し，そして元のスロットに紐のおわりをループさせる。その元の側で二重コマ結びを行う
14. 新しい包帯を当てる
15. ディスポーザブル用品と手袋を破棄する。手を洗う
16. 瘻孔の状態，ドレナージ量と色調を記録する（図参照）

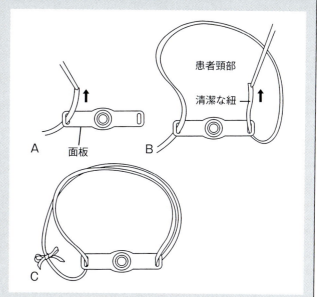

(AACN procedure manual for critical care, ed 5, St Louis, 2005, Mosby. より)

どんな位置の変化でも起こり得ると考える。最初の移動までにチューブの安定性と安全性を確認し，患者が救急車の中に入ったら再度行い，救急車から降りる前，ベッドやストレッチャーに移動する前，施設が受け入れるときなどに確認を行う。CPR の開始時，除細動時，痙攣後，患者が不穏時などどんなときでも同様にチューブの安定性と安全性を確認する。最良のエアウェイ保護デバイスは臨床家である。同じように機能する機器など存在しないのである。

気管チューブのサイズと形状　マギール型 ETT のサイズは一般的に女性では内径 7.0 〜 7.5 mm，男性は内径 8.0 mm が推奨されている。小児では，正確なサイズを決定するためにさまざまな計算式が作られてきた。

　声門外デバイスと同様に，手術室や集中治療室（ICU）や特別な救急の状況での必要性に合わせて多くの ETT の形状が設計されている。曲がりやすい先端のシングルもしくはダブルルーメンチューブ，経鼻，経口，経鼻と経口の両方，が市販されている。レーザーが使用されている手術室では耐火性のあるチューブさえも存在する。このような特徴的な ETT に集中治療搬送チームの一員としてこれらの構造に慣れ親しんでおくべきである。

　HiLoEvac®ETT：HiLoEvac®ETT（排気ルーメン付き）は ICU で一般的に起こる致死的な**院内感染症**である人工呼吸器関連肺炎を予防するために作られている。カフ上の分泌物を間欠的もしくは持続的に排泄し，それによって VAP を引き起こさず，こうした分泌物の誤嚥を防ぐ。この同じ HiLo® が採用され，ジェット気管チューブと名づけられた。メインのチューブを通して小児用**ジェット換気**ができるようになっており，横のルーメンを用いて洗浄とともに気道内圧と $PETCO_2$ をモニターする（図 D-8）。

　ダブルルーメン ETT：ダブルルーメン ETT（double-lumen ETT；DLT）は両肺を分離換気できるように作られている。このテクニックは片肺を保護する，もしくは手術を手助けするために用いる。DLT は片側肺だけで換気を行いもう一方の肺を塞ぐことができるもの，とさらには分類され得る。気管支内チューブ（endobronchial tube；EBT），気管支ブロッカー（bronchial blockers；BB），そして DLT はとくに胸腔内手術のために設計されており，時に正確な位置に置くために気管支鏡が用いられる。

挿管チューブの再設置　気道と呼吸管理において，医療従事者は気道を保護し，正常な換気運動を再現するように努める。単なるチューブでも胸郭の**死腔**，空気の乱流，**気道抵抗**を作り出す。乱流は陽圧換気で高い吸気の気流が必要となり，挿管チューブを通るときに増加する。このことは小さな気道径への影響すべてを生み出し，呼吸への抵抗を増大させる。チューブの長さと曲がり具合も

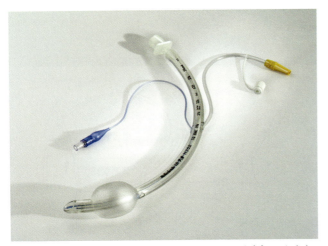

■ 図 D-8 （Mallinckrodt Inc., St Louis. の厚意により）

この現象を引き起こすので，太く短い，直線的なチューブのほうが陽圧換気に適しているが，適切な位置にチューブを設置することはより難しい。

　もし ABC を評価し，挿管チューブがすでに挿入されていることをみつけた場合には，チューブが適切なサイズか，開通しているか，適切に機能しているかを診察できるようにならなければならない。換気をするのが困難な患者に対して小さいチューブ，または十分に機能していないチューブ（エアリークやカフのリークで）であることに気がついた場合は，より大きいチューブか新しいチューブを挿入する必要があるかもしれない。この気管チューブの交換において，あらためて最初から始めることなく，また，気道管理にリスクを加えることもないよう助けとなる多くのツールがある。

　一般的に，これらのツールは交換カテーテルと呼ばれているが，イントロデューサーとスタイレットもこの目的のために使用されている。事前の酸素化を行い，挿管患者には適切な大きさの交換カテーテルを（気管への障害を避けるため）あらかじめ決められた深さまで挿入する。もともと挿入されていた ETT のカフの空気を抜き，チューブをやさしく抜く。おそらく交換カテーテルのなかには新しい ETT を待つ間の一時的な換気ができるものもあるだろう。新しい ETT は交換カテーテルを通して適切な長さまで挿入し，カフを膨らませそして挿管したチューブの位置を確認する。そして交換カテーテルを愛護的に抜いて新しい ETT をしっかりと固定する。

気管チューブガイドとスタイレット　手術することなく ETT を挿管するには一般的に 3 つの方法がある。

1. 盲目的で，指標もない（指）
2. 視覚化されている（喉頭鏡，ファイバースコープ，気管支鏡を用いて）
3. 指標や音（サウンド），感触，もしくは光源（光源付きスタイレット）を用いての間接的な挿管

挿管の補助には表 D-4 に記載したツールを用いる。これらすべてのデバイスは外科的侵襲なしでの気管挿管するための 3 つのいずれの方法を成功裏にやり遂げるためのチームの手助けとなる。

　開指的挿管：もし（血液や分泌物で）声帯を目視できない，もしくは/かつ患者が頭/頸部を動かせないときに，指を用いて気管チューブで挿管することはいくつかの利点がある。3 つの角度を乗り越えて声帯を確認する必要がない。代わりに，喉頭蓋を触知しその感触によってチューブを挿管する。指を用いた挿管のもっとも大きな障害は嘔吐反射があること，もしくは/かつ意識のある患者である。患者は一度嘔吐反射の領域を刺激されるとやむを得ず噛んでしまう。

　この手技を始めるにあたって，ETT に光源付もしくは通常のスタイレットを取り付け，チューブを J もしくはホッケースティック型に曲げておくべきである。上気道の解剖の知識によって，舌の基部のうしろに喉頭蓋があることを理解している。利き手の母指と示指を用いて舌の基部に向かって「歩く」。1 本の指で喉頭蓋を確認して格納する。あらかじめ準備した ETT を患者の口に入れ指に向かって入れていく。喉頭蓋の入口に入った時点で，2 本目の指で ETT の先端を捕捉して喉頭蓋の中を通して「追いやる」。挿入したら，指を抜きスタイレットを少し引き戻し，代わりに ETT が適切な位置に挿入されるまで ETT を保持し，スタイレットを外す。そしてデバイスの挿入位置を確かめて，チューブを固定する。

　経鼻挿管：気管チューブの第 2 の通り道は鼻である。正しい挿管は成人において目視もしくは盲目的であろうと声帯を通って挿管することは可能である。テクニックを問わず，もっとも一般的な問題は鼻出血である。これらの高度な手技はたいてい合併症が起こりやすく，時間がかかるが，挿管の手技中も酸素投与を行えるという利点がある。

　鼻腔の特徴的な構造のため，気管挿管は通常の経口挿管のときに使用するサイズよりも半分の大きさが使用される。可能であればチューブ先端を前方にたわませることができる輪状の器具の付いた特殊なチューブを使用すべきである。挿管チューブの先と挿管する患者の鼻腔に潤滑剤を用いることがより外傷を減らしてくれる。時間が許すのであれば，潤滑剤に 2％ リドカインと 0.25～0.5％ フェニレフリンを混ぜて局所麻酔を用いて鼻出血を予防する。

　直視下経鼻挿管（成人）：このテクニックは喉頭鏡とマギル鉗子を用いる。ただちに利用できるのであればマ

表 D-4 気管チューブのガイド

デバイス名/メーカー名	解説	特徴と臨床適応
気管内チューブイントロデューサ（リユース）® (Smiths Medical ASD, Keene, NH). 気管チューブを声帯へ導くのに使うことができる。挿管チューブイントロデューサーとしても知られる	尖端が35°屈曲した長いガイド	開口障害の患者などで前喉頭に挿入する。先に挿入した声門外エアウエイからも挿入できる。また挿管する際のスタイレットとしても使用できる。直接気管に挿入した場合は、気管内に位置したことを確認する、クリック音を感じるだろう
気管内チューブイントロデューサ（シングルユース）® (Smiths Medical ASD, Keene, NH)	尖端が屈曲したチューブ	気管内に挿入する一方で酸素化や換気もできるイントロデューサ。再利用可能
パーカーアーティキュレーティングスタイレット® (Parker Medical, Englewood, CO)	内腔が空洞であるスタイレットで、小児用、成人用ともにある	標準のスタイレットに基づきデザインされているが、挿管者側の末端にボタンがあり、ボタンを押すと尖端がブジーのように角度がつく。片手での操作が可能。ビデオ喉頭鏡での挿管も容易にする
Frova 気管内挿管用イントロデューサ® (Cook Critical Care, Bloomington, IN)	角度ある先端に2個側孔がある。硬いタイプと、柔軟なタイプがある	小児用、成人用ともにあり、イントロデューサ、スタイレット、チューブエクスチェンジャーとして使用できる。口側にアダプタを付けると（チューブが中空のため）気管挿管中に遠位の側口を通して換気を行うことができる
Aintree 気管内挿管用カテーテル® (Cook Critical Care, Bloomington, IN)	角度が付いた先端に大きな内腔で、2個側孔とアダプタがある	（内腔が大きいため）声帯をみるためにファイバー喉頭鏡を中に通すことができる。また、イントロデューサやエクスチェンジャー、スタイレットとして使用するときは、アダプタの使用により換気できる
Cook and AEC (Adult Exchange Cath.), Cook 気管内チューブ交換用カテーテル®	ダブルルーメンチューブのための交換カテーテル	ダブルルーメンチューブの交換のため、長く作られている

ギル鉗子を用いて通常の方法で潤滑剤の付いたチューブを適切に挿入する。声帯が確認できた時点で、右手で鉗子を挿入し、直接前方に進めるためにチューブの先端を掴む。鉗子を用いてETTのカフを傷つけることを避けるために注意を払わなければならない。

盲目的経鼻挿管：直視下で気管を確認することが困難もしくは不可能なとき（例：歯がしっかりと噛まれている）や、迅速導入気管挿管のプロトコールがないとき、もしくは静脈路が確保されているときには、この手技は役に立つだろう。患者が坐位もしくは仰臥位かもしれないが、挿管に耐え得る十分な自己換気が必要となる。鼻腔にチューブが入り（外側に斜め向きとなり、チューブは直角になる）咽喉頭に入った時点で、ETTに耳を近づけ、呼吸音を確認し、輪状甲状圧迫を行い、手応えを感じながらゆっくりとETTを進めていく。先端が声門に入れば、気管音が聴こえ、患者が咳（牛のような咳と表現される）をするかもしれない。呼吸音を「聴くこと」を促進するための指標として、特別な笛（やかん様）をチューブの端に装着できる。他の方法として、シングルチューブの聴診器からベルを外して、ETTの端に挿入するというものもある。

経鼻で声門を通って挿管チューブを挿管するために何度か試みる必要があるかもしれない。患者の頭部は屈曲位もしくは患者の下顎を利き手ではないほうの母指と示指で前方に持ち上げることが挿管の助けとなるかもしれない。

ファイバーとビデオ挿管：気管支鏡は硬性もしくは軟性のものがあり、挿管位置のために声門内気道を視覚化したり、外科的気管切開術の助けとなる。軟性のものは**ファイバー気管支鏡**（fiberoptic bronchoscopes；**FOB**）もしくは軟性ファイバー気管支鏡（flexible fiberoptic bronchoscopes；FFB）と呼ばれている。FOBもしくはFFBは直視下喉頭鏡で挿管が困難なときや困難が予想されるとき、または通常の挿管で失敗したときに用いられる。先天奇形のような解剖学的な異常、頸椎異常、**顎関節強直症**や**マランパチ分類**がⅢ、Ⅳ（RSIの項目に記載した）の挿管での挿管に有用と考えられる。現在ではビデオ付きFOBとFFBがあり緊急挿管手技の助けになる。これらのデバイスは訓練を積んだ医師もしくは呼吸看護麻酔認定看護師に使用が制限されている。

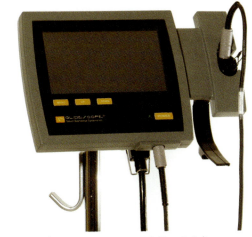

■ 図 D-9 （Verathon Inc. の厚意により）

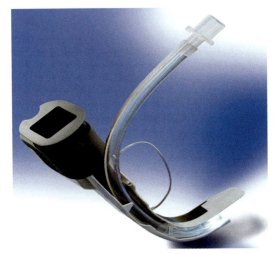

■ 図 D-10 （King Systems. の厚意により）

ヘルスケアの領域では，ここ数年でよく用いられるようになってきたファイバー喉頭鏡（とその新しいバージョンのもの）はチームの一員の実践の範囲内である持ち運び可能なデバイスにおける気道の気管支鏡所見の利点をクリティカルケアチームにもたらしてくれる。これらの気道カメラは直視下喉頭鏡を考慮しており，ETT の位置を確認したり，声門外から声門内に挿入したりするときに直接視覚化できる機能を有している（図 D-9, 10, 表 D-5, 6）。

■ 特別な気道テクニック

直視下もしくは声門外もしくは声門内デバイスを用いて，ファイバーで気道を目視する以上のことを行う判断は通常ストレスが高く，きわめて気道手技が困難な状況で求められる。クリティカルケアチームはこれらの判断を導くためのプロトコールを持っておくべきである。「困難気道プロトコール」はプログラムのメディカルディレクターによって作られるが，チーム全員がよく習熟しておかなければならない。このようなディシジョンツリーの最後のほうにはいくつかの特別な気道テクニックが記載されており，通常実際には外科手術に分類されるものである（図 D-11 〜 15）。

表 D-5　光源付スタイレット

デバイス名／メーカー名	解説	特徴と臨床適応
Flexible Airway Scope Tool（FAST）	硬い先端と柔軟なスタイレット	成人用のみで，ラリンジアルマスクや他の声門外エアウェイから挿管に切り替えるときに使用される。気管チューブが位置したことを確認できる
FAST Plus（Clarus Medical, Minneapolis, MN）		経鼻挿管用
シカニ オプティカルスタイレット®（SOS）（Clarus Medical, Minneapolis）	柔軟なファイバー喉頭鏡のようであるが，J 型のスタイレット	困難気道例で，挿管するため，もしくは他のデバイスとともに使用できる。緊急な場面でより適したポータブルデバイスである。デバイスを通して酸素投与ができる。酸素投与ポートといろいろなチューブのサイズに調節可能なチューブストッパーが付いている
レビタン オプティカルスタイレット®（Clarus Medical, Minneapolis）	シカニと似るが，チューブストッパーは付いていない	シカニと同じように，直接喉頭鏡のハンドルが装着できる
トラキライト®（Laerdal Light Medical AS, Stavanger, Norway）※	小児用，成人用に 3 つのワンドがある	小児用，成人用のワンドがある。緊急時にはファイバー喉頭鏡に取って代わる。声帯をみることが困難なときや，声帯の動きが制限されているときに，盲目下，直視下，もしくは最初は直視下で途中から盲目下で挿入できる

※ 訳注：販売終了

表 D-6　ビデオ喉頭鏡

デバイス名／メーカー名	解説	特徴と臨床適応
グライドスコープ ビデオ喉頭鏡システム®；GVL（Verathon Medical, Bothel, WA）	先端が60°の角度がある，カメラが付いたブレードで軽量である．小児，成人用あり	軍隊やEMSのために作られた．リアルタイムで気道を見ることができる．再充電可能なバッテリー．リアルタイムの画像が小さなカメラに送り込まれる
DCI Video Laryngoscope System（Karl Storz, Tuttlingen, Germany）	成人用でミラー型やマッキントッシュ型などブレードを変えることができる	モニターに繋がるカメラが付いた喉頭鏡のハンドルがカチャッと装着される．モニターは直視下よりやや下側を映す．挿管困難患者，肥満患者にはよい適応で，気管チューブが声帯を通過したことを確認できる．挿管や挿管チューブ交換，内視鏡の導入に使用される
Viewmax Laryngoscope Blade（Rush Inc, Research Triangle Park, NC）	小児用，成人用があり，マッキントッシュ型のブレードにヴューポートが付いている	プリズムが装備され，声帯が「魚の目」のようにみえる
McGRATH™ MAC ビデオ喉頭鏡（LMA of North America Inc., San Diego, CA）	持ち運びが可能で，ワイヤレスな喉頭鏡．軽量化したデザインで，ブレードはディスポーザブル	声帯が前方にあり，開口制限や頸部可動制限がある患者や肥満患者にはよい適応である．ブレードが調節可能である．持ち運びが可能で軽量
エアウエイスコープ®	ワイヤレスのビデオ喉頭鏡で，吸引カテーテルが挿入できるブレード	McGRATH™に似るが，ブレードを通して吸引ができる
エアトラック®（Prodol Meditex SA LLC, Vizcaya, Spain）	単回使用で，挿管チューブガイドが付いたビデオ喉頭鏡	ルーチンの挿管や挿管困難にも使える．挿管チューブをデバイスに装着し，声帯がみえるときにチューブを進める
Bullard Elite Laryngoscope（Gyrus ACMI, Southborough, MA）	非直視下のファイバー喉頭鏡で，小児用，成人用がある	酸素投与と吸引も同時にできる．標準的な喉頭鏡のハンドルとして使用でき，ファイバー喉頭鏡の出力源としても使用できる．金属製のスタイレットを装着する
UpsherScope Ultra（Mercury Medical, Clearwater, FL）	成人用のみ．非直視下の硬いファイバー喉頭鏡である	Bullard Eliteと同じであるが，Upsherハンドルか光ファイバー光源を使用しなければならない

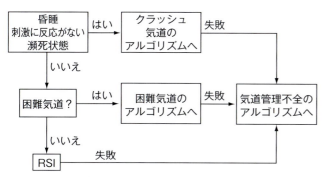

■図 D-11　（Semonin-Holleran R：Air and surface patient transport principles and practice, ed 3, St Louis, 2005, Mosby. より）

逆行性挿管

　逆行性挿管は患者が換気困難もしくは酸素化困難な場合に必要となり得る．大きな針で輪状甲状間膜（靱帯）を刺し，ガイドワイヤーを針の中に直接通す．このワイヤーは口腔内に向かって通す（とはいえ鼻のほうに逸れやすいかもしれない）．介助者はマギル鉗子で咽頭内のワイヤーをつかみ，口から取り出す．ワイヤーにETTを通して声門に向かって進めていく．このテクニックは，緊急事態で急いでいるときにはかなり時間がかかるため常に有用というわけではないかもしれない．

輪状甲状間膜切開

　輪状甲状間膜切開は，患者が挿管困難，換気困難，酸素化困難時の最後の救命手技となるかもしれない．この手技の助けとなる商業用に設計されたデバイスがいくつかある．

　針での輪状甲状間膜切開　針での輪状甲状間膜切開は大きな針とカテーテルの手順を用いて行うべきである．Cook® Emergency Transtracheal Airway Catheterは針を通して挿入する，折れ曲がらない大きなカテーテルの

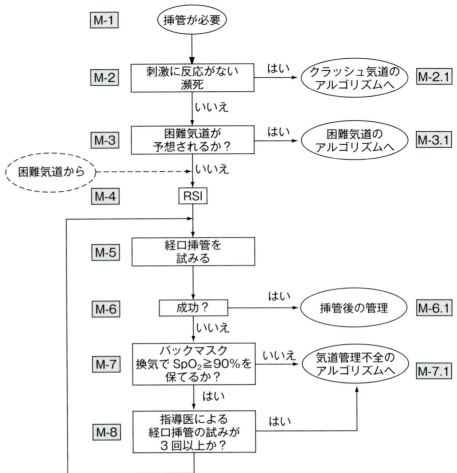

■図 D-12 (Semonin-Holleran R：Air and surface patient transport principles and prac-tice, ed 3, St Louis, 2005, Mosby. より)

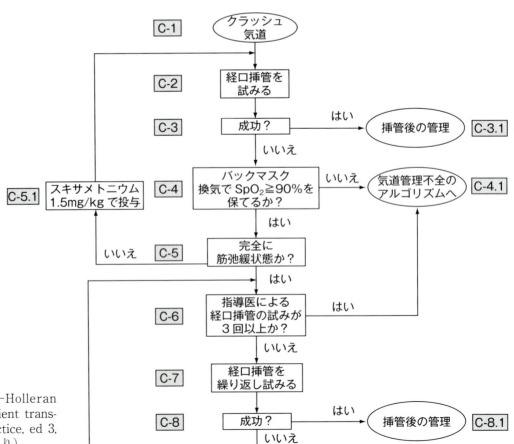

■図 D-13 (Semonin-Holleran R：Air and surface patient transport principles and practice, ed 3, St Louis, 2005, Mosby. より)

APPENDIX D　迅速導入気管挿管

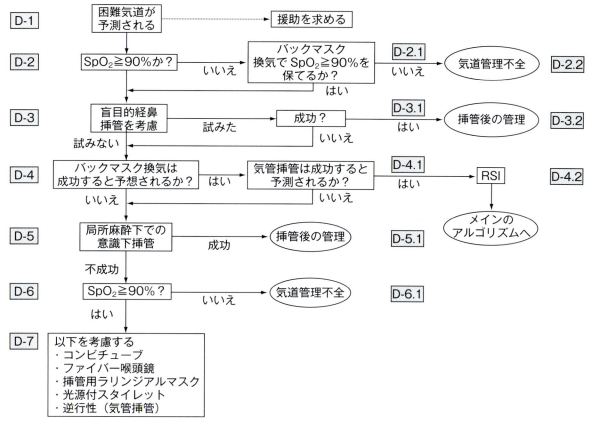

■図 D-14　(Semonin-Holleran R：Air and surface patient transport principles and practice, ed 3, St Louis, 2005, Mosby. より)

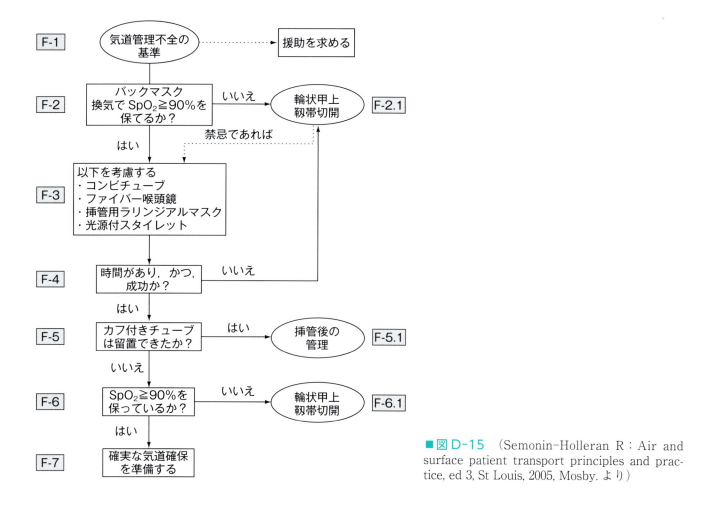

■図 D-15　(Semonin-Holleran R：Air and surface patient transport principles and practice, ed 3, St Louis, 2005, Mosby. より)

1つの例である。もう1つの単純な手順としては，14 G，5 cmの静脈カテーテルにシリンジを取り付けて輪状甲状間膜から挿入する。気管に入った時点で，スタイレットを抜き，3 mmのETTに付いている15 mmのアダプタを14 Gのカテーテルの先端に挿入し，バッグバルブマスクで直接換気する。14 Gの針では瘻孔にならないため，危機的状況時に短時間の使用にとどめておく。

経皮的輪状甲状間膜切開 経皮的輪状甲状間膜切開は**セルジンガーテクニックを含む**．針で挿入し，次にカテーテル挿入口を広げる。Cookから販売されているMelker Cuffed Emergency Cricothyrotomy Catheter Setのような商業用として入手可能な製品には5 mmのカフ付き気道カテーテルが入っている。QuickTrach versions ⅠおよびⅡ（VBM Germany）はカフなしかカフ付きの挿管チューブを小児用および成人用の針のような大きなトロッカーを用いて行う（図D-16）。

外科的輪状甲状間膜切開 外科的輪状甲状間膜切開は最初に皮膚に外科的切開を加えてから輪状甲状間膜に辿り着く。気管切開チューブもしくは標準的なETTを切開口から挿入できる。これはもっとも迅速な外科的テク

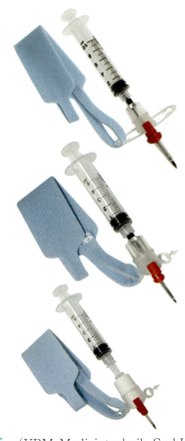

■図D-16 （VBM Medizintechnik GmbH, Germany. の厚意により）

手技 D-3　外科的気道

概要
外科的テクニックで気道を作ることは「標準的な」方法で練習し，手技を行ったことがあることを意味している。針（経皮的），市販のデバイス，またはメス（外科的）を用いるかにかかわらずすべてのテクニックについてここで説明する。

適応
- 換気困難で気道が完全に閉塞しているときのレスキュー気道
- 経口や経鼻で挿管や換気ができない大きな顔面外傷

禁忌
- 外科的気道は最初に行う気道管理手技とすべきではない。
- 解剖学的なことから12歳未満の小児では，輪状甲状間膜切開は相対的禁忌である（経皮経気管的換気が推奨される）
- 輪状甲状軟骨領域に喉頭や気管の病変がある場合

輪状甲状間膜切開：準備
1. バッグマスクで換気を試みている間に，患者の輪状甲状軟骨領域に病変や切開既往がないか診察し，そしてランドマークを同定する

ランドマーク（図参照）：
輪状甲状間膜の同定は最初に甲状軟骨の上方の領域（甲状舌骨間膜）を同定し，下方の甲状軟骨，輪状軟骨輪を触知する。他の輪状甲状間膜の同定方法としては気管輪を同定し，上方に向かっていくと最初に輪状軟骨輪，次に輪状甲状間膜を触知する

2. 器具を集め準備する。「Cricothyroidotomy kit™」は自身の気道キットとしてあらかじめ組み立ておき，利用できるようにしておくべきである。使用器具は製品版キット，もしくは，ベタジン皮膚消毒スティック，10×10 cmガーゼスポンジ，ディスポーザブルメス（11号刃），2本のケリー鉗子，気管フック，カフ付き気管切開チューブ（4号シルキーキット），6 mm気管チューブ（ETT），シリンジを含む。チューブの片方のつばに紐を付けておく。

手技
1. 消毒薬で輪状甲状間膜周囲から甲状軟骨，輪状軟骨，気管輪上方の皮膚を円形に消毒する
2. （患者が覚醒していて時間に余裕がある場合）輪状甲状間膜上の皮膚を1％リドカインで局所麻酔する
3. 滅菌野に輪状甲状間膜切開キットを集める。滅菌手袋と顔面の保護を行う

手技 D-3　外科的気道—つづき

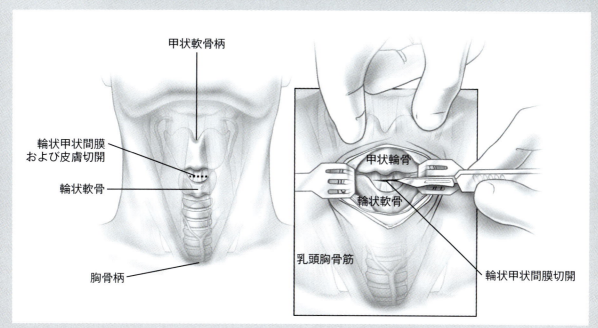

（Cummings C, Flint P, Harker L, et al：Cummings otolaryngology：head and neck surgery, ed 4, St Louis, 2005, Mosby. より）

4. 利き手ではない手で，複数の指を使って甲状軟骨を固定する．1本の指は手技中に輪状軟骨輪を触知できるようにしておく
5. 輪状甲状間膜が中心にくるようにして上方から下方に向かって切開をする．皮膚正中に切開を加えて甲状軟骨から気管輪上部まで広げる
6. ケリー鉗子を使用して組織を大まかに離開させる．輪状甲状間膜が直接みえるようになるまで行う
7. 膜がみえ，触知することを確認したら，メスを使用して膜の下方を約1 cm水平に切開する（図参照）

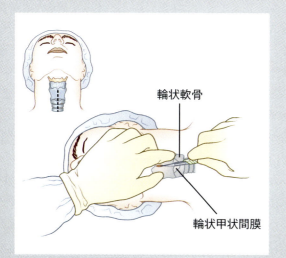

（Auerbach P：Wilderness medicine, ed 5, St Louis, 2007, Mosby. より）

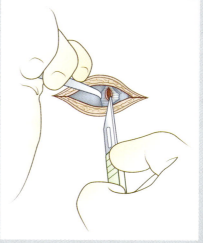

（Auerbach P：Wilderness medicine, ed 5, St Louis, 2007, Mosby. より）

手技 D-3　外科的気道─つづき

8. 気管フック（皮膚フックでも可）を使用して輪状甲状間膜の上部辺縁をつかみ，上方に引く
9. ケリー鉗子（トルソーダイレーターでも可）で同定（確認）し，気管切開チューブをつかんで入れられる程度の孔に広げる。オブトレーターを固定して気管切開チューブを挿入する。皮膚表面につばが付くまで解剖学的な曲がりに従ってやさしく，ゆっくりと進める。両側から引けるように2本目の気管切開フックを下方部分に使用してもよい。そうすれば気管切開チューブが通過できる
10. 気管切開チューブのつばが皮膚に付いたら，カフを膨らませ，スタイレットを取り外し内側カニューレを挿入する。15 mmのアダプタにバッグマスクを装着し，正しく挿入されているかチェックする間，やさしく換気する。ETTのときと同じ方法で位置を確認できる
11. 患者の頸の周囲でしっかりと固定したチューブのつばからもう一方の側まで回し，適切に結ぶ
12. 換気と酸素化を継続する

ニックで，とくに他の製品が入手できないときに有用である。

気管切開　緊急気管切開は外科的切開を皮膚に加え輪状軟骨下方の気管に到達する。このテクニックは10歳未満の小児や気道の解剖を変えてしまうような障害や感染症を認める場合に検討する。このテクニックは修練を積んだ医師の範疇である。

■ 気管挿管における薬剤の使用

近年，さまざまなツールにより，多くの患者の気道管理を行うことができるようになった。どのツールや手段を選ぶかについては，言及するにはあまりにも問題が多すぎるが，あげるとすれば費用，メディカルディレクターの親しみやすさや好みであろう。気道管理全体の次なる重要な要素は，初期および継続的な気道管理の高度な手技を容易にする薬剤の使用である。

一般的に，迅速導入気管挿管（rapid sequence intubation；RSI，もしくは迅速導入），と呼ばれるが，患者の上気道に挿管チューブを通すことを容易にするために薬剤を使用することに関しては，実際は何も「迅速」なことはない。ただ，そのRSIという用語は定着し，業界ではその用語を，薬剤を用いて挿管する手技として使用している。ここでもそれを模倣する。

Walls医師は迅速導入気管挿管を，「気管挿管の際に，無意識と運動麻痺を引き起こすため，強力な鎮静薬を投与し，引きつづき急速に作用する筋弛緩薬を投与すること」としている。

RSIの準備には，実際何カ月もかかり得る。準備には実施者への教育，手術室やシミュレーションラボでのテクニックやシナリオの練習を含む。気管挿管はただの30秒間のスキルではないことを忘れないでいてほしい。RSIプロトコールで起こる数々の合併症を予行するさまざまなシナリオシミュレーションを行い，良好な判断ができるようになるべきである。

標準的なRSIの手順

最初のステップの前に，この手技に対して自身でしっかりと準備するため，教育や認定を受けるべきである。プロトコールにはRSI以外に，問題が生じたときのバックアッププランも加えるべきである（困難気道，気道管理不全のプロトコール）。その後，以下のステップに進むことができる。

ステップ1：患者を評価し，器具を準備する　すでに挿管が必要な患者を認識しており，患者が痛みや合併症を起こさないことを望んでいる。最初に困難気道の徴候がないか患者を評価する。その評価の一方で，患者に90〜100％濃度の酸素を与える。

困難気道を予測し評価する：RSIの準備の一環として，患者の解剖を迅速に評価することで，換気や酸素化，挿管が困難である患者を予測することができる（図D-17，D-18）。

評価は，気道閉塞や頸椎可動性につづく。たとえば，喉頭血腫や喉頭蓋炎は気管挿管の際に声帯を閉塞するだろう。疾患により頸椎が硬直している場合は，挿管のために頭部と頸椎が一直線となり，挿管を非常に難しくする。ファイバー喉頭鏡の使用が，そのような頸椎可動制限のある患者の挿管を容易にし得る。ボックスD-1にLemon評価法に関する情報を提供し，ボックスD-2にここまでのRSIのまとめを示す。

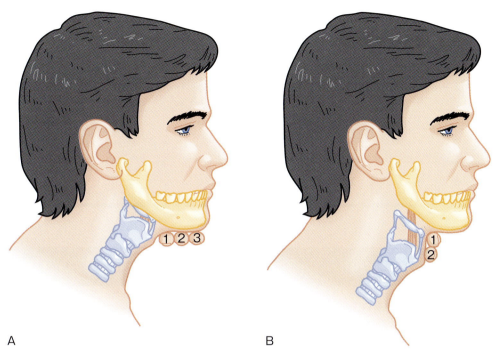

■図 D-17 (Walls RM, et al：Manual of emergency airway management, Philadelphia, 2004, Lippincott Williams & Wilkins. より)

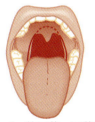

Class Ⅰ：軟口蓋，口蓋垂，口峡，口蓋弓がみえる
困難は予想されない

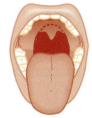

Class Ⅱ：軟口蓋，口蓋垂，口峡がみえる
困難は予想されない

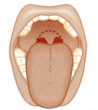

Class Ⅲ：軟口蓋，口蓋垂の基部がみえる
中等度の困難が予想される

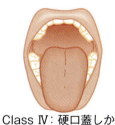

Class Ⅳ：硬口蓋しかみえない
高度の困難が予想される

■図 D-18 (Whitten CE：Anyone can intubate, ed 4, San Diego, 2004, KW Publication. より)

挿管手技前の療法

ステップ 2：患者を酸素化する 患者の治療計画で挿管が想起されたら，できる限り早く高濃度酸素を患者に投与する。肺を，主に窒素からなる室内気で満たされた袋と考える。目標は，その袋から窒素を排気し，リザーバ内の高濃度酸素に置換することである。この酸素の貯蓄により気管挿管の間の無呼吸期を耐え得る。

実際に 100％酸素投与することは難しい課題である。非再呼吸式のマスクは，そのリザーバに十分な酸素を満たすべく流量計を設定しても，実際は 70〜75％濃度の酸素しか投与できない。自己膨張しないバックマスクシステム装置（麻酔バッグ）ではより高濃度の酸素を提供し得る。時間が 5 分もないのであれば，患者にできるだけ深い 8 回の深呼吸を麻酔バッグとマスクを介して行うことにより代替できる。

RSI の準備において患者を事前に換気することは，陽圧換気を患者の食道と胃にもたらす。そのため，逆流およびその後につづく誤嚥のリスクを高める。

RSI を施行する前に準備する薬剤はあるか。答えは「イエス」である。ある種の患者は，RSI のプロセスや薬自体で合併症や副作用を来す。それゆえ，前投与薬で，これらの合併症や副作用を避ける必要がある。**ボックス D-3** に RSI シーケンスについてまとめた。

ステップ 3：前投与薬 多くの RSI プロトコールには，投与される筋弛緩の効果を和らげたり，また心拍数を上げる目的で前投与薬が含まれる。メディカルディレクターの RSI プロトコールではある特定の患者群に対し，これらの目的を成し遂げるためさまざまな薬剤が含まれているであろう。これらの薬剤は筋弛緩薬投与の**前**に投与されなければならない。

リドカイン：リドカインの標準的な静脈内投与（1.0〜1.5 mg/kg）は**脱分極型**筋弛緩薬の効果を和らげるために，鎮静薬や筋弛緩薬の前に行われるだろう。RSI 薬剤

ボックス D-1　LEMON 法：挿管困難の予測を助ける迅速導入挿管の準備における緊急評価

Look externally（外観の評価）：（マスクシールを妨げる）顔面の毛，カヘキシー，無歯，出っ歯，短く太い首，病的肥満

Evaluate the 3-3-2 rule：3-3-2 法で評価，図 D-17 参照

Mallampati evaluation：マランパチ評価（口腔内の評価）

Obstruction？：閉塞，腫瘍，腫脹，膿瘍，喉頭蓋炎，血腫を伴った高位頸椎損傷を探す

Neck mobility：頸椎可動性：頸部を動かせるか（胸に顎がつくか）

Walls R., et al：Manual of emergency airway management, Philadelphia, 2000, Lippincott Williams & Wilkins. より

ボックス D-2　RSI のまとめ

患者が困難気道，気道管理不全のプロトコールに合うかどうかを評価し，挿管手技のため器具や装置を集めなければならない。

1. 患者をすべてモニターする。これにはパルスオキシメトリ，3 または 5 点リードの心電図モニター，（可能であれば）呼気終末 CO_2 濃度モニターを含む
2. エアウエイツールを準備する。これには，声門外エアウエイや適切なサイズの気管チューブ，そしてそれらに合うシリンジを含む。カフを事前に確認する。挿管チューブと同様に，バックアップの器具も使用できるように準備しなければならない
3. 喉頭鏡と適切なブレードを装着し確認する。ファイバー喉頭鏡やブジー，スタイレット，チューブの位置を確認する器具を準備する。チューブ固定器具も準備する
4. 吸引器具を用意し接続するが，吸引は挿管中に右手で使用できる状態にし，尖端は硬いものがよい。患者の頭部のマットレスの下に，硬い尖端を挟んで用意しておく
5. 滴下が良好な静脈路か骨髄路を，少なくとも 1 ルート（できれば 2 ルートが好ましい）準備する。選択した薬剤をシリンジに吸い，シリンジにラベルを貼る。これらの薬剤には RSI で投与する鎮静薬，筋弛緩薬や，その後に持続投与する鎮静薬や筋弛緩薬も含む
6. バッグマスクを準備し，呼吸器の回路を組み立て，呼吸器の設定をする。

準備ができているということは，バックアップのプランや器具も準備（光源，ブレード，挿管チューブ）されていることを意味する。良好で徹底した準備は，RSI がスムーズに行われることに多大な利益を及ぼす

の 3 ～ 5 分前に投与することで，喘息などの気道過敏の患者において，気管支痙攣や喉頭痙攣を減少させることができる。頭蓋内圧（intracranial pressure；ICP）亢進患者では，挿管行為そのものによる ICP 上昇や，脱分極型筋弛緩薬のスキサメトニウム投与による ICP 上昇を和らげることができる。

オピオイド系：オピオイド系の使用により，挿管による疼痛や，脱分極型筋弛緩薬の投与による臓器内圧上昇により予想される交感神経賦活作用を減らすことができる。フェンタニルは，その短い半減期からよく選択される。標準的な投与量は，0.5 ～ 50 μg/kg である。まれではあるが，フェンタニルの高用量投与による，致死的な呼吸筋麻痺（小児でより起こりやすい）に注意する。この呼吸筋麻痺が起こった場合は，鎮静薬と筋弛緩薬をただちに投与し気管挿管をする一方で陽圧換気を行う。

ボックス D-3　RSI のまとめ

患者を RSI で挿管することを決定した。器具を準備し，バックアップのデバイスやプランも準備した。患者は，窒素を排気するための 100％酸素投与を受けている。少なくとも 2 種類の薬剤，鎮静薬と筋弛緩薬を，投与量を計算し，シリンジに吸い，準備する必要がある。

ご存知でしたか

5 分間の 100％酸素投与により，無呼吸状態で，ヘモグロビンの 90％以下への脱飽和が起こるまでに，8 分（健康な成人）～ 4 分（幼児）耐え得る。

ご存知でしたか

RSIの過程でスキサメトニウムを2回投与しなければならない場合，徐脈になる可能性が劇的に増える。そのため，患者の脈拍が正常でも，スキサメトニウムの2回目の投与前にはアトロピンを投与すべきである。

ボックス D-4　RSIのまとめ

患者に100%酸素を投与し，困難気道の評価を行った。器材をセットアップしバックアップデバイスはまもなく整う前投与治療のプロトコールを参照している（10歳未満であればアトロピンを投与している）。これから，鎮静薬により意識をしっかりと抑制する必要がある。

アトロピン：スキサメトニウムは神経筋接合部でアセチルコリン受容体に結合し，徐脈を起こし得る。とくに小児において多い。小児では心拍出量は脈拍数に依存するため，アトロピンは10歳未満の小児では前投与薬として標準的である。アトロピンは相対的徐脈や，徐脈の患者に使用されることもある。小児の投与量は0.02 mg/kgで，スキサメトニウム投与の3分前に投与する。

スキサメトニウムが投与された時点で徐脈が起こった場合，アトロピンの取り込みは短時間阻害されるため，アトロピンの投与はスキサメトニウムの投与前に行われる。成人の投与量は，0.5〜2 mg静脈投与である。

治療前の療法としての線維束性攣縮を減じる対応（defasciculation）：スキサメトニウムのような脱分極型筋弛緩薬は，ニコチン性アセチルコリン受容体を刺激するため，**線維束性攣縮**（fasciculation）が起こる。これは，一過性の細かい筋収縮が起こる現象である。この現象が起こる一方で，さまざまな臓器で内圧が上昇し苦しむ。胃では，これにより受動的に嘔吐が起こり（そして誤嚥も起こる），眼球は眼内圧上昇に耐え，脳は頭蓋内圧亢進に苦しむであろう。RSIシーケンスの前に，10%投与量の非脱分極型筋弛緩薬を投与することにより，この影響を和らげることができる。これを**線維束性攣縮を減じる対応**と呼ぶ。この目的のためのベクロニウムの投与量は0.01 mg/kg，ロクロニウムの投与量は0.1 mg/kgである。0.15 mg/kgのスキサメトニウムも線維束性攣縮を減じ得るが，頭蓋内圧亢進や眼球内圧上昇に対する効果のエビデンスは少ない。**ボックス D-4** にここまでのRSIシーケンスのまとめを示す。

ステップ4：鎮静薬と筋弛緩薬　RSIシーケンスで使用される理想的な薬剤は，効果発現が早く，副作用は少なく，半減期が短い薬剤である。これは換気も挿管もできない状態（Cannot Ventilate, Cannot Intubate：CVCI）から，患者の自発的な回復を可能にする。**表 D-7** に標準的な鎮静薬を，**表 D-8** に脱分極型と非脱分極型の筋弛緩薬をまとめた。

迅速導入気管挿管の鎮静薬：急速に作用し，急速に効果が弱まり，副作用がないことが理想的である。これらの特性に加え，鎮痛作用をいくらかもち，心拍出に影響を与えず，短時間で作用する確かな拮抗作用がある薬剤が望まれる。残念ながらこのような薬剤は存在しない。しかしこれらの特性を得るため，RSIで普段使用する薬剤のいくつかをみていこう。

ベンゾジアゼピン系：このタイプの薬剤は，**神経抑制系伝達物質**を制御し，鎮痛作用，**抗不安作用**，中枢性の筋弛緩作用，鎮静作用，抗痙攣作用，催眠作用をもつ。これらのベンゾジアゼピン系のいくつかは，他の薬剤と比較すると作用発現が異なり，健忘作用がより強い。ミダゾラムはもっとも速く作用する（30〜60秒）が，その半減期は1〜2時間にも及ぶ。ベンゾジアゼピン系薬剤の投与量は，それぞれの患者でさまざまな変化を起こすため，挑戦的である。ミダゾラムでの導入投与量は0.2 mg/kgの急速静脈内投与であるが，この投与量は心収縮力や血管抵抗性を低下させ，低血圧を招くであろう。ミダゾラムはRSIシーケンスでもっとも使用される薬剤で，とくに初回の鎮静薬や筋弛緩薬の投与後の搬送時に使用され，その際の投与量は2分以上かけて1〜2.5 mgを静脈内投与し，患者の状態により繰り返し投与する。（RSIの鎮静薬として使用するなら）0.3〜0.35 mg/kgの投与量が推奨される。持続静脈内投与は，0.02〜0.10 mg/kg/時（1〜7 mg/時）であり，患者の状態により調節する。

etomidate：etomidateは催眠作用のある薬剤で，急速に作用し（20〜30秒），短い作用時間（7〜14分）であり，ミダゾラムのような循環不全は起こらない。

RSIシーケンスの初期導入で，etomidateとスキサメトニウムの組み合わせは，通常好ましくないと知られているスキサメトニウムの頭蓋内圧亢進を和らげる。推奨投与量は0.3 mg/kgである。本剤は，脳幹の刺激により古典的な**ミオクローヌス**を起こすが，直後の，筋弛緩作用のあるスキサメトニウムの投与により紛れる。投与後にしばしば吃逆や嘔吐が起こる。気管チューブが1回

表 D-7　静脈内投与による全身麻酔薬

薬剤	導入時の成人投与量	効果発現時間	作用時間	副作用
バルビツール系				
チオペンタールナトリウム	3〜5 mg/kg	30〜60秒	5〜30分	呼吸抑制 徐脈 低血圧 逆説的な興奮 錯乱 静脈路の疼痛
ベンゾジアゼピン系				
ミダゾラム	0.5〜2 mgを2〜5分以上で緩徐に静脈内投与	1〜5分	さまざま，30分〜2時間超	呼吸抑制 低血圧 逆説的な興奮
ジアゼパム	2〜10 mgを2〜3分以上で緩徐に静脈内投与	1〜10分	さまざま，効果がより残りやすい	錯乱 静脈路の疼痛
lorazepam	1〜4 mgを2〜5分以上で緩徐に静脈内投与	1〜10分	さまざま	
オピオイド系				
alfentanil	0.5〜75 μg/kg	ほぼ即時	30〜60分	呼吸抑制 徐脈
フェンタニル	0.5〜50 μg/kg	ほぼ即時	30〜60分	低血圧
レミフェンタニル	0.5〜1 μg/kg	1〜3分	さまざま	逆説的な興奮 錯乱
sufentanil	1〜30 μg/kg	1〜3分	さまざま	悪心/嘔吐
全身麻酔薬				
etomidate	0.2〜0.6 mg/kgを30〜60秒以上で	1分	3〜5分	悪心/嘔吐 静脈路の疼痛 筋/眼球の運動
プロポフォール	0.5〜2.5 mg/kgを10〜60秒以上で	10〜50秒	3〜10分	無呼吸 低血圧 静脈路の疼痛 アナフィラキシー
解離性麻酔				
ケタミン	1〜2 mg/kg	1〜2分	5〜15分	高血圧 頻脈 ↑頭蓋内圧亢進 幻覚 筋運動 乱用の可能性

(Lacy CF, et al：Lexi-Comp's drug information handbook, ed 12, Hudson, Ohio, 2004, Lexi-Comp より修正)

で通過しなかった場合は，気道保護のため吸引を使用すべきである．本剤に関して述べられる懸念の1つとして，繰り返す投与により**コルチゾール**と**アルドステロン**の両方の濃度を下げる可能性がある．1回の投与であればこの副作用は避けられる．気道確保失敗例を扱うときは，他の鎮静薬を検討すること．etomidate の2回目の投与が利益となる患者（敗血症）には，この副作用を防ぐためメチルプレドニゾロンの使用を考慮すること．

ケタミン（ケタラール®）：ケタミンの静脈内投与により得られる鎮静状態は，解離性麻酔と呼ばれている．投与直後に心拍数，血圧が上昇し，約15分以内に正常に戻る．この作用は頭蓋内圧を亢進させるであろう．そのため低血圧の患者には利益があるが，頭蓋内圧亢進の患者には不利益であろう．本剤のもっとも重宝される特

表 D-8　筋弛緩薬

薬剤	効果発現時間（分）	半減期（分）	作用時間（分，ボーラス投与の場合）
脱分極型			
スキサメトニウム	0.5〜1	<1分	4〜8
非脱分極型			
mivacurium	1.5〜3	2	12〜20
atracurium	2〜3	20	20〜45
cisatracurium	2〜3	20〜30	40〜60
ロクロニウム	1〜1.5	60〜70	30〜60
ベクロニウム	2〜3	50〜80	20〜40
doxacurium	4〜6	100〜200	100〜160
パンクロニウム	3〜5	100〜170	60〜100
ピペクロニウム	3〜5	120〜180	60〜120
ツボクラリン	3〜5	100〜120	60〜90

（Lacy CF, et al：Lexi-Comp's drug information handbook, ed 12, Hudson, Ohio, 2004, Lexi-Comp. より修正）

> **ご存知でしたか**
>
> もっとも一般的な鎮静薬と筋弛緩薬の導入薬剤は，etomidate 0.3 mg/kg とスキサメトニウム 1.5 mg/kg の投与である。

徴は，気管支の平滑筋を弛緩させ気管支を拡張することであり，そのため気管支喘息患者に選択される。第二の特徴は，鎮静薬であるにもかかわらず，呼吸ドライブを維持させることである。鎮静薬としての投与量は 1〜2 mg/kg，作用発現は 15〜30 秒，作用時間は約 10〜15 分である。投与後，分泌物が増えたことに気がつくであろう。そのため吸引を用意すること。アトロピンや robinul などの分泌を抑制する薬剤の併用はケタミンの分泌作用を和らげるかもしれない。本剤の悪名高い副作用は幻覚であるが，RSI シーケンスでは通常起こり得ない。ベンゾジアゼピン系が挿管後の持続鎮静のために投与され，鎮静と同時にこの幻覚作用を和らげるからである。

プロポフォール：プロポフォールは脂溶性の白く混濁した液体であり，しばしば「母乳」と呼ばれる。また催眠作用をもち，心駆出機能を低下させ心拍出量を低下させる。プロポフォールは気管支攣縮を和らげる作用があるが，低血圧を起こし得るため，RSI シーケンスの導入期にはあまり使用されない。プロポフォールの麻酔以外での使用は制限される。挿管患者の持続鎮静には，プロポフォール 0.2〜0.6 mg/kg 静脈内投与が推奨される。

迅速導入気管挿管の筋弛緩薬

神経筋遮断薬：これまで，スキサメトニウムの作用や副作用についていくつか学んできた。ここでは，脱分極型と非脱分極型の違いを学ぶ必要がある。一般的に**非競合的（脱分極型）**と**競合型（非脱分極型）**の 2 種類の筋弛緩薬がある。

・非競合的/脱分極型神経筋遮断薬　このカテゴリーで唯一リストアップされるのはスキサメトニウムである。アセチルコリンに構造が類似しており，**ニコチン性コリン受容体とムスカリン性コリン受容体**を遮断する。患者の体内に，偽コリンエステラーゼがあれば，スキサメトニウムはすみやかに神経筋接合部から分離する（図 D-19）。

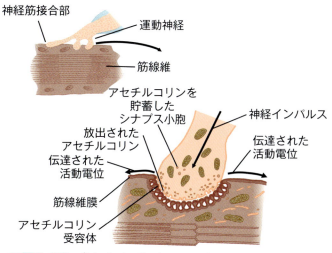

■図 D-19　（Mosby's dictionary of medicine, nursing & allied health, ed 8, St Louis, 2009, Mosby. より）

メディカルディレクターは，スキサメトニウムをその短い半減期を理由にRSIの筋弛緩薬に選択するかもしれない。しかしその副作用から，使用には注意すべきである。スキサメトニウムの概要と副作用に関してはAppendix Eを参照すること。投与されたうちの少量のみが実際には筋接合部に達するため，高用量での使用が推奨されている。

・競合的/非脱分極型神経筋遮断薬 これらの筋弛緩薬は，筋接合部でアセリルコリンエステラーゼに完全に結合し阻害する。筋接合部を刺激することにより線維束性攣縮を起こし得るスキサメトニウムとは対照的に，非脱分極型筋弛緩薬は刺激しないため，線維束性攣縮は起こらない。これらには2つのカテゴリーがあり，アミノステロイド系とベンジルイソキノリニウム系がある。

アミノステロイド系は，緊急時や搬送時によく使用される。一般的に，これらの薬剤は，スキサメトニウムと比較し，効果発現に時間がかかり（1〜2分），作用時間は長く（20〜45分），副作用が少ない。これらの薬剤はスキサメトニウムの使用が禁忌の際や長い作用時間が必要なときに投与される。作用時間が長いため，搬送時には持続的な換気が必要である。

副作用が少ないのであれば，なぜRSIに非脱分極型筋弛緩薬を使わないのか。それは，CVCIに陥ったときに対応できるよう，速い効果発現と短い作用時間をもった薬剤を使用したい，という考えによる。ボックスD-5にここまでのRSIシーケンスについてまとめた。

ご存知でしたか

非脱分極型筋弛緩薬は投与量を増量することにより，作用効果発現を早めることができるが，その分作用時間も長くなる。

ご存知でしたか

鎮静薬と筋弛緩薬，この2種類の薬剤が迅速導入気管挿管でルーチンに投与される。しかしこれらの薬剤に鎮痛作用はない。疼痛がある患者には鎮痛薬を投与することを忘れないようにすること。彼らは言語的・非言語的に表現ができず，痛みを訴えることができない。

ボックス D-5　RSIのまとめ

患者を評価し，酸素化を行い，バックアップデバイスも含めた器具を準備した。前投与薬や鎮静薬，筋弛緩薬をシリンジに吸い，それぞれがわかるようにシリンジに記載した。そして今，気管挿管の準備ができた状態となった。

ステップ5：薬剤を投与し，体位をとり，気管挿管を実施する　鎮静薬と筋弛緩薬を投与する約3〜5分前に，すでに前投与を行っている。人員が揃い準備が整ったら，鎮静薬と筋弛緩薬を急速投与する。ミオクローヌスや線維束性攣縮を患者に認めるだろう。バイタルサインをモニターする。その後，筋弛緩と予期された無呼吸が観察される。無呼吸が起こったあとは，患者が低酸素にならない限り，気管挿管が成功するまで陽圧換気を行ってはならない。バッグマスク換気が必要であれば，輪状甲状軟骨圧迫（セリック法）を終始行うべきである。

鎮静薬投与直後に，**セリック法**すなわち輪状軟骨圧迫を，消化器内容物の逆流防止目的に行う。介助者の母指と示指を輪状軟骨の側面に置き，まっすぐ下に圧をかける。この高度な手技は，輪状軟骨輪を上部食道に押しつけ，食道への経路を潰す。挿管チューブのカフが膨らみ，チューブの位置が確認されるまで，約4.5 kgの圧で，行われるべきである。介助者の輪状軟骨圧迫は，声帯が容易にみえるように行われるが，このことについてはあとで議論する。

喉頭鏡のブレードやファイバーデバイスの位置を定めているとき，介助者は，患者の声帯を正中で観察できるようにBURP法を行うべきである。BURPとは後方

ご存知でしたか

多くの患者で，スニッフィングポジション（嗅ぐ姿勢）という適切な体位をとらせることには，肩や背部，首や頭の下に意図的に枕を入れることが含まれる。これらにより，声帯をみるために必要な3つの角度（口腔軸・咽頭軸・喉頭軸がなす角度）を克服することができる。

また，上半身がより重いほど，上半身をより高くしなければならない。逆トレンデレンブルグ体位が病的肥満患者には必要かもしれない。そのときは患者の肩が見下ろせるように足台に立たなければならない。

APPENDIX D　迅速導入気管挿管

> **ご存知でしたか**
>
> 困難気道や挿管失敗例のプロトコールは，挿管実施者たちを誘導する，段階的なデシジョンツリーであり，プロトコールの冒頭に迅速導入気管挿管（RSI）は選択されない。2回目の挿管までの橋渡しとして，または気道管理の最終目的として，バックアッププランには声門外エアウエイデバイスが含まれるであろう。他のバックアッププランはチームのメンバーである。安全なRSIシステムのため，挿管チームのメンバーは気道・換気の管理技術をしっかりともつべきである。

（Backward），上方（Upward），（患者の）右側（Rightward）へ圧（Pressure）をかけることである。挿管実施者は声帯をみながら，BURP法での圧や方向を指示することができる。患者の口が小さい場合は，ブレードと挿管チューブが右側から挿入できるように，介助者は（BURP法を行っている手とは）反対の手で右の口角を引っ張ることができる。ETTを適切な深さに挿入し，スタイレットやファイバーを抜去し，カフを膨らませる。陽圧換気を開始する。

介助者がバイタルサインの変化に気がついた場合は，挿管手技を止めて換気を開始すべきである。次のステップは，困難気道や気道管理不全のプロトコールに進むことである。ほとんどの場合，これは気管挿管の2回目の試みが起こり得ることを意味している。

ステップ6：挿管チューブの位置を確認し，固定する

挿管チューブの位置確認にはさまざまな方法がある。「挿管チューブは正しい位置にあるか」という質問に対して，1つの方法では明確に答えられない。そのため，さまざまな基準では，「位置を確認しそのまま固定するか，抜管し再挿管するか」の判断のために，2つの方法を使うよう促している。これらの方法のほとんどは，搬送の場面では実用的ではない。

挿管チューブの位置確認の手技

1. 食道挿管検知器は4～5歳以上の患者の位置確認に使用し得る。
2. 比色式CO_2検知器は，肺や身体への還流不全があれば，（チューブが気管内にあっても）色が変化しないかもしれない（偽陰性）。病的肥満患者や，胃内に大量の炭酸飲料がある患者は，誤って色が変わるかもしれない（偽陽性）。使い捨てのデバイスは，化学紙が大気にさらされるため，短時間でのみ使われるべきである。
3. 胸部X線は挿管チューブの位置確認のゴールドスタンダードとなっており，ICUで呼吸器管理を受けている患者に日々行われている。この診断ツールで，12～14％の患者に位置の異常がみつかる。胸部X線は，チューブが気管内または食道内に位置しているかよりも，チューブの深さの確認に役立つ。

チューブの位置確認に対する胸部X線の欠点には，以下ものがある。

- 費用
- 患者の被曝
- X線の撮影と読影に要する時間
- 放射線技師の必要性
- 読影に経験のある医師

これは，緊急の挿管チューブの位置確認は現実的でないことを意味する。Bモードの超音波は位置確認に使うことができ，より経済的で，被ばくもなく，短時間で，特殊な人材も不要である（生理食塩液でカフを膨らませる必要がある）。

4. 早急にチューブの位置を確認する方法としては，喉頭鏡やファイバーで直接みることが，より実践的かもしれない。
5. 呼気終末CO_2分圧（$PETCO_2$）は，人工呼吸器で管理されているすべての患者で，搬送中，終始モニターされるべきである。また，初期および継続した呼気終末CO_2のモニタリング（カプノグラフィ）は，換気および灌流の情報をもたらす。
6. 少なくとも3カ所以上での初期の聴診は，搬送中にしばしば用いられることがある。心窩部と側胸部での聴診は，チューブが気管か挿管かを同定することができ，成人でのチューブの深さを決定することにも役立つ。
7. 位置確認の間接的な方法として，胸郭運動（胸壁の上がり下がり）の観察や，胸骨上切痕での挿管チューブの触知があるが，あまり信頼はできない。

すべての人が，食道挿管する可能性がある。それは起こるべくして起こる。しかしながら過ちを探すとすれば，ETTが気管内にないということを認識できないことこそが実際の過失行為となる。ETTの不適切な位置やETT抜管を発見するための監視に精通すべきである。

次のステップは，ETTを市販のデバイスで固定することである。これらのデバイスはテープより安全であることがエビデンスとして証明されているが，一方で考慮

しなければならないことがいくつかある。プラスチックが口腔に当たり，刺激となり，傷を作るため，多くのICUがこれらのデバイスを使用していない。ETTをテープで固定せず，市販のデバイスを用いて固定するかどうかは担当者およびメディカルディレクターの判断に任せられる。そのときに気をつけるべきことは，どのような方法であれチューブが折れないように固定することである。チューブが折れることにより，内腔が減り，気道内圧が高くなるからである。口唇部で位置する「cm」を目視し，チューブの深さが記録されているか確認する。患者に抑制が必要であれば，バイトブロックの追加を考慮すべきである。

陽圧換気を人工呼吸器で始める。バイタルサインをモニターする。ボックス D-6 にここまでの RSI 手技をまとめた。

ステップ 7：RSI 後の処置　患者の ABC を評価する。この助言とともにこの気道管理の項を始め，そして同じアドバイスで本項を終えようとしている。この ABC を変え得る一連の行為を行ってきた。患者がその変化に耐えているかどうか確認する。いくつかの厄介な徴候とその原因をあげる。

1. 徐脈は，RSI 中そして RSI 後も，すべての患者にとって不幸の前兆となり得る。食道挿管がこの徐脈の症例で除外されるべき原因の1つである。
2. 高血圧，とくに頻脈を伴うものは，患者が覚醒しており，直前の行為（つまり挿管行為）で不快な状態であることを意味している。挿管前に投与した鎮静薬や筋弛緩薬を追加投与する。薬剤が効果を発揮したところでバイタルサインを再評価する。投与した薬剤の副作用を回想する。ケタミンはこの状態を作り得る鎮静薬の一例である。
3. 低血圧は，陽圧換気によるものか，使用した薬剤によるものであろう。閉塞性ショックを伴う気胸をただちに除外し，みつけた場合は治療する。喘息や COPD などの気道内圧が高い患者は，聴診によるチューブの位置確認の際の急速な換気が，**内因性 PEEP** を不注意にも作り出すかもしれない。気胸が除外できたら，患者の既往歴を回想し，正当な1回換気量で（吸気：呼気を）1：3でゆっくりと換気し，PETCO$_2$ とバイタルサインをモニターする。輸液のボーラス投与が助けになるかもしれない。まれに昇圧薬が必要になることがある。ミダゾラムやプロポフォールは低血圧を起こしやすい。
4. 気道の合併症が起こった際は，困難気道や挿管失敗時プロトコールに進む。

鎮静薬や非脱分極型筋弛緩薬を，プロトコールに基づき投与する。また，鎮痛薬を投与することが推奨される。搬送中，バイタルサインや自発呼吸から意識が回復してきたかを観察する。

使用した薬剤の半減期を理解することが，搬送中の管理を計画するのに手助けとなるだろう。患者による自発的な呼吸が始まる**前**に，次の鎮静薬や筋弛緩薬を準備する。薬剤からの回復の徴候は，脈拍数と血圧の上昇である。この徴候を認め始めたら，投与した薬剤から予想される回復時間を考慮し，追加投与の準備をする。神経刺激装置の使用は，筋弛緩薬からの回復を正確に測定するのに役立つ。非浸襲的な BIS モニターは，鎮静レベルをモニターするのに使用されるかもしれない。PETCO$_2$ の波形により筋弛緩薬の効果が切れることに気がつくことができる。「curare cleft（筋弛緩薬の割れ目）」と呼ばれる，CO$_2$ 波形のプラトーでの V 字型の凹みは，患者の自発呼吸を表す。凹みが深いほど，筋弛緩作用効果がないことを表している。

鎮静薬のない筋弛緩薬の投与は最悪な行為であり，非倫理的である。患者は筋弛緩薬が使用されている間は鎮静薬の効果を得るべきである（表 D-9）。

ボックス D-7 には，医療従事者のバッグに装備されるべき，気道管理キットに含むべきツール・器具を示している。

気道の評価と管理はまったくもって挑戦的である。気道管理チームは，多くの知識と，良好なプロトコール，技術，そして気道管理で起こり得るシナリオに基づき，準備する必要がある。

> **ボックス D-6　ここまでの RSI 手技のまとめ**
>
> 患者の困難気道を評価し，酸素化した。器具，デバイスや薬剤を準備した。前投与を行い，鎮静薬と筋弛緩薬を投与した。介助者はバイタルサインを観察し，輪状軟骨圧迫を行い，挿管実施者の指示でBURP法を行い，右口角を引っ張る。2つの方法によってチューブ位置によって確認され固定される。

表 D-9　迅速導入気管挿管のクイックガイド

時間	「開始時」の6～8分前	「開始時」の2～3分前	「開始時」の2分前	「開始時」	「開始時」から45～60秒後	挿管後
準備	挿管器具やサクションの準備，100％酸素投与	前投与と線維束性攣縮を減じる対応	鎮静薬投与。セリック法施行	筋弛緩薬投与	気管挿管	チューブの位置確認を行い，セリック法を解除
頭部外傷や血圧が正常～上昇の患者を含んだ，ルーチンのRSI	解剖の評価，バックアッププランの検討，薬剤を準備しラベルを貼る，酸素化	アトロピン：小児は0.02 mg/kg，成人は1 mg。リドカイン1.5 mg/kg。ベクロニウム0.1 mg/kg	ミダゾラム0.05～0.1 mg/kg，あるいはEtomidate 0.3 mg/kg	スキサメトニウム1.5 mg/kg	筋弛緩状態を待ち，挿管する	挿管後の持続投与する鎮静薬と筋弛緩薬を決める
血圧が正常～低下の患者のルーチンのRSI	解剖の評価，バックアッププランの検討，薬剤を準備しラベルを貼る，酸素化	アトロピン：小児は0.02 mg/kg，成人は1 mg。リドカイン1.5mg/kg。ベクロニウム0.1 mg/kg	ミダゾラム0.05～0.1 mg/kg，あるいはEtomidate, 0.015 mg/kg	スキサメトニウム1.5 mg/kg	筋弛緩状態を待ち，挿管する	挿管後の持続投与する鎮静薬と筋弛緩薬を決める
スキサメトニウムを使用しないRSI	解剖の評価，バックアッププランの検討，薬剤を準備しラベルを貼る，酸素化	アトロピン：小児は0.02 mg/kg，成人は1 mg。リドカイン1.5 mg/kg	ミダゾラム0.05～0.1 mg/kg，あるいはEtomidate 0.3 mg/kg 持続の筋弛緩のためNorcuron, 0.1 mg/kg，あるいはロクロニウム1.2 mg/kg（初回投与量。その後0.6 mg/kg）	Norcuron, 0.1 mg/kg，あるいはロクロニウム1.2 mg/kg	筋弛緩状態を待ち，挿管する	挿管後の持続投与する鎮静薬と筋弛緩薬を決める

（Lee Ridge, Paramedic Specialist, FP-C. の厚意により）

ボックス D-7　気道管理ツールキットの一例

- 鼻咽頭および口咽頭エアウエイ
- 喉頭鏡のハンドル
- 喉頭鏡のブレード，直（ミラー型）と曲（マッキントッシュ型）のサイズ0～5
- 充電器と予備の電球
- 潤滑剤
- ファイバー喉頭鏡とその画面
- スタイレット
- ブジー
- チューブ交換またはカテーテル
- すべてのサイズの声門外エアウエイ，必要により専用のシリンジ
- 12 mL シリンジ
- すべてのサイズの気管チューブ
- 口腔内吸引管と接続ホース
- 市販のETTホルダー
- 2.5 cm 幅のテープ
- （チューブの）位置確認デバイス
- 経皮的輪状甲状間膜（靱帯）キット，メス，気管切開チューブ，フック，ケリー鉗子

文献

1. Sinha PK, Misra S：Supraglottic airway devices other than laryngeal mask airway and its prototypes, Indian J Anaesth 49（4）：281-292, 2005.
2. Vaida S, Gaitini D, Ben-David B, et al：A new supraglottic airway, the elisha airway device：a preliminary study, Anesth Analg 99：124-127, 2004.
3. Miller D, Camporata L：Advantages of ProSeal™ and SLIPA™ airways over tracheal tubes for gynecological laparoscopies, Can J Anesth 53（2）：188-193, 2006.
4. Greenberg RS, Kay NH：Cuffed oropharyngeal airway（COPA）as an adjunct to fibreoptic tracheal intubation, Br J of Anesth 82（3）：395-398, 1999.
5. Hagberg C：Current concepts in the management of the difficult airway；52nd Annual Refresher Course Lectures from the Clinical Updates and Basic Science Reviews, October, 2001；Annual Meeting of the American Society of Anesthesiologists, ©American Society of Anesthesiologists, Inc.
6. Walls RM, et al：Manual of emergency airway management：companion manual to the national emergency airway management course, Philadelphia, 2000, Lippincott Williams & Wilkins.
7. Hagberg C：Current Concepts in the management of the difficult airway, Anesthesiology News, New York, May 2007, McMahon Publishing.
8. Wiegand D, Carlson K, editors：AACN procedure manual for critical care, ed 5, St. Louis, 2005, Elsevier.
9. Hoffman RJ, et al：High endotracheal tube cuff pressure is typical in endotracheally intubated emergency department patients, Ann Emerg Med 48（4）：58, 2006.
10. McKenry ll, et al：Mosby's pharmacology in nursing, ed 22, St. Louis, 2006, Mosby.
11. The University of Iowa Hospitals' EMSLRC：Critical care paramedic curriculum, Iowa City, IA, 1996, University of Iowa.

APPENDIX E 薬剤一覧

Abciximab（ReoPro）

薬効分類：GP Ⅱb/Ⅲa 拮抗薬

薬理作用：GP Ⅱb/Ⅲa 受容体の拮抗薬として血小板凝集を阻害する

効能・効果：不安定狭心症（UA），非 ST 上昇型心筋梗塞（NSTEMI）で経皮的冠動脈形成術（PCI）を緊急に施行もしくは予定されている患者

副作用：消化管出血，内出血，頭蓋内出血，低血圧，脳卒中，アナフィラキシーショック

禁忌：活動性の出血がある場合，コントロールされていない重度の低血圧，6 週間以内の手術や外傷，30 日以内の脳卒中，腎不全，血小板減少，頭蓋内腫瘍

用法・用量：

UA/NSTEMI で 24 時間以内に PCI が予定されている場合：

- 0.25 mg/kg 静脈内，骨髄内（骨髄内は PCI の 60 分前までに行う）投与につづいて 0.125 μg/kg/分の持続投与を 18 〜 24 時間行う

PCI のみ：

- 0.25 mg/kg 静脈内，骨髄内投与につづいて 0.125 μg/kg/分の持続投与（最大 10 μg/分）

特記事項：胎児危険度分類　C

アセトアミノフェン（Tylenol Abenol Atasol）

薬効分類：鎮痛

薬理作用：末梢神経や中枢神経におけるプロスタグランジンの合成を阻害する。詳細な機序は明らかではないが抗炎症作用は強くない。視床下部に作用して体温を低下させるが小児におけるイブプロフェンの解熱作用には劣る

効能・効果：軽度から中等度の疼痛や発熱

副作用：過量摂取はしばしば致死的な肝不全を引き起こすため緊急対応を要する。溶血性貧血を含む悪液質や腎不全はまれであるが報告はある

禁忌：既知のアレルギーには使用しない

用法・用量：

- 12 歳以上の成人：650 〜 1,000 mg を 1 日 4 〜 6 回。4,000 mg/日を超えない
- 小児：
  - 2 歳未満の小児：医師の指示のもとで使用すること
  - 2 歳以上の小児：10 〜 15 mg/kg を 1 日 4 〜 6 回，最大 50 〜 75 mg/kg まで

特記事項：胎児危険度分類　B。母乳への移行がある。percoset や vicodin など多くの処方薬や一般用医薬品に含まれる

活性炭

薬効分類：吸収阻害による拮抗薬

薬理作用：化学物質や毒物に触れると活性炭の表面に吸着することで吸収を阻害する

効能・効果：薬物過量摂取

副作用：悪心・嘔吐，便秘もしくは下痢，誤嚥すると致死的な肺炎を引き起こす可能性がある

禁忌：酸・アルカリ・エタノール・メタノール・シアン・鉄やリチウムなどの重金属の誤飲，意識障害の患者，腸管の通過障害がある場合

用法・用量：

- 成人：25 〜 100 g/回
- 小児：1 〜 2 g/kg

特記事項：胎児危険度分類　C

アデノシン（adenocard）

薬効分類：抗不整脈薬

薬理作用：房室（AV）結節の伝導を遅延させる

効能・効果：安定したリエントリー型上室性頻拍（SVT），心房細動（AF）や心房粗動や心室頻拍（VT）には効果がない

副作用：よくみられる作用として「軽度で短時間の」恐怖感，ほてり，胸部圧迫感，咽頭の締め付け感，しびれがある。投与後に心臓が短時間止まった感じを自覚す

本項における略語：CHF：うっ血性心不全，COPD：慢性閉塞性肺疾患，FDA：食品医薬品局，MI：心筋梗塞，掲載順は原文に従った

ることもある

禁忌：洞不全症候群，2度もしくは3度AVブロック，薬物による頻脈，気管攣縮を来す疾患

用法・用量：注意：アデノシンは末梢から後押しをして急速静脈内投与するか，心臓にできるだけ近い静脈への直接投与でのみ作用を発揮するため肘窩の静脈からの投与が望ましい。アデノシンの投与は急速静脈内投与後すみやかに10～20 mLの生理食塩液で後押しし，上肢の挙上を行うこと

- 成人：初回投与は6 mgを静脈内あるいは骨髄内投与する。すみやかに20 mLの生理食塩液で後押しすること。1～2分で効果がなければ12 mgを最大2回まで同様の方法で投与する
- 小児
  - 50 kg以上であれば成人と同用量
  - 50 kg未満であれば0.1 mg/kg（最大6 mg）を投与し，5 mL以上の生理食塩液で後押しする。効果がなければ0.2 mg/kg（最大12 mg）に増量する

特記事項：
- 既知の気管攣縮やAFのある患者には注意して使用する
- PSVTの既往のない高齢者では注意深く脱水や補液の必要な洞性頻脈を除外するようにし，安易なアデノシンの投与は行わないようにする
- 胎児危険度分類　C

Albuterol（Proventil Ventolin）サルブタモール（ベネトリン®）

薬効：気管支拡張薬，β刺激薬

薬理作用：β_2受容体を刺激し，気管支平滑筋を弛緩させる

効能・効果：気管支喘息，気管攣縮を伴う気管支炎，COPD

副作用：高血糖，低カリウム血症，動悸，洞性頻脈，不安感，振戦，悪心・嘔吐，咽頭違和感，口腔内乾燥，高血圧，胃もたれ，不眠，頭痛，鼻出血，気管支攣縮の増悪

禁忌：血管性浮腫，アレルギー。授乳中の患児や心血管疾患や不整脈のある患者には注意して使用する

用法・用量：

急性気管攣縮：
- 成人
  - MDI：4～8吸入を1～4時間ごとに要することもある
  - ネブライザー：2.5～5 mgを20分ごとに3回まで。それでも効果がなければ量を増やすか，10～15 mg/時での持続投与を開始する
- 小児
  - MDI：
    - 4歳以上：2吸入を4～6時間ごとに。2吸入を4時間ごとに行うほうが効果のある患児もいる。これ以上の吸入は勧められない
    - 4歳未満：ネブライザーでの投与が望ましい
  - ネブライザー：
    - 12歳以上：持続投与は0.5 mg/kg/時
    - 12歳未満：0.15 mgを20分ごと，最大3回まで（最大量は2.5 mg）。0.5 mg/kg/時の持続投与も考慮してもよい

妊娠中毒喘息：
- MDI：4時間ごとに2吸入，急性増悪時は2～4吸入を20分ごとに行う
- ネブライザー：0.5％薬液で2.5 mg（0.5 mL）を2.5 mLの生理食塩液に混ぜて吸入する。5～20分で効果が発現する。10 mgを60分で投与する方法もある

特記事項：胎児危険度分類　C

アルブテロール・イプラトロピウム（Combivent）

薬効分類：気管支拡張薬の合剤

薬理作用：β_2受容体に結合，刺激し気管支平滑筋を弛緩させる。さらにアセチルコリン受容体に拮抗し気管支を拡張させる

効能・効果：COPDにおいて気管支拡張薬単剤で効果がないとき，または救急搬送中の気管支喘息重積発作時

副作用：頭痛，咳，悪心，不整脈，気管支攣縮

禁忌：大豆やピーナッツアレルギー，アトロピン・アルブテロールに対する過敏性，高血圧や狭心症，不整脈，頻脈，心血管疾患，先天性QT延長症候群，隅角閉塞性緑内障のある患者には注意して使用する

用法・用量：
- 成人：MDIで2吸入を6時間ごと，最大12吸入/日まで
- 小児：小児には投与は勧められない

特記事項：胎児危険度分類　C

アミオダロン（Cordarone）

薬効分類：classⅢ　抗不整脈薬

薬理作用：心筋に直接作用し再分極の遅延と興奮時間の延長を来す

効能・効果：心室性不整脈，心房性不整脈にも第二選択になり得る。心不全症例には注意して使用する

副作用：投与箇所の灼熱感，低血圧，徐脈

禁忌：洞不全症候群，2度～3度AVブロック，心原性ショック，徐脈による失神を来したことがある場合，ベンジルアルコールやイオジンに対する過敏症

用法・用量：

心室細動または無脈性心室頻拍：

- 成人：300 mg 静脈内または骨髄内投与。3～5分後に 150 mg を追加投与してもよい
- 小児：5 mg/kg（最大 300 mg）を繰り返し，最大 15 mg/kg まで可能

比較的安定した心室性期外収縮や脈の強く触れる wide-QRS の頻脈患者：

- 成人：150 mg を 5% ブドウ糖液 100 mL に希釈し静脈内もしくは骨髄内で 10 分かけて投与，その後 10 分ごとに繰り返し 24 時間で 2.2 g まで投与可能
- 小児：5 mg/kg を緩徐に静脈内または骨髄内で投与（20～60分かけて）。効果がなければ反復投与も可能。最大 15 mg/kg まで（最大投与量 300 mg）

特記事項：胎児危険度分類　D

アンギオテンシン変換酵素阻害薬（Captopril（Capoten），Enalapril（Vasotec），Lisinopril（Prinivil, Zestril），Ramipril（Altace））

薬効分類：アンギオテンシン変換酵素阻害薬

薬理作用：アンギオテンシンⅡの産生を司る酵素を阻害することにより降圧作用を発揮する

効能・効果：うっ血性心不全，高血圧，糖尿病腎症，心筋梗塞後

副作用：頭痛，めまい，倦怠感，抑うつ症状，胸痛，低血圧，動悸，咳嗽，呼吸困難，上気道症状，悪心・嘔吐，皮疹，血管性浮腫，腎不全，皮膚掻痒症

禁忌：以前にアンギオテンシン変換酵素阻害薬を内服して血管性浮腫を生じたまたはアレルギーのある患者，大動脈弁狭窄症，腎動脈狭窄，閉塞性肥大型心筋症，心タンポナーデ，高カリウム血症，急性腎不全

用法・用量：

- 成人：経口で投与。用量は個別調整。enalaprilat（vasotec）1.25 mg 静脈内投与緩徐に，6時間ごと
- 小児：経口で投与し，用量は個別調整

特記事項：胎児危険度分類　C

アスピリン

薬効分類：抗血小板薬，非麻薬性鎮痛薬，抗炎症薬

薬理作用：トロンボキサン A_2 の合成を抑制し，血小板の凝集を抑制することで血栓の形成を阻害し冠動脈の閉塞などを抑制する

効能・効果：発熱，炎症，狭心症，急性心筋梗塞，胸痛や胸部絞扼感を訴え心原性が疑われる患者

副作用：アナフィラキシー，血管浮腫，気管支攣縮，出血，胃部不快感，悪心・嘔吐

禁忌：消化管出血，活動性の消化性潰瘍，頭蓋内出血，出血性疾患，水痘やインフルエンザが疑われる小児，NSAIDs に対するアレルギー，既知の Samter 症候群（鼻茸・気管支喘息・アスピリン過敏症の三徴を有する）

用法・用量：注意：「baby aspirin」と呼ばれる 81 mg と「adult aspirin」といわれる 325 mg の剤形がある

心筋梗塞：

- 成人：160～325 mg 経口（代替として「baby aspirin」81 mg 錠を 4 錠内服させてもよい），300 mg 坐剤でもよい
- 小児：3～5 mg/kg/日から 5～10 mg/kg/日を単回投与

疼痛や発熱：

- 成人：325～650 mg 経口を 4～6 時間ごとに。最大 4 g/24 時間
- 小児：40～60 mg/kg/日，4～6 時間ごとに分ける。最大 4 g/24 時間

特記事項：胎児危険度分類　D

アテノロール（Tenormin）

薬効分類：β受容体遮断薬，降圧薬，classⅡ抗不整脈薬

薬理作用：陰性変力作用と陰性変時作用により心筋の酸素消費を抑制するβ受容体の飽和によって気管支平滑筋の拡張を阻害する

効能・効果：急性冠症候群（ACS），高血圧，SVT，心房粗動，AF，片頭痛の予防投与

副作用：徐脈，気管支攣縮，低血圧

禁忌：心原性ショック，2度～3度AVブロック，重症の徐脈，既知のアレルギー。低血圧の患者や慢性呼吸器疾患（COPDや喘息）では注意して使用する

用法・用量：

急性冠症候群：

- 成人：5 mg 静脈内，骨髄内投与を5分程度かけて。10分ごとに反復投与可能
- 小児：小児には投与は勧められない

特記事項：胎児危険度分類　D

Atracurium（Tracrium）

薬効分類：非分極型筋弛緩薬

薬理作用：神経筋接合部のアセチルコリン受容体を拮抗し筋弛緩を引き起こす

効能・効果：気管挿管時の筋弛緩

副作用：ほてり，浮腫，蕁麻疹，掻痒感，wheezeを伴う気管支攣縮，心拍数変動，血圧低下

禁忌：心疾患，電解質異常，脱水，アレルギー

用法・用量：

- 成人：0.4～0.5 mg/kg 静脈内，骨髄内投与。20～45分ごとに0.08～0.1 mg/kg を追加投与可能，その後15～25分ごとに同量の投与可能
- 小児
    - 3歳以上：成人と同量
    - 1カ月から2歳以下：0.3～0.4 mg/kg 静脈内，骨髄内投与

特記事項：筋肉内投与しない。胎児危険度分類　C

硫酸アトロピン

薬効分類：抗コリン薬（抗ムスカリン作用）

薬理作用：ムスカリン受容体におけるアセチルコリンと可逆性に競合する。唾液腺，気管支，汗腺，眼，心，消化管に作用する

効能・効果：症候性徐脈，心静止もしくはPEA，神経作用薬の曝露，有機リン中毒

副作用：外分泌の抑制により口腔内乾燥や皮膚温上昇，顔面のほてりを来す。視野異常や散瞳による光過敏，頻脈，落ち着きのなさが出ることがある。量が極端に少なかったり投与速度が極端に遅い場合は徐脈を来すことがある

禁忌：急性冠症候群，重症筋無力症，消化管閉塞，閉塞隅角緑内障，アトロピンや硫酸・ベラドンナアルカロイドに対する過敏症。2度AVブロックやwide-QRSの3度AVブロックには効果が期待できない

用法・用量：

症候性徐脈：

- 成人：0.5 mg 静脈内，骨髄内投与を3～5分ごと，最大3 mg まで
- 小児：0.02 mg/kg（最小0.1 mg，最大0.5 mg）静脈内，骨髄内投与を合計1 mg まで

心静止もしくはPEA：

- 1 mg 静脈内，骨髄内投与を3～5分ごと，最大3 mg まで。経気管的には2～2.5 mg を5～10 mL の生理食塩液もしくは蒸留水で希釈

有機リン中毒：

- 成人：2～4 mg 静脈内，筋肉内投与を症状が消失するまで20～30分ごとに。重症例には2～6 mg 程度を初期投与量として同量を5～60分ごとに投与する
- 小児：0.05 mg/kg を静脈内，筋肉内投与で10～30分ごとに症状が消えるまで
- 乳幼児：6.8 kg 未満の場合，0.05 mg/kg を静脈内，筋肉内投与で5～20分ごとに症状が消えるまで

特記事項：半減期は2.5時間。胎児危険度分類　C，授乳婦に対して有害である可能性がある

グルコン酸カルシウム

薬効分類：電解質補充液

薬理作用：高カリウム血症において心筋細胞の細胞膜を安定化させることによりAFへの移行を抑制する

効能・効果：高カリウム血症，低カルシウム血症，高マグネシウム血症

副作用：軟部組織壊死，低血圧，徐脈（急速に投与しすぎた場合）

禁忌：VF，ジギタリス中毒，高カルシウム血症

用法・用量：10％溶解液として市販されているため1 mL 中100 mg のグルコン酸カルシウムを含む

- 成人：500～1,000 mg を静脈内，骨髄内で緩徐に（1 mL/分程度）投与する。最大投与量は200 mg/分
- 小児：60～100 mg/kg を静脈内，骨髄内で5～10分かけて緩徐に投与する。最大投与量は200 mg/分

特記事項：組織壊死を引き起こすため筋肉内もしくは皮下投与は避ける。胎児危険度分類　C

カルバマゼピン

薬効分類：抗痙攣薬
薬理作用：痙攣の波及を抑制する
効能・効果：部分もしくは全般性の強直間代性痙攣
副作用：めまい，失調，悪心・嘔吐，視界がぼやける，混乱，頭痛，一時的な複視，生命危機を及ぼす皮疹，幻視
禁忌：AVブロック，脚ブロック，顆粒球減少症，骨髄抑制状態，MAO阻害薬による治療中，カルバマゼピンもしくは三環系抗うつ薬に対する過敏症
以下の疾患に対しては注意して用いる：小発作・全般性発作・ミオクローヌスてんかん，肝疾患，薬剤性もしくは疾患による骨髄機能不全，心疾患，アルコール依存症
用法・用量：
- 成人：200 mgを12時間ごとに経口投与
- 小児
  - 6〜11歳は100 mgを1日2回
  - 6歳未満は10〜20 mg/kg/日を2〜3回に分けて

特記事項：胎児危険度分類　D

クロピドグレル（プラビックス®）

薬効分類：抗血小板薬
薬理作用：GPⅡb/Ⅲa受容体を阻害し血小板凝集を抑制する
効能・効果：ACS，慢性冠動脈もしくは動脈硬化性疾患，虚血性脳梗塞
副作用：悪心，腹痛，出血
禁忌：頭蓋内出血・消化管出血・外傷，過敏症を有していると判明している場合
用法・用量：
不安定狭心症もしくは新規の急性期心筋梗塞：
- 成人：300〜600 mgをローディングとして一度経口摂取しその後から75 mg/日を経口で
- 小児：小児への投与は推奨されない

特記事項：胎児危険度分類　B

デキサメタゾン（デカドロン®）

薬効分類：糖質ステロイド
薬理作用：炎症と免疫応答を抑制する
効能・効果：さまざまな炎症性疾患，副腎不全，輸液不応性のショック
副作用：悪心・嘔吐，浮腫，高血圧，高血糖，免疫抑制状態
禁忌：真菌感染症，過敏症
用法・用量：
- 成人：0.75〜6 mg/kg/日静脈内投与を最大40 mgまで。投与対象になった疾患に応じて
- 小児：0.02〜0.3 mg/kg静脈内，骨髄内投与。4回に分けて6時間ごとに投与

特記事項：胎児危険度分類　C

ブドウ糖（50％，25％，10％製剤がある）

薬効分類：低血糖補正
薬理作用：血中ブドウ糖濃度を上げる
効能・効果：低血糖
副作用：高血糖，ほてり感，静脈内投与部位の灼熱感，静脈血栓や静脈炎を惹起することがある
禁忌：頭蓋内，脊髄内の出血，振戦せん妄，薬剤が濁っている場合は蓋が破損している
用法・用量：
高カリウム：
- 成人：50％ブドウ糖液50 mLを静脈内，骨髄内投与
- 小児：0.5〜1 g/kgを静脈内，骨髄内投与

低血糖：
- 成人：10〜25 gを5％ブドウ糖液で静脈内投与（つまり20〜50 mL）
- 小児：
  - 6カ月以上：25％ブドウ糖 2 mL/kg
  - 6カ月未満：10％ブドウ糖 2〜4 mL/kg

特記事項：胎児危険度分類　C

ジアゼパム（Valium）

薬効分類：ベンゾジアゼピン系，抗精神薬に関する条約　スケジュールC-Ⅳ
薬理作用：ベンゾジアゼピン受容体に作用しGABAの作用を増強する。ベンゾジアゼピン系は大脳辺縁系，視床，視床下部に作用し，中枢神経抑制を起こす（鎮静，筋弛緩，抗痙攣作用）
効能・効果：不安，アルコール離脱，痙攣，筋脱力
副作用：呼吸抑制，意識レベルの低下，倦怠感，頭痛，投与部位の痛み，混乱，悪心，低血圧，過鎮静

禁忌：6カ月未満の乳児，急性閉塞隅角緑内障，CNS抑制，アルコール中毒，過敏症

用法・用量：

不安：
- 成人：
  - 中等度：2〜5 mgを緩徐に静脈内，筋肉内投与
  - 重症：5〜10 mg緩徐に静脈内，筋肉内投与（5 mg/分より早くは投与しない）
  - 軽症：高齢者や全身状態の悪い患者には少量投与が勧められる
- 小児：0.04〜0.3 mg/kgを静脈内，筋肉内投与。4時間ごとに投与，最大0.6 mg/kgまで

急性アルコールの離脱による振戦せん妄：
- 成人：10 mg　静脈内投与

痙攣：
- 成人：5〜10 mgを緩徐に静脈内，骨髄内投与。10〜15分ごとに最大30 mgまで
- 小児：
  - 静脈内，骨髄内投与
    - 5歳以上：1 mgを3分以上かけて投与し，2〜5分ごとに。最大投与量10 mgまで
    - 1カ月〜5歳未満：0.2〜0.5 mgを3分ごとに投与し，2〜5分ごとに繰り返す。最大投与量5 mg
    - 新生児：0.15〜0.5 mg/kgを3〜5分かけて投与し，15〜30分ごとに2 mgまで可能（溶解液に含まれる安息香酸ナトリウムのため第一選択ではない）
  - 経肛門投与：血管ルートが確保できないときは経肛門的に投与が可能である
    - 12歳以上：0.2 mg/kg
    - 6〜11歳：0.3 mg/kg
    - 2〜5歳：0.5 mg/kg
    - 2歳未満：勧められない

特記事項：静脈内，骨髄内投与がしっかり確保されているか確認する。血管外漏出は組織壊死を起こす。水溶性であるがプロピレングリコールには溶けない。胎児危険度分類　D

ジゴキシン（Lanoxin）

薬効分類：強心配糖作

薬理作用：N-K-ATP共輸送体を阻害し，カルシウムの取り込みを増加させることで心筋の収縮力を増強する

効能・効果：CHF，慢性のAF，narrow-QRTのPSVT

副作用：頭痛，だるさ，胃腸のもたれ，不整脈，悪心・嘔吐，下痢，視覚異常

禁忌：ジギタリスアレルギー，VT，VF，AVブロック，洞不全症候群，心不全を伴わない頻脈，50〜60日/分以下の徐脈，MI，虚血性心疾患，早期興奮性のAFもしくは心房粗動（たとえば洞調律の際にみえるデルタ波はWPW症候群に特徴的である），電解質異常

用法・用量：用量は個別調整

特記事項：低カリウム血症はジゴキシン中毒を惹起し，徐脈の原因となる。ステロイド投与，利尿薬，下痢，嘔吐はカリウム低下を来すためジゴキシン中毒に注意する。胎児危険度分類　C

ジルチアゼム（Cardizem）

薬効分類：カルシウムチャネル拮抗薬。class Ⅳ抗不整脈薬

薬理作用：心筋細胞に流入するカルシウムを阻害することでAV結節を通過する電気的興奮を延長させる

効能・効果：心室応答の亢進したAFにおける心拍数のコントロール

副作用：ほてり，頭痛，徐脈，低血圧，陰性変力作用，房室解離，難治性のAVブロック，過剰投与で心停止

禁忌：低血圧，心不全，房室解離

用法・用量：
- 成人：AFの心拍数コントロールには0.25 mg/kgを静脈内，骨髄内で2分かけて投与するのが最適な用量とされる。20 mgが平均的な量である。それでもコントロールがつかなければ，0.35 mg/kg（およそ25 mg程度）の追加投与を2分かけて行う。継続的な心拍数のコントロールには5〜15 mg/時で持続投与を開始する
- 小児：小児には勧められない

特記事項：それぞれの作用が増強される可能性があるため，β遮断薬を投与中の患者に対してはとくに注意を払う。そのため量を減じたり，ゆっくりと投与する必要がある。心不全や房室解離の既往は投与に際してリスクとなる。胎児危険度分類　C

ジフェンヒドラミン（Benadryl）

薬効分類：抗ヒスタミン

薬理作用：H_1レセプターに結合し働きを阻害する

効能・効果：アナフィラキシー

副作用：眠気，めまい，頭痛，（小児では）興奮，気道分泌の亢進，喘鳴，胸部絞扼感，動悸，低血圧，視野異常，口渇感，悪心・嘔吐，下痢

禁忌：気道分泌を亢進するため喘息には注意する。心疾患，過敏症

用法・用量：
- 成人：25〜50 mgを静脈内，骨髄内，筋肉内投与
- 小児：2〜12歳：1〜1.25 mg/kgを静脈内，骨髄内，筋肉内投与

特記事項：胎児危険度分類　B

ドブタミン（ドブトレックス®）

薬効分類：交感神経作動薬

薬理作用：β受容体に作用する。α作用はわずかで，心筋収縮力と1回拍出量を増加し，心拍出量を増加する

効能・効果：CHF，心原性ショック

副作用：頻脈，心室性期外収縮，高血圧，低血圧，動機，不整脈

禁忌：薬物によるものと判明している，もしくは疑われるショック，ショックの症状を伴った収縮期血圧が100 mmHg未満の患者，心肥大による流出路狭窄，過敏症。高血圧や最近の心筋梗塞，不整脈，循環血漿量低下では注意して用いる

用法・用量：
- 成人：2〜20 μg/kg/分を静脈内，骨髄内投与。20 μg/kg/分以上では，心拍数が10％以上増加すると心筋虚血を来すことがある
- 小児：成人と同様

特記事項：半減期は2分。胎児危険度分類　B

Dolasetron（Anzemet）

薬効分類：制吐薬

薬理作用：脳内セロトニンレセプターを拮抗することで悪心・嘔吐を減じる

効能・効果：悪心・嘔吐を治療もしくは予防する

副作用：頭痛，倦怠感，下痢，めまい，腹痛，低血圧，高血圧，心電図変化（PR，QTの延長，wide-QRS），徐脈，頻脈，失神

禁忌：過敏症。低カリウム血症，低マグネシウム血症，不整脈の患者には注意して使用する

用法・用量：
- 成人：12.5 mg静脈内，骨髄内投与
- 小児：2〜16歳：0.35 mg/kg静脈内，骨髄内投与。最大投与量12.5 mg

特記事項：胎児危険度分類　B

ドパミン（Itropin）

薬効分類：交感神経作動薬，強心薬，血管収縮薬

薬理作用：α，β受容体を刺激する。中等量（2〜10 μg/kg/分）ではβ受容体を刺激して心拍出量が増加する一方で，ドパミン作用により血管はごくわずかに拡張する。高用量（10 μg/kg/分以上）ではα作用により血管が収縮し末梢血管抵抗を増加させる

効能・効果：低血圧，心収縮力減少を伴う心原性ショックや敗血症性ショック，心肺停止蘇生後の低血圧，アトロピンに不応性の症候性徐脈

副作用：頻脈，不整脈，皮膚軟部組織の壊死，高度の血管収縮による過剰な血圧上昇，狭心痛，呼吸苦，頭痛，悪心・嘔吐

禁忌：褐色細胞腫，VF，VTなどの心室性不整脈，過敏症（亜硫酸塩を含む）。ドパミン投与の前に血管内血液量は補液により充足させておくこと

用法・用量：
- 成人：2〜20 μg/kg/分を静脈内，骨髄内投与で。開始量は5 μg/kg/分として，5〜10 μg/kg/分ごとに狙った作用が出るまで徐々に漸増する。心収縮増加作用は5〜10 μg/kg/分で，血管収縮作用は10〜20 μg/kg/分で生じる。20 μg/kg/分を超えると追加の作用はほとんどない
- 小児：成人と同用量

特記事項：半減期2分。胎児危険度分類　C

エノキサパリン（Lovenox, Klexane）

薬効分類：経静脈的抗凝固薬

薬理作用：ヘパリンではなく低分子ヘパリンであり，効果時間が長い。第Ⅹa，第Ⅱa因子をブロックすることによりトロンビンの作用を抑制する

効能・効果：静脈血栓や肺塞栓の予防や治療。静脈血栓の危険性がある患者，とくに下肢の運動を妨げるような処置，不整脈，急性冠症候群，不安定狭心症を伴うような静脈血栓の患者に対する予防

副作用：投与時の痛み。組織や臓器からの出血。血小板減少

禁忌：本剤，ヘパリンや豚由来の製品に過敏な場合，ベンジルアルコールに対して過剰反応がある場合，活動性出血や血小板減少がある場合

用法・用量：予防：30 mg 皮下投与で 12 時間ごと，もしくは 40 mg 皮下投与で 24 時間ごとを 1〜2 週間つづける。治療：1 mg/kg を 12 時間ごともしくは，1.5 mg/kg を 24 時間ごと。急性冠症候群の場合には，1 mg/kg 12 時間ごとを 2〜8 日間つづける

特記事項：肥満の患者では，効果が減少する可能性があり，増量する必要がある。腎不全の患者では，出血のリスクが増加する。胎児危険度分類はどの時期においても B である。治療は，第 Xa 凝固因子を指標とし得るが，APTT や PT/INR は指標としては使用できない。

アドレナリン

薬効分類：交感神経作動薬，強心薬

薬理作用：α，β受容体と強く結合し，血圧上昇，脈拍上昇，気管支拡張させる

効能・効果：気管攣縮，アナフィラキシー反応，心肺停止時

副作用：不安，頭痛，不整脈，高血圧，イライラ，振戦，胸痛，悪心・嘔吐

禁忌：VF・心静止・無脈性電気活動以外の不整脈，心血管疾患，高血圧，脳血管障害，アナフィラキシーショック以外のショック，狭隅角緑内障，糖尿病，陣痛中の妊婦，アドレナリン・亜硝酸塩に過敏な人

用法・用量：

心肺停止時：
- 成人：1 mg（1：10,000 希釈）静脈内，骨髄内投与で 3〜5 分ごと
- 小児：0.01 mg/kg（1：10,000 希釈）静脈内，骨髄内投与で 3〜5 分ごと，必要に応じて（最大投与量：1 mg）

症候性徐脈：
- 成人：1 μg/分（1：10,000 希釈）持続静脈内投与：通常量：2〜10 μg/分。静脈内投与：効果をみながら調節
- 小児：0.01 mg/kg（1：10,000 希釈）静脈内，骨髄内投与。3〜5 分ごとに繰り返してもよい（最大投与量：1 mg）。気管チューブからアドレナリンを投与する場合は 0.1 mg/kg

気管支喘息発作とアレルギー反応：
- 成人：0.3〜0.5 mg（1：10,000 希釈）筋肉内もしくは皮下投与。10〜15 分ごとに効果をみなが

ら繰り返す（最大投与量：1 mg）
- 小児：0.01 mg/kg（1：10,000 希釈）筋肉内もしくは皮下投与（最大投与量：0.5 mg）

アナフィラキシーショック：
- 成人：0.1〜0.4 mg（1：10,000 希釈）5 分以上かけて緩徐に静脈内投与，もしくは 1〜4 μg/分にて持続静脈内投与，効果をみながら調節
- 小児：0.1〜1 μg/kg/分（1：10,000 希釈），効果をみながら調節

特記事項：半減期 1 分。胎児危険度分類　C

アドレナリン自己注射薬（エピペン®，EpiPen Jr）

薬効分類：交感神経作動薬，強心薬

薬理作用：α，β受容体と強く結合し，血圧上昇，脈拍増加，気管支拡張させる

効能・効果：アナフィラキシーショック，喘息発作

副作用：頭痛，イライラ，振戦，不整脈，高血圧，胸痛，悪心・嘔吐

禁忌：VF・心静止・無脈性電気活動以外の不整脈，心血管疾患，高血圧，脳血管障害，アナフィラキシーショック以外のショック，狭隅角緑内障，糖尿病，陣痛中の妊婦，アドレナリン・亜硝酸塩に過敏な人

用法・用量：
- 成人：0.3 mg のアドレナリンを含有するエピペン® を大腿前外側付近に筋肉内投与
- 小児：30 kg 以上の小児に，Epipen Jr 0.15 mg を筋肉内投与

特記事項：半減期 1 分。胎児危険度分類　C

Eptifibatide（Integrilin）

薬効分類：GP Ⅱb/Ⅲa 阻害薬

薬理作用：GP Ⅱb/Ⅲa 受容体に結合し，血小板凝集を防ぐ

効能・効果：UA/NSTEMI―薬物療法や PCI を行う場合

副作用：消化管出血，頭蓋内出血，低血圧，アナフィラキシーショック

禁忌：出血がある場合，重症でコントロールされていない高血圧，6 週間以内の手術や外傷，30 日以内の脳卒中，腎不全，血小板減少

用法・用量：
- 成人：180 μg/kg 静脈内，骨髄内投与（最大投

与量：22.6 mg）1〜2分かけて，その後2 μg/kg/分 持続静脈内，骨髄内投与（最大投与量：15 mg/時）。腎機能障害があれば減量して使用
- 小児：小児に関しては，現在推奨量は決まっていない

特記事項：半減期90〜120分。胎児危険度分類　B

エスモロール（Brevibloc）

薬効分類：βアドレナリン遮断薬，class II 抗不整脈薬

薬理作用：心収縮抑制，脈拍低下させることにより心臓の酸素消費量を減少する

効能・効果：ACS, MI, 急性高血圧，上室性頻脈，甲状腺中毒症

副作用：低血圧，洞性徐脈，AVブロック，心停止，悪心・嘔吐，低血糖，投与部局所反応

禁忌：急性気管攣縮，COPD, 2度もしくは3度AVブロック，徐脈，心原性ショック，肺水腫，洞不全症候群，過敏症，褐色細胞腫の患者には注意して使用。プリンツメタル狭心症，脳血管障害，脳卒中，コントロール不良な糖尿病，甲状腺機能亢進症，甲状腺中毒症，腎疾患

用法・用量：
- 成人：500 μg/kg（0.5 mg/kg）静脈内，骨髄内で1分以上かけて，その後50 μg/kg/分（0.05 mg/kg）を4分以上かけて投与（最大投与量299 μg/kg）。効果が認められなければ，2回目の500 μg/kg（0.5 mg/kg）を1分以上かけてボーラス投与し，100 μg/kg/分まで増量する。最大速度は，300 μg/kg/分
- 小児：承認されていない

特記事項：半減期は5〜9分。半減期が短いため副作用の出現もわずかである。10〜20分で効果が消失する。胎児危険度分類　C

Etomidate（Amidate）

薬効分類：鎮静薬，麻酔導入薬

薬理作用：正確な機序は不明であるが，GABA様の効果があると考えられている

効能・効果：迅速導入気管挿管（RSI），薬剤を使用しての気管挿管，麻酔導入

副作用：低血圧，呼吸抑制，投与部の痛み，一時的な不随意運動，頻回な悪心・嘔吐，副腎不全，過換気，低換気，短時間の無呼吸，しゃっくり，喉頭攣縮，いびき，頻呼吸，高血圧，不整脈

禁忌：過敏性がある場合，胎児への危険性を考慮し有用性が上回る場合のみ妊婦に使用，出産時には使用不可，授乳中は避ける

用法・用量：
- 成人：0.3 mg/kg 緩徐に静脈内，骨髄内投与（30〜60秒かけて），気管挿管時の通常量は，20 mgを緩徐に静脈内投与，高齢者や心疾患の既往がある患者には，減量も考慮する（たとえば10 mg）
- 小児：敗血症性ショックの小児には慎重に使用する
  - 10歳以上：成人と同量
  - 10歳未満：安全性は確立していない

特記事項：etomidate は，経口気管挿管に用いられる。気管を確保するために投与前に人手や器具を準備しなければならない。胎児危険度分類　C

Felbamate（Felbatol）

薬効分類：抗痙攣薬

薬理作用：作用機序は明らかではないが，グリシンの作用に拮抗し，非痙攣時に痙攣の閾値を上げ，全身性強直間代性痙攣・部分てんかんを予防すると考えられている

効能・効果：てんかんの既往がある全般性を伴うもしくは伴わない部分てんかん，小児のレノックス・ガストー症候群（Lennox-Gastaut syndrome）を伴う部分・全般性てんかん

副作用：悪心・嘔吐，希死念慮・自殺企図，うつ，不眠，消化不良，急性上気道炎，疲労，頭痛，便秘，下痢，鼻炎，不安，再生不良性貧血

禁忌：悪液質，肝疾患，カルバミン酸塩に過敏性がある場合

用法・用量：状態により個別調整

特記事項：胎児危険度分類　C

フェンタニル（Sublimaze）

薬効分類：麻薬性鎮痛薬，抗精神薬に関する条約　スケジュール C-II

薬理作用：オピオイド受容体と結合し，鎮痛と多幸感を起こす

効能・効果：疼痛

副作用：呼吸抑制，無呼吸，低血圧，悪心・嘔吐，め

まい，鎮静，多幸感。洞性徐脈，洞性頻脈，動悸，高血圧，発汗，失神，投与部の痛み

禁忌：過敏症がある場合，外傷性脳損傷，呼吸抑制のある患者には慎重投与

用法・用量：
- 成人：50〜100 μg（0.05〜0.1 mg）筋肉内もしくは緩徐に静脈内，骨髄内投与（1〜2分かけて）
- 小児：1〜2 μg/kg 筋肉内もしくは静脈内，骨髄内投与（1〜2分かけて）

特記事項：胎児危険度分類　B

血栓溶解薬：Tissue Plasminogen Activator（tPA），Streptokinase（Streptase, Kabikinase），Reteplase（Retavase），Tenectelpase（TKNase）

薬効分類：血栓溶解薬

薬理作用：冠動脈の血栓を融解し，血流を再開させる

効能・効果：ST上昇（1 mm以上，2〜3の連続した誘導において），新規の，もしくは新規と思われる左脚ブロック

副作用：出血，頭蓋内出血，脳卒中，不整脈，低血圧，皮下出血

禁忌：ST低下，心原性ショック，最近の手術（10日以内），脳血管障害，最近の消化管出血（10日以内），最近の外傷，高血圧（収縮期血圧180 mmHg以上もしくは拡張期血圧110 mmHg以上），左心系血栓，急性心外膜炎，亜急性細菌性心内膜炎，出血が合併している重症肝腎機能障害，重大な肝機能障害，糖尿病性出血性網膜症，敗血症性血栓性静脈炎，高齢（75歳以上），ワルファリン（coumadin）内服中

用法・用量：添付文章に沿った量を

特記事項：胎児危険度分類　C

フルマゼニル（Romazicon）

薬効分類：ベンゾジアゼピン受容体拮抗薬

薬理作用：ベンゾジアゼピン受容体への結合にベンゾジアゼピン系と競合し，ベンゾジアゼピン系の鎮静作用を拮抗する

効能・効果：ベンゾジアゼピン系過量服用

副作用：再鎮静，痙攣，めまい，投与部位の痛み，悪心・嘔吐，発汗，頭痛，視力障害

禁忌：三環系抗うつ薬過量服用—ベンゾジアゼピン系が必要な生命危険を及ぼす状態，たとえば，てんかん重積状態，頭蓋内圧亢進—フルマゼニルやベンゾジアゼピン系に過敏性がある場合，ベンゾジアゼピン依存症や薬物依存，その既往がある患者には慎重投与

用法・用量：
- 成人：初回0.2 mg 静脈内，骨髄内で15秒かけて，45秒後に適切な効果がなければ，再度0.2 mgを15秒かけて投与する。計1 mgになるまで4回繰り返してよい
- 小児：1歳以上，0.01 mg/kg 静脈内，骨髄内で15秒かけて，45秒後に再投与，0.05 mg/kgもしくは1 mgのどちらかに達するまで毎分

特記事項：約2時間は低換気，低酸素の徴候をモニターする。ベンゾジアゼピン系の半減期がフルマゼニルよりも長い場合には，追加投与が必要となるかもしれない。ベンゾジアゼピン依存症の離脱症状の出現を促進することもある。フルマゼニルは，多種の薬剤の過量服用の患者には効果がない。胎児危険度分類　C

ホスフェニトイン（Cerebyx）

薬効分類：抗痙攣薬

薬理作用：ナトリウムとカルシウムを神経組織に移動し，痙攣活動が波及するのを防ぐ

効能・効果：部分または全般性発作，痙攣重積状態，痙攣予防

副作用：ホスフェニトインは量に応じて副作用を起こすことが多い。鎮静，眼振，振戦，運動失調，高血圧，構音障害，歯肉腫脹，多毛，顔面皮膚の荒れ。投与速度が早いと低血圧を起こし得る

禁忌：徐脈，脚ブロック，無顆粒球症，アダムス・ストークス症候群，ヒダントイン過敏症

用法・用量：フェニトインとホスフェニトインの変換を簡単にするために，ホスフェニトインの量と濃度をPEと表す
- 成人：通常量で10〜20 mg PE/kg 静脈内投与，150 mg PE/分 静脈内投与，速度を超えないよう
- 小児：通常量で10〜20 mg PE/kg 静脈内投与，3 mg PE/kg/分（最大投与量150 mg PE/分）の静脈内投与速度

特記事項：胎児危険度分類　D，授乳中は可能

フロセミド（ラシックス®）

薬効分類：ループ利尿薬

薬理作用：ナトリウム，クロールイオンと水がヘンレループで吸収されるのをネフロンの曲尿細管と同様に妨げる

効能・効果：肺浮腫，CHF，高血圧緊急症

副作用：回転性めまい，めまい，脱力，起立性低血圧，低カリウム血症，血栓性静脈炎，無尿・重症腎不全・無治療の肝性昏睡・高尿素血症・電解質欠乏の患者は，生命危機を及ぼす状態になる可能性がある

禁忌：サルファ薬やフロセミドに過敏性がある場合

用法・用量：

うっ血性心不全・肺水腫：
- 成人：40 mg 静脈内，骨髄内で1〜2分かけて緩徐に投与，1時間で十分な反応がない場合には，80 mg の追加投与を行う。1回の最大静脈内投与量は，160〜200 mg
- 小児：1 mg/kg 静脈内，骨髄内，筋肉内投与。2時間以内に十分な反応がなければ追加で2 mg/kg

高血圧緊急症：
- 成人：40〜80 mg 静脈内，骨髄内投与
- 小児：1 mg/kg 静脈内，骨髄内投与

特記事項：静脈内，骨髄内投与で5分以内に効果を発現し，30分で最大になる。フロセミドは，利尿薬であり，患者は尿意を切迫することがある。排泄を手伝う準備をしておくべきである。胎児危険度分類　C

グルカゴン

薬効分類：ホルモン

薬理作用：グリコーゲンをブドウ糖に変換する

効能・効果：低血糖，β遮断薬過量内服

副作用：悪心・嘔吐，反射性高血糖，洞性頻脈

禁忌：褐色細胞腫，インスリノーマ，過敏性がある場合

用法・用量：

低血糖：
- 成人：1 mg 筋肉内，静脈内，骨髄内，皮下投与
- 小児（20 kg 以上）：0.5 mg 筋肉内，静脈内，骨髄内，皮下投与

β遮断薬過量内服：
- 成人：5〜10 mg 静脈内，骨髄内投与で1分以上かけて，徐脈や低血圧の症状が再発する場合さらに10 mg 静脈内投与（低血糖の治療よりもかなり多い量であることに注意）
- 小児：20 kg 以上，0.5 mg

特記事項：胎児危険度分類　B

ハロペリドール（Haldol）

薬効分類：抗精神病薬

薬理作用：シナプス後のドパミン受容体を選択的にブロックする

効能・効果：精神疾患，不穏

副作用：錐体外路症状，傾眠，遅発性ジスキネジー，低血圧，高血圧，VT，洞性頻脈，QT延長，トルサードドポアンツ

禁忌：うつ状態，パーキンソン病

用法・用量：
- 成人：
  - 軽度不穏：0.5〜2 mg 経口，筋肉内投与
  - 中等度不穏：5〜10 mg 経口，筋肉内投与
  - 重度不穏：10 mg 経口，筋肉内投与
- 小児：小児には推奨されない

特記事項：胎児危険度分類　C

ヘパリン（未分画ヘパリン®）

薬効分類：抗凝固，冠動脈の血栓沈着の予防

効能・効果：ACS，急性肺塞栓，深部静脈血栓症

副作用：出血，血小板減少，アレルギー反応

禁忌：出血傾向，大動脈瘤，消化性潰瘍，過敏性がある場合，ヘパリン誘発性血小板減少の既往がある場合，重症血小板減少，サルファ薬に過敏性がある場合

用法・用量：

心疾患：
- 成人：60 U/kg 静脈内投与（最大量 4,000 単位），その後 12 U/kg/時（最大量 1,000 単位）。入院後は，血液検査のデータにも基づいて追加量を決定する
- 小児：75 U/kg 静脈内投与，その後 20 U/kg/時

肺塞栓と深部静脈血栓：
- 成人：80 U/kg 静脈内投与，その後 18 U/kg/時
- 小児：75 U/kg 静脈内投与，その後 20 U/kg/時

特記事項：半減期は約90分。胎児危険度分類　C

Hetastarch（Hespan）

薬効分類：ボリュームエクスパンダー，コロイド液

薬理作用：間質から水を引き，血管内スペースの膠質浸透圧を上昇させる

効能・効果：血管内血液量のみを上昇させたい循環血

漿量減少時

副作用：アナフィラキシー反応，CHF，肺水腫，不整脈，心停止，重症血圧低下，歯髄炎，浮腫，血小板機能障害，出血，血栓を形成するに必要なタンパク質の希釈，悪心・嘔吐

禁忌：出血疾患，頭蓋内出血，CHF，肺水腫，腎不全，血小板減少やその他の凝固障害（たとえば，血友病），ヘタスターチや穀物に過敏性がある場合

用法・用量：必要量は，臨床的な状況と循環血漿量減少の程度によって決められる

- 成人：500～1,000 mL 静脈内，骨髄内投与。大量の投与は，血小板機能への関与と出血を助長する可能性があるため，1,500 mL 以上は通常用いない
- 小児：10 mL/kg 静脈内投与。1日あたり20 mL/kgを超えないようにする。小児への安全性は確立されていない

特記事項：胎児危険度分類　C

HMG Coenzyme A Statins：Atorvastatin (Lipitor), Fluvastatin (Lescol), Lovastatin (Mevacor), Pravastatin (Pravachol), Rosuvastatin (Crestor), Simvastatin (Zocor)

薬効分類：HMG-CoA 還元酵素阻害薬スタチン

薬理作用：血中の総コレステロール値，LDL コレステロール値，血清トリグリセリド値を下げる。ACS 発症から数日以内に投与することで，再梗塞，狭心症発作の再発，再入院率や脳卒中発症率を低下させる

効能・効果：急性冠症候群・急性心筋梗塞の予防，高コレステロール血症，高リポタンパク血症，高トリグリセリド血症，脳卒中予防

副作用：便秘，腹部膨満，消化不良，腹痛，感染，頭痛，インフルエンザ様症状，背部痛，アレルギー反応，衰弱，下痢，副鼻腔炎，咽頭炎，発疹，関節痛，悪心・嘔吐，ミオパチー，筋力低下，腎不全，横紋筋融解症，胸痛，気管支炎，鼻炎，不眠

禁忌：活動性の肝疾患，妊婦，授乳，横紋筋融解症

用法・用量：
- 成人：経口で用い，量は個別調整
- 小児：安全性は確立されていない

特記事項：胎児危険度分類　X

ヒドララジン（Apresoline）

薬効分類：降圧薬，血管拡張薬

薬理作用：末梢血管を直接拡張する

効能・効果：子癇前症・子癇時の高血圧，高血圧緊急症

副作用：頭痛，狭心痛，ほてり，動悸，反射性頻脈，食思不振，悪心・嘔吐，下痢，低血圧，失神，末梢血管拡張，末梢浮腫，水分貯留，感覚異常

禁忌：Diazoxide や MAOIs を内服中の患者，冠動脈疾患，脳卒中，狭心症，解離性大動脈瘤，僧帽弁・リウマチ性心疾患

用法・用量：

子癇前症・子癇症：
- 成人：5～10 mg 静脈内，骨髄内投与：収縮期血圧90～105 mmHgになるまで20～30分ごとに繰り返す

子癇前症以外の急性高血圧：
- 成人：10～20 mg 静脈内，骨髄内，筋肉内投与
- 小児：
  ○ 1カ月～12歳：0.1～0.5 mg/kg 静脈内，骨髄内，筋肉内投与（最大投与量：20 mg/1回量）

特記事項：胎児危険度分類　C

ヒドロコルチゾンコハク酸エステルナトリウム（Cortef, Solu-Cortef）

薬効分類：ステロイド

薬理作用：複数の機序により炎症を抑える。副腎不全時のステロイドとして働く

効能・効果：副腎不全，アレルギー反応，アナフィラキシーショック，喘息，COPD

副作用：白血球上昇，高血糖，感染増加，創傷治癒遅延

禁忌：クッシング症候群，ベンジルアルコールに過敏性がある場合。以下の場合は，慎重投与：糖尿病，高血圧，CHF，全身性真菌感染症，腎疾患，特発性血小板減少，精神病，てんかん疾患，消化器疾患，緑内障，過敏性がある場合

用法・用量：

アナフィラキシーショック：
- 成人：100～500 mg 静脈内，骨髄内，筋肉内投与
- 小児：2～4 mg/kg/日 静脈内，骨髄内，筋肉内投与（最大量：500 mg）

副腎不全：
- 成人：100〜500 mg 静脈内，骨髄内，筋肉内投与
- 小児：1〜2 mg/kg/日 静脈内，骨髄内，筋肉内投与

喘息，COPD：
- 成人：100〜500 mg 静脈内，骨髄内，筋肉内投与
- 小児：1 mg/kg 静脈内，骨髄内投与。乳幼児，小児には減量して使用するが，年齢・体重よりも重症度や反応をより重視する。最低でも25 mg/日は投与する

特記事項：胎児危険度分類　C

ヒドロモルフォン（Dilaudid）

薬効分類：鎮痛薬

薬理作用：ミュー受容体をブロックし鎮痛する。延髄・脳幹に作用し鎮咳・呼吸抑制する

効能・効果：中等度から重度の痛みを抑える

副作用：呼吸抑制，低血圧

禁忌：ジウラジッドに過敏性がある場合，呼吸抑制がある場合（とくに蘇生器具が周囲にない場合），喘息，分娩時の麻酔には使用しない

用法・用量：1〜2 mgを4〜6時間ごとに皮下，筋肉内投与。静脈内投与の場合は，1〜2 mg緩徐に（2〜3分かけて）。Hydromorphon HCl-HP（高い有効性）はすでに鎮痛薬としてオピオイド系を処方されている患者に限る。初めての場合には，0.3〜0.75 mgから開始する。1.3 mgは，モルヒネ10 mgと同等の効果である。

特記事項：重症な血圧低下が起こり得る。とくに，脱水傾向にある場合。量は個人調整する必要がある。高齢者，肝機能障害，腎機能障害や呼吸機能障害がある患者では，減量する。起立性低血圧も起こる

ヒドロキソコバラミン（シアノキット®）

薬効分類：シアンキレート

薬理作用：コバルトイオンによりシアンをキレート化する。コバルトは，シアンコバラミン（ビタミンB_{12}）の前駆物質である。シアンと結合し，シアノコバラミン（ビタミンB_{12}）となり，尿から排泄される。シアノキットは，ビタミンB_{12}である

効能・効果：シアン中毒

副作用：アナフィラキシー，中等度高血圧，頭痛，発疹，赤い尿と皮膚

禁忌：ビタミンB_{12}に過敏性がある場合

用法・用量：5 gを生理食塩液100 mLに希釈する。15分かけて投与。効果が一時的であったり不十分であれば，繰り返し投与する。小児は70 mg/kg

特記事項：ヒドロキソコバラミン（HCO）は，検査の比色分析法に影響する。数日間，着色尿や皮膚の色を赤くする

イブプロフェン

薬効分類：非ステロイド性抗炎症薬（NSAIDs）

薬理作用：シクロオキシゲナーゼ（COX）アイソザイムを抑制することによりプロスタグランジンの合成を抑制する。その結果，鎮痛，解熱，抗炎症作用を発揮する

効能・効果：軽度〜中等度の痛み，熱，骨関節炎，リウマチ性関節炎

副作用：食思不振，悪心・嘔吐，胃・腹痛，消化不良，便秘，下痢，胃炎，下血，鼓腸，頭痛，めまい

禁忌：NSAIDsやサリチル酸に過敏性がある場合，以下の場合には，注意して使用する：喘息，肝障害，腎障害，CHF，高血圧，心疾患，心筋症，不整脈，重大な冠動脈疾患，末梢血管疾患，脳血管障害，体液貯留，浮腫

用法・用量：

軽度〜中等度の痛み：
- 成人：400 mg 経口投与を必要に応じて4時間ごと，3,200 mg/日を超えないように
- 小児：6カ月〜12歳：5〜10 mg/kg 経口投与を必要に応じて6〜8時間ごと，1日40 mg/kgを超えないように

発熱：
- 成人：200〜400 mg 経口投与を4〜6時間ごと，3,200 mgを超えないように
- 小児：6カ月〜12歳：平均が39.2℃以下の場合5 mg/kg 経口投与，平均が39.2℃以上の場合10 mg/kg（最大投与量40 mg/kg/日）

骨関節炎・リウマチ性関節炎：
- 成人：400〜800 mg 経口投与，1日3〜4回，3,200 mg/日を超えないように
- 小児：1〜12歳：30〜40 mg/kg/日 PO，3〜4回に分けて，50 mg/kg/日を超えないように

特記事項：妊娠初期・中期：胎児危険度分類　C，妊娠後期（第3三半期）：胎児危険度分類　D

レギュラーインスリン（ヒューマリンR®, ノボリンR®）

薬効分類：ホルモン
薬理作用：細胞膜の受容体に結合し，ブドウ糖の細胞内への輸送を促進する
効能・効果：高血糖，インスリン依存性糖尿病，高カリウム血症
副作用：低血糖，頻脈，動悸，発汗，不安，混乱，霧視，脱力，うつ状態，痙攣，昏睡，インスリンショック，低カリウム血症
禁忌：低血糖，過敏性がある場合
用法・用量：

糖尿病ケトアシドーシス：
- 成人：0.1 単位/kg 静脈内，骨髄内，皮下投与。末梢組織の循環が乏しいため静脈内，骨髄内と比較して皮下投与は効果が低い。インスリン静脈内，骨髄内投与の半減期は短時間である。そのため持続投与なしのインスリン静脈内，骨髄内投与は効果が高いとはいいがたい。インスリンの持続投与は，0.05～0.1 単位/kg/時 静脈内，骨髄内投与。投与してから効果発現までの時間は，効果持続時間と同様に，個人差が大きく，同一であっても時間帯によっても変化がある

高カリウム血症：
- 成人：10 単位レギュラーインスリン（速効型インスリン）静脈内，骨髄内投与，と 50％ブドウ糖 50 mL を 5 分かけて投与する
- 小児：0.1 単位/kg 速効型インスリンを静脈内，骨髄内投与

特記事項：レギュラーインスリンのみ静脈内，骨髄内投与できる。胎児危険度分類　B

イプラトロピウム（アトロベント®）

薬効分類：気管支拡張薬，抗コリン薬
薬理作用：気管支平滑筋のアセチルコリン受容体を抑えることにより，気管支拡張させる
効能・効果：喘息，COPDにおける気管攣縮
副作用：奇異性気管攣縮，咳嗽，咽頭違和感，頭痛，めまい，口渇，動悸
禁忌：狭隅角緑内障，膀胱頸部閉塞，前立腺肥大，ピーナッツや大豆，アトロピン・アトロピン派生物に過敏性がある場合
用法・用量：

MDI：
- 成人：2～3 puff を 4～6 時間ごと，1日12吸入以上や4時間以内の使用は控える
- 小児：
  - 13歳以上：2～3 puff を 6～8 時間ごと，1日12 puff まで
  - 5～12歳：1～2 puff を 6～8 時間ごと，1日8 puff まで

ネブライザー：
- 成人：0.5 mg を 6～8 時間ごと
- 小児：5～14歳：0.25～0.5 mg を 20 分ごと 3 回まで必要に応じて

特記事項：気管支喘息増悪に対して単体では使用しない。β刺激薬のあとに使用される。エアロゾルスプレー（とくにMDIの場合）が眼に入らないように注意すること。それにより霧視が出現し得る。4 時間程度で自然と回復する。胎児危険度分類　B

ケタミン（ケタラール®）

薬効分類：全身麻酔
薬理作用：気道反射，脈拍，血圧を維持したまま麻酔導入する
効能・効果：疼痛や短時間の処置への麻酔
副作用：高血圧，洞性頻脈，血圧低下，洞性徐脈，その他の不整脈（まれ），呼吸抑制，無呼吸，喉頭痙攣，その他の気道閉塞（まれ），強直関大性動作，嘔吐
禁忌：有害になり得る著明な血圧上昇を認める場合（高血圧，脳卒中，頭部外傷，頭蓋内腫瘍や出血の増悪，MI），以下の場合には慎重投与　ICP亢進，眼圧上昇（緑内障），循環血漿量減少，脱水，心疾患（とくに狭心症やCHF）
用法・用量：60秒かけて緩徐に投与

静脈内，骨髄内投与：
- 成人：1～4.5 mg/kg 静脈内，骨髄内投与，1～2 mg/kg を 30 秒以内で麻酔，通常 5～10 分間持続する
- 小児：0.5～2 mg 静脈内，骨髄内投与を 1 分間かけて

筋肉内投与：
- 成人：6.5～13 mg/kg 筋肉内投与，3～4 分で麻酔，通常 12～25 分間持続する。成人において5～15 mg のジアゼパムを同時に投与することにより，副作用の発生頻度を下げる
- 小児：3～7 mg 筋肉内投与

特記事項：胎児危険度分類　C

Ketorolac（Toradol）

薬効分類：NSAIDs

薬理作用：炎症組織においてプロスタグランジン産生を抑制し，疼痛受容体の反応を低下させる

効能・効果：中等度〜重度の急性疼痛

副作用：頭痛，傾眠，めまい，腹痛，消化不良，悪心・嘔吐，下痢

禁忌：消化性潰瘍や消化管出血のある患者，腎機能障害，循環血漿量減少，妊婦（後期），授乳中，アスピリンやその他のNSAIDsにアレルギーがある場合，脳卒中の疑い，頭部外傷，たとえば今後7日間以内に大きな手術がある場合

用法・用量：以下の量は単回投与の場合のみ。静脈内，骨髄内投与は15秒以上かけること

- 成人：
  - 65歳未満もしくは50 kg以上：30 mg 静脈内，骨髄内投与もしくは60 mg 筋肉内投与
  - 65歳以上：15 mg 静脈内，骨髄内投与もしくは30 mg 筋肉内投与
- 小児：0.5 mg/kg 静脈内，骨髄内投与で最大投与量15 mgもしくは，1 mg/kg 筋肉内投与で最大投与量30 mg

特記事項：妊娠初期・中期：胎児危険度分類　C，妊娠後期：胎児危険度分類　D

ラベタロール（Normodyne, Trandate）

薬効分類：β受容体遮断薬，抗狭心症，降圧

薬理作用：血管平滑筋内のβ₁，β₂受容体とα₁受容体の両方を遮断する。心臓の収縮力と脈拍数を抑制する。その結果心臓の酸素需要量を減らす

効能・効果：ACS，SVT，重症高血圧

副作用：通常軽度で一過性，血圧低下に伴う症状，悪心・嘔吐，気管支攣縮，不整脈，徐脈，AVブロック

禁忌：低血圧，心原性ショック，急性肺水腫，心不全，重度の徐脈，洞不全症候群，2度もしくは3度の心ブロック，喘息または急性気管支攣縮，コカインによるACS，本剤への過敏症。慎重投与：褐色細胞腫，脳血管疾患，脳梗塞，コントロール不良の糖尿病，肝疾患。最小有効量投与：慢性肺疾患

用法・用量：

心疾患（投与中は血圧，脈拍数のモニターを厳密に行うこと）：

- 成人：20 mgを1〜2分以上かけて静脈内，骨髄内投与。10分ごとに再投与可能，最大300 mgまで。または初回量投与後2〜8 mg/分で持続投与
- 小児：0.4〜1 mg/kg/時から開始，最大投与量3 mg/kg/時

重症高血圧：

- 成人：初回投与20 mgを2分以上かけてゆっくり静脈内，骨髄内投与。その後血圧を5分ごとに測定。10分空けて繰り返し投与可能。2回目は20 mg，その次は40 mgと増やし最大300 mgまで。血圧への効果は投与後5分以内に生じる。あるいは2 mg/分で持続投与し最大投与量計300 mgまで
- 小児：0.4〜1 mg/kg/時で静脈内，骨髄内投与し最大投与量3 mg/kg/時まで

特記事項：胎児危険度分類　C

ラモトリギン（Lamictal）

薬効分類：抗痙攣薬，抗躁病薬

薬理作用：正確な作用機序はよくわかっていない。研究によると，電位感受性ナトリウムチャネルに作用しその結果神経細胞膜を安定化させ，グルタミン酸とアスパラギン酸のシナプス前での放出を減少させることで痙攣を減少させることが示唆されている

効能・効果：痙攣，双極性障害

副作用：頭痛，めまい，悪心・嘔吐，失調，複視

禁忌：本剤への過敏症

用法・用量：

- 成人：経口投与。量は個人調整
- 小児：経口投与。量は個人調整

特記事項：胎児危険度分類　C

Levalbuterol（Xopenex）

薬効分類：β作用薬

薬理作用：β₂受容体を刺激し，その結果，肺，子宮，および骨格筋にある血管の平滑筋を弛緩させる

効能・効果：急性の気管支攣縮または喘息患者の気管支攣縮予防

副作用：高血糖，低カリウム血症，動悸，洞性頻脈，不安症，振戦，悪心・嘔吐，咽頭炎症，高血圧，消化障害，不眠，頭痛

禁忌：血管性浮腫，本剤またはアルブテロールへの過敏症。慎重投与：授乳中，心血管障害，心原生不整脈。併用禁忌：フェノチアジン（QT 延長，心原生不整脈を引き起こす可能性），β_2 遮断薬（ソタノール）—気管支拡張作用が減弱し気管支攣縮，QT 延長，心原生不整脈を引き起こす可能性

用法・用量：

MDI：

- 成人：4～6時間ごとに1回2吸入。患者によっては1吸入。急性増悪時は4～8吸入を20分ごとに最大4時間まで，その後必要に応じて1～4時間ごとに繰り返し

- 小児：
  - 4～12歳：4～6時間ごとに1回2吸入，患者によっては1吸入。急性増悪時は4～8吸入を20分ごとに3回まで，その後必要に応じて1～4時間ごとに1～4吸入
  - 4歳未満：安全性と効果的な使用方法は確立されていない。急性増悪時は2～4吸入分を吸入スペーサーやフェイスマスクを使用して20分ごと3回まで，その後必要に応じて1～4時間ごとに2～4吸入

ネブライザー：

- 成人：通常6～8時間ごとに0.63 mgを3回。急性増悪時は1.25～2.5 mgを20分ごとに3回，その後必要に応じて1～4時間ごとに1.25～5 mg

- 小児：
  - 5～11歳：通常0.31 mgを1日3回，最大0.63 mgまで。急性増悪時は0.075 mg/kg（最小1.25 mg）を20分ごとに3回，その後必要に応じて1～4時間ごとに0.075～0.15 mg/kg（最大5 mg）
  - 5歳未満：安全性と効果的な使用方法は確立されていない。急性増悪時は4～6時間ごとに0.31～1.25 mgを3回使用し，その後は必要に応じる

特記事項：胎児危険度分類　C

レベチラセタム（Keppra）

薬効分類：抗痙攣薬，抗てんかん薬

薬理作用：機序はわかっていないが，興奮性神経伝達を抑制する物質と相互作用があると推察されている

効能・効果：成人の痙攣部分発作の治療，成人ミオクローヌス痙攣の補助治療および12歳以上の青年の若年性ミオクローヌスてんかん。または成人の全身性硬直性間代性痙攣および6歳以上の特発性全身性てんかんの初期治療の補助として使用される

副作用：過鎮静，頭痛，筋力低下，骨髄抑制，幻覚，精神病，感染リスクの増加

禁忌：レベチラセタムまたはKeppra製剤内の物質に過敏性がある場合

用法・用量：通常成人に対し腎機能に合わせて500～2,000 mgを1日2回経口投与する。Keppraの注射剤は経静脈投与のみで，500 mg/mLのバイアルを投与前に希釈する必要がある。必要量を100 mLの希釈液に溶解し15分以上かけて投与する。500 mgを1日2回（1,000 mg/日）の投与量から開始する。増量は2週間ごとに1,000 mg/日ずつ行い，1日あたりの総投与量は3,000 mgと推奨されている

特記事項：フェニトインとの併用で双方の血中濃度が上昇する可能性

リドカイン（Xylocaine）

薬効分類：抗不整脈薬，class ⅠB

薬理作用：ナトリウムチャネルを遮断し再分極後の回復期間を延長させる。ヒス束とプルキンエ線維の自動能と心室内の脱分極を抑制する

効能・効果：アミオダロンがない場合の心室性不整脈。すなわちVF，VTによる心停止，心室機能が保たれ安定した単源性VT，QT間隔が正常で左室機能が保たれ（虚血と電解質異常が是正された）安定した多源性VT，トルサードドポアンツを疑うQT延長を伴う安定した多源性VT

副作用：中毒症状（不安感，高揚感，緊張感，見当識障害，めまい，視力障害，顔面知覚異常，振戦，聴覚障害，呂律障害，痙攣，徐脈），前兆のない痙攣，心原性不整脈，血圧低下，心停止，投与部位の痛み

禁忌：AVブロック，出血，血小板減少，リドカイン，亜硫酸，パラベンに対する過敏症。慎重投与：徐脈，循環血漿量減少，心原性ショック，アダムス・ストークス症候群，WPW症候群

用法・用量：

脈なし心室頻拍またはAF：

- 成人静脈内，骨髄内投与：1～1.5 mg/kg投与し5～10分ごとに半量（0.5～0.75 g/kg）を最大3 mg/kgまで追加投与。持続投与の場合1～4 mg/分で投与

- 成人ET：2～10 mg/kgを10 mLの生理食塩液

または滅菌蒸留水で希釈し，気管内投与する
- 小児静脈内，骨髄内投与：1 mg/kg（最大100 mg）を投与。持続投与の場合20～50 μg/kg/分
- 小児ET：2～3 mg/kgを気管内投与し，生理食塩液5 mLで後押しする

循環のある心室性不整脈：
- 成人：0.5～0.75 mg/kg 静脈内，骨髄内投与し（最大1～1.5 mg/kg）5～10分ごとに半量（0.5～0.75 g/kg）を最大3 mg/kgまで追加投与。持続投与の場合1～4 mg/分（30～50 mcg/kg/分）で投与
- 小児：1 mg/kg 静脈内，骨髄内投与し，5～10分ごとに繰り返し最大3 mg/kgまで追加投与。持続投与の場合20～50 μg/kg/分で投与

特記事項：半減期は約90分。胎児危険度分類　B

ロラゼパム（Ativan）

薬効分類：ベンゾジアゼピン系，抗精神薬に関する条約　スケジュールC-Ⅳ

薬理作用：ベンゾジアゼピン受容体に結合し抑制性伝達物質である脳内化学物質のGABAの効果を増強する。その結果，鎮静，催眠，骨格筋弛緩，抗痙攣，昏睡作用を来す

効能・効果：処置前鎮静の導入，不安神経症，てんかん重積

副作用：頭痛，眠気，失調，めまい，健忘，抑うつ，構音障害，高揚感，失神，倦怠感，振戦，呼吸抑制

禁忌：ロラゼパム，ベンゾジアゼピン系，ポリエチレングリコール，プロピレングリコール，ベンジルアルコールに対する過敏症，COPD，睡眠時無呼吸（人工呼吸管理中は除く），ショック，昏睡，閉塞隅角緑内障

用法・用量：注意：ロラゼパムを静脈内または骨髄内投与する場合はゆっくり行う

鎮痛，鎮静：
- 成人：2 mgまたは0.044 mg/kgを静脈内，骨髄内投与をどちらか少量なほうで最大2 mgまで。この量はほとんどの患者で十分な鎮静を得ることができ，50歳以上ではこれを上回るべきではない
- 小児：0.05 mg/kgを静脈内，骨髄内投与。いずれも2 mgを超えるべきではない

痙攣：
- 成人：4 mgを2～5分以上かけて静脈内，骨髄内投与，10～15分ごとに繰り返してもよい（最大投与量：12時間で計8 mg）
- 小児：0.05～0.1 mg/kg（1回最大投与量4 mg）を静脈内投与。必要に応じ15～20分あけて2回繰り返す

特記事項：患者の気道と換気確保の準備をしておく。胎児危険度分類　D

硫酸マグネシウム

薬効分類：電解質，子宮収縮，ミネラル

薬理作用：通常の生理的機能に必要な物質である。マグネシウムは神経系統伝達系と筋肉の興奮性に対する補因子である。硫酸マグネシウムは末梢の神経筋伝達を遮断することで痙攣を止める。またマグネシウムは血管拡張作用と抗血小板作用をもつ

効能・効果：トルサードドポアンツ，低マグネシウムに伴う心原性不整脈，子癇前症時の子癇および痙攣の予防薬，喘息重責状態

副作用：マグネシウム中毒（発赤，発汗，低血圧，筋力麻痺/低下，低体温，心臓，中枢神経および呼吸の抑制作用）

禁忌：AVブロック，上部消化管閉塞。慎重投与：腎機能障害

用法・用量：

トルサードドポアンツまたは低マグネシウムに伴う脈なし心室頻拍またはAF時：
- 成人：1～2 gを10 mLの5%ブドウ糖液で希釈し，5～10分かけて静脈内，骨髄内投与
- 小児：25～50 mg/kgを10～20分かけて静脈内，骨髄内投与。トルサードドポアンツのときはより速く投与してもよい。最大単回投与量2 g

低マグネシウム血症に伴う脈ありトルサードドポアンツまたは心原性不整脈：
- 成人：1～2 gを50～100 mLの5%ブドウ糖液で希釈し，5～60分かけて静脈内，骨髄内投与，その後トルサードドポアンツをコントロールするために0.5～1 g/時で持続投与する
- 小児：25～50 mg/kg（最大単回投与量2 g）を10～20分かけて静脈内，骨髄内投与

子癇，子癇前症時の痙攣予防：
- 成人：4～6 gを20～30分以上かけて静脈内，骨髄内投与，1～2 g/時で持続投与する

喘息重責発作：
- 成人：1～2 gを緩徐に（20分以上かけて）静脈

内，骨髄内投与
- 小児：25～50 mg/kg（最大投与量2 g）を5%ブドウ糖で希釈し，10～20分かけて静脈内，骨髄内投与

特記事項：胎児危険度分類　A

マンニトール（Osmitrol）

薬効分類：浸透圧性利尿薬

薬理作用：脳を含む組織から間質や血液への自由水の移動を促進し，その結果脳実質の液体貯留を減少させ腫脹を抑制する。腎臓でほぼ再吸収されず，その結果，尿量が増加する

効能・効果：頭蓋内圧亢進

副作用：肺水腫，頭痛，霞視，めまい，痙攣，循環血漿量減少，悪心・嘔吐，下痢，電解質異常，低血圧，頻脈，上室性不整脈，狭心症，静脈炎

禁忌：活動性頭蓋内出血，CHF，肺水腫，重症な脱水。慎重投与：循環血漿量減少，腎不全

用法・用量：
- 成人：0.25～2 g/kgを30～60分かけて静脈内，骨髄内投与，4時間ごとに0.25～1 g/kgを追加投与
- 小児：1～2 g/kgを30～60分かけて静脈内，骨髄内投与，4時間ごとに0.25～1 g/kgを追加投与

特記事項：マンニトールは血液と同じルートからは投与しない。胎児危険度分類　C

コハク酸メチルプレドニゾロンナトリウム（Solu-Medrol）

薬効分類：副腎皮質ステロイド

薬理作用：複数の機序で炎症を抑制する

効能・効果：アナフィラキシー，気管支喘息，COPD

副作用：抑うつ，高揚感，頭痛，不穏，高血圧，徐脈，悪心・嘔吐，腫脹，下痢，筋力低下，体液貯留，知覚異常

禁忌：クッシング症候群，真菌感染，麻疹，水痘，亜硫酸塩を含めた既知の過敏性。慎重投与：活動性感染症，腎疾患，穿通性脊髄損傷，高血圧，痙攣，CHF

用法・用量：

気管支ぜんそく，COPD：
- 成人：40～80 mg 静脈内投与
- 小児：1 mg/kg（最大60 mg）静脈内，骨髄内で1日に2回に分けて投与

アナフィラキシーショック：
- 成人：1～2 mg/kgを投与し次に6時間ごとに0.5～1 mg/kgを投与
- 小児：成人と同量

鈍的頸髄損傷：
- 成人：30 mg/kgを15分以上かけて静脈内，骨髄内投与。次に45分後に5.4 mg/kg/時で23時間持続投与
- 小児：成人と同量

特記事項：感染の所見がわかりにくくなることがある。胎児危険度分類　C

メトプロロール（Lopressor, Toprol XL）

薬効分類：β受容体遮断薬，抗狭心症，降圧，class II抗不整脈薬

薬理作用：陰性変力，変時作用をもつ。それにより心臓の酸素需要を減少させる。同様にβ受容体に飽和させ，気管支平滑筋の拡張を阻害する（β_2受容体）

効能・効果：ACS，高血圧，SVT，心房粗動，AF，甲状腺中毒症

副作用：疲労感，めまい，下痢，AVブロック，徐脈，気管支攣縮，血圧低下

禁忌：心原性ショック，AVブロック，徐脈，既知の過敏症。慎重投与：低血圧，慢性肺疾患（喘息，COPD）

用法・用量：

心臓に対する適応：
- 成人：5 mgを5分以上かけてゆっくり静脈内，骨髄内投与。5分間隔をあけて最大3回，15 mgまで繰り返し投与
- 小児：データがないため小児には推奨されない

特記事項：使用する際は血圧，心拍，心電図を注意深く観察する。喘息の患者に対しては慎重に使用する。胎児危険度分類　C

ミダゾラム（Versed）

薬効分類：ベンゾジアゼピン系，抗精神薬に関する条約　スケジュールC-IV

薬理作用：ベンゾジアゼピン受容体に結合し抑制性伝達物質である脳内化学物質のGABAの効果を増強する。ベンゾジアゼピン系は中枢神経のうち辺縁系，視床，視床下部に作用し短時間の中枢神経抑制作用（鎮静，骨格筋弛緩，抗痙攣）を示す

効能・効果：鎮静，不安症，骨格筋弛緩
副作用：呼吸抑制，呼吸停止，低血圧，悪心・嘔吐，頭痛，吃逆，心停止
禁忌：狭隅角緑内障，妊婦，既知の過敏症
用法・用量：

鎮静（ミダゾラムの用量は個別に規定されるべきである。どの量においても 2 分以上かけてゆっくりと投与する。投与した薬剤の効果の評価はさらに 2 分待って行う）：

- 成人：
  - 60 歳未満で健康：1 mg 以下の静脈内，骨髄内投与で十分な場合もある。2 分間隔で 2.5 mg 以上を投与してはならない。もし追加の鎮静が必要であれば，少量ずつを 2 分以上の間隔で投与する（最大投与量 5 mg）。睡眠薬を処方されている場合は，30％減らして投与する
  - 60 歳以上で全身状態不良または慢性疾患がある：低換気，気道閉塞，無呼吸のリスクが高い。最大効果の発現まで時間がかかるため追加投与は少量，投与速度はゆっくり行われるべきである。1 mg 以下の静脈内，骨髄内投与で十分な場合もある。2 分間隔で 1.5 mg 以上を投与してはならない。もし追加の鎮静が必要であれば，1 mg 以下を 2 分以上の間隔で投与する（最大投与量 3.5 mg）。睡眠薬を処方されている場合は，50％減らして投与する
  - 持続投与：挿管，重篤，外傷患者の長期搬送の場合必要となり得る。初回量を投与後，成人患者の場合 0.02 〜 0.1 mg/kg/ 時（1 〜 7 mg/ 時）を持続投与
- 小児（体重換算）：小児患者（とくに 6 歳未満）は一般的には体重換算で成人より多くのミダゾラムが必要となる。ミダゾラムは最大効果量までおよそ 3 分かかるため，追加投与の必要性について判断するには少なくとも 2 分待つ必要がある
  - 12 〜 16 歳：成人量と同量。成人量より多くの量を必要とする場合もあるが，10 mg を超えることはまれである
  - 6 〜 11 歳：0.025 〜 0.05 mg/kg を静脈内，骨髄内投与し最大計 0.4 mg/kg まで。通常総投与量 10 mg を超える量は必要ない
  - 6 カ月〜 5 歳：0.05 〜 0.1 mg/kg を静脈内，骨髄内投与し最大計 0.6 mg/kg まで。通常総投与量 6 mg を超える量は必要ない
  - 6 カ月未満：本年齢層での推奨量ははっきりしていない。気道閉塞や低換気に対する耐性が低いため，頻回に評価をしつつ少量ずつ使用する。0.05 〜 0.1 mg/kg を静脈内，骨髄内投与する

特記事項：ミダゾラムを投与する際は，バイタルサインと酸素飽和度の頻回なモニタリングが必要である。気道と換気の補助の準備をしておく。胎児危険度分類　D

ミルリノン（Primacor）

薬効分類：強心薬
薬理作用：ミルリノンは陽性変力作用をもつ変時作用が小さい血管拡張薬である。ミルリノンは，心筋細胞内のカルシウム濃度を上昇させる酵素である cAMP ホスホジエステラーゼを抑制する。その結果，心筋拡張機能や収縮性を改善させる
効能・効果：心原性ショック，CHF
副作用：心原性不整脈，悪心・嘔吐，低血圧
禁忌：弁膜症，既知の過敏症
用法・用量：

- 成人：50 μg/kg を 10 分以上かけて静脈内，骨髄内投与する。つづけて 0.375 〜 0.5 μg/kg/分（最大投与量：0.75 μg/kg/分）を投与する
- 小児：50 μg/kg を 10 分以上かけて静脈内，骨髄内投与する。つづけて 0.5 〜 1 μg/kg/分投与する

特記事項：胎児危険度分類　C

硫酸モルヒネ

薬効分類：麻薬作動薬，抗精神薬に関する条約　スケジュール C-II
薬理作用：オピオイド受容体に結合する。モルヒネは，脳の血管運動中枢を抑制することでヒスタミンの放出時と同じように血圧低下を引き起こす。狭心症の管理において，モルヒネは痛みと不安による交感神経系の興奮を抑える。交感神経系の抑制の結果，心拍数，心仕事量および心筋酸素需要を減らす
効能・効果：ACS，CHF，肺水腫による胸痛などの中等度から重度の痛み
副作用：呼吸抑制，低血圧，悪心・嘔吐，めまい，立ちくらみ，鎮静，発汗，高揚感，不安，下壁急性心筋梗塞例で徐脈や AV ブロックを引き起こすことがある，痙攣，心停止，アナフィラキシー反応
禁忌：呼吸抑制，ショック，既知の過敏症。慎重投与：低血圧，気管支喘息，呼吸不全，頭部外傷

用法・用量：

疼痛：
- 成人：2～10 mgを数分かけてゆっくり静脈内，骨髄内，筋肉内，皮下投与する。投与量は静脈内，骨髄内，筋肉内，皮下投与で同量である
- 小児：
  - 6カ月～12歳：0.05～0.1 mg/kgを静脈内，骨髄内，筋肉内，皮下投与する
  - 6カ月未満：0.1 mg/kgを静脈内，骨髄内，筋肉内，皮下投与する

急性冠症候群，うっ血性心不全，肺水腫による胸痛：
- 少量を投与し，患者を再評価する。大量投与は呼吸抑制を引き起こし患者の低酸素を悪化させる
- 成人：2～4 mgをゆっくり1～5分かけて静脈内，骨髄内投与し，その後胸痛が軽快するまで5～15分ごとに2～8 mg投与する
- 小児：0.1 mg/kg/1回量を静脈内，骨髄内投与する

特記事項：バイタルサインと酸素飽和度を厳密にモニターする。気道と換気の補助の準備をする。過量投与はナロキソンで治療する。胎児危険度分類　C

ナロキソン（Narcan）

薬効分類：オピオイド系拮抗薬

薬理作用：オピオイド受容体に結合し，麻薬の効果を阻害する

効能・効果：麻薬過量投与，手技時の鎮静時に使用した麻薬の拮抗

副作用：悪心・嘔吐，不穏，発汗，頻脈，高血圧，振戦，痙攣，心停止，麻薬離脱。麻薬過量投与による傾眠状態から覚醒状態になった患者は好戦的になる場合がある

禁忌：ナロキソン，ナルメフェン，ナルトレキソンに対する既知の過敏症。慎重投与：上室性不整脈，心疾患，頭部外傷，脳腫瘍

用法・用量：
- 成人：0.4～2 mgを静脈内，骨髄内，気管内，筋肉内，皮下投与する。または2 mgを鼻腔内投与する。合成麻薬の過剰摂取の場合，高用量（10～20 mg）が必要となる場合もある。初回投与量の1/3～1/2の量の反復投与が必要となる場合もある
- 小児：
  - 5歳以上または体重20 kg以上：2 mgを静脈内，骨髄内，気管内，筋肉内，皮下投与する
  - 5歳未満または体重20 kg未満：0.1 mg/kgを静脈内，骨髄内，気管内，筋肉内，皮下投与する。必要に応じ2～3分ごとに繰り返し投与する

特記事項：胎児危険度分類　C

ニカルジピン（Cardene）

薬効分類：カルシウムチャネル拮抗薬

薬理作用：カルシウムの血管壁平滑筋への移動を阻害し血管拡張を来す

効能・効果：高血圧

副作用：浮腫，頭痛，紅潮，洞性頻脈，低血圧

禁忌：大動脈弁狭窄症，低血圧，既知の過敏症。慎重投与：心不全，心臓伝導障害，脳血管障害，房室結節伝導障害

用法・用量：
- 成人：5 mg/時で静脈内，骨髄内投与，5～15分ごとに2.5 mg/時ずつ増量可能（最大投与量15 mg/時）。目標血圧に到達したら維持投与量の5 mg/時に減量
- 小児：1～7 μg/kg/分を静脈内，骨髄内投与する

特記事項：胎児危険度分類　C

ニトログリセリン（Nitrolingual, NitroQuick, Nitro-Dur）

薬効分類：抗狭心症薬

薬理作用：血管平滑筋を弛緩させ，末梢の動静脈を拡張させる。その結果静脈容量を増やし心臓へ戻る血液を減らし，前負荷を減少させる。またニトログリセリンは左室壁の緊張を低下させ，後負荷を減らす

効能・効果：狭心症，虚血による胸部不快感，高血圧，コカイン中毒による心筋虚血

副作用：頭痛，低血圧，徐脈，立ちくらみ，紅潮，心血管系の虚脱，メトヘモグロビン血症

禁忌：低血圧，重症な徐脈または頻脈，頭蓋内圧亢進，頭蓋内出血，勃起不全の薬剤〔シルデナフィル（Viagra），タダラフィル（Cialis），バルデナフィル（Levitra）〕を服用している人，既知の硝酸塩への過敏症。慎重投与：貧血，閉塞隅角緑内障，低血圧，起立性低血圧，補正されていない循環血漿量減少

用法・用量：

- 成人：
  - 舌下錠：1回1錠（0.3〜0.4 mg）を5分空けて最大3錠まで
  - スプレー：1回1プッシュ（0.4 mg）を5分空けて最大3回まで
  - 軟膏：2％ニトロ入り軟膏：2.5〜5 cmを胸壁に塗布，透明なラップで被覆しテープで固定する
  - 静脈内投与：
    - 初回投与：12.5〜25 μg
    - 点滴：5 μg/分で開始し，必要に応じて5〜10分ごとに5〜10 μg/分ずつ増量。漸増終了のタイミングは血圧が10％低下，胸痛の寛解，心電図にてST上昇が正常に改善したとき
- 小児の静脈内点滴：0.25〜0.5 μg/kg/分を初回投与（静脈内，骨髄内投与）し，その後0.5〜1 μg/kg/分を20〜60分ごとに漸増する。通常1〜3 μg/kg/分必要となる。最大投与量5 μg/kg/分まで

特記事項：左室梗塞の患者にニトログリセリンを投与すると低血圧になることがある。胎児危険度分類　C

亜酸化窒素

薬効分類：無機ガス，吸入麻酔
薬理作用：機序は不明
効能・効果：軽度〜重度の疼痛
副作用：錯乱，低酸素，呼吸抑制，悪心・嘔吐
禁忌：慎重投与：頭部外傷，頭蓋内圧亢進，気胸，腸閉塞，COPDで低酸素性換気ドライブとなっている人，循環血漿量減少
用法・用量：吸入：20〜50％を酸素と混合し使用
特記事項：医療従事者の安全を確保する。未使用のガスを収集，清掃し，医療従事者が有意なレベルの濃度のガスにさらされないことを保証するためにスカベンジャーガスシステム（麻酔余剰ガス吸収装置）を使用した環境下でのみ使用する。胎児危険度分類記載なし

ノルアドレナリン（Levophed）

薬効分類：交感神経作動薬，強心薬，昇圧薬
薬理作用：ノルアドレナリンはα_1，α_2，β_1作動薬である。α受容体を介した末梢血管収縮反応が主な効果であり，その結果，血圧と冠動脈血流を上昇させる。β作用は心臓の変力作用を起こし，冠動脈を拡張させる
効能・効果：心原性ショック，敗血症性ショック，重症な低血圧
副作用：めまい，不安，心原性不整脈，呼吸困難，喘息増悪
禁忌：MAO阻害薬服用中，三環系抗うつ薬，既知の過敏症，循環血漿量減少
用法・用量：
- 成人：4 mgを250 mLの生理食塩液単体ではなく，5％ブドウ糖または5％ブドウ糖を生理食塩液に希釈し使用する。心原性ショックの場合，8〜12 μg/分使用する。0.5〜1 μg/分を静脈内，骨髄内投与し，収縮期血圧80 mgが維持できるまで漸増する。維持量は2〜4 μg/分である。難治性ショックでは30 μg/分まで必要となる場合もある
- 小児：0.05〜0.3 μg/kg/分を静脈内，骨髄内投与し，最大投与量2 μg/m²/分まで

特記事項：アルカリ溶液と同じ静脈内ルートから投与しない。静脈内投与の場合，太い末梢静脈が好まれる。半減期は1分。胎児危険度分類　C

オンダンセトロン塩酸塩（Zofran）

薬効分類：制吐薬
薬理作用：セロトニン5-HT_3受容体を阻害し，迷走神経の活動を低下させる
効能・効果：化学療法または放射線治療による悪心・嘔吐の予防と術後の悪心・嘔吐の予防
副作用：発熱，頭痛，便秘，下痢，（まれに）アナフィラキシー，胸痛，気管支攣縮
禁忌：オンダンセトロン，他の選択性5-HT_3拮抗薬または製剤のいずれかの構成物質に対する過敏症
用法・用量：経口製剤を化学療法の30分前，放射線治療の1〜2時間前，麻酔導入の1時間前に投与する。8 mgの口腔内崩壊錠は必要になるまでブリスターから取り出さない。取り出す際はブリスターから包装を剥がして取り出すようにし，錠剤本体を押し出さない。乾いた手で扱い，舌の上に錠剤を置き，溶かすか，唾液で飲み込む。4 mgを希釈せず筋肉内投与する。点滴投与の場合，50 mLの5％ブドウ糖または生理食塩液に希釈し15〜30分以上かけて投与する。単回静脈注射の場合，2〜5分以上かけて希釈せず静脈内投与する。単回投与の1日最大投与量は8 mgである
特記事項：動物実験において催奇作用は認められてい

ないが，FDAは胎児危険度分類　Bとしている。妊娠悪阻に対してのオンダンセトロンの使用は評価されている。胎児に対して，とくに妊娠第1期に対しての安全性を決定するためにはさらなる研究が必要である。これまでのデータによると，一般的に重症な妊娠悪阻や慣習的な治療が無効であったときのみ使用されている

酸素

薬効分類：自然ガス
薬理作用：細胞のエネルギー代謝を促進する
効能・効果：低酸素，虚血による胸痛，呼吸抑制，一酸化炭素中毒，外傷，ショック
副作用：高濃度酸素は，慢性的二酸化炭素貯留や慢性肺疾患の場合，意識レベルを低下させ，呼吸を抑制する
禁忌：既知のパラコート中毒
用法・用量：
　低濃度酸素：
　・1〜4 L/分を経鼻カニューレで投与する
　高濃度酸素：
　・10〜15 L/分を非再呼吸式マスクで投与する
特記事項：胎児危険度分類　A

パンクロニウム（Pavulon）

薬効分類：非脱分極性筋弛緩薬
薬理作用：神経終板においてアセチルコリンに拮抗し，骨格筋弛緩作用を発揮する
効能・効果：気管挿管時の筋弛緩
副作用：筋弛緩，無呼吸，呼吸困難，呼吸抑制，発赤，洞性頻脈
禁忌：臭化物過敏症。心腎疾患を伴う場合には慎重投与
用法・用量：
　・成人：0.06〜0.1 mg/kg 静脈内，骨髄内投与，25〜60分ごとに0.01 mg/kgずつ反復投与
　・小児：成人と同量
特記事項：胎児危険度分類　C

フェノバルビタール（Luminal）

薬効分類：バルビツール酸系抗痙攣薬，抗精神薬に関する条約　スケジュール C-Ⅳ
薬理作用：皮質，視床，辺縁系での痙攣活動を抑える。運動皮質で電気的興奮の閾値を上げる。鎮静の状態を作る
効能・効果：痙攣
副作用：うつ，せん妄，呼吸抑制，他剤併用時に併用薬の作用増強あり
禁忌：ポルフィリア，顆粒球減少症，バルビツール酸過敏症。肝機能障害，呼吸機能障害時には慎重投与
用法・用量：
　・成人：15〜18 mg/kg 静脈内，骨髄内投与，100 mg/分を超えない速度で投与
　・小児：15〜20 mg/kg 静脈内，骨髄内投与，2 mg/kg/分を超えない速度で投与
特記事項：気道管理の準備をして投与。胎児危険度分類　D

フェントラミン（Regitine）

薬効分類：α遮断薬，降圧薬
薬理作用：交感神経α受容体遮断により血管を拡張する
効能・効果：褐色細胞腫による高血圧緊急症または高血圧，コカインによる冠動脈攣縮
副作用：洞性頻脈，狭心症，めまい，起立性低血圧，遷延性低血圧，悪心・嘔吐，下痢，脱力，発赤，鼻閉
禁忌：同剤に対する過敏症。急性心筋梗塞，狭心症，冠動脈不全など冠動脈疾患が疑われる場合，消化性潰瘍には慎重投与
用法・用量：
　高血圧緊急症：
　・成人：5 mg 静脈内，骨髄内，筋肉内投与
　・小児：褐色細胞腫患者の周術期予防投与は1 mg 静脈内，筋肉内投与
　コカインによる冠攣縮：
　・成人：7分ごとに1 mg投与 静脈内，骨髄内，筋肉内投与
　・小児：投与は推奨されない
特記事項：胎児危険度分類　C

フェニレフリン（Neo-Synephrine）

薬効分類：交感神経作動薬
薬理作用：α受容体を刺激し血管収縮され，血圧を上げる
効能・効果：神経原性ショック，脊髄ショック，脈拍を速める必要のないショック，薬剤性低血圧
副作用：高血圧，VT，頭痛，興奮，振戦，MI，喘息

増悪，不整脈，反応性徐脈，軟部組織壊死

禁忌：急性 MI，狭心症，不整脈，重症高血圧，冠動脈疾患，褐色細胞腫，閉塞隅角緑内障，心筋症，MAO 阻害薬投与中，フェニレフリン過敏症，亜硫酸塩過敏症

用法・用量：
- 成人：100 ～ 180μg/分 静脈内，骨髄内投与。血圧が安定したら 40 ～ 60μg/分に減量する
- 小児（2 ～ 12 歳）：初回投与 5 ～ 20μg/kg 静脈内，骨髄内投与，その後 0.1 ～ 0.5μg/kg/分で持続静脈内，骨髄内投与（最大投与量 3μg/kg/分を超えない）

特記事項：胎児危険度分類　C

フェニトイン（Dilantin）

薬効分類：抗痙攣薬

薬理作用：神経組織へのナトリウムとカリウム移動を調節することで痙攣を抑える

効能・効果：全般性強直間代性痙攣

副作用：悪心・嘔吐，心伝導障害，鎮静，眼振，振戦，運動失調，構音障害，歯肉肥厚，多毛，粗大化顔貌，低血圧

禁忌：洞性徐脈，洞房ブロック，2 度・3 度 AV ブロック，アダムス・ストークス症候群，ヒダントイン過敏症

用法・用量：
- 成人：15 ～ 20 mg/kg 静脈内，骨髄内投与，50 mg/分を超えない速度でゆっくり投与を開始する
- 小児：15 ～ 20 mg/kg 静脈内，骨髄内投与，1 ～ 3 mg/kg/分を超えない速度でゆっくり投与を開始する

特記事項：投与中は心電図，血圧をモニターする。胎児危険度分類　D

塩化カリウム

薬効分類：電解質補充液

薬理作用：カリウムを補充。わずかな細胞外カリウム濃度の変化で，重大な心機能・神経機能の変化を引き起こすことがある

効能・効果：低カリウム血症

副作用：高カリウム，AV ブロック，心停止，消化管出血，消化管閉塞，消化管穿孔，軟部組織への注入で組織壊死を起こす

禁忌：不整脈，腎障害，筋痙攣，重症組織外傷がある患者には慎重投与

用法・用量：
- 成人：患者のカリウム血中濃度に応じて投与量を調整する
- 小児：患者のカリウム血中濃度に応じて投与量を調整する

特記事項：胎児危険度分類　C

プラリドキシム（2-PAM, Protopam）

薬効分類：コリン作動，解毒

薬理作用：コリンエステラーゼ再活性

効能・効果：コリンエステラーゼ活性をもつ薬剤（有機リン）による中毒，重症筋無力症

副作用：めまい，霧視，複視，過換気，咽頭痙攣，悪心・嘔吐，洞性頻脈

禁忌：重症筋無力症，気道確保困難。腎不全患者には慎重投与

用法・用量：
- 成人：1 ～ 2 g（生理食塩液 100 mL に溶解）を 15 ～ 30 分かけて投与。この方法が実質的でない場合，もしくは肺水腫がある場合は，同量を 5% 溶液にしてゆっくり（5 分かけて）静脈内投与
  - 自己注射：プラリドキシムは 600 mg 筋肉内の自己注射でも使用可能。15 分ごとに 3 回まで反復可能（合計 1,800 mg まで）。自己注射は小児には推奨されない
- 小児：20 ～ 50μg/kg を 10 分以上かけて静脈内，骨髄内投与

特記事項：胎児危険度分類　C

Prednisone

薬効分類：副腎皮質ステロイド

薬理作用：炎症抑制作用

効能・効果：炎症状態（例：気管支攣縮を伴う喘息）

副作用：副作用の多くは短期間の使用に関連せず，通常は長期間の使用および摂取の中止中に起こる

禁忌：prednisone 過敏症，クッシング症候群。真菌感染症，水痘，帯状疱疹の患者には慎重投与

用法・用量：
- 成人：個別調整
- 小児：個別調整

特記事項：胎児危険度分類は FDA による明記がない

プロメタジン（Phenergan）

薬効分類：制吐薬，抗ヒスタミン

薬理作用：H_1受容体を遮断して悪心・嘔吐を抑える

効能・効果：悪心・嘔吐

副作用：小児や高齢者では異常興奮，中枢神経系抑制

禁忌：意識障害，横断，骨髄抑制，プロメタジン過敏症。痙攣性障害には慎重投与

用法・用量：
- 成人：12.5～25 mgを静脈内，骨髄内，筋肉内投与
- 小児：
  - 2歳以上：0.25～1 mg/kgを静脈内，骨髄内，筋肉内投与（静脈内投与の速さは25 mg/分を超えない）

特記事項：胎児危険度分類　C

プロポフォール（ディプリバン®）

薬効分類：麻酔薬

薬理作用：急速全身麻酔

効能・効果：麻酔導入

患者群	用法・用量	投与速度 (10 mg/mLの組成)
健康成人 55歳未満	2～2.5 mg/kg 静脈内，骨髄内投与	10秒ごとに40 mg
高齢者，もしくは衰弱した患者	1～1.5 mg/kg 静脈内，骨髄内投与	10秒ごとに20 mg
心疾患患者	0.5～1.5 mg/kg 静脈内，骨髄内投与	10秒ごとに20 mg
頭部外傷患者	1～2 mg/kg 静脈内，骨髄内投与	10秒ごとに20 mg
小児（3～16歳）処置時の鎮静目的	3～5分ごとに0.5 mg/kg 静脈内，骨髄内投与	
小児（3～16歳）麻酔導入目的	20～30分ごとに2.5～3.5 mg/kg 静脈内，骨髄内投与	
小児（3～16歳）処置時の鎮静目的	3～5分ごとに0.5 mg/kg 静脈内，骨髄内投与	
小児（3～16歳）麻酔導入目的	20～30分ごとに2.5～3.5 mg/kg 静脈内，骨髄内投与	

副作用：無呼吸，不整脈，心静止，低血圧，高血圧，投与部位の痛み

禁忌：血管内血液量低下，過敏症（大豆油，卵のアレルギーを含む）

用法・用量：迅速な鎮静が得られる一般的な量は，1.5 mg/kgを静脈内，骨髄内投与

ボーラス投与のあとに，間欠的投与もしくは持続投与を行う。通常成人であれば，必要に応じて間欠的に20～50 mgを投与する。もしくは，持続投与を行ってもよい。持続投与による麻酔管理は下記のように行う。
- 成人：25～75 μg/kg/分 静脈内，骨髄内投与
- 高齢者，衰弱した患者，頭部外傷患者：成人の投与量の約80%を投与
- 小児：125～300 μg/kg/分 静脈内，骨髄内投与

特記事項：プロポフォールの投与は，気道管理および人工呼吸管理に習熟した医療者により施行されるべきである。高齢者や糖尿病患者には，血圧低下，無呼吸，気道閉塞，低酸素をもたらす恐れがあり，急速投与を避ける。プロポフォール使用中には，絶えず酸素化，バイタルサインをモニターし，必要最小限の投与量を心がける。輸血と同じラインからの投与は行わない。プロポフォール注入部の血管痛を伴うことがあるため，太い静脈からの投与，ゆっくりとした投与速度，投与前に1%リドカイン1 mLを投与しておくといった予防策を講じる。胎児危険度分類 Bと表示されているが，胎盤を通過し新生児に影響を与える可能性があることから，妊婦には使用すべきではない

Racemic Epinephrine/ Racepinephrine（MicroNefrin S2）

薬効分類：気管支拡張，アドレナリン作動薬

薬理作用：αおよびβ受容体を刺激して，血管収縮を起こし，粘膜浮腫の軽減，気管支拡張作用をもつ

効能・効果：気管支ぜんそく，クループ

副作用：不安，めまい，頭痛，振戦，動悸，頻脈，不整脈，高血圧，悪心・嘔吐

禁忌：緑内障，高齢者，心疾患，高血圧症，甲状腺疾患，糖尿病，亜硫酸過敏症

用法・用量：
- 成人：0.5 mLを吸入器に入れる。メッシュ式ネブライザーの場合は1～3回吸入。ジェット式ネブライザーの場合は3 mLの希釈液を入れ，15分間吸入する
- 小児：

- 4歳以上は成人と同様
- 4歳未満に対する安全かつ効果がある量は実証されていない

特記事項：血圧，心拍数，心臓調律のモニターを行う。使用後1～5分後に作用発現する。胎児危険度分類　C

ロクロニウム（Zemuron）

薬効分類：非脱分極性筋弛緩薬
薬理作用：神経終板においてアセチルコリンに拮抗し，骨格筋弛緩作用を発揮する
効能・効果：気管挿管時の筋弛緩
副作用：筋弛緩，無呼吸，呼吸困難，呼吸抑制，洞性頻脈，蕁麻疹
禁忌：臭化物過敏症。心疾患，肝疾患患者には慎重投与
用法・用量：
- 成人：0.6～1.2 mg/kg 静脈内，骨髄内投与
- 小児（3カ月以上）：0.6～1.2 mg/kg 静脈内，骨髄内投与

特記事項：1～1.6分で作用が発現する。作用時間は22～94分。胎児危険度分類　C

炭酸水素ナトリウム

薬効分類：電解質補充液
薬理作用：アシドーシスの改善
効能・効果：アシドーシス，薬物中毒（例：バルビツール酸，サリチル酸，メチルアルコール）
副作用：代謝性アルカローシス，高ナトリウム血症，注入部反応，ナトリウム・液体貯留，末梢浮腫
禁忌：代謝性アルカローシス
用法・用量：
　心停止における代謝性アシドーシス：
- 成人：1 mEq/kgをゆっくり静脈内，骨髄内投与。10分ごとに0.5 mEq/kgずつ繰り返してもよい
- 小児：成人量と同じ

　心停止によらない代謝性アシドーシス：
- 成人：個別調整
- 小児：個別調整

特記事項：他剤と同じラインから投与しない。高濃度ナトリウムを含むため，心不全や腎不全の患者には慎重投与。胎児危険度分類　C

ニトロプルシドナトリウム（Nipride，Nitropress）

薬効分類：降圧薬
薬理作用：動脈，静脈両方の拡張を起こす
効能・効果：高血圧緊急症
副作用：シアン化物中毒，悪心・嘔吐，めまい，頭痛，不穏，腹痛，メトヘモグロビン血症
禁忌：低血圧，頭蓋内圧亢進，脳血管疾患，冠動脈疾患，肝疾患，腎疾患，肺疾患
用法・用量：
- 成人：0.3～10μg/kg/分で静脈内，骨髄内投与。血圧に合わせて摘下量を調節する
- 小児：成人と同様

特記事項：ニトロプルシドは紫外線で壊れるため，アルミホイルで紫外線を遮断しながら投与する。胎児危険度分類　C

スキサメトニウム（Anectine）

薬効分類：脱分極性筋弛緩薬
薬理作用：筋細胞で神経終板のアセチルコリン受容体に結合することで，筋弛緩作用を発揮する
効能・効果：気管挿管時の筋弛緩
副作用：アナフィラキシー様反応，呼吸抑制，無呼吸，気管支攣縮，不整脈，悪性高熱，高血圧，低血圧，筋攣縮，使用後の筋痛，唾液過多，発疹
禁忌：悪性高熱，熱傷，外傷。小児：心疾患，肝疾患，腎疾患，消化性潰瘍，コリンエステラーゼ阻害薬中毒，偽性コリンエステラーゼ欠乏症，ジギタリス中毒，緑内障，高カリウム血症，低体温，横紋筋融解，重症筋無力症には慎重投与
用法・用量：
- 成人：
  - 静脈内投与：0.6 mg/kg 静脈内，骨髄内投与（0.3～1.1 mg/kgの範囲で）
  - 筋肉内投与：3～4 mg/kg（最大150 mg）
- 小児：
  - 静脈内投与：
    - 思春期，年長者：1 mg/kg 静脈内，骨髄内投与
    - 年少者，幼児：2 mg/kg 静脈内，骨髄内投与
  - 筋肉内投与：3～4 mg/kg（最大150 mg）

特記事項：

- 静脈内投与の場合は，0.5〜1分で筋弛緩作用が発現する．筋肉内投与の場合は，2〜3分で筋弛緩作用が発現する
- 小児に静脈内投与した場合，深刻な徐脈や場合によっては心静止の可能性がある．徐脈の副作用の発現は，2回目以降の投与で起こりやすい．徐脈の予防に，アトロピンを前投薬する
- 神経ガスや有機リン農薬の中毒の際には，作用持続時間が延長する
- 胎児危険度分類　C

テルブタリン（Brethine）

薬効分類：交感神経作動薬

薬理作用：β_2受容体を刺激して，気管支平滑筋弛緩，気管支拡張作用をもつ

効能・効果：気管支攣縮の予防，改善

副作用：不整脈，不整脈増悪，狭心症，不安，頭痛，振戦，動悸，めまい

禁忌：交感神経作用薬の過敏症．高血圧，心疾患，不整脈，糖尿病，高齢者，MAO阻害薬投与中，褐色細胞腫，甲状腺中毒，痙攣性障害

用法・用量：
- 成人：0.25 mg 皮下投与．15〜30分後に同量を繰り返すことができる．4時間で0.5 mgを超えないようにする．皮下投与は三角筋側面
- 小児：0.01 mg/kg 皮下投与を20分ごとに3回まで

特記事項：胎児危険度分類　B

チアミン（ビタミンB_1）

薬効分類：ビタミンB_1

薬理作用：チアミンがATPに結合することで糖質代謝に必要な酵素であるチアミン二リン酸を産生する

効能・効果：ウェルニッケ・コルサコフ症候群，脚気，栄養強化

副作用：掻痒感，発疹，注入部の疼痛

禁忌：過敏症

用法・用量：
- ウェルニッケ・コルサコフ症候群：
- 成人：100 mg 緩徐に静脈内，骨髄内投与
- 小児：10〜25 mg 緩徐に静脈内，骨髄内投与

特記事項：胎児危険度分類　A

Tirofiban（Aggrastat）

薬効分類：糖タンパクⅡb/Ⅲa拮抗薬

薬理作用：糖タンパクⅡb/Ⅲa受容体に結合することで，血小板凝集を防ぐ

効能・効果：VA，NSTEMIの保存的治療もしくはPCIを施行する患者

副作用：消化管出血，皮下出血，頭蓋内出血，低血圧，脳卒中，アナフィラキシーショック

禁忌：出血，重症の高血圧，6週以内の外傷もしくは手術，30日以内の脳梗塞，腎不全，血小板減少

用法・用量：0.4 μg/kg/分で30分間かけて静脈内，骨髄内投与，その後，12〜24時間かけて0.1 μg/kg/分で投与

特記事項：半減期は約2時間．胎児危険度分類　B

Valproic Acid（Depakote）

薬効分類：抗痙攣薬，抗躁病薬

薬理作用：正確な作用機序は不明であるが，脳のGABA濃度を上昇させるといわれている

効能・効果：痙攣，気分障害

副作用：振戦，一過性脱毛，体重増加，体重減少

禁忌：肝疾患

用法・用量：個別調整

特記事項：一般的に副作用は少ないが，有効な治療域を保ち，副作用を最小限に抑えるために，バルプロ酸の血中濃度の測定が必要である．胎児危険度分類　D

バソプレシン

薬効分類：非アドレナリン作動性血管収縮薬

薬理作用：アドレナリン受容体や神経支配からは独立して血管収縮作用をもつ

効能・効果：除細動抵抗性のVFや無脈性VT．心静止，PEA，血管拡張性ショック

副作用：心虚血，狭心症

禁忌：バソプレシン以外の治療に反応する心疾患者

用法・用量：
- 成人：40単位 静脈内，骨髄内投与．初回もしくは2回目のアドレナリン投与の代替として使用できる．気管内投与も可能であるが，至適用量は不明である

特記事項：胎児危険度分類　C

ベクロニウム（Norcuron）

薬効分類：非脱分極性筋弛緩薬

薬理作用：神経終板においてアセチルコリンに拮抗し，骨格筋弛緩作用を発揮する

効能・効果：気管挿管時の筋弛緩

副作用：筋弛緩，無呼吸，呼吸困難，呼吸抑制，洞性頻脈，蕁麻疹

禁忌：臭化物過敏症。心疾患，肝疾患患者には慎重投与

用法・用量：
- 成人：0.08～0.1 mg/kg 静脈内，骨髄内投与
- 小児：個別調整

特記事項：胎児危険度分類　C

ベラパミル（Isoptin）

薬効分類：カルシウムチャネル拮抗薬，class Ⅳ抗不整脈薬

薬理作用：カルシウムの心筋細胞内への流入を遮断することで，AV結節を通る電気刺激の伝導を遅延する。また，動脈拡張作用も有する

効能・効果：心房細動，高血圧，PSVT，PSVTの予防

副作用：洞性徐脈，1度，2度または3度AVブロック，CHF，反応性洞性頻脈，一過性心静止，AVブロック，低血圧

禁忌：（ペースメーカー植え込みのない）2度または3度AVブロック。（収縮期血圧90 mmHg未満の）低血圧や心原性ショック。（ペースメーカー植え込みのない）洞不全症候群。WPW症候群。LGL症候群。重症左室不全。ベラパミルや製剤の成分に対する過敏症。副伝導路をもつ心房細動や心房粗動（WPW症候群，LGL症候群）。1歳未満の新生児

用法・用量：
- 成人：5～10 mgを2分以上かけて静脈内，骨髄内投与（高齢者は3分以上かける）。5～10 mg/回を15～30分ごとに合計30 mgまで繰り返すことができる
- 小児：
  - 1～16歳：0.1 mg/kg（最大5 mg）を2分以上かけて静脈内，骨髄内投与，30分後に合計10 mgを超えない量で繰り返すことができる
  - 1歳未満への投与は推奨されない。

特記事項：胎児危険度分類　C

ワルファリン（Coumadin）

薬効分類：抗凝固薬

薬理作用：ビタミンK依存性の凝固因子（第Ⅱ，Ⅶ，Ⅸ，Ⅹ因子とプロテインC，プロテインS）を阻害する。凝固因子の生成を抑制する

効能・効果：心房細動や弁置換によって起こる，静脈塞栓，肺塞栓やその他の塞栓症の予防および治療。心筋梗塞後の，再発，脳卒中などの血栓塞栓イベント，全身の塞栓症に伴う死亡リスクを減らすかもしれない

副作用：組織・臓器の出血や壊死

禁忌：出血のリスクが抗凝固療法のベネフィットを上回る場合（妊娠，手術，出血傾向など）

用法・用量：2～5 mg/日の経口投与から開始し，定期的に血液検査を行い，PT/INR 2～3を目標に，個別の状況に合わせながら，2～10 mg/日の経口投与で維持する

特記事項：至適治療域は，他剤との組み合わせやビタミンKを豊富に含む食物接種により影響を受ける。PT/INRのモニターは定期的に行うべきである。胎児危険度分類　X

APPENDIX F 確認問題の解答

第1章

1. **a.** 主要なプレゼンテーション，病歴，身体観察に伴うパターン認識，診断所見の評価，優れたクリティカルシンキングのスキルは，すべて効果的かつ効率的な診断および疾病患者の管理に役立つ（学習目標9）。

2. **b.** あらゆる環境および状況における医療従事者は，患者および自身の双方に対する潜在的な安全性の問題の認識に警戒を怠るべきではない。患者と医療従事者を犬小屋にいる犬から確実に遠ざけるとその脅威は排除される。統合失調症患者は，一時的に落ち着いていても感情が爆発するリスクが高い。武装した逃亡者はたとえすでに現場から逃亡していても危険である。病院前医療従事者は決して分散してはならず，またコミュニケーション，患者のケア，もしくは脱出が困難な状況に置かれてはならない。腹を立てている家族に対応するために支援を得るべきである（学習目標1）。

3. **d.** 患者および家族が関与する病院前および病院内のエリアは，快適さおよび室温，補助デバイス，昇降や移動の問題などの環境的な懸念事項に関して，継続的に評価されなければならない。歩行器，酸素濃縮器，義歯のような補助デバイスは，循環および栄養・脱水に関する問題を示唆している。すべての医療従事者は，環境および患者を評価する際に嗅覚，視覚，聴覚，触覚の感覚を用いるべきである（学習目標2）。

4. **a.** この初期診断は，包括的な患者評価と全般的な印象に基づいている。追加の病歴聴取，身体観察，診断所見を入手することにより，さまざまな潜在的な鑑別診断を除外または包括して暫定診断が決定される（学習目標4）。

5. **b.** 酸素飽和度は有用となり得る一方，呼気終末CO_2測定および12誘導心電図はこの重篤な患者における必須の検査ではない。痙攣はアデノシン三リン酸（ATP）エネルギーおよびブドウ糖を明らかに消費するため，基礎値として血糖値を測定することはもっとも重要である（学習目標6）。

6. **a.** 排尿障害は，左側腹痛の訴えに対してもっとも重大な関連した訴えである。発熱，食欲の変化，失神は，呼吸困難，腹痛，または意識状態の変化の訴えでのカギとなる症状である（学習目標5）。

7. **c.** 共通言語で話されないときはとくに，議論を修正し要約することはわかりやすくするためにもっとも重要であり，言語コミュニケーション中に情報の解釈を誤る可能性を減らす文章には患者自身による記述と，第三者による翻訳の記載が含まれるべきである（学習目標8）。

8. **d.** 患者の評価に際して安全を確認した時点で，患者のプレゼンテーションは生命危機を及ぼすか，潜在的な生命危機を及ぼすか，生命危機を及ぼさないか判断するために全体的な印象を形成しプライマリサーベイを行うべきである。生命危機が同定された場合は，緊急対処を開始する（学習目標7）。

9. **d.** セカンダリサーベイでは，病歴聴取，身体観察，診断情報，初期治療介入は患者の緊急もしくは非緊急の状態に基づく。これらの評価は患者の状態に応じてダイナミックに変化するので画一的な方法に従う必要はない（学習目標5）。

10. **c.** 臨床判断とは，検査データと患者の転帰を改善するための診断と治療についての自分の経験とエビデンスに基づいた推奨に統合する能力のことである。主要なプレゼンテーションは，もっとも重大な症状もしくは訴えである。AMLS評価手順は，患者ケアに対する評価に基づくアプローチの利用における枠組みである。

第2章

1. **c.** 患者は通常のイベントの後に適切な反応をしており，c.が正しい。この患者は遷延する傾眠傾向について評価を受ける必要がある。a.は，質問の繰り返しが意識状態の変化や短期記憶の異常を示唆しており間違い。b.は，局所の痛みに対する反応をみるための深部刺激が必要であり間違い。この状態は意識状態の変化を示唆している。d.は，幻聴と知覚の障害を呈しているため間違い。この患者の行動は予見しがたく危険であるため注意が必要である（学習目標1）。

2. **b**. 脳神経を評価しているのはシンシナティ病院前脳卒中スケールのみである。第7脳神経（顔面神経）は患者に笑うか歯をみせるよう尋ねることで評価できる（学習目標2）。
3. **a**. 考え得る原因として外傷を鑑別あるいは除外できるため，もっとも適切である。アレルギーの有無を確認することは重要であるが，この状況では鑑別診断に役立ちにくい。内服状況を尋ねることも重要であるが，1回飲み忘れただけで失神を起こすとは考えにくい。アルツハイマー病の発症時期は有用な情報であるが，初期鑑別診断を行うのに必須ではない（学習目標5）。
4. **d**. この患者は脳卒中を疑う徴候および症状を示しており，もっとも適切である。脳卒中センターあるいは神経内科と血管の専門施設に搬送するのが最適であろう（学習目標9）。
5. **a**. 注視と瞳孔径の異常は脳内出血を強く示唆する所見である。片頭痛は視覚障害を来しやすいが，注視や瞳孔径の変化は来さない。脳内出血の主要所見として，バイタルサインの変化（高血圧，呼吸および脈拍の変化），意識状態の変化，項部硬直あるいは頭痛，局所神経障害（筋力低下，偏視），歩行と精緻運動困難，悪心・嘔吐，めまいあるいは回転性めまい，眼球運動障害がある。片頭痛は激しく，再発性の頭痛で，認知もしくは視覚の障害，めまい，悪心・嘔吐といった日常生活に支障を来す神経症状を呈する。頭痛は片側か両側のどちらかである。眼球は通常偏視しないが，患者は羞明，閃光，音声恐怖，視野におけるジグザグ線（閃輝暗点）を訴えることがある。片頭痛は若年者に起こりやすいが，脳内出血はどの年齢層にも起こり得る（学習目標4）。
6. **b**. この患者は呼気終末CO_2を40 mmHgまで下げるよう呼吸補助を受けるべきであり，酸素飽和度が少なくとも95％に回復するよう酸素投与も行う。酸素投与だけで酸素飽和度が上がらない場合は呼吸補助が必要となる。GCSスコア10の患者が適切な酸素投与下で呼吸していれば，呼吸補助は必要ない。高血糖の患者は糖尿病ケトアシドーシスによりアシドーシスに陥っている可能性があり，時に呼吸補助が必要なこともあるが，高血糖それ自体は呼吸補助の理由にならない（学習目標6）。
7. **d**. 突然発症した激しい頭痛に伴う項部硬直は，くも膜下出血に矛盾しない。項部硬直は出血による髄膜への刺激に伴って起こる（学習目標3）。
8. **d**. 瞳孔の散大，固定，損傷側における対光反射の遅延は，頭蓋内圧亢進による脳ヘルニアを示唆する。脳ヘルニア進行の古典的な症状は，昏睡，瞳孔の散大固定，除脳肢位である（学習目標7）。
9. **b**. 固有知覚とは，身体が空間のどこに位置するかを認識するために脳に伝えられる情報である。この患者は感じることはまだできているが，親指の位置を正しく認識できていない（学習目標2）。
10. **b**. この患者は意識レベルの回復が見込めるため，鼻咽頭エアウエイ挿入が最適な解答である。鼻咽頭エアウエイは気道の維持に役立つが，それ以上の侵襲的な手技はこの場合必要ない。気管挿管も現時点では不要である。仰臥位にすることは誤嚥の危険を生じ，気道管理をより困難にする可能性もある。この患者は自発呼吸があり酸素飽和度も適切なので，現時点で補助換気は必要ない（学習目標8）。

第3章

1. **a**. 換気は肺に出入りする空気の動きのことである。気道の膨脹およびアナフィラキシーに関連する気管支収縮は空気の流れを遮断し換気を阻害する（学習目標1）。
2. **d**. 疲労は呼吸不全の徴候である。その他のすべての徴候は呼吸不全を呈していない気管支喘息中に起こり得る（学習目標3）。
3. **a**. 肺水腫は突然発症で，発熱はなく，両側肺の所見を呈する可能性が高い。喘息重積状態は，全身性の笛声音を含む可能性が高く，発熱はない。気胸は突然発症で，呼吸音が消失し，発熱はほとんどない（学習目標4）。
4. **a**. カプノグラフィは換気を測定する二酸化炭素の値を評価する。一酸化炭素検知器は血液中の一酸化炭素ヘモグロビン濃度を測定する。胸部単純X線写真は肺の構造的な変化を評価する。酸素飽和度は血液中の酸素濃度を測定する。これらの濃度は，換気における重症な低下を伴って低下する場合があるが徐々に生じる（学習目標5）。
5. **c**. 発熱および腫脹は気道異物による閉塞と同時に生じない。顎は扁桃炎で膨潤されない。咽頭気管気管支炎（クループ）は小児にみられる（学習目標4）。
6. **c**. 喫煙は自然気胸と強く関連している（学習目標2）。
7. **b**. 右心不全はこれらの疾患のプロセスのそれぞれの結果として発症する（学習目標3）。
8. **a**. これは呼吸不全を示唆している（学習目標8）。

9. **c.** ギラン・バレー症候群は神経系の機能不全によって引き起こされる呼吸器疾患である。呼吸を制御する筋肉への神経インパルスの損失は1回換気量を減少させる。多くの患者は免疫不全をもっている。これは細菌が繁殖するのに適した状態をもたらし、その結果呼吸器感染となる（学習目標8）。
10. **a.** PEEPおよび1回換気量が増加するにつれて圧外傷のリスクが増加する（学習目標9）。

第4章

1. **d.** 42から32へ減少した脈圧は、心拍出量の低下を示唆している（学習目標4）。
2. **c.** 下垂体前葉は、バソプレシンとしても知られる抗利尿ホルモン（ADH）を放出する。これは血管収縮を引き起こすメカニズムの1つである（学習目標2）。
3. **d.** 炎症は体液喪失を引き起こす（学習目標3）。
4. **b.** 徐脈、低血圧、正常な皮膚の色と温度は損傷したレベルより下であると予想される。たとえ彼の血圧がボーダーライン上であったとしても、脈圧は縮小している。これは神経原性ショックに一致しない（学習目標6）。
5. **b.** 体温が上昇した場合は、酸素必要量が上昇する。同様に、患者が低体温および代償のために震えている場合は、酸素必要量が上昇する（学習目標7）。
6. **c.** 乳酸は、嫌気的代謝の副産物である（学習目標5）。
7. **b.** 妊娠の第3三半期の患者は、閉塞性ショックを引き起こす肺塞栓のリスクがある（学習目標10）。
8. **c.** 正答以外の対処もすべて適切であるが、アドレナリンがもっとも優先度が高い（学習目標7）。
9. **d.** クロピドグレル（プラビックス）は、抗血小板薬である（学習目標10）。
10. **a.** 下大静脈および上大静脈から心臓への血液還流が防げられる。これは、前負荷の減少およびその結果として心拍出量の減少を誘発する（学習目標2）。

第5章

1. **c.** 血管中の血栓形成によって、肺循環の血流量が減少する。血流量の減少は、肺機能に影響し、呼吸困難、低酸素症、呼吸数の増加が起こる（学習目標1）。
2. **a.** アルコール依存では、激しい嘔吐を起こすリスクがある。このような嘔吐により患者はボエルハーベ症候群といわれる急性の食道裂傷を起こすリスクがある。本症候群では、縦隔炎、敗血症、ショックが合併することの多い徴候である。嚥下は痛みを悪化させることが多い。胆管炎は胆嚢の炎症に関連し、右肩痛を呈する。食道静脈瘤は典型的な鈍い痛みを呈し、門脈圧亢進症に合併する。しばしば肝硬変に合併する。胸膜炎は臓側あるいは壁側胸膜の炎症である。典型的なプレゼンテーションは吸気時の鋭い痛みである（学習目標1）。
3. **c.** 左心不全は、肺静脈のうっ血をもたらし、ラ音の原因となる。高血圧が根本的な病因であることが多い。前傾姿勢の坐位または立位での起坐呼吸は臥位や睡眠中に発生し、より大きな1回換気量および換気をもたらす。気道過敏症は、喘息のような気道の炎症および収縮によって起こる。これはラ音よりも喘鳴を呈する（学習目標1）。
4. **d.** 腎動脈は、腹部大動脈の側面から分枝する。これらの動脈が遮断された場合、高血圧を来し得る。腎臓の灌流を維持するため、レニンを放出し、血圧を上昇させる（学習目標1）。
5. **a.** 癌病変により引き起こされる液体貯留、胸部放射線療法に起因する組織破壊および体液漏出は、55歳の患者において心タンポナーデのもっとも高いリスクになる（学習目標1）。
6. **a.** ニトログリセリンは、冠動脈を弛緩させるため、前負荷が減少する。右室充満圧を増加させるために輸液量を増加させる必要があるかもしれない（学習目標1）。
7. **a.** ニトログリセリンは、虚血の痛みを減少させるために投与される。収縮期血圧が90 mmHg以上の場合に投与し得る（学習目標4）。
8. **d.** 胸部症状、低血圧、透過性の亢進した肺野は、肺塞栓症の典型的なプレゼンテーションである（学習目標5）。
9. **b.** ロラゼパムなどのベンゾジアゼピン系薬は、疼痛およびコカインによって引き起こされる不安を軽減する（学習目標4）。
10. **d.** 複数の冠血管領域にわたる心電図変化は、心膜炎に典型的であり、心筋梗塞ではまれである（学習目標5）。

第6章

1. **c.** トルソー徴候は、手根部の筋収縮で、上腕に巻

APPENDIX F 確認問題の解答 537

いた血圧計のカフへの空気注入により起こる。関連して低カルシウム血症、徐脈、低栄養などが副甲状腺機能低下症でみられる。うっ血性心不全、粘液水腫、低ナトリウム血症、低血糖は、甲状腺機能低下症でみられる。アジソン病は、副腎の機能不全とコルチゾールの産生欠如でみられ、低血糖、経血圧、高カリウム血症、低ナトリウム血症、るいそうを呈する。クッシング病は、結果としてコルチゾールの産生過剰を来し、高血糖、肥満、高血圧、そして電解質異常を来す（学習目標4）。

2. **c**. exophthalmos（眼球突出）は甲状腺機能亢進症でよくみられるプレゼンテーションである。患者は発汗過多と下痢によって結果的に脱水に陥り、積極的な輸液療法を要する。アミオダロンが、甲状腺の自己免疫機能を破壊することがある。アスピリンは、甲状腺ホルモンのタンパク結合率の低下、および遊離 T_3, T_4 の増加に関与する（学習目標10）。

3. **b**. 乾燥し黄色い皮膚、低血圧、徐脈、低血糖は、甲状腺機能低下に関連した粘液水腫の典型的プレゼンテーションである。クボステック徴候、腱反射の亢進、そして眼球突出は甲状腺機能亢進症の症状である（学習目標4）。

4. **d**. アジソン病の典型的な所見は、低ナトリウム血症、低血糖、高カリウム血症である。副腎が身体が必要とする十分な量の糖質コルチコイドを産生できないため、ステロイドの投与が必要である。低血糖があれば、糖分の投与が適切と考えられる（学習目標4）。

5. **a**. クッシング症候群に関連した代謝性アルカローシスは、高ナトリウム血症、低カルシウム血症、低血圧、高血糖を惹起する。典型的な外見は、肥満としばしば満月様顔貌と称される顔面の腫れである。高血糖もよくみられる（学習目標4）。

6. **a**. 中枢神経障害、頻脈、混乱、そしてアドレナリンの分泌は、低血糖でよくみられるプレゼンテーションである。低血糖を経験している患者は、下垂体機能不全または成長ホルモン分泌低下の既往歴を有していることがある。インスリンの産生は低下する（学習目標3）。

7. **c**. 高血糖は、水分移動の結果、脱水を招き、腹痛、代謝性アシドーシスを引き起こすため、輸液による補液療法が必要となる。12誘導心電図は、心臓の不整脈を呈することにより、診断に重要な情報を提供する（学習目標5）。

8. **d**. 急性の代謝性アシドーシスは、時間を要する心停止の蘇生後にみられ、炭酸水素ナトリウムの投与を必要とする場合がある（学習目標6）。

9. **a**. 患者の主なプレゼンテーションとしてクボステック徴候としてみられる単発の顔面痙攣、全身の脱力、痙攣があれば、低カルシウム血症を示している。高カルシウム血症は、サイアザイド系利尿薬、甲状腺機能亢進症、副腎不全、副甲状腺機能亢進症の結果として起こることがある。高カリウム血症は、アジソン病や腎不全、横紋筋融解症、ジゴキシン中毒でよくみられる。低ナトリウム血症は高血糖、慢性腎不全、多量の発汗、アジソン病でみられる（学習目標3）。

10. **c**. この症例は軽度の低体温症がある。復温が適切である。アトロピン、アドレナリン、経皮的ペーシングは頻脈性の不整脈では禁忌となり得る（学習目標6）。

第7章

1. **d**. 迷走神経は消化管刺激作用を有する。また副交感神経系刺激によって洞房結節と房室結節を刺激する（学習目標1）。

2. **a**. 臍周囲の内臓痛はしばしば虫垂、小腸に関係して生じる（学習目標2）。

3. **b**. 黄疸はビリルビンが過剰な場合に生じる。進行した肝炎においてしばしば認められる（学習目標3）。

4. **c**. 患者はショックに近い状態である。輸液負荷が最優先される（学習目標6）。

5. **c**. 急激な発症はアレルギー反応による可能性がある。アレルギー歴と摂取した食べ物に関して慎重に聴取すべきである（学習目標6）。

6. **a**. 深呼吸で増悪する強い右上腹部痛は胆嚢または肝臓の疾患を示唆する（学習目標2）。

7. **c**. 食道静脈瘤は慢性のアルコール疾患においてよく認められる。摂食に関連した疾患によって引き起こされた嘔吐を契機にマロリー・ワイス症候群が生じる可能性がある（学習目標5）。

8. **c**. 視診と身体観察から体液喪失が示唆される。生理食塩液による急速輸液が必要である（学習目標6）。

9. **c**. グレー・ターナー徴候は出血性膵炎の徴候である（学習目標8）。

10. **c**. ファモチジンは胃十二指腸潰瘍に対する鎮痛消炎目的に処方される（学習目標7）。

第8章

1. **d**. 保健省は，連邦政府の規制が州レベルで施行，監視されることを保証する。米国食品医薬品局（FDA）は，処方薬，一般用医薬品，医療機器の安全性を保証する。疾病管理予防センター（CDC）は，国際レベルでの疫学を監視し，感染症に関連したアウトカムを追跡し，改善するための責を担う。労働安全衛生局（OSHA）は，専門家のために個人防護具（PPE）を指定し，コンプライアンス，査察，曝露の追跡，大気中および血液感染性病原体の曝露後の報告を監督する（学習目標2）。
2. **a**. 疾患の潜伏段階では，感染は不活性であるが，伝染する可能性がある。潜伏期間は数時間から数年の範囲に及び，その間に病原体は増殖しているが徴候または症状を起こさない可能性がある。感染期間は，感染が別の人に広がり得る期間を含む。発症期間は，症状または正常な身体機能の変化の発症から始まる（学習目標1）。
3. **c**. 曝露インシデントは，医療従事者の業務の実施に起因する特定の眼，口，他の粘膜，非無傷の皮膚と，あるいは非経口的な血液や他の感染性物質との接触である（学習目標1）。
4. **a**. 細胞性免疫は，リンパ球および他の細胞による病原体に対する直接的な攻撃である。自己免疫は，自らの体タンパク質または組織に対する異常な免疫反応である（学習目標4）。
5. **c**. A型肝炎ウイルス（HAV）は，通常感染者の便中に認められる。このウイルスは肝臓で複製するが，肝臓を損傷することはない。他の肝炎感染症とは異なり，HAVは，飛沫，空気，または血液感染経路では感染しない（学習目標6）。
6. **d**. C型肝炎を防ぐ予防接種や曝露後予防はない（学習目標7）。
7. **c**. ウイルス性髄膜炎に関連する発疹は赤く平坦である（学習目標8）。
8. **d**. 麻疹は，多くの合併症に関連する（学習目標9）。
9. **d**. 緊急報告が迅速な感染源となる患者の検査および予防などの実施にもっとも重要である。指示手順については機関や地域のプロトコールを参照すること（学習目標10）。
10. **d**. 百日咳は，百日咳や痙攣，発作性咳のフェーズを特徴とする細菌感染症である（学習目標8）。

第9章

1. **a**. これは交感神経興奮トキシドロームと一致している（学習目標2）。
2. **b**. 化学物質等安全データシート（MSDS）は有害物質に対する包括的な資料である。項目，健康への影響，ファーストエイド，消防士評価，取り扱い，貯蓄，曝露，有害物質の科学的および物理的性質に関する情報が含まれる（学習目標9）。
3. **d**. この植物のジギタリス様特性は，徐脈を引き起こす（学習目標3）。
4. **d**. benadryl（ジフェンヒドラミン）の過剰摂取の徴候と症状は，口渇，発熱，耳鳴り，眠気，かすみ眼，瞳孔散大，潜在的な発作を含む（学習目標4）。
5. **c**. メトホルミンに関連する代謝性アシドーシスは，高い死亡率と関連している（学習目標4）。
6. **b**. 抗コリン薬は，運動失調，粘液産生の減少，口渇，発汗を引き起こす。コリン作動薬は，唾液，涙，消化酸中の分泌物の増加を引き起こす。交感神経作用薬は，ヒスタミン反応を減少させるため充血除去薬で用いられている（学習目標2）。
7. **a**. ボツリヌス菌は神経毒素である（学習目標8）。
8. **b**. ピンポイント縮瞳はオピオイド中毒症候群と一致する。適切な換気の確立が最優先事項である（学習目標2）。
9. **a**. 三環系抗うつ薬の過剰摂取は頻脈に伴う特徴的な心電図変化を引き起こす（学習目標4）。
10. **d**. 適切な機関が安全と判断するまで立ち入らない（学習目標9）。

用語集

記号・数値

1回拍出量 各心拍で左心室から駆出される血液量。年齢、性別、運動などにより異なる。収縮期放出ともいう

50％致死濃度（LC50） 曝露した動物集団の半数を死に至らせる作用物質の大気中濃度。濃度およびその集団への曝露時間の長さの両方を意味する

50％致死量（LD50） 経口もしくは経皮的に曝露した動物集団の半数が2週間後に死に至る量

A

ALI/ARDS 急性肺損傷/急性呼吸促迫症候群、呼吸不全を引き起こす全身性疾患

AMLS評価手順 評価に基づいて鑑別診断を列挙し、さまざまな内因性救急疾患に効果的に対処することで、患者の障害発生率や死亡率を減少させるための拠りどころとなる枠組み

H

huffing 通常は自分の意識状態を変化させるために、布または袋に吸入剤を注ぎ、物質を吸入する行為

S

ST上昇型心筋梗塞（STEMI） 貫壁性梗塞を起こすような血液供給の遮断による心筋梗塞の病型。この発作は死亡や障害発生のリスクであり、再灌流療法に向けた連携を図る「STEMIシステム」を用いた早急な対応が求められる

T

Tweaker 薬物依存の危険なサイクルに陥っているメタンフェタミン使用者。非常に暴力的であり、大きな音と明るい光に簡単に驚く

あ

アジソン病 副腎皮質で作られるコルチコステロイドの欠乏によって起こる内分泌疾患。悪心・嘔吐、腹痛、皮膚の色素沈着が特徴である

アシドーシス 酸の蓄積や塩基の喪失による血液中の水素イオン濃度の異常な増加。血液のpHが正常範囲より低くなることにより示唆される

安全区域〔コールド（グリーン）ゾーン〕 通常のトリアージ、患者状態の安定化、疾患や外傷の管理を行うためのサポートゾーン。患者と非汚染者はこのゾーンに立ち入ることができるが、グリーンゾーン内にいる医療従事者は必ず防護装備を装着し、立ち去る際にはあらかじめ取り決めた場所でそれを正しく脱装しなければならない

安定狭心症 運動で起こり、安静で軽快する、胸痛、息切れ、あるいは他の類縁症状。心筋の需要の増加に見合う血流供給が阻害されるような冠動脈の固定病変の存在が示唆される

い

意識状態の変化 通常の患者のそれから逸脱した振る舞い

院内感染（HAI）/医療関連感染 入院後少なくとも72時間経過後に獲得された感染。nosocomial infectionともいう

院内感染 院内感染（HAI）を参照

う

ウェルニッケ脳症 チアミンもしくはビタミンB_1の欠乏により起こる障害で、急性錯乱・運動失調・眼筋麻痺の三徴が特徴的である

運動失調 脳、とくに協調運動を司る小脳の機能不全による不安定もしくは変調した歩行

え

疫学 集団における疾患イベントの決定因子に関する研究

お

汚染区域〔ホット（レッド）ゾーン〕 有害物質が存在し汚染が生じる領域。このエリアへの立ち入りは制限されるため、救助隊員および患者はさらなる曝露から防護されなければならない。よく訓練された人のみが特定の防護器材を装着して立ち入ることができる

汚染された、汚染 汚れた、染みの付いた、接触されたもしくは、有害物質にさらされた状態で、対象を故意

にまたは防護手段なしで使用する危険な状態。たとえるなら，清潔環境や無菌環境に，感染性物質や毒性物質が混入することである

か

化学受容体 血液や体液の組成の変化を感知する受容体。化学受容体により登録されている化学変化は，水素，二酸化炭素，酸素レベルである

ガス交換 大気からの酸素が循環している血液細胞によって取り込まれ，そして血流からの二酸化炭素が大気中に放出されるプロセス

片麻痺 身体の一側の麻痺

眼筋麻痺 眼筋の機能異常

感染症 臨床的に明らかに伝染した疾患，もしくは，直接または間接的にヒト-ヒト感染，動物-ヒト感染した疾患

鑑別診断 患者の主要なプレゼンテーションを引き起こしている要因や可能性のある原因

灌流 注ぐあるいは流れ込む現象で，とくに特定臓器の血管を液体が通過する現象をさす

関連痛 損傷または罹患している臓器や部位とは異なる部位で感知される痛み

き

奇脈 吸気時における収縮期血圧の低下が過度な場合。吸気時の収縮期血圧の低下が 10 mmHg 以上と定義されている

急性冠症候群（ACS） 急性心筋虚血（冠動脈疾患が原因の心筋血流不全のために発生する胸痛）に矛盾しないあらゆる臨床症候の総称。ACS には不安定狭心症から ST 上昇型急性心筋梗塞（STEMI）や非 ST 上昇型急性心筋梗塞（NSTEMI）が含まれる

急性心筋梗塞（AMI） 一般に「胸痛発作」として知られるが，AMI は，心筋細胞壊死の原因となるような心臓の部分的な血流障害により発生する。もっとも一般的には，冠動脈壁内の粥腫が破綻して冠動脈が閉塞することによって発生する。虚血と酸素供給不足を放置すれば，心筋組織の損傷や壊死に至る

胸管 左の上胸腔内に位置する胸管はもっとも太いリンパ管である。静脈内に吸収されなかった下肢や腹部から体液を大静脈へ戻す

胸腔穿刺 胸膜腔から液体または空気を除去する手技

胸腔ドレナージ 空気を外に排出し，胸膜腔に入らないようにする一方向弁であるハイムリッヒバルブなどにチューブを接続する手技

胸膜 薄い膜で，肺を覆い守る臓側胸膜と胸腔を覆う壁側胸膜がある

虚血 血流の物理的閉塞，組織需要の増大，あるいは低酸素血症によって心筋への酸素と栄養の供給が不足し，組織の損傷や障害を来す状態

虚血性脳卒中 血栓もしくは塞栓が血管を閉塞し，脳血流が減少したことに起因する脳卒中

筋萎縮性側索硬化症（ALS） 上位および下位運動ニューロンの変性による随意筋の筋力低下もしくは萎縮を特徴とする疾患。ルー・ゲーリック病とも呼ばれる

緊急除染 危険物に曝露した，もしくは汚染された可能性のある人々を除染するプロセスで，完全な除染は二の次とし，曝露を減らして生命を助けるために汚染物質を迅速に取り除くことを焦点にしている

緊張性気胸 胸腔内の陰圧によって空気が貯留しつづけて進行性に悪化していく生命危機を及ぼす状態の気胸。前負荷の減少によって，低血圧を起こすような進行性の静脈還流障害を起こす

筋力低下 四肢の一部や全体，顔面の一側などの神経機能が局所的に失われること

劇症 危険な環境を生み出す，突然の強烈な事象の表現

劇症肝炎 肝炎が，肝壊死（肝細胞死）に進行したときに発生するまれな状態であり，古典的な症状は，食思不振，嘔吐，黄疸，腹痛，および羽ばたき振戦（フラッピング）が含まれる

け

血圧 動脈壁に作用する血液の圧力のこと。血圧は次の式に従う：血圧＝血流量×血管抵抗

血液物質（毒物） 呼吸，皮膚吸収，または経口摂取を介して体内に吸収される化学物質

血液媒介病原体 ヒトの血液を介して感染し発病させる病原性微生物。B 型肝炎ウイルス（HBV）やヒト免疫不全ウイルス（HIV）が例にあげられる

血液量減少 体内の循環血液量が異常に減少すること。もっとも大きな原因としては出血があげられる

血管性浮腫 通常は口唇（とくに下唇），耳介，舌，または口蓋垂のような頭頸部組織の突然の腫脹を特徴とする状態

血管内血液量 血管内にある循環している血液量のこと

血栓 動脈内にできる凝血塊やコレステロール粥腫で，血流を遮断する

血便 直腸から血液が排出されること

嫌気性代謝 酸素が使用できない状況において，細胞は少量のエネルギーを生成できるが，副産物として，と

くに乳酸およびカルボン酸のような過剰な酸を放出するプロセス

現病歴（HPI） 患者評価でもっとも重要な要素。HPIの主要な要素は，OPQRSTとSAMPLERの記憶法を使用することによって得ることができる

こ

好気性代謝 ブドウ糖が酸素の存在下でエネルギーに変換される過程

抗原 生体が異物と認識する物質。通常タンパク質であり，免疫応答を引き起こす

甲状腺クリーゼ 甲状腺の機能亢進を特徴とする内分泌緊急疾患。発熱，頻脈，神経質，意識状態の変化，不安定な循環動態を来す

甲状腺中毒症 甲状腺ホルモン濃度が上昇した状態をさし，しばしば頻脈，振戦，体重減少，高拍出性心不全の徴候と症状を来す

高浸透圧高血糖性非ケトン性症候群 高血糖，ケトン体の産生なし，高浸透圧（> 315 mOsm/kg）を特徴とする内分泌緊急疾患。重症の脱水，悪心，嘔吐，腹痛，頻呼吸を来す症候群

抗体 細菌，ウイルス，または他の抗原性物質に応答して，リンパ球によって産生される免疫グロブリン

後負荷 筋肉が刺激され収縮し，短縮しようとする作用に抵抗する力。正常な心臓では，心室が血液を駆出しようとする力に抵抗する圧力のことであり，収縮開始に引きつづく心室壁にかかる張力で表される。後負荷のほとんどは末梢血管抵抗や身体状態，動脈系の血管内血液量に規定される。しばしば収縮期血圧を測定することにより評価される

興奮薬 ニューロンの放電を増加させるか，抑制性神経伝達物質を遮断することにより，中枢神経系の活性を早める物質

呼気終末 CO_2 モニタリング 呼気ガスにおける二酸化炭素濃度の分析。患者の換気状態の評価に有用

呼吸調節中枢 橋に位置する領域で，この中枢は，一般的に呼吸数と呼吸様式を制御する

呼吸 血中に酸素を取り込み，肺胞へ二酸化炭素を排出する相互方向の流れ

呼吸不全 肺がガス交換という基本的な役割を行うことができなくなる状態，つまり，吸入空気から血液中への酸素の移送および血液中の二酸化炭素を呼気ガスとして排泄することができなくなる障害

コルサコフ症候群 ウェルニッケ脳症の後期段階でみられる症状，とくに記憶消失

さ

災害派遣医療チーム（DMAT） 医師，看護師，救急救命にかかわる技師，および他の医療スタッフと非医療者でサポートするスタッフなど，現場で展開可能な病院のチーム

最大対応能力 突然の大量死傷者の事故が起こった場合，治療を最大限拡充できる能力。この能力は，すべての緊急事態管理計画で取り扱うべきである

暫定診断 患者の病態の推定原因のこと。必要な検査を追加して最終診断を得るまでの過程で，その時々で得られている情報を吟味して決定される

し

自己受容性感覚 身体や身体の一部がどこに位置しているか，すなわち空間の方向づけを決定するために脳に伝えられる情報

持続性吸息中枢 橋に位置する領域で，この中枢は，呼吸の深さを調節する

出血性脳卒中 病変部もしくは損傷した血管の破綻に起因する脳卒中

主要なプレゼンテーション 患者の主要な徴候または症状。主訴と同義のことも多いが，意識障害や窒息など，他覚的所見のこともある

消化管（GI） 消化に関係する一連の臓器。消化管は，栄養素の摂取，消化および排除に関与する臓器をつないでいる。口から始まり，食道に移動し，胸腔を通過して腹部に至り，骨盤帯の直腸で終了する

消化管の除染 患者の消化管内の中毒物質の吸収を制限し，除去を促進する試み。活性炭の投与，胃洗浄，腸洗浄などがある。これらの方法は中毒学における役割が小さく，必ず推奨されているわけでもないため，中毒情報センターやトキシコロジストと検討すべきである

症状 SAMPLERの「S」にあたる。悪心やチカチカした光がみえるなど，患者が感じたり経験した事柄

初期観察 患者の主要なプレゼンテーションの全体的な観察のみでなく，患者の置かれている場面や状況の安全性の問題を決定する際に，視覚，聴覚，嗅覚を用いて観察をする。このプロセスは，プライマリサーベイにつながる

除染 血液，体液，または放射性物質などの異物を除去するプロセス。微生物を除去するものではないが，消毒または滅菌に先立つ必要な行為のこと

ショック 重要臓器への十分な灌流を維持すべき循環が破綻することに特徴づけられる重大な血行動態や代謝

障害。それは不十分な循環血液量，心機能，血管運動緊張により引き起こされる

心周期 完結する心臓の動きまたは心拍動のこと。1つの心拍の開始から次の心拍の始まりまでの間で，拡張期と収縮期の動き，そしてその間のインターバルからなる

心タンポナーデ 「心膜タンポナーデ」と知られるように，これは心嚢内（心臓を包む心膜の袋）に液体が貯留する緊急事態である。液体貯留量が緩徐に増量する（甲状腺機能低下症のような場合）なら，心嚢はタンポナーデとなる前に1L以上の容量まで拡張し得る。液体が急速に増量する（外傷や心筋破裂で起こり得るような場合）と，わずか100 mLでもタンポナーデを起こすことがある

心拍出量（CO） 一定時間あたりに心室から拍出される有効血液量（通常は分あたりの量）。これは1回拍出量×心拍数と同等である

心膜炎 心臓を覆う組織（心膜）が炎症を起こした状態。いくつかの原因があるものの，しばしばウイルス感染に関連する。心機能障害やうっ血性心不全の徴候を認めれば，重篤な心筋炎や心筋への波及を示唆する

す

スタッファー（stuffer） 逮捕やドラッグの押収を回避するために，不十分に梱包されたドラッグの小さな包みを軽率に摂取した人。パッカーよりもドラッグ量ははるかに少ないが，小分けのパッケージは患者の胃内や腸内で開きやすいため，パッカーに比べて中毒を生じる可能性が非常に大きい

せ

精神病 現実検証における全体的な障害によって特徴づけられる主要な精神疾患で，自分の認知や思考が的確であるかを正確に判断できずに，外在する現実に関して誤った言及を行うことを特徴とする。しばしば退行行動や疎外感，不相応な情動，衝動調節機能の低下が認められる。幻視や妄想も症状としてみられる

制吐薬 悪心・嘔吐を防止または軽減させる物質

生物由来物質 人体に疾患や傷害を生じさせる目的で兵器として使用される，病原体や毒物

セカンダリサーベイ 患者の病歴，身体所見，バイタルサイン，検査結果を深層的に検討して，緊急または非緊急の病態をさらに探り，その結果に応じて鑑別診断や治療方針を修正すること

前駆症状 疾患の発症を知らせることになる，早期の症状

全国防火協会（NFPA） 国内外のボランティアによる会員制の組織で，防火の改善および防災を促進し，火災による人命や資産の喪失から守ろうとするもの。米国内の自発的合意基準を作成し発行している

栓子 動脈より，全身性の循環系に血栓または粥腫を作り，血流は途切れ，小動脈に塞栓した場合血流を遮断する

全身血管抵抗 血管を通る血流の抵抗性。血管の直径によって決定する

前負荷 拡張末期の心臓の機械的状態。最大（拡張末期）の心室容量または心室が伸展した拡張末期圧のこと。摘出心筋においては，静止筋肉を収縮前の所定の長さまで伸展する力となる。正常の心臓では，拡張期末期の心室壁に対する張力は主に静脈還流量，全血流量とその配分，そして心房活動により決定される

せん妄 急性の精神障害で，錯乱，失見当識，多動，意識混濁，支離滅裂，恐怖感，不安感，興奮，そしてたびたび幻覚を呈することを特徴とする

た

ダーティーボム 放射性物質をまき散らすために使用される，従来型の爆発装置

第一印象 患者との身体的，言葉での接触を図る前に，患者に重症感があるか判断し，生命危機を及ぼす疾患の早期同定や，管理をし，潜在的な鑑別診断を行う，医療従事者の視覚，聴覚，嗅覚による患者のプレゼンテーションの観察による評価。この評価は，初期観察のあとにつづく

体性（壁側）痛 一般に局在性の痛みで，壁側腹膜や他の深部組織（たとえば，筋骨格系）の神経線維の刺激に起因する。身体所見は，触診での圧痛，患部の筋性防御と反跳痛を伴う，鋭く，はっきりした，局在的な痛み

ち

窒息物質（毒物）〔肺物質（毒物）〕 蒸気やガスを吸入し，殺人を目的とした武器として使用される産業化学物質。肺障害により窒息を来す

中毒 薬物または他の毒性物質を投与された状態。過度のアルコールの暴飲により，酩酊したような状況

超音波 超音波検査や医療診断超音波検査とも呼ばれ，体内の構造の正確な画像を生成するために高周波の音波を使用する撮像法

徴候 感じる・見る・聞く・触る・臭うなどを通じて医

療従事者が観察した客観的な所見のこと

腸重積症　別の腸のセグメントの内腔へ別の腸の1セグメントが脱出する状態。腸重積症は，小腸，結腸，または回腸末端および盲腸のセグメントを含むことがある

治療的コミュニケーション　「4つのE」，すなわち「同盟」「共感」「説明」「参加」などの効果的なコミュニケーション技法を駆使することによって，患者とその状態についての情報を集めるための意思疎通の過程のこと

て

低血糖　70 mg/dL 未満の血漿ブドウ糖濃度をさす。しばしば発汗，冷たい肌，頻脈，意識状態の変化などの徴候や症状と関連している

低体温　35℃以下の深部体温をさす。低温環境では低体温は不整脈，意識低下を来すことがある

伝染病　ヒトや動物から他のヒトまたは動物へ，排液や体内からの排泄物を介して，または間接的な薬剤や物質（たとえば，汚染された飲料コップ，おもちゃ，水），もしくは，ハエ，蚊，ダニや他の昆虫の媒介生物を介して感染する疾患

と

糖尿病ケトアシドーシス　インスリン欠乏によって生じる内分泌緊急疾患。高血糖，ケトン体の産生，代謝性アシドーシス，脱水，悪心，嘔吐，腹痛，頻脈が特徴である

トキシドローム　投与された毒への曝露に関連した，症候群に似た特定の症候群

吐血　鮮紅色の血液の嘔吐で，上部消化管出血を示す

な

内臓（複数 – viscera）　体腔内にある臓器で，腹部，胸部，骨盤および，内分泌臓器を含む

内臓痛　腸管などの中空器官の壁が引っ張られ，伸展受容器が刺激され生じる，局在性がはっきりしない痛み。この種の痛みは，深部で持続的で，軽度の痛みから，引きつる，焼ける，食いつかれるなどと表現される耐えられないものまである

ね

熱射病　体温調節能を失い，その結果意識状態の変化，深部体温上昇，多臓器不全を来す症候群

捻転　胃が180°以上回転する状態。この捻転により胃は入口と出口で閉塞され，血流と液体と食物の通過が妨害される。急性発症の腹痛，重度の嘔吐，ショックが特徴的である

粘液水腫　低温不耐症，体重増加，脱力，意識低下を伴った重症の甲状腺機能低下症をさす

の

脳血管障害（CVA）　脳卒中の別称

脳脊髄液　透明もしくはやや黄色の液体で，衝撃から脳を緩衝する役割を果たす

脳卒中　脳発作もしくは脳血管障害（CVA）とも呼ばれ，脳の一部分の血流が遮断もしくは障害され脳細胞が死滅することに起因する脳損傷をさす

膿瘍（扁桃周囲）　表在性軟部組織感染が扁桃腺に隣接する粘膜下に膿を形成し，ポケットを形成する。この膿瘍とそれに付随する炎症は口蓋垂を反対側へ変位させる

は

肺塞栓症　下腿や骨盤の深部静脈で形成される血栓が，肺動脈にまで血流に乗って流された結果，肺動脈で塞栓となる。頻脈，低酸素血症，および低血圧を起こし得る

曝露インシデント　ある外力や影響（例：ウイルス曝露，熱曝露）の存在する状態に置かれたり，またはそれにさらされる状態

播種性血管内凝固症候群　正常な凝固能における場合のように凝固の病態の形の1つで，局所的ではなくびまん性の病態である。プロセスは関与する領域を保護するというよりはダメージを与え，いくつかの凝固因子は消費され出血や凝固が発生する。これはびまん性血管内凝固症としても知られている

パッカー　密輸目的で，丁寧に袋詰めされたドラッグを大量に飲み込んだ人。このように慎重に準備された袋詰めは，スタッファーと呼ばれる人々が摂取したものと比較して破裂しにくいようにみえるが，薬剤の体内所持量は大量なので，万が一破裂した場合には重症な中毒を起こし得る

発疱剤　溢出したときに組織壊死を引き起こす可能性のある物質。びらん剤（blister agents）またはマスタードエージェント（mustard agents）とも呼ばれる

パンデミック　国，または，世界中の人々に発生する疾患。

ひ

非 ST 上昇型心筋梗塞（NSTEMI）　非貫壁性梗塞を起

こすような血液供給の遮断による心筋梗塞の病型。心電図でST部分の上昇を認めないが、他の心筋梗塞の臨床徴候が認められる

非経口 消化器系機能を使わない治療

非侵襲的陽圧換気 いくつかの種類のマスクや非侵襲的器具（インターフェイス）により上気道を介して陽圧換気を与える手技

評価ベースの患者管理 患者の主要なプレゼンテーション、病歴、診断、身体所見、さらに医療従事者としてのクリティカルシンキングを駆使して、患者の診断・治療を行うこと

病原性 疾患を引き起こす微生物がもつ力

表出性失語 神経学的障害により、発語ができないこと

標準予防策 血液媒介や病院内の他の病原体の伝播のリスクを減少させるための米国疾病管理予防センター（CDC）が推奨するガイドライン。標準予防策は、①血液、②血液を含むか否かにかかわらず汗を除くすべての部分の体液や分泌物、③異常な皮膚、④粘膜に適応される

ふ

不安定狭心症（UA） 頻度の増加や強さの増強、あるいは運動閾値の低下した狭心症。安定病変の狭窄の進行を示唆しており、酸素需要増に対して冠動脈血流の制限された状態が原因

副腎クリーゼ 副腎皮質で作られるコルチコステロイドの欠乏によって起こる内分泌緊急疾患。悪心・嘔吐、腹痛、低血圧、高カリウム血症、低ナトリウム血症が特徴である

不全片麻痺 通常は脳卒中の対側に出現する、身体の一側の麻痺

プライマリサーベイ 最初に気道・呼吸・循環の状態を評価して、生命危機を及ぼす病態があればそれに対処し、それ以降の評価や治療、搬送に関する優先順位を決定すること

プラカード 危険物の存在を明示するためコンテナに掲載される、ひし形標識

へ

平均動脈圧（MAP） 1回の心収縮サイクルにおける動脈内の平均圧のこと。拡張期血圧+（1/3×脈圧）で表される

ほ

放射性 原子核の分裂の結果として放射線を放出していること

北米緊急対応ガイドブック 米国政府印刷局によって出版された本であり、ファーストレスポンダーのための有害物質の緊急事態へのクイックリファレンスを提供している

歩行障害 脳、脊椎、下肢、足、または内耳の損傷もしくは疾病による歩行パターンの変調

み

脈圧 収縮期血圧と拡張期血圧の差。収縮期血圧から拡張期血圧を引いた差圧である。通常は30〜40 mmHgである。脈圧が狭くなると、それは、心タンポナーデの徴候かもしれない

む

無気肺 肺胞の虚脱

め

メトヘモグロビン血症 血液中にメトヘモグロビンが存在し、ヘモグロビンの組織への酸素運搬能力を妨げるもの。ヘモグロビンは窒素酸化物およびサルファ剤によってメトヘモグロビンに変換される

メレナ（タール様便） 異常な黒色のタール様の便で、特徴的な臭いがあり、消化された血液を含む

や

薬物動態 薬物の吸収、分布、代謝、排泄のこと

ゆ

有害廃棄物の取り扱い及び緊急対応に関する標準（HAZWOPER） （米連邦規則集1910.120）米労働省労働安全衛生局（OSHA）および環境保護庁（EPA）が、有害危険物の貯蔵および廃棄に関与する緊急事態に対応する雇用者の安全を守る目的で統制する基準

り

流行 多数の人々に同時に影響を与える疾患で、人口動態セグメントを通じて急速に広がる

臨床的推論 AMLS評価手順を構成する概念の1つで、臨床経験と的確な判断力によって正確な診断を下し、適切な治療を開始するための道筋である。これにはしっかりとした臨床的知識が必要である

臨床判断 診断データや観察所見とエビデンスに基づいて推奨される治療法を統合して、もっとも効果的とみなし得る治療方法を決定する能力のこと

る

ルー・ゲーリック病 筋萎縮性側索硬化症（ALS）を参照

ルートヴィヒ・アンギーナ（口腔底蜂窩織炎） ちょうど下顎骨の下方にある前頸部の深層部のスペースにできる感染。名称は実際にこの状態を経験したことのある患者からの報告による息の詰まるようなもしくは，窒息時の感覚に由来する

れ

レトロウイルス ビリオンに逆転写酵素を有しているリボ核酸のグループ（RNA）属。レトロウイルスの例には，ヒト免疫不全ウイルス（HIV1，HIV2）およびヒトT細胞白血症ウイルス（HTLV）があげられる

ろ

労働安全衛生局（OSHA） 労働者の安全を規制する米国連邦政府機関

● 索　引

＊太数字は当該用語が詳述されているページを示す。

数字・ギリシャ文字

1/3ルール　219
Ⅰ音　108
1回換気量　102, 119
1回拍出量　**162**, 163
1型単純ヘルペス　**338**
1型糖尿病　241
1度房室ブロック　450
1秒量　102
Ⅱ音　108
2型単純ヘルペスウイルス　340
2型糖尿病　241
2度房室ブロック　450, 451
Ⅲ音　108
3度房室ブロック　452, 453
Ⅳ音　108
4つのE　5
4つのF　293
6つのR　4, 5
12誘導心電図　40, 200, 214, **439**
50％致死濃度　**356**, 423
50％致死量　**356**, 423
α作用　218
βhCG　298
β作用　218
β遮断薬　177, 217, **388**
γアミノ酪酸　81, 359

A

A型インフルエンザ　335
A型肝炎　**293**
　──ウイルス　293, **326**
ABCDEE　358
abciximab　**507**
ACE　169
　──阻害薬　202, 215
ACS　**193**, 210
ACTH　238
ADH　168
ADHD　393
AEIOU-TIPS　64
AHA　212
AIA　216
AIDS　314, **322**
AKI　183
albuterol　**508**
ALI　167, 183
ALI/ARDS　**95**, 133

ALS　18, 87, 148, 198
ALT　325
AMI　**193**, 196, **211**
AMLS評価手順　1, 3, **438**
APE　198
ARDS　118, 133, 167, 183, 396
AST　325
ATN　183
ATP　166, 368
atracurium　**510**
ATV　14
AVM　73
AVPU　17, 60

B

B型肝炎　**293**, 324
　──ウイルス　293, 309, **324**
B型ナトリウム利尿ペプチド　177
B群連鎖球菌　78
B細胞　313
Bリンパ球　312
bad trip　403
barb blister　396, 398
BE　152
BiVAD　214
blood-drop test　413
BLS　18, 198
BMI　44, 302
BNP　177, 202
BURP法　502

C

C型肝炎　**293**
　──ウイルス　309, **325**
CAD　210
CAGEアンケート　27
cAMP　390
cardiac output　**163**
cat　394
Cat Mudpiles　250, 367
CD4細胞　322
CDC　9, 310
CHAMP　416
CHF　198
CKMB　177
CMV　118, 338
CNS　241
CO　**161**
CO_2ナルコーシス　62

CO-Hb　407, 408
COPD　20, **130**, 199, 215
CPAP　116, 117, 178, 300
CPK　397
crack　400
crack dancing　360
CRF　238
CSF　**53**, 54, 332
　──ブドウ糖値　332
CT血管造影法　207
CT検査　183
CTA　207
CVA　53

D

D型肝炎ウイルス　**326**
D-dimer　298
DIC　**161**, 183, 297
　──の原因　184
DKA　**229**, 244
DNAウイルス　324
DNR　44
dolasetron　**513**
door-to-drug time　215
DOPE　135, 136
DUMBBELS　413, 414
DVT　145, 199

E

E型肝炎ウイルス　**327**
EAST検査　221
ECMO　134, 260
ecstasy　394
EMS　162
EPA　417
eptifibatide　**514**
$ETCO_2$　95
etomidate　499, **515**
ETT　480

F

F-Used Cars　250
Fab断片　378
FDA　310
felbamate　**515**
FEMA　310
F_IO_2　408
Frank-Starling mechanism　163

G

G剤　432
Gタンパク質　390
GABA　81, 359
　──作動薬　399
GCS　17
GERD　195
GFR　251
Glasgow Coma Scale　18
gray　430

H

H1N1ウイルス　335
HAV　293, **326**
HazMat対応チーム　358
HAZWOPER　417
HBc抗原　325
HBe抗原　325
HBV　293, 309, **324**
HCO_3　152
HCV　309, **325**
HCV-RNA　325
HDL　212
HDV　**326**
HELLP症候群　297
hetastarch　**517**
HEV　**327**
HHNS　**229**, **245**
Hib　332
　──喉頭蓋炎　333
　──髄膜炎　333
HIE療法　390
HIV　309, **322**
HIV/AIDS　323
HMG Coenzyme A Statins　**518**
HPV　341
　──ワクチン　341
HRIG　344
HSV-2　340
huffing　**356**, 416

I

IABP　202
IMV　118
ITP　187

J

J波　258, 259
Jeff　394

K

ketorolac　**521**

L

LADDER　5
LC50　**356**, 423
LD50　**356**, 423
LDL　212
levalbuterol　**521**
LSD　402, 403
LVAD　214

M

MAP　**162**
MDMA　394
mean arterial pressure　165
MODS　184
MONA　216
MRI　207
MRSA　**349**
MSDS　418
MSH　238
MTWtHF　414
MUDPILES　367

N

N95マスク　335, 337, 426
N-アセチルシステイン　292
NAC　387
NAPQI　387
NFPA　417
NIHSS　68, 69
NPPV　**95**, 131, 202
NSAIDs　286
NSTEMI　40, **193**, 210

O

O_2-Hb　407
O157：H7　348
OPQRST　23, 180, 212, 318
　──記憶法　286
OSHA　310, 417

P

$PaCO_2$　60, 101
PAM　415
PaO_2　101
PCI　213
PCO_2　367
PCP　403
PCR　328
PE　**199**
PEA　199
PEEP　116, 119
perfusion　**162**
pH　152, 247, 367, 409
PID　339
PIP　118
pit vipers　372
PO_2　367
PPE　9, 318, 319, 416, **422**, 423
PPI　286
PR間隔　450
PRBCs　186
prednisone　294, **529**
PTCA　214
PTH　231

Q

QRS幅　455
QT間隔　457

R

racemic epinephrine　**530**
racepinephrine　**530**
rad　430
rhAPC　174
RIBA　325
RNAウイルス　325, 326, 327, 330, 344
RSI　**496**
　──シーケンス　497
RT-PCR　325
RVAD　214

S

SAMPLER　26, 180, 212, 318
　──記憶法　277
SARS　311, **331**
　──コロナウイルス　331
SCBA　422
SIMV　118
SIRS　167, 172
　──の診断基準　172
SLUDGE BBM　413, 414, 432
SMASHED　65
SNOT　65
speed ball　399
ST上昇型心筋梗塞　40, **194**, 210
STEMI　40, **194**, 210
SU薬　243

T

T細胞　312
Tリンパ球　312
T_3　230
T_4　230
TB　335
$tcPO_2$　111
TIA　61, 68

tirofiban **530**
TRALI 187
TRH 230
tripod position 198
TSH 230

U

UA 194

V

V剤 432
valproic acid **532**
VAP 483
VRE 350
VTE 199
VX 433

W

WHO 310
WPW症候群 470, 471

X

X線撮影 41
XDR-TB 336

あ

アウトブレイク 310
アカエイ 376
悪性高血圧症 **82**
悪性高熱症 263, 361
悪性症候群 **263**
悪性新生物 149
悪玉コレステロール 212
亜酸化窒素 **527**
アシクロビル 338, 341
アジソンクリーゼ 239
アジソン病 **229**, 238
アシドーシス 101, **161**, 166, 247
　アニオンギャップ開大性—— 250
　アルコール性ケト—— 245, 251
　ケト—— 251
　高アニオンギャップ代謝
　　性—— 367
　呼吸性—— 155, **247**, 248, 259
　代謝性—— 20, 152, **166**, 245, **249**, 367
　中毒誘発性代謝性—— 367
　糖尿病ケト—— **229**, **243**, 246, 250, 301
　乳酸—— 167, 251
　非アニオンギャップ開大
　　性—— 250
　非アニオンギャップ代謝
　　性—— 367

亜硝酸アミル 368, 431
亜硝酸アンモニウム肥料 412
亜硝酸塩 **412**
亜硝酸ナトリウム 368, 432
アスパラギン酸アミノトランスフェ
　　ラーゼ 325
アスピリン 177, 208, 216, 388, **509**
　——喘息 216
　——中毒 249
アスペルギルス 314
アセチルコリン 414
　——エステラーゼ 414
アセチルサリチル酸 388
アセチルシステイン 387
アセトアミノフェン 292, **378**, 380, 507
　——中毒 387
アセトン血症 405
圧外傷 **150**
圧損傷 120
アテトーゼ運動 395
アデノシン 507
　——三リン酸 166, 368
アテノロール 217, 389, **509**
アトモキセチン 394
アドレナリン 364, **514**
　——自己注射薬 514
アトロピン 202, 415, 432, 499
アナフィラキシー 170
　——ショック 174, 175
　——反応 174
アニオンギャップ 250, 367
　——開大性アシドーシス 250
アヘン 399
　——様物質 399
アミオダロン 364, **509**
アミラーゼ 220, 289
アモキシシリン 346
アーモンド臭 431
アラニンアミノトランスフェラー
　　ゼ 325
アリゾナバークスコーピオン 371
アルカリ 409
　——熱傷 412
アルカレミア 249
アルカローシス 247
　呼吸性—— 20, 248, 249
　代謝性—— 152, **251**, 252
アルコール依存症 360
アルコール血中濃度 402
アルコール性肝炎 293
アルコール性ケトアシドーシス 245, 251

アルコール性膵炎 289
アルツハイマー病 33
アルドステロン 169
アルファ線 427
アルブテロール・イプラトロピウ
　　ム 508
アルブミン尿 345
アルプラゾラム 398
アレナウイルス 426
アレルギー 26
アレルゲン 174
アンギオテンシン変換酵素 169
　——阻害薬 202, **509**
安全管理 8
安全区域 **355**, 421
安定狭心症 **193**
安定狭心痛 211
アンフェタミン 364
　——類 393
アンモニア 410

い

胃 271
イエローゾーン **356**, 419
異型狭心症 218
意見表明のための6カ条 5
意識状態の変化 **53**, **54**
意識清明期 75
意識レベル **16**
異常心音 202
胃食道逆流症 195
異所性妊娠 298
胃洗浄 378, 402
イソニアジド 337
イソプロテレノール 364
イソプロパノール 405
イソプロピルアルコール **405**
痛みの評価 25
一次救命処置 198
一次除染 421
一次性副腎不全 238
胃腸かぜ 348
一過性脳虚血発作 61
一酸化炭素 **407**
　——センサー 111
　——中毒 367
　——ヘモグロビン 408
遺伝子型 325
遺伝子組換えヒト活性化プロテイン
　　C 174
遺伝性血管性浮腫 127
胃捻転 291
異物 **121**
　——誤嚥 121

索引

――除去 122
イブプロフェン **519**
イプラトロピウム **520**
違法薬物 27, 393
イモガイ 376
医薬品中毒 378
医療関連感染（症）308, 351
医療コミュニケーション **5**
咽後膿瘍 **126**
インスリノーマ 243
インスリン 241, 272
　　――大量投与 390
　　――療法 244, 245
陰性変力作用 389
インターフェロン 325
　　――療法 325, 341
咽頭 97
　　――感染症 **122**
咽頭炎 122, 321
インドールアルカロイド 402
院内感染 308, 321
院内感染/医療関連感染 321
院内肺炎 133
インフォームドコンセント **5**
陰部シラミ 342
陰部ヘルペス **340**
陰部疣贅 341
インフルエンザ桿菌 123, 332
　　――B型 **332**
インフルエンザパンデミック 311

う

ウィージング 106
ウィリス動脈輪 55
ウィルダネス医療 **48**
ウイルス 309, 314
ウイルス性胃腸炎 **291**
ウイルス性肝炎 293
ウイルス性クループ 107
ウイルス性出血熱 **426**
ウイルス性髄膜炎 78, 294, **331**
ウインドシールドウォッシャ液 404
ウェスターマークサイン 200
ウェルニッケ・コルサコフ症候群 360
ウェルニッケ脳症 54, 87, 360
ウエストナイルウイルス **346**
ウォームショック 172
ウォームゾーン **356**
ウォン・ベーカーフェイススケール 25
右脚ブロック 455
ウシ眼病変 345
右室梗塞 211, 215, 216, 463

右室補助装置 214
右心機能不全 201
うっ血性心不全 108, 198, **201**
うっ血性脾機能亢進症 187
ウッドアルコール 406
ウニ 376
ウミヘビ 376
ウラニウム 429
運動関連失神 **262**
運動失調 33, **53**, 62, 63
運動・知覚機能 33
運動誘発性低ナトリウム血症 253

え

エアウエイツール 478
エアウエイデバイス 481
エアトラッピング **128**
エアリーク 482
エイ 375
鋭的損傷 318
液化壊死 410
疫学 308, 309
液性免疫 323
壊死性筋膜炎 330
エスモロール 208, 217, 361, **515**
エタノール **401**
　　――中毒 401
エチレングリコール **404**
エノキサパリン **513**
エプスタイン-バールウイルス 337
エーラス・ダンロス症候群 207
エリスロポエチン 101
エリスロマイシン 329
塩化カリウム **529**
塩化カルシウム 391
塩化メチレン 407
塩酸 286
炎症性腸疾患 **294**
炎症性メディエーター 172
延髄 100
塩素 433
エンテロトキシン 349

お

横隔膜 99, 195
黄疸 **291**, 324, 325, 326
横紋筋融解（症）**255**, 376, 395
オキサゾリジノン 350
オキシコドン 399
オズボーン波 259
汚染 308, 318, **355**
　　――区域 356, 419
悪阻 298
おたふく風邪 328

音過敏性 62
オニダルマオコゼ 376
オーバードライブペーシング 364
オピオイド 359, 361
オピオイド系 498
音声恐怖 62
オンダンセトロン塩酸塩 **527**

か

外因系経路 168
ガイガー・ミュラー計数管 427
海産物媒介性中毒 377
開指的挿管 488
疥癬 341, 342
回腸 271
回転性めまい 61, 294
解凍 258
　　――液 404
回内下垂テスト 34
海馬 58
灰白質 56
外分泌液 271
海綿静脈洞閉塞症 70
潰瘍性大腸炎 294
海洋生物 374
火炎瓶 431
加温ブランケット 260
化学受容体 **95**, 100
化学的予防 341
化学熱傷 411, 416
化学物質 **431**
化学物質等安全データシート 418
化学兵器 414
過換気 20, 63, 249
　　――症候群 **149**
下気道 **98**
　　――感染症 321
　　――疾患 **128**
架橋静脈 74
核心温 258
覚醒 17
拡張型心筋症 219
拡張期血圧 165
核兵器 429
過呼吸 367
牙痕 370, 372
カサゴ 376
果実臭 433
過剰塩基 152
下垂体 230
　　――前葉 168
ガス交換 **95**, 195
仮声帯 97
家族歴 27

ガソリン　416
下大静脈　99
　　　——フィルター　200
ガーダシル　341
カチノン　394
カツオノエボシ　375
活性炭　368, 378, 389, 391, 393,
　　　406, 413, **507**
カテーテル血栓摘出術　201
カテーテル留置　321
カート　394
カーバメート類　**413**
過敏性腸症候群　**293**
カフ　482
下部消化管　**271**
　　　——出血　286
下部食道括約筋　271
カプノグラフィ　112, 113
カプノメトリ　39, 112, 113
下壁梗塞　463
芽胞　351
芽胞形成バクテリア炭疽菌　425
カリウム　253
カルシウム　255
カルシウムチャネル　391
　　　——拮抗薬　389
　　　——遮断薬　361
カルシトニン　230
カルバマゼピン　**511**
カルベジロール　388
加齢　102, 321
カレン徴候　289, 290
肝炎　**293**, **324**
感覚性失語　66
肝癌　324
換気　96
換気血流不均衡　199
肝機能障害　184
眼筋麻痺　**53**, 88
間欠的強制換気　118
肝細胞毒性　377
カンジダ　314
間質液　166
患者移送　224
患者搬送　302
患者への接近　**13**
眼振　61
乾性咳嗽　220
乾性除染　421
関節炎　346
間接的伝播　311
感染期間　**317**
感染経路　**311**
感染後脳炎　79

感染症　308, 309, **313**
感染制御　309, **318**
感染性病原体　**313**
感染伝播　311
完全房室ブロック　452, 453
肝臓　**271**
冠動脈疾患　210
冠動脈攣縮　211, 361
肝毒性　377, 380
間脳　**58**
看板　418
肝不全　324
鑑別診断　1, 8
ガンマ線　427
顔面紅潮　345
顔面麻痺　84
灌流　162
冠攣縮　218
関連痛　24, **270**, **274**, 285

き

気圧　47
気圧障害　409
記憶細胞　313
機械受容体　100
気管　98, 195
気管支　98, 195
気管切開　496
気管切開チューブ　483, 484
気管挿管　**496**
気管チューブ　480, 484
気管軟骨　98
気管偏位　199
気胸　105, **135**, 136, **220**
　　緊張性——　18, 136, **178**, **194**,
　　　　198, 220
　　原発性自然——　**135**
　　二次性自然——　**135**
　　両側——　18
危険因子　27
危険物質対応チーム　358
危険物処理班　12
起坐呼吸　201
キシレン　416
キス病　337
寄生虫　309
寄生虫症　**314**
偽性低ナトリウム血症　253
偽性脳腫瘍　85
喫煙　130
キツネノテブクロ　378, 379
気道開通性　**477**
気道管理手技　19
気道抵抗　487

気道テクニック　490
気道の開通　17
気道評価　**477**
気道閉塞　20, 59
キノコ　377
　　——中毒　377
キバナキョウチクトウ　379
偽膜性腸炎　**350**
奇脈　22, **193**, 208, 219
キームス　271
逆転写ポリメラーゼ連鎖反応　325
逆行性挿管　491
キャリア　333
吸引　484
嗅覚　14
吸収　272
急性胃腸炎　348
急性うつ病　**90**
急性炎症性多発神経障害　89
急性冠症候群　**193**, **210**, 212, 296
急性感染期　322
急性肝不全　380
急性呼吸促迫症候群　95, 118, 167
急性心外膜炎　466
急性心筋虚血　460, 462
急性心筋梗塞　**193**, 196, **211**, 460,
　　　463
急性腎障害　183
急性腎不全　298, 299
急性膵炎　**289**
急性精神病　**89**
急性虫垂炎　32
急性尿細管壊死　183
急性肺水腫　198, **201**
急性肺損傷　**95**, 167
急性肺損傷／急性呼吸促迫症候
　　　群　133
急性副腎不全　**239**
急性放射線症候群　427, 428
急性レトロウイルス症候群　322
吸入酸素濃度　116
橋　100
胸郭　99, 195
胸郭出口症候群　221
胸管　96, 100
胸腔穿刺　**96**, 137, 199
胸腔ドレナージ　**96**, 137
胸腔内圧　195
狂犬病　309, **344**
　　——ウイルス　344
　　——免疫グロブリン　344
競合的／非脱分極型神経筋遮断
　　　薬　502
凝固壊死　410

索引

凝固系　168
狭心痛　211
強心配糖体　376
　　──植物　377
胸水　**137**
　　──貯留　105
恐水症　344
胸痛　**196, 218**
　　──患者　217
共同偏視　66
胸部X線　41
胸部大動脈　195
胸部不快感　196, 198, 220, 222
胸壁　195
胸膜　**193, 195**
　　──の疾患　134
　　──摩擦音　107, 222
胸膜炎　**137, 222**
胸膜痛　199
局所神経障害　62
棘皮動物　376
虚血　**193**
虚血性脳卒中　53, 65
巨細胞性動脈炎　83
ギラン・バレー症候群　36, 62, **88**, 148, 328
起立性低血圧　85
キレート剤　430
筋萎縮性側索硬化症　**53**, 87
近位尿細管壊死　387
緊急除染　**355**, 425
キングスネーク　374
菌血症　333
筋硬直　263
筋弛緩薬　499
筋性防御　32, 288
緊張性気胸　18, 136, **178, 194**, 198, 220
筋膜切開　373
筋力低下　**54**

く

空気感染　**335**
空気塞栓　150
空腸　271
空腹時血糖　241
空腹時低血糖　243
クサリヘビ　372, 374
クスマウル呼吸　245, 249
クスマウル徴候　208
口すぼめ呼吸　249
クッシング症候群　**240**
クッシングの三徴　21
クボステック徴候　231

組換え免疫ブロットアッセイ　325
くも膜　55
くも膜下出血　62, **73**
クラゲ刺傷　374
クラック　218
クラックル　106
グラム陰性桿菌　78, 348, 349
グラム染色　332
グリコーゲン分解　241
グリシン　405
クリーニング　320
グリーンゾーン　**355**, 421
クリンダマイシン　350
グルカゴン　241, 272, 361, 390, **517**
グルコン酸カルシウム　391, **510**
クループ　333
クレアチンキナーゼ　256
クレアチンキナーゼMB　177
グレー・ターナー徴候　289
クロゴケグモ　**369**, 370
クロストリジウム・ディフィシル菌　350
クロストリジウム・テタニ感染症　343
クロピドグレル　**511**
クローン病　294

け

経口血糖降下薬　241, 244
憩室　294
　　──疾患　**294**
憩室炎　294
頸静脈怒張　108, 199
経食道エコー　207
経胎盤感染　340
頸動脈解離　71
軽度低体温症　258
経鼻挿管　488
経皮的冠動脈形成術　213, 214
経皮的酸素飽和度　110
経皮的輪状甲状間膜（靱帯）切開　494
経皮ペースメーカー　202
痙攣　62
　　──発作　81, 360
外科的輪状甲状間膜（靱帯）切開　494
劇症　**355**, 425
劇症肝炎　**269**, 292
ケコガサタケ　377
ケタミン　500, **520**
血圧　1, 22, **165**
　　──異常　364
　　──測定　22
血液　166

血液学的検査　**472**
血液生化学検査　41
血液製剤　185
血液透析　393, 405, 406
血液毒　373
血液脳関門　55, 291, 401
血液媒介性ウイルス　318
血液媒介病原体　**308**, 310
血液分布異常性ショック　**170**
血液量減少　**161**
結核　335
結核菌　335
結核症　309
血管拡張薬　215
血管系　**165**
血管原性ショック　176
血管作動薬　202
血管支配領域　462
血管収縮　259
血管性浮腫　95, 107, **127**, 128
血管抵抗調節　164
血管内血液量　**161**, 162
げっ歯目　344
血漿　166
血小板　166
　　──減少症　**187**
血栓　54
血栓症　65
血栓溶解薬　**516**
血栓溶解療法　68, 201, 215
血中エタノール濃度　405
血中コカイン濃度　401
血中酸素濃度　103
血中炭酸水素濃度　249
結腸　271
血糖測定　22, 242
　　──器　242, 243
血糖値　241
血便　**269**, 286
結膜酸素分圧　111
血友病　**187**
　　──A　187
　　──B　187
ケトアシドーシス
　アルコール性──　251
　糖尿病──　**229, 243**, 246, 250, 301
ケトン尿症　405
ケモレセプター　100
下痢　293
ケール徴候　290
ケルニッヒ徴候　78
減圧開頭術　75
減圧症　150

幻覚 360
幻覚剤 364, **402**
弦楽器クモ 370
嫌気性菌 313
嫌気性代謝 **95**, 101, 166
言語コミュニケーション 5
腱索断裂 202
ケンタッキーブルー 412
原虫 309
見当識障害 17
原発性自然気胸 **135**
原発性脳腫瘍 77
現病歴 22, **95**

こ

抗RSウイルス免疫グロブリン静脈注射 331
高圧酸素療法 409
高アニオンギャップ代謝性アシドーシス 367
高インスリン-正常血糖値療法 390
高インスリン血症 243
口咽頭エアウエイ 478
抗ウイルス薬 314, 325, 330, 332, 335, 338
構音障害 **53**, 67
抗潰瘍薬 287
高カリウム血症 167, **254**, 468
硬化療法 288
交感神経 166
交感神経系 166, 272
好気性菌 313
好気性代謝 **95**, 101, 166
抗菌薬 313, 314, 329, 332
口腔 97
航空機搬送 **45**
口腔底蜂窩織炎 **95**, **125**
口腔内カンジダ 322
硬結 337
高血圧 364, 504
高血圧性脳症 **82**
抗結核薬 337
抗原 **308**, 312
抗コリン薬 364
鉱質コルチコイド 237
公衆衛生 **309**
甲状腺 **230**
甲状腺機能亢進症 **232**, 235
甲状腺機能低下症 **235**
甲状腺クリーゼ **230**, **232**, 235
甲状腺刺激ホルモン 230
——放出ホルモン 230
甲状腺中毒症 **230**, 232
甲状軟骨 97

抗真菌薬 314, 332
高浸透圧性高血糖性非ケトン性症候群 **229**, **245**
口唇ヘルペス 338
合成アヘン剤 399
抗精神病薬 263, 360
合成麻薬 399
抗体 **308**, 312
高体温 21
好中球 312
後天性免疫不全症候群 314, **322**
喉頭蓋 97
喉頭蓋炎 107, **123**
喉頭鏡 488
後頭葉 58
高度救命処置 198
抗毒素 370, 372, 373, 376
高二酸化炭素血症 20, 396
高乳酸血症 290
広範囲薬剤耐性結核 336
抗ヒスタミン薬 314, 330
後負荷 **161**, 163
項部硬直 78, 331
興奮性せん妄 61
後壁梗塞 465
硬膜 55
硬膜外血腫 62, **75**
硬膜下血腫 62, **74**
抗マラリア薬 415
高容量性低ナトリウム血症 253
抗利尿ホルモン 168
高齢患者 **42**, 225, 302
高齢者 321
抗レトロウイルス薬 323
誤嚥性肺炎 396
コカイン 218, 364, **400**
——中毒 361
呼気終末CO_2 **95**
——モニタリング 39
呼気終末陽圧 116, 119
呼吸 21, **96**, 96, 99
——様式 19
——リズム 20
呼吸音 20, 29, 106, 107
——の減弱 107
呼吸器感染症 320
呼吸器系 **96**
呼吸困難 199
呼吸仕事量 105
呼吸数 106, 367
呼吸性アシドーシス 155, **247**, 248, 259
呼吸性アルカローシス 20, **248**, 249
呼吸促迫 20, 198

呼吸調節中枢 **95**
呼吸不全 **96**, 99
呼吸補助筋 99
個人防護衣 417
個人防護具 9, 416, 418, **422**, 423
骨結核 337
骨盤感染症 339
骨盤腹膜炎 339
コデイン 399
古典的熱射病 262
コハク酸メチルプレドニゾロンナトリウム **524**
コプリック斑 327
鼓膜温 258
コミュニケーション **6**, 43
コリンエステラーゼ阻害物質 **413**
コルサコフ症候群 **53**, **87**
ゴールデンアワー 162
コールドショック 172
コールドゾーン **355**, 421
コレステロール値 293
混合ワクチン 327
昏睡 60, 359
困難気道 496
——プロトコール 490
コンパートメント症候群 372, 373, 396

さ

細気管支 98
細気管支炎 330
細菌 309, **313**
細菌性気管炎 **125**
細菌性心内膜炎 321
細菌性髄膜炎 77, 294
再興感染症 329
最終食事摂取 27
最小リークテクニック 483
再生不良性貧血 415
最大吸気圧 118
最大呼気速度 102
最大呼気流量 102
再治療結核 336
再陳述 5
サイドストリーム式カプノグラフィ 112
サイトメガロウイルス 79, **338**
再分極 440
細胞外液 166
細胞性免疫 322
サイロキシン 230
サイロトロピン 230
左脚ブロック 215, 224, 456
サージカルマスク 327, 329, 330,

334, 335, 337
左室梗塞 211
左室不全 216
左室補助装置 214
左心機能不全 201
左心不全 215
嗄声 105
サソリ 371
　——刺傷 371
殺虫剤 414, 415
サードスペース 170, 253
サーバリックス 341
サーファクタント 99
サリチル酸 **388**
　——中毒 388
サリチル酸塩 368
サリン 433
サルファ剤 **412**
サルブタモール **508**
酸 409
酸塩基障害 **247**
酸塩基平衡 **247**
酸化的リン酸化 408
　——阻害剤 368
産科の患者 45
三環系抗うつ薬 365, **392**
　——中毒 392
残気量 102
サンゴヘビ 373
三次性副腎不全 239
酸素 **528**
酸素化 195, 497
酸素投与 14
酸素分圧 47, 101, 103, 367, 408
酸素飽和度 39, 47, 60, 111, 367
酸素療法 **116**
暫定診断 2, 8
散瞳 75

し

ジアゼパム 360, 433, **511**
シアノコバラミン 368
ジアホラーゼ 412
シアン化水素 431
シアン化物 368
　——解毒薬キット 431
ジェット換気 487
ジエチルトルアミド 346
志賀赤痢菌1型 349
志賀毒素産生細菌 349
子癇前症 297
磁気共鳴映像法 207
ジギタリス 377
ジギトキシン 377

子宮頸癌 341
自給式呼吸器 422
糸球体濾過率 251
子宮内膜炎 45
耳鏡 36
軸 457
死腔 102, 487
　——換気 199
シクロオキシゲナーゼ 388
シクロヘキシルメチルホス 432
刺激伝導系 441, 446
止血帯 170
刺咬症 369
自己感染 338
ジゴキシン 377, **512**
自己受容性感覚 54
事故対応拠点 419
自己免疫疾患 187
自殺企図 90
視床 58
視床下部 58, 168, 230
視診 28, 283
ジスキネジア 263
ジストニア 34
事前指示書 44
自然毒 368
自然免疫能 312
持続性吸息中枢 **95**
持続陽圧呼吸療法 116, 117, 178, 300
市中 MRSA 349
市中肺炎 132, 333
疾患期間 **317**
失禁 62
失神 61
　——前状態 61
湿性除染 421
湿性ラ音 215, 389
失明 338
自動運動 **272**
自動血圧計 23
ジヒドロピリジン系 392
ジフェンヒドラミン **512**
ジプラシドン 360
ジャクソンリース回路 116
灼熱痛 221
従圧式人工呼吸 118
縦隔気腫 120
収縮期血圧 165
重症急性呼吸器症候群 311, **331**
重症筋無力症 62
重症度 25
終生免疫 325, 326
集団発生 310

重度低体温症 258, 260
十二指腸 271
終末期医療 322
羞明 62
従量式人工呼吸 118
主気管支 98
宿主 311, 314
粥腫 210, 218
宿主感受性 312
粥状液 271
粥状動脈硬化 210
縮瞳 36
出血性ショック 170
出血性脳卒中 53
受動復温 260
主要なプレゼンテーション 1, **16**
循環血液量減少性ショック 170, 172
焼夷装置 431
焼夷兵器 430
消化 **272**
消化管 **269**, **270**
　——除染 356, 368
消化管出血 286, 287
消化器系 **272**
消化酵素 271
消化性潰瘍 286
上気道 **96**
　——感染症 321
　——疾患 120
硝酸薬 215
晶質液 185
症状 **2**, **25**
上大静脈 99
小腸 271
焦点発作 62
小頭症 338
小脳 58
樟脳臭 433
上部消化管 **270**
上部消化管出血 286
静脈血栓 292
静脈血栓塞栓症 199
静脈血 163
静脈血ガス分析 **152**, 156
静脈瘤結紮療法 288
小葉 272
　——中心性壊死 387
初期蘇生輸液 173
食後低血糖 243
触診 30, 285
食道 99, **195**, 270
　——温度計 258
　——破裂 **201**
　——裂傷 220

食道・胃静脈瘤　287
食道咽頭気管コンビチューブ　480
食道炎　287
食道挿管検知器　503
食品医薬品局　310
植物毒性　376
除染　308, 320, 411, **421**
　――区域　356, 419
ショック　162
　――の種類　**169**
　――のステージ　**169**
　アナフィラキシー――　**174**, 175
　ウォーム――　172
　血管原性――　176
　血液分布異常性――　**170**
　コールド――　172
　出血性――　170
　循環血液量減少性――　**170**, 172
　神経原性――　170, **176**
　心原性――　**177**, 215
　敗血症性――　171, 334
　閉塞性――　**178**, 199, 208
除脳肢位　14
除皮質肢位　14
徐脈　259, 361, 504
徐脈性不整脈　259
シラミ　**342**
シラミ症　**342**
自律神経系　166, 273
ジルチアゼム　390, **512**
心音　108
心拡大　224
新型H1N1インフルエンザ　**335**
新型インフルエンザA　335
真菌　309, 314, 332
心筋逸脱酵素　218
心筋炎　219
心筋梗塞　25, 41, **193**, **194**, 296
　ST上昇型――　**194**, 210
　急性――　**193**, 211, 460, 463
　非ST上昇型――　**193**, 211
心筋症　**224**
心筋トロポニン　40
神経感染症　**343**
神経筋遮断薬　501
神経筋変性疾患　86, 148
神経系　**166**
神経原性ショック　170, **176**
神経剤　**432**
　――自動注入解毒キット　433
神経遮断薬性悪性症候群　361
神経毒　371, 374, 376, 414
神経発火　81
神経皮質　56

神経不安　208
腎結核　337
腎結石　300
心原性ショック　**177**, 215
人工呼吸器　14
　――設定　119
人工呼吸器関連肺炎　133, 483
新興・再興感染症　**349**
腎後性腎不全　298
深在性凍傷　257
心室　163
心室細動　211, 217, 259, 454
心室性期外収縮　217
心室性不整脈　258, 363, 390
心室頻拍　378, 453
心室頻拍（多形性）　454
心室頻拍（単形性）　454
シンシナティ病院前脳卒中スケー
　ル　38, 68
心周期　**161**, 163
心収縮力　163
侵襲的陽圧換気　**118**
滲出性胸水　144
心静止　259
腎性腎不全　298
真声帯　97
振戦　360
腎前性腎不全　298
心尖拍動　20
心臓　99, **194**
　――移植　224
　――カテーテル検査　41
　――喘息　201
　――負荷検査　41
　――発作　211
　――マーカー　177
迅速導入気管挿管　477, **496**
身体観察　28
身体拘束　360
心タンポナーデ　18, **178**, 193
人畜共通感染症　**344**
心調律異常　363
伸展受容器　274
伸展受容体　100
心電図　**40**, 182
　――記録用紙　443
　――誘導　442
腎毒性　386
シンナー　416
心内膜炎　321
侵入門戸　311
心囊液　208
心囊穿刺　209
心拍出量　**161**, 163

心拍数　163, 445
深部腱反射　36, 37, 38, **396**
深部静脈血栓症　108, 145, 199
心不全　201
腎不全　298
深部体温　258
心房　163
心房細動　447, 471
心房粗動　447, 448
心房ナトリウム利尿ペプチド　164
心膜炎　**193**, 219
心膜切開後症候群　208
心膜摩擦音　219
蕁麻疹　314
信頼関係　5

す

膵炎　220
随時血糖　241
水素イオン　100
　――濃度　152
膵臓　**272**
水痘　329
　――ウイルス　79
　――帯状疱疹ウイルス　221
水頭症　328
水疱　338
髄膜　54, 56
髄膜炎　**77**, 294, 309, 332, 333
　Hib――　332
　ウイルス性――　78, 294, **331**
　細菌性――　77, 294
　髄膜炎菌性――　**334**
　肺炎球菌性――　334
髄膜炎菌　78, 332, **334**
　――性髄膜炎　334
髄膜刺激症状　334
水溶性下痢　349
頭蓋内圧亢進　63
頭蓋内出血　68, 294
スキサメトニウム　**531**
スキューバダイビング　151
スズラン　378, 379
スタイレット　480
スタッファー　**356**, 368, 393
スターリングの法則　163
頭痛　62
ストップ結核世界戦略　336
ストライダー　107
スピロヘータ　345
スルフヘモグロビン血症　367

せ

声音振盪　105

索引

生化学検査 473
性器出血 297
性機能障害 76
性行為感染症 339
青酸 408
　──配糖体 376
正常P波 443
正常QRS群 443
正常ST領域 444
正常T波 444
正常圧水頭症 86
正常心電図 442
正常微生物叢 311
精神病 356
　──様症状 358
声帯 97
正中偏位 75
性的接触 324, 326
制吐薬 269, 274, 276
生物由来物質 355, 424, **424**
声門 97
声門外エアウエイデバイス 478
声門上エアウエイデバイス 478
声門内エアウエイデバイス 478
セイヨウキョウチクトウ 379
世界保健機関 310
セカンダリサーベイ 2, **21**
脊髄狭窄症 76
脊柱X線 41
脊椎前膿瘍 **126**
咳と気道評価 **477**
赤痢 349
赤痢菌 349
積極的傾聴 5
赤血球濃厚液 186
接触 14
節足動物 369
　──毒性 370
セファロスポリン 333
セフィキシム 339
セフォタキシム 335
セフトリアキソン 335, 339
セミファウラー位 178
セリック法 502
セロコンバージョン 317
セロトニン症候群 361
閃輝暗点 62, 85
前駆症状 356, 425
ゼングスターケン・ブレークモアチューブ 287
全国防火協会 417
潜在感染 317
潜在期間 315
栓子 53

全消化管洗浄 393
全身血管抵抗 163
全身性炎症反応 171
　──症候群 167
全身性血管内凝固症 183
全身性低体温症 258
喘息 20, **128**
善玉コレステロール 212
前置胎盤 297
前庭ニューロン炎 294
先天性風疹症候群 328
蠕動運動 272
前頭葉 58
セントルイス脳炎 79
全肺気量 102
全般発作 81
前負荷 162, 163, 215
潜伏期間 317
前壁梗塞 464
腺ペスト 426
喘鳴 106, 389
せん妄 60, 355, 358
線毛 100

そ

躁うつ病 392
双極性障害 392
総頸動脈 106
巣症状 74
臓側胸膜 98, 195, 220
僧帽弁 163
　──逸脱症 **223**
　──閉鎖不全 202
塞栓症 66
側頭動脈炎 62, **83**
側頭葉 58
足背動脈 106
組織低灌流 389
咀嚼 270
蘇生処置拒否 44
ソマトスタチン 272
ソマン 433
ソラニン 376
ゾルピデム 397

た

体位変換性めまい 61
体液 29
体温 21, 256
体外式膜型人工肺 134, 260
大血管 **195**
胎児仮死 297
胎児心音 297
代謝
　　嫌気性── 95, 101, 166
　　好気性── 95, 101, 166
糖 241
代謝性アシドーシス 20, 152, **166**, 245, **249**, 367
代謝性アルカローシス 152, **251**, 252
代謝性脳症 148
代償機構 167
帯状疱疹 79, 221, 330
　──感染症 330
　──後神経痛 221
体性痛 197, **270**, **274**
大腿動脈 106
大腸 271
　──閉塞 291
大腸菌 78, 348
　──感染症 348
大動脈解離 **207**
大動脈収縮期圧 163
大動脈内バルーンパンピング 202, 203
大動脈弁狭窄症 **222**
大動脈弁閉鎖不全 222
大動脈瘤 **207**
大脳 56
　──半球 17, **56**
　──皮質 56
　──辺縁系 58
胎盤早期剥離 297
大麻 402
対面服薬治療 336
大葉性肺炎 297
大量破壊兵器 **424**
多源性心房頻拍 448
多剤耐性菌 349
多剤耐性結核 336
打診 **32**, 285
打診音 33
多臓器機能障害 184
立ちくらみ 61
脱共役剤 368
脱水 29
脱分極 363, 440
ダーティーボム 355, 429
多発性硬化症 62
タブン 433
打撲痕 29
タミフル 335
タール様便 **269**
単核球症 337
炭化水素 416
胆管炎 292
炭酸・重炭酸平衡 101

炭酸水素ナトリウム　364, **531**
炭酸脱水酵素阻害薬　367
胆汁　271, 272
胆汁酸　292
単純部分発作　81
単純ヘルペス1型　79
胆石　272
　──疝痛　293
胆石症　**292**
炭疽病　**425**
胆嚢　**272**, 292
胆嚢炎　220, **292**
ダンノモグラム　388

ち

チアジン色素　413
チアノーゼ　367, 412
チアミン　88, 402, 405, **532**
　──欠乏　360
チオ硫酸ナトリウム　368, 432
致死性不整脈　211
窒息　121
窒息剤　**356**, 433
窒息性化学剤　**432**
窒息性物質　151
窒素ナルコーシス　151
チトクロームオキシダーゼ　408
チモロール　388
注意欠陥多動性障害　393
中耳炎　333
中心静脈圧測定　41
中心性橋髄鞘融解症　253
虫垂　271
虫垂炎　**289**
中枢神経系　54, 100, 241
中枢性めまい　61
中性子　427
中等度低体温症　258
中毒　**356**, 357, 359
中毒物質誘発性徐脈　362
中毒物質誘発性頻脈　362
中毒誘発性高血圧症　364
中毒誘発性代謝性アシドーシス　367
中毒誘発性低血圧　365
腸音　285
超音波　**96**
　──検査　109, 183
聴覚障害　7
腸管閉塞　**290**
腸間膜虚血　**290**
腸球菌　350
徴候　2, 25
腸重積　291
腸重積症　**269**

聴診　29, 285
調節換気　118
腸内細菌　348
腸腰筋徴候　290
直視下経鼻挿管　488
直接的伝播　311
直腸　271
治療的コミュニケーション　2
鎮静催眠薬　361, 397
鎮静薬　499

つ

椎間板ヘルニア　76
椎骨動脈　55
　──解離　62
椎骨脳底動脈閉塞　67
ツベルクリンテスト　337

て

手洗い　319
低カリウム血症　**254**, 389
低カルシウム血症　**254**, 405
低換気　59
低灌流　181, 185
低血糖　60, **229**, **242**, 243, 359, 389
低血糖症　62
低血圧　361, 365, 504
低酸素血症　195, 62, 47
低体温　21, **229**
低体温症　258, 361, 467
低ナトリウム血症　**252**, 263
低マグネシウム血症　**255**
低容量性低ナトリウム血症　252
テキサスサンゴヘビ　373
デキサメタゾン　**511**
デキストラン　185
デジタルカプノグラフィ　39
デジタルカプノメトリ　112
デスモプレシン　188
テトラサイクリン　340
テトロドトキシン　376
デブリドマン　343
テルブタリン　**532**
テロ　430
　──攻撃　424
テロリスト　430
転移性脳腫瘍　77
電位（心肥大）　458
電解質異常　60, 252
電気的交互脈　208
電気的心室ペースメーカー　467
テングタケ　377, 378
典型結核　337

電子伝達系　368
点状出血　334, 345
伝染性単核球症　**337**
伝染性膿痂疹　330
伝染病　**308**, 309
天然痘　314
電離（性）放射線　**427**, 430

と

動眼神経麻痺　75
同期式間欠的強制換気　118
凍結療法　341
糖原分解　241
瞳孔　36
　──散大　36
　──不同　36
橈骨動脈　106
糖質コルチコイド　237
凍傷　**257**
　──の分類　257
洞徐脈　450
糖新生　241
糖ストリップ　243
洞性頻脈　200, 259
糖代謝　241
頭頂葉　58
洞調律　445
疼痛スケール　218, 282
糖尿病　**241**, 242
　──ケトアシドーシス　**229**, **244**, 246, 250, 301
動脈血ガス分析　**152**
動脈血酸素分圧　152
動脈硬化　67
等容量性低ナトリウム血症　253
ドキシサイクリン　340, 346, 348
トキシドローム　**356**, 357, **368**, 369
特異的抗原　313
特異的抗体　313
ドクイトグモ　**370**, 371
特発性血小板減少性紫斑病　187
特発性頭蓋内圧亢進症　**85**
吐血　**269**, 286
トコンシロップ　368
ドパミン　202, 216, 363, 365, **513**
　──受容体作動薬　361
ドブタミン　177, 202, **513**
トラックマーク　399
トリアージ　198
努力呼吸　18
トリヨードサイロニン　230
トルエン　416
トルサードドポアンツ　364
トルソー徴候　231, 233

索引

ドレスラー症候群 208
トロポニン 177
貪食 100, 312

な

内因系経路 168
内因性 PEEP 120, 504
内頸動脈 55
内臓 270
　――穿孔 288
　――破裂 288
内臓痛 197, **270**, 274
内服薬 26
内分泌系 **230**, 231
ナトリウム 252
ナトリウムチャネル 392
　――遮断薬 363
ナロキソン 148, 216, 359, 399, 407, **526**
軟性下疳 340
難聴 328
軟膜 55

に

ニカルジピン **526**
にごり絵 225
二酸化炭素 101
　――分圧 60, 101, 367
二次除染 421
二次性自然気胸 135
二次性副腎不全 239
ニトログリセリン 177, 211, 215, 216, **526**
ニトロプルシド 412
ニトロプルシドナトリウム **531**
日本脳炎 79
乳酸アシドーシス 167, 251
乳頭筋 223
　――断裂 202
乳頭腫 341
乳頭浮腫 406
ニューロン 54
尿検査 **475**
尿失禁 86
ニトロプルシド 208
妊娠患者 225
妊娠後期 297
妊娠高血圧 297
妊娠糖尿病 242
認知症 60
認知障害 86
妊婦 188
　――患者 302

ぬ

ヌママムシ 372

ね

熱痙攣 260
熱失神 262
熱射病 **229**, 261
熱中症 260
熱疲労 261
粘液水腫 230
粘液水腫性昏睡 236
捻転 270

の

脳 54
脳炎 79
脳幹 **58**, 100
膿胸 145
脳血管障害 **53**, 65
脳血流 56
脳梗塞 66
脳室 59
脳腫瘍 76
脳症 291
脳静脈血栓症 70
脳神経 35
脳性ナトリウム利尿ペプチド 202
脳脊髄液 **53**, 54, 55
　――培養 332
脳脊髄炎 344
脳卒中 **54**, 65
脳卒中スケール 37
　シンシナティ病院前―― 38, 68
　ロサンゼルス病院前―― 39, 68
脳底動脈 55
脳動静脈奇形 73
能動復温 260
脳動脈瘤 73
脳内出血 **72**
脳膿瘍 **80**
脳皮質 100
脳浮腫 63
脳ヘルニア **63**, 75
ノックダウン 407
ノミ咬傷 426
ノルアドレナリン 177, 365, **527**
ノロウイルス 291

は

肺 98, 195
肺炎 **132**, **221**, 321, 330
　院内―― 132
　誤嚥性―― 396
　市中―― 132, 333
　人工呼吸器関連―― 132, 483
　大葉性―― 297
肺炎球菌 **333**
　――性髄膜炎 334
　――多糖ワクチン 334
肺炎連鎖球菌 78, 332, **333**
バイオテロリズム 424
バイオリンクモ 370
肺外結核 337
媒介者 345
肺活量 102
肺気腫 107
肺機能検査 102
肺結核 **335**
敗血症 170, 171, 173, 301
　――性ショック 171, 334
肺血栓塞栓症 **145**
肺高血圧症 **145**
杯細胞 100
肺刺激性ガス 151
排出門戸 311
肺静脈 99, 163
肺水腫 195
肺臓炎 **221**, 367
肺塞栓 18, **178**, 297
肺塞栓症 108, **193**, **199**
バイタルサイン **21**, 180, 202
肺動脈 163
肺動脈幹 99
梅毒 **340**
　――トレポネーマ 340
バイトブロック 478
肺ペスト 426
肺胞 98
肺野聴診 201
パーキンソン病 33
バークスコーピオン 371
白癬 314
バクテリオファージ 349
曝露 **423**
　――インシデント **308**, 310, 318
　――管理計画 319
　――事故 418
ハコクラゲ 375
播種性血管内凝固症候群 **161**, 297, 370
破傷風 **343**
　――ワクチン 343
破傷風菌 343
バセドウ病 233
バソプレシン 168, 401, **532**
パターン認識 **1**, 9
パッカー **356**, 393

バッグマスク 216
　——器具 116
白血球 166
　——増多 288
バッド・キアリ症候群 **292**
バトル徴候 29
鼻カニューレ 116
パニック発作 **149**
羽ばたき振戦 292
パパニコロースメア 341
馬尾症候群 **76**
パピローマウイルス 341
バビンスキー反射 33
バラシクロビル 338
針安全装置 319
針刺し事故 319
パルスオキシメータ 39, 181
パルスオキシメトリ 37, 214, 367
バルビツレート離脱症状 397
バルビツレート類 **395**
ハロゲン化炭化水素 416
ハロペリドール 360, **517**
パンクロニウム **528**
バンコマイシン 350, 351
　——耐性腸球菌 **350**
反射 **36**
　深部腱—— 36, 37, 38, 396
　バビンスキー—— 33
　表在—— 36, 37
板状硬 286
反衝損傷 74
搬送用人工呼吸器 14
半側空間失認 66
半側空間無視 66
ハンタウイルス **344**
　——腎症候群 344
　——肺症候群 344
パンダの眼徴候 29
反跳痛 32, 274, 288, 286
ハンチントン病 33
パンデミック **308**, 311, 335
反応性呼吸困難 104
ハンプトンサイン 200
ハンマンクランチ 201

ひ

非A非B型肝炎 327
非ST上昇型心筋梗塞 40, **193**, 210
非アニオンギャップ開大性アシドーシス 250
非アニオンギャップ代謝性アシドーシス 367
鼻咽頭 96
鼻咽頭エアウエイ 478

鼻カニューレ 115
光過敏性 62
引きずり歩行 33
非競合的／脱分極型神経筋遮断薬 501
鼻腔 96
ピークフローメータ 39
非経口 310
非再呼吸式フェイスマスク 116
非再呼吸式マスク 249
非ジヒドロピリジン系 390
鼻出血 48
比色式 CO_2 検知器 503
比色式カプノメータ 39
皮疹 29, 345
非心原性肺水腫 367
非侵襲的陽圧換気 **95**, 202
非ステロイド性抗炎症薬 286
ヒゼンダニ 341
脾臓摘出術 187
ビタミン B_1 405
　——欠乏 360
ビタミン B_6 361, 405
左半球 58
ビデオ喉頭鏡 491
ビデオ挿管 489
非典型的結核 337
ヒトサイトメガロウイルス 338
ヒト絨毛性ゴナドトロピン 298
ヒトパピローマウイルス 341
ヒト免疫不全ウイルス 309, **322**
ヒドララジン 518
ヒドロキソコバラミン 368, 431, 519
ヒドロコルチゾンコハク酸エステルナトリウム 518
ヒドロモルフォン 519
被ばく量 428
皮膚感染症 321
皮膚糸状菌 314
皮膚炭疽 425
皮膚分節 274
皮膚連続性 29
ピペリジン 402
非ベンゾジアゼピン系鎮静催眠薬 399
非抱合型ビリルビン 291
飛沫感染 **331**, 333
肥満 44, 322
　——患者 **44**, 225, 302
　——指数 44
びまん性中毒性甲状腺腫 233
百日咳 329
　——ワクチン 329

百日咳菌 329
評価診断ツール **37**
評価に基づいた患者管理 **4**
評価ベースの患者管理 **1**
病原性 **308**
病原体 310, 312
病原微生物 309
表在性凍傷 257
表在反射 36, 37
表失性失語 **53**
標準予防策 **9**, **308**, **318**
病的肥満 302
病斑 29
ヒョウモンダコ 376
病歴聴取 **22**
日和見感染 323
びらん性胃炎 **287**
ピリドキシン 361, 405
ビリルビン 291, 325
披裂軟骨 97
貧血 286
頻呼吸 367
頻脈 199, 259, 361

ふ

ファイバー気管支鏡 489
不安定狭心症 **194**, **218**
不安定狭心痛 211
不安定歩行 33
フィロウイルス 426
風疹 328
フェイスマスク 116
フェニトイン **529**
フェニルエチラミン 402
フェニレフリン 177, 365, **528**
フェノバルビタール 361, 395, 397, **528**
フェノール 416
フェンシクリジン **403**
フェンタニル 216, 371, 373, 399, **515**
フェントラミン **528**
フォン・ヴィレブランド病 187
不穏 360, 397
不均衡症候群 300
腹腔気腫 120
腹腔内圧 291
副交感神経 166, 272
副交感神経系 166
副甲状腺 **231**
　——機能低下症 **231**
　——ホルモン 231
複雑部分発作 81
副腎 168, **237**

索引

副腎機能亢進症 **240**
副腎クリーゼ **229**, 239
副腎発症 **229**, 239
副腎皮質刺激ホルモン 238
　　──放出因子 238
副腎皮質ステロイド 330
副腎不全 238
腹痛 **272**
　　──の鑑別診断 **277**
副伝導路 470
副鼻腔炎 47
腹部硬直 32
腹部コンパートメント症候群 **291**
腹部症状 **276**
　　──の鑑別診断 **275**
腹部大動脈 195
腹部大動脈瘤 296
腹部の4分画 32
腹膜炎 289
副流煙 104
腐食性物質 **409**
不整脈 **202**
不全片麻痺 **53**, 66, 75
フッ化水素 410
フッ化水素酸 411
不凍液 404
ブドウ糖 166, **511**
部分発作 81
普遍的予防策 318
プライマリサーベイ 2, **16**
プラーク 210
フラビウイルス 346, 426
プラリドキシム 415, 432, **529**
フランク-スターリングの機序 163
フリーエア 288
プリミドン 396
プリンツメタル型狭心症 218
ブルガダ症候群 469
ブルジンスキー徴候 78
プルトニウム 429
フルマゼニル 148, 359, 399, **516**
フレイルチェスト 18
プレッシャーサポート 119
ブレブ 220
プロスタグランジン 388
フロセミド 202, **516**
プロトンポンプ阻害薬 286
プロプラノロール 217, 389
プロポフォール 361, 501, **530**
プロメタジン **530**
糞口感染 349
分時換気量 60, 119, 155, 248
分時拍出量 163
分泌 **272**

へ

平滑筋 271
平均動脈圧 **162**, 165
米国疾病管理予防センター 9, 310
米国心臓協会 212
閉塞性ショック **178**, 199, 208
ヘキサン 416
壁側胸膜 98, 195, 220
ベクター 345
ベクロニウム 499, **533**
ペスト **426**
ペスト菌 426
ベックの三徴 208
ヘテロフィル抗体検査 337
ペニシリン 333
ペニシリンG 340
ペーパーバッグ法 249
ヘパリン 177, 217, **517**
ヘビ咬傷 **372**
ペプシノーゲン 286
ベラパミル 390, **533**
ヘリコバクターピロリ菌 286
ヘリコプター搬送 46
ヘルニア 291
　脳── 63, 75
　椎間板── 76
ヘルパーT細胞 322
ヘルペスウイルス 337
　　──感染症 337
ヘルペス性咽頭炎 338
ヘルペスひょう疽 338
ベル麻痺 **84**
ペルメトリン 342
　　──クリーム 342
ヘロイン 399
片頭痛 62, **84**
ベンゼン 416
　　──中毒 416
ベンゾカインスプレー 412
ベンゾジアゼピン系 360, 390, 395, **397**, 499
ベンゾジアゼピン離脱症候群 398
弁置換術 223
ベンチュリマスク 116
扁桃周囲膿瘍 **95**, 123
扁桃腺炎 122
扁桃体 58
便秘 293
片麻痺 **53**, 67

ほ

ボイルの法則 150
蜂窩織炎 321, 330
膀胱温度計 258
膀胱洗浄 260
芳香族炭化水素 416
膀胱直腸障害 76
放散痛 218
房室結節リエントリー性頻拍 449
放射性 356
放射性同位元素 427
放射性被ばく 427
放射性物質由来兵器 **427**
放射線検知装置 427
抱水クロラール 399
暴力 11
ボエルハーベ症候群 201, **289**
保菌者 311
歩行障害 **53**, 62, 86
補助/調節換気 118
補助換気 62, 396
　　──モード 118
補助人工心臓 224
ホスゲン 152, 433
ホスピス 322
ホスフィン 400
ホスフェニトイン **516**
ホスホジエステラーゼ阻害作用 390
ホスホジエステラーゼ阻害薬 216
発作性心房頻拍 449
ホットゾーン **356**, 419
ボツリヌス菌 425
ボツリヌス中毒症 **425**
母斑 29
ホメピゾール 405
ホルネル症候群 71
ホルムアルデヒド 406
ボレリア・ブルグドルフェリ 345, 346

ま

マギル鉗子 488
マクギン-ホワイト徴候 200
マグネシウム 255, 405
マクロライド 333
マジックマッシュルーム 377
麻疹 **327**, 328
　　──ウイルス 327
マダニ 345, 347
　　──咬傷 345, 346, 347
マックバーニーの圧痛点 32
末梢神経系 100
マーフィー徴候 32, 290
マムシ **372**
麻薬 394
マラソン 263
マランパチ分類 489

索引

マルファン症候群　207, 220
マロリー・ワイス症候群　220, **288**
慢性神経障害　62
慢性腎不全　299
慢性疲労症候群　337
慢性副腎不全　238
慢性閉塞性肺疾患　20, 130, 199
マンニトール　**524**

み

ミオグロビン　255
ミオグロビン尿　395
ミオグロビン尿症　256
右半球　58
ミダゾラム　360, 499, **524**
三日はしか　328
ミトコンドリア　166
ミノカサゴ　375, 376
耳ぬき　409
脈圧　2, 21, **162**, 165
脈拍　21
ミルリノン　177, **525**

む

無気肺　**95**, 99
無症候期　323
無水アンモニア　433
無脈性電気活動　199
ムンプスウイルス　328

め

迷走神経　272
迷路炎　294
メカノレセプター　100
メサドン　399
メタノール　**406**
メタンフェタミン　394, **400**
メチシリン耐性黄色ブドウ球菌　**349**
メチルアルコール　406
メチルフェニデート　394
メチルプレドニゾロン　500
メチレンブルー　367, 412, 413
メトプロロール　217, 389, **524**
メトヘモグロビン血症　367, **412**, 356, 368, 412
メトロニダゾール　343, 351
めまい　61
　回転性――　61, 294
　体位変換性――　61
　中枢性――　61
　良性発作性頭位――　294
メラニン細胞刺激ホルモン　238
メレナ　179, **269**
免疫反応　312

も

毛細血管再充満時間　22, 30, 389, 391, 407
盲腸　271
盲目的経鼻挿管　489
網様体賦活系　17, 58
モノスポット　337
モルヒネ　177, 208, 215, 216, 399
門脈圧亢進　287

や

薬物動態　2, 43
薬物と毒物　**380**
薬物乱用　149

ゆ

有害廃棄物作業および緊急対応　417
有害物質　**417**, 419, 420
　――曝露　423
有機リン　**413**, 413
　――系殺虫剤　413
有症候期　323
疣贅　341
有毒アルコール類　**404**
有毒物質　151
輸血　186
　――関連急性肺傷害　187

よ

葉　58
陽圧換気　116
ヨウ化カリウム　430
腰筋徴候　290
溶血性尿毒症症候群　348
溶血性貧血　370
溶血反応　186
腰椎穿刺　74
抑うつ状態　60
予備吸気量　102
予備呼気量　102
予備量　102
予防接種スケジュール　311

ら

ライ症候群　330
ライム病　84, **345**, 346
ラ音　106
ラテックスアレルギー　174, 176
ラベタロール　217, **521**
ラベル付け　417
ラポール　5
ラモトリギン　**521**
乱用薬物　**400**

り

リウマチ熱　222
リエントリー　449
リキャップ　319
リケッチア　348
リケッチア－リケッチイ　347
リシン　**426**
リズム　445
　――異常　446
リチウム　**392**
　――中毒　393
リドカイン　364, 497, **522**
利尿　259
利尿薬　215
リパーゼ　220, **289**
リファンピシン　337
リモデリング　224
流行　308, 310
流行性耳下腺炎　328
硫酸アトロピン　**510**
硫酸マグネシウム　363, **523**
硫酸モルヒネ　**525**
両心室補助装置　214
良性発作性頭位めまい　294
両側気胸　18
緑内障　36, 388
リレンザ　335
淋菌　339
臨床検査　41, **472**
輪状甲状間膜（靱帯）切開　491
臨床的推論　1, 8
輪状軟骨　98
臨床判断　1, 9
リンパ管　100
リンパ節結核　337
リンパ節腫脹　338
淋病　**339**

る

ルー・ゲーリック病　148
ルートヴィヒ・アンギーナ　95, 125, 125
ルーマック・マシューノモグラム　387

れ

レギュラーインスリン　520
レーザー療法　341
レッドゾーン　356, 419
レトロウイルス　308, 322
レニン　168
レニン－アンギオテンシン－アルドステロン系　164

レニン–アンギオテンシン系 168
レバイン徴候 13
レベチラセタム **522**
レベル A 422
レベル B 422
レベル C 422
連邦緊急事態管理局 310

ろ

聾 338
労作性熱射病 262
漏出性胸水 144
労働安全衛生管理局 310
労働省労働安全衛生局 417
ロクロニウム 499, **531**
ロサンゼルス病院前脳卒中スケール 39, 68
肋間筋 99, 195
ロッキー山紅斑熱 **347**
ロブシング徴候 32, 290
ロラゼパム 360, 433, **523**
ロンカイ 107

わ

ワクチン接種 325, 328, 329, 330, 332, 333, 344
ワームゾーン 419
ワルファリン **533**
ワンダリング・ペースメーカ 448

| JCOPY | 〈(社)出版者著作権管理機構 委託出版物〉 |

本書の無断複写は著作権法上での例外を除き禁じられています。
複写される場合は，そのつど事前に，下記の許諾を得てください。
(社)出版者著作権管理機構
TEL.03-3513-6969　FAX.03-3513-6979　e-mail：info@jcopy.or.jp

AMLS 日本語版――観察に基づいたアプローチ

定価（本体価格 12,000 円＋税）

| 2016年11月 1 日 | 第 1 版第 1 刷発行 |
| 2017年11月21日 | 第 1 版第 2 刷発行 |

監　訳　　坂本　哲也／谷川　攻一
発行者　　佐藤　枢
発行所　　株式会社　へるす出版
　　　　　〒164-0001　東京都中野区中野2-2-3
　　　　　電話　（03）3384-8035（販売）　　（03）3384-8155（編集）
　　　　　振替　00180-7-175971
　　　　　http://www.herusu-shuppan.co.jp
印刷所　　広研印刷株式会社

Ⓒ 2016 Printed in Japan 〈検印省略〉
落丁本，乱丁本はお取り替えいたします。
ISBN 978-4-89269-887-3